W0255225

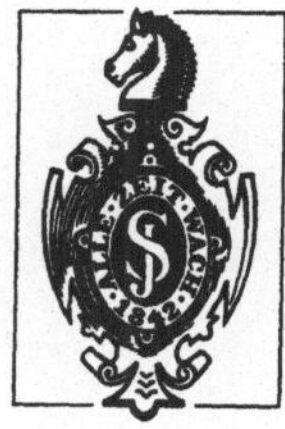

Stellenwert der Sportmedizin in Medizin und Sportwissenschaft

Position of Sports Medicine in Medicine and Sports Science

2. Symposion der Sektion „Sportmedizinische Forschung und Lehre an den Hochschulen“ des Deutschen Sportärztebundes (Deutsche Gesellschaft für Sportmedizin e.V.) Tübingen, 5.–8. Mai 1983

Herausgegeben von D. Jeschke
unter Mitarbeit von P. Kahle, G. Schmid und U. Schmiechen

Mit 266 Abbildungen und 128 Tabellen

Springer-Verlag
Berlin Heidelberg New York Tokyo 1984

Professor Dr. med. Dieter Jeschke

Abteilung Sportmedizin des Zentrums Innere Medizin der Universität
Hölderlinstraße 11, D-7400 Tübingen, Fed. Rep. of Germany

ISBN-13:978-3-540-13661-3 e-ISBN-13:978-3-642-69916-0
DOI: 10.1007/978-3-642-69916-0

CIP-Kurztitelaufnahme der Deutschen Bibliothek.
Stellenwert der Sportmedizin in Medizin und Sportwissenschaft: Tübingen, 5.–8. Mai 1983 = Position of sports medicine in medicine and sports science / hrsg. von D. Jeschke unter Mitarb. von P. Kahle ... –
Berlin; Heidelberg; New York; Tokyo: Springer 1984.
(... Symposion der Sektion Sportmedizinische Forschung und Lehre an den Hochschulen des Deutschen Sportärztebundes (Deutsche Gesellschaft für Sportmedizin e.V.); 2)
ISBN-13:978-3-540-13661-3

NE: Jeschke, Dieter [Hrsg.]; Deutscher Sportärztebund / Sektion Sportmedizinische Forschung und Lehre an den Hochschulen: ... Symposion der Sektion ...; PT

2125/3140-543210

Vorwort
Preface

Aus dem wissenschaftlichen Interesse einzelner sportbegeisterter Ärzte verschiedenster Fachrichtungen hat sich die Sportmedizin in den letzten Jahrzehnten zu einem Forschungsbereich entwickelt, dessen Eigenständigkeit durch die Errichtung von sportmedizinischen Institutionen an den meisten Universitäten der Bundesrepublik Rechnung getragen wurde. Die Inbetriebnahme des neuen Institutsgebäudes für Sportmedizin an der Universität Tübingen war 1983 der Anlaß für das 2. Symposion der Sektion "Sportmedizinische Forschung und Lehre an den Hochschulen" des Deutschen Sportärztebundes e.V., das sich die Aufgabe stellte, den heutigen Stellenwert des Fachgebiets zu erarbeiten.

Anerkennung und Wertschätzung durch die Öffentlichkeit gingen aus den Grußadressen des Ministerpräsidenten des Landes Baden-Württemberg Lothar Späth, des Ministers für Wissenschaft und Kunst Prof. Dr. Helmut Engler, des Ministers für Kultus und Sport Gerhard Mayer-Vorfelder, des Oberbürgermeisters der Universitätsstadt Tübingen Dr. Eugen Schmid und aus der Eröffnungsrede des Staatssekretärs des Ministeriums für Wissenschaft und Kunst Norbert Schneider hervor. Auf die zunehmende Bedeutung einer effektiven sportmedizinischen Forschung und Lehre zur Bewältigung anstehender gesundheits- und auch gesellschaftspolitischer Probleme wiesen der Präsident der Eberhard-Karls-Universität Tübingen Dr. Adolf Theis und der Dekan der Medizinischen Fakultät (Klinische Medizin) Prof. Dr. Dr. Walter Frommhold in der Begrüßung hin.

Der derzeitige Erkenntnisstand mit theoretischen, besonders aber praktischen Konsequenzen für viele Gebiete der Medizin, der Sportwissenschaft und des Sports wurde in Übersichtsreferaten und zahlreichen Einzelbeiträgen des Symposions dokumentiert. Das breite Spektrum der Referate vom Hochleistungssport bis zum Behindertensport, von der Grundlagenforschung bis zur Therapie zeigte aber auch Problemfelder, Richtungen und Ansätze zukünftiger wissenschaftlicher Arbeit auf. Ohne gezielte Förderung der sportmedizinischen Forschung werden aber die von renommierten Klinikern, Sportwissenschaftlern und Vertretern des Sports in ihren Stellungnahmen zum Generalthema geäußerten Erwartungen in absehbarer Zeit kaum erfüllbar sein.

Allen Referenten, ganz besonders den zahlreichen jungen Kollegen, sind wir ebenso wie den Moderatoren, die mit großer Sachkenntnis, Geschick und positiver Kritik die Sitzungen leiteten, zu Dank verpflichtet. Ohne die nachhaltige Unterstützung der Universität Tübingen, des Deutschen Sportärztebundes e.V., der Sportärzteschaft Württemberg e.V., des Landessportverbandes Baden-Württemberg e.V., des Württembergischen Landessportbundes e.V. und des Vereins zur Förderung der Sportmedizin e.V. wäre die Durchführung des Kongresses und die

Herausgabe dieses Buches nicht möglich gewesen. Ihnen gilt genauso der Dank wie den Mitgliedern der Sektion "Sportmedizinische Forschung und Lehre an den Hochschulen", dem Lehrgangsausschuß der Sportärzteschaft Württemberg und den Kollegen und Mitarbeitern, die in der Vorbereitung und Organisation des Symposions tätig waren.

Tübingen, im Juli 1984 Dieter Jeschke

Inhaltsverzeichnis
Contents

I Stellenwert der Sportmedizin in Medizin und Sportwissenschaft
Position of Sports Medicine in Medicine and Sports Science

II Physiologie: Aerober und anaerober Energiestoffwechsel
Physiology: Aerobic and Anaerobic Energy Metabolism

III Physiologie: Neuromuskuläre Regulation

Physiology: Neuromuscular Regulation

IV Physiologie, Klinik: Hormonale Regulation und Stoffwechsel
Physiology, Clinics: Hormonal Regulation and Metabolism

V Leistungsfähigkeit und Belastbarkeit von Kindern und Jugendlichen

Performance Capacity and Exercise Tolerance of Children and Youth

VI Sport und Prävention

Sports and Preventive Medicine

VII Hygiene im Sport

Hygiene in Sports

VIII Klinische Probleme im Sport

Clinical Problems in Sports

A) Problematik - Problematical Issues

B) Internmedizinische Probleme - Problems in Internal Medicine

C) Traumatologische Probleme - Traumatological Problems

D) Orthopädische Probleme - Orthopedic Problems

IX Rehabilitation und Sport

Rehabilitation and Sports

A) Stellenwert von Übung und Training - Position of Practice and Training

B) Kardiale Rehabilitation - Cardiac Rehabilitation

C) Kardiale Pharmaka und Sport - Cardio-active Drugs and Sports

D) Orthopädische Rehabilitation - Orthopedic Rehabilitation

X Sportartspezifische Fragestellungen

Discipline-Specific Questions in Sports

A) Spezifische Leistungsdiagnostik - Specific Performance Analysis

B) Spezifische orthopädisch-traumatologische Fragestellungen – Specific Orthopedic-Traumatological Questions

Autorenverzeichnis
List of Authors

Aldinger, G., Dr.
Orthopädische Universitätsklinik, Calwer Str. 7, 7400 Tübingen

Allescher, H.-D., Dr.
Institut für Sporttraumatologie, TU München, Connollystr. 32, 8000 München 40

Ambrus, P., Dr.
Sportärztliche Hauptberatungsstelle des Landes Hessen, Marienburgstr. 2, 6000 Frankfurt/M 71

Aufenanger, W., Dr.
Zentrum Innere Medizin, Abteilung Leistungs- u. Sportmedizin der Universität, Hugstetter Str. 55, 7800 Freiburg

Barwich, D., Dr.
Medizinische Poliklinik, Abteilung Pathophysiologie und Sportmedizin der Universität, Hospitalstr. 3, 6900 Heidelberg

Bauer, D., Dr.
Medizinische Poliklinik, Abteilung Pathophysiologie und Sportmedizin der Universität, Hospitalstr. 3, 6900 Heidelberg

Bauer, H.-J., Dr.
von-Hauck-Str. 19a, 8522 Herzogenaurach

Becker, N., Dr.
Orthopädische Universitätsklinik, Calwer Str. 7, 7400 Tübingen

Berenfeld, A., Dr.
Orthopädische Universitätsklinik, Calwer Str. 7, 7400 Tübingen

Berg, A., Priv. Doz. Dr.
Zentrum Innere Medizin, Abteilung Leistungs- und Sportmedizin der Universität, Hugstetter Str. 55, 7800 Freiburg

Bernett, P., Prof. Dr.
Institut für Sporttraumatologie, TU München, Connollystr. 32, 8000 München 40

Bichler, K.H., Prof. Dr.
Urologische Abteilung der Chirurgischen Universitätsklinik, Calwer Str. 7, 7400 Tübingen

Bieger, W.P., Dr.
Medizinische Poliklinik, Abteilung Pathophysiologie und Sportmedizin der Universität, Hospitalstr. 3, 6900 Heidelberg

Biewald, N., Dr.
Fachbereich Sport, Johann-Gutenberg-Universität, 6500 Mainz

Bilow, H., Dr.
Berufsgenossenschaftliche Unfallklinik, Rosenauer Weg 95, 7400 Tübingen

Bock, H.E., Prof. Dr. Dr.
Medizinische Universitätsklinik, Otfried-Müller-Str., 7400 Tübingen

Böhmer, D., Prof. Dr.
Sportärztliche Hauptberatungsstelle des Landes Hessen, Marienburgstr. 2, 6000 Frankfurt/M 71

Böning, D., Prof. Dr.
Abteilung Sport- und Arbeitsphysiologie, Medizinische Hochschule, Karl-Wiechert-Allee 9, 3000 Hannover 61

Bös, K., Dr.
Institut für Sport und Sportwissenschaften der Universität, Im Neuenheimer Feld 710, 6900 Heidelberg

Bohner, J., Dr.
Medizinische Universitätsklinik, Abteilung IV, Otfried-Müller-Str., 7400 Tübingen

Braumann, K.-M., Dr.
Abteilung Sport- und Arbeitsphysiologie, Medizinische Hochschule, Karl-Wiechert-Allee 9, 3000 Hannover 61

Breckwoldt, M., Prof. Dr.
Zentrum Gynäkologie, Abteilung Endokrinologische Gynäkologie der Universität, Hugstetter Str. 55, 7800 Freiburg

Brune, S., Dr.
Sportärztliche Hauptberatungsstelle des Landes Hessen, Marienburgstr. 2, 6000 Frankfurt/M 71

Brühl, G., Dr.
Zentrum Innere Medizin, Abteilung Sportmedizin der Universität, Hölderlinstr. 11, 7400 Tübingen

Burmeister, P., Dr.
Zentrum Gynäkologie, Abteilung Endokrinologische Gynäkologie der Universität, Hugstetter Str. 55, 7800 Freiburg

Christmann, G., Dr.
Federseeklinik, 7952 Bad Buchau

Dickhuth, H.-H., Dr.
Zentrum Innere Medizin, Abteilung Leistungs- und Sportmedizin der Universität, Hugstetter Str. 55, 7800 Freiburg

Dufaux, B., Dr.
Institut für Kreislaufforschung und Sportmedizin, Deutsche Sporthochschule Köln, Carl-Diem-Weg, 5000 Köln 41

Eggstein, M., Prof. Dr.
Medizinische Universitätsklinik, Abteilung IV, Otfried-Müller-Str., 7400 Tübingen

Ebrecht, G., Dr.
Physiologisches Institut der Universität, Gmelinstr. 5, 7400 Tübingen

Eulert, J., Priv.-Doz. Dr.
Orthopädische Universitätsklinik, Calwer Str. 7, 7400 Tübingen

Fels, M., Dr.
Sportmedizinische Abteilung, FB 26 der Universität, Albert-Schweitzer-Str. 26, 6500 Mainz

v. Frankenberg, H., Dr.
Südliche Hildapromenade 10, 7500 Karlsruhe

Gabler, H., Prof. Dr.
Institut für Sportwissenschaften der Universität, Wilhelmstr. 124, 7400 Tübingen

Gekeler, J., Prof. Dr.
Orthopädische Universitätsklinik, Calwer Str. 7, 7400 Tübingen

Göhner, U., Prof. Dr.
Institut für Sportwissenschaften der Universität, Wilhelmstr. 124, 7400 Tübingen

Gossner, E., Dr.
Angerstr. 27, 8900 Augsburg 21

Gottwald, A., Dr.
Binger Str. 79-83, 6507 Ingelheim

Gruner, D.
Orthopädische Universitätsklinik, Calwer Str. 7, 7400 Tübingen

Grupe, O., Prof. Dr.
Institut für Sportwissenschaften der Universität, Wilhelmstr. 124, 7400 Tübingen

Haas, W., Dr.
Institut für Sporttraumatologie, TU München, Connollystr. 32, 8000 München 40

Hafermann, P., Dr.
Institut für Sportmedizin der Universität, Kugelberg 62, 6300 Gießen

Hamel, J., Dr.
Sportmedizinische Abteilung, FB 26 der Universität, Albert-Schweitzer-Str. 26, 6500 Mainz

Heck, H. Dr.
Institut für Kreislaufforschung und Sportmedizin, Deutsche Sporthochschule Köln, Carl-Diem-Weg, 5000 Köln 41

Heitkamp, H.-C., Dr.
Zentrum Innere Medizin, Abteilung Sportmedizin der Universität, Hölderlinstr. 11, 7400 Tübingen

Hess, G., Dipl.-Sportl.
Institut für Kreislaufforschung und Sportmedizin, Deutsche Sporthochschule Köln, Carl-Diem-Weg, 5000 Köln 41

Hobeck, K., Dr.
Orthopädische Universitätsklinik, 8700 Würzburg

Holdhaus, H., cand. med.
Österreichisches Institut für Sportmedizin, Mitterweg 10, A-3500 Krems

Hollmann, W., Prof. Dr.
Institut für Kreislaufforschung und Sportmedizin, Deutsche Sporthochschule Köln, Carl-Diem-Weg, 5000 Köln 41

Holubarsch, C., Dr. med. habil.
Physiologisches Institut der Universität, Gmelinstr. 5, 7400 Tübingen

Huber, G., Dr.
Zentrum Innere Medizin, Abteilung Leistungs- und Sportmedizin der Universität, Hugstetter Str. 55, 7800 Freiburg

Hupfeld, W., Dr.
Medizinische Poliklinik, Abteilung Pathophysiologie und Leistungsmedizin der Universität, Hospitalstr. 3, 6900 Heidelberg

Jacob, R., Prof. Dr.
Physiologisches Institut der Universität, Gmelinstr. 5, 7400 Tübingen

Jakober, B., Dr.
Medizinische Universitätsklinik Abteilung IV, Otfried-Müller-Str., 7400 Tübingen

Jeschke, D., Prof. Dr.
Zentrum Innere Medizin, Abteilung Sportmedizin der Universität, Hölderlinstr. 11, 7400 Tübingen

Jokl, E., Prof. Dr.
University of Kentucky Medical Center, 340 Kingsway, Lexington, Kentucky 40502, USA

Jüngst, B.-K., Prof. Dr.
Universitäts-Kinderklinik, Langenbeckstr. 1, 6500 Mainz

Jung, H., Dr.
Universitäts-Kinderklinik, Langenbeckstr. 1, 6500 Mainz

Jung, K., Prof. Dr.
Sportmedizinische Abteilung, FB 26 der Universität, Albert-Schweitzer-Str. 26, 6500 Mainz

Karisch, G., Dr.
Bosenbergkliniken, 6690 St. Wendel

Kasperl, H., Dr.
Institut für Sport und Sportwissenschaften der Universität, Im Neuenheimer Feld 710, 6900 Heidelberg

Keilholz, U., Dr.
Medizinische Poliklinik, Abteilung Pathophysiologie und Leistungsmedizin der Universität, Hospitalstr. 3, 6900 Heidelberg

Keller, E., Dr.
Berufsgenossenschaftliche Unfallklinik, Rosenauer Weg 95, 7400 Tübingen

Keller, E., Priv.-Doz. Dr.
Universitäts-Frauenklinik, Schleichstr. 4, 7400 Tübingen

Keul, J., Prof. Dr.
Zentrum Innere Medizin, Abteilung Leistungs- und Sportmedizin der Universität, Hugstetter Str. 55, 7800 Freiburg

Kindermann, W., Prof. Dr.
Abteilung Sport- und Leistungsmedizin der Universtiät des Saarlandes, 6600 Saarbrücken

Kirov, A., Dr.
Federseeklinik, 7952 Bad Buchau

Kissling, G. Prof. Dr.
Physiologisches Institut der Universität, Gmelinstr. 5, 7400 Tübingen

Kleemann, W., Dr.
Abteilung Sport- und Leistungsphysiologie, Medizinische Hochschule, Karl-Wiechert-Allee 9, 3000 Hannover 61

Klemt, U., Dr.
Institut für Kreislaufforschung und Sportmedizin, Deutsche Sporthochschule Köln, Carl-Diem-Weg, 5000 Köln 41

Klimt, F., Prof. Dr.
Abteilung Sportmedizin der Universität, Barfüßerstr. 1, 3550 Marburg

Kneer, W., Dr.
Orthopädische Universitätsklinik, Calwer Str. 7, 7400 Tübingen

Koch, E., Dr.
Abteilung Sportwissenschaft der Ruhruniversität, Overbergstr. 17 4630 Bochum

Koebe, P., Dr.
Institut für Kreislaufforschung und Sportmedizin, Deutsche Sporthochschule Köln, Carl-Diem-Weg, 5000 Köln 41

Köllner, H., Dr.
Zentrum Innere Medizin, Abteilung Leistungs- und Sportmedizin der Universität, Hugstetter Str. 55, 7800 Freiburg

Koros, L.
Universitäts-Frauenklinik, Schleichstr. 4, 7400 Tübingen

Korsten-Reck, U., Dr.
Zentrum Innere Medizin, Abteilung Leistungs- und Sportmedizin der Universität, Hugstetter Str. 55, 7800 Freiburg

Küsswetter, W., Prof. Dr.
Orthopädische Universitätsklinik, 8700 Würzburg

Lehmann, M., Priv.-Doz. Dr.
Zentrum Innere Medizin, Abteilung Leistungs- und Sportmedizin der Universität, Hugstetter Str. 55, 7800 Freiburg

Liesen, H., Prof. Dr.
Institut für Kreislaufforschung und Sportmedizin, Deutsche Sporthochschule Köln, Carl-Diem-Weg, 5000 Köln 41

Lubkowitz, K.E., Dr.
Weidenauer Str. 206, 5900 Siegen 21

Maass, U., Dr.
Zentrum Innere Medizin, Abteilung Angiologie, Medizinische Hochschule, Karl-Wiechert-Allee 9, 3000 Hannover 61

Maassen, N., Dr.
Abteilung Sport- und Leistungsphysiologie, Medizinische Hochschule, Karl-Wiechert-Allee 9, 3000 Hannover 61

Mader, A., Dr.
Institut für Kreislaufforschung und Sportmedizin, Deutsche Sporthochschule Köln, Carl-Diem-Weg, 5000 Köln 41

Maier, M.
Zentrum Innere Medizin, Abteilung Sportmedizin der Universität, Hölderlinstr. 11, 7400 Tübingen

Manz, H.M., Dr.
Abteilung Sport- und Leistungsmedizin der Universität des Saarlandes, 6600 Saarbrücken

de Marées, H., Prof. Dr.
Abteilung für Sportwissenschaft der Ruhr-Universtität, Overbergstr. 17, 4630 Bochum 1

Martens, U., Dr.
Abteilung Sport- und Arbeitsphysiologie, Medizinische Hochschule, Karl-Wiechert-Allee 9, 3000 Hannover 61

Mau, H., Prof. Dr.
Orthopädische Universitätsklinik, Calwer Str. 7, 7400 Tübingen

Mechling, H., Dr.
Institut für Sport und Sportwissenschaften der Universität, Im Neuenheimer Feld 710, 6900 Heidelberg

Menden, C., Dr.
Abteilung Sportmedizin der Universität, Olshausenstr. 40-60, 2300 Kiel

Michel, G., Dr.
Abteilung Pathophysiologie und Sportmedizin der Universität, Hospitalstr. 3, 6900 Heidelberg

Moser, M., Dr.
Medizinische Universitätsklinik, Auenbrugger Platz 15, A-8043 Graz

Motz, R. Dr.
Abteilung Sportmedizin der Universität, Olshausenstr. 40-60, 2300 Kiel

Neff, G., Dr.
Orthopädische Universitätsklinik, Calwer Str. 7, 7400 Tübingen

Nelde, H.J., Dr.
Urologische Abteilung der Chirurgischen Universitätsklinik, Calwer Str. 7, 7400 Tübingen

Neusel, E.
Orthopädische Universitätsklinik, Abteilung Physiotherapie und Sportorthopädie, Schlierbacher Landstr. 200a, 6900 Heidelberg

Nicolai, R., Dr.
Institut für Kreislaufforschung und Sportmedizin, Deutsche Sporthochschule Köln, Carl-Diem-Weg, 5000 Köln 41

Nowacki, P.E., Prof. Dr.
Institut für Sportmedizin der Universität, Kugelberg 62, 6300 Gießen

Oberste, W., Dr.
Sportmedizinische Abteilung, FB 26 der Universität, Albert-Schweitzer-Str. 26, 6500 Mainz

Overkamp, G., Dr.
Medizinische Universitätsklinik Abteilung IV, Otfried-Müller-Str., 7400 Tübingen

Paar, O., Dr.
Institut für Sporttraumatologie, TU München, Connollystr. 32, 8000 München 40

Palm, J.
Deutscher Sportbund, Otto-Fleck-Schneise 12, 6000 Frankfurt/M

Pohontsch, W., Dr.
Institut für Kreislaufforschung und Sportmedizin, Deutsche Sporthochschule Köln, Carl-Diem-Weg, 5000 Köln 41

Pommerening, B., Dr.
Institut für Kreislaufforschung und Sportmedizin, Deutsche Sporthochschule Köln, Carl-Diem-Weg, 5000 Köln 41

Psiorz, J.-H., Dr.
Institut für Sportmedizin der Universität, Kugelberg 62, 6300 Gießen

Quast, J., Dr.
Institut für Physiologie, FU Berlin, Arnimallee 22, 1000 Berlin 33

Reindell, H., Prof. Dr.
Medizinische Universitätsklinik, Hugstetter Str. 55, 7800 Freiburg

Reinke, A., Dr.
Institut für Kreislaufforschung und Sportmedizin, Deutsche Sporthochschule Köln, Carl-Diem-Weg, 5000 Köln 41

Reuss, P., St.R.
Pädagogische Hochschule, Oppelner Str. 9, 7500 Karlsruhe

Rieckert, H., Prof. Dr.
Abteilung Sportmedizin der Universität, Olshausenstr. 40-60, 2300 Kiel

Rieder, H., Prof. Dr.
Institut für Sport und Sportwissenschaften der Universität, Im Neuenheimer Feld 710, 6900 Heidelberg

Rinker, D., Dr.
Orthopädische Universitätsklinik, Calwer Str. 7, 7400 Tübingen

Rodenbeck, H., Dr.
Zentrum Innere Medizin, Abteilung Sportmedizin der Universität, Hölderlinstr. 11, 7400 Tübingen

Röcker, L., Priv. Doz. Dr.
Institut für Physiologie der FU Berlin, Arnimallee 22, 1000 Berlin 33

Rompe, G., Prof. Dr.
Orthopädische Universitätsklinik, Abteilung Physiotherapie und Sportorthopädie, Schlierbacher Landstr. 200a, 6900 Heidelberg

Rost, R., Prof. Dr.
Institut für Kreislaufforschung und Sportmedizin, Deutsche Sporthochschule Köln, Carl-Diem-Weg, 5000 Köln 41

Rupp, H., Dr.
Physiologisches Institut der Universität, Gmelinstr. 5, 7400 Tübingen

Salas-Fraire, O., Dr.
Abteilung Sport- und Leistungsmedizin der Universtiät des Saarlandes, 6600 Saarbrücken

Schaible, H., Dr.
Präsident des Landessportverbandes Baden-Württemberg e.V., Im Zinsholz, 7302 Ostfildern 2

Schaub, F., Dr.
Zentrum Innere Medizin, Abteilung Leistungs- und Sportmedizin der Universität, Hugstetter Str. 55, 7800 Freiburg

Schicker, N., Dr.
Orthopädische Universitätsklinik, Calwer Str. 7, 7400 Tübingen

Schindler, A.E., Prof. Dr.
Universitäts-Frauenklinik, Schleichstr. 4, 7400 Tübingen

Schindler, G., Dr.
Medizinisches Strahleninstitut der Universität, Röntgenweg 11, 7400 Tübingen

Schirmer, K.-R., Dr.
Abteilung Sportmedizin der Universität, Olshausenstr. 40-60, 2300 Kiel

Schleske, W., Prof. Dr.
Zeppelinweg 1, 7141 Beilstein

Schmid, P., Dr.
Zentrum Innere Medizin, Abteilung Leistungs- und Sportmedizin der Universität, Hugstetter Str. 55, 7800 Freiburg

Schmidt, W., Dr.
Abteilung Sport- und Leistungsphysiologie, Medizinische Hochschule, Karl-Wiechert-Allee 9, 3000 Hannover 61

Schmiechen, U., Dr.
Zentrum Innere Medizin, Abteilung Sportmedizin der Universität, Hölderlinstr. 11, 7400 Tübingen

Schmitt, W., Dr.
Abteilung Sport- und Leistungsmedizin der Universtität des Saarlandes, 6600 Saarbrücken

Schmole, M., O.St.R.
Institut für Sportwissenschaften der Universität, 3400 Göttingen

Schmülling, R.M., Prof. Dr.
Medizinische Universitätsklinik, Abteilung IV, Otfried-Müller-Str., 7400 Tübingen

Schneider, W., Prof. Dr.
Universitäts-Hautklinik, Liebermeisterstr. 25, 7400 Tübingen

Schönborn, R., Dr.
Institut für Sport und Sportwissenschaften der Universität, Im Neuenheimer Feld 710, 6900 Heidelberg

Schöner, I., Dipl.-Sportl.
Institut für Kreislaufforschung und Sportmedizin, Deutsche Sporthochschule Köln, Carl-Diem-Weg, 5000 Köln 41

Schranz, D., Dr.
Universitäts-Kinderklinik, Langenbeckstr. 1, 6500 Mainz

Schuberth, S., Dr.
Zentrum Innere Medizin, Abteilung Sportmedizin der Universität, Hölderlinstr. 11, 7400 Tübingen

Schwan, U., Dr.
Institut für Kreislaufforschung und Sportmedizin, Deutsche Sporthochschule Köln, Carl-Diem-Weg, 5000 Köln 41

Schwandt, H.-J.
Institut für Physiologie, FU Berlin, Arnimallee 22, 1000 Berlin 33

Schwerdtner, H.P., Dr.
Klinik für Manualtherapie, Osten-Allee 80, 4700 Hamm/Westf.

Seiffert, R.
Institut für Kreislaufforschung und Sportmedizin, Deutsche Sporthochschule Köln, Carl-Diem-Weg, 5000 Köln 41

Simml, G., Dr.
Österreichisches Institut für Sportmedizin, Mitterweg 10, A-3500 Krems

Simon, G., Priv. Doz. Dr.
Sportschule der Bundeswehr, Dr. Rau-Allee, 4410 Warendorf

Sommer, H.M., Dr.
Orthopädische Universitätsklinik, Schlierbacher Landstr. 200a, 6900 Heidelberg

Staiger, J., Priv.-Doz. Dr.
Zentrum Innere Medizin, Abteilung Leistungs- und Sportmedizin der Universität, Hugstetter Str. 55, 7800 Freiburg

Stegmann, H., Dr.
Abteilung Sport- und Leistungsmedizin der Universität des Saarlandes, 6600 Saarbrücken

Steinacker, J.M., Dr.
Sportmedizin und Abteilung für Angewandte Physiologie der Universität, Oberer Eselsberg, 7900 Ulm

Steinbrück, K., Prof. Dr.
Orthopädische Universitätsklinik, Schlierbacher Landstr. 200a, 6900 Heidelberg

Stengele, E., Dr.
Abteilung Sport- und Leistungsmedizin der Universität des Saarlandes, 6600 Saarbrücken

Stiege-Quast, B., Dr.
Institut für Physiologie, FU Berlin, Arnimallee 22, 1000 Berlin 33

Stippig, J., Dr.
Zentrum Innere Medizin, Abteilung Leistungs- und Sportmedizin der Universität, Hugstetter Str. 55, 7800 Freiburg

Stoboy, H., Prof. Dr.
Orthopädische Klinik, FU Berlin, Im Oskar-Helene-Heim, Clayallee 229, 1000 Berlin 33

Stopfkuchen, H., Dr.
Universitäts-Kinderklinik, Langenbeckstr. 1, 6500 Mainz

Strohmaier, W.L., Dr.
Urologische Abteilung der Chirurgischen Universitätsklinik, Calwer Str. 7, 7400 Tübingen

Szögy, A., Dr.
Sportärztliche Hauptberatungsstelle des Landes Hessen, Marienburgstr. 2, 6000 Frankfurt/M 71

Tidow, G., Dr.
Abteilung für Sportwissenschaften der Ruhr-Universität, Overbergstr. 17, 4630 Bochum 1

Tögel, K.
Österreichisches Institut für Sportmedizin, Mitterweg 10, A-3500 Krems

Tschirdewahn, B., Dr.
Federseeklinik, 7952 Bad Buchau

Urbanek, H., Dr.
Österreichisches Institut für Sportmedizin, Mitterweg 10, A-3500 Krems

Verschl, J.
Brandenburger Str. 2, 7803 Denzlingen

Volck, G., Dipl.-Sportl.
Institut für Sportwissenschaften der Universität, Wilhelmstr. 124, 7400 Tübingen

Walter, E., Dr.
Medizinisches Strahleninstitut der Universität, Röntgenweg 11, 7400 Tübingen

Weicker, H., Prof. Dr.
Medizinische Poliklinik, Abteilung Pathophysiologie und Sportmedizin der Universität, Hospitalstr. 3, 6900 Heidelberg

Weidner, J., Dr.
Medizinische Poliklinik, Abteilung Pathophysiologie und Sportmedizin der Universität, Hospitalstr. 3, 6900 Heidelberg

Weiler, B., Dr.
Abteilung Sport- und Leistungsmedizin der Universität des Saarlandes, 6600 Saarbrücken

Weise, K., Dr.
Berufsgenossenschaftliche Unfallklinik, Rosenauer Weg 95, 7400 Tübingen

Weiss, M., Dr.
Medizinische Poliklinik, Abteilung Pathophysiologie und Sportmedizin der Universität, Hospitalstr. 3, 6900 Heidelberg

Wentzensen, A., Dr.
Berufsgenossenschaftliche Unfallklinik, Rosenauer Weg 95, 7400 Tübingen

Wirbitzky, J., Dr.
Orthopädische Universitätsklinik, Calwer Str. 7, 7400 Tübingen

Wodick, R.E., Prof. Dr.
Sportmedizin und Abteilung für Angewandte Physiologie der Universität, Oberer Eselsberg, 7900 Ulm

Wolf, G., Dr.
HNO-Klinik der Universität, Plattensteig 18a, A-8036 Graz

Wolf, W., Dr.
Medizinische Universitätsklinik, Auenbrugger Platz 15, A-8036 Graz

Wurster, K.G., Dr.
Universitäts-Frauenklinik, Schleichstr. 4, 7400 Tübingen

Wydra, G., Dipl.-Sportl.
Bosenberg-Kliniken, 6690 St. Wendel

Zwirner, M., Dr.
Universitäts-Frauenklinik, Schleichstr. 4, 7400 Tübingen

Moderatorenverzeichnis

List of Moderators

Bernett, P., Prof. Dr.
Institut für Sporttraumatologie, TU München, Connollystr. 32, 8000 München 40

Böhmer, D., Prof. Dr.
Sportärztliche Hauptberatungsstelle des Landes Hessen, Marienburgstr. 2, 6000 Frankfurt/M 71

Böning, D., Prof. Dr.
Abteilung Sport- und Leistungsphysiologie, Medizinische Hochschule, Karl-Wiechert-Allee 9, 3000 Hannover 61

Dichgans, J., Prof. Dr.
Neurologische Universitätsklinik, Liebermeisterstr. 18-20, 7400 Tübingen

Dölle, W., Prof. Dr.
Medizinische Universitätsklinik, Abteilung I, Otfried-Müller-Str., 7400 Tübingen

Eggstein, M., Prof. Dr.
Medizinische Universitätsklinik, Abteilung IV, Otfried-Müller-Str., 7400 Tübingen

Hess, H., Prof. Dr.
Orthopädische Abteilung der Elisabeth-Klinik, 6630 Saarlouis

Hilmer, W., Prof. Dr.
Medizinische Poliklinik der Universität, Östl. Stadtmauerstr. 29, 8520 Erlangen

Hollmann, W., Prof. Dr.
Institut für Kreislaufforschung und Sportmedizin, Deutsche Sporthochschule Köln, Carl-Diem-Weg, 5000 Köln 41

Jacob, R., Prof. Dr.
Physiologisches Institut der Universität, Gmelinstr. 5, 7400 Tübingen

Jeschke, D., Prof. Dr.
Zentrum Innere Medizin, Abteilung Sportmedizin der Universität, Hölderlinstr. 11, 7400 Tübingen

Jung, K., Prof. Dr.
Sportmedizinische Abteilung, FB 26 der Universität, Albert-Schweitzer-Str. 22, 6500 Mainz

Kindermann, W., Prof. Dr.
Abteilung Sport- und Leistungsmedizin der Universität des Saarlandes, 6600 Saarbrücken

Klümper, A., Prof. Dr.
Abteilung Sporttraumatologie der Universität, Hugstetter Str. 55, 7800 Freiburg

Koslowski, L., Prof. Dr.
Chirurgische Universitätsklinik, Calwer Str. 7, 7400 Tübingen

Liesen, H., Prof. Dr.
Institut für Kreislaufforschung und Sportmedizin, Deutsche Sporthochschule Köln, Carl-Diem-Weg, 5000 Köln 41

de Marées, H., Prof. Dr.
Abteilung für Sportwissenschaft der Ruhr-Universität, Overbergstr. 17, 4630 Bochum

Mau, H., Prof. Dr.
Orthopädische Universitätsklinik, Calwer Str. 7, 7400 Tübingen

Mellerowicz, H., Prof. Dr.
Institut für Leistungsmedizin, FU Berlin, Hittorfstr. 16, 1000 Berlin 33

Moeller, H., Priv.-Doz. Dr.
Universitäts-Kinderklinik, Rümelinstr. 19-23, 7400 Tübingen

Nowacki, P.E., Prof. Dr.
Institut für Sportmedizin der Universität, Kugelberg 62, 6300 Gießen

Reindell, H., Prof. Dr.
Medizinische Universitätsklinik, Hugstetter Str. 55, 7800 Freiburg

Rompe, G., Prof. Dr.
Orthopädische Universitätsklinik, Schlierbacher Landstr. 200a, 6900 Heidelberg

Roskamm, H., Prof. Dr.
Benedikt-Kreutz-Reha-Zentrum, 7812 Bad Krozingen

Tibes, U., Priv.-Doz. Dr.
Chemiewerk Homburg, Daimlerstr. 25, 6000 Frankfurt 1

Waller, H.D., Prof. Dr.
Medizinische Universitätsklinik, Abteilung II, Otfried-Müller-Str., 7400 Tübingen

Weicker, H., Prof. Dr.
Medizinische Poliklinik, Abteilung Pathophysiologie und Sportmedizin der Universität, Hospitalstr. 3, 6900 Heidelberg

Weidemann, H., Prof. Dr.
Theresienklinik, 7812 Bad Krozingen

Weller, S., Prof. Dr.
Berufsgenossenschaftliche Unfallklinik, Rosenauer Weg 95, 7400 Tübingen

Wodick, R.E., Prof. Dr.
Sportmedizin und Abteilung für Angewandte Physiologie der Universität, Oberer Eselsberg, 7900 Ulm

I

Stellenwert der Sportmedizin in Medizin und Sportwissenschaft

Position of Sports Medicine in Medicine and Sports Science

Einführung

Introduction

H. Reindell

Einleitend zu unserem Tagesthema: "Über den Stellenwert der Sportmedizin in der Medizin und in der Sportwissenschaft" will ich einen kurzen Rückblick über die *Entwicklung der Sportmedizin* in Deutschland geben und einige mir wesentlich erscheinende Punkte aus dem *Aufgabenbereich des Deutschen Sportärztebundes* kurz anführen.

Die *Gründerjahre der Sportmedizin* liegen um die Jahrhundertwende. Der in Berlin tätige Arzt A. Smith begann 1898, Sportler auf die gesundheitlichen Folgen sportlicher Betätigung zu untersuchen. Der eventuelle Nachweis einer Herzerweiterung war für ihn das Kriterium einer Schädigung durch Sport. Am Anfang des 20. Jahrhunderts war Arthur Mallwitz, der als Sportler aktiv an den Olympischen Spielen 1906 in Athen teilnahm, einer der ersten deutschen Sportärzte. Während des 1. Weltkiegs gründete er das erste "Lazarett für gymnastische Wiederherstellung der Kriegsversehrten". Er prägte auch den Begriff des "Sportarztes" und war im Jahre 1924 Mitbegründer des Deutschen Ärztebundes zur Förderung der Leibesübungen, aus dem später der Deutsche Sportärztebund hervorging. In den ersten Jahrzehnten des 20. Jahrhunderts war die Sportmedizin ein Zweig der Chirurgie und damit Unfallchirurgie. Sie befaßte sich vorwiegend mit den akuten und chronischen Sportverletzungen. Bedeutende Vertreter der chirurgisch ausgerichteten Sportmedizin waren damals Bier und Baetzner und in späteren Jahren Groh und Heiss. Schon bald nach dem 1. Weltkrieg erkannte man auch die Bedeutung der Sportmedizin für den Bereich der Physiologie und der Inneren Medizin. Eine Vielzahl bedeutender Ärzte und Physiologen, wie Moritz, Bruns, Herxheimer, du Bois-Reymond, Thörner, Knoll, Rautmann u.a., beschäftigten sich ausführlich mit physiologischen und gesundheitlichen Problemen der Sportmedizin. Auch die Heilbehandlung durch Sport, wie sie von Kohlrausch eingeführt wurde, trat immer mehr in den Vordergrund. 1928 fand in Amsterdam das erste sportärztliche Symposium bei Olympischen Spielen unter der Leitung von Herxheimer statt. Danach wurden regelmäßig während Olympischer Spiele sportmedizinische Tagungen abgehalten.

In den 20er Jahren war schon eine breitgefächerte *sportmedizinische Wissenschaft* im orthopädischen, internistischen und therapeutischen Bereich vorhanden. Ein Beweis für das Interesse, das damals der Sportmedizin in vielen Bereichen der Medizin entgegengebracht wurde, waren sportmedizinische Kongresse in Freiburg (1925), in Berlin (1927) und in Köln (1928). An dem Kongreß in Freiburg (1925) beteiligten sich von der Medizinischen Fakultät Lexer, Nokggerath, Rautmann, Aschoff und der Physiologe Hoffmann.

Besonders bemerkenswert war, daß anläßlich dieser Tagung (1925) die Rektoratsrede des Ordinarius für Innere Medizin, Professor de la Camp, verlesen wurde, der kurz vorher verstorben war. Die Antrittsrede, die er bei Übernahme seines Rektorats 1921 hielt, hatte das Thema: "Das Übungsbedürfnis des menschlichen Herzens". Diese Arbeit ist heute noch, nach 60 Jahren, gerade im Hinblick auf die Auffassung über die

Übungsbehandlung des gesunden und kranken Herzens lesenswert (Jahreshefte der Freiburger Universität 1920/21). Auch mit der Beurteilung eines vergrößerten Sportherzens setzte sich de la Camp damals auseinander. So stellte er die Frage:

"Ist das gelegentlich bei den Siegern in Olympiawettkämpfen festgestellte kleine Herz oder das gleichfalls bei besten Sportleistungen festgestellte vergrößerte Herz die funktionell bessere Größenform?"

Sie wurde damals auf der gleichen Tagung von dem Kliniker Rautmann wörtlich wie folgt beantwortet:

"Nach mehrjähriger eigener praktischer Erfahrung möchte ich den Standpunkt vertreten, daß wir im allgemeinen den zu großen Herzen in bezug auf ihre Leistungsfähigkeit mit weitgehendem Mißtrauen gegenüberstehen müssen".

Dieser irrtümlichen Deutung des vergrößerten Sportherzens begegnet man noch häufig bis auf den heutigen Tag.

Noch in den im Jahre 1972 in Amerika erschienenen und ins Deutsche von Schweizer Autoren übersetzten 2. Auflage des Lehrbuchs der "Erkrankungen des Herzens" von Friedberg findet sich auf Seite 1724 der Satz: "Das sogenannte Athletenherz, d.h. eine Herzdilatation und Hypertrophie, die man früher einer sportlichen Aktivität zuschrieb, hält man jetzt für die Folge einer selbständigen rheumatischen, angeborenen oder syphilitischen Herzerkrankung".

Es ist ein Verdienst der sportmedizinischen Forschung, gezeigt zu haben, daß ein durch Sport vergrößertes Herz gesund ist und daß einem trainierten Herzen auch durch maximale körperliche Belastung kein Schaden zugefügt werden kann.

Nach Beendigung des 2. Weltkriegs wurde auf Initiative von R.W. Ruhemann 1950 in Hannover der Deutsche Sportärztebund mit zunächst 500 Mitgliedern gegründet. In den folgenden Jahren fand eine stetige Aufwärtsentwicklung der Sportmedizin und des Deutschen Sportärztebundes statt. Heute hat der Deutsche Sportärztebund über 5500 Mitglieder.

Die sportmedizinische Forschung beschäftigte sich in den Jahren nach dem 2. Weltkrieg zunehmend mit Regulations- und Anpassungsvorgängen verschiedener Funktionskreise des Organismus an akute und chronische körperliche Belastungen unter teilweise extremen Bedingungen. Zu nennen sind hier vor allem Untersuchungen über die Steuerung des hormonalen Systems und des Muskelstoffwechsels, die bei Hochleistungssportlern, bei Normalpersonen und bei Herzkranken in den Arbeitskreisen von Keul, Hollmann, Weicker und Kindermann durchgeführt wurden.

Durch eine Vielzahl von Untersuchungen an Hochleistungssportlern wurden Gesetzmäßigkeiten über Anpassungsvorgänge des Organismus erkannt, die allein auf der Basis von klinischen Beobachtungen und Laboruntersuchungen unter Ruhebedingungen nicht zu erkennen waren. Manche Thesen, die von Physiologen und Klinikern aufgrund tierexperimenteller Untersuchungen und theoretischer Überlegungen über die Belastbarkeit des gesunden Menschen, insbesondere seines Herzens, aufgestellt wurden, konnten durch sportmedizinische Untersuchungen widerlegt werden. Eine Vielzahl von Untersuchungsergebnissen der kardiologisch ausgerichteten Sportmedizin, die vorwiegend in skandinavischen Ländern und in Deutschland erarbeitet wurde, ist heute so selbstverständlich, daß man vergessen hat, daß sie jahrzehntelanger sportmedizinischer Forschung zu verdanken sind. Viele Jahre wurden die sportmedizinischen Ergebnisse über die Belastbarkeit des Herzens von Physiologen und auch von zahlreichen Klinikern nicht anerkannt und sogar heftig bekämpft. Heute sind sie Grundlage einer funktionellen Betrachtungsweise des gesunden und kranken Herzens und die Grundlage für eine klinische Funktionsdiagnostik des Herzens.

Aus all diesen Untersuchungen wurden praktische Konsequenzen erarbeitet für die Trainingsgestaltung, für die Belastbarkeit des gesunden und kranken Menschen aller Altersklassen sowie für die Gesundheitseffektivität der verschiedenen Sportarten, für die Prävention und Rehabilitation. Und so gibt es heute kaum eine Disziplin in der Medizin, in der nicht Erkenntnisse sportmedizinischer Forschung nutzbringend für die Praxis angewandt werden.

Die *praktische sportärztliche Tätigkeit* erstreckte sich auf den Leistungs-, Breiten- und Behindertensport, einschließlich des Jugend- und Alterssports. Sport zur Prävention und zur Rehabilitation fällt zunehmend in unseren sportmedizinischen Aufgabenbereich. Als Beispiel möchte ich nur anführen, daß von rund 600 Koronargruppen in Deutschland etwa 400 durch Sportärzte in Vereinen des DSB betreut werden.

Die heutigen Prinzipien der Therapie der Koronarerkrankungen durch körperliche Aktivität waren vor 200 Jahren schon Heberden bekannt. 100 Jahre später hat Stockes zur Therapie der Angina pectoris körperliche Betätigung angeraten. Örtel hat um 1875 im Gegensatz zu der damals üblichen Ruhebehandlung des Herzkranken mit viel Erfolg die Bewegungstherapie durch Terrainkuren eingeführt. Nach dem 1. Weltkrieg gingen die wertvollen Erkenntnisse über die Wirkungsweise aktiver Ausdauerbelastung auf Herz und Kreislauf verloren und gerieten in Vergessenheit. Edens prägte um 1930 eine Therapie des Herzinfarkts ohne Bewegung, eine Auffassung, die bis in die 60er Jahre als gültig galt. Nach seiner Meinung war das Übermaß an Bewegung und nicht der Mangel an körperlicher Aktivität für die Herzschwäche verantwortlich.

Diese Ansicht von Edens soll hier zitiert werden:

"Die Empfehlung körperlicher Bewegung ging ursprünglich von der am Skelettmuskel tausendfach gemachten Erfahrung aus, daß ein mangelhaft geübter Muskel durch Übung an Kraft und Masse zunimmt und dann Leistungen bewältigen kann, denen er vorher nicht gewachsen war. Diese Überlegung wurde auf das Herz übertragen, ohne genügend zu berücksichtigen, daß die Herzschwäche, von wenigen Ausnahmen abgesehen, nicht auf dem Mangel, sondern an einem Übermaß an Übung beruht".

Diese Einstellung in der Behandlung von Herzinfarktpatienten, nämlich Bettruhe für viele Wochen, später Vermeidung jeder körperlichen und geistigen Anstrengung, hat in der Bundesrepublik bis in die 60er Jahre vorgeherrscht, obwohl schon Hochrein 1940 auf die Bedeutung der Bewegungstherapie für Koronarerkrankungen hingewiesen hatte (Krasemann). Erst gegen Ende der 60er Jahre ist hier eine Wandlung eingetreten, an der die Sportmedizin maßgeblich beteiligt war. Pionierarbeit wurde von Beckmann, von der Hamburger Arbeitsgemeinschaft (Krasemann, Gadermann, Jungmann, Donath, Ilker u.a.), von Hartmann (Schorndorf), von Reindell u. Mitarb., von Mellerowicz u. Mitarb., von Hollmann u. Mitarb., von Halhuber u.a. geleistet. In den letzten 20 Jahren ist die Betreuung von koronarkranken Patienten durch Koronargruppen mit Hilfe des Deutschen Sportärztebundes immer weiter ausgebaut worden. Darüber hinaus kam es zur Errichtung von Rehabilitationskliniken, denen zum großen Teil sportärztlich ausgerichtete Kardiologen vorstehen. Dabei wird immer wieder von den Kollegen darauf hingewiesen, wie entscheidend sich für den Erfolg der Therapie neben dem körperlichen Training vor allem die physiologische Betreuung, vor allem auch in kleineren Gruppen, erweist.

Weitere Probleme, mit denen sich der Sportarzt immer mehr auseinandersetzen muß, sind die enormen Belastungen, die der Leistungssport heute mit sich bringt. Der olympische Leitspruch: "Citius - altius - fortius" hat den Sportler in den Grenzbereich seiner körperlichen Leistungsfähigkeit geführt. Mit dem Erreichen dieses biologischen Grenzbereichs ist aber vor allem im orthopädischen Sektor die Gefahr der Schädigung des Halte- und Bewegungsapparats als Folge akuter oder chronischer Beanspruchung gegeben. Der ethische Anspruch mit der Wiederentdeckung der olympischen Idee, durch Sport die optimale Entwicklung von Körper und Geist zu fördern, wird in Frage gestellt. Diese Frage stellt sich in allen Bereichen des Leistungssports. Sie ist auch, was das Kunstturnen der Frauen angeht, im Gespräch. Frauenturnen hat sich mancherorts zu einem Kunstturnwettbewerb von Kindern entwickelt, wobei von Kindern im Hochleistungssport "Schwerarbeit" verlangt wird. Neben der Möglichkeit bleibender Schäden sollte man sich aber auch fragen, welche anderen menschlichen Entwicklungsmöglichkeiten durch das harte, zeitraubende Training unentdeckt bleiben, abgeschnitten oder verschüttet werden.

Eine weitere Gefahr, die heute keineswegs gebannt ist und auf die immer wieder hingewiesen werden muß, besteht in der Verabreichung unphysiologisch leistungssteigernder Pharmaka. Stand vor Jahren die Verabreichung der Anabolika im Mittelpunkt der Diskussion, so werden die Sportärzte neuerdings immer mehr mit der Tatsache konfrontiert, daß Glukokortikoide verstärkt bei einigen Sportlern verabreicht werden. Die Folge ist eine Schwächung der Abwehrmechanismen im Organismus, so daß es zu langwierigen und schwer zu behandelnden Infekten bis hin zu Lungenerkrankungen mit Abszeßbildung kommen kann.

Aber auch der Breitensport bringt große Probleme mit sich. Die häufige Unkenntnis des eigenen Leistungsvermögens birgt die Gefahr in sich, daß Untrainierte, vor allem ältere Trimmbegeisterte, sich überfordern. Andererseits sind sich viele Menschen, die eine ernste Erkrankung durchgemacht haben oder durch ein Leiden behindert sind, nicht über das Ausmaß ihrer Leistungsbeeinträchtigung im klaren und brauchen entsprechende Beratung.

Um der Vielzahl der sportmedizinischen Aufgaben in den kommenden Jahren gerecht zu werden, bedarf es der *Heranbildung eines qualifizierten sportmedizinischen Nachwuchses*. An den bundesdeutschen Universitäten sind die Möglichkeiten noch nicht in ausreichendem Umfang gegeben. Nur 21 der 27 medizinischen Fakultäten verfügen über sportmedizinische Abteilungen oder Lehrstühle für Sportmedizin. An mehreren Hochschulen gibt es überhaupt keine sportmedizinischen Einrichtungen. Weitgehend wird die personelle und apparative Ausrüstung für sportmedizinische Forschung aus Drittmitteln bestritten. Hier verweise ich gerne auf die Unterstützung durch das Innenministerium, durch das Bundesinstitut für Sportwissenschaft und durch die Länder. Ein bundeseinheitliches Strukturkonzept, daß sportmedizinisches Wissen schon durch eine adäquate Ausbildung während des Studiums nicht nur in physiologischen, sondern auch in klinischen Fächern vermittelt werden kann, fehlt. Dies ist nur möglich, wenn die Sportmedizin in die Approbationsordnung aufgenommen wird. Dieses Ziel wird seit längerer Zeit mit Unterstützung des Präsidenten des Deutschen Sportbundes, Dr. Weyer, angestrebt, nämlich daß die Sportmedizin aus klinischer Sicht für klinische Semester in der Approbationsordnung mit berücksichtigt werden muß. Aus der Sicht meines eigenen Fachbereichs, der Kardiologie, kann ich beurteilen, wie unzureichend klinisch wichtige kardiologische Erkenntnisse hinsichtlich der Funktionsdiagnostik und der Bewegungstherapie den Studierenden heute vermittelt werden. Bedauerlich ist weiterhin, daß nur an wenigen Universitäten eine Abteilung für Sport- und Leistungsmedizin als eigenständige Abteilung in eine Klinik, wie Innere Medizin oder Orthopädie, gleichberechtigt mit den übrigen klinischen Abteilungen, integriert ist. Die meisten sportmedizinischen Institute haben nur eine akademische Bindung an die Medizinische Fakultät oder sind dem Fachbereich Sportwissenschaft zugeordnet, dem Psychologen, Pädagogen oder Soziologen angehören. Diese ungünstige Entwicklung der Sportmedizin an den Universitäten gefährdet den Nachwuchs an qualifizierten Sportmedizinern. Durch die fehlende Integration der Sportmedizin in eine Klinik fehlt die Möglichkeit einer breitgefächerten Forschung und für jüngere Sportmediziner die tägliche Begegnung mit Patienten, die für eine ärztliche Tätigkeit unbedingte Voraussetzung ist. Weiterhin besteht an sportmedizinischen Instituten ohne Bindung an eine Klinik für junge Assistenten nicht die Möglichkeit, während ihrer sportärztlichen Tätigkeit als Assistent auch gleichzeitig eine fachärztliche Ausbildung für Innere Medizin oder Orthopädie zu erwerben. Dies hält sicherlich manchen begabten jungen Mediziner davon ab, sich neben seiner sonstigen Ausbildung auch der Sportmedizin zuzuwenden.

Blickt man auf die Entwicklung der Sportmedizin in Deutschland zurück, so ist festzustellen, daß sich der Aufgabenbereich sportmedizinischer Tätigkeit erheblich erweitert hat. Die vorliegenden Erkenntnisse und Erfahrungen der wissenschaftlichen Sportmedizin in unseren beruflichen Alltag umzusetzen heißt, die großartigen Möglichkeiten des Sports für alle Sporttreibenden als ein vorrangig wirksames Rezept zur Gesunderhaltung zu sehen und zu nutzen.

Eine wesentliche, aber auch sehr schwierige Aufgabe der Sportärzte ist es, nicht nur Schäden zu heilen, sondern Schäden zu vermeiden. Vorbeugende Gesundheitspflege ist in der Medizin uralt. Schon Hippokrates (um 460-380 vor Christus) lehrte, daß Vorbeugen besser als Heilen ist. Und der aus Cordoba stammende Arzt und große Integrator der hellenischen, ägyptischen und islamischen Heilkunde, der jüdische Gelehrte Maimonides, hat um 1200 gesagt: "Nur dumme Menschen sind der Ansicht, daß man den Arzt nur in der Krankheit, sonst aber nicht brauche".

Sportmedizin als Auftrag der sporttreibenden Bevölkerung

Sports Medicine as a Mandate from the Active Populace

H. Schaible

Das gestellte Thema ist nicht mit einem Fragezeichen versehen. Es geht also als gesichert davon aus, daß die Sportmedizin Inhalt eines Auftrags der sporttreibenden Bevölkerung sei. Von mir wird demnach erwartet, daß ich eine angemessene Begründung liefere.

Da gibt es freilich eine sprachlich-juristische Schwierigkeit: Ein "Auftrag" ist ein Rechtsgeschäft, eine Willenserklärung. Aber eine unorganisierte oder nur teilweise - in den Sportvereinen - organisierte Teilbevölkerung kann natürlich keine Willenserklärung abgeben und deshalb auch keinen Auftrag erteilen.

Gemeint ist also wohl mehr, weswegen eine spezifische medizinwissenschaftliche Begleitung des Sports ein besonderes Anliegen der sporttreibenden Bevölkerung ist und sein muß, ein Anliegen, das so brennend und aktuell ist, daß es wie ein Auftrag all jenen zur interessengerechten Erledigung und Besorgung in die Hand gegeben ist, die Medizin organisieren oder Medizin anwenden.

Sport gibt es schon lange, auch in Deutschland. Und ebenso lange gibt es - zwangsläufig - eine "sporttreibende" Bevölkerung.

Die Sportmedizin, die spezifische medizinwissenschaftliche Begleitung des Sports ist sehr viel jünger. Das macht uns darauf aufmerksam, daß die "Mandatsbeziehung", über die wir reden sollen, der Veränderung unterlegen hat, früher anders (wohl weniger intensiv) gewesen ist. Wir sind also darauf vorbereitet, daß die in Bezug gesetzten Faktoren - Sport, Bevölkerung und Medizin - ihrerseits Änderungen unterworfen gewesen sind, die erst im Laufe der Zeit spezielle Fragen mit besonderem Gewicht an die medizinische Wissenschaft haben herantragen und von dort aufnehmen lassen.

Die Änderungen im Beziehungsfeld Sport und Bevölkerung sind äußerlich gesehen zunächst quantitativ, allerdings sehr ins Auge fallend. Dazu nur eine einzige Zahl: Der DSB hatte 1973 wohl an die 11 Millionen Mitglieder - jetzt sind es 18 Millionen und mehr geworden.

Dabei müßte Sport eigentlich immer gleich gesund oder ungesund gewesen sein, immer gleich viel oder gleich wenig Spaß gemacht haben!

Wir dürfen also vermuten, daß hinter der Sportexplosion nicht unbedingt sporteigene, sondern wesentlich gesellschafts- und umweltbedingte Ursachen wirksam gewesen sind. Dazu gibt es mehrere Theorien. Ich nenne die Kompensationstheorie nach Plessner, nach der drei Hauptmotive die Sportentwicklung begünstigt haben sollen:

1. Ein durch die Lebensverhältnisse in der industriellen Gesellschaft gestörtes Körpergefühl;
2. der Widerstand gegen die Anonymität des einzelnen in der Masse;
3. die Auflehnung gegen die Entfremdung aller gegen alle durch die Intellektualisierung des heutigen Lebens.

Andere - Konrad Lorenz z.B. - haben einen Zusammenhang zwischen den allseits verordneten Aggressionshemmungen und der Möglichkeit erlaubten, weil sublimen Abbaus angestauter Aggression über motorische Abläufe im Sport gesehen. Für wieder andere hat der Sport zusätzliche Anziehungskraft gewonnen durch die mit ihm gegebene Möglichkeit, sich an gesellschaftlich gefordertes Leistungsverhalten zu gewöhnen und gleichzeitig von ihm (auch) zu entlasten.

Persönlich traue ich den Anonymitäts- und Entfremdungsmotiven nicht allzuviel zu, weil sie eigentlich nicht nur im Sport, sondern auch in Musik- und Gesangsvereinen wirken müssen (es aber wohl doch nicht getan haben). Ich will sie aber natürlich nicht unterschätzen. Unterschätzung zu äußern, würde mir als Laien auch gar nicht zustehen.

Für wichtig und konstitutiv halte ich alle jene Motive, die die Körperbeziehung zum Inhalt haben. Gestörte Körpergefühle (nach Plessner) sind sehr direkt und persönlich erfahrbar (weit eher als Anonymität und Entfremdung); und sie lassen sich aus Statistiken über die gesundheitlichen Risiken unserer Zivilisation antizipieren und als künftiges Risiko empfinden. Beides - eigene Beobachtung und bewußter gewordenes Risiko - haben in ihrer Verschränkung ein verändertes Gesundheitsbewußtsein in weiten Teilen der Bevölkerung entstehen lassen, das die Möglichkeiten des Sports als Kompensatorium hat aufnehmen und aufgreifen lassen. - Das ist zunächst eine Behauptung!

Ich kann sie nicht beweisen. Es spricht aber sehr viel für sie:

1. die relative Ungeeignetheit anderer Begründungen, eine gerade und nur dem Sport eigene exklusive Entwicklung zu erklären;
2. die merkwürdige Wiederentdeckung des Körpers überhaupt, nachdem er in zivilisatorische Risiken geraten war; ich verweise auf theologische und pädagogische Literatur. Ortega y Gasset durfte ungestraft sagen, daß das Leben in seiner letzten Wurzel Sport sei, und Professor Köberle schrieb:

   "Der fromme Stubenhocker hat jedenfalls aufgehört, für uns als das Idealbild besonderer Christlichkeit zu gelten." (Vergessen will ich dabei Winston Churchill und seine offenbar ungestörten Körpergefühle, als er auf Frage nach seiner gesundheitlichen Stabilität geantwortet hat: "No sports".)

Mit einem Einwand will ich mich noch beschäftigen: Daß ein verändertes Gesundheitsbewußtsein die Sportexplosion erkläre, stehe - so könnte argumentiert werden - in Widerspruch zu der Erfahrung, daß immer noch und immer mehr geraucht werde; Gesundheitsbewußtsein reiche also offenbar für dauerhafte Verhaltensänderungen nicht aus. Aber - so würde ich antworten - kann es nicht so sein, daß der der Erhaltung oder der Erlangung der Gesundheit wegen sportliche Aktivitäten aufnehmende Bürger Spaß und Freude an dem neuen Verhalten gewinnt, so daß die ursprüngliche Motivation durch ein autonomes Zweitmotiv abgelöst oder verstärkt wird? Wenn ich meine eigene Biographie betrachte, finde ich dafür mindestens persönliche Bestätigung dieser Meinung.

Ich würde hier gerne eine erste Zusammenfassung liefern:

Die erstaunliche Hinwendung der Bevölkerung zum Sport ist mit und wesentlich die Folge einer qualitativen Veränderung der Einstellungen zu Körper und Gesundheit. Die im Risiko gesehene Gesundheit ist nicht mehr nur ein Geschenk, sondern eine Aufgabe geworden.

Daß diese Hinwendung dauerhafte Sportbeziehungen zu schaffen vermochte, sehe ich nicht nur als eine Folge der Verstärkung oder Verlagerung oder Ablösung des Ausgangsmotivs "Gesundheit" durch die im Sport erlebten, Spaß und Freude machenden Eindrücke, sondern als eine Konsequenz auch im Bereich der Vereine eingetretener Veränderungen.

Die Vereine - nicht alle, aber auch nicht wenige - hatten ursprünglich einige "Hemmschranken" um sich herumgebaut, die geeignet waren, Zulauf zu bremsen. Zwei dieser Schranken will ich kurz andeuten:

1. Die Freiheit, Vereine zu gründen, war den halbabsolutistischen Monarchien der zweiten Hälfte des vorigen Jahrhunderts abgerungen worden. In diese Freiheit wurden damals gewohnte Bindungen mitgenommen. Und diese Bindungen hatten die Familie als Leitbild. Denken wir nur an ein paar wenige, damals leicht über die Lippen gehende Begriffe: Landesvater, Landeskinder, Familien- und Vaterlandstreue und - korrespondierend dazu - Vereinsfamilien und Vereinstreue. Der Verein war im Anfang mehr als nur eine einfache Organisation von Mitgliedern, die sich zu gemeinsamem Sport zusammengefunden hatten. Der Verein erwartete und bekam eine weit intensivere, fast totale Beziehung des Mitglieds, eben eine familienkonforme Grundlage. Das hat zwar verbunden, aber andere auch abgehalten. Ich würde hier von der Hemmschranke der familienkonformen Totalbeziehung reden.

2. Eine zweite Exklusivschranke war mit der häufigen Leistungsorientierung der Vereine aufgebaut. Sie hielt alle jene wirklichen oder möglichen Sportinteressenten ab, die die Leistungsvorgaben und Leistungserwartungen entweder nicht erfüllen konnten oder nicht erfüllen wollten. Wenn wir heute die Mädchen und Frauen in unseren Sportvereinen unterrepräsentiert finden, so ist das - wie Untersuchungen ergeben haben - jedenfalls auch eine Auswirkung dieser "Hemmschranke - Leistung".

Die beiden Hemmschranken sind im Laufe der letzten Jahre in zunehmendem Tempo abgebrochen und beiseite geräumt worden. Das ist nicht verwunderlich! Je mehr gesundheitsmotivierte und nicht betont leistungsorientierte Sportaktive den Zugang zu unseren Vereinen finden, desto mehr rückt das Leistungsprinzip aus dem Zweckzentrum des Vereins an die Peripherie (ohne deshalb freilich seine Wichtigkeit zu verlieren), und desto weniger wird verbliebene Leistungserwartung noch hemmen, Zugang zu suchen. Je mehr Gesundheitswillige aus allen Schichten Leistungen und Angebote des Vereins erwarten, desto weniger läßt sich auch die Konstruktion eines familienkonformen Zusammenschlusses aufrechterhalten.

Die Hinwendung der Bevölkerung zum Sport einerseits, der Abbau der historisch vorgefundenen Hemmschranke andererseits und die sich potenzierende Wechselwirkung beider Umstände haben jene Sportexplosion hervorgerufen, die wir gerne als "Demokratisierung des Sports" bezeichnen.

Ein drittes kommt hinzu! Sport - wir haben es gesehen - wurde als eine Möglichkeit entdeckt, Gesundheit zu erhalten oder zu erlangen. Und dabei kann die Sache auch noch Spaß machen. Ist es so, dann ist Sport eine, ja die Chance, Lebensqualität zu vermitteln.

Dafür zu sorgen, daß diese Lebenschance Sport allen oder möglichst allen offenstehen kann, ist dann eine soziale Verpflichtung aller, die helfen können: der Politiker, der Pädagogen, der Mediziner und natürlich auch des Sports und seiner Helfer.

Der daraus gewachsene "sozial-moralische Drive" wird nicht nur in der Politik und in der politischen Unterstützung seinen Ausdruck auch künftig finden, sondern ebenso in dem Betrieb unserer Schulen und im neuen Erfindungsreichtum unserer Vereine. Dieser Drive wird - davon sind wir überzeugt - die quantitative und qualitative Entwicklung des Sports auch für die nächste Zukunft erhalten.

Ich habe zeigen wollen, wie sehr - ob allein, lasse ich freilich offen - die Sportexplosion von Einstellungen abhängig war und ist, die Körper und Gesundheit zu Gegenstand und Inhalt haben. Der soziale Drive, von dem ich gesprochen habe, will uns wohl zusätzlich noch daran erinnern, daß es nicht nur um Gesundheit im Sinne von Mangel an Krankheit geht, sondern um Wohlsein, Freude, Spaß, kurzum: um die Frage, ob und wie man mit Sport und über Sport menschlicher leben kann. Diese Frage ist an den Sport ebenso gestellt wie an Theologen, Pädagogen, Politiker, Soziologen (um nur diese zu nennen).

An die Medizin gerichtet impliziert sie ein Bündel von An- und Aufforderungen:

1. Da Sport theoretisch alle, praktisch immer mehr Menschen berührt, sind die Wirkungen und Auswirkungen des Sports für und auf den Menschen von überindividuellem, allgemeinen Interesse. (Dies gilt erst recht dann, wenn man die erheblichen wirtschaftlich-finanziellen Folgewirkungen von Krankheiten mit im Auge hat.)
2. Dieses Interesse beschränkt sich beim Zusammenhang zwischen Sport und Lebensqualitäten nicht auf die Erkenntnis und Behandlung von negativen Auswirkungen des Sports auf Gesundheit und Wohlbefinden und speziell auf die früher sicher vordergründig gewertete Ausheilung von Sportverletzungen.
3. Gefragt ist insbesondere auch
   a) nach den präventiven und rehabilitativen Möglichkeiten des Sports,
   b) nach den Folgen untertriebener, übertriebener und richtig dosierter Belastung durch Sport,
   c) nach dem rechten Maß also,
   d) nach den Wirkungszusammenhängen zwischen Sport und psychischen Befindungsqualitäten wie Freude, Spaß, Entspannung.
4. Dabei darf nicht nur der allseits gesunde Mensch, sondern auch der durch Alter oder durch andere Umstände in der vollen Entfaltung körperlicher Möglichkeiten behinderte Mensch Gegenstand der Beobachtung sein, wenn sich Sport für alle entfalten soll.
5. Ich wage es auch, die Frage nach dem Zusammenhang zwischen motorischem Lernen in Sport und intellektueller Entwicklung zu stellen, eine Frage, die in Grenzbereichen schon gestellt und beantwortet ist, deren generelle Beantwortung aber dann zur Aufgabe gestellt ist, wenn die Bedeutung des Sports für die Qualität der Lebensgestaltung aller zum Untersuchungsobjekt wird.
6. Die Breite des Untersuchungsfeldes wird abgesteckt durch zwei Gegenpositionen. Die eine wird von Churchill und seiner Auffassung ("No sports") eingenommen, die andere von den Sportoptimisten, die sogar meinen, durch Sport könne Leben verlängert werden (was kaum beweisbar sein wird, weil niemand die Chance hat und haben wird, zwei Lebensalternativen bis zum Ende durchzuspielen).

Immerhin: Man sieht, daß fast alle, jedenfalls viele medizinischen Teilbereiche gefragt und aufgerufen sind, den Sport zu begleiten, wenn dessen qualitative Möglichkeiten für menschliches Leben

a) wissenschaftlich abgesichert und
b) sinnvoll in der Praxis angewandt und umgesetzt werden sollen.

Das ist ein Appell an die Forschung ebenso wie an die Lehre, an den Medizinwissenschaftler ebenso wie an den Dozenten und an den Praktiker. Wir brauchen sie alle!

Sport als Lebensqualität wird sich nur dann verwirklichen lassen, der sozial-moralische Drive des Sports sich nur dann in sinnvolles Verhalten umsetzen lassen, wenn - neben anderem - medizinische Erkenntnis, medizinische Beratung und praktisches ärztliches Handeln dem Sport gewidmet und gegeben werden und - das gehört als Korrelat dazu - wenn Sport und Sportler bereit sind, auf- und anzunehmen.

Dieser funktionale Zusammenhang zwischen Medizin und Sport ist - so finde ich - in der Lage, beiden ein neues Verständnis ihrer Arbeit zu vermitteln. Sport ist nicht mehr nur privates Vergnügen, herrliche Nebensache, Freizeitverhalten und was alles mehr! Medizin ist nicht mehr nur Prävention, Kampf mit Krankheit, Verletzung, Trauer und Niedergeschlagenheit! Beide sind Teile eines Programms für mehr Menschlichkeit!

Sport: Nebensache? - Nützlichkeit? - Notwendigkeit?

Sports: Nonessential? - Expedient? - Necessity?

H. E. Bock

Wenn man einen inveterierten (daher kommt ja das Wort Veteran) Internisten bei einem Sportärztetreffen zu festlichen Worten auffordert, erwartet man von ihm, dem vom Lehrstuhl Entbundenen - wenn auch noch nicht dem Lehnstuhl Verhafteten - keine "vom Stuhle reißenden", neuen, eigenen Forschungsergebnisse, sondern eher Rückblick und Rechtfertigung, Ausblick und Mahnung.

Man wünscht sich selbst, sein eigenes sportliches Leben hineingestellt zu sehen in die Wandlungen der Zeit, des Berufs, der Geschichte, der Gesellschaft.

Die mir angegebenen Worte des Untertitels, "herrlichste Nebensache oder medizinische Notwendigkeit", bedürfen der Hinterfragung, ja der Fragezeichen. Hätte ich zu wählen, würde Sport als "lebenslange Nützlichkeit" in die Mitte gerückt und von dem Sport als wichtigste Nebensache und als schlichteste Notwendigkeit eingerahmt sein.

Sport hat einen Erziehungswert, einen Gesundheitswert, einen Gesellschaftswert. Sport hat auch einen Marktwert; muß er darum seine Freiheit und seine Fröhlichkeit verlieren, oder gar seine menschliche Würde?

Durch Sport kann man gesund bleiben und gesund werden. Mit Sport kann man das Optimum seines Gesundseins erreichen, denn Gesundheit heißt nicht: Freisein von Beschwerden, Leiden, Fehlern, Mängeln, sondern Gesundheit ist deren Bewältigung (D. Roessler) und das Meistern des Lebens. Dazu trägt eine vita activa und eine sportliche Einstellung viel bei - von der Gymnastik am Morgen über Heil- und Krankengymnastik bis zur Altersgymnastik, vom Säuglingsschwimmen über den Langlauf bis zum altersgemäßen Wandern.

Unsere Zeit pflegt sich leistungsfeindlich zu gebärden, jedenfalls Leistungsstreben als Lebensprinzip zu belächeln oder gar abzulehnen, und im Sport den Anpassungswert, den Beschwichtigungswert, den Infantilisierungstrick anzuprangern.

Streß will man vermeiden, Streß geißelt man, Streß gibt man auch vor, um mehr Urlaub oder mehr Geld zu bekommen, ohne zu erkennen, daß Streß vom Eustreß bis zum Disstreß (13) reicht, und daß deren Zuordnung von der Einstellung und Einübung des Individuums stark abhängt. Einüben muß man Streß täglich, um sich daran zu gewöhnen, und etwas übertreibend wiederhole ich: Ich brauche täglich meinen Streß wie meinen Frust, richtiger mein "Streßle" wie mein "Frustratiönchen". Andere brauchen ihre journalistische Herausforderung täglich in der Morgenzeitung.

In der Vermeidungsstrategie, in der Entziehungstaktik gegenüber den Anstrengungen des Lebens liegt eine Misere unserer Zeit. Der "Ohne-mich-Standpunkt" den Bürgertugenden gegenüber und die Anspruchshaltung: "Auch ich in Arkadien" - und nur dort, anstrengungs- und angstfrei, - führt zur Inaktivitätsatrophie. Dabei wachsen wir doch an unseren Widerständen!

Die Maßstabslosigkeit, um nicht zu sagen die Maßlosigkeit unserer Gesellschaft, übersieht unsere Bindungen an die Evolution, an die Geschichte, an die Generationengemeinschaft der Familie. Sie ist astigmatisch für die Vergangenheit und hat Skotome für die verdammte Pflicht und Schuldigkeit des bürgerlichen Alltags. - Die Bindungen an und die Verantwortung für die Zukunft empfindet namentlich die Jugend glücklicherweise deutlich. Überhaupt sollten wir Alten bei jeder Verhaltensschelte nicht vergessen, daß die Jungen nicht nur das soeben angesprochene Minus, sondern auf vielen Gebieten auch ein Plus haben, z.B. ihre Forderung nach Echtheit und ihr Bekenntnis zu Natürlichkeit. Es ist aber schwer, "Natürlichkeit" richtig zu verstehen. Selbst Weise tun sich da schwer.

1. Frage: Ist Sport eine natürliche Sache? - Natürlich, würde ich antworten, denn Bewegungstrieb, Spieltrieb, steckt in jedem Menschen zu seinem Besten. Sport ist Äußerung dieses natürlichen Bewegungstriebs, und dieser soll noch stärker sein als der Nahrungstrieb. Als Arzt muß ich nur hinzufügen, auch Anstrengung ist eine natürliche Sache, so natürlich wie Leistung. Kein Organ unseres Körpers kann ohne Leistung und Leistungsübung sein Optimum erreichen, und jedes Organ hat eine Leistungsreserve nötig, die durch Übung vermehrungsfähig und zumindest erhaltungsbedürftig ist. Man kann einen Menschen mit künstlicher Ernährung am Leben erhalten; man kann ihn aber nicht zum Muskelansatz bringen; dazu ist Aktivität nötig.

Jedes Organ muß sich auch dem größeren Regelkreis, in dem es steht, ein- und anpassen. Anpassung wird heute mit Abscheu genannt. Das ist eine Verkennung der Tatsachen. Kriecherei ist abzulehnen, nicht aber Anpassung, die ein großes Geschenk der Evolution und in vieler Hinsicht eine Voraussetzung der Weiterentwicklung ist.

Übung darf den Charakter des Eifers haben. Training hat den Charakter des zielstrebigen Eifers. Sport schließt Wetteifer und Siegstreben ein.

Leistungsstreben liegt in allen drei Begriffen, in Übung, in Training, in Sport. Es sollte bis zum Streben nach persönlicher Höchstleistung gehen. Über die Trainingsformen und Trainingsarten der Leichtathletik und des Schwimmens ist man sich in den Sportlehrbüchern einig [22, 23, 32, 34, 37]. Über die Übungsfähigkeit bis ins höchste Alter braucht man nicht mehr zu streiten. Es ist ein Verdienst der Kölner Sportärztegruppe um Hollmann, aber auch der Freiburger und Berliner sportmedizinischen Zentren, und nicht zuletzt freilich des großen Vorbildes von Carl Diem, bewiesen zu haben, daß Training bis ins hohe Alter hinein fruchtbringend und heilkräftig ist.

Eine 2. wichtige Frage lautet: Wie weit dürfen wir die Leistungsreserven des Organismus angreifen? - Aus den unglücklichen Dopingerfahrungen wissen wir, daß ein letzter Leistungsrest von etwa 10 % nur über Arzneimittelmißbrauch zu erschließen wäre. Und hier liegt eines der großen Probleme des Hochleistungs-, insbesondere des beruflichen Höchstleistungssports und damit der Sportärzte. Das Schema der Leistungsbereiche, das Hollmann und Hettinger [23], nach Graf modifiziert, in ihrem Buch "Sportmedizin - Arbeits- und Trainingsgrundlagen", 1976 veröffentlicht haben, - eine Fundgrube des Wissens übrigens - zeigt: Der Untrainierte kann etwa 70 % seiner kapazitiven Möglichkeiten ohne besondere Willensanstrengung abrufen. Zur weiteren Leistungsmobilisierung bedarf es der gestuften Streßsituationen mit dem Ziel einer systematischen Verschiebung von Dis- zu Eustreß. Der voll austrainierte Mensch ist in der Lage - unter Einsatz seines Kampfgeistes - seine Leistungsreserven bis zu annähernd 90 % einsetzen zu können. Wie gesagt verbleiben auch bei ihm etwa 10 % der potentiellen Gesamtleistungskapazität, die nur in ungewöhnlichen Grenzsituationen des Überlebens zutage kommen, oder durch Drogen (Doping) erschlossen werden können. Dieser Erschließbarkeit durch Pharmaka müssen wir unbedingt das sportliche Ethos entgegensetzen.

Gleichheit der Menschen können wir im Sport sowenig herstellen wie im Leben, Chancengleichheit für Lebenserfolg ist so unmöglich wie genetische Einheitlichkeit der Individuen. (Nur in eineiigen Zwillingen sehen wir sie verwirklicht, und als Horrorvision genetischer Manipulation mag sie in unseren schlimmsten Träumen vorkommen.) - Chancengleichheit der Startbedingungen jedoch, soweit ihre Verwirklichung in der Macht einer Gesellschaft mit Rechtsempfinden und Wertgrundsätzen liegt, Chancengleichheit am Start muß für jeden Sportler angeboten werden. Die Nutzung einiger pharmakologischer Tricks durch Einzelpersonen oder Funktionäre ist unlauterer Wettbewerb, und selbst wenn er - durch allgemeine Konvention etwa - zum lauteren Wettbewerb entwickelt würde, wäre ich als Arzt grundsätzlich dagegen, mit Fremdmitteln - und das ist jedes Pharmakon - Leistungssteigerung erzielen zu wollen.

Wieder zeigt sich, daß es schwierig ist, die Grenze zwischen "natürlich" und "unnatürlich" zu ziehen, und daß sie genauso unscharf ist wie die Grenze zwischen einer ganzen Arzneipflanze und ihren isolierten Naturwirkstoffen. Man denke an das Vitamin C in Früchten und Pflanzen einerseits, und in galenischer Zubereitung von der Tablette bis zur Injektionslösung andererseits - oder an Zucker in allen seinen Gebrauchsformen. Über Placebowirkungen gibt es eine reiche Literatur [32a, 48]. Subjektive Placebos wird und darf sich der Sportler ebenso leisten wie eigene Meditationsformen oder persönliche Gelübdeinhalte vor dem Start. Aber pharmakologisch erkannte und definierte Wirkstoffe von Aufputsch- und Reizcharakter zur direkten Leistungssteigerung, die sind abzulehnen, in welchem Aufbereitungszustand sie auch sein mögen (Gesamtpflanze oder Retortenprodukt).

Schwieriger wird die Frage bei der Dämpfung einer übermäßigen Reizbarkeit oder Hyperkinetik, die eine dem Sportler gegebene und im Training erzielte Maximalleistungsfähigkeit behindert, jedenfalls stört. Wer würde dann einen Schluck eines beruhigenden Heißgetränkes aus eindeutig natürlichen, jedermann jederzeit zugänglichen Bestandteilen verwehren? β-Rezeptorenblocker sind sicher keine natürlichen Substanzen, Also sind auch sie abzulehnen. Ich könnte mir aber sehr wohl denken, daß ein internationales Sportärztegremium Stoffe solcher oder ähnlicher Wirksamkeit - soweit sie nicht negative Wirkungen (wie negative Inotropie oder Bronchialspasmus) haben - nicht so grundsätzlich ablehnt, wie Anabolika oder Sympathikomimetika, bei denen die täuschende Stimulation das Erstrebte - und für uns Ärzte die Gefährdung durch Mißbrauch und Gewöhnung eindeutig ist. - Bei Beruhigungsmitteln würde die Selbststeuerung des Sportlers aus leidvoller eigener Erfahrung besser funktionieren, weil er in jedem Fall merken könnte, daß zuviel Beruhigung Leistungsverschlechterung bedeutet. - Gleichwohl, ich würde als Arzt nur physikalische, manuelle und psychologische Hilfen zulassen.

Sport muß eine natürliche Sache bleiben. Es spricht nichts dagegen, in der Trainingslehre und Technikanwendung die gesamten Ergebnisse der Grundlagenforschung, der Tierversuche und der klinischen Erfahrung auszunutzen, selbst wenn damit der Bannkreis grüner Dogmatiker und Tierversuchsgegner überschritten worden wäre.

Wie wir uns verhalten, das gehört zur Diaita, zur Diätetik einer sinnvollen Gesamtlebensordnung, die mehr umfaßt als eine bloße Ernährungslehre. Aus der hippokratischen Schrift Diaita hat der Medizinhistoriker Schipperges modern und treffend übersetzt: "Essen und Trimmen, beides muß stimmen!"

Zu Diaita muß erzogen werden. Wer ist erziehungsberechtigt? Professor Jeanne Hersch, Schülerin von Karl Jaspers, hat einmal gesagt: "Wir leben in einer Zeit, in der ungeheure Dummheiten zu Allgemeinplätzen geworden sind, die verängstigen."

"Ist Leistung eine sittlich berechtigte Forderung?" Diese Frage mag man als Diskussionsgrundlage gelten lassen. Ob aber Erziehung sittlich berechtigt sei, diese Frage aus Pädagogenmund, wenn auch nur bewußt provokatorisch gestellt, um sie zu verneinen, diese Frage kennzeichnet irgendwie unsere Situation verwirrter Gefühle. Ich bin überzeugt, daß wir nicht nur eine sittliche Berechtigung, sondern eine sittliche Verpflichtung zur Erziehung und zur Leistung haben. Beide brauchen die Lebensfreude nicht zu schmälern, auf die der Mensch das gleiche Anrecht hat. In der Dauerbilanz wird der Erzogene und Leistungsbereite positiver dastehen als der Verweigerer und Aussteiger.

Training ist sinnvoll und - wie Ommo Grupe gesagt hat - "Selbsterschwerung" zu dem Ziel, mit geringeren Mitteln mehr zu erreichen. Jeder Künstler, jeder Artist, jeder Sänger und Seiltänzer, auch jeder Lehrer, Arzt, Denker usw., sie alle müssen üben und trainieren. Es gehört zur Ökonomie ihrer Leistung, daß sie vorbereitet und eingestimmt sind. Training verhilft dazu.

Sorgen machen mir als Arzt die durch Training beanspruchten Zeiträume. Natürlich sind sie gruppen-, alters-, berufs- und zweckbedingt recht verschieden. Sie reichen bis in die Schule hinein, wenn sie auch meist der Freizeit abgerungen werden. Jeder soll seine persönliche Höchstleistung durch Übung und Wetteifer erstreben. Damit ist eine gewisse Spezialisierung unvermeidlich. Ärztlich hat zu gelten: Je breiter das Fundament für Mehrkampf und Breitensport, um so tragfähiger und gesünder wird es sein. Früher sagte man Dauerlauf, später Querfeldeinlauf bis Carl Diem das Wort Waldlauf prägte; Traben also, Schwimmen und Radfahren sind wichtige Übungen, die nicht nur die Bewegungsorgane, sondern vor allem den Kreislauf kräftigen. Viele gute Spiele gibt es, Volleyball gehört zu den ergiebigsten.

Bei allen Fortschritten, die uns die Idee eines sportlich aktiven Lebens und die Versuche ihrer Verwirklichung gebracht haben, ist diese Idee doch in Gefahr, verfälscht, modisch überschätzt oder überstrapaziert, womöglich eines Tages von Enttäuschten geschmäht, beschuldigt oder vergessen zu werden.

Das Modische, was wir in der Propaganda und Aufnahme z.B. von Aerobic erleben, ist ein nur zu bekanntes Phänomen. Mit vielen Beispielen, von den Prüfterminen für SA-Sportabzeichen ungeübter, oft überalterter "Mitläufer" - über die Übertreibungen von jung und alt mit Hula-Hoop-Reifen - bis zu den Auswüchsen der an sich begrüßten Trimm-Dich-Aktionen, kann ich das aus eigener ärztlicher Erfahrung belegen.

Eine herrliche Nebensache sollte auch nicht so materialisiert werden, wie das der Sportidee heute mit sportbetrieblicher Vermarktung - oft als Primärmotivation! - geschieht. Unbefangen und frei, freiwillig, froh und frisch sollte sich eine herrliche oder wichtige Nebensache im sportlichen Alltagsleben über die ganze Lebenszeit entfalten: Sport und Spiel als "Arbeit im Gewande jugendlicher Freude", wie Gutsmuth gesagt hat (s. auch Grupe u. Frankl [17]).

Ich meine, daß das jetzige - vorsichtig gesagt "numismatisch" so hochgetriebene - Sportgeschäft nicht die menschengerechteste aller Lösungen ist, sondern im Gegenteil abgedriftet ist. Wettbewerb, scharfer Wetteifer und ernste, zu Verzicht bereite Vorbereitung darauf gehören als erzieherische Werte zum Sport. Es gibt aber auch ein seelisches Training der Selbstbescheidung, der Selbsterkennung und Beachtung vorgegebener Grenzen durch Sport, ein Training der Einfügung als einen Lernprozeß des Charakters. Ein Training der Disposition und Kondition, ein Training auch des Verzichts und der Niederlagen, sie gehören m.E. zu den positiven Seiten, zum Nutzen des Sports. "Bewältigung" heißt die Aufgabe, die dem Gesunden wie dem Kranken, dem Erfolgreichen wie dem Nichterfolgreichen gestellt ist, d.h. sportliche Haltung der Fairneß und Fügung.

Man kann auf dem Wege des Guten wie des Bösen zuviel tun. Ich komme zurück auf die Überlastung durch Kindertraining, die ich gesamterzieherisch als Gedankenlosigkeit und als unzumutbar empfinde. Durch zu große Dauer und Häufigkeit - viel weniger durch Härte - hindert es die Kinder an der Entfaltung manch anderer, ebenfalls pflege- und ausbildungsbedürftiger Fähigkeit. Ihre Gesamtverwirklichung, z.B. im Künstlerischen, Geistigen, Gemüthaften, leidet Not - passiv durch kompetitive Verdrängung, aktiv durch falsche Akzentsetzung. In der Menschenbildung und Gemeinschaftserziehung darf das Somatische kein Übergewicht über das Kulturelle erfahren. Ein mehrstündiges Schwimmtraining von 6- bis 10-jährigen erscheint mir mehr amphibisch als menschlich, vor allem wenn man bedenkt, daß beim Kraulen die Hälfte der Zeit unter Wasser verbracht wird. - Die neben den Schulpflichten der Kinder noch herlaufende Belastung ihrer Freizeit durch Schwerstarbeit, wie stundenlange Marathonläufe, erinnert mich an die Kinderarbeit des beginnenden Maschinenzeitalters; sie war kein Ruhmesblatt für uns Ärzte und wurde erst überraschend spät abgeschafft, kurz nach dem Sklavenhandel, angeregt durch militärische Erwägungen.

Als Kenner der psychosomatischen Persönlichkeitsentwicklung haben wir Ärzte die Pflicht, Warner und Rufer zu sein, wenn unser biologisches Gewissen schlägt.

Aber schlägt es immer richtig? Ist unsere Sorge um die Entwicklung später Schäden aus früher Überlastung immer richtig? Die Erfahrungen mit der Rehabilitation der Herzinfarktüberlebenden [11, 12, 20, 24, 46] sprechen dagegen, ex kathedra immer das Richtige gewußt zu haben. Es könnte sich auch ergeben, daß die besondere Leistungsertüchtigung von Kreislauf und Atmung in früher Jugend durch Langstreckenlauftraining und stundenlanges Schwimmen Vorteile für später birgt. Bei der großen Bedeutung der Haupttodesursache Kreislaufkrankheiten sind alle Entwicklungen auf ihre positiven wie negativen Wirkungen zu prüfen. Am besten geschieht es in der Form prospektiver (sog. klinischer) Versuchsreihen, die nach wohldefinierter Randomisierung statistisch geprüft und verglichen werden.

Beim aktiven Frühtraining zur Rehabilitation der Herzinfarktrekonvaleszenten wurde von uns Ärzten, der alten Devise "primum nil nocere!" folgend, d.h. das Wichtigste ist es, nicht zu schaden, viel zu vorsichtig vorgegangen. Wir verordneten dem Frischinfarktträger mehrere Wochen strenge Bettruhe und waren mit den Bewegungsanforderungen auch später sehr vorsichtig; manchen Ärzten erschien die Verordnung eines Kuraufenthalts im Herzbad "schon" ein halbes Jahr nach dem Infarktereignis zu gefährlich. Wir befanden uns 1955 in der besten Gesellschaft mit den Ärzten der ganzen Welt, insbesondere den Amerikanern, bei denen die Infarkte ja am früheśten und schnellsten zahlenmäßig zugenommen hatten. Als die ersten (israelischen) Erfahrungen mit der Frühmobilisation und dem körperlichen Aufbautraining zu uns drangen, wurden sie skeptisch betrachtet. Heute sind die Rehabilitationszentren programmatisch so abgesichert - ich brauche nur die Namen Halhuber, Donath, Hollmann, Reindell, Roskamm u.v.a. zu nennen (s. G. Schettler: Der Herzinfarkt) - und die Erfolge in ärztlich überwachten Koronargruppen sind so eindeutig, daß das frühere Verhalten allzugroßer Schonung als falsch eingestuft werden muß. 1960 führte die LVA Schwaben die ersten Anschlußheilverfahren beim Herzinfarkt durch (Teichmann). (Auf die individuellen Probleme, die gleichwohl noch gegeben sind und auch berücksichtigt werden, brauche ich hier nicht einzugehen.) Die systematische körperliche Belastung hat jedenfalls zu großen Fortschritten geführt. In Tübingen hat sich Professor Jeschke schon sehr frühzeitig mit der Rehabilitation der Koronarkranken befaßt. Die Kenntnisse der Sportmedizin - und insbesondere der deutschen - haben sich reich verzinst.

Im Alterssport scheinen mir die Dinge noch nicht das rechte Mittelmaß gefunden zu haben zwischen einem Viel-zu-Wenig und einem Manchmal-zu-Viel.

Der Rehabilitationssport hat sich aus der Krankengymnastik und dem postoperativen Frühaufstehen, die beide auch übervorsichtig einst begonnen wurden, zu jetzigen sehr erfolgreichen Formen entwickelt.

Auch in der Behindertenfürsorge, vor allem im Behindertensport, spielt der Leistungsgedanke und die psychologisch richtig erweckte Freude an der eigenen Leistung eine große Rolle. Der Wettkampfgedanke sollte nicht überzogen werden, weil die Verlierer außer ihrer Behinderung noch die Niederlage zu bewältigen haben. Sport soll ja in erster Linie allen Freude bringen!

Meine lebenslang positive Einstellung zum Sport konnte ich auf dem Hintergrund der ärztlichen Erfahrung immer nur bestärken. Aber auch meine tiefe Abneigung gegen das Doping. Sie beruht auch auf der Erkenntnis eines verbreiteten Arzneimittelmißbrauchs in unserer Zeit, in der das Pharmakon ein notwendiges, unentbehrliches Überlebensmittel zum Lebens-, ja zum Genußmittel degeneriert ist, das reflexartig - auch ohne Indikation - eingenommen wird und zur Sucht führen kann. Was mit natürlichen Mitteln erreicht werden kann, sollte vom Gesunden nie mit künstlichen erstrebt werden! Selbsthilfe geht vor Fremdhilfe, das Einfache vor dem Komplizierten, das Natürliche vor dem Künstlichen.

In Arzneidingen eine Rückkehr zur Natur zu predigen, indem man prinzipiell das Blatt oder die Wurzel für wirksamer hält als ihre wohlbekannten - und dann auch wohldosierbaren - pharmazeutisch entwickelten - Wirkstoffe, das lehne ich ab. Mehr als 2000 Jahre naturgemäßer Heilmethoden haben nicht entfernt das gebracht, was 100 Jahre einer naturwissenschaftlich begründeten und forschenden klinischen Medizin und Pharmakologie erbracht haben.

Wer das bezweifelt, sollte an die elenden Lebensbedingungen der Kranken, Behinderten, Verletzten voriger Jahrhunderte denken und er sollte sich der Heilung oder Verhütung von Folgeschäden bei Rachitikern, Tuberkulösen, Poliomyelitikern erinnern! Manche von Ihnen haben sie vielleicht als Nachzügler ausrottbarer Volkskrankheiten selbst noch erlebt. Ich durfte sämtliche Entwicklungsstufen - aus ärztlicher Sicht - selbst miterleben. - Die Eindämmung von Scharlach und Gelenkrheumatismus mit ihren Nachkrankheiten hat Sportfähigkeit als Quelle der Lebensfreude vielen Menschen geschenkt oder erhalten. Es sind Leistungen positiver Iatrogenie.

Die potentielle Ausrottbarkeit anderer Krankheiten, z.B. der Wohlstandskrankheiten, voran Nikotinismus und Alkoholismus, wird mit Hilfe eines gesundeten Sportbetriebs besser gelingen als ohne ihn. Vom pokalkampfbegleitenden Pokulieren und vom Rowdytum trunkener oder betrunkener Festbummler müssen wir wegkommen!

Unsere heutigen Einsichten in die physiologischen Lebensvorgänge bei Sportlern sind Ergebnisse der Leistungs- und Arbeitsmedizin. Sie geben uns die Berechtigung, Steigerungsfähigkeit von Lebensqualität durch systematisches Training zu behaupten. Psychologie spielt im Sport, je intensiver er betrieben wird, eine um so wichtigere Rolle. - Nicht so die Psychoanalyse. Sie fördert den Sportler kaum je. A. Görres [13], ein - wie er sich selbst nannte - "in 25 Jahren psychoanalytischer Tätigkeit ergrauter Anhänger der Psychoanalyse" spricht - allerdings bei anderer Gelegenheit und in anderem Zusammenhang - von der "schädigenden geballten Ladung von psychologischer Scheineinsicht", die es ganz offenbar gibt. - "Hüten wir uns also vor ihrer Überschätzung"!

Noch ein anderes: Das Buch über Streß von Eiff [13] zeigt, daß das vegetative Streßverhalten grundsätzlich einen Unterschied aufweist zwischen männlich und weiblich: das Stammhirn weist eine geschlechtsspezifische funktionelle Differenzierung aus. Das sollte man bei allem Staunen über die durch Training erreichten Höchstleistungen der Sportlerinnen nicht vergessen.

Zusammenfassend würde ich - das mir gestellte Thema ein wenig variierend und verbessernd - Sport bezeichnen

- als die wichtigste Nebensache (nicht: die herrlichste),
- als lebenslange Nützlichkeit,
- als schlichteste gesundheitliche (nicht: medizinische) Notwendigkeit.

Sportbefreiungsatteste sind Sünde wider den Geist der Medizin, wenn sie nicht ganz solide fundiert sind.

Ich würde die Mängel im und die Gefährdungen durch den Sportbetrieb nicht leugnen. Als sportbegeisterter Arzt würde ich aber keinesfalls verschweigen,

- daß Sport ein vorzüglicher Vermittler von Lebensfreude ist,
- daß Sport Ertüchtigung und Bestätigung der Persönlichkeit bewirkt,
- daß Sport ein Anstifter zu spielerischem Wetteifer und auch,
- daß Sport ein charakterlicher Richtungsweiser zu Selbsterkenntnis, Selbstbescheidung, Kameradschaftlichkeit und Gemeinschaftssinn ist.

Literatur

1. Bock HE (1961) Forum Philippinum. Arbeitsmüdigkeit und Erholung des tätigen Menschen als Gegenwartsproblem. Elwert, Marburg
2. Bock HE (1979) Diät, Diaita, Diäten. Festvortrag Sportärztekongreß, Champfèr-St. Moritz
3. Bock HE (1982) Aufgaben der Heilbäder heute - Betrachtung aus ärztlicher Sicht. Heilbad und Kurort 34/12:450-459
4. Böhlau V (1982) Altern und Gesundheit. Schattauer, Stuttgart

5. Brüggemann W (1980) Kneipp-Therapie. Springer, Berlin Heidelberg New York
6. Brügmann E (1974) Sport für ältere Menschen. Goldmann, München
7. Bundesregierung Bundestags-Drucksache. Betrifft: Vierter Sportbericht, Okt. 1978. Bundesminister des Innern, Referat Öffentlichkeitsarbeit
8. Daume W (1973) Deutscher Sport 1952-1972. Verlag pro Sport, München, Olympiaturm
9. Diem C (1982) Ausgewählte Schriften 1-3. Hans Richarz, St. Augustin
10. Diem L (1980) Frau und Sport. Ein Beitrag zur Frauenbewegung. Herder, Freiburg
11. Donat K, Koeffler H (1971) Prinzipien und Ergebnisse der Frührehabilitation nach Herzinfarkt im Krankenhaus. Verh Dtsch Ges Kreislaufforsch 37:214-218
12. Donat K, Krasemann EO (1976) Die Herzinfarktrehabilitation nach dem "Hamburger Modell". Herz/Kreislauf 8:301-305
13. Eiff AW von (1976) Seelische und körperliche Störungen durch Streß. Fischer, Stuttgart
13a. Frankl VE (1973) Entfremdung und Identität des Menschen im Sport, Symposion. In Grupe [17]
14. Franz I-W (1982) Ergometrie bei Hochdruckkranken. Springer, Berlin Heidelberg New York
15. Gadamer H-G (1972) Theorie, Technik, Praxis. In: Gadamer-Vogler P (Hrsg) Neue Anthropologie, biologische Anthropologie, 1. Teil. Thieme, Stuttgart
16. Groher W (1975) Auswirkungen des Hochleistungssports auf die Lendenwirbelsäule. Wiss. Schriftenr. des Dtsch. Sportbundes, Bd 12. Hofmann, Schorndorf
17. Grupe O (1973) Sport in unserer Welt - Chancen und Probleme. Springer, Berlin Heidelberg New York
18. Grupe O et al (1974) Sinn und Unsinn des Leistungsprinzips. Deutscher Taschenbuchverlag, München
19. Haynes RB, Taylor DW, Sacket DL (1982) Compliance-Handbuch. Oldenbourg, München
20. Halhuber C, Halhuber MJ (1977) Herzinfarkt. Gräfe & Unzer, München
21. Hersch J (1982) Antithesen. Meili, Schaffhausen
22. Hollmann W (1965) Körperliches Training als Prävention von Herz-Kreislauf-Krankheiten. Hippokrates, Stuttgart
23. Hollmann W, Hettinger T (1976) Sportmedizin - Arbeits- und Trainingsgrundlagen. Schattauer, Stuttgart
24. Hollmann W, Liesen H (1981) Ausdauersport und Stoffwechsel. Wiss. Schriftenreihe des Dtsch. Sportbundes, Bd 14. Hofmann, Schorndorf
25. Jaspers J (1949) Vom Ursprung und Ziel der Geschichte. Piper, München
26. Keidel WD (1975) Kurzgefaßtes Lehrbuch der Physiologie. Thieme, Stuttgart
27. Kellermann JJ, Karic I et al (1970) Rehabilitation of coronary patients. Cardiac Evaluation and Rehabilitation Institute Segal Press. Hashomer, p 102
28. Kellermann JJ (1971) Clinical aspects of cardiac rehabilitation. Bull Int Soc Cardiol 3:1-2
29. Kellermann JJ et al (1973) Mortality, morbidity and physical work capacity in coronary patients with and without physical conditioning. In: Roskamm H, Reindell H (Hrsg) Das chronisch kranke Herz. Schattauer, Stuttgart, S 501-506
30. Keul J, Reindell H, Roskamm H (1962) Zur Belastbarkeit des jugendlichen Organismus. Herzvolumen und Leistungsfähigkeit bei Jugendlichen nach langjähriger Trainingsbelastung. Int Z Angew Physiol 19/5:287-329
31. Keul J, Doll E, Keppler D, Reindell H (1967) Intervalltraining und anaerobe Energiebereitstellung. Sportarzt Sportmed 12:492-496
32. Kindermann W, Hort W (1980) Sportmedizin für Breiten- und Leistungssport. Demeter, Gräfelfing
32a. Kroneberg G (1982) Placebotherapie. XII Medicenale Iserlohn
33. Maier-Leibnitz H (1974) 108. Versammlung; Berlin; Verhandlg. Gesellschaft Deutscher Naturforscher und Ärzte. Springer, Berlin Heidelberg New York
34. Marées H de (1979) Sportphysiologie - Medizin von heute - 10. Troponwerke, Köln-Mülheim
35. Mörike KD, Betz E, Mergenthaler W (1981) Biologie des Menschen. Quelle & Meyer, Heidelberg
36. Morehouse LE, Gross L (1976) Fitness für Faule. Rowohlt, Reinbek
37. Nöcker J (1971) Physiologie der Leibesübungen. Enke, Stuttgart

38. Reindell H (1940) Klinische und anatomische Beobachtungen über den Einfluß sportlicher Tätigkeit auf das Herz eines Hochleistungssportlers. Z Klin Med 138:635-653
39. Reindell H, König K, Roskamm H (1967) Funktionsdiagnostik des gesunden und kranken Herzens. Thieme, Stuttgart
40. Reindell H, Roskamm H (1975) Herzkrankheiten. Springer, Berlin Heidelberg New York
41. Röthig P (1976) Sportwissenschaftliches Lexikon. Hofmann, Schorndorf
42. Roessler D (1977) Der Arzt zwischen Technik und Humanität. Piper, München
43. Roskamm H (1971) Funktionsprüfung von Herz und Kreislauf. Sandoz AG, Nürnberg
44. Roskamm H, Beckhove P, Reindell H (1965) Herzfrequenz im Training und im Wettkampf des Hochleistungssportlers. Sportarzt Sportmed 16:439-453
45. Rost R (1982) Das Herz des Sportlers im Ultraschall, Bd 15. Hofmann, Schorndorf
46. Schettler G, Horsch A, Mörl H, Weizel A (1977) Der Herzinfarkt. Schattauer, Stuttgart
47. Schipperges H (1983) Modelle der Entfremdung und Selbstfindung im hohen Mittelalter. In: Kessler H (Hrsg) Abhandlungen der Humboldt-Ges. für Wissenschaft, Kunst und Bildung. Humboldt-Gesellschaft für Wissenschaft, Kunst und Bildung, Mannheim, Bd 7, S 59-72
48. Schindel L (1962) Placebo. Antibiotica and Chemotherapy 10:398-430
49. Stegemann J (1975) Leistungsphysiologie, 13. Kap. In: Keidel (Hrsg) Physiologie. Thieme, Stuttgart
50. Teichmann W (1982) s. Bock HE [3] Aufgaben der Heilbäder heute
51. Teichmann W (1982) Praktiken der Gesundheitsförderung in der Kneipp-Kur. Heilbad und Kurort 34/8:240-248

Der kranke Mensch und Sport

Man, Disease, and Sports

E. Jokl

Der an mich ergangenen Aufforderung, zu dem Problem "Der kranke Mensch und Sport" Stellung zu nehmen, kommt, wie ich meine, eine besondere Bedeutung zu. Repräsentieren doch die Teilnehmer an der heutigen Einweihungsfeier eine Sondergruppe: Sie alle kennen den Sport aus eigenem Erleben, und Sie alle haben über den Sport nachgedacht, ihn studiert und ihn interpretiert, oft in origineller Weise. In neuem Rahmen erweist das Goethe-Wort seinen Sinn:

"Wer den Dichter will verstehn
muß in Dichters Lande gehn."

Dem Sport wohnen eigene Anwendungsmöglichkeiten für den kranken Menschen inne, eine Erkenntnis, die den konventionellen Gesundheitsbegriff erweitert. Dieser geht davon aus, daß Gesundheit allein durch das Nichtvorhandensein von Krankheiten gekennzeichnet ist. Nun besteht aber einer der wertvollsten Beiträge, die die Sportwissenschaften geleistet haben, darin, daß sie gezeigt haben, daß der Sport auch beim kranken Menschen nicht nur neue Leistungspotenzen schafft, sondern darüber hinaus Erlebniswerte einmaliger Art zuwege bringt, Erlebniswerte, die dem Homo sedentarius nicht zugänglich sind.

Vor mehr als 100 Jahren hat der Breslauer Pathologe Julius Cohnheim darauf hingewiesen, daß alle Reaktionen des Organismus auf physiologische Herausforderungen adäquat, teleologisch sinnvoll sind: Krafttraining führt zu einem Anwachsen von Kraft; Ausdauertraining zu einer Verbesserung der Ausdauer; Koordinationstraining zu verfeinerter Koordination. Im Gegensatz dazu verfügt der Körper über keine Fähigkeiten, auf pathologische Herausforderungen in gesetzmäßiger Weise mit therapeutisch wirksamen Adaptationen zu reagieren. Die der modernen Medizin zur Verfügung stehenden Behandlungsmethoden entstammen nicht der Naturheilkunde. Die Eliminierung der Infektionskrankheiten des Kindesalters, eine der größten Errungenschaften der Medizin, ist eben nicht durch Anwendung physiologischer Reaktionsmechanismen möglich geworden. Der historische Entschluß von Paul Ehrlich, eine experimentelle Therapie zu schaffen, ging auf die klassischen Lehren zurück, die er als Student bei Cohnheim empfangen hatte. Aus seinen Versuchen mit Metallaggregaten und synthetischen Farbstoffen, also völlig unphysiologischen Verbindungen, ergaben sich zuvor ungeahnte Möglichkeiten ärztlichen Handelns.

Das Neue, das die Sportmedizin im Rahmen des zur Diskussion stehenden Problemkreises beigetragen hat, besteht darin, daß sie zeigen konnte, daß der kranke Organismus ebenso wie der gesunde auf Training reagiert. Dabei steigert Sport für Versehrte oder Behinderte oder chronisch Kranke, wie bereits erwähnt, nicht nur die Leistungsfähigkeit, sondern vermittelt Erlebniswerte, die durch den Naturwissenschaften entnommene Testmethoden nicht identifiziert werden können.

Vor mehr als 50 Jahren führte der Frankfurter Physiologe Albrecht Bethe den Begriff der "Plastizität des Nervensystems" ein. Er wies darauf hin, daß der kranke Organismus Leistungen synthetisieren kann, durch die strukturelle und funktionelle Ausfälle verschiedenster Art kompensiert werden. Die Entwicklung des Behindertensports, des, wie ich meine, wertvollsten Beitrags des deutschen Sports, geht auf die von Bethe geklärten neurobiologischen Gesetzmäßigkeiten zurück.

Ich führe Beispiele an:

Der amerikanische Langstreckenläufer Clarence de Mar, der im Alter von 25 Jahren den Bostoner Marathonlauf gewann und der in den nachfolgenden Jahrzehnten regelmäßig an der traditionellen Veranstaltung teilnahm, erkrankte kurz nach seinem 67. Geburtstag an einem Rektalkarzinom, das sich als inoperabel erwies. Nach Durchführung einer Kolostomie nahm er noch einmal an einem Lauf teil, wenige Tage später starb er. Sein Beispiel exemplifiziert die Validität der Bethe-These. Gestaltete doch der Sport die Endphase des Lebens von de Mar, ungeachtet der Tatsache, daß Sport nicht fähig ist, Karzinomgewebe zum Verschwinden zu bringen.

Ich zitiere weitere Beispiele:

Ein blindes Mädchen gewann bei den Amsterdamer Weltspielen den 800 m Lauf für Sehbehinderte, an dem mehr als 20 Läuferinnen teilnahmen. Der einarmige ungarische Pistolenschütze Caroli Takacz nahm nach durch einen Unfall verursachten Verlust der rechten Hand das Training mit der kontralateralen Extremität auf und wurde olympischer Sieger. Ein einbeiniger Hochspringer überquerte 2 m.

Dem gleichen Problemkreis gehört die Entwicklung der Bewegungstherapie für Patienten nach überstandenem Myokardinfarkt an. Zwar ist körperliches Training nicht in der Lage, die den ischämischen Herzkrankheiten zu Grunde liegenden pathologischen Prozesse zu heilen. Sportliches Training führt jedoch zu entscheidenden Leistungsverbesserungen, begleitet von Erlebnisqualitäten der Art, von denen zuvor die Rede war. Persönliche Einstellung zum Kranksein, übrigens auch zum Altern, ist vielfach in dichterischen Darstellungen beschrieben worden, Darstellungen, auf die man zurückgreifen muß, wenn man die geistigen Zustandsbilder begreifen will, zu deren Veränderung der Sport fähig ist. Ich führe im folgenden zwei konträre Beschreibungen an, die Stimmungsfärbungen der Art widergeben, auf die ich verweise.

Einmal Hugo von Hofmannthals "Terzinen über Vergänglichkeit", aus denen die Hoffnungslosigkeit des Dichters am Ende seines Lebens hervorgeht:

> Noch spür ich ihren Atem auf den Wangen:
> wie kann das sein, daß diese nahen Tage
> fort sind, für immer fort und ganz vergangen?
>
> Dies ist ein Ding, das keiner voll aussinnt.
> Und viel zu grauenvoll als daß man klage;
> das alles gleitet und vorüberrinnt.

Im Gegensatz dazu Hölderlins Gedicht "An die Parzen", in dem ein Element transzendentaler Glaubenszuversicht zum Ausdruck gelangt, einer Zuversicht, die ihn umhegte in der Einsamkeit seiner Turmexistenz, nahe dem Ort unseres heutigen Treffens:

> Die Seele der im Leben ihr göttlich Recht
> nicht ward, sie ruht auch drunten im Orkus nicht;
> doch ist mir einst das Heil'ge, das am
> Herzen mir liegt, das Gedicht, gelungen.

Willkommen dann oh Stille der Schattenwelt!
Zufrieden bin ich, wenn auch mein Saitenspiel
mich nicht hinabgeleitet; einmal
lebt ich, wie Götter, und mehr bedarf's nicht.

Daß derartige Möglichkeiten menschlichen Erlebens durch Sport realisierbar sind, wissen wir heute, insbesondere durch Sport für einsame, für behinderte und für kranke Menschen.

In seiner Rede anläßlich der Gedenkfeier zum 200. Jahrestag des Todes von Johann Sebastian Bach erwähnte Hindemith, daß der Thomas-Kantor in seinem Leben 11 Kinder verloren hat. Wie konnte Bach mit diesen Tragödien fertig werden? Ich meine, daß der von ihm gewählte Text für die Arie aus der Kantate Nr. 13 Elemente einer Antwort enthält:

Ächzen und erbärmlich weinen
hilft der Sorgen Krankheit nicht;
aber wer gen Himmel siehet
und sich da um Trost bemühet,
dem kann leicht ein Freudenlicht
in der Trauerbrust erscheinen.

Dazu folgendes:

Vor 1 Jahr berichtete unser Kollege Manfred Steinbach über die Geschichte eines alten Mannes, der ihm beim morgendlichen Lauftraining dadurch auffiel, daß er sich nur mit großer Mühe fortbewegen konnte. Auf Befragen erzählte er, daß er vor einigen Monaten einen Schlaganfall erlitten habe, durch den die rechte Seite seines Körpers partiell gelähmt wurde. "Obgleich es mir klar war", sagte er, "daß sich an meinem Krankheitszustand nicht mehr viel ändern würde, ergab sich für mich durch den Entschluß zu trainieren, eine völlig neue Situation: Noch einmal in meinem Leben, wahrscheinlich zum letzten Mal, übernahm ich das Kommando über mich selbst. Mit meiner Entscheidung verwies ich die mir vom Schicksal aufgezwungene Behinderung in ihre Schranken." Ich meine, daß dieser Mann, ebenso wie Bach es in seiner Kantate aussagt, gen Himmel gesehen und sich um Trost bemüht hat.

Die angeführte Beobachtung beinhaltet die dem Sport eigene Fähigkeit, den Menschen zu verwandeln, so wie es Max Reinhardt in seiner Rede "Über den Schauspieler" im Jahre 1928 für das Theater beschrieben hat. Das Sporterlebnis erweist sich als grundsätzlich vergleichbar dem künstlerischen, vielleicht auch dem religiösen Erlebnis. Ihm wohnt die Möglichkeit inne, den Menschen herauszuheben aus der Welt des grauen Alltags, zuweilen aber auch aus der Beschränktheit, die ihm Leidensprozesse auferlegen. Dabei spielt die Tatsache eine Rolle, daß durch Sport für Kranke Kontakte hergestellt werden mit Menschen, die das, was ihnen vorenthalten ist, besitzen, nämlich uneingeschränktes Verfügen über körperliches Handeln.

Schiller hat den sich bei solchen Begegnungen ergebenden Reaktionen Ausdruck gegeben in der berühmten Szene im dritten Teil seiner Wallenstein-Trilogie, in der der Feldherr die Nachricht vom Tod des edlen jungen Max Piccolomini erhält:

Denn er stand neben mir wie meine Jugend.
Er machte mir das Wirkliche zum Traum.
Um die gemeine Deutlichkeit der Dinge
den goldnen Duft der Morgenröte webend.

Ich komme zum Schluß:

Das durch das Schicksal aufgezwungene Leiden in seine Schranken zu verweisen, die Wirklichkeit zu verwandeln und, wie Schiller es ausgedrückt hat, um die gemeine Deutlichkeit der Dinge den goldnen Duft der Morgenröte weben, das ist es, was der Sport dem kranken Menschen zu vermitteln in der Lage ist. Diese Dimension seiner Wertskala der klinischen Medizin aufgezeigt zu haben, kennzeichnet das Prinzip der Hoffnung, das dem Sport in allen seinen Formen als potentielle Kraft innewohnt.

Sportmedizin, Sportwissenschaft und Sport

Sports Medicine, Sports Science, and Sports

O. Grupe

Sportmedizin und Sportwissenschaft und dann noch ihre Beziehung zum Sport - das ist ein vergleichsweise weites Thema, das mir gestellt ist. Ich will versuchen, es vornehmlich unter einem Gesichtspunkt zu behandeln, nämlich unter dem Gesichtspunkt ihrer gemeinsamen Entwicklung, die - wie man weiß - eine Geschichte von Annäherung und Distanzierung, aber auch von Mißverständnissen ist. Dabei möchte ich auch fragen, ob es gemeinsame Bezugspunkte und Fragestellungen gibt, die diese beiden Disziplinen - und beide sind ja schon dabei, weiter in sich zu zerfallen und auseinanderzudriften - zusammenhalten, ihnen eine gemeinsame Orientierung liefern können.

Um ein wenig in die beiden letzten Jahrzehnte zurückblicken zu können, habe ich noch einmal das Manuskript eines alten Vortrags ausgegraben, den ich vor nun fast 25 Jahren vor dem Wissenschaftlichen Beirat des Deutschen Sportärztebundes in Freudenstadt gehalten habe[1]. Damals ging es um etwas Ähnliches wie heute, und es sollten Erwartungen und Fragen des Sports an die Sportmedizin formuliert werden. Sportwissenschaft im strengen Sinne gab es ja seinerzeit noch nicht, schon gar keine, die von den zu jener Zeit bereits tätigen (wenigen) Sportmedizinern ernstgenommen worden wäre. Die Fragen, die wir uns damals stellten, kommen mir im Rückblick sehr naiv vor, sie waren es auch. Einige waren so naiv, daß sie sich mittlerweile von selbst und ohne Zutun der Wissenschaft erledigten (so z.B. solche in bezug auf den Frauensport), einige werden merkwürdigerweise seitdem gar nicht mehr gestellt, obwohl sie unbeantwortet blieben und obwohl es das Phänomen, auf das sie sich bezogen, immer noch gibt (so das Thema der Akzeleration, das uns damals sehr beschäftigte); auf einige Fragen wurden mittlerweile - wenn auch keine abschließenden - Antworten gegeben (s. z.B. auf die Frage nach den Gefahren des Intervalltrainings); manche Frage beschäftigt uns auch heute noch: so z.B. die, ob und inwieweit Erkenntnisse aus dem Leistungssport auf andere Bereiche des Sports übertragen werden können und dürfen, wo die Grenzen der Belastbarkeit von Kindern und Jugendlichen liegen, wo die Sportmedizin warnend gegenüber dem Sport aufzutreten hat.

Aber auch eine eher wissenschaftssystematische Frage wurde damals gestellt: wo die Möglichkeiten und Grenzen der Verbindung zwischen Sportmedizin und Sportwissenschaft liegen, und wie ihr Verhältnis zum Sport zu bestimmen ist. Es gab damals eine lange Diskussion, die erst am anderen Morgen im Zimmer von Herrn Reindell und unter dem Protest des Portiers und einiger Hotelgäste endete, allerdings ohne Ergebnis.

Auf die seitdem ungelöste (letzte) Frage will ich deshalb etwas näher eingehen; denn die naiven Fragen von damals und die Antworten, die sie erfuhren, spiegeln etwas wider vom damaligen Stand sportmedizinischer und sportwissenschaftlicher Entwicklung, aber auch von Status

---

1 Was erwartet der Sport von der Sportmedizin. In: Sportmedizin 10: 228-230 (1959)

und Ansehen des Sports in der Öffentlichkeit und von ihren manchmal verwickelten Beziehungen untereinander. Der Deutsche Sportbund hatte damals nicht - wie heute - 18 Mio. Mitglieder und fast 60 000 Vereine, sondern nur 5,1 Mio. Mitglieder und 29 000 Vereine. Eine erwähnenswerte Sportwissenschaft gab es noch nicht, die Universität bildete an ihren Instituten für Leibesübungen Turn- und Sportlehrer aus und ließ Studentensport betreiben, Wissenschaft wurde eigentlich nicht erwartet; nicht einmal den Namen Sportwissenschaft gab es[2]. Die Sportmedizin war nur an wenigen Stellen der Bundesrepublik in nennenswertem Maße vertreten[3]; an einigen Stellen allerdings auch sehr vernehmlich. Sie konnte immerhin ihren praktischen Nutzen aufzeigen und - wenigstens bei Wohlwollenden - Anerkennung finden.

Seitdem hat sich, wie man ja sieht, vieles geändert. Allenthalben gibt es sportmedizinische und sportwissenschaftliche Einrichtungen, feste Studien- und Ausbildungsgänge, Professoren, Personal, Labors, viele Bücher, Preise für gute Arbeiten, Kuratorien, Gutachterausschüsse, Beiräte. Man ist heute wer und "etabliert", institutionalisiert, in Maßen natürlich, wie es sich auf der wissenschaftlichen Stufenleiter der akademischen Fächer- und Personenhierarchie geziemt, aber immerhin!

Diese Wandlung ist indes nicht nur als eine Folge der größeren Größe und des quantitativen Umfangs und Wachstums des Sports zu sehen. Diese Annahme läge ja zunächst nahe, wäre aber zu einfach. Tatsächlich gibt es weitere und auch wirksamere Gründe, die ich im folgenden nennen möchte:

Einer dieser Gründe liegt beispielsweise darin, daß das Verhältnis des Sports zur Wissenschaft und umgekehrt auch der Wissenschaft zum Sport sich seit jenen Jahren gewandelt hat. Dieses Verhältnis war zunächst, im Grunde bis in die 60er Jahre hinein, auf beiden Seiten ja eher kühl und durch manche Mißverständnisse und Vorurteile belastet, wenn man denn überhaupt von einem "Verhältnis" reden kann.

Das Verhältnis des Sports zur Wissenschaft

Was die Seite des Sports betrifft, gab es damals ohnehin insgesamt gesehen kaum wissenschaftliche Ergebnisse, die dem Arzt den Nutzen wissenschaftlicher Forschung wirklich überzeugend hätten klarmachen können. Darüber hinaus glaubte er aber auch, auf wissenschaftliche Erkenntnisse wohl ganz verzichten zu können; was sollte er denn mit ihnen anfangen, wenn sie oft weit weg von seinen unmittelbaren Fragen und Problemen zu liegen schienen und er diese deshalb eher aus der Summe seiner eigenen Erfahrungen, die er mit sich in seiner eigenen Praxis machte, beantworten und lösen zu können meinte. Antworten fanden sich sozusagen in Form von aus der eigenen Praxis gewonnenen Einsichten, deren Rückbindung an die sportliche Praxis auf diese Weise ja auch direkt und auf einleuchtende Weise gegeben war. (Was nichts damit zu tun hat, daß z.B. schon zu diesem Zeitpunkt durchaus ernstzunehmende wissenschaftliche Arbeiten aus dem Gebiet der Sportmedizin und auch aus einigen Teilgebieten der Sportwissenschaft vorlagen, und daß es wichtige sportmedizinische und sportpädagogische Begründungen für den gesundheitlichen, erzieherischen und sozialen Wert des Sports gab.)

---

2 Zwar war das Wort schon zuvor geprägt worden, es war jedoch ungebräuchlich.
3 So in Berlin, Freiburg, Köln

Unabhängig jedoch davon: Es gibt ja auch manche Beispiele dafür, wie - außerhalb akademischer Erkenntnisgewinnung - die sportliche Praxis selbst aus ihren Erfahrungen und mit ihren Mitteln wertvolle Erkenntnisse hervorbringen kann, wie sie diese verbreitet und wie sie sich mit ihrer Hilfe auch weiterentwickelt und dabei auf sportmedizinisches und sportwissenschaftliches Wissen wohl auch gar nicht angewiesen ist. Die sportliche Praxis enthält selbst, so glaubte man dann auch, und so falsch ist das oft ja auch gar nicht, so etwas wie eine Art eigener "Vernünftigkeit". Beispiele dafür sind die Sportlehrer und Trainer, die ihre Erfahrungen aus Unterricht, Training und Wettkampf systematisch verarbeiten und unmittelbar schriftlich oder mündlich weitergeben, sozusagen als Zusammenfassung und "Summe" ihrer Erfahrungen, die mit ihrer eigenen Praxis "experimentieren" und daraus Einblicke, wie man etwas besser machen kann, gewinnen. Man könnte z.B. in diesem Zusammenhang an Lydiard denken, gewiß kein Wissenschaftler, sondern ein Handwerksmeister, der eine neue Ausdauertrainingsmethode entwickelte, von der er sagte, daß er nicht erklären könne, warum sie wirksam sei, sondern daß er nur aufzuzeigen vermöge, daß die von ihm trainierten Läufer erfolgreicher seien als andere. Dies spiegelt auf einmalige Weise das Selbstverständnis der Sportpraxis jener Zeit wider.

Weil das so war, konnte sich jedenfalls sehr lange die (ja keineswegs auch ganz falsche) Auffassung halten, Sport bedürfe, um gelehrt, unterrichtet, trainiert, organisiert, geplant und weiterentwickelt zu werden, eigentlich keiner "institutionalisierten" Wissenschaft; er sei in seinen wesentlichen Elementen - Unterricht, Übung, Training und Wettkampf - eine eher praktische Disziplin, die im Grunde von "vorwissenschaftlicher" Erfahrung und aus ihrer eigenen Vernünftigkeit leben könne.

Wie immer man nun ein solches (skeptisches) Verständnis der Leistungen und Möglichkeiten der sportbezogenen Wissenschaften einschätzen mag, es spricht aus der Sicht des Sports durchaus etwas für sie und für einen Typ von Wissenschaft, der unmittelbar aus der Praxis gewonnen wird. Und es spricht auch manches dafür, an ihm im Zusammenhang mit sportlicher Praxis festzuhalten. Trainer und Sportlehrer sollten sogar dazu ermuntert werden, ihre eigenen Erfahrungen systematisch zu sammeln und dahingehend auszuwerten, daß sie das Allgemeine in ihnen entdecken und in generalisierbare Erkenntnisse umsetzen können; sie sollten nicht warten, bis die (institutionalisierten) Wissenschaften ihnen Ergebnisse zur direkten Lösung ihrer praktischen Probleme anbieten, was diese zumeist ja auch gar nicht können. Der Grundsatz, von der Praxis (und dann auch von den besten Praktikern) zu lernen, wird selbst auch durch eine stark praxisorientierte Wissenschaft nicht außer Kraft gesetzt. Über ihre eigene Praxis sollten die "Praktiker" besser Bescheid wissen als die Wissenschaftler.

Allerdings muß man sich die Grenzen einer solchen - verbreiteten - Auffassung klarmachen: Des öfteren bleibt man eben auch im Netz der eigenen Erfahrungen hängen, blickt gar nicht mehr über sie hinaus, kann Alternativen zu ihnen nicht denken; manchmal werden die eigenen Erfahrungen dazu benutzt, gängige oder insgeheim gewünschte Praxis als die genau richtige zu bestätigen, nicht aber auch ihre Mängel zu erkennen und zu beseitigen. Nur aus der eigenen und deshalb oft begrenzten Erfahrung gewonnene Einsichten und Erkenntnisse sind letztlich eben doch nicht immer ausreichend, Handeln in Unterricht, Training und Wettkampf, vor allem aber auch in Therapie und Rehabilitation, hinreichend zu begründen, so daß man letztlich doch für die Beurteilung von verschiedenen Sachverhalten und die Lösung bestimmter Fragen auf wissenschaftliche Erkenntnisse angewiesen ist, ohne Wissenschaft nicht mehr auskommt.

Das Verhältnis der Wissenschaften zum Sport

Nun aber war nicht nur das Verhältnis des Sports zur Wissenschaft lange Zeit von Skepsis bestimmt, umgekehrt waren es auch deren Beziehungen zu ihm. Die Wissenschaft hatte ein sozusagen "gebrochenes" Verhältnis zu ihm. Leibesübungen, Leibeserziehung oder gar Sport - das waren im Grunde keine Themen für sie. Die akademischen Disziplinen der deutschen Universität, wie sie sich im 19. Jahrhundert herausbildeten, hatten ja kaum Beziehungen zu einem Phänomen wie dem Sport und zu seinen besonderen Fragen. Warum sollte man sich mit ihm einlassen? Wenn, dann war dies bestenfalls dort vielleicht vertretbar, wo der Sport sozusagen abgelagert war, z.B. in der Archäologie oder in der Kulturgeschichte. Aber schon in der Geschichte der Pädagogik findet man kaum etwas über die Leibeserziehung, obwohl die großen Pädagogen des 18. und 19. Jahrhunderts - Rousseau, Pestalozzi, Fröbel, Schleiermacher - Leibeserziehung und körperliche Erziehung sehr hoch einschätzten (und dies auch schrieben). Selbst in der Medizin beschränkte sich die Beschäftigung mit Fragen des Sports auf wenige Wissenschaftler, und obwohl es bereits wertvolle Arbeiten zu verschiedenen sportmedizinischen und auch einzelnen sportwissenschaftlichen Gebieten gab, können diese nicht als repräsentativ für die Universität insgesamt angesehen werden; es handelt sich vor allem um wissenschaftliche Leistungen einzelner, besonders am Sport interessierter und ihm verbundener Wissenschaftler.

Ein breiter Strom wissenschaftlicher Einsichten und Erkenntnisse floß dem Sport aus den klassischen Disziplinen unserer Universitäten damit aber noch nicht zu, und als wissenschaftswürdig mochten sie so etwas Schweißtreibendes und allzu Körperbezogenes wie den Sport auch nicht ansehen. So wundert es auch nicht, daß der Sport an die Nützlichkeit der Wissenschaft zunächst auch nicht recht glauben mochte.

Wandel der Beziehungen zwischen Sport und Wissenschaft

Veränderungen in diesem Verhältnis zwischen Sportwissenschaft, Sportmedizin und Sport kündigten sich zwar über Jahre hinweg in Form von Erklärungen, Forderungen und programmatischen Aussagen an, realisiert wurden sie jedoch erst mit Beginn der 60er Jahre. Man kann diese Änderungen grob auch als "Verwissenschaftlichung" des Sports bezeichnen. Denn mittlerweile war er zu einer auffälligen Sozialerscheinung geworden; die Wissenschaften konnten nicht mehr an ihm vorbeisehen. Er wurde nunmehr mit seinen vielen Vereinen, Mitgliedern, seinen Zuschauern, seiner Rolle in Politik und Kultur, Erziehungs- und Gesundheitswesen, internationalen Beziehungen und Medien, seinen pädagogischen, sozialen und gesundheitlichen Möglichkeiten und Wirkungen als Untersuchungsgegenstand auch von zuvor eher zurückhaltenden Wissenschaftlern akzeptiert, und er konnte auch selber klarmachen, daß er viele untersuchungswürdige Problemstellungen für ganz unterschiedliche wissenschaftliche Disziplinen enthielt.

Deshalb forderte - anders als vorher - der Sport nun eben auch selbst nachdrücklich den Ratschlag und die Ergebnisse der Wissenschaft, vor allem der Medizin, an. Er erkannte, daß eine Organisation von seiner Größe ihre vielfältigen Aufgaben auf die Dauer nicht auf der Grundlage von Erfahrungen allein würde lösen können, und sein Handeln von dem Punkt an, an dem es sich nicht mehr nur an vorgegebenen Inhalten, Verfahren und Beispielen orientieren konnte, der Sicherung und Unterstützung durch Wissenschaft bedürfe. Er sah, daß Fortschritte oftmals nur mit ihrer Hilfe erzielt werden konnten, daß die Entwicklung im

Bereich des Hochleistungssports z.B. zunehmend von der Umsetzung sportmedizinischer und trainingswissenschaftlicher Erkenntnisse bestimmt wurde - das konnte man ja an der beherrschenden Rolle mancher Länder Osteuropas an einigen Sportdisziplinen ablesen -, daß wissenschaftliche Einsichten für den Breitensport und für Prophylaxe und Rehabilitation ebenso wichtig waren wie für den Sport in der Schule, daß Schritte auf dem Weg zu wirksamen rehabilitativen und bewegungstherapeutischen Maßnahmen nur mit wissenschaftlicher Hilfe und aufgrund konkreter Forschungen möglich waren. Was z.B. macht man denn mit alten Menschen, die sich dem Sport zuwenden, wie hoch, wie lange, wie oft und mit welchen Inhalten darf oder muß man sie belasten? Wie trainiert man im Spitzensport richtig, also ökonomisch und wirkungsvoll, welche Belastungen sind erforderlich, wie muß man Trainingsprozesse langfristig planen? Dies sind Fragen, die man nicht nur aus der Erfahrung allein beantworten kann, sondern die auch der sportwissenschaftlichen und sportmedizinischen Behandlung bedürfen.

Hinzu kommt die Veränderung der Rolle der Wissenschaft in einer "verwissenschaftlichten" Welt, in der die Bedeutung der Alltagserfahrung abnimmt, weil viele der zu lösenden Probleme (vermeintlich oder tatsächlich) so neu und vielschichtig sind, daß man sie mit ihrer Hilfe allein nicht mehr bewältigen kann. Wir leben in einer Welt, in der vieles mit Hilfe wissenschaftlicher Methoden besser planbar, voraussagbar, erklärbar und berechenbar gemacht werden soll, und in der die ständige Verfeinerung des Forschungsinstrumentariums auch fast alles als erforschbar erscheinen läßt, ohne daß dies aber immer der Fall ist oder es wirklich immer einsichtiger und verständlicher macht. Diese Welle der "Verwissenschaftlichung" hat natürlich auch den Sport voll erfaßt, wenn auch nicht immer gerade zu seinem Vorteil.

Der Ruf des Sports nach Unterstützung durch Wissenschaft war damit erhoben, Gründe waren genannt, warum sie wichtig war. Der Ruf fand zu Beginn aber nur geringes Gehör; von den Universitäten wurde er überhaupt nicht oder nur zögernd beantwortet; einige bekannte Professoren empfanden ihn als Zumutung. Deshalb versuchte der Sport zunächst, auf eigene Faust so etwas wie sportwissenschaftliche Forschung in Gang zu bringen. So forderten die Präsidenten des Deutschen Sportbundes[4] nicht nur die Errichtung von sportmedizinischen und sportwissenschaftlichen Lehrstühlen an den Universitäten, sondern leiteten auch - entsprechend der Satzung des Deutschen Sportbundes - eigene wissenschaftliche Initiativen ein, so z.B. den Carl-Diem-Wettbewerb, die Gründung des Zentralkomitees für die Forschung auf dem Gebiete des Sports und seines Kuratoriums für die sportmedizinische Forschung und später für die sportpädagogische Forschung, die Gründung einer sportwissenschaftlichen Schriftenreihe und einer eigenen sportwissenschaftlichen Zeitschrift[5]. Sie gewannen herausragende Wissenschaftler (wie z.B. die Professoren Bock, Burck, Knipping, Lersch oder Plessner) für die wissenschaftliche Beratung, und sie drängten auch auf die Errichtung einer zentralen Forschungseinrichtung in der Bundesrepublik[6]. Parallel dazu wurden Verbände und Gremien für Sport-

---

4 Besonders der erste Präsident des Deutschen Sportbundes, Dr.h.c. Willi Daume, der schon 1950 die Einrichtung von Lehrstühlen forderte, ist hier zu nennen.

5 Die Wissenschaftliche Schriftenreihe des Deutschen Sportbundes, die zunächst von H.E. Bock, E. Burck, P. Lersch, F. Lotz und H. Plessner herausgegeben wurde, enthält vor allem die im Carl-Diem-Wettbewerb preisgekrönten Arbeiten.

6 Die Zeitschrift "Sportwissenschaft" wurde 1971 gegründet und wird gemeinsam vom Deutschen Sportbund und dem Ausschuß Deutscher Leibeserzieher herausgegeben. Zu diesen trat später das Bundesinstitut für Sportwissenschaft hinzu.

wissenschaft gegründet, bekam die Sporthochschule in Köln einen wissenschaftlichen Status und erhielten viele der alten Institute für Leibesübungen den Namen Institute für Sportwissenschaft - ohne daß sich oft etwas änderte -; außerdem stritt man sich auch, wohin die Sportmedizin an den Universitäten gehöre, entweder in den klinischen Bereich oder in die sportwissenschaftlichen Institute.

Wie immer man solche Initiativen zur Institutionalisierung der Sportwissenschaft und der Sportmedizin nun auch bewerten mag, sie ist keine Privatsache, und die wissenschaftliche Behandlung des Sports liegt auch nicht allein im sozusagen egoistischen Interesse der Sportbewegung, wie dies zunächst aussehen mag, sondern dient - insbesondere im Bereich der Erziehung und der gesundheitlichen Vor- und Nachsorge - unserer Gesellschaft insgesamt. Nur dies rechtfertigt es ja letztlich, daß in den letzten 2 Jahrzehnten mit nicht unerheblichem Aufwand Aufbau und Entwicklung der Sportmedizin und Sportwissenschaft in Bund und Ländern zu einem öffentlichen Anliegen gemacht wurden. Inzwischen war es dann selbstverständlich geworden, daß ein solches öffentlichpolitisches und kulturelles Ereignis wie der Sport in seinen verschiedenen Formen als Schul- und Breitensport, Wettkampf- und Spitzensport, als Mittel der gesundheitlichen Prävention und Rehabilitation dringend der wissenschaftlichen Bearbeitung bedürfe und daß dazu die entsprechenden Forschungsvoraussetzungen erforderlich sind[7].

Dieser Punkt ist nun erreicht, konzeptionell sozusagen geklärt, materiell halbwegs sichergestellt, sieht man ab von den gegenwärtigen Turbulenzen, und personell, wenn auch an einzelnen Universitäten unterschiedlich, abgestützt. Manches von dem, was zögernd in den 50er Jahren, verstärkt in den 60er Jahren angestrebt wurde, ist also mittlerweile konsolidiert, einiges auch schon saturiert.

Abschließende Fragen

Es bleiben zahlreiche Fragen, die im Interesse der weiteren Entwicklung und eines ausgewogenen Verhältnisses zwischen Sportmedizin, Sportwissenschaft und Sport der Klärung bedürfen. Einige will ich abschliessend nennen:

- Eine erste bezieht sich auf das unmittelbare Verhältnis der Sportmedizin zur Sportwissenschaft. Sie tragen beide ja das Wort Sport in ihrem Namen, sie haben beide - wenn auch in verschiedener Weise und mit verschiedenen Methoden - mit dem sporttreibenden Menschen zu tun. Beide profitieren auch von der Ausbreitung des Sports. Was dies bedeutet, welche Folgerungen sich daraus ergeben, wurde bislang aber nicht erörtert. Wo liegt tatsächlich der gemeinsame Bezugspunkt? Gibt es ihn überhaupt, muß es ihn überhaupt geben? Wenn ja, wo kann man ihn finden? In der Gesundheit? Im Wohlbefinden? Eine ausgiebige Diskussion darüber fand bisher nicht statt[8]; stattdessen beobachten wir eher Tendenzen zur Entfremdung zwischen den beiden Disziplinen, die der Sache sicherlich nicht dienen.

---

7 Ausdruck dafür ist u.a. die Tatsache, daß sich die Max-Planck-Gesellschaft in 4 Symposien zusammen mit dem Nationalen Olympischen Komitee erstmals in ihrer Geschichte ausführlich mit Fragen des Sports befaßte. Dies wird dokumentiert in der vom Bundesinstitut herausgegebenen Schrift "Olympische Leistung. Ideal, Bedingungen, Grenzen. Begegnungen zwischen Sport und Wissenschaft" (Schorndorf 1981)

8 Ein erster Versuch in dieser Sache wurde mit Unterstützung des Bundesinstituts für Sportwissenschaft 1981 vorgenommen, wobei Vertreter der Sportwissenschaft und der Sportmedizin diese Frage in den Mittelpunkt einer gemeinsamen Tagung stellten.

- Manche Probleme im Bereich des Sports liegen sozusagen zwischen den wissenschaftlichen Fachrichtungen; ich denke z.B. an diejenigen, die z.Zt. im Zusammenhang mit dem Kinderleistungssport diskutiert werden oder auch an die, die im Zusammenhang mit dem sog. Infarktsport stehen. Dies sind Probleme, die zwar durchaus aus fachwissenschaftlicher, also unter fachspezifischer Fragestellung und Sicht behandelt werden können, sogar müssen, aber vollständig doch wohl nur aus der Zusammenschau verschiedener fachwissenschaftlicher Ergebnisse beurteilbar sind. Hier stellt sich das Problem interdisziplinärer Zusammenarbeit. Wie aber kann man diese noch erreichen und im Interesse der Sache sicherstellen, wo wir uns doch schon längst an das Auseinanderfallen wissenschaftlicher Disziplinen gewöhnt haben und hohe Spezialisierung auch schon als hohe Leistung ansehen. In der Biomechanik ist die Bewegung, die Lehrer und Trainer vermitteln sollen, oft aber schon nicht mehr zu erkennen; in der Soziologie ist das Kind, mit dem sie zu tun haben, mit seinen konkreten Wünschen, Bedürfnissen und Hoffnungen nicht mehr sichtbar; und was bleibt vom Sportler in der Neurophysiologie, auf dem Kraftmeßstuhl und auf dem Laufband? Wie kann man trotz alledem und angesichts einer gewiß notwendigen und fachlich gebotenen Eingrenzung von Fragestellungen doch noch etwas "Ganzheitliches" sichtbar halten und klar machen, daß letztendlich der Mensch im Mittelpunkt auch wissenschaftlicher Fragestellungen steht? Wer mit Infarktsportlern zu tun hat, sieht z.B. wie notwendig einerseits ärztliche Untersuchung und Überwachung und die Bereitstellung von konkreten individuellen Untersuchungsdaten ist, wie wichtig andererseits für den langfristigen Behandlungserfolg aber auch der Aufbau von Hoffnung, Zuversicht, Zutrauen zu sich und damit verbunden - Entängstigung - ist. Dies ist eine andere - in diesem Fall therapeutisch-pädagogische - Ebene, und erst die Zusammenschau erlaubt angemessene Aussagen und Vorgehensweisen dem Patienten gegenüber. Ich rede also der Kooperation das Wort, der Zusammenarbeit über die Grenzen der Fächer hinweg, weiß aber auch wohl, daß dazu bestimmte Grundeinstellungen der beteiligten Wissenschaftler gehören.

- Letzter Punkt: Sportwissenschaft und Sportmedizin verdanken sich beide letztlich dem Sport. Ohne den Sport gäbe es sie beide nicht. Das zieht verschiedene Folgerungen nach sich. Drei nenne ich:

  (Erstens:) Sportwissenschaft und Sportmedizin müssen sich ihrer Herkunft aus dem Schoße des Sports bewußt bleiben. Sie dürfen nicht vergessen, für wen und zu welchem Zweck sie da sind, Unbescheidenheit, Eitelkeit, Anspruch auf richtige Antworten sind nicht angebracht (auch nicht die unverständliche Sprache, die manche Wissenschaftler reden).

  Dies heißt (zweitens) nun aber nicht Willfährigkeit und Kritiklosigkeit gegenüber dem Sport. Zeichen von Wissenschaftlichkeit ist immer auch die Distanz zu den behandelten Gegenständen und die Konsequenz, mit der wissenschaftliche Einsichten - gegebenenfalls auch gegen vordergründige Interessen des Sports - zu vertreten sind. Dies betrifft beide Disziplinen gemeinsam, umfaßt Mut zu offener, zur Not auch harter Kritik, aber auch Einsicht in die eigenen Grenzen.

  Der Sport schließlich (drittens) muß begreifen, daß Wissenschaft ihm nur einen Teil seiner Fragen beantworten kann, oft nur einen sehr kleinen Teil. Wissenschaftsgläubigkeit ist deshalb unangebracht. Wissenschaft kann Orientierungshilfen geben, Empfehlungen aussprechen, Erklärungen anbieten, Entscheidungskriterien liefern, auch Alternativen nennen- aber sportliches, sportpädagogisches oder sportpolitisches Handeln hat immer auch eine normative Komponente, verlangt Entscheidungen anhand von Wertsetzungen und Normen, hat insofern mit Verantwortung zu tun. Manches, was medizinisch z.B. noch vertretbar wäre - etwa im Kinderhochleistungssport -, darf aus pädagogischen Gründen nicht sein; manches, was mancher Mediziner als unbedenklich oder Substitution einstuft - wie etwa in bezug auf die Einnahme von tatsächlich oder vermeintlich leistungssteigernden Medikamenten - kann aus sportethischen Gründen nicht erlaubt werden. Wissenschaft hat also gegenüber dem Sport nicht die Funktion der Herrschaft, sondern die des Dienens. Bei dem, was sie forscht und lehrt, hat sie immer auch zu fragen, ob und wem dies nützt, ohne daß diese Frage schon ein für allemal, für alle Fälle und für alle Zukunft zu beantworten wäre, und zumeist kann sie es auch nicht mit einer einzigen Formel oder aus der Sicht eines Faches.

Dies sind aber noch ungelöste Themen, Fragen, die sich für die Zukunft stellen, zugleich aber auch Verpflichtung, im Interesse des Sports und der sporttreibenden Menschen nach Antworten zu suchen.

II

Physiologie: Aerober und anaerober Energiestoffwechsel

Physiology: Aerobic and Anaerobic Energy Metabolism

Das Sportherz im Tierversuch: Einfluß eines chronischen Schwimmtrainings auf Herzdynamik, Myokardfunktion und kontraktile Proteine bei der Ratte[1]

Athlete's Heart in Animal Experiments: Influence of Long-Term Swimming Training on Cardiac Mechanics, Myocardial Function and Contractile Proteins in the Rat

R. Jacob, G. Kissling, G. Ebrecht, C. Holubarsch und H. Rupp

Summary

Results of training experiments with numerous groups of normotensive Wistar and Sprague-Dawley rats, as well as spontaneously hypertensive rats (SHR), are reported. Long-term swimming training (2-3 h/day for 5-20 weeks at a water temperature of 35°C) was employed with the aim of analyzing the adaptation of the heart at various structural and functional levels.

In addition to decrease of heart rate and blood pressure (the latter decrease being particularly noticeable in SHR), swimming training generally led to substantial increase of the heart weight/body weight ratio with (or sometimes without) slight enhancement of ventricular mass, as well as significant increase of ventricular size (excentric hypertrophy), whereas tissue distensibility remained unchanged. Ventricular and myocardial performance also increased. The observed enhancement of unloaded shortening velocity correlated closely with increased myofibrillar ATPase activity which reflected myocardial transformation towards a more quickly contracting muscle - due to redistribution of the isoenzyme pattern of myosin towards the "fast isoenzyme" VM-1. The reasons for differing results from other types of training and animal species are discussed.

The investigations show that training-induced cardiac adaptation is evident from the anatomic configuration down to molecular structures and reveal the importance of animal experiments in clarifying certain problems of the physiology of exercise training.

Einleitung

Klinische Medizin und Sportmedizin verfügen heute über ein umfassendes methodisches Rüstzeug, das es ermöglicht, sportphysiologische Probleme am Menschen zu untersuchen - bis hin zu Fragen der Grundlagenforschung. So kann auf den tierexperimentellen Zugang in der Regel verzichtet werden. Man könnte sich angesichts dieser Entwicklung sogar fragen, ob der Tierversuch überhaupt noch in nennenswertem Maße zum wissenschaftlichen Fortschritt in diesem Bereich beizutragen vermag.

Die vorliegende Studie bietet eine kurze Übersicht über die wichtigsten Befunde, die am Herzen der schwimmtrainierten Ratte auf der Ebene des Gesamtorgans bzw. des linken Ventrikels, des Myokards sowie der kontraktilen Proteine erhoben wurden. Neben Untersuchungen unserer Arbeitsgruppe der letzten Jahre [1, 6, 7, 9, 10, 15, 18, 20, 21, 22, 26, 34] wird über neuere Ergebnisse, besonders bezüglich des Isoenzymmusters von Myosin und dessen Beeinflußbarkeit durch Ausdauertraining, berichtet [3, 4, 16, 28, 30]. Aus der Vielzahl der Einzel-

---

1 Mit Unterstützung der Deutschen Forschungsgemeinschaft

befunde werden bevorzugt zwei adaptive Mechanismen diskutiert, welche einerseits das *diastolische Fassungsvermögen* des Herzens, andererseits die *systolische Kontraktionsgeschwindigkeit* entscheidend mitbestimmen, nämlich

1. die Veränderungen von Konfiguration (und Masse) des linken Ventrikels und
2. biochemische und funktionelle Veränderungen des myofibrillären Apparats.

Die Analyse der am Gesamtventrikel und isolierten Muskelstreifen gewonnenen Meßergebnisse wird zeigen, daß die jahrzehntelang kontroverse Frage nach den elastischen Eigenschaften des Myokards bei "regulativer Dilatation" [5, 17, 27] nur im Tierversuch verläßlich gelöst werden konnte. Aufgrund der trainingsbedingten Umverteilung des Isoenzymmusters von Myosin wird belegt, daß tierexperimentell erarbeitete Ergebnisse auch heute noch zu einer schärferen Abgrenzung bestimmter Fragestellungen anregen und damit als Stimulus für die sportmedizinische Forschung dienen können.

Material und Methoden

Die Untersuchungen werden an mehreren Kollektiven männlicher Sprague-Dawley- und Wistarratten verschiedenen Lebensalters (2, 4, 6, 18 Monate) sowie 4 und 18 Monate alten spontanhypertensiven (SHR/Aoki-Okamoto-) Ratten durchgeführt (Fa. Ivanovas, Kisslegg/Allgäu). Das Schwimmtraining wurde unter Vermeidung von Erschöpfung und "Stress" von anfangs nur 10 min auf 2-3 h, in der Regel 2 x 90 min/Tag gesteigert und erstreckte sich über einen Zeitraum von 4-6 Wochen, bei einigen Kollektiven bis zu 20 Wochen. Die Wassertemperatur betrug 35°C, die Raumtemperatur 22-24°C. Als Kontrollen dienten nichttrainierte Ratten von gleichem Geschlecht und Lebensalter. Beide Gruppen erhielten Standard-Futter (ssniff, Intermast GmbH, Soest) und Wasser ad libitum.

Meßmethoden

Blutdruckmessung am wachen Tier: Die Kontrolle des Blutdrucks erfolgte nach dem pletysmographischen Verfahren an der Schwanzarterie, jeweils am frühen Vormittag, um zirkadiane Einflüsse zu berücksichtigen. Vor Beginn der Versuchsreihen wurden die Tiere an die Meßprozedur gewöhnt, um situationsbedingte Blutdrucksteigerungen möglichst zu vermeiden. - Bei einem Teil der frühen Kollektive wurde die Blutdruckmessung in Äthernarkose vorgenommen.

Die Bestimmung des Plasmavolumens erfolgte nach dem Farbstoffverdünnungsverfahren mit Evans blue [1].

Dynamik des linken Ventrikels bei eröffnetem Thorax: Nach medianer Thorakotomie unter Urethannarkose (1,2 g/kg) wurde ein Meßkopf für die elektromagnetische Stromstärkemessung um die Aorta ascendens gelegt. Der zentrale Systemdruck wurde über eine Kanüle in der linken A. carotis gemessen. Eine doppellumige Kanüle wurde für die Messung von Druck und Volumen über die Herzspitze in den linken Ventrikel eingestochen. Eine der Öffnungen war mit einer Spritze verbunden, deren Stempelbewegungen über ein lineares Potentiometer registriert werden konnte. Die Anordnung ermöglichte direkte Messung der Volumenänderungen in der Spritze und damit im linken Ventrikel. Die Volumenbestimmungen erfolgten bei unterschiedlichen Füllungsdrucken am Ende des Versuchs, modifiziert [19] nach dem Verfahren von Ullrich et al. [36]. Aufgrund der erstellten diastolischen Druck-Volumen-Beziehungen und des während des Versuchs gemessenen enddiastolischen Drucks konnte das jeweils zugeordnete enddiastolische Volumen ermittelt werden. Der Arbeitspunkt, d.h. die normale diastolische Ausgangslage, wurde nach Messung des transmuralen linksventrikulären enddiastolischen Drucks approximativ festgelegt. Zu diesem Zweck wurde der linksventrikuläre sowie der intrathorakale Druck bei geschlossenem Thorax durch Punktion ermittelt.

Weitgehend isovolumetrische Kontraktionen wurden durch kurzes Abklemmen der Aorta ascendens erreicht. Das enddiastolische Volumen konnte durch graduelle Obstruktion der V. cava inferior (Abb. 1) sowie durch Infusionen variiert werden. Während der Meßreihen wurde die Herzfrequenz jeweils durch Vagusreizung auf ca. 160/min herabgesetzt, um frequenzabhängige Kontraktilitätsänderungen zu berücksichtigen und Kontraktionsrückstände mit Sicherheit auszuschließen.

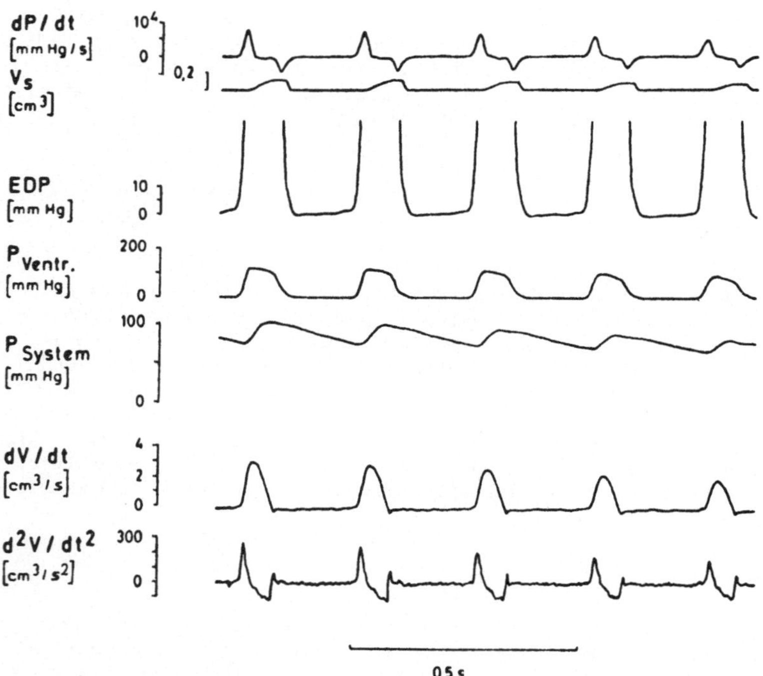

Abb. 1. Registrierbeispiel bei normaler Tätigkeit des linken Ventrikels (Unterstützungszuckungen) während experimenteller Reduzierung des diastolischen Zuflusses (Cavastau). Von oben nach unten: 1. Differentialquotient des linksventrikulären Drucks (dP/dt); Schlagvolumen (Integral der phasischen Stromstärkekurve) (V_s); amplitudenverstärkter diastolischer Anteil des linksventrikulären Drucks zwecks exakter Erfassung des enddiastolischen Drucks (EDP); Gesamtamplitude des linksventrikulären Drucks (P); zentraler Systemdruck (P_{system}); phasische Stromstärke in der Aortenwurzel (dV/dt); 1. Differentialquotient der Stromstärkekurve (d^2V/dt^2). (Nach Puhm [26])

Die mittlere Wandspannung ($\bar{\sigma}$) und der tangentielle (differentielle) Elastizitätsmodul (für Wandmitte) (E) wurden auf der Grundlage eines dickwandigen Kugelmodells errechnet [10, 13, 19].

Myokardmechanik: Die Messungen wurden an Trabekelpräparaten von der Rückwand des linken Ventrikels oder dünnen Papillarmuskeln bei 32°C in carbogendurchperlter Tyrodelösung durchgeführt (Konzentration in mmol/l: Glukose 25, NaCl 130,5, KCl 4,9, $CaCl_2$ 2,2, NaH_2PO_4 0,8, $NaHCO_3$ 20,0; pH = 7,4).

Isometrische Längen-Spannungs-Beziehungen und Kraft-Geschwindigkeits-Beziehungen - sowohl aufgrund von Unterstützungszuckungen als auch aufgrund isometrischer und isotonischer Quick-release-Experimente [8, 18] - wurden unter Steady-state-Bedingungen gemessen.

Biochemische Untersuchungen: Die myofibrilläre ATPase-Aktivität sowie bei einem Teil der Kollektive die spezifische Aktomyosin- und Ca^{2+}-Myosin-ATPase wurden anhand der Freisetzung von anorganischem Phosphat ermittelt [21]. Die Bestimmung des Isoenzymmusters von Myosin erfolgte mittels Polyacrylamid-Gel-Elektrophorese in Pyrophosphat [2, 11, 27] bei 2°C und 10 Vcm^{-1} über ca. 20 h. Das Gel enthielt 3,8 % Acrylamid und 0,12 % N,N'-Methylen-bis-acrylamid. Der Puffer enthielt 20 mmol/l $Na_4P_2O_7$ (pH 8,8) in Gegenwart von 10 % Glycerin [27]. Myosin wurde aus kleinen Stücken der Ventrikelwand extrahiert [40 mmol/l $Na_4P_2O_7$ (pH 8,8); 1 mmol/l 1,4-Dithioerythritol; 5 mmol/l EGTA].

Die Hydroxyprolin-Konzentration wurde in Proben zu 25 mg oder 50 mg Trockengewicht nach dem Verfahren von Stegemann bestimmt [21].

Ergebnisse

Da die Ausgangsbedingungen bezüglich Lebensalter und Tierstamm sowie Dauer und Art des Trainingsprogramms differierten, zeigen die einzelnen Kollektive - bei im Prinzip übereinstimmender Tendenz - mäßige quantitative Unterschiede, so daß wir uns in den meisten Fällen darauf beschränken, Richtung und Größenordnung der Veränderungen mitzuteilen. Details finden sich bei [1, 3, 4, 6, 7, 9, 10, 15, 16, 18, 20, 21, 22, 26, 28, 30, 34].

Plasmavolumen, Blutvolumen, Blutdruck und Herzfrequenz

Bei Kollektiven mit annähernd übereinstimmendem Körpergewicht sind Plasmavolumen und Blutvolumen der schwimmtrainierten Ratten um ca. 30 % gesteigert - ohne signifikante Änderung des Hämatokritwerts. Der Blutdruck zeigt bei normotensiven Wistarratten einen leichten (5-10 mm Hg), bei spontanhypertensiven Kollektiven einen erheblichen (ca. 40 mm Hg) trainingsbedingten Rückgang. Bei einem Kollektiv älterer SHR (18 Monate) war sogar ein Rückgang von im Mittel 175 mm Hg auf 125 mm Hg zu verzeichnen. Der Blutdruckabfall vollzieht sich dabei im wesentlichen innerhalb der ersten 3 Trainingswochen. Es ist besonders zu betonen, daß der Rückgang des Blutdrucks auch bei einem Kollektiv zu verzeichnen war, bei dem das Körpergewicht nicht eindeutig hinter den Kontrollen zurückblieb. Auch die beim wachen Tier unter Ruhebedingungen gemessene Herzfrequenz ist nach der Trainingsperiode eindeutig vermindert.

Herzgewicht und Körpergewicht

Das Körpergewicht der schwimmtrainierten Ratten ist in der Regel gegenüber gleichaltrigen Kontrollen deutlich reduziert. Der Unterschied betrug gegen Ende der Trainingsperiode 0-10 %, bei einzelnen Kollektiven bis zu 25 %.

Das absolute Herzgewicht ist gegenüber gleichaltrigen Kontrollen nicht oder nur geringfügig gesteigert (0-17 %). Während der prozentuale Zuwachs des linken Ventrikels gegenüber dem des Gesamtherzens in der Regel geringfügig zurückbleibt, nimmt das Vorhofgewicht überproportional zu. Das auf das Körpergewicht bezogene Herzgewicht war bei allen Kollektiven signifikant gesteigert. Das gleiche gilt für die Änderung der Ventrikelkonfiguration mit Zunahme des diastolischen Fassungsvermögens. Messungen der Faserdimensionen wurden nicht vorgenommen, so daß Aussagen über die mögliche Beteiligung einer Zellhyperplasie nicht möglich sind.

Diastolische Druck-Volumen-Beziehungen

Bei allen trainierten Kollektiven war ein flacherer Verlauf der enddiastolischen Druck-Volumen-Beziehungen des linken Ventrikels zu verzeichnen, d.h. bei gegebenem Füllungsdruck wird eine stärkere diastolische Vorfüllung des Ventrikels ermöglicht (Abb. 2a). Die Volumenelastizität ($\Delta P/\Delta V$) (reziproke Dehnbarkeit) des Gesamtventrikels als Funktion des enddiastolischen Drucks (EDP) (Abb. 2b) ist gegenüber den Kontrollen gleichen Lebensalters auch dann herabgesetzt, wenn das Herzgewicht nicht oder nur geringfügig erhöht und das Körpergewicht signifikant reduziert erscheint.

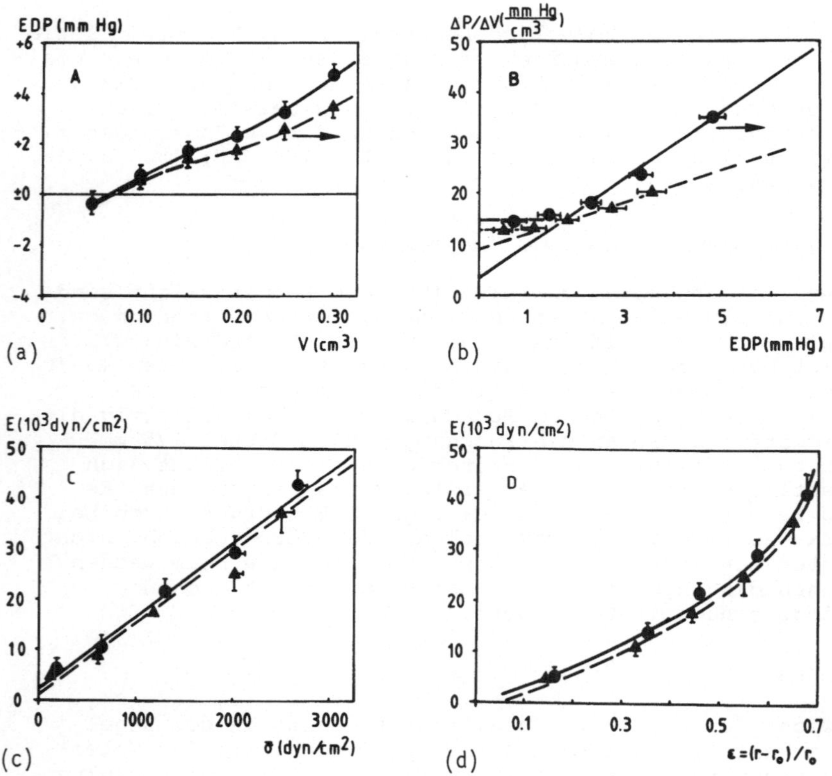

Abb. 2a-d. Ventrikuläre und myokardiale Elastizität nach chronischem Schwimmtraining. ● Kontrollen (n = 19); ▲ schwimmtrainierte Ratten (n = 19). (a) Ruhedehnungskurve, enddiastolischer Druck (EDP) als Funktion des enddiastolischen Volumens (V); (b) Volumenelastizität (reziproke Dehnbarkeit ($\Delta P/\Delta V$) als Funktion des enddiastolischen Drucks (EDP); (c) tangentieller Elastizitätsmodul (E) als Funktion der passiven (mittleren) Wandspannung ($\bar{\sigma}$); (d) tangentieller Elastizitätsmodul (E) als Funktion der relativen Längenänderung ($\varepsilon = (r - r_0)/r_0$)

Elastizität des Myokardgewebes

Wie Abb. 2c und 2d zeigen, ist der tangentielle (differentielle) Elastizitätsmodul des Myokardgewebes (E) weder als Funktion der mittleren Wandspannung ($\bar{\sigma}$) noch der relativen Längenänderung (ε) signifikant verändert. Bei einigen Kollektiven lagen die Wertpaare sogar (insignifikant) über den Kontrollwerten. Im Hinblick auf die Erörterungen um eine variable diastolische Restankopplung kommt Abb. 2d im gegebenen Zusammenhang die größere Aussagekraft zu (s. Diskussion).

Zum gleichen Ergebnis führten Untersuchungen am isolierten Myokardpräparat. Korreliert man Länge und Spannung gleich langer Präparate (s. Abb. 5) oder bezieht man die Spannung auf die relative Längenänderung, so ergibt sich in keinem Stadium des Trainings ein Hinweis für eine gesteigerte Dehnbarkeit des Myokards im Gleichgewichtszustand der Erschlaffung.

Enddiastolischer Druck und enddiastolische Wandspannung bei uneröffnetem Thorax

Druckmessungen bei uneröffnetem Thorax (Punktion des linken Ventrikels sowie des Pleuraraumes mit einer Stahlkanüle) ergaben bei trainierten Ratten geringfügig reduzierte transmurale enddiastolische Druckwerte (Differenz zu gleichaltrigen Kontrollen ca. 1 mm Hg). Trotz des gesteigerten enddiastolischen Volumens ist daher die enddiastolische Wandspannung am "Arbeitspunkt" normal oder geringfügig vermindert, wozu auch die häufig leicht gesteigerte Wanddicke beiträgt. Bei nicht signifikant veränderter Gewebeelastizität ist somit der Dehnungszustand bzw. die Sarkomerenlänge des linksventrikulären Myokards bei der normalen enddiastolischen Ausgangslage sicher nicht höher als die der Kontrollen.

Systolische Druck-Volumen-Beziehungen und Druckverlauf des linken Ventrikels unter isovolumetrischen Bedingungen

Der veränderten Ventrikelgeometrie entsprechend sind die bei weitgehend isovolumetrischer Tätigkeit sowie definierter Herzfrequenz ermittelten endsystolischen Druck-Volumen-Beziehungen der Schwimmratten gegenüber den Kontrollen nach rechts, d.h. in den Bereich höherer Volumina verlagert. Bei starker Vorfüllung werden höhere Druckwerte erreicht. Bei einigen Kollektiven fand sich eine Überkreuzung der Maximakurven (Abb. 3a). Bezogen auf den gleichen enddiastolischen Druck ist dagegen bei den trainierten Tieren die isovolumetrische Druckentwicklung deutlich gesteigert, desgleichen die Maximalgeschwindigkeit des Druckanstiegs ($dP/dt_{max}\uparrow$) (Abb. 3b,c) sowie $dP/dt\uparrow$ bei 40 mm Hg und die Maximalgeschwindigkeit des Druckabfalls ($dP/dt_{max}\downarrow$). Dasselbe gilt für Druckentwicklung und Druckanstiegsgeschwindigkeit bei der normalen diastolischen Ausgangslage, d.h. am diastolischen "Arbeitspunkt". Letztere entspricht weitgehend dem Optimum des Druck-Volumen-Diagramms. Die isovolumetrische Gipfelzeit des Gesamtventrikels sowie die Gesamtdauer des isovolumetrischen Mechanogramms am Arbeitspunkt zeigt abnehmende Tendenz. Ein gegebener isovolumetrischer Druckwert wird in kürzerer Zeit und mit höherer Druckanstiegsgeschwindigkeit erreicht.

Die errechnete isovolumetrische Gipfelspannung ($\bar{\sigma}_{max}$) und deren maximale Anstiegsgeschwindigkeit ($(d\sigma/dt)_{max}$) sind bei Bezug auf eine definierte enddiastolische Spannung gesteigert. Die nach dem Maxwell-Modell bestimmte Kraft-Geschwindigkeits-Beziehung zeigt eine Verlagerung in den Bereich höherer Kräfte mit (insignifikanter) Zunahme der maximalen lastfreien Verkürzungsgeschwindigkeit des "kontraktilen" Elements.

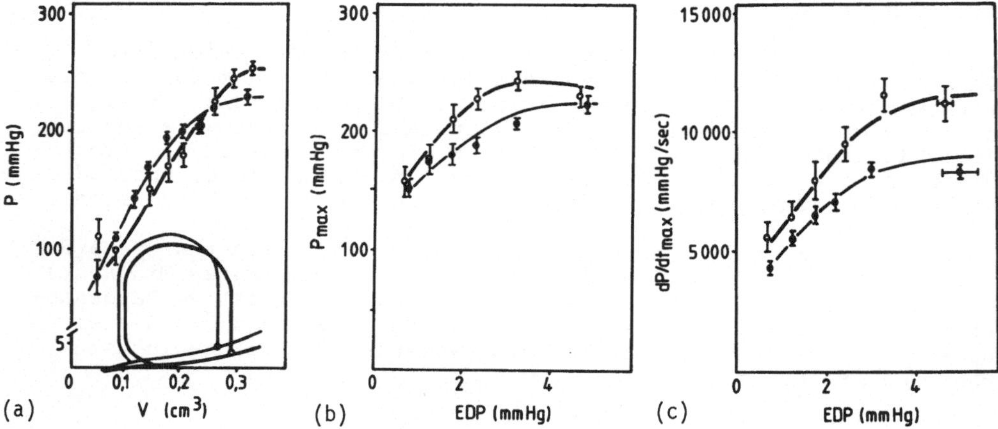

Abb. 3a-c. Linksventrikuläre Dynamik unter isovolumetrischen Bedingungen. (a) Isovolumetrische Druck-Volumen-Beziehungen nach Ausdauertraining der Ratte (tägliches Schwimmtraining 120 min über 16-18 Wochen), verglichen mit gleichaltrigen Kontrollen. Druckvolumenschleife halbschematisch; (b) isovolumetrischer Spitzendruck (P_{max}) als Funktion des enddiastolischen Drucks (EDP); (c) maximale Druckanstiegsgeschwindigkeit (dP/dt_{max}) als Funktion des enddiastolischen Drucks (EDP). Mittelwerte ($\pm s_{\bar{x}}$) von jeweils über 100 Einzelmessungen an Schwimmratten (O) und gleichaltrigen Kontrollen (●)

Parameter der Austreibungsphase

Nach Schwimmtraining sind Schlagvolumen (V_s) und Spitzenstromstärke während der Austreibungszeit (dV/dt_{max}) bei einem gegebenen enddiastolischen Volumen und gegebener Frequenz - verglichen mit gleichaltrigen Kontrollen - nicht signifikant verändert. Eine Steigerung der Austreibungsfraktion unter Ruhebedingungen läßt sich somit nicht nachweisen.

Die maximale systolische Beschleunigung des Blutes (d^2V/dt^2) als Funktion des enddiastolischen Volumens ist (bei gegebener Frequenz) gegenüber Kontrolltieren vermindert. Trotzdem wird ein gegebenes Schlagvolumen von den Herzen der Trainierten mit der gleichen Spitzenstromstärke und weitgehend übereinstimmender Austreibungszeit ausgeworfen wie bei den Kontrollen; aufgrund der herabgesetzten Beschleunigung wird die maximale Stromstärke bei gegebenem Schlagvolumen jedoch zu einem signifikant späteren Zeitpunkt erreicht.

Bei diesen Korrelationen ist zu beachten, daß bei übereinstimmenden enddiastolischen Volumen in der Wandung des anatomisch vergrößerten Ventrikels eine geringere diastolische Sarkomerenlänge vorliegt. Bezogen auf den enddiastolischen Ventrikeldruck sowie am Arbeitspunkt (Abb. 3a) sind Schlagvolumen und Austreibungsgeschwindigkeit gesteigert.

Mechanik des isolierten Myokards

In richtungsmäßiger Übereinstimmung mit den am Gesamtorgan errechneten Werten ist beim isolierten Myokardpräparat schwimmtrainierter Ratten sowohl die entwickelte isometrische Spannung bzw. normierte Kraft (F, Abb. 4 und 5) als auch deren maximale Anstiegsgeschwindigkeit ($dF/dt_{max}\uparrow$) bei definierter Vordehnung und Frequenz signifikant gesteigert. Wird der 1. Differentialquotient fortlaufend als Funktion der Zeit registriert, so fällt neben der Steigerung des Maximalwerts

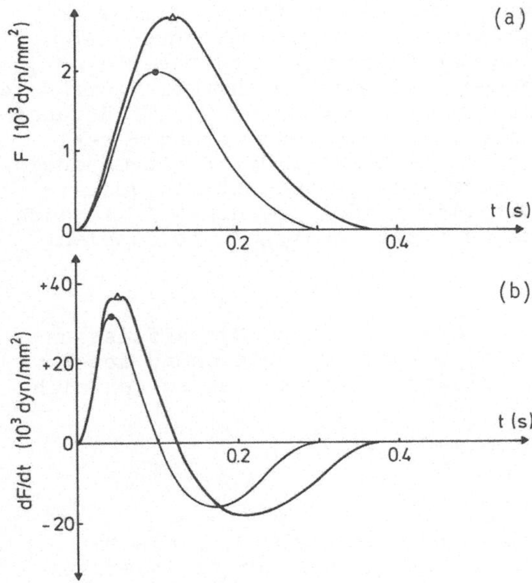

Abb. 4a,b. Charakteristika des Zeitverlaufs von isometrischem Mechanogramm (b) und dessen 1. Differentialquotienten (a) beim isolierten linksventrikulären Myokard von Schwimmratten (Δ) und gleichaltrigen Kontrollen (●)

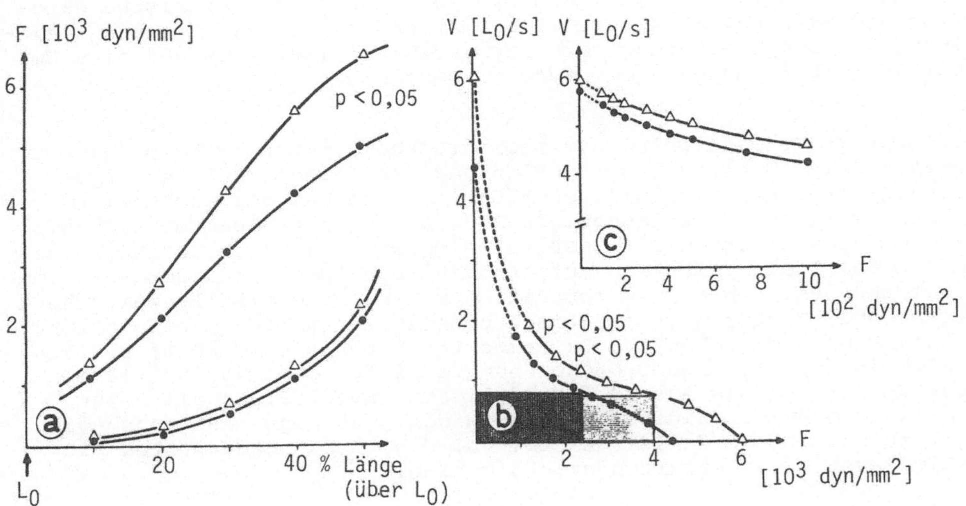

Abb. 5a-c. Mechanik des isolierten linksventrikulären Rattenmyokards nach mehrwöchigem Schwimmtraining (Δ) sowie bei gleichaltrigen Kontrollen (●). (a) Beziehung zwischen Muskellänge und Spannung (normierter Kraft = F); (b) Kraft-Geschwindigkeits-Beziehungen, erstellt aufgrund von Unterstützungszuckungen (V_{max} extrapoliert); (c) Kraft-Geschwindigkeits-Beziehungen aufgrund von Quick-release-Experimenten im Bereich geringer Lasten. (Nach Kämmereit et al. [18])

besonders eine angedeutete Plateaubildung um den Maximalwert auf, d.h. eine hohe Geschwindigkeit der Spannungsentwicklung wird relativ lange beibehalten. Auch die maximale Erschlaffungsgeschwindigkeit ($dF/dt_{max}\downarrow$) ist leicht erhöht. Gipfelzeit des Mechanogramms und Gesamtzuckungsdauer sind bei gegebener Vordehnung gesteigert (Abb. 4).

Im Längen-Spannungsdiagramm (Abb. 5a) verläuft die Kurve der isometrischen Maxima steiler. Die Kraft-Geschwindigkeits-Beziehung (Abb. 5b) ist insgesamt in den Bereich höherer "Kontraktilität" verlagert, da auch die lastfreie Verkürzungsgeschwindigkeit sowohl bei Bestimmung nach dem Quick-release-Verfahren als auch aufgrund von Unterstützungszuckungen erhöht ist. Die maximal mögliche Momentanleistung - repräsentiert durch das größtmögliche Rechteck unter der Kraft-Geschwindigkeits-Kurve - ist somit bei den Schwimmratten wesentlich gesteigert. Dagegen hat der sog. "Kontraktilitätsindex" $dF/dt_{max}/F$ wie auch der beim Gesamtventrikel errechnete Quotient $d\sigma/dt_{max}/\sigma$ abgenommen (s. Diskussion).

Sowohl beim Gesamtventrikel als auch beim isolierten Myokard ist unter gesteigerter Ca^{2+}-Konzentration eine formale Angleichung des Kontrollmechanogramms an das Mechanogramm der Schwimmratten zu verzeichnen.

Biochemische Untersuchungen

Eine signifikante Veränderung der *Hydroxyprolin-Konzentration* als Maß für den Kollagengehalt des Myokards war bei keinem der trainierten Kollektive zu verzeichnen.

Sowohl die myofibrilläre *ATPase-Aktivität* als auch die spezifische Aktomyosin- und Myosin-Ca^{2+}-ATPase stieg während des Schwimmtrainings signifikant an. Die Steigerung der Enzymaktivität läßt sich auf eine Umverteilung des *Isoenzymmusters von Myosin* beziehen.

Abb. 6b zeigt Originalgele, die beim druckbelasteten Myokard der Goldblattratte eine Umverteilung in Richtung des "langsamen" Isoenzyms VM-3, bei der schwimmtrainierten Ratte in Richtung des "schnellen" Isoenzyms VM-1 erkennen lassen. In Abb. 6a ist der Gesamtbereich der möglichen Veränderungen der lastfreien Verkürzungsgeschwindigkeit als Funktion des Isoenzymmusters aufgetragen. Die Grenzwerte werden durch das homogene VM-1-Muster junger Ratten sowie das ebenfalls weitgehend homogene VM-3-Muster thyreostatisch behandelter Ratten repräsentiert. Der Unterschied zwischen den Extremwerten beträgt etwa 40 %; sie finden sich in der gleichen Größenordnung auch für die myofibrilläre ATPase-Aktivität. Das Ausmaß der möglichen Umverteilung als Folge chronischen Schwimmtrainings hängt von den jeweiligen Ausgangsbedingungen ab und ist im Falle von Abb. 6b, d.h. bei jungen Ratten mit Prävalenz von VM-1, erwartungsgemäß gering.

Besonders eindrucksvoll dagegen ist die Umverteilung bei Ratten mit genetisch bedingtem Hochdruck, d.h. spontanhypertensiven Ratten, die in späteren Stadien ein Isoenzymmuster mit Prävalenz von VM-3 aufweisen. Schwimmtraining bewirkt nicht nur eine anhaltende Senkung des pathologisch gesteigerten Blutdrucks (Abb. 7a),sondern auch eine Transformation des Myokards in Richtung eines schnelleren Muskels (Abb. 7b).

Dagegen führt ein freiwilliges Laufbandtraining - manche Ratten absolvieren ein Programm bis zu 25 km/Tag - zwar zur Senkung des Blutdrucks, nicht jedoch zu einer Umverteilung des Isoenzymmusters in Richtung von VM-1.

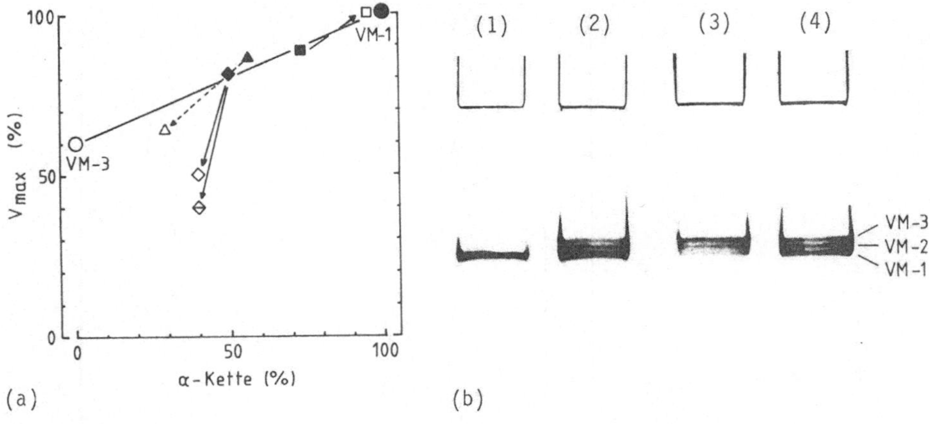

Abb. 6. (a) Bereich adaptiver Veränderungen der "apparenten" lastfreien Verkürzungsgeschwindigkeit in Abhängigkeit vom Isoenzymmuster von Myosin beim nativen linksventrikulären Rattenmyokard. Relative Zunahme der α-Ketten bedeutet Umverteilung in Richtung des "schnellen Isoenzyms" VM-1. Die Geschwindigkeitswerte sind als Prozentsatz des Maximalwerts angegeben, der bei 5 Wochen alten Ratten mit weitgehend homogenem VM-1-Muster gefunden wird. ● 5 Wochen alte Kontrolltiere mit homogenem VM-1; o hypothyreote Ratten (Behandlung mit Propylthiouracil) mit weitgehend homogenem VM-3. □ Schwimmtrainierte Ratten; ■ gleichaltrige Kontrollen. Δ Goldblattratten (8 Wochen nach einseitiger Nierenarterienstenose); ▲ gleichaltrige Kontrollen; ◊ Goldblattratten (24 Wochen nach einseitiger Nierenarterienstenose); ◊ Goldblattratten im 24-Wochenstadium mit makroskopisch sichtbaren narbigen Veränderungen des Myokards; ♦ gleichaltrige Kontrollen. (Nach Ebrecht et al. [3]). (b) Originalgele von einzelnen Ratten der genannten Gruppen. (1) Schwimmtrainierte Ratte; (2) gleichaltrige Kontrolle; (3) Goldblattratte, 8-Wochenstadium; (4) gleichaltrige Kontrolle. (Nach Rupp [28])

Diskussion

Chronisches Schwimmtraining der Ratte führt zur Anpassung des Gesamtkreislaufs an die intermittierend gesteigerte Belastung mit Zunahme des zirkulierenden Blutvolumens, Rückgang von Pulsfrequenz und Blutdruck unter Ruhebedingungen sowie strukturellen und funktionellen Veränderungen des Herzens auf allen Ebenen des Organs. Im Vordergrund steht die Konfigurationsänderung der Kammern mit Zunahme des diastolischen Fassungsvermögens und mehr oder minder ausgeprägter Hypertrophie.

Der adaptive Charakter der "regulativen Dilatation" [27] ist inzwischen allgemein anerkannt. Jedoch waren die morphologischen und/oder funktionellen Komponenten der gesteigerten ventrikulären Dehnbarkeit bis in die jüngste Zeit umstritten. Auch in neueren Arbeiten wird eine funktionell bedingte Steigerung der myokardialen Dehnbarkeit postuliert [23], die auf der Abnahme einer hypothetischen diastolischen Aktin-Myosin-Interaktion (diastolischen Restankopplung der Querbrükken) beruhen soll. Die vorgelegten Ergebnisse führen zwingend zu der Schlußfolgerung, daß die gesteigerte Dehnbarkeit des Gesamtventrikels (s. Abb. 2a, 2b) nach Ausdauertraining ausschließlich durch morphologischen Umbau bedingt ist. Die Gewebeelastizität entspricht den Kontrollwerten. Aufgrund der Beziehung zwischen tangentiellem Elastizitätsmodul und Wandspannung (Abb. 2c) wäre allerdings eine Elastiti-

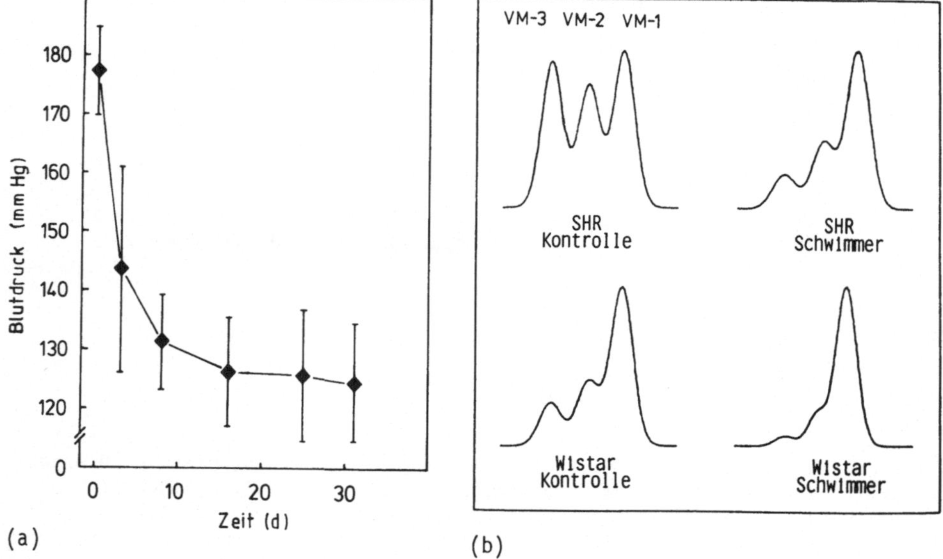

Abb. 7. (a) Abnahme des plethysmographisch gemessenen systolischen Blutdrucks spontanhypertensiver Ratten durch chronisches Schwimmtraining. (b) Repräsentative Densitogramme von Pyrophosphat-Gel-Elektrophoresen. Die Umverteilung der Isoenzyme in Richtung VM-1 durch Schwimmtraining läßt sich sowohl bei spontanhypertensiven (SHR) als auch bei normalen Wistar-Ratten demonstrieren. (Nach Rupp u. Jacob [30])

zitätsänderung, die auf der Abnahme aktiver Interaktionsstellen zwischen den kontraktilen Proteinen beruht, nicht erfaßbar [13, 24]. Entscheidende Aussagekraft kommt daher in gegebenem Zusammenhang der Korrelation zwischen tangentiellem Elastizitätsmodul (E) und relativer Längenänderung (ε) zu (s. Abb. 2d).

Aufgrund angiokardiographischer Bestimmung von Druck, Volumen und Muskelmasse des linken Ventrikels ist diese Frage beim Menschen nicht mit gleicher Sicherheit zu beantworten, weil beim Herzen in situ eine Bezugslänge (l_0 bzw. r_0) für die Bestimmung der relativen Längenänderung (ε) nicht zur Verfügung steht und störende Einflüsse des Nachbarventrikels auf die Dehnbarkeit der linken Herzkammer nicht mit gleicher Verläßlichkeit wie im Tierversuch zu eliminieren sind.

Die Analyse der systolischen Parameter läßt bei den Schwimmratten eine gesteigerte Leistungsfähigkeit des Gesamtventrikels erkennen. Sie ist in erster Linie Folge der veränderten Architektur der Herzkammer. Im Gegensatz zu Schaible u. Scheuer [31], die ein vollisoliertes Herzpräparat benutzten, fanden wir jedoch keine Steigerung der Austreibungsfraktion.

Aus den Längen-Spannungs-Beziehungen und Kraft-Geschwindigkeits-Beziehungen ist auch eine Steigerung der myokardialen Leistungsfähigkeit zu entnehmen. Somit demonstriert dieses tierexperimentelle Modell eindrücklich die Fragwürdigkeit "punktueller Kontraktilitätsindizes": Offensichtlich läßt der vielbenutzte Quotient $dP/dt_{max}/P$ bzw. $d\sigma/dt_{max}/\sigma$ sichere Rückschlüsse weder auf die potentielle Spannungsentwicklung noch auf die maximale lastfreie Verkürzungsgeschwindigkeit zu. Fehlinterpretationen im Sinne einer reduzierten "Kontraktilität" nach Ausdauertraining könnten weiterhin damit zusammenhängen, daß das Herz des Trainierten für die Bewältigung einer bestimmten körperlichen Leistung bzw. eines bestimmten Minutenvolumens einer geringeren Sympathikusantriebs bedarf als das Organ körperlich untrainierter Personen (Lit. s. [33, 35]). Die Aktivität des sympathischen Nervensystems in Ruhe sowie die Noradrenalinausscheidung im Urin bei körperlicher Belastung ist beim trainierten Organismus reduziert [24]. Auch findet sich nach Training eine herabgesetzte Aktivität katecholaminsynthetisierender und -abbauender Enzyme [29].

Die bei der Schwimmratte offensichtliche Steigerung der myokardialen Leistungsfähigkeit ist wahrscheinlich z.T. auf Veränderungen der elektromechanischen Kopplung zu beziehen. Dafür könnte die formale Angleichung des Mechanogramms der Kontrollherzen nach Steigerung der Ca^{2+}-Konzentration sprechen. Eindeutige Veränderungen ergaben unsere Untersuchungen auf der Ebene der kontraktilen Proteine, deren gesteigerte Enzymaktivität zweifellos mit der Zunahme der lastfreien Verkürzungsgeschwindigkeit in Zusammenhang steht. Eine enge Korrelation zwischen Verkürzungsgeschwindigkeit und myofibrillärer ATPase-Aktivität findet sich bei den verschiedensten Muskelarten. Diese Enzymaktivität ist beim Ventrikelmyokard der Ratte eine Funktion des Isoenzymmusters von Myosin [11, 28].

Aufgrund der Pyrophosphat-Gel-Elektrophorese [2, 11, 28] sind beim Ventrikelmyokard der Ratte 3 Isoenzyme mit unterschiedlicher Struktur der schweren Ketten [12] zu demonstrieren: VM-1, VM-2 und VM-3. VM-1 besitzt die höchste Enzymaktivität und Wanderungsgeschwindigkeit im Gel, VM-3 die geringste. Das Isoenzymmuster ist abhängig von Lebensalter und hämodynamischer Belastung; entscheidend ist jedoch möglicherweise in allen Fällen der neuroendokrine Status, vor allem die Effekte von Schilddrüsenhormon und Katecholaminen. In den ersten postnatalen Wochen liegt ein weitgehend homogenes VM-1-Muster vor, in der Folgezeit, vorwiegend innerhalb des 1. Halbjahres, vollzieht sich eine begrenzte Umverteilung in Richtung VM-3 (Details s. [11, 12, 14, 28, 30]).

Diese Umverteilung des Isoenzymmusters während der Reifezeit, aber auch die zusätzliche Verschiebung in Richtung VM-3 bei hypertensiven Ratten, läßt sich durch ein mehrwöchiges Schwimmtraining weitgehend rückgängig machen. Der Mechanismus, welcher die veränderte Genexpression unter körperlichem Training in Gang bringt [intermittierende Stimulierung der Myokardzellen durch Katecholamine und Schilddrüsenhormone (?)], ist unbekannt. Auch bleibt zu klären, warum die trainingsbedingte Transformation in Richtung eines schnelleren Myokards bei freiwilligem Laufbandtraining nicht eintritt, trotz gleichartiger Auswirkungen auf den Blutdruck (Rupp, H., unveröffentlichte Versuche). Möglicherweise ist letztlich nur eine unterschiedliche Dichte und Intensität des Trainings entscheidend. Die besonders eindrucksvolle Umverteilung des Isoenzymmusters bei spontanhypertensiven Ratten nach Schwimmtraining läßt sich nicht einfach auf die veränderte Druckbelastung des Herzens beziehen.

Im Gegensatz zu Scheuer et al. [32] betrachten wir nicht nur die Steigerung der ATPase-Aktivität bei der Schwimmratte, sondern auch die Abnahme der Enzymaktivität bei chronischer Druckbelastung des Herzens als adaptiven Vorgang [14, 15, 16, 28]. Die Untersuchungen zeigen, daß sich die Anpassung des Herzens von der anatomischen Konfiguration bis in den Bereich der molekularen Strukturen verfolgen läßt. Beim Menschen erscheint die Frage, inwieweit die muskelphysiologischen Eigenschaften des Sportherzens auf der Ebene der Myofibrillen einerseits sowie der elektromechanischen Kopplung andererseits verändert sind, noch nicht ausreichend geklärt. Da sich medizinisch nichtindizierte Herzbiopsien aus ethischen Gründen verbieten, sind weitere Versuche an größeren Tierspezies erforderlich, die - wie der Mensch - über ein Isoenzymmuster mit Prävalenz von VM-3 verfügen.

Literatur

1. Anstätt MK (1978) Auswirkungen eines 13-wöchigen Schwimmtrainings bei der Ratte auf die Dynamik des linken Ventrikels unter besonderer Berücksichtigung der diastolischen Ausgangslage in situ. Inaugural-Dissertation, Tübingen
2. d'Albis A, Pantaloni C, Bechet J-J (1979) An electrophoretic study of native myosin isoenzymes and of their subunit content. Europ J Biochem 99:261-272
3. Ebrecht G, Rupp H, Jacob R (1982) Alterations of mechanical parameters in chemically skinned preparations of rat myocardium as a function of isoenzyme pattern of myosin. Basic Res Cardiol 77:220-234
4. Felbier H-R (1983) Der Einfluß von Schwimmtraining und emotionalem Stress auf den Blutdruck und kardiale Myosinisoenzyme der Ratte. Inaugural-Dissertation, Tübingen
5. Gebhardt W, Reindell H (1964) Tonus und Kontraktilität des Herzens. Dtsch Med Wochenschr 89:736-742
6. Goltz D (1974) Einfluß eines mehrwöchigen Schwimmtrainings auf das Mechanogramm des Rattenventrikelmyokards. Inaugural-Dissertation, Tübingen
7. Goltz D, Steil E, Gülch R, Jacob R (1972) Einfluß eines mehrwöchigen Schwimmtrainings auf das Mechanogramm des Rattenventrikelmyokards. Pflügers Arch 335:R14
8. Gülch RW, Jacob R (1975) Length-tension diagram and force velocity relations of mammalian cardiac muscle under steady state conditions. Pflügers Arch 335:313-346
9. Hansis ML (1975) Veränderungen in der Mechanik des Rattenherzens nach körperlichem Training unter besonderer Berücksichtigung der Druck-Volumenbeziehungen. Inaugural-Dissertation, Tübingen
10. Hepp A, Hansis M, Gülch R, Jacob R (1974) Left ventricular isovolumic pressure-volume relations, "diastolic tone", and contractility in the rat heart after physical training. Basic Res Cardiol 69:516-532
11. Hoh JFY, McGrath PA, Hale PT (1978) Electrophoretic analysis of multiple forms of rat cardiac myosin: effects of hypophysectomy and thyroxine replacement. J Molec Cell Cardiol 10:1053-1076
12. Hoh JFY, Yeoh GPS, Thomas MAW, Higginbottom L (1979) Structural differences in the heavy chains of rat ventricular myosin isoenzymes. FEBS Letters 97: 330-334
13. Holubarsch C, Jacob R (1980) Die "Compliance" des Herzens. Med Welt 31:136-144
14. Jacob R (1983) Chronic reactions of myocardium at the myofibrillar level. Reflections on "adaptation" and "disease" based in the biology of long-term cardiac overload. In: Jacob R, Gülch RW, Kissling G (eds) Cardiac adaptation of hemodynamic overload, training and stress. Steinkopff, Darmstadt, S 3-24
15. Jacob R, Ebrecht G, Kämmereit A, Medugorac I, Wendt-Gallitelli MF (1977) Myocardial function in different models of cardiac hypertrophy. An attempt at correlating mechanical, biochemical, and morphological parameters. Basic Res Cardiol 72:160-167
16. Jacob R, Kissling G, Ebrecht G, Holubarsch C, Medugorac I, Rupp H (1983) Adaptive and pathological alterations in experimental cardiac hypertrophy. Adv Myocardiol 4:55-77
17. Jacob R, Nägle S (1969) Pathophysiologie des insuffizienten Herzens. Hippokrates 40:817-850
18. Kämmereit A, Medugorac I, Steil E, Jacob R (1975) Mechanics of the isolated ventricular myocardium of rats conditioned by physical training. Basic Res Cardiol 70:495-507
19. Kissling G, Gassenmaier T, Wendt-Gallitelli MF, Jacob R (1977) Pressure-volume relations, elastic modulus, and contractile behaviour of the hypertrophied left ventricle of rats with Goldblatt II hypertension. Pflügers Arch 369:213-221
20. Kissling G, Wendt-Gallitelli MF (1977) Dynamics of the hypertrophied left ventricle in the rat. Effects of physical training and chronic pressure load. Basic Res Cardiol 72:178-183

21. Medugorac I (1976) Different fractions in the normal and hypertrophied rat ventricular myocardium: An analysis of two models of hypertrophy. Basic Res Cardiol 71:608-623
22. Medugorac I, Kämmereit A, Jacob R (1975) Einfluß eines chronischen Schwimmtrainings auf Struktur und Enzymaktivität von Myosin beim Rattenmyokard. Hoppe Seyler's Z Physiol Chem 356:1161-1171
23. Meerson FZ, Kapelko VI, Pfeiffer C (1980) On the mechanism of elevation of cardiac muscle functional capabilities in adaptation to exercise. In: Jacob R (ed) Experimental cardiac hypertrophy and heart failure. Steinkopff, Darmstadt, S 223-233
24. Moser H, Jacob R (1977) Diastolic tension during the initial phase of hypoxia in isolated cardiac muscle preparations and in the left ventricular wall of rats. Pflügers Arch 368 [Suppl. R1]
25. Östman-Smith I (1979) Adaptive changes in the sympathetic nervous system and some effector organs of the rat following long term exercise or cold acclimation and the role of cardiac sympathetic nerves in the genesis of compensatory cardiac hypertrophy. Acta Physiol Scand [Suppl] 477:1-118
26. Puhm MO (1980) Mechanik und Kontraktilitätsreserven des linken Rattenventrikels nach langdauerndem Schwimmtraining. Inaugural-Dissertation, Tübingen
27. Reindell H, Delius L (1948) Klinische Beobachtungen über die Herzdynamik beim gesunden Menschen. Dtsch Arch Klin Med 193:639-655
28. Rupp H (1981) The adaptive changes in the isoenzyme pattern of myosin from hypertrophied rat myocardium as a result of pressure overload and physical training. Basic Res Cardiol 76:79-88
29. Rupp H, Bukhari AR, Jacob R (1983) Modulation of catecholamine synthesizing and degrading enzymes by swimming and emotional excitation in the rat. In: Jacob R, Gülch RW, Kissling G (eds) Cardiac adaptation to hemodynamic overload, training and stress. Steinkopff, Darmstadt, S 267-273
30. Rupp H, Jacob R (1982) Response of blood pressure and cardiac myosin polymorphism to swimming training in the spontaneously hypertensive rat. Can J Physiol Pharmacol 60:1098-1103
31. Schaible TF, Scheuer J (1979) Effects of physical training by running or swimming on ventricular performance of rat hearts. J Appl Physiol 46:854-860
32. Scheuer J, Malhotra A, Hirsch C, Capasso J, Schaible TT (1982) Physiologic cardiac hypertrophy corrects contractile protein abnormalities associated with pathologic hypertrophy in rats. J Clin Invest 70:1300-1305
33. Scheuer J, Tipton CM (1977) Cardiovascular adaptation to physical training. Ann Rev Physiol 39:221-251
34. Steil E, Hansis M, Hepp A, Kissling G, Jacob R (1975) Cardiac hypertrophy due to physical exercise; an example of hypertrophy without decrease of contractility: Unreliability of conventional estimation of contractility by simple parameters. Rec Adv Cardiac Struct Metab 5:491-496
35. Stone HL (1980) The heart and exercise training. In: Bourne GH (ed) Hearts and heart-like organs, vol II. Academic Press, New York, pp 389-418
36. Ullrich KJ, Riecker G, Kramer K (1954) Das Druckvolumendiagramm des Warmblüterherzens. Pflügers Arch 259:481-498

Aerobe und anaerobe Energiebereitstellung als Funktion einer statistischen Verteilung der maximalen oxidativen Leistungsfähigkeit der einzelnen Muskelfaser

Aerobic and Anaerobic Energy Supply as a Function of a Statistical Distribution of Oxidative Capacity of Single Muscle Fibres

H. Heck, A. Mader und W. Hollmann

Summary

The oxygen uptake during exercise can be conceived as the sum of the oxygen uptake of all involved muscle fibres. Starting from this thesis and under the supposition of a normal distribution of oxidative capacity of the muscle fibre computer calculations are presented for step load and ramp load.

They allow simple explanations for the following:

1. why lactate is produced below a load corresponding to the maximal oxygen uptake
2. why a rise in the aerobic-anaerobic threshold results from an endurance training with persistent maximal oxygen uptake
3. for the "levelling-off-phenomenon" in oxygen uptake
4. for the different flexures of lactate curves in the graded test depending on endurance performance capacity.

Einleitung

Die Sauerstoffaufnahme während Belastung kann als Summe der Sauerstoffaufnahme aller belasteten Muskelfasern aufgefaßt werden. Ob eine einzelne Muskelfaser rein aerob oder aber partiell anaerob arbeitet, hängt von verschiedenen Faktoren ab. Ein wesentlicher dürfte die maximale oxidative Kapazität der Faser sein, die wiederum abhängig ist vom Muskelfasertyp und vom Trainingszustand. Als weitere Faktoren sind anzuführen die aktuelle Sauerstoffversorgung und die Höhe der Belastung der einzelnen Muskelfaser.

Eine Verteilungsfunktion der oxidativen Kapazität und der Belastung einzelner Muskelfasern ist nicht bekannt. Im folgenden soll aus theoretischem und vor allem praktischem Grund eine Normalverteilung angenommen werden. Zum einen sind biologische Größen relativ häufig annähernd normal verteilt, zum anderen lassen sich mit Hilfe der Normalverteilung Gleichungen angeben, die das Verhalten der Sauerstoffaufnahme und der anaeroben Stoffwechselprozesse bei Belastungsuntersuchungen beschreiben.

Mathematisches Modell

Folgende vereinfachende Annahmen werden gemacht:

1. Die maximale oxidative Kapazität und die Belastung der Muskelfasern folgen der Normalverteilung.
2. Unterhalb einer Belastung entsprechend der maximalen Sauerstoffaufnahme der einzelnen Muskelfaser wird kein Laktat gebildet (ausgenommen bei Belastungsanfang).

Bei Kenntnis des Mittelwerts $\bar{x}$ und der Standardabweichung s der Verteilungsfunktion kann der prozentuale Anteil an der belasteten Muskulatur angegeben werden, der entsprechend der Belastungshöhe rein aerob arbeitet. Der hieraus resultierende Betrag an $\dot{V}O_2$ berechnet sich wie folgt:

$$h(x) = \frac{x}{s\sqrt{2\pi}} \cdot \int_x^{\infty} e^{-\frac{(t-\bar{x})^2}{2s^2 \cdot dt}} \qquad \text{(Gl. 1)}$$

x = Belastungsintensität $\hat{=}$ $\dot{V}O_2$ ($ml \cdot min^{-1} \cdot kg^{-1}$)
$\bar{x}$ = Mittelwert
s = Standardabweichung.

Der andere Anteil arbeitet aerob und anaerob, wobei die aerobe Energiegewinnung abhängig ist von dem zur Belastungsintensität gehörigen Dichtewert. Dieser Anteil errechnet sich nach folgender Gleichung:

$$g(x) = \frac{1}{s\sqrt{2\pi}} \cdot \int_0^{x} t, e^{-\frac{(t-\bar{x})^2}{2s^2 \cdot dt}} \qquad \text{(Gl. 2)}$$

Unter der Annahme, daß ($\bar{x}$ - 3 · s) wesentlich größer als 0 ist, kann die untere Integralgrenze gleich $-\infty$ gesetzt werden.

Die Gesamtgleichung der aeroben Energiebereitstellung lautet dann:

$$f(x) = x + (\bar{x}-x) \cdot \int_{-\infty}^{x} \frac{e^{-\frac{(t-\bar{x})^2}{2s^2}}}{s\sqrt{2\pi}} \cdot dt - \frac{s}{\sqrt{2\pi}} \cdot e^{-\frac{(x-\bar{x})^2}{2s^2}} \qquad \text{(Gl. 3)}$$

Ergebnisse und Diskussion

In Abb. 1 sind die nach Gl. 3 berechneten Sauerstoffaufnahmewerte in Abhängigkeit von der Belastung (eq. $\dot{V}O_2$ $ml \cdot min^{-1} \cdot kg^{-1}$) für einen fiktiven Mittelwert $\bar{x}$ = 50 $ml \cdot min^{-1} \cdot kg^{-1}$ und den Standardabweichungen s_1 = 5, s_2 = 10, s_3 = 15 und s_4 = 20 $ml \cdot min^{-1} \cdot kg^{-1}$ dargestellt. Die mit s_1, s_2, s_3, s_4 bezeichneten Kurven zeigen die $\dot{V}O_2$ in Abhängigkeit von den verschiedenen Standardabweichungen. Die Differenz zur durchgezogenen Geraden entspricht der anaeroben Energierate. Sie ist im unteren Teil der Abb. 1 gesondert dargestellt.

Folgendes läßt Abb. 1 erkennen:

1. Für lim $x \to \infty$ wird die $\dot{V}O_2$ durch den Mittelwert ($\bar{x}$) der Verteilung unabhängig von der Standardabweichung asymptotisch begrenzt. Somit ist der Mittelwert der Verteilung identisch mit der maximalen $\dot{V}O_2$.
2. Je größer die Standardabweichung, desto früher beginnt die partiell anaerobe Energiebereitstellung und desto später wird die max. $\dot{V}O_2$ erreicht.
3. Bei einer Belastung entsprechend der max. $\dot{V}O_2$ erfolgt die Energiebereitstellung schon teilweise anaerob. Die Höhe des anaeroben Anteils ist abhängig von der Standardabweichung.

Sprungförmige konstante Belastung. In erster Näherung kann das Zeitverhalten der $\dot{V}O_2$ als Verzögerungsglied erster Ordnung beschrieben werden [5]. Gleichung 4 beschreibt die Sprungantwort:

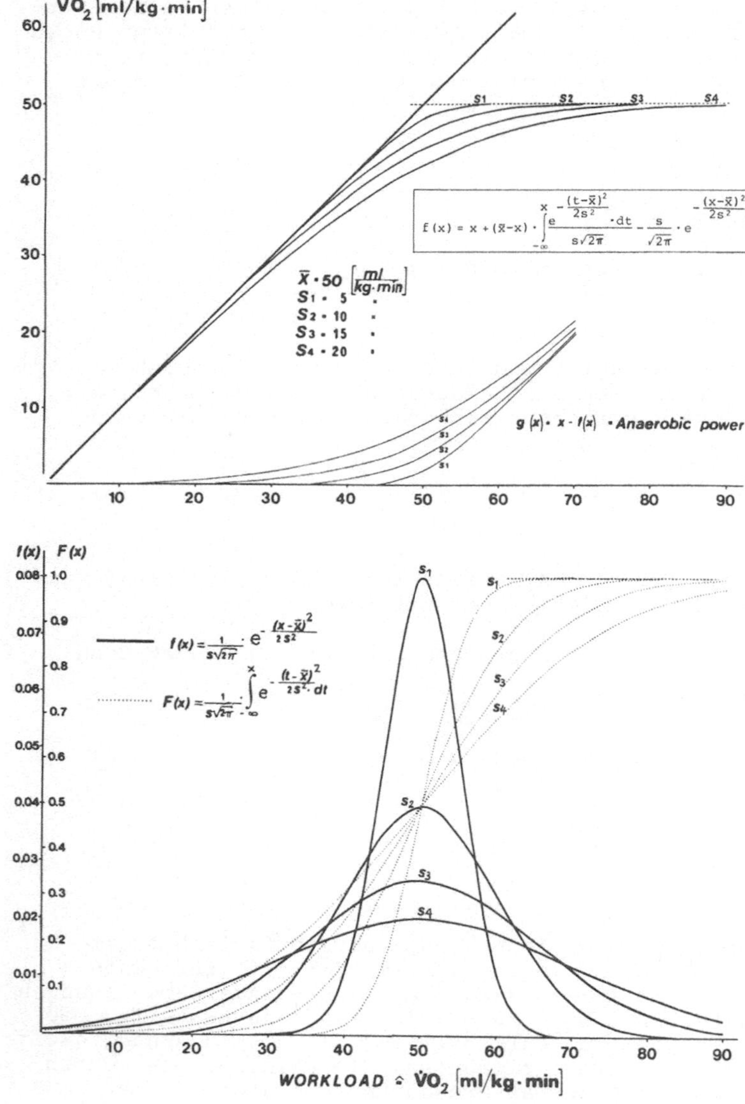

Abb. 1. Belastungsabhängige $\dot{V}O_2$-Werte (Steady state) bei einem Mittelwert $\bar{x}$ = 50 und Standardabweichungen s_1=5, s_2=10, s_3=15 und s_4=20 ml·min^{-1}·kg^{-1}

$$f(t) = a\,(1 - \exp(-t/T)). \qquad \text{(Gl. 4)}$$

Hierbei bedeutet a die $\dot{V}O_2$-äquivalente Belastungsintensität und T die Zeitkonstante des Verzögerungsglieds. Für T werden in der Literatur Werte zwischen 20 und 70 s angegeben [5]. Die folgenden Berechnungen werden mit T = 30 s und den o.a. Werten für max. $\dot{V}O_2$ und die Standardabweichungen durchgeführt.

Abb. 2 zeigt das Verhalten der $\dot{V}O_2$ bei drei verschiedenen Belastungen:

1. Die Belastung liegt im submaximalen Bereich (20 ml·min^{-1}·kg^{-1}).
2. Die Belastung entspricht der maximalen $\dot{V}O_2$ (50 ml·min^{-1}·kg^{-1}).
3. Die Belastung ist supramaximal (80 ml·min^{-1}·kg^{-1}).

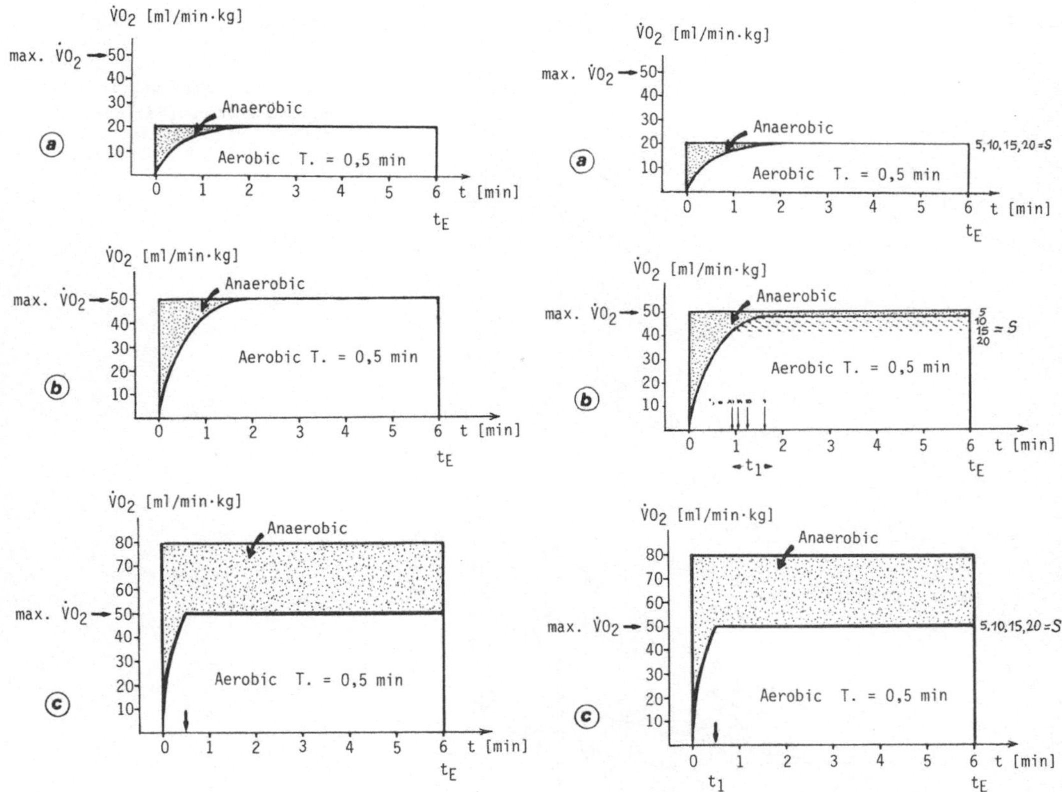

Abb. 2. $\dot{V}O_2$ bei 3 verschiedenen Belastungen. Die max. $\dot{V}O_2$ beträgt 50 $ml \cdot min^{-1} \cdot kg^{-1}$ (Näheres s. Text)

Links ist das Verhalten dargestellt entsprechend den Angaben von Di Prampero [2]. Rechts wird zusätzlich die Verteilungsfunktion berücksichtigt. Bei der submaximalen Belastung wird unabhängig von der Standardabweichung nach der Einschwingphase die belastungsäquivalente Sauerstoffaufnahme erreicht. Bei der maximalen Belastung verbleibt eine partielle anaerobe Energiedeckung, die um so größer ist, je größer die Standardabweichung ausfällt. Bei der supramaximalen Belastung wird unabhängig von der Standardabweichung in jedem Fall die maximale Sauerstoffaufnahme erreicht.

Anmerkung: Der knickartige Übergang der $\dot{V}O_2$-Kurve beim Erreichen der maximalen Sauerstoffaufnahme dürfte nicht reell sein, da bei intakten biologischen Systemen solche Übergänge unwahrscheinlich sind und in der Praxis nicht beobachtet werden. In Anlehnung an Di Prampero wird diese Darstellung beibehalten, da die Einschwingphase nicht Gegenstand der vorliegenden Untersuchung ist und die Ergebnisse in ihrer Qualität nicht berührt werden.

In Abb. 3a,b sind der belastungs- und zeitabhängige anaerobe (oben) und der laktazide (unten) Energiebetrag für eine $\dot{V}O_2$-max. = 50 $ml \cdot min^{-1} \cdot kg^{-1}$ dargestellt. Der untere Rand der schraffierten Felder zeigt die Werte der Standardabweichung s = 5 und der obere Rand die Werte bei s = 20.

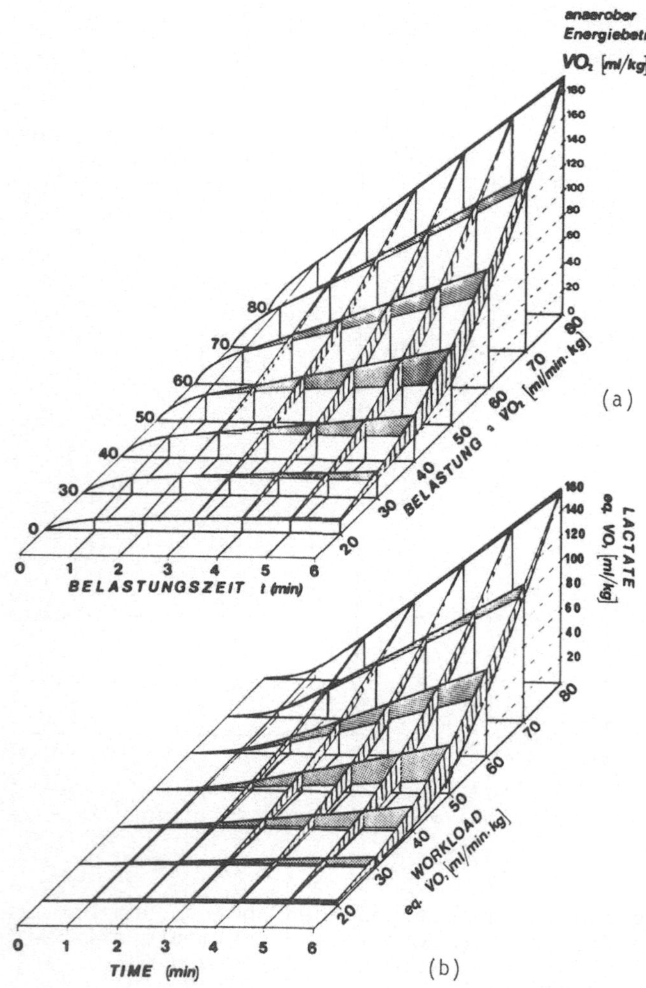

Abb. 3a,b. Zeit- und belastungsabhängiger anaerober (a) und laktazider (b) Energiebetrag in $\dot{V}O_2$-Äquivalenten (Näheres s. Text)

Rampenförmiger Belastungsanstieg. In der Regel werden Untersuchungen zur Ermittlung der max. $\dot{V}O_2$ in Form eines Stufentests durchgeführt. Ein Grenzfall des Stufentests ist der *rampenförmige* Belastungsanstieg. Hierbei streben Stufendauer und Belastungsabstufung dem Grenzwert 0 zu. Wegen der einfacheren mathematischen Behandlung sollen die aerobe und anaerobe Energiebereitstellung bei dieser Belastungsform untersucht werden.

Unter der Annahme, daß die $\dot{V}O_2$ hier ebenfalls ein Zeitverhalten zeigt wie ein Verzögerungsglied 1. Ordnung mit einer Zeitkonstanten T = 30 s, lautet die Gleichung für die Sauerstoffaufnahme:

Gleichung der $\dot{V}O_2$: $g(t) = a \cdot (t - T \cdot (1 - Exp\ (-t/T))$ (Gl. 5)

Gleichung der Belastung: $f(t) = a \cdot t$ (Gl. 6)

Hierbei bedeutet a Anstiegsgeschwindigkeit mit der Dimension: $ml \cdot kg^{-1} \cdot min^{-2}$.

Abb. 4 zeigt die $\dot{V}O_2$ in Abhängigkeit von der Zeit bei 3 unterschiedlichen Belastungsanstiegsgeschwindigkeiten ($a_1 = 5$, $a_2 = 2$, $a_3 = 1$ (ml·kg^{-1}·min^{-2})) für den o.a. Mittelwert und die vier Standardabweichungen.

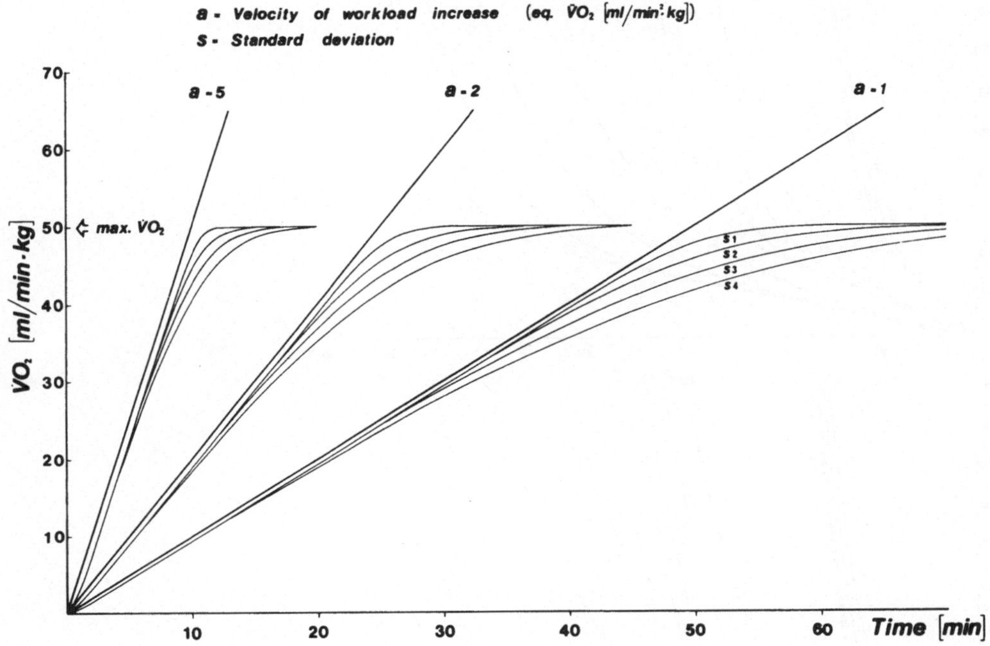

Abb. 4. $\dot{V}O_2$ bei rampenförmigem Belastungsanstieg in Abhängigkeit von der Standardabweichung für drei verschiedene Belastungsanstiegsgeschwindigkeiten

Folgendes läßt sich anhand der Abbildung erkennen:

1. Unabhängig von der Anstiegsgeschwindigkeit der Belastung und der Standardabweichung wird die max. $\dot{V}O_2$ asymptotisch bei einem Wert von 50 ml·kg^{-1}·min^{-1} begrenzt.
2. Je größer die Standardabweichung ist, desto früher weicht die $\dot{V}O_2$-Kurve vom parallelen Verlauf zur Belastungsgeraden ab und desto später wird die max. $\dot{V}O_2$ erreicht.
3. Je kleiner die Standardabweichung, desto stärker ist die Krümmung der $\dot{V}O_2$-Kurve vor dem Erreichen der max. $\dot{V}O_2$.
4. Je kleiner die Belastungsanstiegsgeschwindigkeit, desto flacher ist die Krümmung der $\dot{V}O_2$-Kurve.

Bei Belastungsuntersuchungen mittels Stufentest wird ähnlich wie in Abb. 4 eine Abflachung der $\dot{V}O_2$-Kurve im Grenzbereich der Leistungsfähigkeit beobachtet und als "levelling-off" bezeichnet. Aus Abb. 4 kann geschlossen werden, daß ein "levelling-off" am ehesten bei hohen Anstiegsgeschwindigkeiten und bei Probanden mit kleiner Standardabweichung zu beobachten sein wird.

Die Fläche zwischen der Belastungsgeraden und der $\dot{V}O_2$-Kurve entspricht dem zeitabhängigen anaeroben Energiebetrag. In Abb. 5a sind die anaeroben und in Abb. 5b die laktaziden Energiebeträge als $\dot{V}O_2$-Äquivalente dargestellt. Für gleiche Laktatwerte finden sich unterschied-

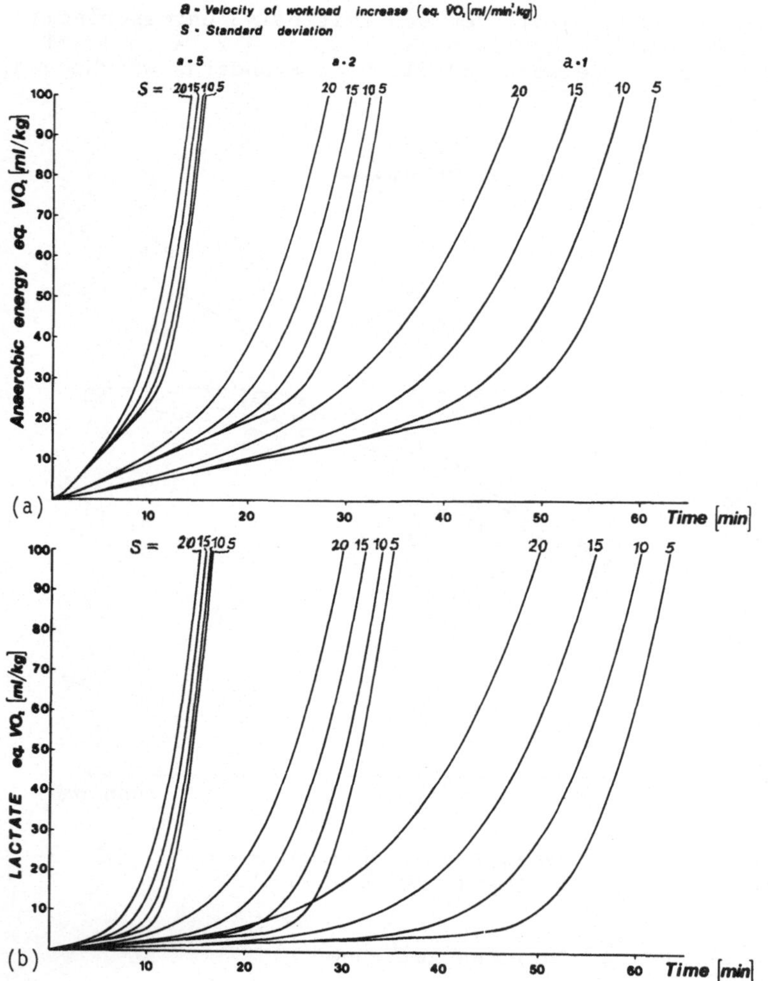

Abb. 5a,b. Anaerobe (a) und laktazide (b) Energiebeträge, entsprechend den Bedingungen in Abb. 4

liche Zeit- und damit Belastungswerte bei den verschiedenen Standardabweichungen oder für eine definierte Belastung differente Laktatwerte. Bei Längsschnittuntersuchungen an Ausdauersportlern wird nicht selten eine Rechtsverschiebung der Laktatkurve vergleichbar einer Verkleinerung der Standardabweichung in Abb. 5 ohne wesentliche Steigerung der max. $\dot{V}O_2$ beobachtet. Ähnlich sind die Ergebnisse der Trainingsuntersuchungen von Åstrand u. Rodahl [1] zu interpretieren. Nach anfänglich deutlicher Verbesserung persistierte die max. $\dot{V}O_2$, obwohl die Ausdauerleistungsfähigkeit weiter anstieg (Abb. 6).

In Abb. 5 fällt weiterhin auf, daß mit Verkleinerung der Standardabweichung die Krümmung der Laktatkurve zunimmt. Verschieden starke Krümmungen der Laktatkurve werden bei leistungsdiagnostischen Untersuchungen registriert. In der Regel verläuft die Laktatkurve des Trainierten stärker gekrümmt als die des Untrainierten. In Abb. 7 sind die Laktatkurven von 9 Probanden mit unterschiedlicher Leistungsfähigkeit bei rampenförmiger Fahrradergometerbelastung (12 W/min) dargestellt. Die am weitesten rechts liegende Kurve zeigt die stärkste Krümmung.

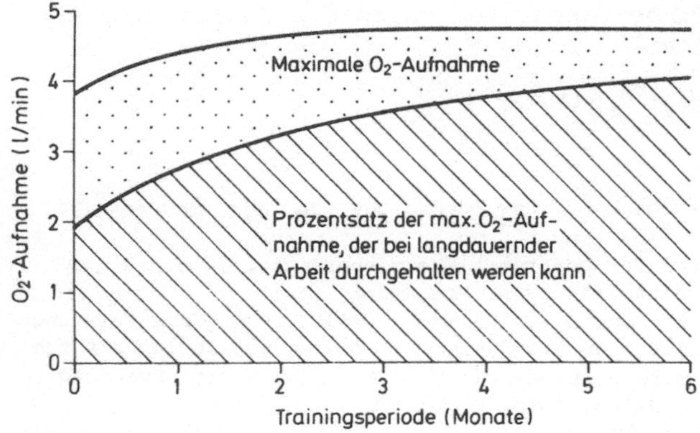

Abb. 6. Veränderung der max. $\dot{V}O_2$ und der Ausdauerleistungsfähigkeit während eines Trainings. (Aus Hollmann u. Hettinger [4], nach Åstrand u. Rodahl [1])

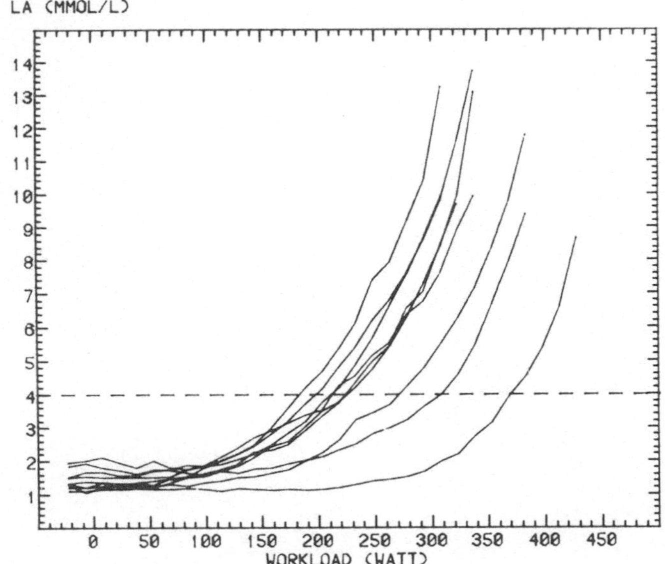

Abb. 7. Laktatkurven von 9 Probanden unterschiedlicher Leistungsfähigkeit bei rampenförmiger Fahradergometerbelastung (12 W/min)

Im folgenden wird der Versuch unternommen, die Befunde kausal zu erklären: Die Intensität eines Ausdauertrainings liegt normalerweise im submaximalen Belastungsbereich, je nach Leistungszustand, Trainingsphase und Wettkampfstrecke in einem Intensitätsbereich, der durch einen Steady-state-Blutlaktatwert zwischen 1,5 und 3,5 mmol/l gekennzeichnet ist [3]. Die Laktatbildung erfolgt hierbei vor allem in den Muskelfasern mit niedriger oxidativer Kapazität. Wenn man annimmt, daß die Anpassungsprozesse dort stattfinden, wo sich Systeme im Grenzbereich der Belastbarkeit befinden, werden vor allem Muskelfasern mit niedriger oxidativer Kapazität eine Steigerung der aeroben Leistungsfähigkeit erfahren. Das führt zu einer deutlichen Verschiebung des linken Anteils der Gauß-Glockenkurve mit einer gleichzeitigen Vergrößerung des Mittelwertes.

Abschließende Anmerkung: Auch wenn keine Normalverteilung der oxidativen Kapazität der Muskelfasern vorliegt, sondern andere Verteilungen wie "schiefe" und "multimodale" Verteilungen, bleiben die o.a. Ergebnisse in ihrem qualitativen Gehalt bestehen. Lediglich die Quantitäten dürften eine Änderung erfahren.

Literatur

1. Åstrand PO, Rodahl V (1978) Textbook of work physiology, 2nd edn. McGraw-Hill, New York
2. Di Prampero PE (1973) Grundlagen der anaeroben Energiebereitstellung und der O_2-Schuld bei körperlichen Höchstbelastungen. Med Sport 1:1-13
3. Föhrenbach R, Liesen H, Mader A, Heck H, Hollmann W (1983) Die Ausdauerleistungsfähigkeit deutscher Spitzenathletinnen mit Wettkampfstrecken von Sprint bis zum Marathonlauf. In: Heck H, Hollmann W, Liesen H, Rost R (Hrsg) Sport: Leistung und Gesundheit. Deutscher Ärzteverlag, Köln, S 555-562
4. Hollmann W, Hettinger I (1980) Sportmedizin - Arbeits- und Trainingsgrundlagen, 2. Aufl. Schattauer, Stuttgart, S 425
5. Linnarsson D (1974) Dynamics of pulmonary gas exchange and heart rate changes at start and end of exercise. Acta Physiol Scand [Suppl] 415:1-68

Das Verhalten des Blutlaktatspiegels und der Herzfrequenz während eines Circuit-Programms nach der extensiven und nach der intensiven Intervallmethode

Changes in Blood Lactic Acid and Heart Rate During Two Forms (Intensive and Extensive) of Interval Exercises

I. Schöner, R. Seiffert, W. Pohontsch und H. Liesen

Summary

Seventeen healthy male physical education students performed two forms of interval exercises. In one form (intensive method) the exercises were performed alternating 15 s of exercise with 60 s of rest. In the other form (extensive method) the exercises alternated 30 s of exercise with 30 s of rest. In both forms the participants ran through a circuit twice with a rest period of 10 minutes between. During exercise and recovery (1, 3, 5, 7 and 10 minutes after exercise) heart rate was registered by telemetry. Blood lactic acid was measured during rest intervals and recovery at the above mentioned time points. In order to evaluate the effective exercise load the number of repetitions at each obstacle was also registered.

The main results were as follows:
After the first completion of the circuit, both extensive and intensive exercises produced the same lactic acid concentration (8.8 mmol/l); after the second completion blood lactate was 10.1 and 9.9 mmol/l respectively.

Varying with the exercise intensity the maximal heart rates ranged from 140 to 172 for both forms of exercise. In the extensive exercise program the heart rate at the end of the 30 s rest intervals was between 125 and 160 beats/min, and in the intensive program between 101 and 140 after the 60 s rest intervals.

For both forms of circuit training, there was no significant correlation between heart rate and blood lactic acid concentration changes. In conclusion it appears difficult to provide advices for the exercise intensity during circuit training from heart rate.

Einleitung

Die von uns durchgeführte Untersuchung befaßt sich mit dem Circuit-Training (CT), das 1952 von Morgan u. Adamson aus dem amerikanischen Bodybuilding-System entwickelt wurde [6]. Das CT findet heute in abgewandelter und spezialisierter Form in Schule, Verein, Breiten- und Leistungssport Anwendung.

Wir untersuchten das Verhalten der Herzfrequenz und des Laktats bei intensivem und extensivem CT entsprechend der Differenzierung von Dassel u. Haag [2] (Tabelle 1). Dabei interessierten uns folgende Fragen:

1. Bedingt eine solche Differenzierung im intensiven und extensiven Circuit-Training eine entsprechend unterschiedliche metabolische Belastung?
2. Läßt sich an der Höhe der Herzfrequenz die metabolische Belastung im intensiven bzw. extensiven CT beurteilen?

Tabelle 1. Übersicht der Trainingsmethoden hinsichtlich der Durchführung und Wirkung. (Nach Dassel u. Haag [2])

	Durchführung des Trainings				Trainingswirkung
	Belastung % des MT	Serie s	Pause s	Wiederholungen pro Serie	
Methode der intensiven Intervallarbeit	50-75 %	10-15	90-30	8-12 meist mit zusätzlicher Belastung	Schnellkraft (90 s Pause) etwas Maximalkraft (90 s Pause) Kraftausdauer Schnelligkeitsausdauer
Methode der extensiven Intervallarbeit	50 %	30 30 45	30 15 15	15-20	Schnellkraft Kraftausdauer Schnelligkeitsausdauer Allgemeine Ausdauer

3. Ist die Abnahme der Herzfrequenz nach einer Intervallbelastung z.B. entsprechend der "lohnenden Pause" [3, 7] (Abb. 1) als sinnvoll anwendbares Kriterium zur Trainingssteuerung zu verwenden?

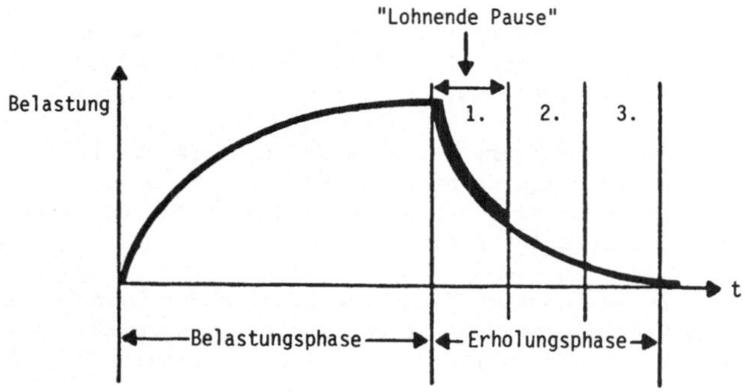

Abb. 1. Schematische Darstellung der sog. "lohnenden Pause". (Nach Schmolinsky [7])

Material und Methode

Das intensive CT führten wir mit 17 gesunden Sportstudenten der DSHS durch. Ihr mittleres Alter betrug 23 ± 2,3 Jahre, ihre mittlere Größe 181 ± 5,4 cm und ihr mittleres Gewicht 75,0 ± 6,6 kg. Das extensive CT leisteten ebenfalls 17 gesunde Sportstudenten, die 23,8 ± 2,4 Jahre alt, 182,3 ± 6,0 cm und 75,6 ± 9,1 kg schwer waren.

Die beiden Circuit-Programme setzten sich aus 10 Stationen zusammen, (Tabelle 2). Vor dem CT wärmten sich die Probanden 10 min lang auf. Das intensive CT wurde mit einer Belastungszeit von 15 s und einer Pausenzeit von 60 s durchgeführt, das extensive mit einer Belastungs- und Pausenzeit von jeweils 30 s (Abb. 2). Nach der 10. Station erfolgte eine Erholungszeit von 10 min. Jeder Proband absolvierte 2 Durchgänge.

Die Übungswiderholungen wurden an jeder Station gezählt und die Herzfrequenz während der gesamten Untersuchung telemetrisch aufgezeichnet.

Tabelle 2. Stationsreihenfolge des Circuit-Programms mit Belastungsakzent und Übungsbezeichnung beim intensiven und extensiven CT

Station	Belastungsakzent	Übungsbezeichnung *intensives* CT	Übungsbezeichnung *extensives* CT
1	Gesamtkörpereffekt	Hochdrücken einer Langbank mit aufliegender Turnmatte aus tiefer Kniebeuge	Liegestütz - Wechselhüpfen mit Strecksprung
2	Bauchmuskulatur	Heben der Beine aus dem Streckhang in den Winkelhang an der Sprossenwand	Heben der Beine aus der Rückenlage bei fixiertem Rumpf
3	Beinmuskulatur	Wechselsprünge am Kasten mit 10 kg Sandsack	Wechselsprünge am Kasten
4	Rückenmuskulatur	Heben und Senken des Oberkörpers bei fixierten Beinen (Kasten/Sprossenwand) mit 10 kg Sandsack	Heben und Senken des Oberkörpers bei fixierten Beinen
5	Armmuskulatur	Liegestütz mit Handklatsch	Hangzucken an der Sprossenwand
6	Gesamtkörpereffekt	Stoßen einer Scheibenhantel (25 kg) aus der tiefen Kniebeuge	Hampelmann mit 2 Kurzhanteln (je 2 kg)
7	Bauchmuskulatur	Rumpfbeuge an der Schrägbank (45°)	Rumpfbeuge aus der Rückenlage mit fixierten Beinen
8	Beinmuskulatur	Schlußsprünge über die Langbank	Schlußsprünge über die Langbank
9	Rückenmuskulatur	Aufrichten und Absenken des Rumpfes mit 25 kg Scheibenhantel	Aufrichten und Absenken des Rumpfes mit 5 kg Sandsack
10	Armmuskulatur	Klimmziehen am Hochreck	beidhändiger Überkopfwurf eines Medizinballes (3 kg) gegen die Wand (2,5 m Höhe)

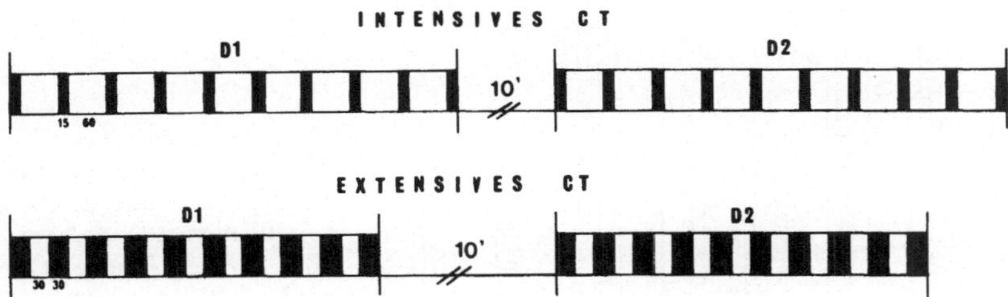

Abb. 2. Der zeitliche Ablauf des gesamten Untersuchungsganges des intensiven und extensiven CT

Blutlaktatabnahmen erfolgten vor Übungsbeginn, am Ende der Pause nach jeder Intervallbelastung sowie in der 1., 3., 5., 7. und 10. Erholungsminute nach jedem Durchgang.

Ergebnisse und Diskussion

Beim extensiven CT (Abb. 3) sind fast doppelt so viele Übungswiederholungen geleistet worden wie beim intensiven CT (Abb. 4). Da beim intensiven CT nur die Hälfte der Zeit zur Verfügung stand und die Übungen, mit Zusatzbelastungen (z.B. Fremdgewicht) ausgeführt wurden, kann daher geschlossen werden, daß es mit höherer Intensität durchgeführt worden ist.

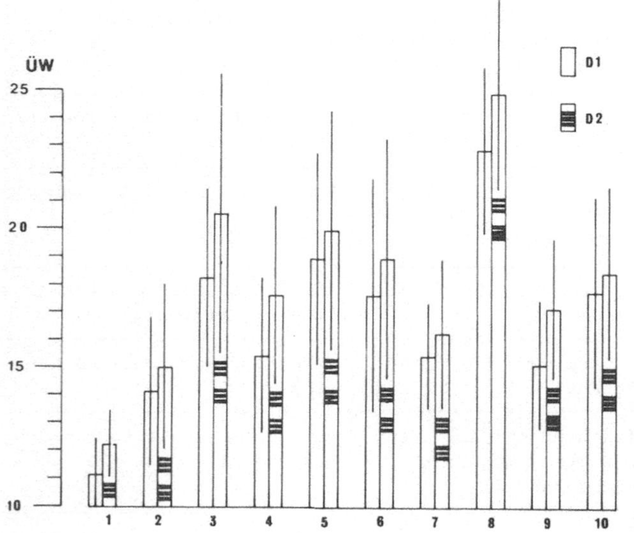

Abb. 3. Graphische Darstellung der durchschnittlich geleisteten Übungswiederholung (ÜW) an den Übungsstationen (Ü) 1-10 in Durchgang 1 (D 1) und in Durchgang 2 (D 2) beim extensiven CT

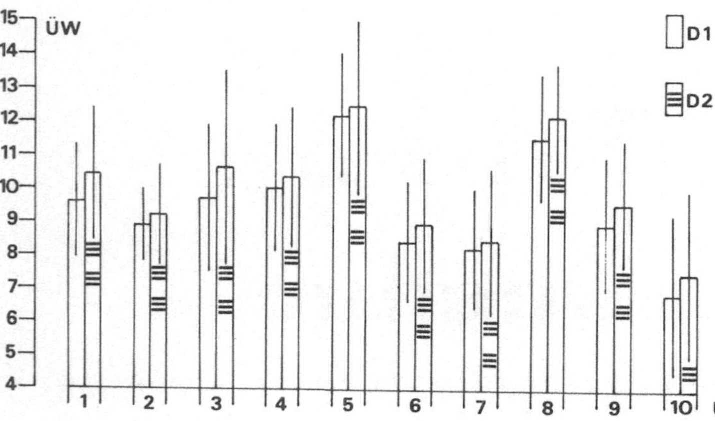

Abb. 4. Graphische Darstellung der durchschnittlich geleisteten Übungswiderholung (ÜW) an den Übungsstationen (Ü) 1-10 in Durchgang 1 (D 1) und in Durchgang 2 (D 2) beim intensiven CT

Im zweiten Durchgang waren die Wiederholungszahlen bei allen Übungen höher (Abb. 3 und 4). Dies dürfte mit einer erhöhten aeroben metabolischen und hämodynamischen Aktivität erklärbar sein, die aus dem ersten Durchgang resultiert [1].

Die maximal erreichten Herzfrequenzen verhalten sich bei beiden Circuit-Formen ungefähr gleich (Abb. 5 und 6). Die vorhandenen Unterschiede dürften auf die unterschiedlichen Übungen sowie auf die interindividuelle Leistungsfähigkeit der Probanden zurückzuführen sein.

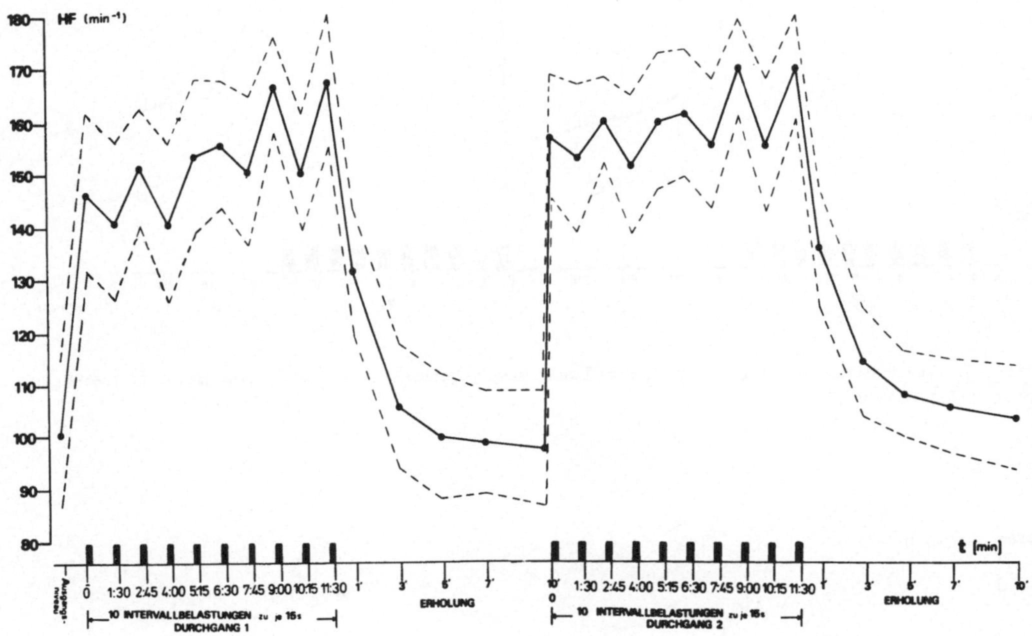

Abb. 5. Graphische Darstellung der telemetrisch gemessenen maximalen Herzfrequenz beim intensiven CT

Es läßt sich entsprechend der höheren Übungswiederholungszahl im 2. Durchgang eine Erhöhung der HF erkennen. Die Herzfrequenz korreliert mit der Belastung.

Die niedrigsten Herzfrequenzwerte in den Pausen zwischen den einzelnen Stationen liegen beim intensiven CT entsprechend den Angaben für die lohnende Pause um im Mittel zwischen 40 und 50 Schlägen unter den Belastungswerten (Abb. 7), während sie beim extensiven CT nur ca. 15 Schläge unter den belastungsbedingten Maximalfrequenzen liegen (Abb. 8).

Intensives bzw. extensives CT führt zu vergleichbaren Laktatkonzentrationen (Abb. 9 und 10). Das gemessene Laktat liegt sowohl im intensiven als auch im extensiven CT im 2. Durchgang höher als im 1. Durchgang. Die Bildungsrate des Laktats ist jedoch im 1. Durchgang größer als im 2. Durchgang (maximales Laktat minus Ausgangslaktat) [5]. Dies ist mit einer Erhöhung der oxidativen Aktivität durch den 1. Durchgang zu erklären, obwohl schon dem 1. Durchgang ein leichtes Aufwärmprogramm vorausgegangen ist [4].

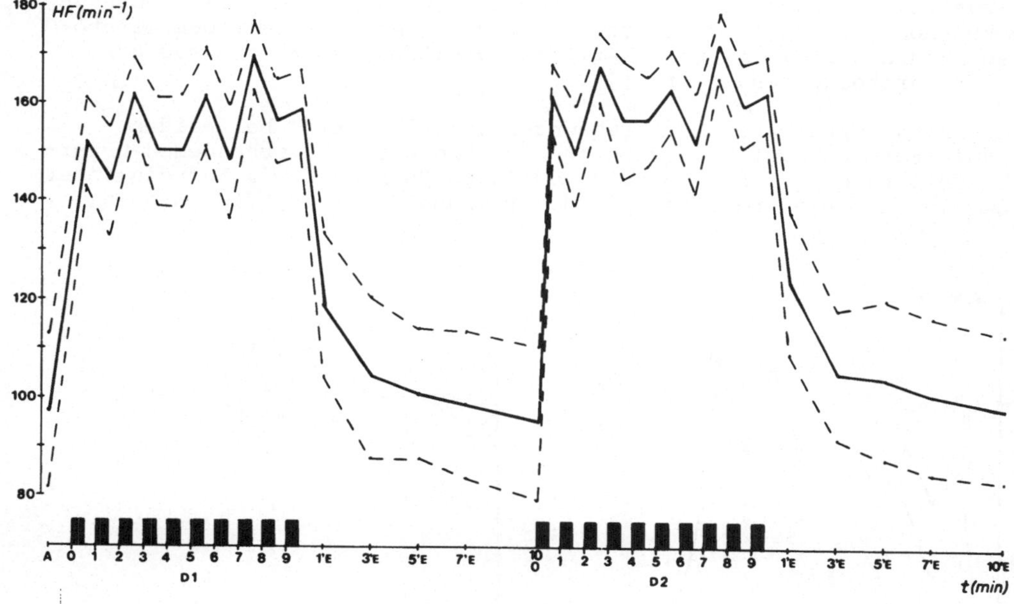

Abb. 6. Graphische Darstellung der telemetrisch gemessenen maximalen Herzfrequenz beim extensiven CT

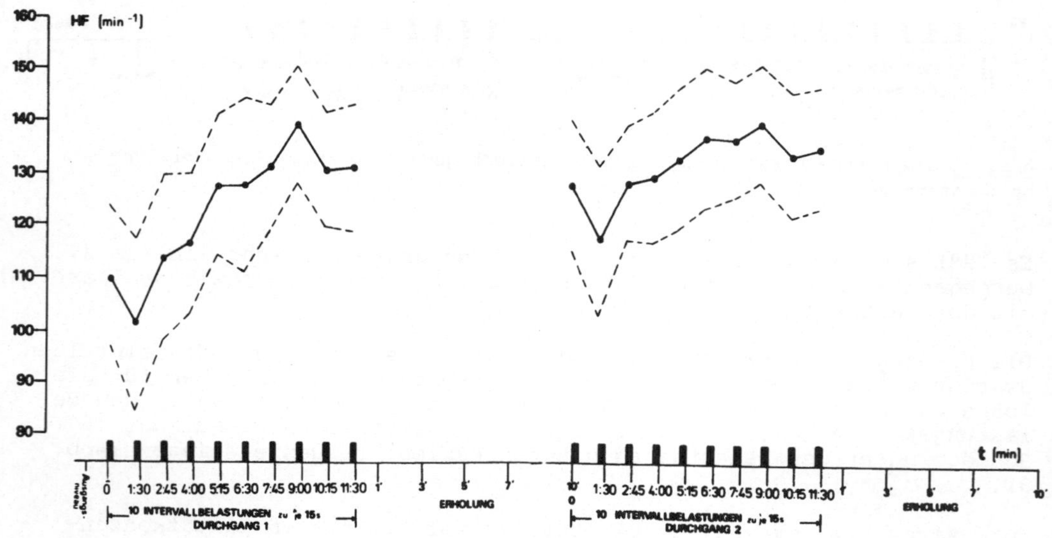

Abb. 7. Graphische Darstellung der telemetrisch gemessenen minimalen Herzfrequenz (während der Pausen) beim intensiven CT

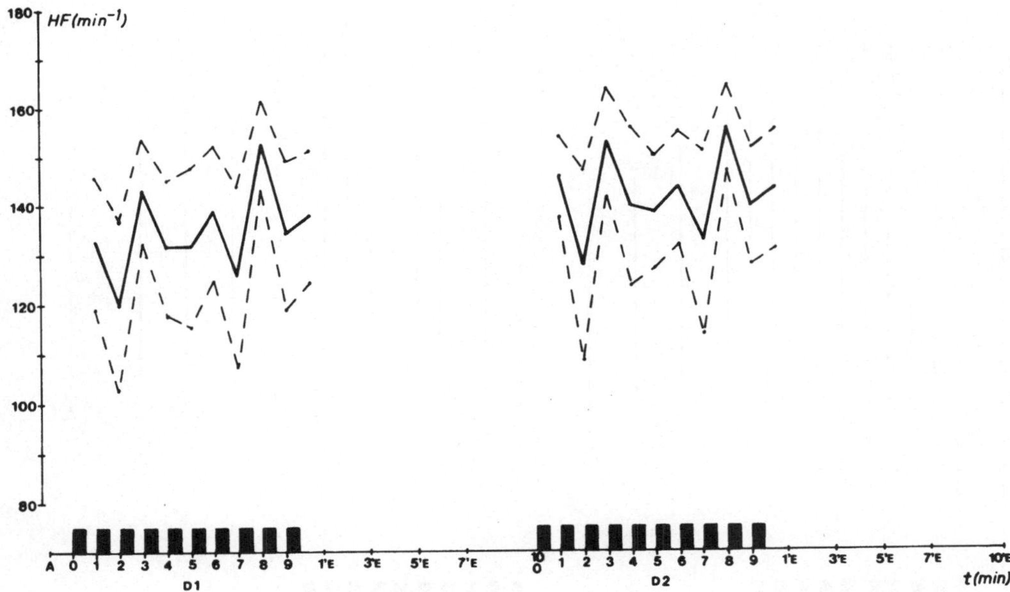

Abb. 8. Graphische Darstellung der telemetrisch gemessenen minimalen Herzfrequenz (während der Pausen) beim extensiven CT

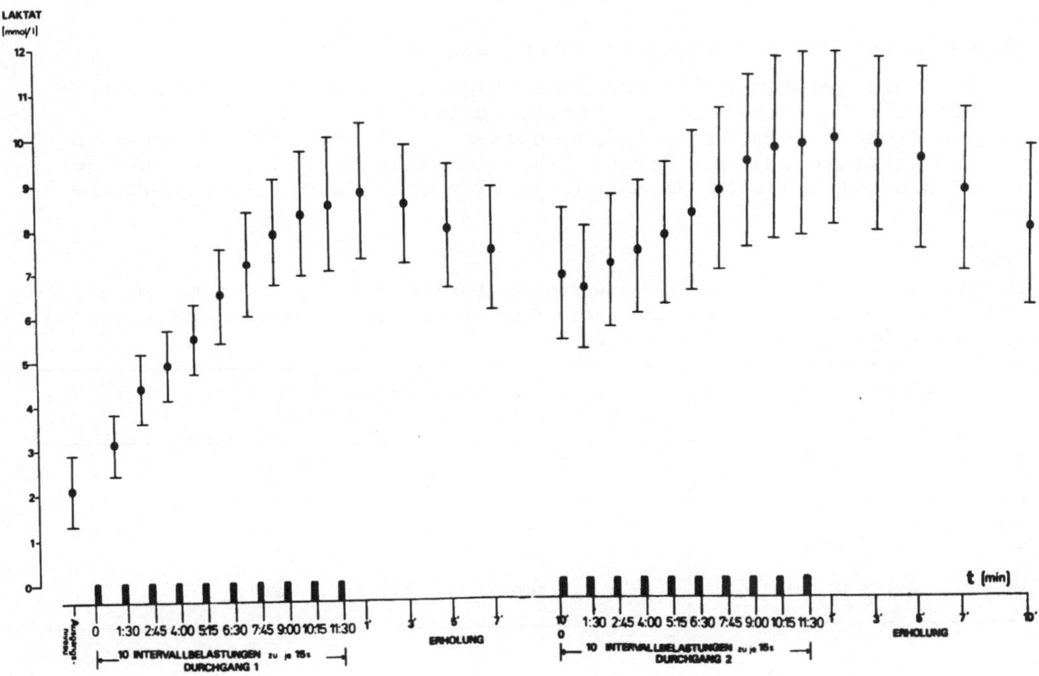

Abb. 9. Graphische Darstellung der Veränderung der arteriellen Blutlaktatkonzentration im Verlauf des intensiven CT

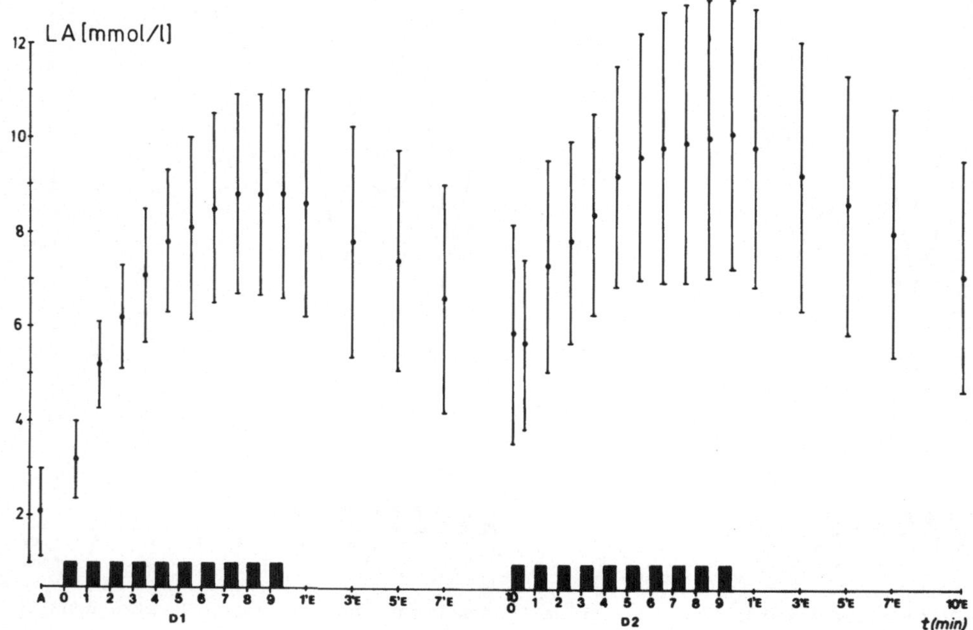

Abb. 10. Graphische Darstellung der Veränderung der arteriellen Blutlaktatkonzentration im Verlauf des extensiven CT

In bezug auf die Ausgangsfragen kann gesagt werden:

1. Die durchgeführten CT-Programme zeigten keine signifikant unterschiedliche Belastung im Energiestoffwechsel (Tabelle 3).
2. Die "lohnende Pause" beim intensiven CT steht nicht in Beziehung zum Laktatverhalten. Daraus läßt sich ableiten, daß sich mit der HF die metabolische Belastung im CT nicht steuern läßt (Tabelle 3).

Tabelle 3. Herzfrequenz- und Laktatwerte vor Durchgang 1 (D 1), vor Durchgang 2 (D 2) sowie 10 min nach D 2, dies entspräche einem angenommenen Ausgangsniveau vor D 3 beim extensiven und intensiven CT

	Ausgangsniveau vor Durchgang 1 (D 1)	Ausgangsniveau vor Durchgang 2 (D 2)	10 min nach Durchgang 2
HF int.	101 ± 14/min	97 ± 11/min	102 ± 11/min
LA int.	2,1 ± 0,8 mmol/l	6,9 ± 1,5 mmol/l	8,0 ± 1,5 mmol/l
HF ext.	98 ± 16/min	96 ± 15/min	98 ± 15/min
LA ext.	2,1 ± 0,9 mmol/l	5,9 ± 2,3 mmol/l	7,1 ± 2,4 mmol/l

Weiterführende Untersuchungen mit anderen CT-Programmen sind u.E. zur Sicherung oder Differenzierung unserer Befunde erforderlich und zur Beantwortung weiterer Fragen, wie z.B. ob das Blutlaktat einen geeigneten Parameter darstellt, ein Circuit-Training zu steuern.

Literatur

1. Andzel WD, Busuttil C (1982) Metabolic and physiological responses of college females to prior exercise, varied rest intervals and a strenuous endurance task. J Sports Med 22:113-119
2. Dassel H, Haag H (1975) Circuit-Training in der Schule, 4. Aufl. Hofmann, Schorndorf
3. DeMarées H (1981) Sportphysiologie, 3. Aufl. Tropon, Köln-Mülheim
4. Hellwig T (1983) Über den Einfluß verschiedener Aufwärmprogramme auf die sportartspezifische Leistungsfähigkeit und die Laktatbildung beim 400-m-Lauf. Leichtathletik 11:361-362
5. Klausen K, Knuttgen HG, Forster HV (1972) Effect of pre-existing high blood lactate concentration on maximal exercise performance. Scand J Clin Lab Invest 30:415-419
6. Morgan RE, Adamson GT (1962) Circuit-Training. Bells, London
7. Schmolinsky G (1980) Leichtathletik, 10. Aufl. Sportverlag, Berlin

Das Verhalten von Laktat und Pulsfrequenz bei Belastung auf zwei verschiedenen Laufbändern mit und ohne Spirographenmaske und auf der Kunststoffbahn

Behaviour of Lactate Concentration and Heart Rate During Exercise on Two Different Treadmills with and Without Spirometric Mask, and on a Synthetic Surface Track

H. Heck, H. Liesen, A. Mader, B. Pommerening und W. Hollmann

Summary

Eight subjects participated in exercise tests on two different treadmills with and without connection to an open spirometric system. Another examination took place on a synthetic track (Rekortan), beginning at a speed of 2.6 m/s and with an increase of 0.4 m/s every 5.5 minutes to subjective exhaustion.

The most important results were:

1. Between the two treadmills there was a significant difference in lactic acid levels and heart frequency. At the aerobic-anaerobic threshold (corresponding to 4 mmol/l lactate) the difference was 0.4 m/s.
2. The lactic acid levels from the track runs were between the values from the runs on the two treadmills.
3. The lactate concentrations from tests with mask and connection to a spirometer are significantly higher than those without spirometry. The differences in heart frequency were insignificant.

Einleitung

Bei leistungsdiagnostischen Untersuchungen kommt in vermehrtem Maße das Laufbandergometer zur Anwendung. Vor allem bei Athleten aus Sportarten mit einem großen Anteil an Laufbelastung erlaubt die Laufbandergometrie eine bessere Aussage über die Leistungsfähigkeit in der spezifischen Sportart als die Fahrradergometrie [2].

Ein Leistungsvergleich zwischen Sportlern oder bei einem Sportler, z. B. vor und nach einer Trainingsperiode, erfordert die Konstanz der Untersuchungsmethodik. Beobachtungen in unserem Institut deuteten darauf hin, daß die mechanischen Eigenschaften eines Laufbandes leistungsdiagnostische Größen, z.B. Laktat, beeinflussen. Das heißt, Untersuchungen auf zwei verschiedenen Laufbändern mit identischem Belastungsverfahren führen zu unterschiedlichen leistungsdiagnostischen Ergebnissen.

Laufbanduntersuchungen werden teilweise als Laufbandergometrie durchgeführt. Meßgrößen sind hierbei Pulsfrequenz und Laktat. Bei der Laufbandspiroergometrie werden zusätzlich die spirometrischen Größen Atemminutenvolumen, Sauerstoffaufnahme, CO_2-Abgabe und Atemfrequenz gemessen. Aussagen von untersuchten Sportlern deuten darauf hin, daß die "Anbindung" an einen Spirographen über die Atemmaske das Laufen auf dem Laufband erschwert. Möglicherweise werden dadurch die Meßergebnisse gegenüber einem Laufbandtest ohne Spirographen differieren.

Anhand der Ergebnisse von Laufbanduntersuchungen erfolgen häufig Trainingshinweise. Werden solche Empfehlungen in Form von Geschwindigkeit - ermittelt im Laufbandtest - abgegeben, so erfordert dies eine Vergleichbarkeit der Laufeigenschaften auf dem Laufband und auf der Trainingsstrecke.

Dies veranlaßte uns, folgende Fragestellungen zu untersuchen:

1. Wie verhalten sich Pulsfrequenz und Laktat bei Untersuchungen auf zwei verschiedenen Laufbändern?
2. Wie beeinflußt der Anschluß an einen Spirographen die Pulsfrequenz und das Laktat?
3. Bestehen Unterschiede im Laktatverhalten zwischen Laufen auf dem Laufband und auf der Kunststoffbahn?

Methodik

Für die Untersuchung stellten sich 8 männliche Sportstudenten zur Verfügung. Alle waren geübte Laufbandläufer, da sie häufiger an Untersuchungen auf dem Laufband teilgenommen hatten. Sie waren im Mittel 25 Jahre alt, 186 cm groß und 74 kg schwer. Jeder Proband führte folgende Untersuchungen in randomisierter Reihenfolge durch:

1. Belastung auf dem Laufband der Firma Jäger ohne Anschluß an einen Spirographen.
2. Belastung auf dem Laufband der Firma Jäger mit Anschluß an das Spirographiesystem "Ergo-Pneumotest".
3. Belastung auf dem Laufband der Firma Woodway ohne Anschluß an einen Spirographen.
4. Belastung auf dem Laufband der Firma Woodway mit Anschluß an das Spirographiesystem "Siregnost FD 88".
5. Belastung auf einer 400-m-Kunststoffbahn.

Bei den Laufbanduntersuchungen wurden Laktat und Pulsfrequenz gemessen, auf der Kunststoffbahn aus technischen Gründen nur Laktat. Die Laktatbestimmung erfolgte enzymatisch nach der von Mader modifizierten Methode von Gutmann u. Wahlefeld.

Beginnend mit einer Laufgeschwindigkeit von 2,6 m/s wurde die Geschwindigkeit nach jeweils 5,5 min und einer halbminütigen Pause für die Blutentnahme um 0,4 m/s gesteigert bis in den Grenzbereich der Leistungsfähigkeit.

Die Geschwindigkeitssteuerung auf der Kunststoffbahn erfolgte mit Hilfe einer Marschtabelle. Bei der Sollzeit für jeweils 100 m ertönte ein Signal, mit dessen Hilfe die Läufer ihr Tempo korrigieren konnten.

Die Untersuchungen wurden auf einem Laufband der Firma Jäger und einem Laufband der Firma Woodway-Geres durchgeführt. Beide Geräte waren in der Höhe und Geschwindigkeit stufenlos einstellbar. Die Feldversuche wurden auf der 400-m-Rekortan-Kunststoffbahn des ASV Köln durchgeführt.

Die Probanden waren über dieselbe Atemmaske (modifizierte Narkosemaske mit ca. 100-150 ml Totraum bei aufgesetzter Maske) und denselben Atemschlauch (stahlspiralstabilisiertes Kunststoffrohr von 4 cm Durchmesser und 2 m Länge) an die beiden Spirographen (Ergo-Pneumotest Fa. Jäger, Siregnost FD 88 S Fa. Siemens) angeschlossen.

Die Prüfung auf Signifikanz der Faktoren "Laufband" und "Spirograph" wurde mit der dreifaktoriellen Varianzanalyse und Einzeleffekte anhand der zweifaktoriellen bzw. einfaktoriellen Simple-Effekte vorgenommen.

Ergebnisse

Tabelle 1 zeigt die Mittelwerte und Standardabweichungen der Pulsfrequenz und des Laktats. In Abb. 1a sind die Mittelwerte des Laktats und in Abb. 1b der Pulsfrequenz in Abhängigkeit von der Laufbandgeschwindigkeit für die beiden Laufbänder mit und ohne Anschluß an den Spirographen dargestellt. In Abb. 2 sind die mittleren Laktatwerte für die beiden Laufbänder ohne Spirographenanschluß und für die Kunststoffbahn angegeben. Die Unterschiede in den Laufbandwerten gegenüber Abb. 1a,b resultieren daraus, daß nur die Ergebnisse von den 6 Probanden zur Auswertung kamen, die auch auf der Kunststoffbahn gelaufen sind.

Tabelle 1. Mittelwerte und Standardabweichungen der Pulsfrequenz und des Laktats in Abhängigkeit von der Belastung für beide Laufbänder mit und ohne Spirograph und für die Untersuchung auf der Rekortan-Bahn

Variable	Laufband/ Laufbahn	Spiro		Belastung (m/s) 2,6	3,0	3,4	3,8	4,2
Pulsfrequenz (n=8)	Jäger	mit	$\bar{x}$	142	158	167	179	188
			s	10,4	11,5	9,9	11,5	12,8
		ohne	$\bar{x}$	139	159	170	179	190
			s	15,8	12,1	12,7	10,8	10,5
	Woodway	mit	$\bar{x}$	147	163	178	188	-
			s	14,3	14,4	11,7	11,2	-
		ohne	$\bar{x}$	143	164	176	186	-
			s	13,8	12,3	12,8	14,1	-
Laktat (n=8)	Jäger	mit	$\bar{x}$	2,1	2,3	2,9	4,5	6,8
			s	0,65	0,76	1,09	1,88	2,87
		ohne	$\bar{x}$	1,9	2,1	2,7	3,8	6,2
			s	0,65	0,70	0,93	1,36	2,12
	Woodway	mit	$\bar{x}$	2,5	3,0	4,4	7,3	-
			s	0,68	0,85	1,13	2,26	-
		ohne	$\bar{x}$	2,2	2,7	3,8	6,4	-
			s	0,72	0,99	1,45	2,53	-
Laktat (n=6)	Rekortan	ohne	$\bar{x}$	2,1	2,5	3,2	4,7	8,2
			s	0,76	0,89	1,09	1,22	1,51
	Jäger	ohne	$\bar{x}$	1,8	2,0	2,5	3,5	5,8
			s	0,65	0,50	0,65	0,67	1,10
	Woodway	ohne	$\bar{x}$	2,2	2,7	4,0	6,5	-
			s	0,68	0,98	1,47	2,71	-

Die Ergebnisse der Varianzanalyse (zweifaktorielle und einfaktorielle Simple-Effekte) sind in Tabelle 2 aufgeführt. Für Pulsfrequenz und Laktat besteht ein hochsignifikanter Unterschied ($p < 0,01$) zwischen

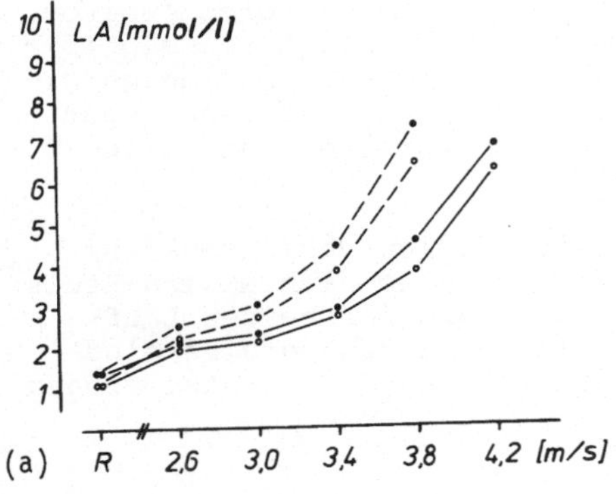

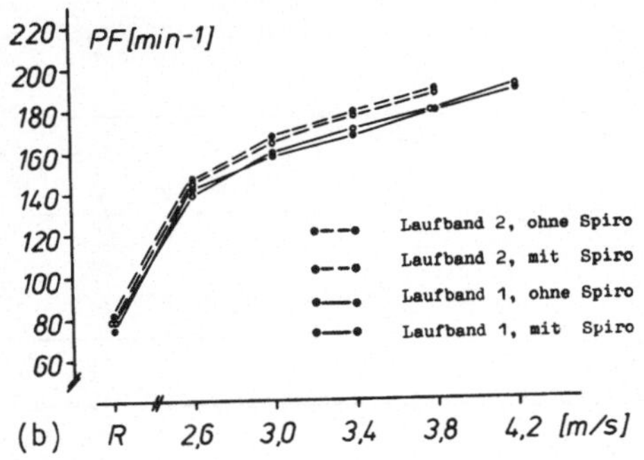

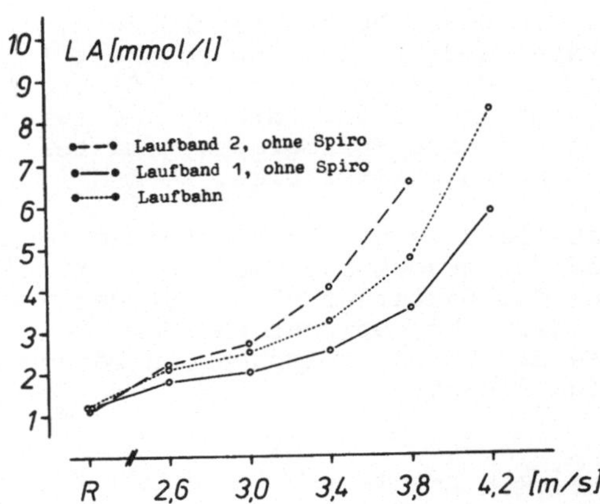

Abb. 2. Mittelwerte des Laktats in Abhängigkeit von der Laufgeschwindigkeit für zwei Laufbänder und die Rekortan-Bahn

◁ Abb. 1. Mittelwerte des Laktats (a) und der Pulsfrequenz (b) in Abhängigkeit von der Laufgeschwindigkeit auf zwei Laufbändern mit und ohne Spirograph

Tabelle 2. p-Werte (Irrtumswahrscheinlichkeit) und Signifikanzsymbole der Varianzanalyse

Laktat		2-faktorielle-	1-faktorielle Simple-Effekte			
n = 8		Belastungs-	Belastungsstufe (m/s)			
Faktor	Stufen	stufen (Gesamt)	2,6	3,0	3,4	3,8
Laufband (J.;W.)	mit Spiro	0,001[a]	0,157[c]	0,004[a]	0,001[a]	0,001[a]
	ohne Spiro	0,031[b]	0,191[c]	0,116[c]	0,048[b]	0,011[b]
Spiro (mit;ohne)	J.-Laufba.	0,059[c]	0,116[c]	0,097[c]	0,216[c]	0,111[c]
	W.-Laufba.	0,095[c]	0,173[c]	0,150[c]	0,121[c]	0,119[c]

Pulsfrequenz		2-faktorielle	1-faktorielle Simple-Effekte			
n = 8		Belastungs-	Belastungsstufe (m/s)			
Faktor	Stufen	stufen (Gesamt)	2,6	3,0	3,4	3,8
Laufband (J.;W.)	mit Spiro	0,051[c]	0,271[c]	0,266[c]	0,006[a]	0,020[b]
	ohne Spiro	0,003[a]	0,171[c]	0,027[b]	0,007[a]	0,014[b]
Spiro (mit;ohne)	J.-Laufba.	0,954[c]	0,606[c]	0,831[c]	0,415[c]	0,831[c]
	W.-Laufba.	0,573[c]	0,402[c]	0,896[c]	0,592[c]	0,600[c]

J. = Jäger-Laufband; W. = Woodway-Laufband

[a]hochsignifikant, [b]signifikant, [c]nicht signifikant

zwischen den beiden Laufbändern, gemittelt über die Faktoren "Spirograph" und "Laufgeschwindigkeit". Für Laktat ergibt sich ein signifikanter Unterschied ($p < 0,05$) und für die Pulsfrequenz ein insignifikanter ($p > 0,05$) Unterschied zwischen den Belastungsuntersuchungen mit und ohne Spirograph, gemittelt über beide Laufbänder und alle Geschwindigkeitsstufen.

Tabelle 3 zeigt die Ergebnisse der zweifaktoriellen Varianzanalyse und der zugehörigen multiplen Mittelwertsvergleiche nach Newman-Keuls für das Laktatverhalten auf der Rekortan-Bahn und den beiden Laufbändern ohne Spirograph. Gemittelt über alle Belastungsstufen sind die Ergebnisse zwischen den beiden Laufbändern und der Kunststoffbahn signifikant.

Tabelle 3. p-Werte und/oder Signifikanzsymbole der Varianzanalyse einschließlich Newman-Keuls multiple Mittelwertvergleiche für den Vergleich zwischen den beiden Laufbändern und der Rekortan-Bahn

n = 6		Belastungsstufe (m/s)			
Genereller Effekt		2,6	3,0	3,4	3,8
	1-fakt. Simple Effekte				
	Laufbänder/Laufbahn	0,755[c]	0,363[c]	0,030[b]	0,001[a]
Laufbänder/ Laufbahn $p < 0,001$	Newman-Keuls multiple Mittelwertsvergleiche				
	Jäger-Woodway	c	c	b	a
	Jäger-Rekortan	c	c	c	b
	Woodway-Rekortan	c	c	c	a

[a]hochsignifikant, [b]signifikant, [c]nicht signifikant

Diskussion

1. Laktat- und Pulsfrequenzverhalten auf den Laufbändern und der Kunststoffbahn.
Die Differenz zwischen beiden Laufbändern ist hochsignifikant gemittelt über alle Belastungsstufen. An der aerob-anaeroben Schwelle, entsprechend einem Laktatwert von 4 mmol/l [2], beträgt die Differenz zwischen den beiden Laufbändern ca. 0,4 m/s sowohl bei der Versuchsreihe mit als auch ohne Spirograph. Dies entspricht einer vollen Belastungsstufe (Abb. 1a,b).

Ein entsprechendes Verhalten zeigt die Pulsfrequenz in Abb. 1a,b. Auf Laufband 2 werden in etwa gleich hohe Pulsfrequenzen im oberen Belastungsbereich auf einer Belastungsstufe niedriger erreicht wie auf Laufband 1.

Da auf beiden Laufbändern dieselben Probanden untersucht wurden, können die Differenzen nur über eine unterschiedlich hohe metabolische Belastung durch die beiden Laufbänder erklärt werden. Das heißt, der Wirkungsgrad bezogen auf die Laufgeschwindigkeit war unterschiedlich. Die Ursache hierfür dürfte in differentem Schwingungsverhalten und unterschiedlicher Elastizität der Lauffläche der beiden Laufbänder zu suchen sein. Ohne dies nach biomechanischen Gesichtspunkten und Methoden untersucht zu haben, kann die Lauffläche des Laufbandes 1 als sehr hart, die des Laufbandes 2 als weich und nachgebend bezeichnet werden. Diese Aussage machten viele Athleten, die beide Laufbänder zu Trainingszwecken benutzt hatten. Des weiteren ließ sich bei Laufband 1 ein mit dem Laufschritt synchrones Schwingverhalten beobachten, wodurch ein Teil der kinetischen Energie wieder an den Läufer abgegeben wurde. In bezug auf die vorgenannte Eigenschaft muß Laufband 2 als starr bezeichnet werden.

Die Laktatwerte des Versuchs auf der Kunststoffbahn liegen genau in der Mitte zwischen den beiden Laufbändern. Die Möglichkeit der korrektiven Anpassung für die Laufbänder besteht darin, bei Laufband 1 den Anstiegswinkel zu erhöhen und ihn bei Laufband 2 abzusenken. Aber auch bei Laufbahnen wird es je nach Bodenbeschaffenheit unterschiedlich "schnelle" Bahnen geben. McMahon u. Greene [3] untersuchten den Zusammenhang zwischen der Oberflächenbeschaffenheit und der Laufgeschwindigkeit von Rennbahnen und fanden hier erhebliche Unterschiede. Somit dürfte auch bei Angleichung der Belastungseigenschaften der beiden Laufbänder an die der Rekortan-Bahn ein Testergebnis auf andere Laufbahnen nicht ohne weiteres übertragbar sein.

2. *Laktat- und Pulsfrequenzverhalten mit und ohne Spirographie.* Bei Laufbanduntersuchungen ohne Anschluß an das Spirographiesystem liegt die Geschwindigkeit an der aerob-anaeroben Schwelle entsprechend einem Laktatwert von 4 mmol/l im Mittel um 0,15 - 0,2 m/s höher als bei Belastungen mit Spirograph (Abb. 1a,b). Im wesentlichen dürften hierfür zwei Ursachen in Frage kommen. Zum einen dürfte das "Anbinden" an einen Spirographen die Laufkoordination beeinträchtigen. Häufig geben Sportler an, daß sie sich durch die Maske in ihrer Sicht und in ihrem Laufverhalten gestört fühlen. Auf der anderen Seite wird durch erhöhte Atemarbeit zusätzliche Energie verbraucht. So vermutete Johnson (1976; vergl. [1]), daß die für die Atemarbeit benötigte Sauerstoffmenge von 8-10 % auf 15 % der Gesamtsauerstoffaufnahme beim Tragen einer Atemmaske ansteigt. Unsere Ergebnisse sprechen dafür, daß vornehmlich die Verschlechterung der Koordination den erhöhten Energieaufwand bewirkt, da die Unterschiede schon bei niedrigen Geschwindigkeitsstufen vorhanden sind. Ein wesentlicher Einfluß aufgrund der Erhöhung der Atemarbeit dürfte sich jedoch erst bei höheren Laufgeschwindigkeiten bemerkbar machen.

3. *Folgerungen für leistungsdiagnostische Untersuchungen auf dem Laufband.* Eine vergleichende Leistungsdiagnostik auf zwei verschiedenen Laufbändern ohne Kenntnisse der Belastungscharakteristik der Laufbänder ist nicht möglich. Dies gilt auch in bezug auf die Übertragung von Laufbandwerten auf Natur- oder Kunststofflaufbahnen. Hieraus folgt, daß Längsschnittuntersuchungen, z.B. Untersuchungen über die Entwicklung der Ausdauerleistungsfähigkeit bei einem Sportler im Laufe eines Trainingsprozesses, auf ein und demselben Laufband durchgeführt werden müssen. Ähnliches gilt auch für Querschnittsuntersuchungen, wenn die Unterschiede zwischen Laufbändern sehr deutlich sind. Theoretisch wäre das Problem der Kompatibilität gelöst, wenn alle Untersuchungszentren über ein und denselben Laufbandtyp verfügen könnten. Dem stehen jedoch eine Reihe praktischer Schwierigkeiten (Finanzierung, Platzmangel etc.) entgegen. Letztlich würde damit auch die Weiterentwicklung von Laufbändern gehemmt.

Eine annähernde Vergleichbarkeit ließe sich mit Hilfe einer "biologischen" Kalibrierung herbeiführen. So könnte z.B. das in den sportmedizinischen Untersuchungszentren am häufigsten benutzte Laufbandergometer als Bezugssystem deklariert werden und andere Laufbandergometer durch Höher- oder Tieferstellung des Anstiegswinkels in der Belastungscharakteristik angeglichen werden.

Literatur

1. James RH (1976) Breathing resistance and dead space in respiratory protective devices. Publication No. 77-161, National Institut of Occupational Safety and Health, Cincinnati
2. Mader A, Liesen H, Heck H, Phillipi H, Rost R, Schürch P, Hollmann H (1976) Zur Beurteilung der sportartspezifischen Ausdauerleistungsfähigkeit im Labor. Sportarzt Sportmed 27:80-109
3. McMahon TA, Greene PR (1979) Rennbahnen mit optimalen Eigenschaften. Spektrum der Wissenschaft 2:72

Der Einfluß eines 3-Stundenlaufs auf das Laktat- und Pulsfrequenzverhalten beim Laufbandstufentest

The Influence of a 3 Hour Running Test on Blood Lactate Concentration and Heart Rate During a Graded Treadmill Test

G. Hess, H. Heck und W. Hollmann

Summary

Eleven healthy male subjects with different levels of physical condition participated in three graded treadmill tests one day before and one and three days after a 3 hour running test.

Blood lactate concentration and heart rate were measured.

The aim of the study was to investigate changes in running velocity and heart rate at the aerobic-anaerobic threshold during graded treadmill tests the first few days after prolonged exercise.

The main results were:
During the treadmill tests after the 3 hour race the mean values of performance and heart rate at the aerobic-anaerobic threshold did not differ from the pretest values.

The individual values demonstrated a wide variation independent from physical condition. Higher as well as lower running velocities and heart rates were found when compared with the values of the treadmill test performed one day before prolonged exercise.

Einleitung

Sportmedizinische Untersuchungen von Leistungssportlern finden in der Regel 1- bis 2mal jährlich statt.

Da die Untersuchungstermine langfristig festgelegt werden, ist nicht zu vermeiden, daß Athleten am Vortag ihrer Untersuchung ein intensives oder umfangreiches Trainingsprogramm absolviert haben.

Daher stellt sich die Frage nach den Auswirkungen körperlicher Belastung auf die Ergebnisse nachfolgender leistungsdiagnostischer Untersuchungen.

Über den Einfluß kurzzeitiger Belastung unterschiedlicher Intensität unmittelbar vor einem Ergometertest auf verschiedene Leistungsparameter wurde bereits berichtet [2].

In der vorliegenden Arbeit soll überprüft werden, inwieweit eine lange Ausdauerbelastung, wie sie ein 3-Stundenlauf repräsentiert, bei ergometrischen Untersuchungen über die ersten 3 Tage nach dem Lauf zu Veränderungen im Laktat- und Pulsfrequenzverhalten führt.

Methodik

An den Untersuchungen nahmen 11 gesunde männliche Sportstudenten im Durchschnittsalter von 25,2 ± 4,02 Jahren teil. Größe und Gewicht betrugen im Mittel 178,7 ± 6,72 cm bzw. 68,0 ± 6,93 kg. Die anthropometrischen Daten sind Tabelle 1 zu entnehmen. Neun Probanden verfügten über eine geringe bis mittlere Ausdauerleistungsfähigkeit, bei zweien handelte es sich um hochausdauertrainierte Langstreckenläufer.

Tabelle 1. Anthropometrische Daten der Probanden sowie Kilometerangaben des 3-Stundenlaufs

Name	Alter (Jahre)	Größe (cm)	Gewicht (kg)	3h-Lauf (km)
B.T.	20	178	63	36
B.H.	24	186	73	36
G.M.	24	182	68	36
H.W.	25	175	69	36
H.C.	25	171	56	44
K.W.	36	175	65	40
L.L.	26	185	73	34
L.M.	23	180	69	41,5
M.B.	20	173	65	37
O.W.	27	191	83	31,5
S.T.	23	170	64	37
$\bar{x}$	25,2	178,7	68,0	37,2
±s	4,02	6,72	6,93	3,48

Jeder Proband absolvierte drei Laufbandstufentests nach dem von Heck et al. [1] vorgeschlagenen Belastungsschema. Die Anfangsgeschwindigkeit betrug einheitlich 2,5 m/s.

Sowohl in Ruhe als auch am Ende jeder Belastungsstufe wurden die Laktatkonzentration aus dem hyperämisierten Ohrläppchen und die Pulsfrequenz über das mitgeschriebene EKG registriert. Der erste Laufbandtest erfolgte am Vortag eines 3-Stufenlaufs, der zweite 1 und der dritte 3 Tage danach.

Die Intensität des 3-Stundenlaufs lag bei durchschnittlich 76 % der im Vortest ermittelten Schwellengeschwindigkeit.

Die zurückgelegten Kilometer sind in Tabelle 1 aufgeführt.

Um die Probanden nicht mehrmals kurz hintereinander einer erschöpfenden Maximalbelastung zu unterziehen, wurden die Laufbandtests bereits im Submaximalbereich beendet. Aus diesem Grund wird im folgenden nur über das Leistungs- und Pulsfrequenzverhalten im Bereich der aerob-anaeroben Schwelle, die als Beurteilungskriterium für die Ausdauerleistungsfähigkeit gilt, berichtet und nicht über die maximale Leistungsfähigkeit.

Ergebnisse und Diskussion

In Abb. 1 sind die mittleren Laktatkonzentrationen und Pulsfrequenzen bei den drei Laufbandstufentests dargestellt.

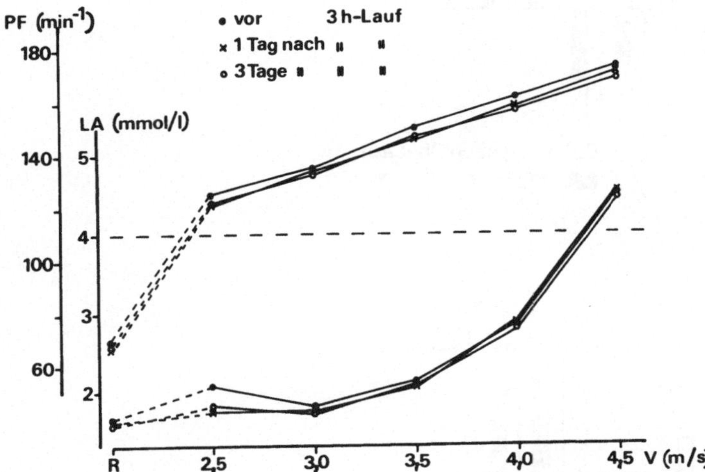

Abb. 1. Mittleres Laktat- und Pulsfrequenzverhalten bei den drei Laufbandstufentests

Während verschiedene Autoren bis zu 4 Tage nach einer umfangreichen Ausdauerbelastung ein reduziertes körperliches Leistungsvermögen beobachteten [3, 4], können wir ein derartiges Verhalten für unser Probandengut nicht feststellen.

Vielmehr werden bei den drei Laufbandtests auf allen Belastungsstufen im Mittel vergleichbare Geschwindigkeiten und Pulsfrequenzen registriert.

An der aerob-anaeroben Schwelle finden wir nahezu identische Werte für Laufleistung und Herzfrequenz.

Die durchschnittlichen Schwellenwerte betragen im Vortest 4,4 m/s bzw. 171/min, im ersten Nachtest 4,43 m/s sowie 169/min und im zweiten Nachtest 4,41 m/s und 168,2/min.

Eine 3stündige Ausdauerbelastung in einem Intensitätsbereich von ca. 70 - 80 % der Schwellengeschwindigkeit hat demnach für die von uns untersuchten 11 Probanden unabhängig von der individuellen körperlichen Leistungsfähigkeit im Mittel keinen Einfluß auf die aerob-anaerobe Schwelle und damit die Beurteilung der Ausdauerleistungsfähigkeit bei nachfolgenden Ergometeruntersuchungen.

Demgegenüber zeigt die Betrachtung der Einzelergebnisse sowohl 1 als auch 3 Tage nach dem 3-Stundenlauf z.T. deutliche Abweichungen der Schwellengeschwindigkeiten und -pulsfrequenzen von den Werten des Vortests (Abb. 2 und 3).

Die Schwankungsbreite zwischen der Schwellenleistung im Vortest und in den beiden Nachtests liegt bei 0,01 - 0,45 m/s bzw. 0,02 - 0,35 m/s. Bei den Pulsfrequenzen betragen die Differenzen 3 - 11 sowie 1 - 11 Schläge pro Minute.

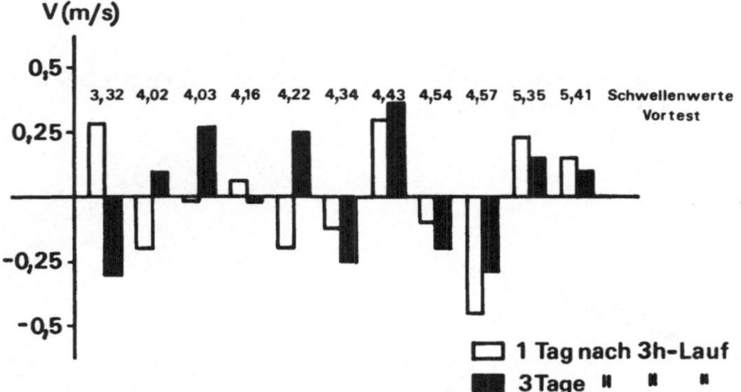

Abb. 2. Differenzen der Nachtestschwellengeschwindigkeiten

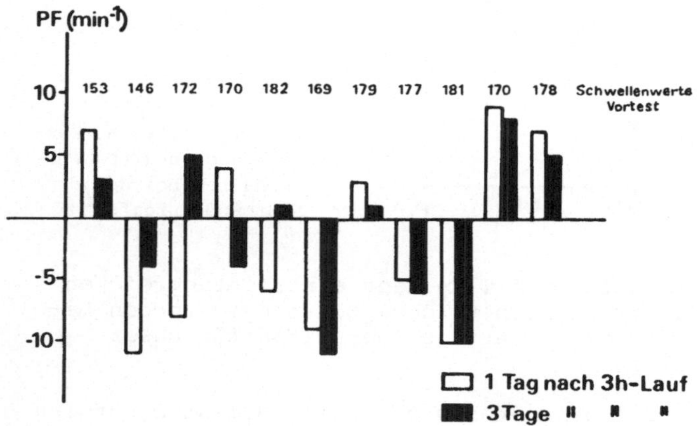

Abb. 3. Differenzen der Nachtestschwellenpulsfrequenzen

Dabei ist keinerlei einheitliches Verhalten, z.B. in Form eines Leistungsabfalls oder auch -anstiegs, über den Untersuchungszeitraum zu erkennen.

Es ist nicht auszuschließen, daß der 3-Stundenlauf in Einzelfällen zu Verschiebungen an der aerob-anaeroben Schwelle geführt hat. Eindeutig läßt sich der Einfluß der Dauerbelastung auf die Resultate der beiden Nachuntersuchungen jedoch bei keinem Probanden weder für die Schwellengeschwindigkeiten noch für die -pulsfrequenzen nachweisen.

Sicherlich nicht durch den 3-Stundenlauf hervorgerufen sind die Leistungsunterschiede bei den beiden Langstreckenläufern, die während des Laufs nur 41,5 bzw. 44 km, also etwa die Marathonstrecke, zurücklegten, die Belastung für sie daher als gering anzusehen war.

Andere Einflußgrößen scheiden als Ursache für die registrierten Schwellendifferenzen weitgehend aus, da die Laufbanduntersuchungen unter einheitlichen Testbedingungen stattfanden. Beispielsweise absolvierte jeder Proband die drei Tests zur gleichen Tageszeit. Eine mögliche Tagesperiodik, der von anderer Seite sehr große Bedeutung beigemessen wird [5], ist folglich zu vernachlässigen.

Bliebe die Möglichkeit, daß es sich bei den beobachteten Verschiebungen im Schwellenbereich um biologisch bedingte Schwankungen in der Leistungsfähigkeit handelt.

Um dies zu überprüfen, werden in Abb. 4a,b die Laufleistungen der einzelnen Probanden an der aerob-anaeroben Schwelle mit den Ergebnissen einer früheren Untersuchung verglichen, bei der 5 untrainierte Sportstudenten in zeitlichem Abstand von jeweils 1 Woche fünf Laufbandstufentests nach demselben Belastungsschema durchführten. Während dieser Zeit unterzogen sie sich keiner nennenswerten körperlichen Belastung; ihr Trainingszustand änderte sich nicht.

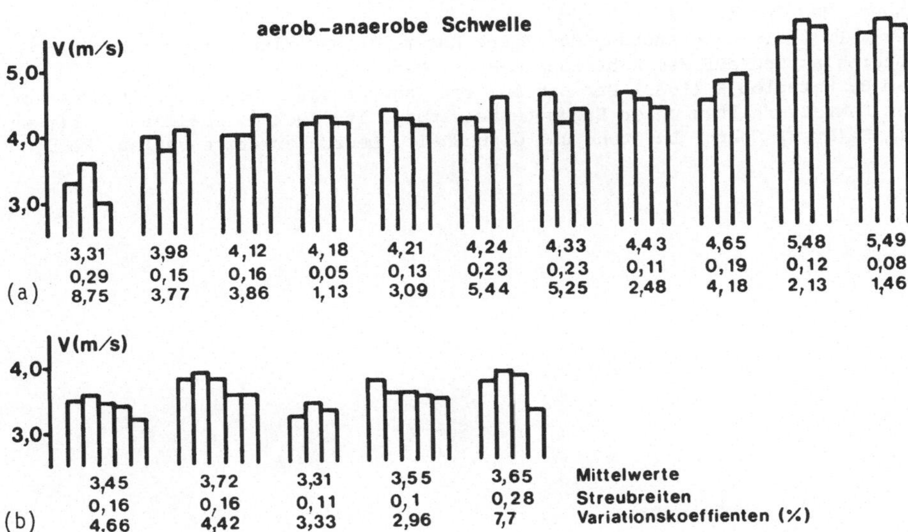

Abb. 4a,b. Schwellengeschwindigkeiten von 11 und 5 Probanden bei drei bzw. fünf Laufbandstufentests

Abb. 4a,b enthält neben den Schwellengeschwindigkeiten die Angaben von Mittelwerten, Standardabweichungen und Variationskoeffizienten bei unserem Kollektiv (a) und der "Kontrollgruppe" der 5 Sportstudenten (b).

Da bei den Versuchen der Kontrollgruppe keine wesentlichen Randbedingungen für die Ergebnisinterpretation zu berücksichtigen waren, kann angenommen werden, daß die registrierten prozentualen Streuungen von 2,96 - 7,7 als biologische Leistungsschwankungen und methodische Variabilität zu beurteilen sind. Die Standardabweichungen bei unseren Probanden liegen zwischen 1,13 und 8,75 %. Der statistische Vergleich zwischen beiden Gruppen ergab keine signifikanten Differenzen.

Zusammenfassend bedeuten unsere Befunde für die Untersuchungspraxis: Im Mittel ist kein systematischer Einfluß einer langen Ausdauerbelastung auf die Ergebnisse nachfolgender Ergometeruntersuchungen festzustellen.

Die in den Einzelfällen beobachteten Leistungsdifferenzen können nicht eindeutig auf den 3-Stundenlauf zurückgeführt werden; sie sind vermutlich als biologisch und methodisch bedingte Streuungen anzusehen.

Literatur

1. Heck H, Mader A, Liesen H, Hollmann W (1982) Vorschlag zur Standardisierung leistungsdiagnostischer Untersuchungen auf dem Laufband. Dtsch Z Sportmed 9:304
2. Heck H, Strasser M, Liesen H, Mader A, Hollmann W (1983) Der Einfluß von belastungsinduziertem Laktat auf die aerob-anaerobe Schwelle beim Stufentest auf dem Fahrradergometer. In: Heck H, Hollmann W, Liesen H, Rost R (Hrsg) Sport: Leistung und Gesundheit. Deutscher Ärzte-Verlag, Köln, S 123
3. Scheibe J, Buhl H, Keil E (1981) Wiederherstellung nach extremen Ausdauerbelastungen. Med Sport 1:12
4. Schüler K-P (1981) Untersuchung des Wiederherstellungsverlaufs nach einer Langzeitdauerbelastung auf dem Fahrradergometer. Med Sport 1:10
5. Van Dam B, Waterloh E (1983) Der Einfluß von Tagesperiodik und Schweißproduktion auf das Laktatverhalten unter Ergometerbelastung. In: Heck H, Hollmann W, Liesen H, Rost R (Hrsg) Sport: Leistung und Gesundheit. Deutscher Ärzte-Verlag, Köln, S 151

Die transkutanen Meßmethoden von pO_2 und pCO_2 im Vergleich zu Bestimmungen im arteriellen Blut bei Belastungsuntersuchungen

Transcutaneous Measurement of pO_2 and pCO_2 in Comparison to Determinations of Blood Gas Values in Arterial Blood During Exercise

R. E. Wodick und J. M. Steinacker

Summary

The transcutaneous determination of arterial pO_2 is a well-known method in perinatal medicine. We have shown, that this method is also a reliable tool in exercise testing. By the use of continuous transcutaneous pO_2-measurement it is possible to examine changes in the oxygen transport during work.

We also investigated the method of transcutaneous determination for arterial pCO_2 during exercise and compared transcutaneous measurements with values from capillary blood samples. A good correlation between the determinations was found.

The use of transcutaneous measurement of blood gases is explained and the limitations are discussed in this paper. The influence parameters, local blood flow, diffusion resistance and skin metabolism are considered. This method should prove to be a helpful addition to exercise testing methods now in common use, because it allows continuous measurements of changes in blood gases during physical activity.

Einleitung

Die genaue Messung und Überwachung des Sauerstofftransports mit dem arteriellen Blut ist seit jeher ein wichtiges Interessengebiet der Physiologie und Sportmedizin gewesen. Durch Entwicklung moderner Methoden der Blutgasanalyse ist es seit etwa 20 Jahren möglich, pO_2 und pCO_2 in arteriellen Blutproben zu bestimmen. Diese Messungen liefern jedoch nur ein Momentanbild des Blutgastransports, wenige Augenblicke später können eventuell andere Verhältnisse vorliegen. So wird immer wieder diskutiert, ob die Blutentnahme selbst Veränderungen der Atmung und der Blutgase bewirkt [2]. Die direkte intravaskuläre Messung oder Bestimmungen mit kontinuierlicher Absaugung von arteriellem Blut sind nur wenigen, speziellen Untersuchungen vorbehalten. Um eine kontinuierliche Messung der Blutgase zu gewährleisten, wurde in der Kinderheilkunde eine transkutane Meßmethode des arteriellen pO_2 und des pCO_2 auf der durch Wärme hyperämisierten Haut (Methode nach Huch, Lübbers und Huch) entwickelt. Dabei wird über sehr gute Erfahrungen bei Säuglingen und Kleinkindern berichtet [2, 5]. Wir haben deshalb diese Methoden beim Erwachsenen während Belastungsuntersuchungen angewendet und mit arteriellen und kapillaren Blutproben verglichen.

Material und Methoden

Bei der transkutanen Bestimmung des arteriellen pO_2 (Methode nach Huch, Lübbers und Huch) wird eine modifizierte, polarographische Elektrode dicht auf der Haut aufgebracht (Abb. 1). Da die Elektrode auf 45°C beheizt wird, werden die obersten Kapillarschleifen der Haut

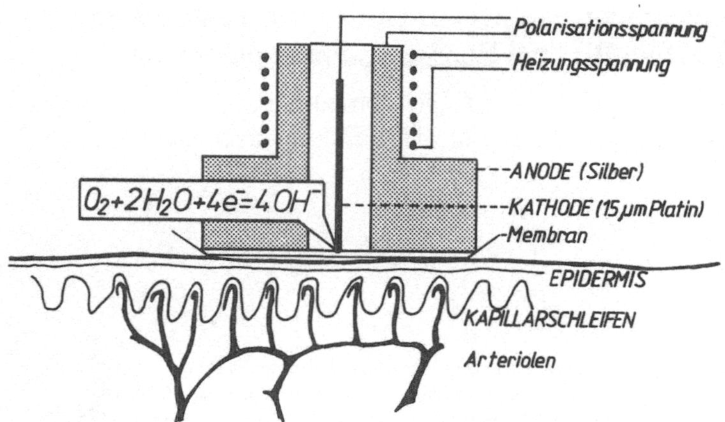

Abb. 1. Schema der kontinuierlichen, transkutanen Messung des arteriellen pO_2 mit einer polarographischen Elektrode

erwärmt und dilatieren. Der Blutstrom in diesen Gefäßen steigt nun sehr stark an, und die an die Haut gelieferte Menge Sauerstoff übersteigt den Verbrauch um ein Vielfaches [5]. Weiterhin wird durch die erhöhte Temperatur der lokale Sauerstoffdruck im Gefäß erhöht. In diesem kleinen Hautbezirk strömt nun Sauerstoff zur Hautoberfläche und wird dort von der Elektrode gemessen. Nach dem polarographischen Prinzip wird dabei Sauerstoff reduziert und verbraucht. Der entstehende Strom kann gemessen werden (Abb. 1). Die transkutane Bestimmung des pCO_2 erfolgt dagegen ohne Verbrauch des zu messenden Gases. CO_2 diffundiert durch die Membran der Elektrode in eine Pufferflüssigkeit und induziert dort Veränderungen des pH (Abb. 2). Diese werden von einer in die Flüssigkeit reichenden pH-Elektrode gemessen und sind proportional zu Änderungen des pCO_2 außerhalb der Elektrode. Da CO_2 sehr gut biologische Membranen durchdringt, besteht auch kaum ein Hindernis für die Messung des pCO_2 mit transkutanen Elektroden. Die erreichten Einstellzeiten bleiben länger, da bei einer Änderung des pCO_2 im Blut erst das Gewebe-CO_2 "ausgewaschen" werden muß. Daher ist es von Vorteil, wenn die pCO_2-Elektrode beheizt ist. Wir schlagen eine Temperatur von 44°C vor. Dabei wird aber der Partialdruck des CO_2 erhöht. Dieser Effekt kann bei der Eichung berücksichtigt werden [8]. Weitgehend unberücksichtigt bleibt bis jetzt, daß anscheinend bei höheren Tenperaturen auch der Diffusions-Shunt zwischen den Kapillarschleifen ansteigt und somit eine weitere Erhöhung des pCO_2 bewirkt [5]. Die CO_2-Elektrode reflektiert in besonderem Maße somit den Metabolismus der Haut. Die Elektroden werden mit einem Selbstklebering

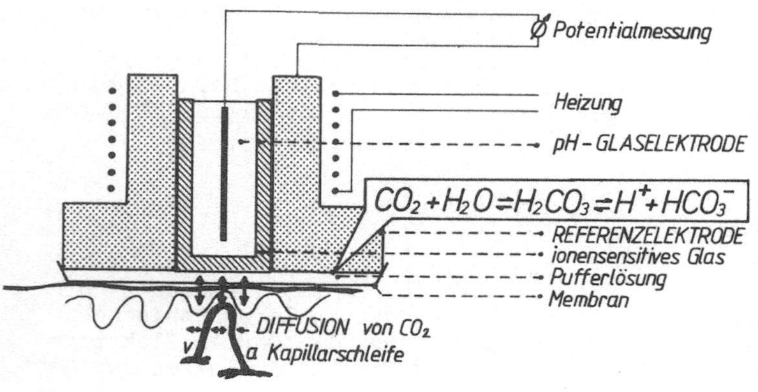

Abb. 2. Schema der kontinuierlichen, transkutanen Messung des arteriellen pCO_2

nach vorheriger, gründlicher Reinigung der Haut mit Benzin auf dem Rücken der Probanden befestigt.

Bei einer ersten Serie von Experimenten verwendeten wir bei 10 gesunden Probanden verschiedene, transkutane pO_2-Elektroden. Durch Blutentnahme aus einer Verweilkanüle in der A. radialis waren vergleichende Blutgasanalysen möglich. Die Probanden wurden auf dem Fahrradergometer im Sitzen in 3-min-Stufen von 1 W/kg-Steigerung bis zur Erschöpfung ausbelastet. In einer 2. Serie von Experimenten wurden transkutane Elektroden für die Bestimmung von pO_2 und pCO_2 bei der Rudererergometrie auf einem von uns speziell entwickelten Ergometer getestet. Dabei mußten die Probanden einen Test mit 2-min-Stufen von 2 min Dauer und 50 W Höhe, beginnend mit 150 W, bewältigen. In Pausen zwischen den Stufen wurde Kapillarblut für den Vergleich von arteriellen und transkutanen pO_2-Bestimmungen entnommen.

Ergebnisse und Diskussion

In unserer ersten Serie von Experimenten fanden wir sehr gute Korrelationen (0,85-0,99) zwischen den arteriellen und transkutanen Bestimmungen des pO_2. Die mittlere Differenz zwischen arteriellen und transkutanen Werten schwankte zwischen -4,72 bis -15,18 Torr in Abhängigkeit von der verwendeten Elektrode. Wir haben in Vorarbeiten herausgestellt, daß das Meßsignal einer transkutanen pO_2-Elektrode sowohl von der Elektrodentemperatur als auch von der Heizfläche der Elektrode abhängt. Wichtig erscheint auch eine Abdeckung der Meßfläche gegenüber Umwelteinflüssen. Weiterhin bestimmen wir die mittlere Anheizzeit der Elektroden, die benötigt wird, bis die Haut ausreichend erwärmt ist, um einen hohen Fluß unter der Elektrode zu gewährleisten. Erst dann werden konstante Korrelationen zu den Werten im arteriellen Blut erreicht. Diese Zeit schwankt von 5,6-12,5 min [9, 10]. Wir finden bei allen Elektroden eine konstante Differenz zu den arteriellen Werten während der gesamten Messungen (Abb. 3).

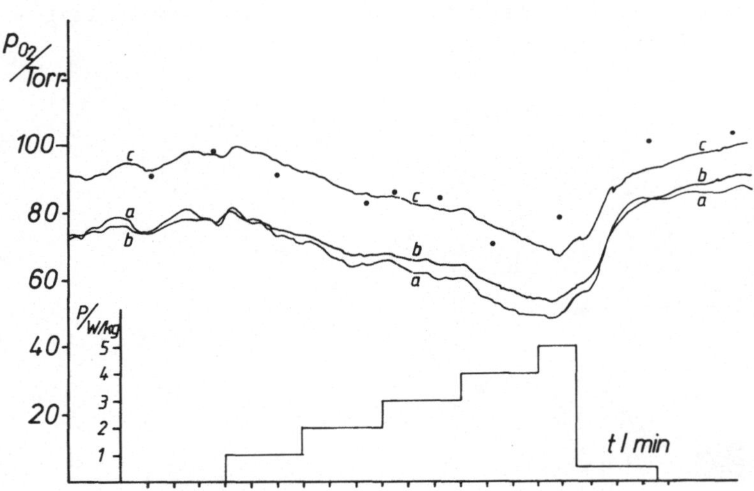

Abb. 3. Transkutane Messung des pO_2 und pCO_2 während einer spiroergometrischen Untersuchung eines Leistungssportlers; a, b, c verschiedene Elektroden, Punkte sind arterielle Blutproben. Stufenförmig ist die Leistung in Watt angegeben

Bei der Untersuchung der transkutanen pCO_2-Bestimmung fanden wir ebenfalls gute Korrelationen zu den Vergleichsmessungen (Tabelle 1). Trotz der starken Bewegung der Probanden auf dem Rudererergometer konnten wir, abgesehen von einigen Bewegungsartefakten, eine klare Messung des dy-

Tabelle 1. Transkutane pCO_2-Bestimmung unter Belastung

Versuche bei Ruderergometrie, 9 Probanden, Vergleichswerte im Blut des hyperämisierten Ohrläppchens. Elektrode: Radiometer TCM, Temperaturkorrektur nach Severinghaus et al. [8], Elektrodentemperatur 44°C.

Mittlere Differenz zu art. Werten:	$\bar{x}$ = + 6,29 Torr (s = 3,84)
Korrelationskoeffizient:	$\bar{r}$ = 0,91
Anheizzeit:	6,8 min (s = 3,5)

namischen Verhaltens des pCO_2 während der gesamten Ergometrie durchführen (Abb. 4). Sehr deutliche Veränderungen zeigen sich während solcher stufenförmiger Belastungstests mit Arbeitspause beim pO_2-Signal. Diese Veränderungen werden in einem anderen Beitrag ausführlich besprochen.

In einem weiteren Versuch wurden die transkutanen pO_2- und pCO_2-Elektroden auf den Unterarm eines Probanden ausgesetzt. Durch Aufblasen einer Blutdruckmanschette konnte nun der Blutfluß im Unterarm gestoppt werden. Die Registrierung in Abb. 5 zeigt einen schnellen Abfall des pO_2 und einen reaktiven Anstieg des pCO_2 während der arteriellen Stase. Nach Öffnen der Stauung kehren die Meßsignale auf den Ausgangswert zurück. In einem weiteren Teil des Experiments wurde der Proband aufgefordert, kräftig zu hyperventilieren. Während dieses Versuchs steigt der pO_2 leicht an, der pCO_2 fällt stark ab. Nach Beendigung des Versuchs wegen Schwindel steigt der pCO_2 langsam wieder an. Der pO_2 fällt nun auf tiefere Werte, da aufgrund des niedrigeren pCO_2 der Atemantrieb fehlt. Mit Anstieg des pCO_2 erreicht auch der pO_2 wieder Normalwerte. Gerade in der Abb. 5 zeigt sich der deutliche Wert einer kontinuierlichen Bestimmung der Blutgase mittels transkutaner Meßmethoden. Solche Verläufe können sonst nur unter hohem Aufwand mittels intravasaler Katheter oder durch sehr häufige Blutabnahme erzielt werden. Die transkutanen Elektroden reagieren zuverlässig auf Veränderungen der Gasdrücke im arteriellen Blut und erlauben somit eine Überwachung des Zustands eines Probanden ohne risikoreiche Blutabnahme [3, 4, 6, 7].

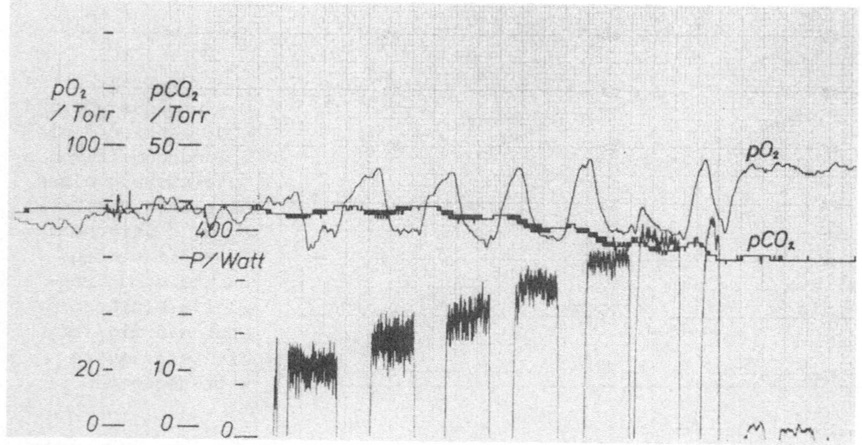

Abb. 4. Transkutane Messung von pO_2 und pCO_2 während einer ruderergometrischen Untersuchung. Stufenförmig ist die Registrierung der Leistung mit einem speziellen Meßgerät (nach Steinacker) dargestellt

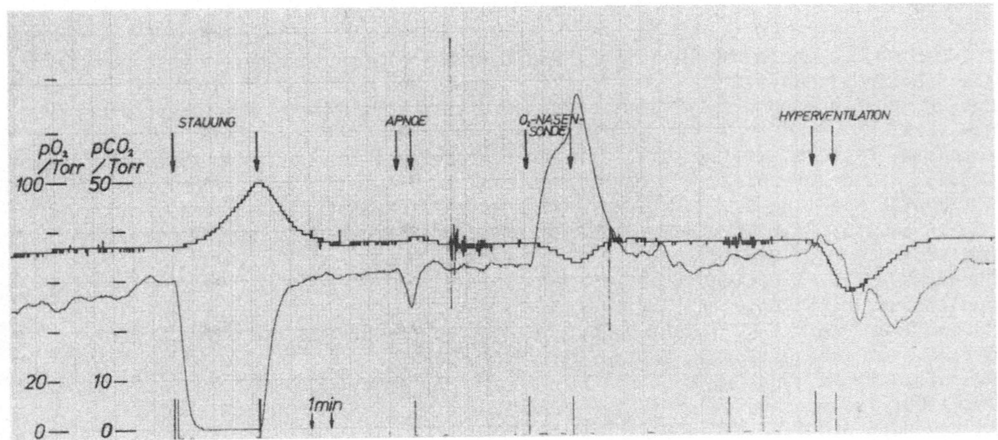

Abb. 5. Messung von pO_2 und pCO_2 mit transkutanen Elektroden auf dem Unterarm eines sitzenden Probanden. Mit Pfeilen sind Beginn und Ende der Versuche gekennzeichnet. Versuch 1: Stauung des arteriellen und venösen Blutstroms mit einer Blutdruckmanschette (300 mm Hg); Versuch 2: Hyperventilationsversuch

Wichtig erscheint uns aber vor allem bei der Messung des pO_2 eine exakte Kontrolle der Perfusion unter der Hautstelle [9, 10]. Erst wenn die Kapillaren durch die Wärme maximal dilatiert sind, können konstante Meßbedingungen während des gesamten Versuchs vorausgesetzt werden [2, 5]. Nach dieser Anheizzeit darf mit der Messung begonnen werden. Wir begegnen diesem Problem dadurch, daß die transkutane Elektrode als erste Elektrode bei unseren Probanden aufgesetzt wird. Bis dann die EKG-Elektroden angelegt sind, die Atemmaske für die Spirometrie angepaßt und die ersten Ruhewerte übernommen sind, ist auch meist die transkutane Elektrode meßbereit. Die normale Anheizzeit für die Elektrode, die man benutzt, sollte gut bekannt sein. Bei manchen Hautstellen ist es aber auch schwierig, eine ausreichende Perfusion zu erzielen. Wenn nach 5 min das pO_2-Meßsignal 25 Torr nicht übersteigt, kann es vorteilhaft sein, die Elektrode auf eine andere Hautstelle umzusetzen. Andere Untersucher haben ebenfalls über positive Erfahrungen mit transkutaner Bestimmung des pO_2 unter Belastung berichtet [3, 4, 6, 7].

Ein weiteres Problem bei der Messung mit transkutanen Elektroden ist das der Dämpfung des Meßsignals durch das System Kapillare - Haut - Elektrode. Dieses Problem besteht bei den O_2-Elektroden und den CO_2-Elektroden. Trotzdem reagieren die Elektroden relativ schnell auf Veränderungen der Blutgase, wobei aber die Dämpfung immer berücksichtigt werden muß. Ein wichtiger Vorteil der transkutanen Meßmethode ist, daß ein konstanter Fehler bei der Messung auftritt. Wir beobachten während der Messung eine Differenz zu arteriellen Werten, die aber, wie in Abb. 3 gezeigt, während eines Versuchs konstant bleiben. Mit einer einzelnen Blutentnahme in Ruhe kann nun diese Differenz geprüft und bei der Auswertung berücksichtigt werden. Gerade bei lang andauernden Versuchsabläufen ist es nicht auszuschließen, daß bei häufigen Blutabnahmen Meßfehler durch Luftbeimischungen oder unsachgemäße Probenlagerungen und Messungen auftreten. Der Proband wird bei der transkutanen Methode nicht durch Manipulationen bei der Blutentnahme beeinträchtigt. Dadurch erlaubt diese Methodik bei Kenntnis ihrer Randbedingungen eine kontinuierliche Erfassung der Veränderungen des O_2- und CO_2-Transports im Blut. Dies haben auch andere Autoren bestätigt [1, 3, 4, 6, 7].

Literatur

1. Goldman MD, Gribbin HR, Martin RJ, Loh L (1982) Transcutaneous pCO_2 in adults. Anaesthesia 37:944-946
2. Huch R, Huch A, Lübbers DW (1981) Transcutaneous pO_2. Thieme, Stratton, Stuttgart New York
3. Kornum M, Oxhoi H, Nielsen G (1982) Transcutaneous versus arterial oxygen tension during exercise. In: Chronic pulmonary disease. Clin Physiol 2:521-528
4. Löllgen H, Niedling GV, Kersting F, Just H (1979) Transcutaneous measurement of pO_2 in adults: Exercise testing and monitoring in acute myocardial infarction. Med Progr Technol 6:43-42
5. Lübbers DW (1979) Cutaneous and transcutaneous pO_2 and pCO_2 and their measuring conditions. Birth Defects 15/4:13-31
6. McDowell JW, Thiede WH (1980) Usefulness of the transcutaneous pO_2 monitor during exercise testing in adults. Chest 78:853-855
7. Schonfeld T, Sargent CW, Bautista D, Walters MA, O'Neal MH, Platzker ACG, Keens TG (1980) Transcutaneous oxygen monitoring during exercise stress testing. Am Rev Resp Dis 121: 457-462
8. Severinghaus JW, Stafford M, Bradley AF (1978) $tcpCO_2$ electrode design, calibration and temperature gradient problems. Acta Anaesth Scand [Suppl] 68: 118-122
9. Steinacker JM, Wodick RE (1981) Die transkutane pO_2-Messung des arteriellen Blutes beim Erwachsenen. Forderungen an eine geeignete Elektrode. Biomed Technik [Suppl] 26:P6
10. Steinacker JM, Wodick RE (1981) Transcutaneous measurement of pO_2 in adults: Design of an improved electrode. In: Huch R, Huch A, Lucey JF (eds) Continuous transcutaneous blood gas monitoring (Kongreß Zürich 1981). Dekker, New York

Veränderungen des Sauerstofftransports im Blut bei Belastung. - Untersuchungen bei Probanden verschiedener Leistungsfähigkeit mit transkutanen Messungen des arteriellen pO_2

Changes in Oxygen Transport in Blood During Exercise - Examinations with Transcutaneous Measurements of Arterial pO_2

J. M. Steinacker und R. E. Wodick

Summary

We have shown that there are good correlations between transcutaneous determinations of pO_2 and "conventional" arterial blood samples. A systematic difference between values from the two methods was found.

We examined volunteers with various levels of maximal work capacity during exercise with transcutaneous methods. The pO_2-values were registered in 15-sec-steps with a microcomputer together with respiratory parameters and heart rate.

A decrease in pO_2 was found in well-trained athletes during hard exercise. pO_2 tends to increase in patients with reduced work capacity. In normal untrained persons, little change was noted.

The observed changes are discussed together with ventilatory and cardiocirculatory values measured. Variations in pO_2 during exercise are dependent on changes in ventilation, cardiac output and venous oxygen content. The relationships between these factors are considered.

Einleitung

Die Leistung eines Sportlers hängt auch von der Fähigkeit ab, große Mengen Sauerstoff den arbeitenden Muskelzellen zur Verfügung stellen zu können. Einen wesentlichen Anteil daran hat der Sauerstofftransport mit dem Blut. Mit der neu entwickelten Methode der transkutanen Bestimmung des arteriellen pO_2 ist eine kontinuierliche und nichtinvasive Messung möglich. Wir haben in einem anderen Beitrag in diesem Band gezeigt, daß der transkutan bestimmte pO_2 eng mit Messungen aus arteriellen Blutproben korreliert. Wir setzen deshalb diese Methode bei Probanden verschiedener Leistungsfähigkeit während der Ergometrie ein. Wir haben in Voruntersuchungen gefunden, daß die Verläufe des transkutan bestimmten pO_2 ($tcpO_2$) von der körperlichen Leistungsfähigkeit des Probanden abhängen [11, 12, 13]. In diesem Beitrag werden weitere Befunde dazu diskutiert.

Methodik

Wir setzen die transkutane pO_2-Bestimmung routinemäßig bei Belastungsuntersuchungen ein. Dies haben wir an anderer Stelle ausführlich beschrieben [13]. Die Untersuchungen werden auf dem Fahrradergometer mit stufenförmigem Belastungsmodus durchgeführt. Bei Trainierten wird das W/kg-Schema eingesetzt. Da ein Teil der Untersuchungen im Kreislauflabor eines benachbarten Krankenhauses durchgeführt werden mußte, wählten wir für Patienten die dort üblichen 25-W-Stufen. Die Stufendauer ist einheitlich 3 min, belastet wird bis zur Erschöpfung. Während der Untersuchungen werden mit einem offenen System (Fa. Jaeger) in 15-s-Abständen die Sauerstoffaufnahme und andere spirometrische Daten bestimmt und zusammen mit den transkutanen Meßwerten von einem Mikrocomputer registriert und abgespeichert. Diese Werte können nun im Rechner weiter verarbeitet oder in die Prozeßrechenanlage des Departments Physiologie zur weiteren Verarbeitung übermittelt werden. Wir haben für diese Untersuchung die Daten von 53 lungengesunden Versuchspersonen herangezogen, die nicht in Vorarbeiten [12, 13] ausgewertet wurden:

1. Mitglieder einer Herzinfarktsportgruppe (n=15),
2. untrainierte, gesunde Normalpersonen (n=16),
3. ausdauertrainierte Sportler (n=22).

Bei diesen Probanden wurde ein transkutan gemessener Ausgangswert (Ruhe-pO_2) und am Ende der Belastung die pO_2-Änderung ΔpO_2 bestimmt.

Bei einem sehr gut trainierten Radfahrer (maximale Leistung 534 W) wurden die Meßwerte vom Rechner erfaßt und weiter verarbeitet. Durch Vergleich der transkutanen Meßwerte mit kapillären pO_2-Kontrollen wurde mit einem Rechenprogramm der arterielle pO_2 aus einer Regressionsgleichung abgeleitet:

$$apO_2 = A \cdot tcpO_2 + B \qquad \text{(Gl. 1)}$$

Das Herzminutenvolumen $\dot{Q}$ wurde nicht direkt gemessen, sondern mit einer Regressionsgleichung aus der Sauerstoffaufnahme $\dot{V}O_2$ abgeleitet [1, 5, 6]:

$$\dot{Q} = 7,03 + 0,0058\ \dot{V}O_2 \qquad \text{(Gl. 2)}$$

Die gemischtvenöse Sauerstoffkonzentration $v[O_2]$ entspricht der Differenz aus dem arteriellen Sauerstoffgehalt $a[O_2]$ und der arteriovenösen Differenz $avDO_2$, vorausgesetzt, es treten in der Lunge keine Verteilungsstörungen auf [9]. Für die $a\bar{v}DO_2$ gilt in diesem Fall:

$$a\bar{v}DO_2 = \dot{V}O_2 / \dot{Q} \qquad \text{(Gl. 3)}$$

Dann läßt sich für $\bar{v}[O_2]$ schreiben:

$$\bar{v}[O_2] = a[O_2] - \dot{V}O_2 / \dot{Q} \qquad \text{(Gl. 4)}$$

Diese Gleichungen wurden auf die Meßwerte angewendet. Die Ergebnisse wurden mit den üblichen statistischen Verfahren ausgewertet.

Weitere Messungen mit transkutanen Elektroden erfolgten auch bei der Ruder- und Laufbandergometrie, um Verläufe der Blutgase bei speziellen Belastungen zu untersuchen. Dabei wurden auch transkutane pCO_2-Elektroden eingesetzt.

Ergebnisse

Für die Auswertung der 53 Versuchspersonen ergaben sich folgende Mittelwerte:

Infarktsportler:	Leistung 94,1 W,	ΔpO_2 +10,6 Torr,	Ruhe-pO_2 57,6 Torr
Normalpersonen:	Leistung 241,8 W,	ΔpO_2 + 1,4 Torr,	Ruhe-pO_2 76,8 Torr
Sportler:	Leistung 394,0 W,	ΔpO_2 -11,5 Torr,	Ruhe-pO_2 80,3 Torr.

Die Differenzen zwischen der Leistung und dem ΔpO_2 waren zwischen allen Gruppen signifikant ($p > 0,05$).

In Abb. 1 ist für die untersuchte Probandengruppe der bei der Ausbelastung ermittelte Wert ΔpO_2 gegen die erreichte Leistung aufgetragen. Bei der Auswertung ergab sich die Regressiosgleichung: $y = -0,067\ x + 16,36$ ($r = -0,79$). Für die Abhängigkeit des ΔpO_2 vom Ausgangswert des pO_2 ergab sich die Beziehung: $y = -0,65\ x + 46,07$ ($r = -0,73$).

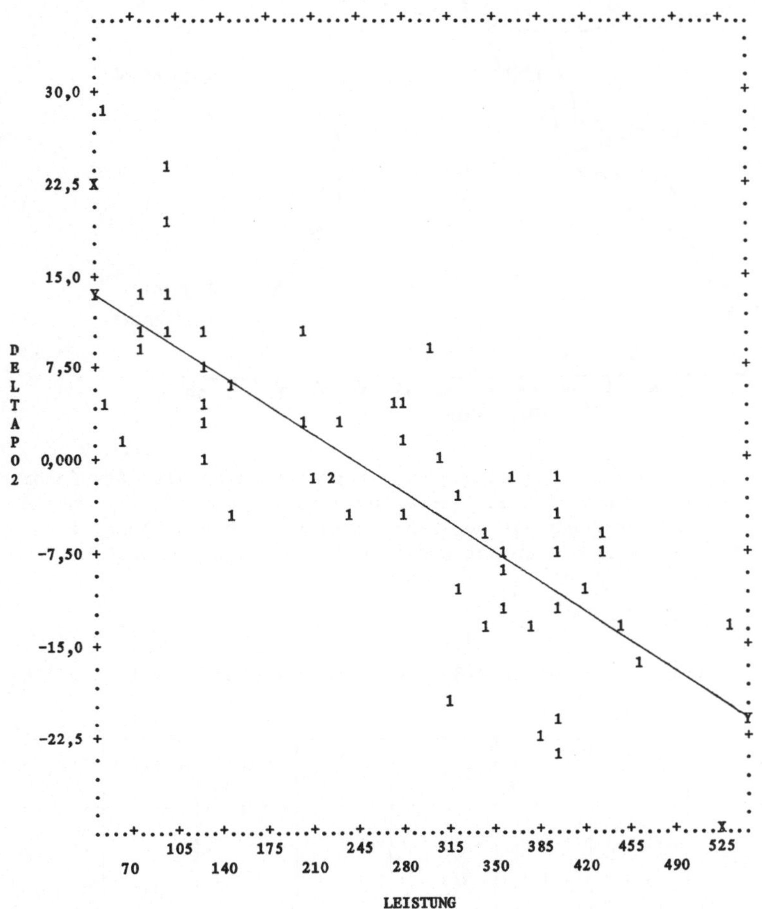

Abb. 1. Abhängigkeit der transkutan gemessenen Änderung des pO_2 ΔpO_2 (in Torr) bei Belastung in Abhängigkeit von der erreichten maximalen Leistung in Watt auf dem Fahrradergometer bei 53 Probanden verschiedener Leistungsfähigkeit

Abb. 2 zeigt die gemessenen Werte für $tcpO_2$, ApO_2, $\dot{V}O_2$ und $\dot{V}_A$ bei der Fahrradergometrie. In Tabelle 1 sind die berechneten, partiellen Korrelationen zwischen einigen Meß- und Rechenwerten desselben Probanden dargestellt. In Abb. 3 ist der gemessene $tcpO_2$ gegen die berechnete $\bar{v}[O_2]$ aufgetragen. Abb. 4 und 5 zeigen Registrierungen während eines Stufentests auf dem Laufband und eines Maximaltests auf dem Ruderergometer.

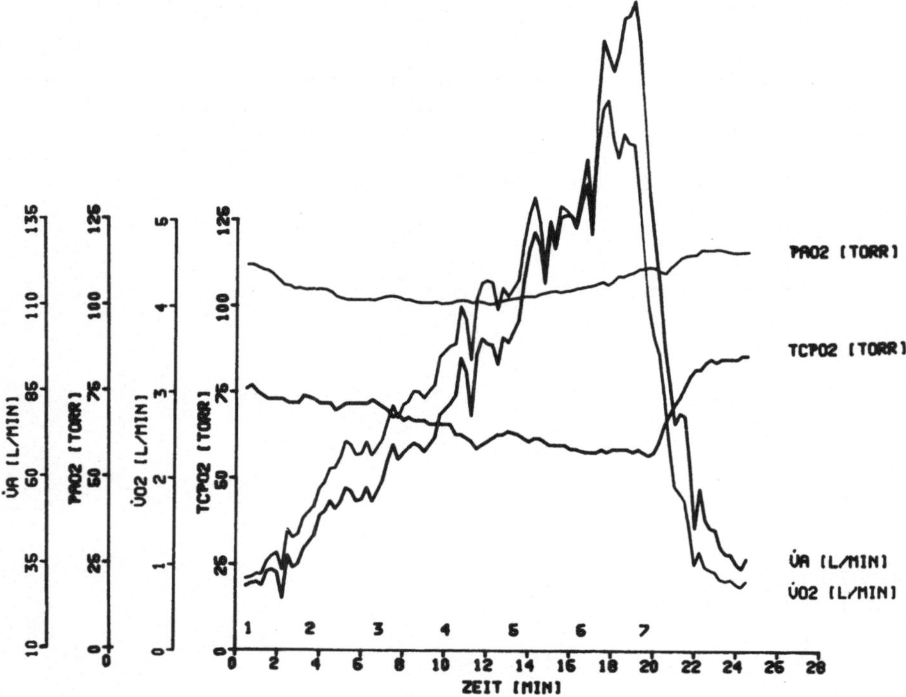

Abb. 2. Das Verhalten von transkutan gemessenem pO_2 ($tcpO_2$), der Sauerstoffaufnahme $\dot{V}O_2$, dem alveolären Sauerstoffdruck ApO_2 und der alveolären Ventilation $\dot{V}_A$ während einer spiroergometrischen Untersuchung auf dem Fahrradergometer eines hochtrainierten Radsportlers. Mit Ziffern sind die Belastungsstufen in W/kg angegeben, 7 = Erholungsphase

Tabelle 1. Korrelationsmatrix ausgewählter Meßwerte bei einer stufenförmig bis 534 W gesteigerten Fahrradergometrie

	$tcpO_2$ 2	HF 3	$\dot{V}O_2$ 4	$\dot{V}O_2$/HF 6	ApO_2 9	$\dot{V}_A$ 10	$AaDO_2$ 11	$a\bar{v}DO_2$ 13	$\bar{v}[O_2]$ 14
$tcpO_2$ 2	1,0000								
HF 3	-0,8864	1,0000							
$\dot{V}O_2$ 4	-0,9090	0,9698	1,0000						
$\dot{V}O_2$/HF 6	-0,9254	0,9209	0,9761	1,0000					
ApO_2 9	0,5887	-0,3349	-0,4240	-0,5845	1,0000				
$\dot{V}_A$ 10	-0,8113	0,9440	0,9443	0,8704	-0,1301	1,0000			
$AaDO_2$ 11	-0,7847	0,8388	0,7984	0,6958	0,0392	0,9031	1,0000		
$a\bar{v}DO_2$ 13	-0,9336	0,9297	0,9411	0,9733	-0,6144	0,8335	0,6828	1,0000	
$\bar{v}[O_2]$ 14	0,9443	-0,9358	-0,9472	-0,9754	0,6059	-0,8427	-0,7026	-0,9994	1,0000

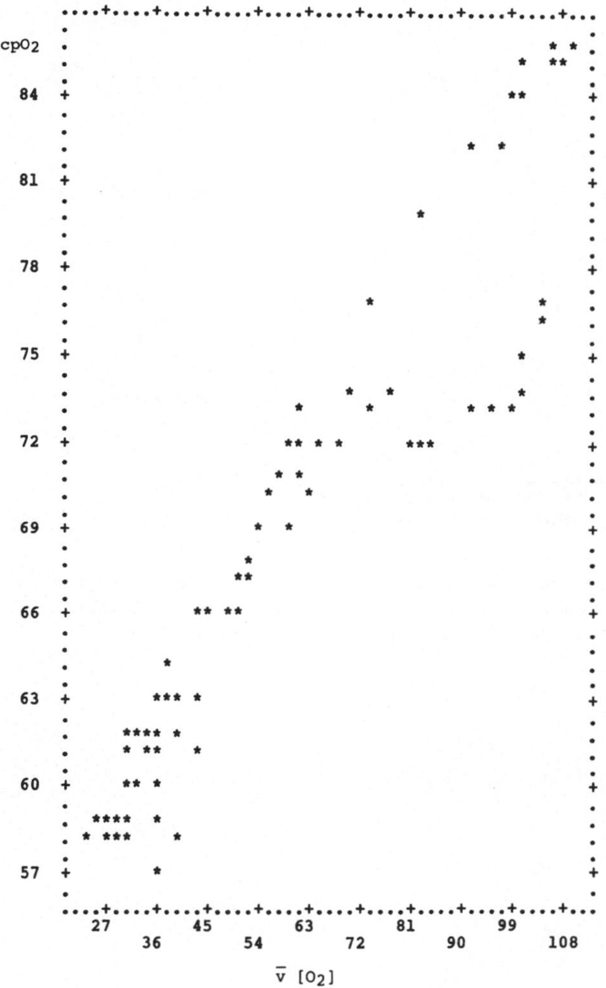

Abb. 3. $tcpO_2$ (in Torr) in Abhängigkeit von der errechneten gemischtvenösen Sauerstoffkonzentration $\bar{v}$ $[O_2]$ (in ml O_2/l) unter Belastung bei demselben Probanden wie in Abb. 2

Diskussion

Wir erhalten bei der Auswertung der Messungen deutliche Unterschiede beim Verhalten des pO_2 unter Belastung in Abhängigkeit von der körperlichen Leistungsfähigkeit der Probanden. Dies hatten wir schon bei einer anderen Gruppe [12, 13] gezeigt. Von manchen Untersuchern [8, 14] konnte keine systematische Abhängigkeit des arteriellen pO_2 unter Belastung bei Lungengesunden gefunden werden. Dagegen hat die Freiburger Arbeitsgruppe über Abfälle des pO_2 unter Belastung bei gut trainierten Sportlern berichtet [4]. Auch die Arbeitsgruppe von Scherrer u. Birchler [9] berichtet über einen Abfall des pO2 bei trainierten Versuchspersonen unter Arbeitsleistung. Sie beobachteten bei einer Gruppe älterer Versuchspersonen Anstiege des pO_2. In Ruhe bestanden Verteilungsstörungen in der Lunge, die sich unter Belastung normalisierten. Dies könnte eine Erklärung für unsere Befunde sein. In Ruhe war der $tcpO_2$-Wert bei der Gruppe der Infarktsportler deutlich

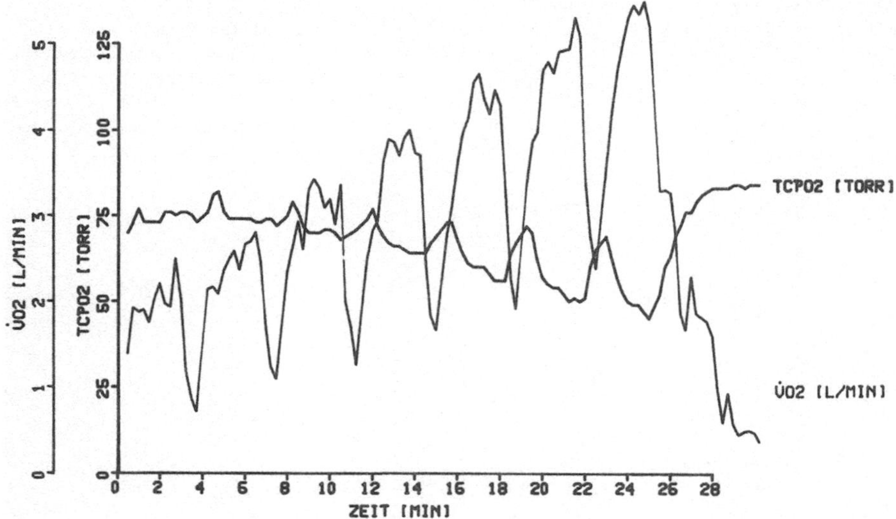

Abb. 4. $tcpO_2$ und Sauerstoffaufnahme während einer Laufbanduntersuchung. Die Geschwindigkeit des Laufbandes wird stufenweise auf 20 km/h gesteigert. Zwischen den Stufen sind Pausen von 30 s Dauer für die Messung des Blutlaktats

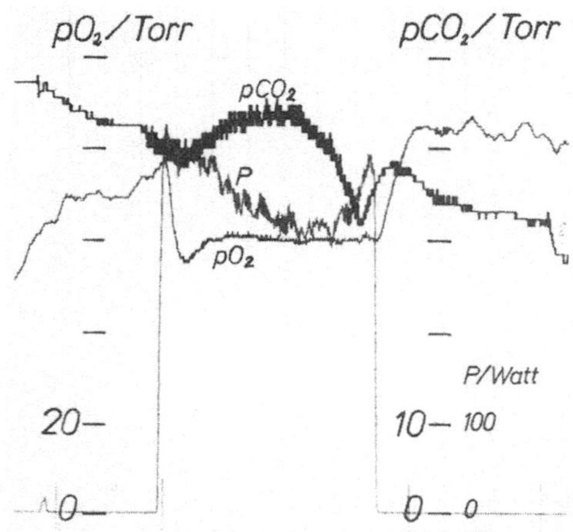

Abb. 5. Transkutan gemessener pO_2 und pCO_2 während eines Maximalversuchs auf dem Ruderergometer über 6 min. Die Leistung P ist mit einem speziellen Meßgerät (nach Steinacker) registriert

niedriger als bei den Vergleichsgruppen, um dann auf höhere Werte anzusteigen. Bei leistungsfähigen Probanden wurde in Ruhe und unter Belastung keine Verteilungsstörung gefunden [9].

Unsere Annahmen über die Berechnung der gemischtvenösen Sauerstoffkonzentration beruhen auf Befunden, daß ein weitgehend linearer, enger Zusammenhang zwischen der Sauerstoffaufnahme und dem Herzminutenvolumen besteht [1, 5, 6]. Die dabei errechneten maximalen Werte von 34,7 l/min für $\dot{Q}$ und 145 ml O_2/l für die $a\bar{v}DO_2$ bewegen sich im Rahmen der Literaturangaben [5, 6]. Es ist deshalb gerechtfertigt, mit der von uns angewendeten Gleichung eine Abschätzung des Herzminutenvolumens vorzunehmen. Die angewendeten Formeln gelten streng genommen nur für ein Steady state. Da wir jedoch in sehr kleinen Schritten die Berechnung vornehmen, ist hier die Anwendung zulässig.

Bei der Auswertung der Messungen während der Fahrradergometrie fällt eine Zunahme der $AaDO_2$ unter Belastung auf, die schon beschrieben wurde [4, 9]. Wir finden eine gute Korrelation zu den Änderungen von Sauerstoffaufnahme und Herzfrequenz (Tabelle 1); dies zeigt sich auch beim Laufbandtest (Abb. 4).

Es ist denkbar, daß bei den hohen Blutflüssen in der Lunge unter extremer Belastung die Zeit zur vollständigen Aufsättigung des mit niedrigerem pO_2 die Lunge erreichenden venösen Blutes fehlt. Dazu geben unsere Auswertungen einige Hinweise. Beim Vergleich zum registrierten $tcpO_2$ findet sich eine enge Korrelation der venösen Sauerstoffkonzentration $\bar{v}[O_2]$ (Abb. 3 und Tabelle 1). Nach Ende der Belastung steigt die $\bar{v}[O_2]$ schnell an, da der O_2-Verbrauch (Abb. 2 und 4) absinkt. $tcpO_2$ und ApO_2 zeigen dieselbe Tendenz.

Aus Versuchen mit kontinuierlicher Absaugung und Messung arteriellen Blutes [3, 10] ist bekannt, daß bei Beginn einer Belastung der arterielle pO_2 leicht abnimmt. Nach einer gewissen Zeit steigt dann der pO_2 wieder an, wobei der Ausgangswert wieder erreicht oder sogar überschritten werden kann. Ähnliches sehen wir beim Maximaltest auf dem Ruderergometer (Abb. 5), wobei sich der pO_2 nach Beginn der Belastung schnell auf einem niedrigen Niveau stabil einstellt. Bei Versuchen auf dem Laufband oder dem Ruderergometer, bei denen zwischen den Arbeitsstufen eine Pause liegt, wird auf jeder Stufe ein neuer, etwas niedrigerer Wert erreicht (Abb. 4). Hier könnte die Belastungsform den Abfall des pO_2 mitbedingen, weil durch die Stufenform der Belastung ein Wiederanstieg des pO_2 nicht erfolgen könnte. Doch wir finden auch bei einem Maximaltest auf dem Ruderergometer bei einem gut trainierten Sportler auch über 6 min hinweg keinen Anstieg des pO_2. Somit hat die Belastungsdauer bei Ausdauertrainierten nur einen geringen Einfluß auf den Verlauf des arteriellen Sauerstoffpartialdrucks. Der Abfall des pO_2 am Anfang einer Belastungsstufe kann dadurch erklärt werden, daß zu Beginn einer Belastung das Herzminutenvolumen schneller ansteigt als die Sauerstoffaufnahme [3].

Bei der Ruderergometrie finden wir während der Arbeit Anstiege des pCO_2 (Abb. 5). Dies kann zum einen durch die spezielle Atmungsform bei dieser Bewegung bedingt sein. Wir haben aber auch beim Aufsetzen einer Gesichtsmaske für die Spirometrie Anstiege des $tcpO_2$ gefunden. Hier könnte auch ein Einfluß durch den Totraum der Maske und durch das System für die Messung der Ventilation vorhanden sein.

Mit neuen Untersuchungsmethoden können neue Einsichten in das komplexe System des Sauerstofftransports unter Belastung gewonnen werden. Bei den vorgelegten Ergebnissen muß aber der Einfluß dieser Methoden berücksichtigt werden.

Literatur

1. Åstrand PO, Cuddy TE, Saltin B, Stenberg J (1964) Cardiac output during submaximal and maximal work. J Appl Physiol 19:268-274
2. Bjurstedt H, Wigertz O (1971) Dynamics of arterial oxygen tension in response to sinusoidal work load in man. Acta Physiol Scand 82:236-249
3. Cerretelli P, Sikand R, Fahi LE (1966) Readjustments in cardiac output and gas exchange during onset of exercise and recovery. J Appl Physiol 21:1345-1350

4. Doll E, Keul J, Maiwald C, Reindell H (1966) Das Verhalten von Sauerstoffdruck, Kohlensäure, pH, Standardbicarbonat und base excess im arteriellen Blut bei verschiedenen Belastungsformen. Int Z Angew Physiol 22:327-355
5. Ekelund LG, Holmgren A (1967) Central hemodynamics during exercise. Circulat Res 20/21[Suppl 1]:33-43
6. Kindermann W, Reindell H, Keul J (1977) Hämodynamik bei Gesunden und Kranken unter körperlicher Belastung. Dtsch Z Sportmed 28:195-203
7. Lübbers DW (1979) Cutaneous and transcutaneous pO_2 and pCO_2 and their measuring conditions. Birth Defects 15/4:13-31
8. Reichel G (1975) Die Bedeutung der arteriellen Blutgasanalyse für die Lungenfunktionsdiagnostik und Begutachtung. Wien Med Wochenschr [Suppl] 28:4-10
9. Scherrer M, Birchler A (1967) Altersabhängigkeit des alveo-arteriellen O_2-Partialdruckgradienten bei Schwerarbeit in Normoxie, Hypoxie und Hyperoxie. Med Thorac 24:99-117
10. Schwarz W, Fabel H (1976) Das arterielle Sauerstoffdruckprofil unter Belastung und in der Erholungsphase - fortlaufende Sauerstoffpartialdruckmessungen bei Lungengesunden und Bronchitikern. Pneumol [Suppl] 5:216-227
11. Steinacker JM, Wodick RE (1981) Neue Möglichkeiten zur Bestimmung des Sauerstoffdrucks im arteriellen Blut durch nichtinvasive perkutane Messungen an Hochleistungssportlern. In: Rieckert H (Hrsg) Sport an der Grenze menschlicher Leistungsfähigkeit, Symposium Kiel 1980. Springer, Berlin Heidelberg New York, pp 225-233
12. Wodick RE, Steinacker JM (1981) Better clinical diagnostics of the physical condition of adults using transcutaneous pO_2-measurement during exercise. In: Huch R, Huch A, Lucey JF (eds) Continuous transcutaneous blood gas monitoring (Kongreß Zürich 1981). Dekker, New York
13. Steinacker JM, Lohr P, Wodick RE (1983) Die transkutane Bestimmung des arteriellen pO_2 und ihre Einsatzmöglichkeiten bei der Spiroergometrie. In: Heck H, Hollmann W, Liesen H, Rost R (Hrsg) Sport: Leistung und Gesundheit. Deutscher Ärzte-Verlag, Köln, S 111-116
14. Woitowitz HJ (1971) Die Blutgasanalyse in der Beurteilung der Arbeitsinsuffizienz aus pulmonaler Ursache. Dtsch Med Wochenschr 66:862-866

Arbeitsbedingte Hämokonzentration und Osmolalität

Exercise-Induced Hemoconcentration and Osmolality

N. Maassen und D. Böning

Summary

Alterations in acid-base-balance are accompanied by changes in blood osmolality. In vitro, in oxygenated blood the following relationship was found: $\Delta Osm = -31.7 \times \Delta pH$. During physical activity (cycle-ergometer, workload beginning with 50 watt, increasing in steps of 50 watt every 3 min; n = 10) the in vivo relationship is $\Delta Osm = -136.6 \times \Delta pH + 1.9$. A pH decrease of 0.2 units results in an increase in osmolality of 29.2 mosmol/kg H_2O. Only 6.3 mosmol are due to acid-base-balance changes because the rise in lactic acid concentration is compensated for by the elimination of bicarbonate. The remaining increase of 22.7 mosmol/kg H_2O is caused to a large extent by a water shift into the working muscles due to osmotic effects related to the anaerobic metabolism ($\Delta Osm = 2.05 \times \Delta[Lac^-] + 2.7$). More than 50 % of the exercise hemoconcentration can be explained by these osmotic effects. The same mechanism seems to play an important role during the early stage of hemorrhagic shock.

Einleitung

Immer wieder haben sich Arbeitsgruppen mit dem Verhalten der Osmolalität bei Arbeit befaßt, z.B. von Beaumont [1] im Zusammenhang mit dem Erythrozytenvolumen, Lundvall [7] im Zusammenhang mit dem Gefäßtonus oder Tibes et al. [11] im Zusammenhang mit Atem- und Kreislaufantrieben. Mit den Ursachen für den Osmolalitätsanstieg hat sich selten jemand befaßt. Als Ursachen gelten der Konzentrationsanstieg der Elektrolyte Na^+, K^+, Cl^- und der Anstieg der Milchsäurekonzentration (MS). Letzterem wird ein Anteil bis zu 60 % am Osmolalitätsanstieg zugesprochen [8]. Dabei wird häufig vergessen, daß die steigende [MS] durch CO_2-Abgabe z.T. kompensiert wird. Daraus ergeben sich folgende Fragen:

1. Wie groß ist der Anteil der Säure-Basen-Status (S-B-S)-Veränderung im Blut an der Osmolalitätszunahme bei Arbeit?
2. Was sind die Ursachen für die verbleibende Osmolalitätszunahme?

Methode

Wir haben Stufentests auf dem Fahrradergometer durchgeführt. Beginnend mit 50 W wurde die Belastung alle 3 min um 50 W gesteigert. Bei der letzten Belastungsstufe waren auch kleinere Stufen erlaubt. Blut wurde kubital-venös am Ende jeder Belastungsstufe entnommen. Im Blut (bl) haben wir den S-B-S bestimmt (Astrup), [Glukose] (Boehringer), [MS] (Boehringer), [Hb] (Hämoglobincyanid-Methode) und die Osmolalität

(Osm) (kryoskopisch). Bei der Osm-Messung wurde darauf geachtet, daß kein CO_2-Verlust auftreten konnte. Im Plasma (pl) bestimmten wir die $[Na^+]$, $[K^+]$ (Flammenphotometer) und $[Cl^-]$ (potentiometrisch).

Ergebnisse und Diskussion

In Abb. 1 ist der Verlauf der Osmolalitätsveränderung in Abhängigkeit von der relativen Belastung gezeigt. Mit steigender Belastung ergibt sich eine immer stärkere Osmolalitätszunahme. Der Verlauf ähnelt dem MS-Anstieg bei solchen Belastungsformen. Ähnliche Beziehungen haben Senay et al. [10] und Schnitzer et al. [9] veröffentlicht.

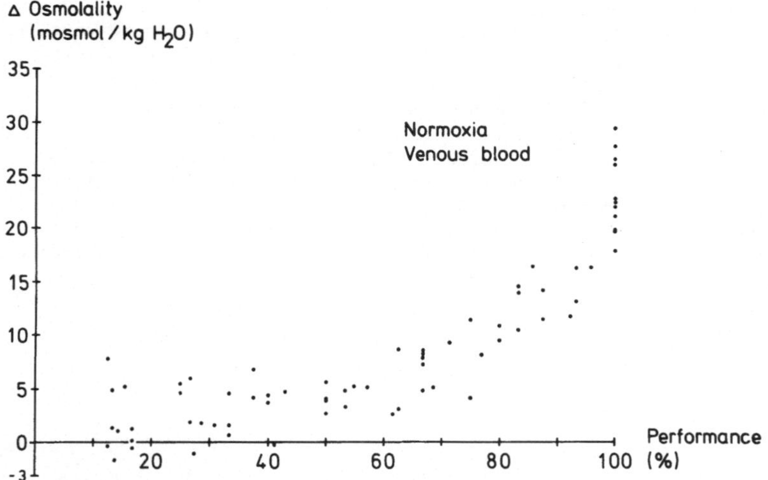

Abb. 1. Zunahme der Osmolalität in Abhängigkeit von der relativen Belastung

In Abb. 2 sind die Osm-Veränderungen gegen die pH-Veränderungen aufgetragen. Für die vermutlich lineare Beziehung gilt die Regressionsgleichung:

$$\Delta Osm = -136{,}6 \times \Delta pH + 1{,}9 \qquad (Gl.\ 1)$$

Ändert man im isolierten Blut (in vitro) den S-B-S, so resultiert die unten in der Abb. 2 gezeigte Beziehung. Sie gehorcht der Gleichung:

$$\Delta Osm = -\ 31{,}7 \times \Delta pH \qquad (Gl.\ 2)$$

Es ist von untergeordneter Bedeutung, ob mit CO_2 oder Milchsäure angesäuert wurde, aufgrund der Pufferung nimmt die Zahl der Teilchen fast übereinstimmend zu. Nach dieser Beziehung ergibt sich bei einem pH-Abfall von 0,2 Einheiten eine Osmolalitätszunahme von 6,3 mosmol/kg. In vivo erhält man aber nach der obigen Gleichung einen Anstieg von ca. 29 mosmol. Daraus folgt, daß die S-B-S-Effekte im Blut nur ca. 25 % am gesamten Osmolalitätsanstieg ausmachen.

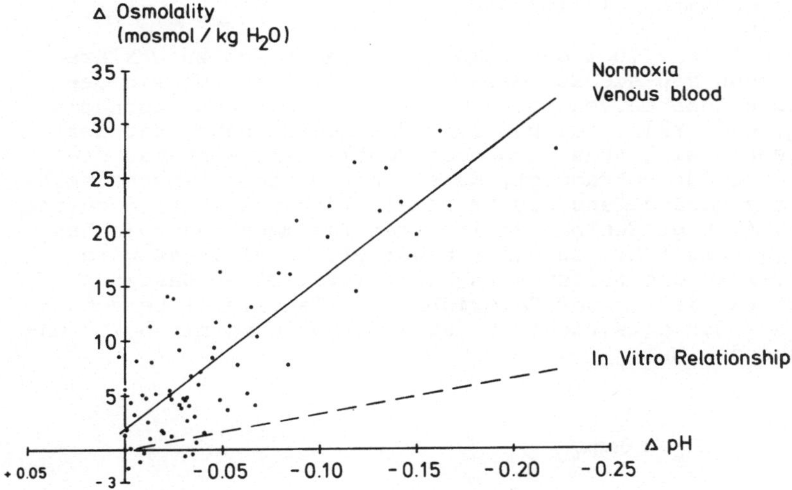

Abb. 2. Osmolalitätsveränderung in Abhängigkeit von der pH-Veränderung. —— in vivo, ---- in vitro

Mit der In-vitro-Beziehung kann man die S-B-S-Effekte im Blut rechnerisch eliminieren, indem man auf konstantes pH, z.B. pH 7,4 bezieht. Die nächste Darstellung (Abb. 3) zeigt die Veränderung dieser bereinigten Osmolalität ($Osm_{7,4}$) in Abhängigkeit von der $[MS]_{bl}$. Obwohl die S-B-S-Effekte eliminiert sind, zeigt sich eine gute Korrelation zur $[MS]_{bl}$. Die Beziehung ist nicht linear, sondern flacht bei hohen [MS] ab. Dieses Abflachen wird noch ausgeprägter, wenn man den Schweißeffekt berücksichtigt, denn Schweiß ist hypoton (ca. 0,3 % NaCl), und

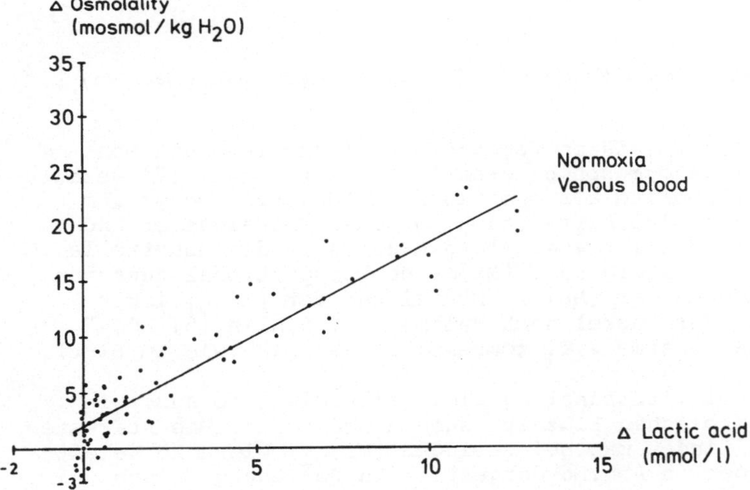

Abb. 3. Beziehung zwischen dem Anstieg der $Osm_{7,4}$ und dem Anstieg der $[Lac]_{bl}$

Verlust einer hypotonen Lösung führt zu einem Osmolalitätsanstieg. Dieser Effekt macht ca. 1,5 mosmol am Ende der Belastung aus, das sind ca. 5 % des Gesamtosmolalitätsanstiegs.

Es bleiben jetzt noch ca. 70 % des Osmolalitätsanstiegs zu erklären. Diese 70 % sind, wenn man sie zur Gesamtosmolalität in Ruhe in Beziehung setzt, eine Zunahme von ca. 6 %. Um 6 % nimmt aber auch die Summe von $[Na^+]_{pl}$ und $[K^+]_{pl}$ zu. Das legt den Schluß nahe, daß der Lösungsraum eingeengt wird. Das wird noch deutlicher, wenn man die Veränderung des Chlorids betrachtet, da sie mit einigen Einschränkungen als Maß für die Veränderung des Extrazellulärraums (ECR) angesehen werden kann. Abb. 4 zeigt den nahezu linearen Zusammenhang zwischen $[Cl^-]_{pl}$ und $Osm_{7,4}$. Das führt zu dem Schluß: Die Osmolalität wird erhöht, weil Wasser in die Zellen verschoben wird. Diese Wasserverschiebung aus dem ECR ist in der Chloridbilanz (Tabelle 1) berechnet. Die Schrumpfung des ECR entspricht in der Größenordnung mit 5,7 % ungefähr der Zunahme der $Osm_{7,4}$.

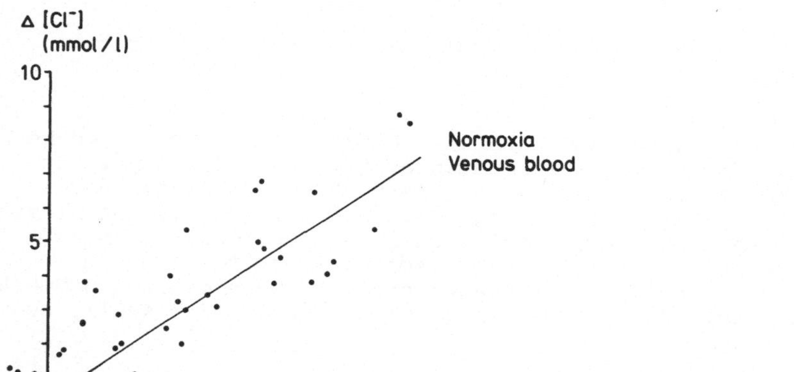

Abb. 4. Zusammenhang zwischen der Zunahme der $[Cl^-]_{pl}$ und der Zunahme der $Osm_{7,4}$

Über die Art der intrazellulären osmotischen Effektoren kann man jetzt anhand der Kurvenform spekulieren. Schnitzer et al. [7] vermuteten die anaeroben Metabolite als osmotische Effektoren. Bergström et al. [2] fanden 1971 eine Korrelation zwischen Muskelwasser und Muskellaktat. Spielte die intrazelluläre Milchsäure die Hauptrolle, so müßte die $Osm_{7,4}$ mit steigender $[MS]_{bl}$ überproportional zunehmen, da der Gradient zwischen der [MS] im Muskel und der $[MS]_{bl}$ immer größer wird [6] . Da der Muskel nach Hultmann u. Sahlin [5] HCO_3^- verliert, wird diese Zunahme z.T. kompensiert (ähnlich wie im Blut).

Der tatsächliche Osmolalitätsanstieg sieht allerdings so aus, wie in Abb. 5 an einem typischen Einzelversuch dargestellt. Die stärkste Osmolalitätszunahme findet man bei geringen $[MS]_{bl}$. Diese Kurve entspricht im Verlauf der in Abb. 6 dargestellten Beziehung zwischen Kreatinphosphat und Muskellaktat (entnommen aus Harris et al. [4]). Die zusätzlichen Teilchen aus dem Kreatinphosphatabbau, die die Mus-

Tabelle 1. Chloridbilanz (Überschlagsrechnung)

		Ruhe	Belastungsende	
$[Cl^-]_{pl}$	mmol/l	107,5	113,3	
$Prot_{pl}$	g/100 ml	7,4	8,4	
Plasmawasser	ml/l	930	925	
$[Cl^-]_{pl}$	mmol/kg H_2O	115,6	122,5	
Pv	l	3,63	3,13[b]	
Cl^--Gehalt im Plasma	mmol	390,2	355,8	
[Hb]	g/100 ml	15,3	16,7	
HKT	%	45,6	48,8	
Eryvol	l	2,43	2,43	
Erywasser	l	2,13	2,13	
R_{Ery}		0,63	0,68	
$[Cl^-]_{ery}$	mmol/kg H_2O	72,8	83,3	
Cl^--Gehalt im Ery	mmol	155,1	177,4	
ECR[a]	l	21,4	20,17	Δ = 5,7 %
ISR	l	17,77	16,79	
Schweiß	l	/	0,76	
$[Prot]_{ISR}$	g/100 ml	2	2	
ISR-Wasser	l	17,23	16,28	
$[Cl^-]_{ISR}$	mmol/kg H_2O	120,4	126,3	
R_{CAP}		1,042	1,031	
Cl^--Gehalt im ISR	mmol	2074,5	2056,7	
Cl^--Gehalt im ECR	mmol	2464,7	2412,5	

[a]Berechnet nach: Skrabal F, Arnot RN, Joplin GF (1973) Brit Med J 2:37-38
[b]Berechnet nach: Greenleaf JE, Bernauer EM, Adams WC, Johus L (1978) J Appl Physiol 45:652-658

kelzelle nur sehr langsam verlassen, könnten bei leichten bis mittleren Belastungen eine große Rolle spielen. Bei hohen Belastungen treten dann andere Metabolite des anaeroben Stoffwechsels und der zelluläre S-B-S in den Vordergrund.

Zusammenfassung

Die Ursachen für den Osmolalitätsanstieg bei dieser Arbeitsform lassen sich wie folgt quantifizieren:

1. Säure-Basen-Statusveränderung im Blut mit ca. 25 %;
2. Verlust an hypotonem Schweiß mit ca. 5 %;
3. ca. 70 % kommen im wesentlichen durch intrazelluläre Metabolite und den zellulären S-B-S zustande. Dieser Mechanismus, und das macht die Zusammenhänge für die breitere Medizin interessant, scheint auch bei anderen anaeroben Stoffwechsellagen, z.B. in der Frühphase des Schocks, eine Rolle zu spielen.

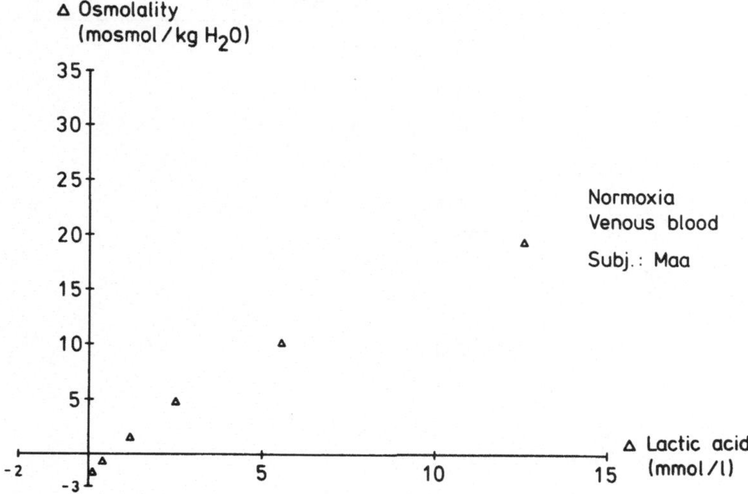

Abb. 5. Wie Abb. 3; typischer Einzelversuch

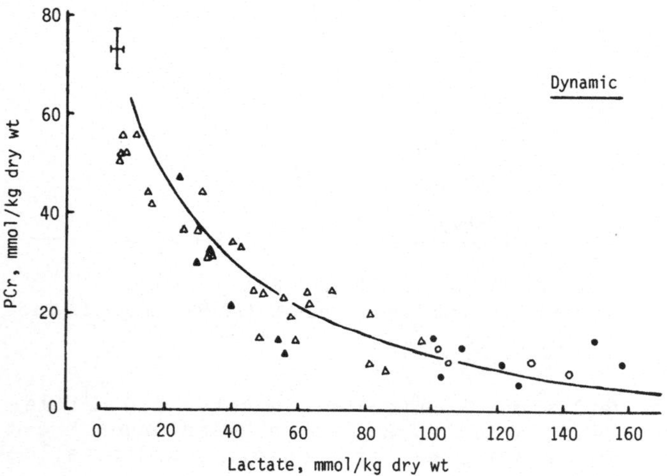

Abb. 6. Kreatinphosphatkonzentration im Muskel in Abhängigkeit von der Milchsäurekonzentration. (Nach Harris et al. [4])

Literatur

1. Beaumont W von (1973) Red cell volume with changes in plasma osmolality during maximal exercise. J Appl Physiol 35:47-50
2. Bergström J, Guarnieri G, Hultmann E (1971) Carbohydrate metabolism and electrolyte changes in human muscle tissue during heavy work. J Appl Physiol 30:122-125
3. Böning D, Maassen N (1983) Blood osmolality in vitro: dependence on PCO_2, lactic acid concentration, and O_2 saturation. J Appl Physiol 54:118-122

4. Harris R, Sahlin K, Hultmann E (1977) Phosphagen and lactate contents of m. quadriceps femoris of man after exercise. J Appl Physiol 43:852-857
5. Hultmann E, Sahlin K (1980) Acid base balance during exercise. Exerc Sport Sci Rev 8:41-128
6. Jacobs I, Kaiser P (1982) Lactate in blood, mixed skeletal muscle, and FT or ST fibres during cycle exercise in man. Acta Physiol Scand 114:461-466
7. Lundvall J (1972) Tissue hyperosmolality as a mediator of vasodilatation and transcapillary fluid in exercising skeletal muscle. Acta Physiol Scand [Suppl] 379:1-137
8. Schnitzer W, Hinneberg H, Gebert G, Rieckert H (1978) Versuche zur Anwendung der Plethysmographie als ein indirektes Verfahren zur Beurteilung des lokalen anaeroben Muskelstoffwechsels. Dtsch Z Sportmed 29:62-66
9. Schnitzer W,Kämmereit A, Klatt J, Piechowiak H, Rieckert H (1978) Osmotische Aktivität des Blutes und Blutvolumenänderungen in der ergometrischen Leistungsdiagnostik. Dtsch Z Sportmed 29:151-158
10. Senay LC, Rogers G, Jooste P (1980) Changes in blood plasma during progressive treadmill and cycle exercise. J Appl Physiol 49:59-65
11. Tibes U, Hemmer B, Böning D, Schweigart U (1976) Relationships of femoral venous $[K^+]$,$[H^+]$, PO_2, osmolality and orthophosphate with heartrate, ventilation, and leg blood flow during bicycle exercise in athletes and non-athletes. Europ J Appl Physiol 35:201-214

Unterschiede der Sauerstoffbindungseigenschaften von jungen und alten Erythrozyten und ihre Bedeutung für den Ausdauersportler

Hemoglobin Oxygen Binding Characteristics of Erythrocytes of Different Ages and Their Importance for Endurance Trained Athletes

W. Schmidt und D. Böning

Summary

Erythrocytes of different ages can be separated by density centrifugation. There are marked age-dependent differences in oxygen binding. Hemoglobin-oxygen affinity increases with cell age, obviously caused by decreasing diphosphoglycerate concentration, while hemoglobin interaction is reduced. Comparing old and young erythrocytes yields differences in P_{50} of 6.2 Torr, and in "n" values (50 SO_2) of 0.4. The Bohr coefficient ($\Delta \log P_{O2}/\Delta pH$) for CO_2 acidification is markedly reduced in young compared to old red cells. The adaptive changes in oxygen affinity in endurance trained athletes are partly caused by the lower erythrocyte age resulting from hemolysis and increased erythropoesis.

Einleitung

Die Sauerstoffversorgung des arbeitenden Muskels wird außer vom Herzzeitvolumen und der Kapillarisierung des Muskels auch von den O_2-Bindungseigenschaften des Hämoglobins beeinflußt. Böning [1] und Braumann [2, 3] konnten bei Ausdauersportlern signifikant verbesserte O_2-Abgabebedingungen vom Hämoglobin an das arbeitende Gewebe in Form hoher venöser O_2-Partialdrücke feststellen. Im Bereich geringer O_2-Sättigung des Hämoglobins und bei Ansäuerung durch CO_2 und Milchsäure, entsprechend den Verhältnissen bei schwerer körperlicher Arbeit, sind die Veränderungen gegenüber Normalpersonen am stärksten ausgeprägt. Braumann stellte die Hypothese auf, daß eine jüngere Erythrozytenpopulation bei den Ausdauersportlern Ursache der günstigen Anpassungserscheinungen sei.

In eigenen Untersuchungen konnte der positive Einfluß eines 3wöchigen Fahradergometertrainings auf die Erythropoese und gleichzeitig auf die O_2-Bindungseigenschaften des Hämoglobins nachgewiesen werden [12].

In dieser Studie soll mittels Dichtegradientenzentrifugation geklärt werden, ob langfristiges Ausdauertraining das durchschnittliche Erythrozytenalter beeinflußt, und wie sich junge und alte Erythrozyten hinsichtlich ihrer O_2-Bindungseigenschaften unterscheiden.

Methodik

Durch Dichtegradientenzentrifugation können Erythrozyten unterschiedlichen Alters voneinander getrennt werden. Die jungen Erythrozyten sammeln sich dabei auf Grund eines höheren Wassergehalts zwischen den oberen Gradienten, die alten Zellen entsprechend in den unteren Teilen des Zentrifugenglases an.

Die Methode der Dichtegradientenherstellung ist bei Rennie [11] beschrieben und hier auf die aktuelle Fragestellung hin modifiziert (290 mosmol/kg H_2O, pH 7,550). Nach der Zentrifugation (15 min, 5500 g, 25°C) wird die Hämoglobinmenge, die sich zwischen den einzelnen Gradienten angesammelt hat, bestimmt und als prozentualer Anteil an der gesamten eingesetzten Probenmenge ausgedrückt. Da die Hämoglobinmenge in unterschiedlich schweren Erythrozyten in normalem Blut gleich ist, entspricht der Hämoglobinanteil dem prozentualen Anteil der Erythrozyten.

Verglichen wurden in einer ersten Serie 11 männliche Mittel- und Langstreckenläufer, die seit 2 Monaten trainierten, mit 19 männlichen untrainierten Medizinstudenten und Institutsangehörigen, sowie in einer zweiten Studie 11 sich im Training befindliche Langstreckenläufer und Skilangläufer mit 9 seit 1 Monat pausierenden Radrennfahrern.

Die Sauerstoffbindungskurven von jungen ($p \leq 1{,}087$ g/ml) und alten ($p \geq 1{,}106$ g/ml) Erythrozyten - das Blut stammte von untrainierten männlichen Medizinstudenten - wurden in Mikroproben (20 µl Erythrozytenmasse in 5 ml Bikarbonatpuffer) mit einem Haemox-Analyser (Fa. TCS) aufgenommen. Standardkurven (pH 7,4, 6 % CO_2, 37°C) und der Bohrkoeffizient für CO_2 ($BC = \Delta \log pO_2/\Delta pH$) wurden berechnet.

Signifikante Unterschiede wurden über die zweifaktorielle Varianzanalyse und den Student-t-Test ermittelt [13].

Ergebnisse und Diskussion

Ausdauersportler besitzen wesentlich mehr leichte (jüngere) und weniger schwere (alte) Erythrozyten als untrainierte Personen (Abb. 1). Der Vergleich von aktiven und über einen längeren Zeitraum pausieren-

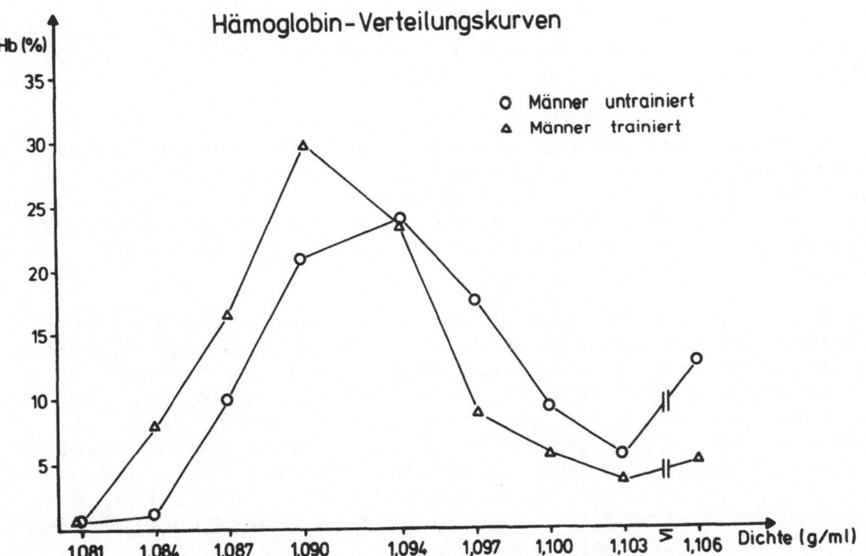

Abb. 1. Prozentuale Hämoglobinverteilung (Erythrozytenverteilung) zwischen Percoll-Dichtegradienten. Ausdauersportler nach 2 Monaten Training (n = 11), Kontrollpersonen (n = 19). Unterschiede zwischen beiden Gruppen: $2p < 0{,}001$

den Sportlern beweist die direkte Trainingsabhängigkeit der Erythropoese (Abb. 2): Radfahrer zeigen während einer längeren Ruhepause das gleiche Erythrozytenaltersprofil wie die Kontrollpersonen. Hervorgerufen wird die erhöhte Zellumsatzrate durch eine intravasale Hämolyse. Sie erfolgt verstärkt zu Beginn einer Trainingsphase [14], bleibt aber den gesamten Trainingsprozeß über bestehen [10]. Ursache dürfte eine mechanische Zerstörung in der sich kontrahierenden Muskulatur sein, bei möglicherweise verringerter osmotischer und mechanischer Resistenz, hervorgerufen durch einen aus der Milz bei Arbeit freigesetzten Plasmafaktor [14]. Durch die folglich gesteigerte Erythropoese - wir konnten bei Mittel- und Langstreckenläufern eine um 43 % erhöhte Retikulozytenzahl gegenüber untrainierten Personen zeigen - wird die Erythrozytenpopulation ständig auf einem relativ jungen Niveau gehalten. So konnte Reefsum [9] während einer 4wöchigen Skilanglauf-Trainingsperiode mittels ^{51}Cr markierten Erythrozyten eine um 5 Tage verkürzte Zellhalbwertszeit aufzeigen.

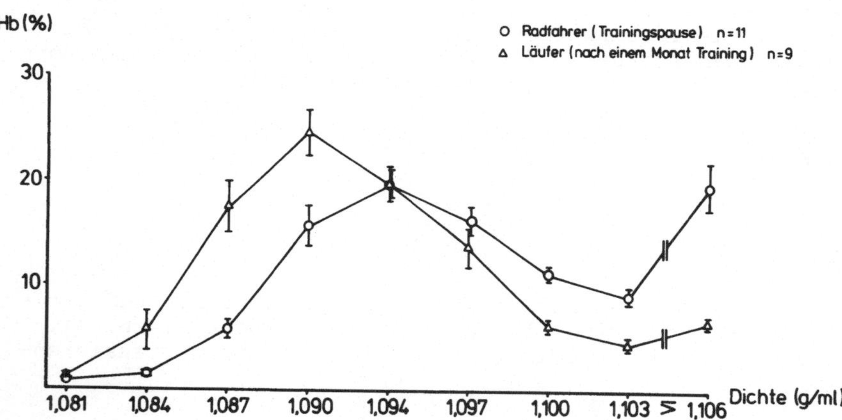

Abb. 2. Prozentuale Hämoglobinverteilung von aktiven und pausierenden Ausdauersportlern. Unterschiede zwischen beiden Gruppen: $2p < 0,025$

Die gesteigerte Erythropoese kann durch eine Vielzahl verschiedener Faktoren hervorgerufen werden. Lindemann [8] fand nach 4 Tagen intensiver Militärausbildung einen leicht erhöhten Erythropoetinspiegel. Weiterhin sind von den durch Arbeit beeinflußbaren Hormonen Cortisol, Thyroxin, Testosteron und Adrenalin erythropoesesteigernde Eigenschaften bekannt [7].

Hinsichtlich der O_2-Bindungseigenschaften weisen junge und alte Erythrozyten beträchtliche Unterschiede auf. Die Sauerstoffbindungskurve, welche die Beziehung zwischen O_2-Partialdruck (pO_2) und der Sättigung des Hämoglobins wiedergibt, liegt für junge Zellen rechts, für die alten Zellen links von der Kurve des normalen Mischblutes (Abb. 3). Die Differenz zwischen jungen und alten Zellen beträgt im Sauerstoffhalbsättigungsdruck (p_{50}) 6,2 Torr. Praktisch bedeutet dies, daß bei einem pO_2 von 28,5 Torr, das entspricht dem p_{50} des Mischblutes, das Hämoglobin der alten Erythrozyten noch zu 58 %, das der jungen Zellen nur noch zu 44 % mit O_2 beladen ist.

Im Hill-Plot, der logarithmischen Darstellung, werden die O_2-Bindungskurven begradigt. Die ODC der jungen Zellen ist wiederum rechtsverschoben und auch steiler, was eine größere O_2-Abgabe bei gleichen

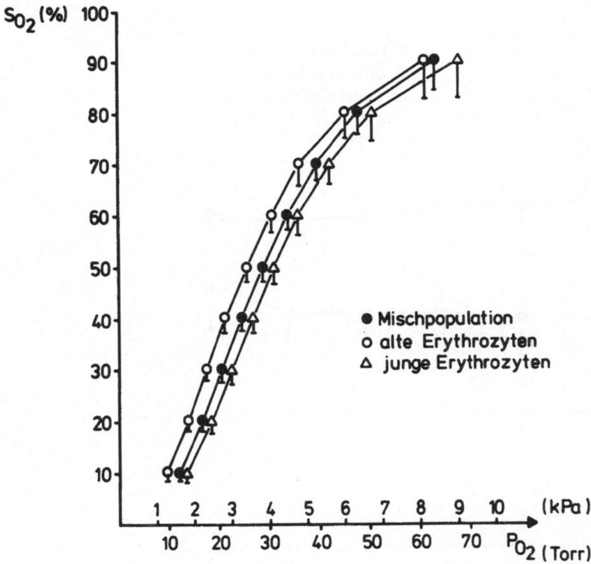

Abb. 3. Hämoglobin-O_2-Bindungskurven von Mischblut, sowie von jungen ($p \leqq 1{,}087$ g/ml) und alten ($p \geqq 1{,}106$ g/ml) Erythrozyten ($n = 16$). Unterschiede zwischen jungen und alten Zellen: $2p < 0{,}01$

Druckdifferenzen ermöglicht (Abb. 4). Das Maß der Steilheit ist der Hillsche-"n"-Wert. Er liegt im p_{50} für die jungen Zellen bei 2,95, für die alten bei 2,50 Einheiten.

Durch Säureeinwirkung wird die O_2-Affinität des Blutes herabgesetzt, die O_2-Bindungskurve nach rechts verschoben. Dieser Effekt, als Bohrkoeffizient ($\Delta \log pO_2/\Delta pH$) quantifiziert, zeigt sich bei alten Zellen ausgeprägter als bei jungen (Abb. 5). Der Bohrkoeffizient (BC) für CO_2 von alten Zellen besitzt fast die 3fache Größe des BC von jungen Zellen. Unter körperlichen Ruhebedingungen können junge Erythrozyten bei

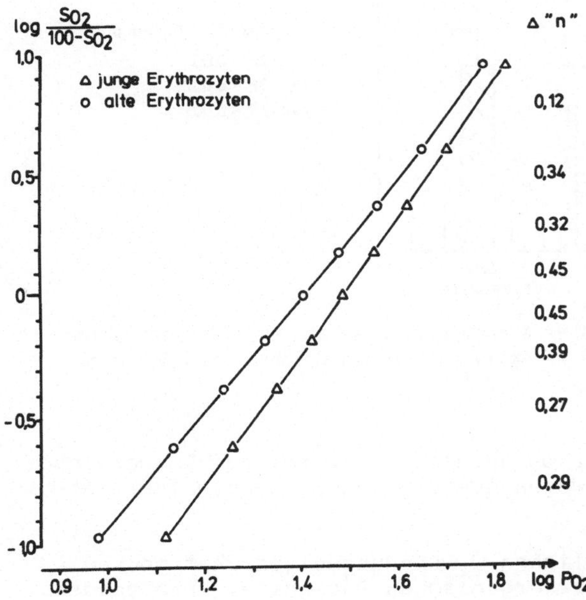

Abb. 4. Logarithmische Darstellung der O_2-Bindungskurven von jungen und alten Erythrozyten

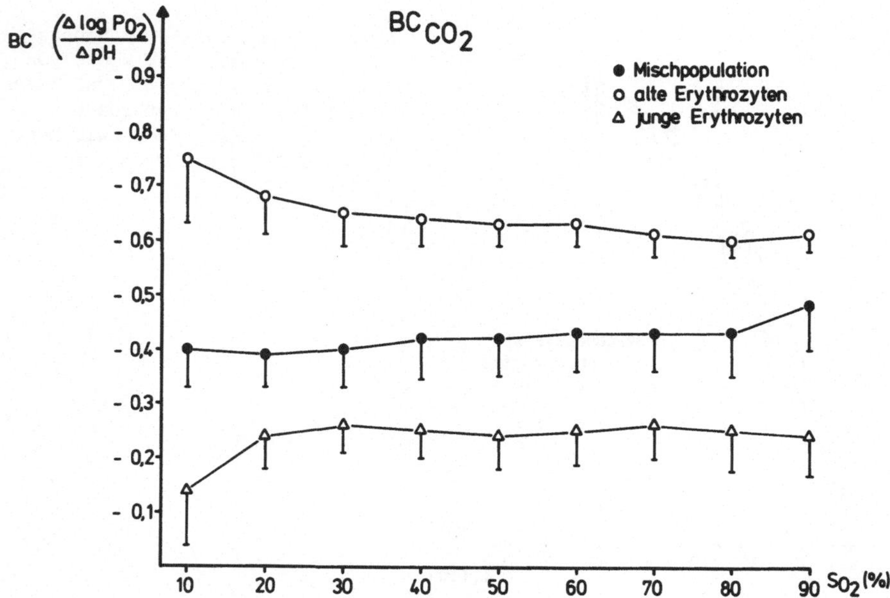

Abb. 5. CO_2-Bohrkoeffizienten (BC_{CO_2}) über den O_2-Sättigungsbereich für Mischblut, junge und alte Erythrozyten (n = 8). Unterschiede zwischen jungen und alten Zellen: $2p < 0{,}025$

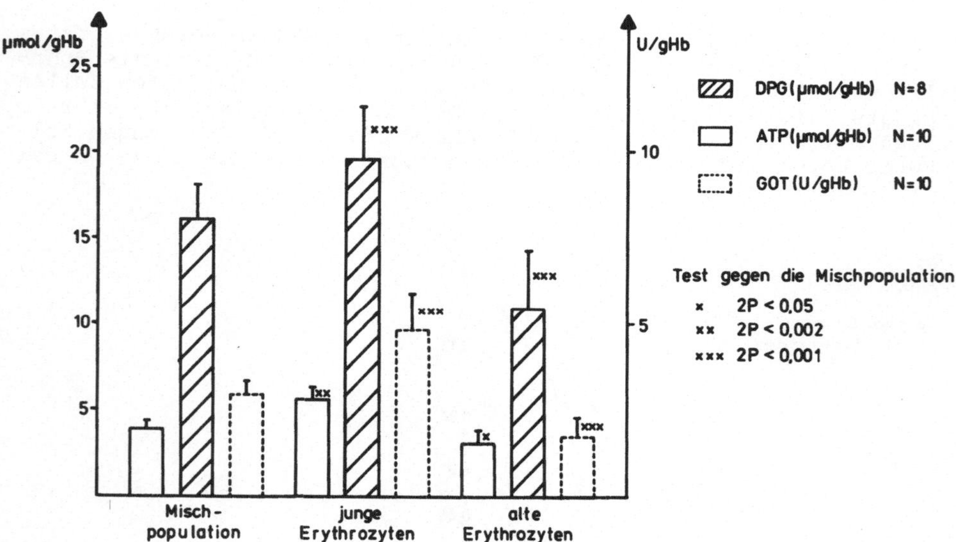

Abb. 6. 2,3-Diphosphoglycerat (DPG)-, Adenosintriphosphat (ATP)-Konzentration und Glutamat-Oxalacetat-Transaminase (GOT)-Aktivität in den Erythrozyten des Mischblutes, in jungen und alten Zellen

einem bestimmten pO_2 also mehr O_2 abgeben als alte; bei körperlicher Arbeit werden diese Vorteile wegen des schwächeren Bohreffekts etwas verringert.

Als Grund für die unterschiedlichen O_2-Bindungseigenschaften kann hauptsächlich das Vorkommen der organischen Phosphate, insbesondere der Diphosphorglycerinsäure (DPG), verantwortlich gemacht werden. Durch DPG-Bindung an die ß-Ketten des Hämoglobins während der Deoxygenierung wird die Hämoglobin-O_2-Affinität verringert und die Interaktion der Hämoglobinuntereinheiten verbessert, was zu erhöhtem p_{50} und "n"-Wert führt. Andererseits verringert das DPG den Bohreffekt für CO_2 [4]. In jungen Erythrozyten beträgt die DPG-Konzentration etwa 20 µmol/Hb, in alten Zellen nur noch 10 µmol/Hb (Abb. 6). Das ebenfalls allosterisch wirksame Adenosintriphosphat (ATP) nimmt prozentual im gleichen Maße ab. Die Aktivität der Glutamat-Oxalacetat-Transaminase (GOT) wird von uns als methodische Kontrolle mitgemessen, da sie direkt vom Erythrozytenalter abhängt [5].

Ein zweiter Faktor kann ebenfalls zur Erklärung der unterschiedlichen Bindungseigenschaften herangezogen werden. Alte Zellen besitzen einen größeren Anteil an glykolysiertem Hämoglobin (HBA_{1C}) [6], welches eine geringe O_2-Affinität besitzt.

Literatur

1. Böning D, Schweigart U, Tibes U, Hemmer B (1975) Influences of exercise and endurance training on the oxygen dissociation curve of blood under in vivo and in vitro conditions. Europ J Appl Physiol 34:1-10
2. Braumann K-M, Böning D, Trost F (1979) Oxygen dissociation curves in trained and untrained subjects. Europ J Appl Physiol 42:51-60
3. Braumann K-M, Böning D, Trost F (1982) Bohreffect and slope of the oxygen dissociation curve after physical training. J Appl Physiol 52:1524-1529
4. Duhm J (1976) Dual effect of 2,3-diphosphoglycerate on the Bohr effects of human blood. Pflügers Arch 363:55-60
5. Fisher I, Walter H (1971) Aspartat-amino-transferase (GOT) from young and old human erythrocytes. J Lab Clin Med 78:736-745
6. Fitsgibbons JF, Koler RD, Jones RT (1976) Red cell age related changes of hemoglobin A_{1A+B} and A_{1C} in normal and diabetic subjects. J Clin Invest 58: 820-824
7. Galbo H (1983) Hormonal and metabolic adaptation to exercise. Thieme, Stuttgart New York
8. Lindemann R, Ekanger R, Opstad PK, Nummestad M, Ljosland R (1978) Hematological changes in normal men during prolonged severe exercise. Am Corr Ther J 32: 107-111
9. Reefsum HE, Jordfald G, Sromme SB (1976) Hematological changes following prolonged heavy exercise. Medicine Sport 9:91-99
10. Reinhart WH, Stäubli M, Straub PW (1983) Impaired red cell filterability with elimination of old red blood cells during a 100-km race. J Appl Physiol 54: 827-830
11. Rennie CM, Thompson S, Parker AC, Maddy A (1979) Human erythrocyte fractionation in Percoll density gradients. Clin Chim Acta 98:119-125
12. Schmidt W, Maassen N, Trost F, Böning D (1981) Influences of physiological training on hematological quantities and oxygen affinity of hemoglobin. Pflügers Arch 391:213
13. Winer BJ (1976) Statistical principles in experimental design. McGraw-Hill, New York
14. Yoshimura H, Inoue T, Yamada T, Shiraki K (1980) Anemia during hard physical training (sports anemia) and its causal mechanism with special reference to protein nutrition. World Rev Nutr Diet 35:1-86

Postfunktionelle Durchblutungsänderungen in der Sportpraxis und bei unterschiedlicher Laufgeschwindigkeit beim Trainierten und Untrainierten[1]

Postfunctional Blood Flow Changes in Trained and Untrained Persons After Sports Participation and After Running at Different Speeds

K.-H. Schirmer, C. Menden, R. Motz und H. Rieckert

Summary

Sixteen physical education students were tested physiologically to determine the blood flow at the end of three different exercise programs. The blood flow in the calf muscles of the leg was measured by plethysmography for a period of ten minutes: at rest, after a seven minute warm-up period, after a 800 m jog, and after a 5000 m jog. The results of these measurements were recorded for each subject.

Similar tests were conducted using the treadmill as the exercise form. Blood flow was measured in the leg calf muscles of 27 students in good health and free from injury. At rest and after different speeds of running plethysmography was again used for measurements over a ten minute period. The original group was diveded into three, based on sport participation. The measurements from each group were then compared and analyzed.

Einleitung

In der Literatur werden zahlreiche Untersuchungen der Muskeldurchblutung beschrieben, so u.a. von Treumann u. Schröder [14], Golenhofen [4] und Clausen et al. [3]. Treumann u. Schröder [14] fanden an gesunden männlichen Personen, daß bei trainierten Probanden der Ruheausgangswert der Muskeldurchblutung schneller wieder erreicht wird als bei untrainierten, und daß bei gleicher Arbeitsbelastung die Muskeldurchblutung Trainierter niedriger ist als die Untrainierter.

Der erste Befund wurde sowohl von Caesar und Jeschke [2] als auch von Philippi u. Hollmann [9] bestätigt.

De Marées u. Barbey [8] zeigten, daß nach einem 8wöchigen Ausdauertraining die Ruhedurchblutung und die Durchblutung nach 3minütiger Ischämie keine signifikante Änderung, jedoch die Maximaldurchblutung nach erschöpfender ischämischer Arbeit eine statistisch signifikante Zunahme aufwies.

Venenplethysmographische Untersuchungen von Rieckert et al. [11] erbrachten ähnliche Ergebnisse. Die maximale Durchblutung des Unterarms nach Handergometerarbeit ist bei jugendlichen Sportlern größer als bei Untrainierten.

1 Mit Unterstützung des Bundesministeriums für Jugend, Familie und Gesundheit

Nach Treumann et al. [14], Philippi et al. [10] und Caesar et al. [1] ist die periphere Durchblutung vom Trainingszustand eines Athleten abhängig. Viele Untersuchungen wurden vorwiegend am Arm nach speziellen Ergometerbelastungen durchgeführt. In der Sportpraxis, beim Gehen und Laufen, gibt es jedoch nur wenige Untersuchungen.

Ziel dieser Arbeit war es, die Durchblutungsänderungen der Wade in der Sportpraxis und bei normierten Laufgeschwindigkeiten aus verschiedenen Trainingsbereichen zu erfassen.

Methodik

a) Sportpraxis. An 16 kreislaufgesunden nicht leistungstrainierten männlichen Sportstudenten mit einem Durchschnittsalter von 24,5 ± 2,4 Jahren wurden die Durchblutungsänderungen nach einem 800 m- und einem 5 000 m-Geländelauf sowie nach einer 7minütigen Aufwärmarbeit gemessen. Die Durchblutung wurde venenverschlußplethysmographisch (System Gutmann) direkt nach dem Lauf im Liegen registriert.

b) Laufband. 27 kreislaufgesunde weibliche und männliche Personen im Alter von 19 - 31 Jahren stellten sich als Probanden zur Verfügung. Sie wurden nach folgenden Kriterien in 3 Gruppen unterteilt:

1. Gruppe (5♀ - 4♂):
   Leistungs- und wettkampforientierte Sportler, die mindestens 1 h Sport pro Tag treiben,
2. Gruppe (4♀ - 6♂):
   Freizeitsportler ohne Leistungsorientierung, die sich durchschnittlich 1 h pro Woche sportlich betätigen,
3. Gruppe (4♀ - 4♂):
   Probanden, die mindestens 1 Jahr lang keinen Sport betrieben oder schwere körperliche Arbeit verrichtet haben.

Auf dem Laufband wurde bei Steighöhe Null mit der Geschwindigkeit von 4 km/h 10 min, mit 10 km/h 5 min und mit 17 km/h 1 min belastet.

Anschließend wurde die venenverschlußplethysmographische Messung der Durchblutung durchgeführt.

Ergebnisse

a) Sportpraxis

1. Ruhe: Die Ruhedurchblutung erbrachte Werte zwischen 3,2 und 4,0 ml/min x 100 ml Wtg (Tabelle 1).

Tabelle 1. Mittelwerte ($\bar{x}$) und Standardabweichungen (Sxi) der Ruhedurchblutung, venenverschlußplethysmographisch gemessen an 16 kreislaufgesunden Probanden

t(min)	0	1	2	3	4	5,5	7	8,5	10
$\bar{x}$	4,05	3,98	3,98	3,17	3,41	3,62	3,78	3,75	3,77
Sxi	1,27	1,08	1,17	1,22	1,18	1,21	1,06	1,08	1,11

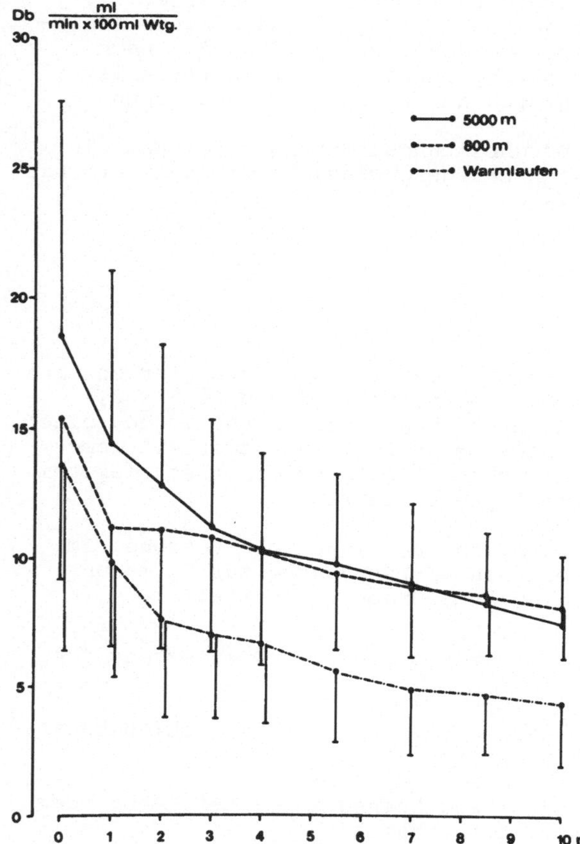

Abb. 1. Die Durchblutungskurve der Wadenmuskulatur hat 7 min nach dem Warmlaufen (●-·-·-·●) den Ruhewert wieder erreicht. Die periphere Durchblutung ist nach dem 800 m-Lauf (●-------●) gegenüber dem Warmlaufen nur wenig erhöht. Der Abfall der postfunktionellen Durchblutung ist jedoch verzögert. Die höchsten Meßwerte sind nach dem 5 000 m-Lauf zu registrieren (●———●)

2. Warmlaufen: Nach dem Warmlaufen (Tabelle 2 und Abb. 1) liegt die mittlere Durchblutung bei 13,5 $\pm$ 7,1 ml. Die Durchblutungskurve hat nach 7 min den Ruhewert wieder erreicht.

Tabelle 2. Mittelwerte ($\bar{x}$) und Standardabweichungen (Sxi) des Durchblutungsverlaufs nach dem Warmlaufen

t(min)	0	1	2	3	4	5,5	7	8,5	10
$\bar{x}$	13,54	9,80	7,65	7,08	6,7	5,61	4,85	4,68	4,38
Sxi	7,09	4,38	3,80	3,34	3,14	2,72	2,54	2,30	2,24

3. 800 m-Lauf: Die periphere Durchblutung ist gegenüber dem Warmlaufen nur wenig erhöht (Abb. 1). Der Abfall der postfunktionellen Durchblutung ist jedoch verzögert (Tabelle 3).

4. 5 000 m-Lauf: Die höchsten Meßwerte sind nach dem 5 000 m-Geländelauf zu registrieren (Tabelle 4). In Abb. 1 zeigen sich in der Durchblutungsschuld die Unterschiede zu den anderen Belastungsstufen, vor allem in den ersten Minuten.

Tabelle 3. Mittelwerte ($\bar{x}$) und Standardabweichungen (Sxi) der Durchblutung nach einem Mittelstreckenlauf (800 m)

t/min)	0	1	2	3	4	5,5	7	8,5	10
$\bar{x}$	15,37	11,15	11,13	10,82	10,24	9,38	8,90	8,61	8,08
Sxi	6,22	4,57	4,62	4,40	4,39	2,86	2,70	2,28	1,91

Tabelle 4. Mittelwerte ($\bar{x}$) und Standardabweichungen (Sxi) der Durchblutung nach einem 5 000 m-Lauf

t(min)	0	1	2	3	4	5,5	7	8,5	10
$\bar{x}$	18,62	14,44	12,89	11,18	10,41	9,83	8,97	8,26	7,52
Sxi	8,87	6,57	5,25	4,08	3,67	3,43	3,23	2,75	2,55

b) Laufband

1. Ruhe:Vor den Laufbanduntersuchungen wurde bei allen Gruppen die Ruhedurchblutung über 10 min registriert (Tabelle 5). Es zeigten sich keine signifikanten Unterschiede.

Tabelle 5. Mittelwerte ($\bar{x}$) und Standardabweichung (Sxi) der Ruhedurchblutung bei der 1. Gruppe (Leistungssportler), 2. Gruppe (Freizeitsportler) und 3. Gruppe (Nichtsporttreibende)

t(min)	0	1	2	3	4	5	6	7	8	9	10
$\bar{x}$ 1	1,72	1,39	1,39	1,22	1,39	1,52	1,33	1,06	1,39	1,33	1,50
Sxi 1	0,91	0,86	1,02	0,75	0,55	0,94	0,56	0,63	0,49	0,87	1,26
$\bar{x}$ 2	1,94	1,56	1,40	1,43	1,49	1,47	1,41	1,50	1,42	1,40	1,67
Sxi 2	1,39	0,64	0,66	0,52	0,63	0,77	0,54	0,94	0,75	0,84	0,58
$\bar{x}$ 3	2,50	2,56	2,25	2,25	2,38	1,69	1,78	1,75	1,81	1,88	1,33
Sxi 3	1,69	1,32	0,93	0,71	0,99	0,26	0,80	0,71	0,65	0,92	0,58

2. Gehen mit 4 km/h über 10 min: Die Werte der postfunktionellen Durchblutung sind bei der 3. Gruppe (Nichtsporttreibende) signifikant höher als bei den beiden anderen Gruppen (Tabelle 6).

3. Laufen mit 10 km/h über 5 min: Die Nichtsporttreibenden, aber auch die Freizeitsportler zeigen deutlich höhere Durchblutungswerte als die Wettkampforientierten. Nur in der 1. Gruppe sinken die Werte während des Meßzeitraums auf die der Ruhedurchblutung zurück (Tabelle 7).

4. Laufen über 1 min mit 17 km/h: Bei den leistungsorientierten Sportlern führte diese Belastung zu einer Durchblutungssteigerung direkt nach der Arbeit um das 3,4fache der Ruhedurchblutung, bei der 2. Gruppe um das 6,8fache und bei der 3. Gruppe um das 10,4fache. In keiner Gruppe sinken die Werte der Durchblutung in den ersten 10 min nach dem Laufen auf die Werte der Ruhedurchblutung zurück (Tabelle 8).

Tabelle 6. Mittelwerte ($\bar{x}$) und Standardabweichungen (Sxi) des Durchblutungsverlaufs nach dem Gehen mit 4 km/h über 10 min

t(min)	0	1	2	3	4	5	6	7	8	9	10
$\bar{x}$ 1	3,50	2,30	2,13	2,33	1,72	1,89	1,44	1,67	1,56	1,44	1,57
Sxi 1	1,64	1,18	1,16	0,90	0,79	1,29	0,73	0,71	0,53	0,81	1,10
$\bar{x}$ 2	3,40	3,06	2,92	2,45	2,35	2,20	2,05	1,95	1,90	1,45	2,13
Sxi 2	2,08	1,81	2,40	1,85	1,55	1,84	1,28	1,32	1,37	1,21	1,31
$\bar{x}$ 3	5,44	4,19	3,50	3,13	3,00	3,31	2,81	2,63	2,88	2,13	1,88
Sxi 3	1,70	2,05	1,83	1,16	1,04	1,19	1,07	1,38	1,36	0,79	0,63

Tabelle 7. Mittelwerte ($\bar{x}$) und Standardabweichungen (Sxi) der Durchblutung nach Laufen mit 10 km/h über 5 min

t(min)	0	1	2	3	4	5	6	7	8	9	10
$\bar{x}$ 1	4,61	4,50	3,28	3,39	3,17	2,44	2,06	2,28	2,23	1,79	1,80
Sxi 1	2,22	2,32	1,68	1,80	2,36	1,40	1,29	1,42	1,44	0,84	1,15
$\bar{x}$ 2	11,95	9,05	8,75	7,20	5,60	4,60	4,00	4,10	2,95	2,85	3,00
Sxi 2	4,79	3,82	3,47	2,29	2,07	2,31	2,11	2,76	1,77	2,20	2,04
$\bar{x}$ 3	21,06	18,50	14,50	12,31	10,38	8,75	7,56	6,44	5,38	5,13	5,00
Sxi 3	11,69	8,02	6,85	5,57	4,51	3,55	2,76	2,35	2,84	1,75	1,41

Tabelle 8. Mittelwerte ($\bar{x}$) und Standardabweichung (Sxi) der Durchblutung nach Laufen mit 17 km/h über 1 min

t(min)	0	1	2	3	4	5	6	7	8	9	10
$\bar{x}$ 1	6,06	5,72	5,39	5,06	4,78	4,33	4,11	3,72	3,00	2,61	3,08
Sxi 1	2,19	2,94	3,10	2,93	2,29	2,44	2,25	2,15	2,26	1,85	1,99
$\bar{x}$ 2	12,90	10,40	8,00	7,10	6,39	6,00	5,25	4,60	4,05	3,65	4,67
Sxi 2	4,34	3,14	2,35	2,53	2,71	2,48	2,68	3,00	2,67	2,32	4,04
$\bar{x}$ 3	20,93	18,00	17,21	16,07	14,36	12,64	12,00	10,00	9,43	8,71	7,00
Sxi 3	5,47	6,71	6,27	5,10	3,86	2,85	2,87	2,96	2,70	2,14	2,00

Diskussion

Die Venenverschlußplethysmographie ist ein relativ einfaches Verfahren, das aber nur postfunktionelle Durchblutungsmessungen zuläßt. Vernauskas et al. [16], der mit der ^{133}Xe-Clearance-Methode die Durchblutung während der Arbeit bestimmt hat, kommt zu vergleichbaren Ergebnissen. Außerdem haben Tönnesen [12] und Grimby [5] mit der ^{133}Xe-Clearance gezeigt, daß die Durchblutung unmittelbar nach der Arbeit der Durchblutung kurz vor Arbeitsende entspricht. Bei den Messungen in der Sportpraxis wurden nur männliche Personen untersucht, während nach der Belastung auf dem Laufband die Durchblutung bei weiblichen und männlichen Probanden gemessen wurde.

Hinneberg [6] stellte nach mehrmaliger subjektiv erschöpfender Armarbeit bei weiblichen Ruderinnen einen deutlich kürzeren Erholungsverlauf der Durchblutung als bei männlichen Ruderern fest, während Treumann [13] und Philippi et al. [9] keine geschlechtsspezifischen Unterschiede im Bereich des maximalen arteriellen Einstroms in der Wade durch Ausdauertraining nachweisen konnten.

Die sportpraktischen Belastungen wurden bei unterschiedlichen Klimabedingungen im Freien durchgeführt. Dieses hatte nicht nur Einfluß auf die Qualität der Laufleistungen, sondern auch auf die Quantität der Hautdurchblutung.

Haut- und Muskeldurchblutung wurden nicht getrennt erfaßt. Da der Anteil der Muskeldurchblutung weit größer ist als der der Hautdurchblutung, kann dieser vernachlässigt werden, zumal die venenverschlußplethysmographischen Messungen bei einer Raumtemperatur von 20 - 23°C durchgeführt wurden.

Wie von Knauf et al. [7] beschrieben, haben psychische Reize ebenfalls einen Einfluß auf die Durchblutungsregulation.

Zu berücksichtigen sind auch die unterschiedlichen koordinativen Fähigkeiten und die Motivation der einzelnen Probanden.

a) Sportpraxis

Die Ruhedurchblutung erbrachte Durchblutungswerte zwischen 3,2 und 4,0 ml/min x 100 ml Wtg. Beim Warmlaufen (Abb. 1), das als leichte Arbeit unter aeroben Bedingungen bezeichnet werden kann, hat die Durchblutung bereits 7 min nach dem Belastungsende einen Wert erreicht, der sich statistisch nicht mehr vom Ruhewert unterscheidet, d.h. die Durchblutung ist fast wieder auf den Ruhewert zurückgegangen, und die Durchblutungsschuld ist abgetragen. Um den Effekt der Durchblutungserhöhung durch die Aufwärmarbeit zu nutzen, sollte sich eine sportliche Belastung in den ersten Minuten nach dem Warmlaufen anschliessen. Stellt man die Durchblutung nach dem 800 m-Lauf, der mit einer durchschnittlichen Geschwindigkeit von 18,66 km/h gelaufen wurde, der nach dem Warmlaufen gegenüber, kann man erkennen, daß bis zur 2. min der Erholungsphase kein signifikanter Unterschied in der Durchblutung besteht (Abb. 1). Ab der 2. min kommt bei der Durchblutungsregulation nach dem 800 m-Lauf der stark anaerobe Anteil bei dieser Belastung zum Tragen.

Die Durchblutung nach dem 5 000 m-Lauf, der mit einer Durchschnittsgeschwindigkeit von 14,2 km/h bewältigt wurde, entsprach direkt nach dem Arbeitsende dem 5fachen Wert der Ruhedurchblutung, um bis zum Ende der Meßzeit auf den doppelten zurückzugehen. Bis zu 8,5 min lagen die Mittelwerte (absolut) der Durchblutung nach dem 5 000 m-Lauf über denen des 800 m-Laufs, beim 2. Meßzeitpunkt sogar signifikant darüber (Abb. 1).

Die Regulation der Durchblutung nach einem Langstreckenlauf ist gekennzeichnet von der Art der vorhergehenden Belastung. Es müssen die zum Beginn des Laufs, durch Anstiege und Zwischenspurts eingegangenen anaeroben Stoffwechselschulden zuerst kompensiert werden, bevor die Durchblutung wieder auf den Ruhewert zurückgehen kann. Dieses wird durch eine in der Erholungsphase erhöhte Herzfrequenz und damit erhöhten Herzminutenvolumen gewährleistet. Bei leichter aerober Arbeit, hier 7minütiges Warmlaufen, geht die Durchblutung infolge einer nur geringen Durchblutungsschuld schnell auf ihren Ausgangswert zurück. Wenn die Laufbelastung längerdauernder und intensiver ist, muß nach dem Lauf eine größere Durchblutungsschuld abgetragen werden, was sich in einem höheren Stromvolumen und einem längeren Andauern dieser größeren Durchströmung zeigt.

b) Laufband

1. Die Registrierung der Ruhedurchblutung über 10 min erbrachte keine signifikanten Unterschiede zwischen den 3 Gruppen.
2. Durchblutungsverlauf nach Gehen auf dem Laufband mit 4 km/h über 10 min (Abb. 2).

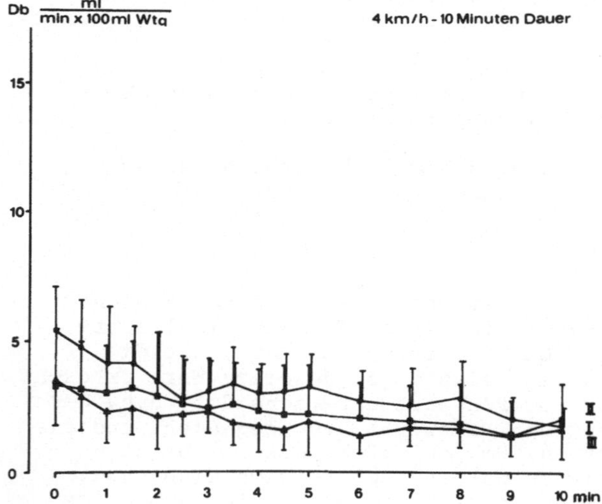

Abb. 2. Der Durchblutungsverlauf nach Gehen auf dem Laufband mit 4 km/h über 10 min zeigt signifikant erhöhte Werte in der Gruppe der Nichtsporttreibenden (●——●) gegenüber den Leistungsorientierten (▲——▲) und den Freizeitsportlern (■——■)

Die maximale postfunktionelle Durchblutung zeigte bei allen 3 Gruppen eine Zunahme gegenüber der Ruhedurchblutung. Die Durchblutungsmessungen ergaben signifikant erhöhte Werte in der 3. Gruppe, den Probanden also, die keinen Sport trieben, gegenüber den beiden ersten Sportlergruppen. Das Gehen mit 4 km/h, das entspricht einer Gehstrecke von 666 m in den 10 min, stellte aber auch an die 3. Gruppe noch keine großen Anforderungen. Die Ruhedurchblutungswerte werden innerhalb der Meßperiode erreicht.

3. Rückgang der Durchblutung nach Laufen mit 10 km/h über 5 min (Abb. 3):

Das Laufen mit 10 km/h, das einer Laufstrecke von ca. 830 m in 5 min, gleichkommt, führte bei den Untrainierten direkt nach der Arbeit zu einem 8fach höheren Wert als dem der Ruhedurchblutung, während es bei

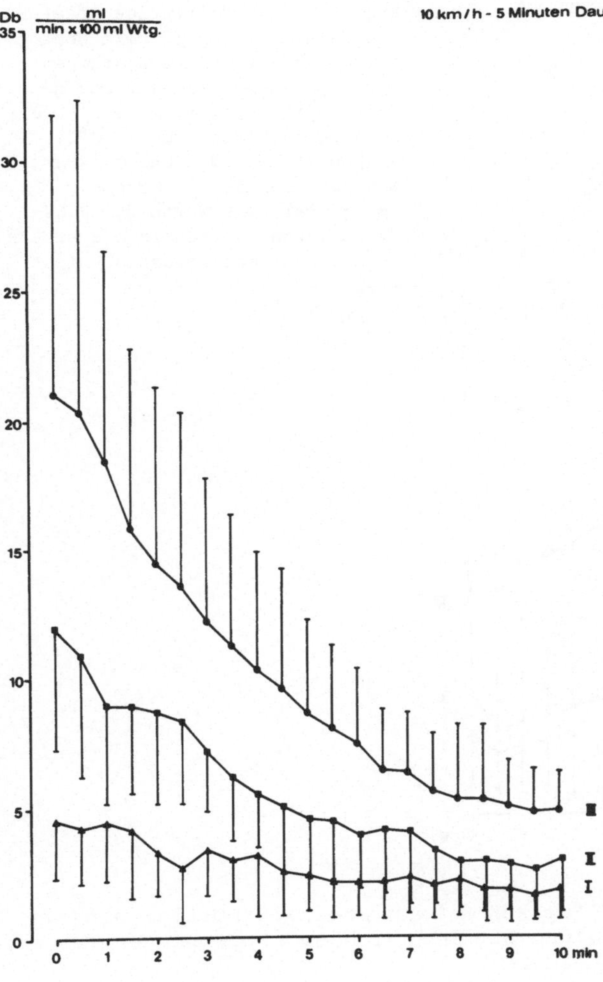

Abb. 3. Der Rückgang der Durchblutung nach Laufen mit 10 km/h über 5 min läßt die periphere Durchblutungsschuld der 2. (■——■) und 3. Gruppe (●——●) erkennen. Bei den leistungsorientierten Sportlern (▲——▲) erreicht die Durchblutung während des Meßzeitraums wieder den Ruhewert

den Freizeitsportlern zu einem 6fach höheren Wert kommt. Die Erhöhung um das 2,7fache bei den leistungsorientierten Sportlern zeigt, daß diese Laufgeschwindigkeit für sie noch keine Belastung darstellt, während es bei den anderen Probanden zu einer deutlichen peripheren Durchblutungsschuld kommt. In beiden Gruppen werden die Werte der Ruhedurchblutung innerhalb der 10 min nicht erreicht.

4. Durchblutungsverhalten nach Laufen mit 17 km/h über 1 min (Abb. 4):

Die hohe Belastungsstufe mit einer Laufgeschwindigkeit von 17 km/h konnte von den Untrainierten nur 1 min lang gehalten werden. Diese kurzfristige hohe Belastung führte bei den wettkampforientierten Sportlern zu einer Durchblutungssteigerung direkt nach der Arbeit um das 4,3fache gegenüber der Ruhedurchblutung, bei der 2. Gruppe um das 6,8fache und bei der 3. Gruppe um das 10,4fache. Die Werte der Ruhedurchblutung wurden in den ersten 10 min nach der Arbeit von keiner Gruppe erreicht.

Die Untersuchungen zeigen, daß Training zu einer Verbesserung und Ökonomisierung der peripheren Zirkulation führt und somit eine Entlastung für die Pumpfunktion des Herzens darstellt.

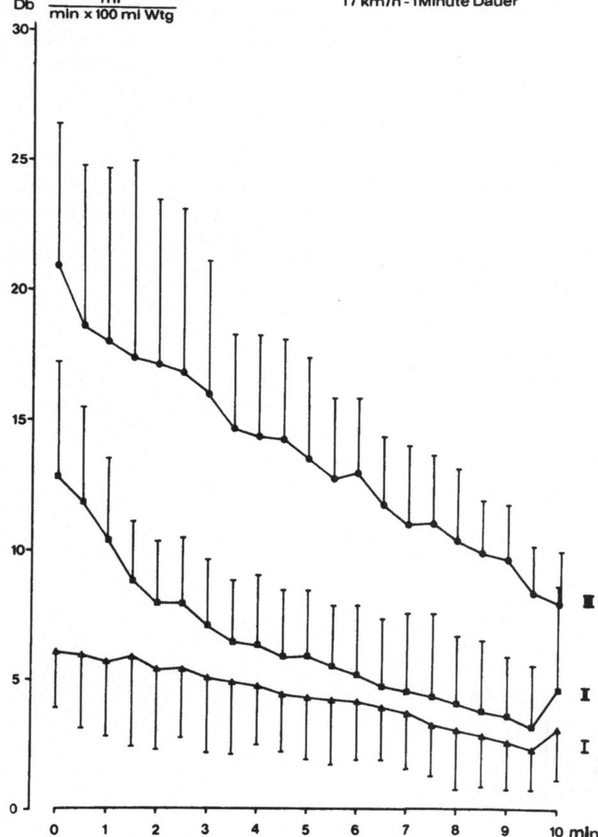

Abb. 4. Die kurzfristige hohe Laufbelastung von 17 km/h über 1 min führt zu einer 3,4fachen Durchblutungssteigerung bei den Wettkampforientierten (▲——▲), zu einer 6,8fachen bei der 2. Gruppe (■——■), und 10,4fachen Erhöhung bei der 3. Gruppe (●——●). Die Werte der Ruhedurchblutung werden in den ersten 10 min nach der Belastung nicht wieder erreicht

Bereits beim Gehen mit 4 km/h ist schon beim Freizeitsportler eine signifikant geringere Durchblutung als bei Nichtsporttreibenden zu messen.

Diese Verbesserung in der Peripherie macht man sich in Prävention und Rehabilitation zunutze, da die spezifischen Veränderungen des Herzens speziell in der rehabilitativen Bewegungstherapie mit ihrer niedrigen Intensität nicht bewiesen sind.

Literatur

1. Caesar K, Bader K, Jeschke D (1972) Entstehung und Rückbildung von Veränderungen in der Extremitätendurchblutung während und nach einer Trainingsperiode. Med Welt 23:1110-1114
2. Caesar K, Jeschke D (1970) Trainingseinflüsse auf die Kreislaufperipherie. Internist 11:283-286
3. Clausen JP, Klausen K, Rasmussen B, Trap-Jensen J (1973) Central and peripheral circulatory changes after training of the arms or legs. Am J Physiol 225:675-682
4. Golenhofen K (1971) in: Schütz E (Hrsg) Physiologie des Kreislaufs, Bd 1. Springer, Berlin Heidelberg New York
5. Grimby G, Häggendahl E, Saltin B (1967) Local Xenon clearance from the quadriceps muscle during exercise in man. J Appl Physiol 22:305-310

6. Hinneberg H (1975) Änderung von Durchblutung und Volumen am Unterarm nach Muskelarbeit. Trainings- und geschlechtsbedingte Unterschiede bei verschiedener Belastung. Dissertation, Ulm
7. Knauf H, Becker B, Schröder I, Schröder W (1968) Durchblutungs- und Pulsgrößen bei zentralen und peripheren Steigerungen der Skelettmuskeldurchblutung. Z Kreislaufforsch 57:920-930
8. De Marées H, Barbey K (1972) Änderung der peripheren Durchblutung durch Ausdauertraining. Z Kardiol 62:653-663
9. Philippi H, Hollmann W, Liesen H (1971) Die Änderung der lokalen Durchblutungsgröße des menschlichen Unterarms in Abhängigkeit vom Trainingsreiz. Dtsch Sportärztekongreß, Würzburg, S 149-151
10. Philippi H, Hollmann W, Liesen H (1973) Über den Effekt eines lokalen aeroben Trainings auf die muskuläre Durchblutung und die lokale aerobe Ausdauer männlicher und weiblicher Personen. Sportarzt Sportmed 24:30-36
11. Rieckert H, Gabler H, Hinneberg H, Schnizer W (1972) Drei Jahre tägliche Sportstunde in einer Mädchenklasse. Med Welt 33/34:1115-1117
12. Tønnesen KH (1964) Blood flow through muscle during rhythmic contraction measured by 133-Xenon Scand J Clin Lab Invest 16:646-654
13. Treumann F (1968) Die Muskeldurchblutung beim trainierten und nichttrainierten Menschen. Dissertation Frankfurt
14. Treumann F, Schröder W (1968) Trainingseinfluß auf Muskeldurchblutung und Herzfrequenz. Z Kreislaufforsch 57:1024-1033
15. Treumann F, Schröder W (1966) Die Muskeldurchblutung im Vorstartzustand. Z Kreislaufforsch 55:958-962
16. Vernauskas E, Björntorp P, Fahlen M, Prerovsky I, Stenberg J (1970) Effect of physical training on exercise blood flow and enzymatic activity in skeletal muscle. Cardiovasc Res 4:418-422

III

Physiologie: Neuromuskuläre Regulation

Physiology: Neuromuscular Regulation

Flexibilität spinaler Regelmechanismen; Vorteile und Gefahren

Flexibility of Spinal Control Mechanisms; Advantages and Dangers

H. Stoboy

Summary

The maximum firing rate of the "final common pathway" is limited to 50 - 60 imp/sec by mechanisms such as stretch reflex, tension limitation by Golgi tendon organs, presynaptic inhibition and Renshaw inhibition. Spinal mechanisms with stereotypic patterns would, for example, interrupt static contractions by excitation of Golgi tendon organs. By means of Hoffmann's reflex investigations agonistic facilitation and antagonistic inhibition can be demonstrated. Immediately after increased H-potential by agonistic innervation a silent period can be observed, which is partially due to spinal limitations.

The flexibility of spinal controls in muscle spindle mechanism is performed either by γ-loop-innervation or direct activation of α-motoneurons. The other limiting mechanisms differ at their interneurons, which can be excited (stabilization) or inhibited (enhanced motor ability) by central pathways. In highly trained athletes the firing rate limits of the final common pathway can probably be reduced or cancelled out. This is probably one of the reasons, why sport injuries occur more frequently in highly trained athletes.

Verglichen mit der am isolierten motorischen Nerven gemessenen Dauer der absoluten Refraktärphase (ca. 1 ms) ist die maximale Entladungsrate der Motoneurone ("letzte gemeinsame Strecke") mit maximal 60-70 Impulsen/s außerordentlich niedrig (Meyers u. Lovelace 1971; Person 1974).

Die Begrenzung der motorischen Impulsrate erfolgt u.a. durch folgende spinale Mechanismen (Henatsch 1976):

1. Ausgangsbegrenzung (Renshaw-Hemmung),
2. längenstabilisierender Muskelspindelreflex,
3. spannungsstabilisierender Sehnenspindelreflex,
4. Eingangsbegrenzung (präsynaptische Hemmung) (Abb. 1).

Diese Mechanismen dienen der Stabilisation der Körperhaltung und von Bewegungsabläufen und sind somit an der Verhinderung der Überlastung des Bewegungsapparats beteiligt (Stoboy 1980a). Würden sich diese spinalen Regulationsmechanismen stereotyp verhalten, wie immer wieder behauptet wird, so wäre keine Variation der o.a. Begrenzungsmechanismen möglich. Die spinalen Regelmechanismen würden die Motorik also immer im gleichen Ausmaß beeinflussen.

Bereits die Aktivierung einiger motorischer Einheiten führt bei geringgradigen statischen Kontraktionen zu einer Erregung der Sehnenspindeln. Burg et al. (1973) konnten diesen Sachverhalt durch perkutane Ableitung der Aktionspotentiale in einzelnen Ib-Fasern nachweisen. Mit weiter zunehmender statischer Kontraktion steigt die Impuls-

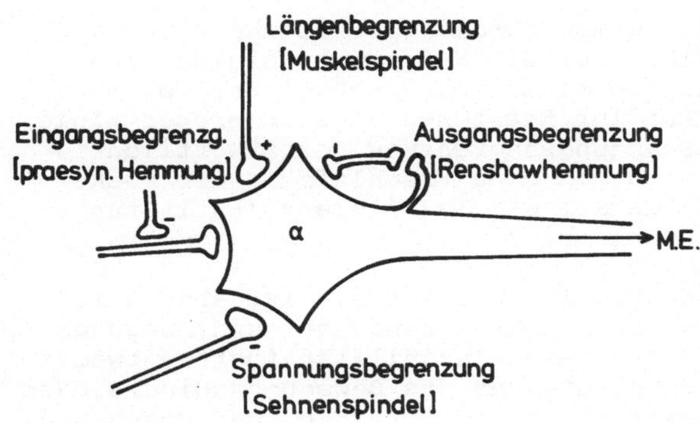

Abb. 1. Begrenzungsmechanismen der motorischen Impulsrate des α-Motoneurons

frequenz in den Sehnenspindelfasern an, d.h. die Ib-Afferenz nimmt zu. Unter stereotypen Reflexbedingungen ließen sich keine längerdauernden statischen Kontraktionen ausführen, da die spannungsbegrenzende Ib-Afferenz zu einer Hemmung an den entsprechenden α-Vorderhornzellen führt. Die Kontraktion würde also durch diese autogene Hemmung unterbrochen oder beeinträchtigt (Stoboy 1980b).

Der Nachweis einer Innervationsunterbrechung durch Begrenzungsmechanismen kann durch den Hoffmann-Versuch erfolgen (Abb. 2). Bei Reizung des N. tibialis mit Einzelimpulsen und Ableitung der evozierten Potentiale vom M. gastrocnemius treten bei mittlerer Reizstärke jeweils 2 Aktionspotentiale auf. Das erste, die M-Antwort, erfolgt durch die Erregung motorischer Nervenfasern und der von ihnen versorgten Muskelfasern. Das zweite, nach längerer Latenz auftretende Aktionspotential, entsteht durch die Erregung von afferenten Muskelspindelfasern (Ia-Afferenz), die über eine monosynaptische Verschaltung mit den entsprechenden α-Vorderhornzellen zur Erregung der zugehörigen motorischen Einheiten führen. Bei antagonistischer Innervation durch den Probanden (M. tibialis anterior) wird durch den Mechanismus der reziproken Innervation die H-Antwort vermindert oder ausgelöscht. Bei Innervation

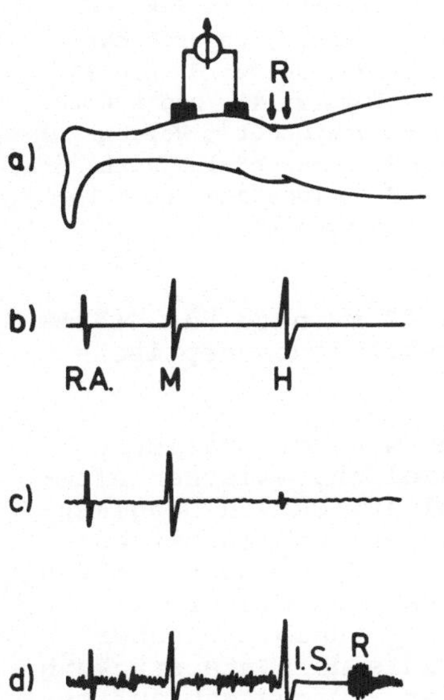

Abb. 2a-d. Ableitung der Aktionspotentiale des M. gastrocnemius bei Reizung des N. tibialis mit Einzelimpulsen (a); Reizartefakt (R.A.), M.Antwort (M) und H-Antwort (H) bei geringer und mittlerer Reizintensität (b); bei mittlerer Reizintensität und Innervation der Antagonisten nimmt die Amplitude der H-Antwort durch antagonistische Hemmung ab (c); bei mittlerer Reizintensität und agonistischer Innervation wird die H-Antwort größer. Danach tritt eine Innervationsstille auf (I.S.) (d). (Nach Stoboy 1980a)

des Agonisten durch den Probanden nimmt durch agonistische Bahnung die Größe der H-Antwort zu. Unmittelbar auf die H-Antwort folgend sind kurzfristig keine Willküraktionspotentiale mehr nachweisbar; es entsteht eine Innervationsstille. Für ihr Entstehen sind in erster Linie die Ausgangsbegrenzung und die Spannungsbegrenzung verantwortlich (Stoboy 1980a). Außerdem kommt es durch eine Erschlaffung der Muskelspindeln zu einem kurzfristigen Ausfall der Ia-Afferenz (Entlastungsreflex, Struppler 1974).

Eine Flexibilität der spinalen Kontrollen der Motorik ist aber durch die Veränderlichkeit der Längen-, Spannungs-, Eingangs- und Ausgangsbegrenzung gegeben (Henatsch 1976). Diese Flexibilität führt entweder zu einer Stabilisation der Körperhaltung und des Bewegungsablaufs oder aber zu einem Gewinn an Bewegungsfreiheit, entsprechend der gegebenen Situation.

Bei der Längenbegrenzung erfolgt die Sicherheit der Stabilisation durch die intrafusalen Muskelfasern, die von γ-Vorderhornzellen versorgt werden (Abb. 3), und den dazugehörigen phasischen (Ia-) oder tonischen (II-) Afferenzen (γ-Schleife). Wird dieser Innervationsweg gewählt, führt jede Dehnung des Muskels zu einer Korrektur durch Erregung der entsprechenden α-Vorderhornzelle, und die letzte gemeinsame Strecke wird partiell durch Muskelspindelafferenzen besetzt (Stoboy 1980a). In besonderen Situationen (Feinmotorik, massive Innervation bei Startvorgängen) können die α-Motoneurone allerdings auch direkt monosynaptisch an die motorische Hirnrinde angekoppelt werden (Vallbo 1971; Jung 1976). Durch Erschlaffung der Muskelspindeln bei Fehlen der Koaktivierung von γ-Vorderhornzellen erlöschen bei dieser Innervationsart die Muskelspindelafferenzen, d.h. unter Umgehung der γ-Schleife wird bei direkter α-Ankopplung ein Zuwachs von Bewegungsfreiheit erzielt. Die letzte gemeinsame Strecke kann mit mehr zentralen motorischen Impulsen besetzt werden.

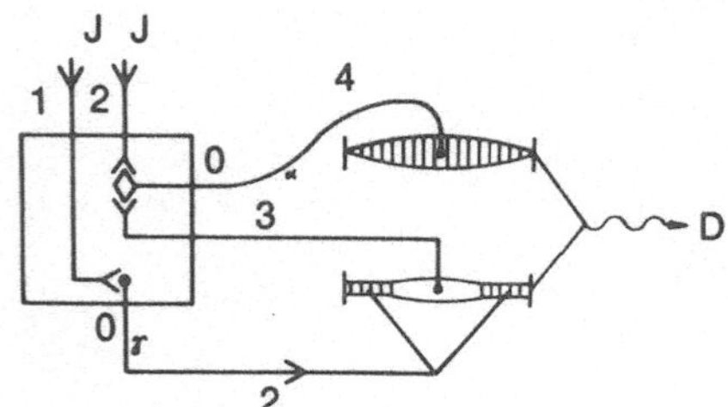

Abb. 3. Durch zentrale Impulse (I_1) führt die γ-Innervation (2) zu einer Kontraktion der intrafusalen Muskelfasern, wodurch das sensible Rezeptorareal gedehnt wird. Die Ia-afferente Impulsrate nimmt zu (3) und bewirkt eine Erregbarkeitssteigerung der α-Vorderhornzelle (4). Die α-Vorderhornzelle kann auch direkt über die Pyramidenbahn vom motorischen Cortex erregt werden (I_2)

Nach Jung (1976) kann ein Sprinter nur dann ca. 70 ms nach dem Startsignal zu laufen beginnen, wenn eine solche direkte monosynaptische α-Vorderhornzellankopplung erfolgt.

Alle anderen Begrenzungsmechanismen wirken nicht wie der phasische Muskelspindelreflex direkt auf die α-Vorderhornzellen. Zwischen Afferenz und Efferenz ist ein Interneuron eingeschaltet, dessen Ganglienzelle veränderlichen supraspinalen Kontrollen unterliegt (Henatsch 1976), wie z.B. die Zelle des Interneurons bei der Spannungsbegrenzung oder die Renshaw-Zelle (Abb. 4). Eine zentrale Bahnung dieser Zwischenneurone führt zu einer vermehrten Freisetzung inhibitorischer Transmitter an der α-Vorderhornzelle und damit zu einer Unterdrückung zentraler motorischer Impulse. Körperhaltung oder Bewegungsablauf werden gegen Störungen oder Überlastung stabilisiert.

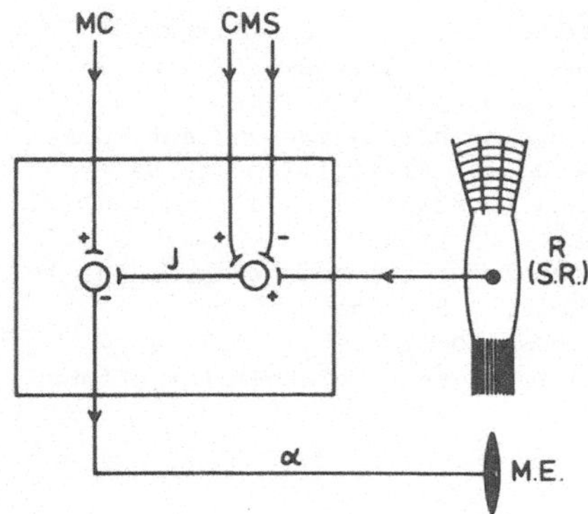

Abb. 4. Verbindung eines Rezeptors (R), in diesem Falle eines Sehnenrezeptors (S.R.) über ein Interneuron (I) mit dem α-Motoneuron (M.E. motorische Einheit). Die Zelle des Interneurons kann durch zentrale motorische Strukturen (CMS) gehemmt (-) oder gebahnt (+) werden. Die motorische Einheit kann direkt vom motorischen Kortex (MC) aktiviert werden. (Nach Stoboy 1980b)

Eine zentrale Hemmung solcher Zwischenneurone bewirkt eine Verminderung bzw. das Sistieren der Freisetzung inhibitorischer Transmitter an der α-Vorderhornzelle. Die auf die letzte gemeinsame Strecke wirkenden peripheren Einflüsse werden vermindert und die Motorik in Richtung eines Gewinns von Bewegungsfreiheit verschoben (Henatsch 1976).

Eine weniger flexible Anordnung spinaler Kontrollen würde mit den bei sportlicher Betätigung notwendigen Bewegungsentwürfen interferieren. So ist z.B. eine zentrale Inhibition der Spannungsbegrenzung für ein gezieltes Krafttraining unabdingbar notwendig (Stoboy 1980b).

Die Flexibilität spinaler Kontrollen dient also zwei Grundtendenzen:

1. der Stabilisierung der Körperhaltung bzw. des Bewegungsablaufs und
2. einem möglichst ungehinderten Ablauf motorischer Handlungen.

Jede durch äußere Faktoren bedingte Störung eines Bewegungsablaufs, der durch spinale Kontrollen kompensiert wird, kann also durch zentrale Einflüsse ausgeschaltet oder vermindert werden. Es ist wahrscheinlich, daß hochmotivierte Athleten bei Bedarf die peripheren Stabilisierungstendenzen vermindern und somit die letzte gemeinsame Strecke für zentrale Antriebe freihalten. Möglicherweise ist jedoch dieser zentrale Eingriff ein auslösendes Moment für die häufigen Sportverletzungen und Sportschäden bei hochtrainierten Athleten.

Literatur

1. Burg D, Szumski AJ, Struppler A, Velho F (1973) Afferent and efferent activation of human muscle receptors involved in reflex and voluntary contraction. Exp Neurol 41:754
2. Henatsch H-D (1976) Bauplan der peripheren und zentralen sensomotorischen Kontrollen. In: Gauer OH, Kramer K, Jung R (Hrsg) Physiologie des Menschen, Bd XIV: Sensomotorik. Urban & Schwarzenberg, München
3. Jung R (1976) Einführung in die Bewegungsphysiologie. In: Gauer OH, Kramer K, Jung R (Hrsg) Physiologie des Menschen, Bd XIV: Sensomotorik. Urban & Schwarzenberg, München
4. Myers SJ, Lovelace RE (1971) The motor unit and muscle action potentials. In: Downey JA, Darling RC (eds) Physiological basis of rehabilitation medicine. Saunders, Philadelphia
5. Person RS (1974) Die Arbeit der Muskeln bei den Bewegungsakten des Menschen. In: Pickenhain S (Hrsg) Sportphysiologie. VEB Volk und Gesundheit, Berlin

6. Stoboy H (1980a)Reflektorische Kontrolle und Muskeltätigkeit. In: Witt AN, Rettig H, Schlegel KF, Hackenbroch M, Hupfauer W (Hrsg) Orthopädie in Praxis und Klinik, Bd. I: Allgemeine Orthopädie. Thieme, Stuttgart New York
7. Stoboy H (1980b) Physiologie der Skelettmuskulatur in ihrer Anpassung auf sportliche Belastungen unter besonderer Berücksichtigung der Flexibilität spinaler Reflexmechanismen. In: Nowacki PE, Böhmer D (Hrsg) Sportmedizin - Aufgaben und Bedeutung für den Menschen in unserer Zeit. Thieme, Stuttgart
8. Struppler A (1974) Elektromyographie der zentralen Innervationsstörungen. In: Hopf HC, Struppler A (Hrsg) Elektromyographie. Thieme, Stuttgart
9. Vallbo AB (1971) Muscle spindle response at the onset of isometric voluntary contractions in man. Time difference between fusimotor and skeleto-motor effects. J Physiol (Lond) 218:413

Zur psychoregulativen Funktion der Sportmotorik

Arousal Regulation by Motor Behavior

W. Schleske

Summary

Motor behavior should be considered not only from the perspective of enhancement of child and juvenile development and of basic motor skills, but also in regard to its function in arousal regulation. In the situation of our over-civilized industrial society it is very important to form and to preserve systems of self-control by motor behavior. Motor behavior can positively influence harmonious states of mind, because it leads to optimal levels or states of arousal which for their part have positive effects on regulation and stabilization processes in our organism. Research work on the recent jogging-movement substantiates the hypothesis that through regular and well-directed motor behavior experience states can be produced which may be compared to the effects of meditation techniques. Future research in sports should not only deal with the problems of increasing athletic performances, but also with the conditions of emotional satisfaction and the enhancement of human existence by motor behavior.

Einleitende Problemstellung

Es gehört zu den Selbstverständlichkeiten der sportpädagogischen Diskussion, auf die gesundheitsförderlichen Wirkungen einer dosierten sportlichen Betätigung zu verweisen. Dies gilt insbesondere für die Vermittlung von positiven Entwicklungsreizen im Kindes- und Jugendalter, aber neuerdings auch für den Seniorensport, dem eine vitalisierende Wirkung in bezug auf Spannkraft und geistig-körperliche Beweglichkeit zugeschrieben wird. Ferner unterliegt es keinem Zweifel, daß die motorischen Grundeigenschaften, wie Ausdauer, Kraft, Schnelligkeit und Beweglichkeit, durch eine regelmäßige körperliche Betätigung in allen Lebensaltern gefördert werden können.

Wesentlich weniger bekannt und im Bewußtsein der Öffentlichkeit kaum verankert ist dagegen die Tatsache, daß motorische Betätigung im allgemeinen und die sportmotorische Betätigung im besonderen psychoregulative Funktionen haben kann. Motorische Betätigung trägt offenbar dazu bei, daß der Organismus sich auch unter psychischer Belastung einem Zustand mittlerer Funktionsanregung annähert, der mit einer optimalen psychophysischen Leistungsfähigkeit verbunden ist und im Bewußtsein tendenziell als Wohlbefinden und Frische registriert werden kann.

Im folgenden soll diese These mit Ergebnissen der physiologischen Psychologie und Aktivierungsforschung, darüber hinaus mit Ergebnissen von Untersuchungen zur aktuellen Jogging-Welle belegt werden. Ziel der Argumentation ist es, einen Beitrag zur sportpädagogischen Theoriebildung zu leisten und die Bedeutung eines regelmäßigen sportlichen Trainings bzw. eines bewegungsintensiven Sportunterrichts zu begründen.

Über Art und Funktion eines motorischen Kontrollsystems

Als Ausgangspunkt der Argumentation kann die kulturkritische These Birbaumers dienen, daß durch die Erziehungspraktiken und Lebensbedingungen in der industriellen Gesellschaft die Wirksamkeit und Entwicklung eines motorischen Kontrollsystems stark behindert wird.

Psychophysiologische Spannungen, wie sie durch die Situation in der Kleinfamilie und am Arbeitsplatz (zu ergänzen wäre: und in der Schule) entstehen, würden zu einseitig durch die Sprache und durch Medikamente kontrolliert. Als Konsequenz kann das wichtige System einer "Selbstkontrolle durch motorische Aktivität" nicht im erforderlichen Ausmaß in Funktion treten. Die Wirkungsweise oder die mangelnde Funktion des motorischen Kontrollsystems wird damit begründet, daß aversive Reize in der Regel zu einer starken Gesamtaktivierung des Organismus führen, die eine phylogenetisch alte Kampf-/Fluchtreaktion vorbereiten. In einer natürlichen Umgebung könnten mit einer erfolgreichen motorischen Reaktion die entsprechenden Stoffwechselenergien abgeführt und in der Muskulatur auf unschädliche Weise verarbeitet werden. Wenn starke Erregungszustände im Organismus nicht in motorische Reaktionen einmünden können, entsteht nach Birbaumer ein Zustand chronischer Hyperaktivierung; andauernde Erschöpfungszustände und Organschädigungen sind die Folge. Viele Situationen des zivilisierten Lebens werden dann als streßhaft erfahren, wenn ihre Erregungspotentiale nicht auf eine dem Organismus förderliche Weise abgebaut werden können [1].

Wechselwirkungen zwischen Motorik, Organismus und Umwelt

Zum Verständnis der Funktionsweise des erwähnten motorischen Kontrollsystems trägt die Überlegung bei, daß die Körpermotorik systemimmanent in die Organisation des Organismus integriert ist und den Einflüssen der kognitiven, emotionalen und physiologischen Steuerungsebenen unterliegt. Andererseits wirkt die Motorik ihrerseits steuernd und regulierend auf den gesamten Organismus ein. Darüber müssen Motorik, Sensorik, kognitive Steuerung, Physiologie und Umwelt als eng verkoppelte Teilsysteme verstanden werden.

Wie schon die Redewendung "starr vor Schreck" besagt, können starke Umweltreize die aktuelle Funktionsfähigkeit der Motorik und Handlungsfähigkeit beeinträchtigen. Als Belege mögen einige Ergebnisse der Aktivierungs- und Angstforschung dienen: Übermäßige Erregungszustände und eine extreme zentralnervöse Aktivierung, wie sie mit starken Angstzuständen verbunden sind, führen zu einer Desorganisation des gesamten Verhaltens und einer furchtbedingten Überkontrolle der Motorik bis hin zu einer Blockade erlernter Bewegungsmuster [5]. Andererseits können beispielsweise bei der Verhaltenstherapie durch Muskelentspannung phobische Störungen wirksam behandelt werden [3]. Affektiv erregende Reizkonstellationen, verbunden mit ängstlichen Kognitionen und extremen Erregungszuständen, wirken, wie die Bewältigung von Wettkampfstreß zeigt, weniger desorganisierend, wenn durch gut automatisierte Bewegungsmuster die motorische Kontrolle erhalten bleibt [10]. Durch die daraus erwachsenden Handlungserfolge können furcht- und spannungsmindernde Wirkungszirkel in Gang gesetzt werden [5].

Im Bereich einer mittleren zentralnervösen Aktivierung und Funktionsanregung, wie sie beispielsweise für viele sportliche Spiele charakteristisch ist [12], erweist sich die psychophysische Leistungsfähigkeit als optimal, weil offenbar auch die zentralnervösen Vermittlungsprozesse optimiert werden [14]. - Feldstudien mit Wettkampfsportlern zeigen, daß eine individuell dosierte "Erwärmung" durch Einlaufen und Probestarts gezielt dafür eingesetzt wird, um in einen Zustand einer mittleren Funktionsanregung und optimalen Leistungsfähigkeit zu geraten; andererseits können durch vergleichbare motorische Betätigungen auch Zustände einer Übererregung abgebaut werden [13]. Dieses Beispiel und andere illustrieren die These von der harmonisierenden Steuerungsfunktion der Motorik. Im Idealfall führt die sportliche Betätigung selbst bei unterschiedlichen Formen des Leistungs- oder Breitensports zu gesunden Gewohnheiten einer "Selbststimulation" und "Selbststeuerung", die belohnungsthematisch gepolt sind und damit selbstbekräftigend und intrinsisch motivierend wirken dürften [1, 4, 14].

Sportliches Üben und Trainieren als Meditation?

Durch die aktuelle Jogging-Welle haben die selbstbekräftigenden Wirkungen einer intensiven Betätigung der Motorik wieder mehr Beachtung gefunden. Weber kommt zu dem Ergebnis, daß für viele Jogger weder das Gesundheitsmotiv, noch das Streben nach konkurrenzorientiertem Leistungsvergleich eine Priorität haben; vielmehr geht es bei kreislaufintensiven Dauerbelastungen um ein "Lustgefühl an sich" und um die Auswirkungen: emotionale und seelische Ausgeglichenheit, psychophysisches Wohlbefinden und Lebensfreude; eine verbesserte Selbsteinschätzung und die Steigerung von Selbstsicherheit und Selbstachtung - Wirkungen, die auch bei depressiven Klienten beobachtet werden konnten [15].

Zu vergleichbaren Ergebnissen kommt Glasser, der in einer vielzitierten Untersuchung die These vertritt, daß sportmotorische Betätigungen unter günstigen Bedingungen in ihrer Wirkungsweise mit transzendentaler Meditation vergleichbar sind. Sportler berichten über tranceartige Bewußtseinszustände und Entspannungsphänomene, die sich nach einer längeren intensiven aber nicht extremen körperlichen Belastung einstellen. Durch rhythmische Wiederholungen motorischer Vollzüge mit einer sie begleitenden Atemregulation stellen sich offenbar Zustände einer erhöhten Selbst- und Körperwahrnehmung ein, die als beglückend erfahren werden, ein allgemeines Wohlbefinden und geistige Frische erzeugen und euphorische Eigenerfahrungen ermöglichen. Situative Vorbedingungen und individuelle Grundhaltungen sind u.a. eine Atmosphäre der uneingeschränkten Selbstannahme, die Abwesenheit von hemmender Selbstkritik, ein entspanntes "Geschehenlassen" und eine Entlastung des Denkens [6].

Unter Bezugnahme auf Glassers Untersuchung, der bei bewegungsintensiven und regelmäßigen sportlichen Betätigungen auf "positive Süchtigkeit" (*positive addiction*) schließt, rücken auch andere Autoren in den USA das sportliche Üben und Trainieren in die Nähe von transzendentaler Meditation. Analog zu verschiedenen Meditationstechniken würden durch ausdauernde motorische Betätigungen zahlreiche psychologische und physiologische Vorgänge im Organismus ausgelöst, die in ihrer Summe gegen das Streßsyndrom wirksam seien; das Empfinden eines gesteigerten Gegenwartsbezugs, eine Steigerung der Konzentrationsfähigkeit, eine besondere Form der Wahrnehmungserweiterung, eine Stabilisierung positiver Emotionen, die Verminderung von Angst- und Spannungszuständen und die Bereitstellung von außergewöhnlichen Handlungsenergien. Der Körper des Sportlers könne unter günstigen Bedingungen zu einem sensiblen Instrument von Eigenerfahrungen auch in den Grenzbereichen von Belastung und Leistungsfähigkeit werden. Gerade durch die freiwillige Überwindung von Monotonieerfahrungen und Ermüdungsschwellen könne eine gesteigerte Existenzform gewonnen werden, die mit geistiger Stärke, Wohlbefinden und positiver Selbsteinschätzung verbunden sei [8, 9, 11]. Diese Perspektiven rücken das sportliche Üben und Trainieren unter günstigen Bedingungen tatsächlich in die Nähe fernöstlicher Meditationstechniken [2]. Sie lassen auch die recht unzeitgemäße Tatsache erklärbar werden, daß viele Leistungssportler jahrelang intensive körperliche Belastungen ertragen, auch wenn sie keine Aussicht auf einen überragenden Erfolg haben.

Schlußbemerkung

Perspektiven dieser Art sollten dazu beitragen, daß gegenwärtig verbreitete kultur- und gesellschaftskritische Klischeevorstellungen bezüglich des sportlichen Übens und Trainierens, die Akzentuierung von Analogien zur industriellen Produktion - Entfremdung, Erlebnisverarmung, Produktivitätsdenken, Systematisierung, Perfektionierung usw. - relativiert werden. Die sportwissenschaftliche Forschung sollte sich in dieser Hinsicht auf die Sportwirklichkeit, d.h. auf die aktualisierten Person-Umwelt-Bezüge des trainierenden Sportlers und übenden Schülers richten und neben den Bedingungen für eine Leistungsoptimierung die Bedingungen für affektive Befriedigung und Existenzsteigerung durch motorische Aktivität erforschen. Auf einer solchen Grundlage scheinen begründbare und wissenschaftlich haltbare Aussagen über mögliche sozialpsychologische Auswirkungen und die pädagogische Wünschbarkeit auch von leistungsintensiven sportmotorischen Betätigungen möglich zu sein.

Literatur

1. Birbaumer N (1977) Zum Problem der Psychosomatik. In: Birbaumer N (Hrsg) Psychophysiologie der Angst. Urban & Schwarzenberg, München Wien Baltimore, S 296-332
2. Bollnow OF (1978) Vom Geist des Übens. Herder, Freiburg Basel Wien
3. Budzynski T, Stoyva J (1977) Biofeedbacktechniken in Verhaltenstherapie und im autogenen Training. In: Birbaumer N (Hrsg) Psychophysiologie der Angst. Urban & Schwarzenberg, München Wien Baltimore, S 333-355
4. Epstein S (1977) Versuch einer Theorie der Angst. In: Birbaumer N (Hrsg) Psychophysiologie der Angst. Urban & Schwarzenberg, München Wien Baltimore, S 208-266
5. Fuchs R (1976) Furchtregulation und Furchthemmung des Zweckhandelns. In: Thomas A (Hrsg) Psychologie der Handlung und Bewegung. Hain, Meisenheim am Glan, S 97-169
6. Glasser W (ed) (1976) Positive addiction. Harper & Row, New York
7. Haider M (1969) Elektrophysiologische Indikatoren der Aktiviertheit. In: Schönpflug W (Hrsg) Methoden der Aktivierungsforschung. Huber, Bern Stuttgart Wien, S 125-156
8. Harris DV (1978) Assessment of motivation in sport and physical education. In: Straub WF (ed) Sport psychology - An analysis of athlete behavior. Movement Publ., Ithaca/New York, pp 126-135
9. Kane JE (1978) Personality research: The current controversy and implications for sports studies. In: Straub WF (ed) Sport psychology - An analysis of athlete behavior. Movement Publ., Ithaca/New York, pp 340-352
10. Lang PJ (1977) Die Anwendung psychophysiologischer Methoden in Psychotherapie und Verhaltensmodifikation. In: Birbaumer N (Hrsg) Psychophysiologie der Angst. Urban & Schwarzenberg, München Wien Baltimore, S 15-84
11. McCloy Layman E (1978) Meditation and sports performance. In: Straub WF (ed) Sport psychology - An analysis of athlete behavior. Movement Publ., Ithaca/New York, pp 266-275

12. Schleske W (Hrsg) (1977) Abenteuer - Wagnis - Risiko im Sport. Hofmann, Schorndorf, S 130-135
13. Steiner H (Hrsg) (1976) Leistungsmotivation und Wettkampfanalyse. Ingrid Czwalina, Ahrensburg, S 223-225
14. Van der Schoot P (Hrsg) (1976) Aktivierungstheoretische Perspektiven als wissenschaftliche Grundlegung für den Sportunterricht mit geistig retardierten Kindern. Hofmann, Schorndorf, S 15-47
15. Weber A (1982) Laufen - Motive und Wirkungen. Sportwissenschaft 12:174-184

Visuelle Probleme bei der Beurteilung azyklischer Bewegungsabläufe (Kugelstoßen)

Visual Problems in Assessing Non-Repetitive Movement Processes - Shot Put

G. Tidow, E. Koch und H. de Marées

Summary

The observation of non-repetitive, fast movement processes, e.g. as in athletic field events, places considerable demands on the functional capacity of the visual faculty of teachers and coaches. It is shown in the example of the shot-putting movement (with an average duration of about 1000 ms) that, in addition to an exact conception of the ideal technique, eye-movement behavior in particular is of decisive importance.

The precision of the judgement of 12 specially trained physical education students was checked using a standardized analysis sheet, comprising the 13 essential elements of the shot-put technique. Forty-four shot-put trials were observed, immediately assessed and simultaneously filmed. A precise post-assessment of the films showed the following results: 44 % correct judgements, 10 % incorrect and about 17 % omitted.

The fastest and decisive phases of movement are assessed with significantly less accuracy. Observation strategies, where the subjects are provided beforehand with an observational scheme, do not essentially improve the quality of assessments but reduce the rate of omissions.

In analyzing the visual search patterns of the subjects after having recorded their ocular movements by a NAC Eye Movement Recorder, the results support the hypothesis that in addition to the visual angle of the target (the shot-putter) the different versions of eye movement - especially the number and duration of fixations, velocity and precision of saccadic and smooth pursuit movements - limit the subject's efficiency in assessing movements.
Consequently a revised assessment model was developed containing a reduced number of elements with corresponding observation strategies.

Einleitung

Das Beobachten und Beurteilen von Bewegungsabläufen gehört zu den zentralen Aufgaben eines jeden Sportpädagogen und Trainers. Darüber hinaus sollte auch der Sportmediziner - und hier speziell der Orthopäde - in der Lage sein, einen Bewegungsvollzug in der Realsituation auf verletzungsprovozierende, unphysiologische Details hin überprüfen zu können [6].

Diesen Anforderungen steht in der Sportmotorik eine komplexe Darbietungscharakteristik gegenüber, deren Hauptmerkmale oftmals Singularität, Kurzzeitigkeit und hohe Ausführungsgeschwindigkeit sind.

Somit stellt sich die Frage, inwieweit das visuelle System überhaupt derartige azyklische Bewegungsabläufe ohne apparative Unterstützung durch Video- oder Filmkameras zu erfassen vermag.

Stellvertretend für eine Vielzahl von sportlichen Bewegungstechniken wurde das Kugelstoßen als "Beobachtungsaufgabe" bzw. Untersuchungsgegenstand ausgewählt.

Methodik

Um die Zielbewegung sowohl in der Realsituation als auch anschliessend als Filmdokument bewerten zu können, war es zunächst erforderlich, ein geeignetes Beurteilungsinstrumentarium zu erstellen. Zu diesem Zweck wurde für die seitliche und frontale Beobachterposition jeweils ein Analysebogen entwickelt (Abb. 1).

In diesen Analysebögen sind die figuralen Bewegungsmerkmale der Zieltechnik, deren verbale Phasenstruktur-Kennzeichnungen, die abzuprüfenden Phasenelemente und die damit korrespondierenden Bewertungskriterien zusammengefaßt [11].

Die Beurteilung der Bewegungsqualität wurde in Form einer Dreifach-Kategorisierung gefordert. D.h. jedes Phasenelement war entweder mit dem Kriterium "erfüllt", "teilweise erfüllt" oder aber "nicht erfüllt" zu belegen. Nichtbeobachtete oder gespeicherte Elemente konnten ausgelassen werden.

Der Versuchsablauf bestand darin, daß ein speziell geschultes 12köpfiges Beobachterkollektiv - es handelte sich um Sportstudenten mit abgeschlossener Leichtathletik-Schwerpunktfach-Ausbildung - die Kugelstoßbewegungsabläufe von insgesamt 44 Probanden bewertete.

Jeder Versuch wurde anhand der Analysebögen von jeweils der Hälfte des Beobachterteams gleichzeitlich aus seitlicher bzw. frontaler Perspektive beurteilt und synchron dazu gefilmt.

Neben "freier Beobachtung" im ersten Untersuchungsabschnitt kam im 2. Abschnitt eine Sehstrategie-Vorgabe zum Einsatz. In einer Anschlußuntersuchung erfolgte schließlich bei identischer Aufgabenstellung das Registrieren des individuellen Beobachtungsverhaltens mittels Blickbewegungskamera[1]. Hier erhielten die Versuchspersonen (Vpn) zuvor keine spezielle Schulung im Bewegungssehen.

Ergebnisse

Die eingangs gestellte Frage nach der Leistungsfähigkeit des visuellen Systems läßt sich in bezug auf das Beobachterkollektiv und die Beurteilungsaufgabe "Kugelstoß" wie folgt beantworten:

1. Die Qualität des Zielbewegungsablaufs konnte aus einer Beobachterentfernung von 10 m nicht vollständig erfaßt werden. Darauf weist u.a. eine durchschnittliche Auslaßquote von 17 % hin, bezogen auf alle im Hauptversuch abzugebenden 13 Phasenelement-Wertungen (pro Stoß; seitl. Position).
2. Die (mittlere) Beurteilungspräzision - gemessen am Übereinstimmungsgrad mit dem "Filmurteil", das bezogen auf jeden bewerteten Stoß als Beurteilungs-Sollwert fungierte - war in Hinblick auf mögliche Beobachtungsziele wie Evaluation oder "Bewegungskorrektur" nicht zufriedenstellend. Im Mittel wurden 44 % korrekte Bewertungen abgegeben, 32 % teilweise korrekte und 7 % Fehlurteile (seitl. Pos. 'S', s. Abb. 2). Bei frontaler Blickrichtung zum Stoßenden war die Urteilsbilanz ähnlich ('F').

---

1 NAC-Eyemark-Recorder

Seitlich	Phase	Bezug	Kriterium	Erfüllt	Teilw. erfüllt	Nicht erfüllt
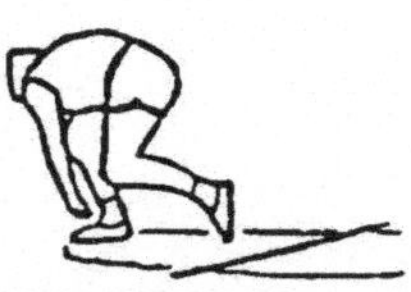	S1. Start-hocke	S1.1 Beugewinkel Knie/Hüfte	'Normal'			
		S1.2 Schwungbein (Knie)	Nähe Gleit-beinknie			
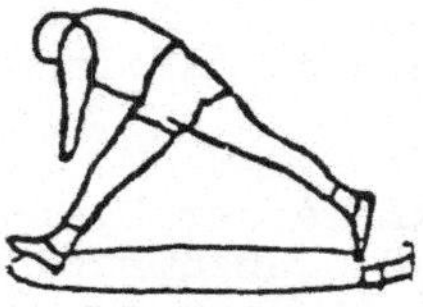	S2. An-gleiten	S2.1 Schwungbein	Flach/ gestreckt			
		S2.2 Oberkörper	Unverändert			
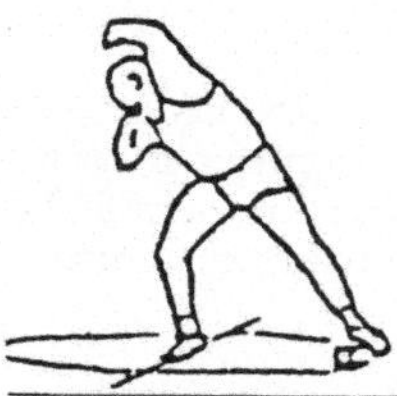	S3. Stoß-auslage	S3.1 Gleitfuß-spitze	Eingedreht			
		S3.2 Gleitfuß-position	Kreismitte			
		S3.3 Schulter-achse	Über/hinter Gleitbein			
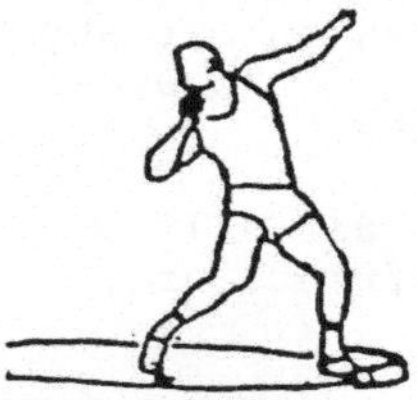	S4. Heben	S4.1 Oberkörper	Auf-richtend			
		S4.2 Schwungbein (Knie)	Stemm-funktion			
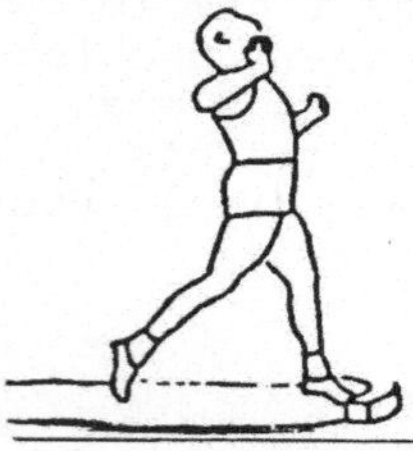	S5. Aus-stoß-position	S5.1 Oberkörper	Brust-vorspannung			
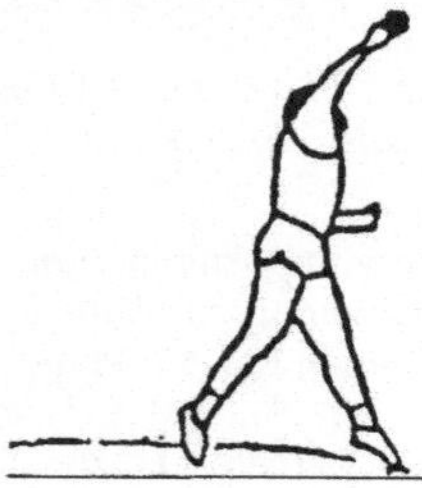	S6. Aus-stoß	S6.1 Stoßarm	'Stoß'			
		S6.2 Körper	Volle Streckung			
	S7. Dynamik	S7.1 Übergang Angleiten-Stoß	Fließend			

Abb. 1. Analysebogen 'S'. In ihm sind die aus seitlicher Beobachterposition zu beurteilenden wesentlichen Bewegungsmerkmale der modernen O'Brien-Technik ihrer Phasenstruktur nach idealtypisch erfaßt und die jeweils abzuprüfenden Phasenelemente (s. Spalte "Bezug") mit zugeordneten Kriterien aufgeführt

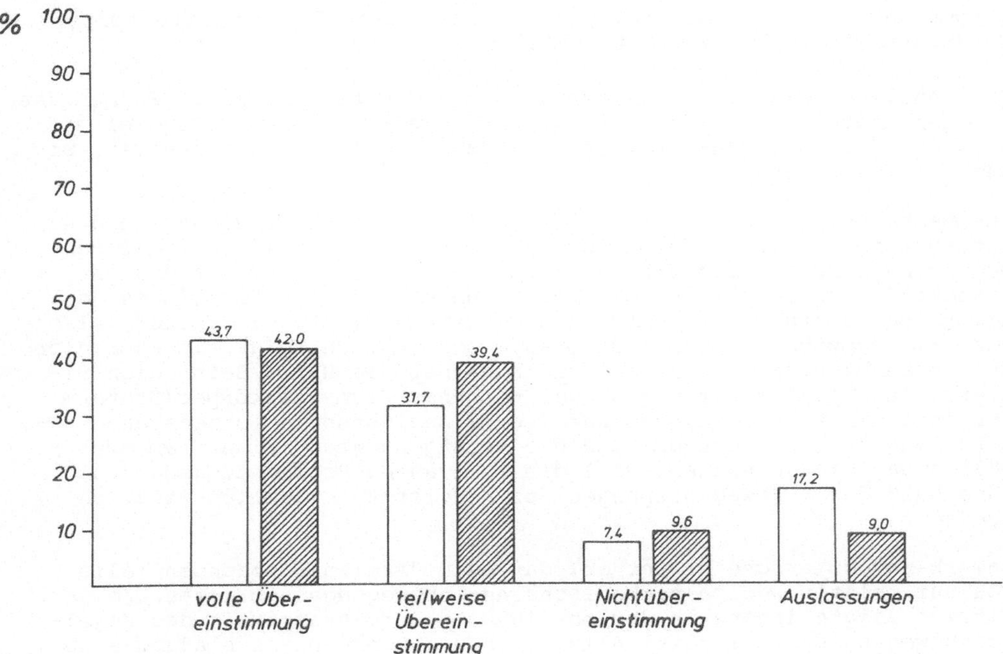

Abb. 2. Analysebogen 'S' - Arithmetische Mittelwerte der Beurteilbarkeit aller 13 Phasenelemente, die aus seitlicher Beobachterperspektive zu bewerten waren. - *Weiße Säulen* $\bar{x}$ ohne Sehstrategie; *schraffierte Säulen* $\bar{x}$ mit Sehstrategie

3. Bezogen auf alle 13 Phasenelemente ergibt sich eine Beurteilbarkeits-Hierarchie, d.h. bestimmte Figurationen und Bewegungsabschnitte werden signifikant exakter (ungenauer) bewertet als andere. Diese Feststellung gilt für beide Perspektiven, partiell auch für identische Elemente.
4. Gezielte Sehstrategie-Anweisungen vermögen die durchschnittliche Beurteilungsleistung nicht oder nur partiell anzuheben. Der Haupteffekt einer gesteuerten Veränderung des Beobachtungsverhaltens besteht in einer hochsignifikanten Reduktion der Auslaßquoten (von 17 zu 9 % 'S'; 28 zu 15 % 'F').
5. Als Haupteinflußgrößen auf die Beurteilungsleistung konnten drei ineinandergreifende Kategorien identifiziert werden: beobachterabhängige, sehobjektabhängige und aufgabenabhängige Faktoren. Motivation, Konzentration, Beobachtungskompetenz, Beurteilungskompetenz sowie die Aufnahmekapazität der Kurzzeitspeicher gehören zur erstgenannten Rubrik. Bewegungszustand, Geschwindigkeit, Sehwinkel, Darbietungszeit und Bewegungsebene sind sehobjektbezogene Einflußgrößen. Auch die Beobachtungsaufgabe selbst hat offenbar große Auswirkungen auf die Urteilspräzision, so die pro Zeit zu verarbeitende Informationsmenge wie auch die Reihenfolge der Eingabe einerseits, qualitativ ausgerichtete Anforderungen wie Zeitpunktbeobachtungen oder aber Zeitraumbeobachtungen andererseits. Während sehobjektabhängige und aufgabenabhängige Größen kontrollierbar und variierbar sind, entziehen sich zumindest einige beobachterabhängige Faktoren einer exakten Bestimmbarkeit.

Dieser Sachverhalt ändert sich, wenn durch eine Blickbewegungskamera das Beobachtungsverhalten aufgezeichnet wird[2]. Durch Einsatz eines

---

2 Entsprechende Untersuchungen wurden in jüngster Zeit von Neumaier [9] an Geräteturnern, von Bard et al. [1] an Kampfrichtern und von Haase u. Mayer [4] an Fechtern vorgenommen.

solchen Geräts läßt sich die jeweils vom Beurteiler fixierte Körperregion des Stoßenden exakt lokalisieren.

Eine Analyse derjenigen Blickbewegungen, die bei 15 Vpn im Rahmen des "freien Beobachtens" - allerdings unter der Aufgabenstellung einer möglichst vollständigen Bewertung - festgestellt werden konnten, ergab folgendes Resultat:

Das Beobachterkollektiv läßt sich bzgl. des Blickverhaltens in drei Untergruppen teilen. Während die 1. Gruppe sich primär auf die Bewegungen des Bein-/Hüftbereichs des Stoßenden konzentriert und entsprechend ausschließlich auf dieser "unteren Ebene" Fixationen vornimmt, betrachtet die 2. Gruppe durchgehend die "obere Ebene", also den Arm-/Rumpfbereich. Die 3. Gruppe schließlich zeigt ein kombiniertes Beobachtungsmuster, indem sie zunächst die Hüft-/Beinregion fixiert, dann jedoch mit Beginn der Kernphase zum Oberkörper/Stoßarm "springt" (Abb. 3). Bezogen auf die im Analysebogen vorgegebenen Beurteilungsaufgaben erscheint diese letztgenannte Variante am zweckmäßigsten, dies deswegen, weil die relevanten Beobachtungspunkte innerhalb der 6 Bewegungsphasen des Kugelstoßes räumlich-zeitlich wechseln.

Bemerkenswert erscheint ferner, daß beim "freien Beobachten" alle Vpn nur relativ wenige sakkadische Augenbewegungen abriefen. Keine einzige zeigte innerhalb der ca. 1000 ms Darbietungszeit der Kugelstoßbewegung mehr als drei Blickzielbewegungen. Die Auslaßquote betrug im Mittel ca. 40 %, d.h. es wurden unter Einsatz der Blickbewegungskamera nur etwa 60 % der geforderten Einzelbewertungen abgegeben. Die Qualität der Beurteilungsleistung differierte deutlich und korrelierte nicht durchgehend positiv mit der gezeigten Fixationspräferenz.

Diskussion

Versucht man, die Untersuchungsergebnisse zusammenzufassen, so kann festgestellt werden, daß das visuelle System durch die vorgelegte Beobachtungsaufgabe offenbar überfordert wird. Als Ursache dafür ist primär anzugeben, daß bei der gewählten Beobachterentfernung von 10 m und einem daraus resultierenden Sehwinkel des Objekts von maximal 12° mittels Einzelfixation nur ein relativ kleiner Teil des Stoßenden foveal bzw. parafoveal (1 - 3°-Bereich) erfaßt werden kann. Soll der extrafoveal erhebliche Sehschärfeabfall vermieden werden, wären somit viele Blickzielbewegungen erforderlich, um alle im Analysebogen vorgegebenen Phasenelemente fixieren zu können. Ein derartiges sukzessives Abtasten ist zwar aufgrund der hohen sakkadischen Blickbewegungsgeschwindigkeit theoretisch zu realisieren, es konnte jedoch in der Praxis bei keinem Probanden nachgewiesen werden. Vermutlich stehen einer derartigen Strategie zwei Gründe entgegen: Zum einen erzwingt jede Sakkade, die nicht in eine Folgebewegung mündet, ein intersakkadisches Intervall, das der Informationsaufnahme dient. Je mehr Sakkaden nun bei konstanter Darbietungszeit von 1000 ms eingesetzt werden, desto öfter wird die vorherige Bildwahrnehmung gelöscht und desto kürzer wird die Gesamtzeit für die Apperzeption der Sehinhalte. Das führt im Extremfall dazu, daß zwar "alles gesehen", aber "nichts behalten" wird. Zum anderen weist der Kugelstoß-Bewegungsablauf keinerlei statische Phasen auf. Daraus folgt für den Beobachter, daß er sich schnell vollziehende räumlich-figurale Veränderungen des Sehobjekts zu beurteilen hat. Jede Sakkade unterbricht somit - wenn auch nur sehr kurzzeitig - den Prozeß der Bewegungswahrnehmung. In dem darauffolgen-

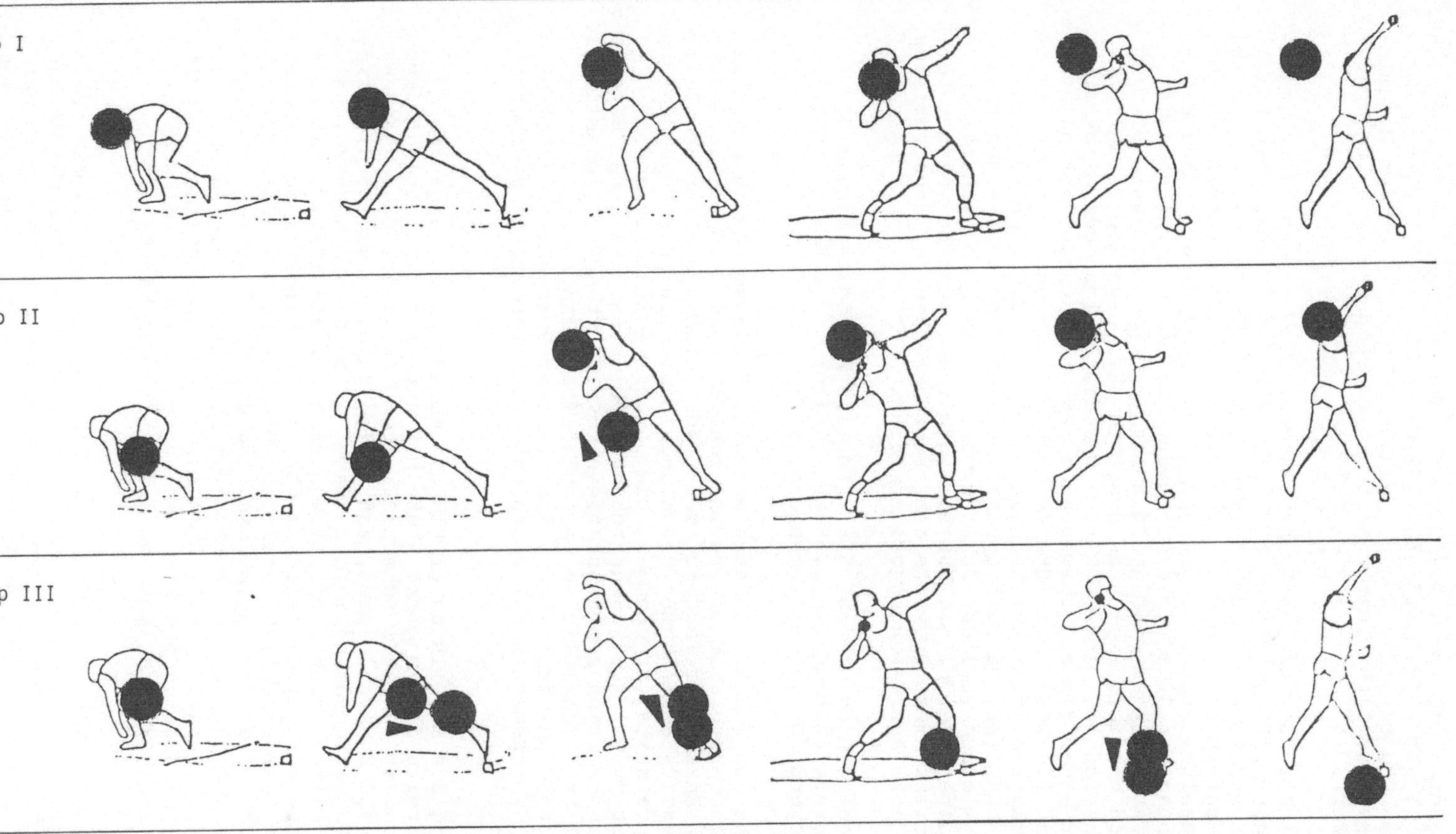

<u>Abb. 3.</u> Beobachtungsmuster bei der Beurteilung des Kugelstoßbewegungsablaufs. Obwohl eine möglichst vollständige Bewertung gemäß des im Analysebogen 'S' vorgegebenen Sollwerts gefordert wurde, zeigten die Vpn ein sehr unterschiedliches Blickbewegungsverhalten. Die schwarzen Punkte symbolisieren die mit dem NAC-Eyemark-Recorder registrierten fovealen Fixationsbereiche. Während die Beobachter vom Typ I mit einer gleitenden Folgebewegung ausschließlich die Oberkörper-/Stoßarmaktion betrachten, zeigt Typ II einen Wechsel der Fixationsebene von den Beinen zur Stoßarmregion. Dazu wird eine Sakkade abgerufen (s. *Pfeil*). Typ III schließlich bevorzugt ein "Verfolgen" der Beinaktionen. Auch hier lassen sich sakkadische Augenbewegungen nachweisen (s. *Pfeile*)

den Fixationsintervall von 100 - 200 ms, währenddessen sich zwar nicht die Augen, wohl aber der Stoßende weiterbewegt, tritt dann eine retinale Bildwanderung ein, die den subjektiven Eindruck von der Dynamik des Bewegungsvollzugs verstärkt, eine exakte Phasenbeurteilung ggf. jedoch erschwert.

Als Alternative zu den ballistischen Blickzielbewegungen bieten sich gleitende Augenfolgebewegungen an. Damit kann eine "dynamische Fixation" des Sehobjekts bis in den Bereich von 50 - 100°/s Winkelgeschwindigkeit aufrechterhalten werden [3, 7]. Beim Kugelstoß überschreitet auch die schnellste Körperteilbewegung (der Stoßarm) aus einer Beobachterentfernung von 10 m diese Grenzwerte nicht. Allerdings weist die O'Brien-Technik kaum stetige Translationsbewegungen auf, sie ist vielmehr durch partiell ruckhafte positive oder negative Beschleunigungen gekennzeichnet. Dadurch wird - wie die Analyse der Blickversionen belegt - der die Folgebewegungen gewährleistende "retinale Servomechanismus" [5] wiederholt überfordert. Allein der versierte Beobachter vermag sich hier durch antizipatorische Sakkaden zumindest teilweise zu behelfen. Da auch dynamische Fixationen nur einen vergleichsweise kleinen Teil des Sehobjekts im Bereich des schärfsten Sehens zu "halten" vermögen, läßt sich damit die auch bei dieser Beobachtungsvariante festgestellte eingeschränkte Beurteilungspräzision bzw. relativ hohe Auslassungsquote erklären.

Zusätzlich bedarf noch die auf 5 - 7 Details begrenzte Kapazität des kognitiven Kurzzeitspeichers [2, 8] als weitere, die Beurteilungsleistung limitierende Größe der Erwähnung.

Als Konsequenz aus den Ergebnissen ergab sich die Notwendigkeit, das Beurteilungsinstrumentarium zu revidieren. So wurde eine erhebliche Reduktion der Anzahl der Phasenelemente auf der Basis ihrer Beurteilbarkeit einerseits sowie ihres Bedeutungsinhalts für die Kugelstoßleistung andererseits vorgenommen. Die daraus resultierende Einschränkung der prinzipiell anzustrebenden Vollständigkeit der Bewertung führte zur Konstruktion eines 3stufigen kombinierten Revisionsmodells. Dieses Modell faßt inhaltlich unterschiedliche Detailbeurteilungen zweier Kugelstöße aus frontaler und seitlicher Perspektive zu einer Gesamtbewertung zusammen und berücksichtigt differierende Beobachterkönnensstufen [10].

Eine Erprobung des Modells unter Einsatz der Blickbewegungskamera ergab, daß bereits dessen erste Stufe mit nur drei Beobachtungsitems (Abb. 4) zumindest partiell Schwierigkeiten bereitete. Diese lassen sich dahingehend konkretisieren, daß viele Vpn offenbar für die Fixation bzw. Informationsaufnahme des zuerst zu beobachtenden Sehinhalts relativ viel Zeit verbrauchten. Daraus folgte zwangsläufig, daß sich der verfügbare Beurteilungszeitraum für die anschließend zu fixierenden Phasenelemente erheblich verkürzte. Die Analyse der Blickmotorik belegt, daß vor allem die zur Beobachtung der Ausstoßbewegung erforderliche bzw. geforderte Zielsakkade zum Stoßarm oftmals zu spät vorgenommen wurde oder aber das Ziel mehr oder minder deutlich verfehlte. So hat die Kugel bereits die Hand des Stoßenden verlassen, wenn die Augenmuskeln den Foveatransport dorthin vollzogen haben.

Versucht man, ein Fazit zu ziehen, so könnte es angesichts der ernüchternden, jedoch keineswegs immer eindeutig interpretierbaren Untersuchungsbefunde durchaus sinnvoll erscheinen, das Forschungsspektrum der Sportmedizin um den Bereich einer "Leistungsphysiologie des visuellen Systems" zu erweitern.

Stoßzeit (ms)	Phase Urteilsbezug: schwarze Figur oder	Bewegungsabschnitt	S	F
Start	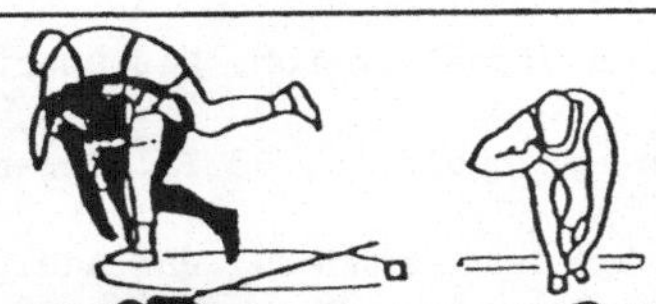	Standwaage - Starthocke 1)		1 Startposition: Stoßarm/Schulter (P-Urteil) nach Augenfolgebewegung
400		Starthocke - Angleitbeginn 2)	2 Schwungbeinverhalten (BV-Urteil) nach Augenfolgebewegung	
655		Angleitbeginn - Stoßauslage 3)		2 Oberkörperverhalten (BV-Urteil) nach Augenfolgebewegung
805		Stoßauslage - Hebeposition 4)	3 Gleitbein(knie)-verhalten (BV-Urteil) nach Sakkade zum Gleitbeinknie	
925		Hebeposition - Ausstoßposition 5)		
1000 ms Abflug	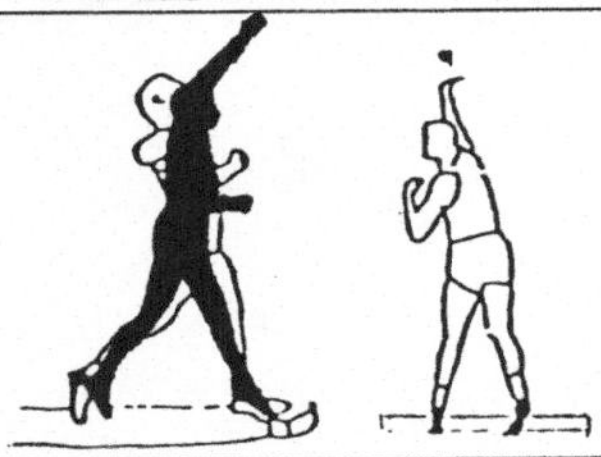	Ausstoßposition - Ausstoß 6)	5 Ganzkörperstreckung in Stoß(impuls)-richtung (Positions/Lageurteil) nach Augenfolgebewegung	4 Stoßarmverhalten (BV-Urteil) nach Sakkade zum Stoßarmellenbogen
250	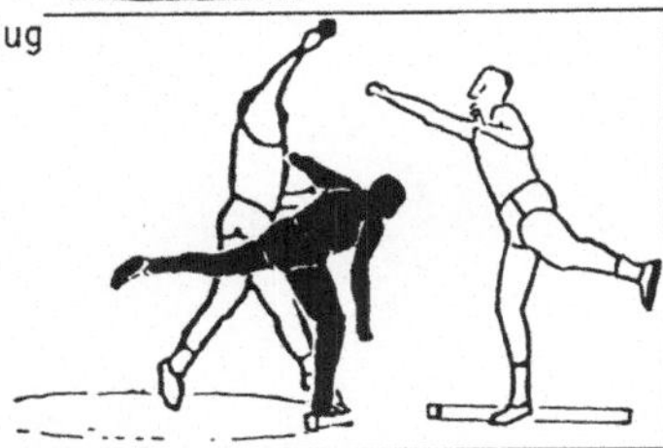	Ausstoß - Abfangen 7)		

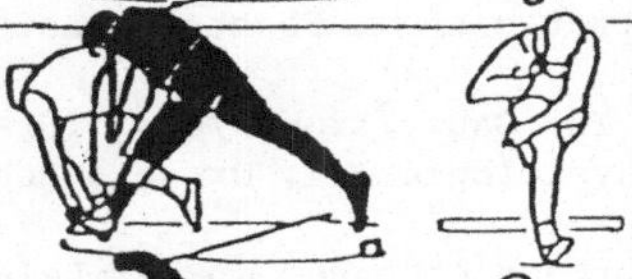

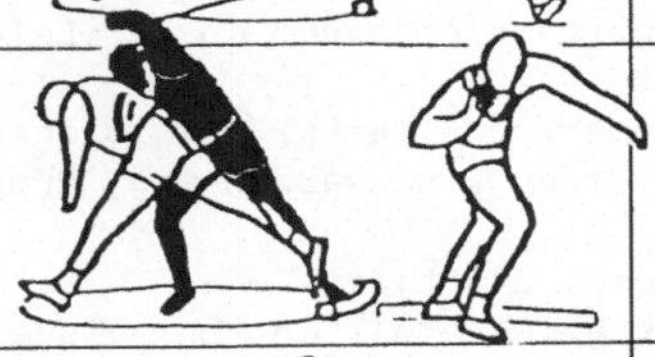

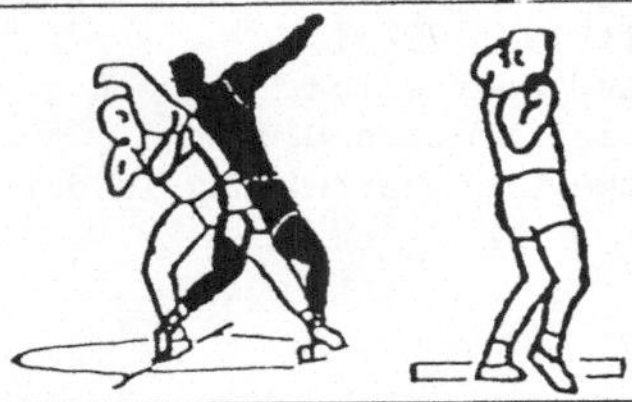

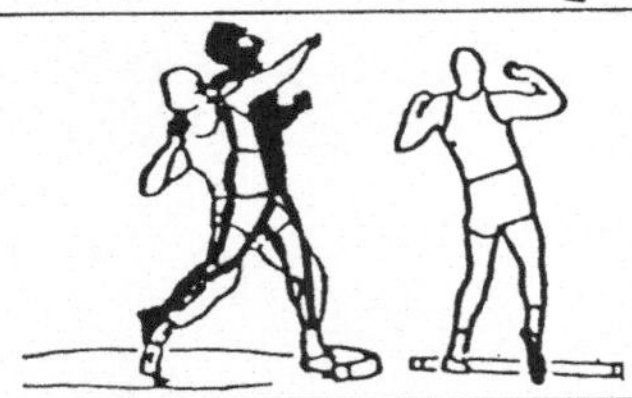

Abb. 4. Dreistufiges Revisionsmodell - Kombiniertes Beurteilungsverfahren. Die hier abgebildete Stufe I fordert vom seitlich postierten Beobachter eine Bewertung von nur drei zeitlich nicht unmittelbar ineinandergreifenden Items. Bei einem zweiten Stoß ist die frontale Position vorgesehen, aus der drei andere Bewegungsmerkmale zu beurteilen sind. D.h. eine Bewertung der Bewegungsqualität kann erst nach der Beobachtung von zwei Stößen vorgenommen werden. Die Auswahl der S- und F-Elemente erfolgte auf der Basis ihrer Beurteilbarkeit, deren Standortabhängigkeit nachgewiesen werden konnte

Literatur

1. Bard C et al. (1980) Analysis of gymnastics judges visual search. Res Quart Exercise Sports 51/2:267-273
2. Bredenkamp J,Wippich W (1977) Lern- und Gedächtnispsychologie, Bd II. Thieme, Stuttgart
3. Cratty BJ (1967) Movement behaviour and motor learning. Saunders, Philadelphia
4. Haase H, Mayer H (1978) Optische Orientierungsstrategien von Fechtern. Leistungssport 8/3:191-200
5. Jung R (1976) Einführung in die Sehphysiologie. In: Gauer/Kramer/Jung (Hrsg) Physiologie des Menschen, Bd 13: Sehen, Sinnesphysiologie III. Urban & Schwarzenberg, München Wien Baltimore
6. Klümper A (1975) Vorbeugung und Therapie von Sportverletzungen in der Leichtathletik. Die Lehre der Leichtathletik 2:89-92
7. Kornhuber HH (1978) Blickmotorik. In: Gauer/Kramer/Jung (Hrsg) Physiologie des Menschen, Bd 13: Sehen, Sinnesphysiologie III. Urban & Schwarzenberg, München Wien Baltimore, S 357-426
8. Murch GM, Woodworth GL (1978) Wahrnehmung. Thieme, Stuttgart
9. Neumaier A (1982) Untersuchung zur Funktion des Blickverhaltens bei visuellen Wahrnehmungsprozessen im Sport. Sportwissenschaft 12/1:78-91
10. Tidow G (1983) Zum Problem der Beobachtbarkeit und Beurteilbarkeit von azyklischen Bewegungsabläufen in der Leichtathletik. Dissertation Dortmund
11. Tidow G (1981) Modell zur Technikschulung und Bewegungsbeurteilung in der Leichtathletik. Leistungssport 11/4:264-277

Atem-Biofeedback als Regulation des Vorstartzustands

Breathing-Biofeedback as a Possibility for Regulating the Pre-Start-Situation

M. Schmole

Summary

Psychologically competition represents a stress-inducing stimulus. When this stimulus approaches, a status which can be described in physiological and psychological terms results: the pre-start-situation.

This situation causes changes in the biochemistry of the body, in skin resistance, in brain wave patterns and in many other physical processes. Among these processes pulse frequency is most easily measured and gives clear results. This was demonstrated by investigations carried out on students before a 400 m sprint, before trampolin exercises, before diving, before practical examinations in basketball, gymnastics and swimming, and before written examinations. It was found that quite often the pulse rates due to stress before an exam are higher than during the actual exam itself.

In clinical treatment of psychosomatic diseases breathing-biofeedback has proven to be a suitable method of controlling central nervous processes. But the question still remained whether this method could be helpful in sports competition situations. This was investigated with a group of students to see particularly whether breathing-biofeedback is useful for the control of the pre-start-situation, a condition of stress. It was found that this kind of a biofeedback training can indeed reduce the pulse frequency, a sign of stress, during the pre-start situation.

Einleitung

Die Anpassung an kurzfristige Belastungen, wie sie ein Wettkampf darstellt, erfolgt durch eine Verschiebung des Gleichgewichts der vegetativen Ausgangslage in Richtung auf eine ergotrope Einstellung.

Diese Umstellung erfolgt nach dem Gesetz des vegetativen Dreitaktes (Siedeck 1955), der über Kortex, limbisches System, Hypothalamus-Hypophysen-System und Formatio reticularis durch den Stressor im Vegetativum ausgelöst wird (vgl. Bösel et al. 1978).

Vester (1978) unterscheidet in Anlehnung an Siedeck beim Ablauf der Streßreaktionen drei Phasen:

1. Vorphase,
2. Alarmphase,
3. Erholungsphase.

Die Vorphase wird in ihrem Ablauf von der vegetativen Ausgangslage bestimmt und kann daher sehr kurz aber auch länger sein.

Die Alarmphase ist geprägt von der Umstellung des Vegetativums auf die ergotrope Steuerung.

Die Erholungsphase wird von der erneuten Umstellung des Organismus auf die trophotropen Systeme gekennzeichnet. Die Ausprägung der Alarmphase und der Erholungsphase ist vom Verlauf der Vorphase abhängig.

Beim sympathikotonen Typ, der eine ergotrope Ausgangslage hat, kann die vagotone Vorphase ganz fehlen, die Alarmphase übersteigert und die Erholungsphase unvollständig sein.

Beim vagotonen Typ, der eine trophotrope Ausgangslage hat, kommt es häufig zu einer überdimensionalen Vorphase, der eine nur schwache Alarmphase folgt, die im Extremfall völlig fehlen kann (Vester 1978).

Das Wissen um die vegetative Ausgangslage des Sportlers hat für die Behandlung des Betreffenden bzw. für die Optimierung seines Vorstartzustands entscheidende Bedeutung. Es muß überlegt werden, ob das Psychotraining (respiratorisches Feedback) sedieren oder mobilisieren soll.

Der Ablauf des vegetativen Dreitakts bzw. der Streßreaktion - was ich hier gleichsetze - ist aber nicht nur von der vegetativen Ausgangslage abhängig, sondern auch von der Stärke des Stressors und, in Zusammenhang von Stressor und Bewertung des Stressors (Lazarus 1966), von der Persönlichkeit des Wettkämpfers. Bei labilen Sportlern, die "übermotiviert" sind, kann es beispielsweise zu einer "vegetativen Kippschwingung" (Selbach 1949) kommen, sodaß die Homöostase des organismischen Systems nicht aufrechterhalten werden kann. Es kommt hierbei zu einer "plötzlichen Sturzreaktion" (Steinbach 1971a). Während die Kippschwingung von der ergotropen zur trophotropen Umstellung zu einem Leistungsabfall führt, kann die umgekehrte Kippschwingung leistungssteigernde Auswirkungen haben. Je nach Persönlichkeitsstruktur, d.h. Motivation, Angst, Labilität u.ä., ist der Athlet streßanfällig oder streßresistent. Je nach Streßverhalten findet man die verschiedenen Ausprägungen des Vorstartzustands, und je nach Streßverhalten sowie Ausprägung des Vorstartzustands findet man unterschiedliche physiologische Abläufe, denn die vegetativen Geschehnisse sind immer begleitet von psychischen Abläufen, wobei nicht gesagt werden kann, wo der Ursprung dieser Erscheinungen liegt (vgl. Bauer et al. 1973; Steiner 1976; Knobloch 1977 u.a.; für die physiologischen Abläufe und zum psychophysischen Zusammenhang Eberspächer 1979; Magnussen 1976; Vaitl 1975; Davidson u. Schwartz 1976 u.a.).

Methode, Ergebnisse

Von den physiologischen Parametern ließe sich mit einfachsten Mitteln die Herzfrequenz vor und während des Wettkampfs kontrollieren. Ich überprüfte daher in einem ersten Schritt, wie stark die Herzfrequenz in der Alarmphase oder, nach Nitsch (1976), während der Vorbeanspruchung anstieg (Tabelle 1).

Der Puls stieg demnach infolge der Alarmreaktion bei Studenten von 67,9 Schlägen pro Minute auf 95,6 Schläge pro Minute, er erhöhte sich also um 27,7. Bei Studentinnen stieg der Puls um 25,9 Schläge pro Minute.

Bei telemetrischen Untersuchungen während des 400 m-Laufs, beim Trampolinspringen und in der Klausur konnte ich feststellen, daß bei ei-

Tabelle 1. Anstieg der Herzfrequenz in der Alarmphase

	Studenten					Studentinnen				
Prüfung/Wettkampf	$\bar{x}_1$	$\bar{x}_2$	S_1	S_2	n	$\bar{x}_1$	$\bar{x}_2$	S_1	S_2	n
Klausur	62,0	83,2	8,3	15,0	34	74,6	94,1	5,59	12,0	16
400 m	67,2	98,5	7,51	13,1	15	81,3	109,8	11,6	16,3	10
Basketballprüfung	75,6	106,4	12,0	16,4	26	83,7	115,6	13,3	16,7	18
Turnprüfung	62,2	91,7	4,8	16,6	14	79,8	103,8	7,8	9,0	12
Schwimmprüfung	68,1	96,5	9,79	16,9	19	74,6	94,1	6,79	16,1	16
Trampolinspringen	72,6	93,0	7,72	14,3	10	86,6	105,3	7,0	12,7	9
	67,9	95,6			118	80,6	106,5			79

$\bar{x}_1$ = Mittelwert der Pulsfrequenz der Probanden vor der Prüfung (ca. 30 min)
$\bar{x}_2$ = Mittelwert der Pulsfrequenzen der Probanden unmittelbar vor der Prüfung (nur wenige Sekunden)
$S_{1/2}$ = Standardabweichung

nigen Wettkämpfern und Prüflingen der "Vorstartpuls" höher war als der Belastungspuls.

Dies war besonders auffällig bei jugendlichen 400 m-Läufern, bei denen der Vorstartpuls teilweise bis auf 182 Schläge pro Minute stieg, dann aber während des Laufs nur 165 erreichte, d.h. daß der Puls während der ersten 300 m stark abgefallen war. Das gleiche Phänomen fand ich bei einzelnen Prüflingen auch in den Klausuren und beim Trampolinspringen.

Es darf daher festgehalten werden, daß der Puls ein gut nutzbarer Indikator für den Vorstartzustand ist. Wenn man den Vorstartzustand als die Reaktion auf einen Angstreiz verstehen kann, müßte durch eine Verlangsamung der Herzfrequenz in funktionaler Abhängigkeit auch die Angst bzw. der Streß gemindert werden können. Der Nachweis dieses Abhängigkeitsverhältnisses gelang Hatch u. Gatchel (1979), die herausfanden, daß die Zustandsangst mit durch Biofeedback-Methoden gesteigerter Herzfrequenz zunahm. McKinney et al. (1980) stellten ebenfalls bei Biofeedback-Untersuchungen zur Steuerbarkeit der Herzfrequenz fest, daß die Herausbildung der Fähigkeit, die Herzfrequenz zu verlangsamen, gekoppelt war mit einer Abnahme der Zustandsangst.

Leuner (1977a,b) gelang es mit Hilfe einer Atemfeedback-Methode sowohl die physiologischen als auch die psychologischen Parameter des psychovegetativen Geschehens bei neurotischen Erkrankungen positiv zu beeinflussen.

Ausgehend von dem Gedanken, daß komplexe Systeme wie eine sympathikotone oder vagotone Steuerung nur durch komplexe physiologische Veränderungen beeinflußt werden können, nutzte Leuner die Atmung als Mittel zur Steuerung des Vegetativums. Leuner (1977a,b), Handt (1976), Bathe (1975) u.a. setzten Atemfeedback bei der Behandlung neurovegetativer und psychosomatischer Störungen, manifester Angst und anderen Erscheinungen neurotischer Syndrome ein.

Es muß nun gefragt werden, ob klinische Methoden geeignet sind, bei Wettkämpfern eine übersteigerte Streßreaktion zu dämpfen. Zwar weist Steinbach (1971) darauf hin, daß Spitzensportler häufig "Astheniker" sind. Aber diese Beobachtung konnte nicht verallgemeinert werden (vgl. Vanek u. Hosek 1977). Wettkämpfer sind allein durch ihre Persönlichkeitsstruktur nicht von Nichtwettkämpfern zu unterscheiden. Das bedeutet, daß man fragen muß, ob Atemfeedback auch bei stabilen, "normalen" und/oder gesunden Personen die gleiche steuernde Wirkung haben kann wie bei dem Personenkreis von z.B. Leuner.

Um diese Frage zu überprüfen, wurde eine gemischtgeschlechtliche Gruppe von Sportstudenten gebildet, die einen Abfaller rückwärts vom 3 m-Brett ausführen sollte.

In einer ersten Untersuchung wurde bei beiden Gruppen (jeweils 8 Personen) der Ruhepuls genommen (Tabelle 2).

Tabelle 2. Ruhepuls vor Besteigen des 3 m-Bretts

RFB-Gruppe	Alter	20,7	
	Geschlecht	4 ♂	4 ♀
	Ruhepuls	$\bar{x}$ = 78,2	
Kontrollgruppe	Alter	21,2	
	Geschlecht	5 ♂	3 ♀
	Ruhepuls	$\bar{x}$ = 72,8	

Dann wurde eine erste Pulsnahme 3 min nach Besteigen des Sprungbretts vorgenommen. Die zweite Abnahme erfolgte telemetrisch während des Abfallers rückwärts. Bei allen Probanden kam es dabei zu einem erheblichen Pulsanstieg (Tabelle 3).

Diskussion

Nach meiner Voruntersuchung hatten die Probanden einen durchschnittlichen Pulswert von $\bar{x}$ = 75,0 Schlägen pro Minute. Nach Abzug des Mittelwerts von den erzielten Werten errechnete ich die in Tabelle 4 aufgeführten Basiswerte.

Die Differenz der Experimentalgruppe zwischen dem ersten Sprung und dem zweiten Sprung betrug -6,25 Schläge pro Minute. Die Differenz der Kontrollgruppe lag bei +2,06 Schlägen pro Minute.

Während die Gruppe, die zur Entspannung ein respiratorisches Feedback durchgeführt hatte, eine Pulsfrequenzreduktion während des Absprungs von 6,25 Schlägen pro Minute erreichte, stieg der Puls der Kontrollgruppe zwischen dem 1. und 2. Versuch um 2,06 Schläge pro Minute.

Der t-Test für zwei Mittelwerte ergab die folgenden Daten:

$\bar{D}$ = 6,25
S_D = 14,42
t = 32,10.

Der t-Test zwischen der Experimentalgruppe und der Kontrollgruppe ergab folgende Werte:

Tabelle 3. Pulsnahme 3 min nach Besteigen des 3 m-Bretts sowie während des Abfallers rückwärts

	RFB-Gruppe	Kontrollgruppe
	Vor dem Sprung 1	Vor dem Sprung 1
Mittelwert	101,56	94,18
Standardabweichung	16,64	16,48
Maximum	125,00	117,50
Minimum	80,00	72,50
Standardfehler	5,88	5,828
	Beim Absprung	Beim Absprung
Mittelwert	132,81	129,25
Standardabweichung	12,98	14,35
Maximum	155,00	147,50
Minimum	117,50	110,00
Standardfehler	4,59	5,07
	Differenz vorher/ während	Differenz vorher/ während
Mittelwert	31,75	35,06
Standardabweichung	10,82	15,58
Maximum	45,00	62,50
Minimum	17,50	9,00
Standardfehler	3,82	5,51
	Vor dem Sprung 2	Vor dem Sprung 2
Mittelwert	95,31	87,43
Standardabweichung	15,26	12,72
Maximum	116,50	110,00
Minimum	75,00	67,50
Standardfehler	5,39	4,49
	Beim 2. Absprung	Beim 2. Absprung
Mittelwert	134,87	123,00
Standardabweichung	15,25	10,66
Maximum	160,00	137,50
Minimum	110,00	102,50
Standardfehler	5,39	3,77
	Differenz vorher/ während 2. Sprung	Differenz vorher/ während 2. Sprung
Mittelwert	39,56	35,56
Standardabweichung	6,63	10,80
Maximum	46,50	48,00
Minimum	27,00	20,00
Standardfehler	2,34	3,82

Tabelle 4. Basiswerte der Probanden

		Mittelwert	Standardabweichung
RFB-Gruppe	1. Versuch	54,85	14,35
Kontrollgr.	1. Versuch	57,81	12,98
RFB-Gruppe	2. Versuch	48,00	10,66
Kontrollgr.	2. Versuch	59,87	15,25

$\bar{x}$ der Gesamtgruppe 59,87
$\bar{x}$ der Experimentalgruppe 48,00
Standardabweichung 15,25
Anzahl der Probanden 8

$$t = \frac{59{,}87 - 48{,}0}{15{,}25} \cdot \sqrt{8} = 2{,}20.$$

Meine Hypothese, daß die Differenz zwischen der Experimentalgruppe und der Kontrollgruppe auf das respiratorische Feedback zurückzuführen ist, wird auf dem 5 %-Niveau der Signifikanz abgesichert.

Auch der Wilcoxon-Test ergab eine Signifikanz auf dem 5 %-Niveau von (t = 0,368).

Es hat sich somit gezeigt, daß Atemfeedback auch bei einer "normalen" Population, d.h. bei Sportstudentinnen und Sportstudenten, ein geeignetes Mittel darstellt, einen optimalen Vorstartzustand zu erzeugen, indem eine nervöse Überreaktion verhindert wird.

Literatur

Bathe LN (1975) Erweiterte Untersuchungen mit dem rbf-System und Kontrolle der Ergebnisse von K. Fontheim. Med. Diss., Göttingen

Bauer W, Allmer H, Knobloch J (1973) Subjektive Reaktionsänderungen in der Antizipations- und Relaxationsphase einer Wettkampfsituation. In: Feige K et al. (Red) Bericht über den III. Europäischen Kongreß für Sportpsychologie. Hofmann, Schorndorf, S 40-52

Bösel R et al. (1978) Streß, Einführung in die psychosomatische Belastungsforschung. Hoffman & Campe, Hamburg

Davidson RJ, Schwartz GA (1976) Patterns of cerebral lateralization during cardiac biofeedback versus the self-regulation of emotion: Sex differences. Psychophysiology 13/1:62-68

Eberspächer H (1979) Streß und Psychoregulation. In: Gabler H, Eberspächer H, Hahn E, Kern J, Schilling G (Hrsg) Praxis der Psychologie im Leistungssport. Bartels & Wernitz, Berlin München Frankfurt

Handt W (1976) Weitere Ergebnisse der Behandlung mit dem respiratorischen Feedback (rfb) unter Einschluß einer Syndromanalyse. Med. Diss., Göttingen

Hatch JP, Gatchel RJ (1979) Development of physiological response patterns concomitant with the learning of voluntary heart rate control. J Comp Physiol Psychol 93/3:306-313

Knobloch J (1977) Streß und Streßanfälligkeit. Dissertation Freiburg

Lazarus RS (1966) Psychological stress and the coping process. Mc Graw-Hill, New York

Leuner H (1977a) Selbstkontrolle vegetativer Funktionen durch Biofeedback-Methoden (Rückkoppelungsverstärkung). Therapiewoche 27:5512-5524

Leuner H (1977b) Das respiratorische Feedback. DJA-Moderne Therapie 9:18-37

Magnussen E (1976) The effects of controlled muscle tension on performance and learning of heart-rate control. Biolog Psychol 4:81-92

Mc Kinney MA, Gatchel RJ, Brantley D, Harrington R (1980) The impact of biofeedback-manipulated physiological chance on emotional state. Basis Appl Social Psychol 1(1):15-21

Nitsch JR (1976) Theoretische Grundlagen sportpsychologischer Beanspruchungsanalysen. In: Nitsch J, Udris I (Hrsg) Beanspruchung im Sport. Limpert, Bad Homburg, S 15-59

Selbach H (1949) Das Kippschwingungsprinzip in der Analyse der vegetativen Selbststeuerung. Fortschr Neurol Psychiatr 17:129-159

Siedeck H (1955) Über die zeitlichen Verhältnisse der phasenförmigen Reizbeantwortung nach Pyrogeninjektion. Acta Neurovegetativa 11:94

Steinbach M (1971a) Medizinisch-psychologische Probleme der Wettkampfvorbereitung. Bartels & Wernitz, Berlin

Steinbach M (1971b) Der sportliche Wettkampf als Stressmodell. Therapiewoche 36: 2613-2617

Steiner H (1976) Leistungsmotivation und Wettkampfanalyse. Czwalina, Ahrensburg

Vaitl D (1975a) Zur Problematik des Biofeedback, dargestellt am Beispiel der Herzfrequenzkontrolle. Psychologische Rundschau 26:191-211

Vanek M, Hosek V (1977) Zur Persönlichkeit des Sportlers. Hofmann, Schorndorf

Vester F (1978) Phänomen Stress. DTV, München

IV

Physiologie, Klinik: Hormonale Regulation und Stoffwechsel

Physiology – Clinics: Hormonal Regulation and Metabolism

Hormonelle Regulation bei körperlicher Arbeit. Modulation der Hormonwirkung auf Rezeptorebene

Hormonal Regulation During Physical Exercise. Modulation of Hormonal Effects at the Receptor Level

W. P. Bieger und G. Michel

Summary

Physical exercise is followed by a major re-adjustment in the concentration of circulating hormones: especially, a decrease in plasma-insulin and an increase in the concentration of circulating catecholamines. These quantitative changes are paralleled by qualitative changes at the cellular level. Studying the regulation of hormone-receptors on leucocytes we find that the insulin receptor responds with alterations in binding affinity without change in the total number of receptors: decrease in receptor affinity after short-term exhaustive exercise and increase after long-term, moderate exercise. Catecholamine binding, on the other hand, is characterized by changes in receptor number without alteration in binding affinity: increase in beta-receptor number following short-term exhaustive exercise. Both the quantitative and qualitative changes optimize synergisticly the hormonal control of metabolic adaptation to physical activity, resulting in the efficient generation of metabolic substrate by epinephrine.

Einleitung

Glukose und freie Fettsäuren sind die bevorzugten Substrate für den Energiestoffwechsel der Muskulatur. Ihre Mobilisation innerhalb der Muskulatur bzw. ihr Zustrom aus den Speicherorganen Leber und Fettgewebe unterliegt dem Einfluß glukoregulatorischer Hormone. Unter Ruhebedingungen, d.h. vor und nach körperlicher Belastung, steht die anabole Wirkung von Insulin im Vordergrund, das neben der Blutzuckerhomöostase den Aufbau der zellulären Energiespeicher, Triglyzeride und Glykogen, reguliert. Mit Beginn der Muskelarbeit verschiebt sich der Schwerpunkt hormoneller Regulation zu Adrenalin, unterstützt durch weitere insulinantagonistische Hormone. Es kommt zur Lipolyse und Glykogenolyse.

Die Effizienz der Hormone ist eine Funktion der Konzentration und der peripheren Hormonsensitivität. Die Plasmaspiegel zirkulierender Hormone sind in erster Näherung als Maß der Hormonkonzentration zu werten, obwohl punktuelle Messungen nur eine Momentaufnahme aus Hormonsekretion und -elimination vermitteln. Die tatsächlich am Zielorgan wirksame Hormonmenge wird nicht erfaßt. Die periphere Wirkung des Hormons wird über spezifische Rezeptoren vermittelt. Rezeptoraffinität und Rezeptorkonzentration legen die Größe des Hormonsignals fest. Die intrazelluläre Übermittlung des Hormonsignals hängt von weiteren Faktoren ab, die distal vom Rezeptor zum Tragen kommen, sog. Postrezeptorphänomene:

$E = f\,(H \cdot R \cdot K_a \cdot A_{pr})$
H = Hormonkonzentration
R = Rezeptorzahl

K_a= Bindungsaffinität
A = Postrezeptoraktion.

In den letzten Jahren wurde vielfach demonstriert, daß Rezeptorzahl und Rezeptoraffinität einer dynamischen Regulation unterliegen [1]. Die Zahl der verfügbaren Rezeptoren wird durch die zirkulierende Hormonmenge gesteuert, beide stehen in inversem Verhältnis zueinander. Während die Regulation der Rezeptorzahl vergleichsweise träge abläuft, unterliegt die Rezeptoraffinität einer kurzzeitigen, wesentlich dynamischeren Regulation. Die Rezeptoraffinität wird u.a. durch Plasmametaboliten und Substrate beeinflußt. Einzelne Autoren haben über Veränderungen der Bindungsaffinität des Insulinrezeptors unter körperlicher Belastung berichtet [2, 3]. Wir haben uns mit der Regulation des Insulinrezeptors und des β-Rezeptors unter verschiedenen Bedingungen körperlicher Belastung beschäftigt. Im folgenden soll eine Zusammenfassung der bisherigen Ergebnisse vorgestellt und das Zusammenwirken von Plasmakinetik und Rezeptorinteraktion der Hormone Insulin und Adrenalin diskutiert werden.

Methoden

Probanden. An den Untersuchungen nahmen normalgewichtige männliche Probanden im Alter zwischen 18 - 36 Jahren teil, z.T. untrainiert mit nur sporadischer sportlicher Aktivität und z.T. ausdauertrainierte Leistungssportler. Der Ergometertest wurde nach 12stündigem Fasten morgens zwischen 8 und 9 Uhr durchgeführt. Nach 20 min Ruhe erfolgte die erste Blutabnahme, anschließend Fahrradergometrie mit 3-min-Abschnitten von jeweils 50 W Differenz. Unmittelbar am Belastungshöhepunkt und erneut nach 5 - 10 min aktiver Erholung wurden weitere Blutproben entnommen. Hormone und Metaboliten wurden mit kommerziellen RIA-Methoden bzw. klinisch-chemischen Routineverfahren bestimmt. Plasmakatecholamine wurden radioenzymatisch gemessen.

Bindungsassays. Mononukleäre Zellen wurden aus 25 ml (β-Rezeptor) bzw. 100 ml (Insulinrezeptor) Heparinblut durch Zentrifugation über Lymphoprep und anschließende Reinigung gewonnen. Die resultierende Zellfraktion enthielt im Durchschnitt 78 % Lymphozyten, 21 % Monozyten, gemessen mit Hilfe der unspezifischen Esterasereaktion, und 0 - 1 % Granulozyten. Die Insulinbindung an Monozyten wurde nach Standardverfahren durchgeführt [3]: 2,5-4 x 10^7 Zellen pro Bindungspuffer, 90 min Inkubation bei 18°C, A 14-^{125}J-markiertes Schweineinsulin (Firma Novo, Kopenhagen) und steigende Konzentration von nichtmarkiertem Insulin (0,8 - 1000 ng/ml). Die unspezifische Bindung wurde mit 5 x 10^4 ng/ml Insulin ermittelt und in der Berechnung der spezifischen Bindung berücksichtigt. Der Einfluß von Metaboliten auf die Bindungsaffinität des Insulinrezeptors wurde nach bereits beschriebenen Verfahren untersucht [3].

β-Rezeptor. Die Untersuchungen wurden mit dem neuen spezifischen β-Liganden Jodcyanopindolol durchgeführt. Der Ligand zeichnet sich gegenüber den bisher verfügbaren Substanzen vor allem durch zwei Vorteile aus: hohe spezifische Aktivität und geringe unspezifische Bindung. Die Bindung von Jodcyanopindolol (^{125}ICYP) wurde sowohl an Lymphozyten als auch an Granulozyten untersucht. Lymphozyten wurden entsprechend dem oben skizzierten Verfahren isoliert. 2,5 x 10^6 Zellen/ml wurden 30 min bei 37°C mit 10 - 150 pmol/ml ICYP inkubiert und die unspezifische Bindung des Liganden bei der jeweiligen Konzentration in Gegenwart von Propranolol (1 µmol/ml) gemessen. Die spezifische Bindung des Liganden wurde in Prozent der totalen Ligandenkonzentration pro 10^6 Zellen berechnet. Granulozyten wurden aus dem Zellpellet nach Lymphoprepzentrifugation isoliert. Erythrozyten wurden durch Hämolyse eliminiert. Der Bindungsassay wurde mit ^{125}JCYP nach dem oben angegebenen Verfahren durchgeführt. Die unspezifische Bindung wurde ebenfalls in Gegenwart von 1 µmol/ml Propranolol ermittelt.

Signifikanzbestimmungen erfolgten mit Hilfe des Wilcoxon-Testes.

Ergebnisse

Plasmahormone. Die Plasmakinetik der glukoregulatorischen Hormone während 15 min erschöpfender Fahrradergometrie und anschließender 5minütiger Erholungsphase ist in Abb. 1 dargestellt. Hervorzuheben ist der Abfall des Insulins gegenüber dem Anstieg der Insulinantagonisten HGH, Cortisol, Glukagon, Adrenalin und Noradrenalin. Die Dominanz der Insulinantagonisten kommt im Anstieg der Plasmaglukose zum Ausdruck. Trainierte und Untrainierte verhalten sich grundsätzlich gleich. Bei Trainierten überwiegt die Tendenz zu niedrigeren Basalspiegeln und geringerem belastungsabhängigen Anstieg bzw. Abfall der Hormone. Nach Belastungsende zeichnet sich die rasche Normalisierung des hormonellen Gleichgewichts ab: Anstieg des Insulins und Abfall der Insulinantagonisten.

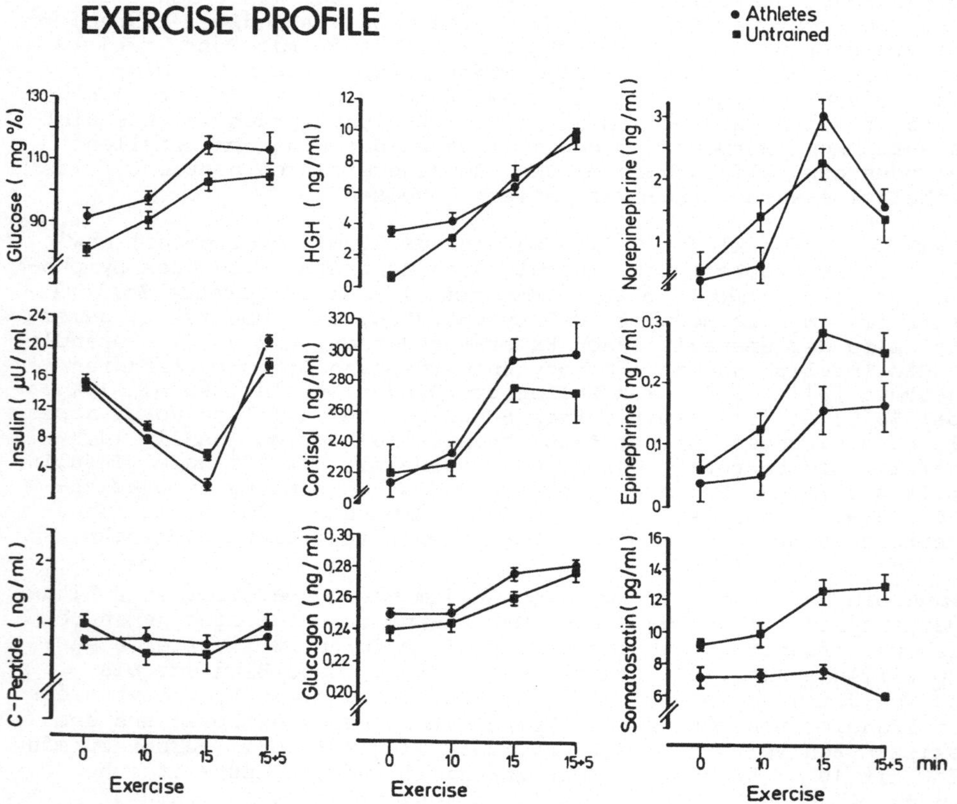

Abb. 1. Plasmaglukose und Plasmaspiegel glukoregulatorischer Hormone während 15 min erschöpfender Fahrradergometrie und anschließender 5minütiger Erholung bei Untrainierten (n = 14) und Trainierten (n = 12)

Insulinbindung. Maximale körperliche Kurzzeitbelastung induziert einen Abfall der Insulinbindung an Monozyten sowohl bei untrainierten [3] als auch bei trainierten Probanden [5]. In Abb. 2 ist das Ausmaß der Veränderungen schematisch dargestellt. Der Abfall der Insulinbindung bei Untrainierten liegt im Durchschnitt bei 28 %, die Reduktion bei Trainierten fällt mit durchschnittlich 14 % vergleichsweise niedriger aus. Submaximale Ausdauerbelastung, 90 min Ergometrie bei 50 % der VO_2 max., resultiert dagegen im Anstieg der zellulären Bindungskapazität, der bei Untrainierten im Durchschnitt 12 % erreicht. Scatchard-Analyse der Bindungsergebnisse zeigte [3, 5], daß die Änderungen der zellulären Insulinbindung nach körperlicher Belastung in allen Fällen

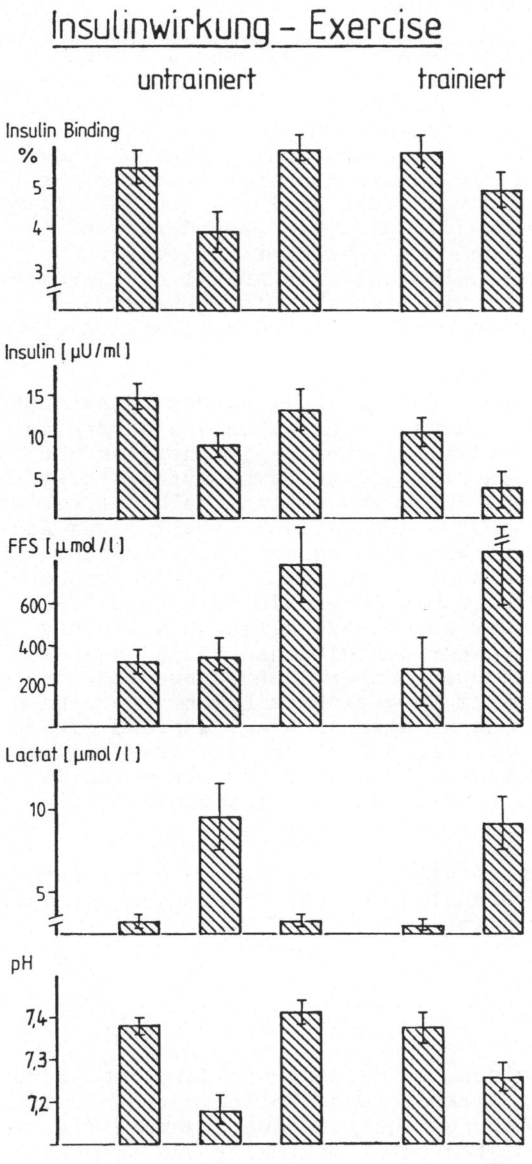

Abb. 2. Einfluß maximaler Kurzzeitergometrie bzw. submaximaler Ergometrie (90 min bei 50 % VO_2 max.) auf die Insulinbindung an Monozyten, Insulinplasmaspiegel und Blut-pH sowie die Plasmakonzentration freier Fettsäuren und von Laktat. Gegenüberstellung der Ergebnisse bei untrainierten und trainierten Probanden. Die Insulinbindung an Monozyten ist in Prozent der totalen Ligandenkonzentration, bezogen auf 10^7 Monozyten, wiedergegeben. Die Darstellung der metabolischen Veränderungen ist auf die betreffenden Metaboliten beschränkt, die im In-vitro-Versuch Veränderungen der Insulinrezeptoraffinität induzieren

auf Änderungen der Rezeptoraffinität beruhen, während die Rezeptorzahl konstant blieb. In-vitro-Experimente haben gezeigt, daß die belastungsabhängige Änderung der monozytären Rezeptoraffinität zumindest z.T. auf die Akkumulation von Metaboliten zurückzuführen ist. Die Veränderungen sind in reversible und irreversible Effekte zu trennen:

1. Azidose induziert einen Abfall der Insulinbindung. Der Abfall ist reversibel, da pH-Normalisierung mit Normalisierung der Insulinbindung einhergeht.
2. Laktat induziert unter Azidosebedingungen einen irreversiblen Abfall der Insulinbindung, der auch nach Laktatelimination nachweisbar bleibt.
3. Freie Fettsäuren führen unter physiologischen pH-Bedingungen zum irreversiblen Anstieg der Insulinbindung, der auch nach Abfall der Fettsäurekonzentration vorübergehend erhalten bleibt.

In Abb. 2 sind die betreffenden metabolischen Situationen unter den jeweiligen Belastungsbedingungen skizziert. Die Azidose und die Laktatakkumulation unter Bedingungen maximaler körperlicher Belastung machen den Abfall der Insulinbindung verständlich. Der Anstieg der Insulinbindung nach submaximaler Ausdauerbelastung geht einher mit dem Anstieg der freien Fettsäuren, während Laktatkonzentration und pH-Wert unter diesen Bedingungen weitgehend unverändert bleiben. Grundsätzlich sind bei Trainierten und Untrainierten die gleichen Veränderungen zu beobachten, der geringere pH-Abfall und der schwächer ausgeprägte Laktatanstieg erklären den vergleichsweise geringen Abfall der Insulinbindung nach maximaler Ergometrie bei Trainierten. Die Schwankungen der zellulären Bindungskapazität gehen parallel mit der Plasmakonzentration von Insulin.

β-Rezeptor. Abb. 3 gibt eine zusammenfassende Darstellung der belastungsabhängigen Veränderungen sowohl der Plasmakonzentration von Adrenalin und Noradrenalin als auch der Katecholaminbindung an Lymphozyten und Granulozyten. Die Bindung von Jodcyanopindolol an Lymphozyten steigt nach 15minütiger Ergometrie um nahezu 100 % an, um innerhalb der ersten 10 min nach Belastungsende wieder um 30 % abzufallen. Parallel zum Anstieg der zellulären ICYP-Bindung ist ein Anstieg mit nachfolgendem Abfall der zirkulierenden Lymphozytenzahl zu verzeichnen. Die Lymphozytenkonzentration im peripheren Blut nimmt innerhalb 15 min um etwa 60 % zu, um nach Belastungsende wieder rasch abzufallen. Die Bindung von ICYP an Granulozyten unterliegt unter den gleichen Bedingungen nur vergleichsweise geringen Schwankungen. Unter Ruhebedingungen binden Granulozyten nur etwa die Hälfte im Vergleich zu Lymphozyten. Nach maximaler Belastung steigt die Bindung um etwa 10 % an, während die Konzentration von Granulozyten im peripheren Blut um 30 - 40 % zunimmt. 10 min nach Belastungsende ist die Bindung von ICYP bereits normalisiert bzw. leicht reduziert, die zirkulierende Granulozytenzahl ist um 20 % abgefallen.

Scatchard-Analyse der Bindungsdaten zeigte, daß die Änderung der Katecholaminbindung an Lymphozyten und Granulozyten auf Änderungen der verfügbaren Rezeptorzahl zurückzuführen ist.

Zusammenfassung

Die oben aufgeführten Ergebnisse zeigen, daß sowohl die Insulinbindung als auch die Katecholaminbindung an zirkulierende Zellen unter körperlicher Belastung dynamischen Veränderungen unterliegen. Während die Änderung der Insulinbindung an Monozyten unter maximaler und submaximaler Belastung auf Änderung der Rezeptoraffinität zurückzuführen ist,

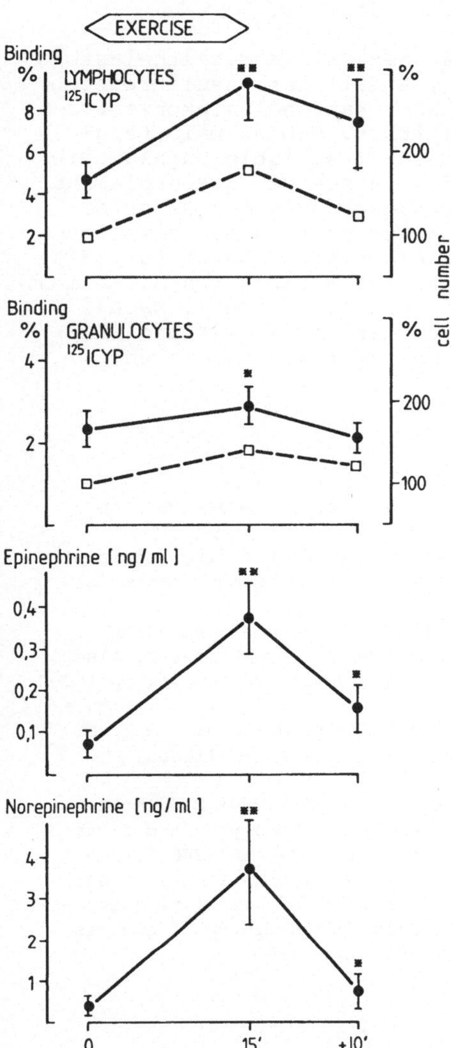

Abb. 3. Einfluß erschöpfender Kurzzeitbelastung auf die Katecholaminbindung an zirkulierenden Blutzellen und die Plasmakonzentration von Adrenalin und Noradrenalin. Die Bindung an Lymphozyten und Granulozyten wurde mit dem β-Rezeptor-Liganden ^{125}J-Cyanopindolol analysiert. Die Ergebnisse sind in Prozent der Ligandenkonzentration, bezogen auf 10^6 Zellen, wiedergegeben. Die gestrichelten Kurven veranschaulichen die Konzentrationsänderung der betreffenden Blutzellenpopulationen

unterliegt der β-Rezeptor von Lymphozyten und Granulozyten offensichtlich kurzfristigen Konzentrationsschwankungen, während die Bindungsaffinität nicht meßbar verändert ist. Die Oszillationen der zellulären Hormonbindung und die Veränderungen der zirkulierenden Hormonkonzentrationen laufen sowohl im Falle des Insulins als auch im Falle der Katecholamine parallel. Weder die Monozyten im Falle des Insulins noch die Lymphozyten bzw. Granulozyten im Falle der Katecholamine repräsentieren wesentliche Zielzellen für die betreffenden Hormone; aus zahlreichen Untersuchungen verschiedener Autoren kann jedoch geschlossen werden, daß die Rezeptorregulation der betreffenden Zellen das Verhalten wesentlicher Zielorgane wie Fettgewebe, Muskulatur und Leber widerspiegeln. Die Beurteilungen der reaktiven Veränderungen der β-Rezeptorzahl werden durch die gleichsinnigen Schwankungen der Zellzahlen im peripheren Blut kompliziert. Es kann nicht ausgeschlossen werden, daß der Anstieg der β-Rezeptorzahl auf den Austritt einer

Zellpopulation mit vergleichsweise höherer Bindungskapazität zurückzuführen ist. In diesem Falle wäre jedoch ein erneuter Abfall der Katecholaminbindung nach Belastungsende nicht denkbar.

Zusammenfassend kann festgestellt werden, daß maximale Kurzzeitbelastung zum Abfall der zirkulierenden Insulinmenge, Abfall der Insulinrezeptoraffinität und zum Anstieg sowohl der Plasma-Katecholaminkonzentration als auch der Katecholaminrezeptorzahl führt. Submaximale Langzeitbelastung endet mit Zunahme der zellulären Insulinbindungskapazität bei nahezu konstantem Plasmainsulin. Ergebnisse für Katecholamine liegen nicht vor. Damit unterstützen die Veränderungen der Rezeptoraffinität bzw. -konzentration die durch die Veränderung der zirkulierenden Hormonmenge ausgelöste metabolische Adaptation. Unter Kurzzeitbedingungen dominiert die insulinantagonistische Wirkung von Adrenalin, die zur Freisetzung von Glukose und freien Fettsäuren führt. Nach Langzeitbelastung dagegen ist ein Überwiegen der Insulinwirkung wünschenswert, um die zellulären Energiespeicher zu rekonstituieren.

Literatur

1. Roth J (1981) Insulin binding to its receptor: is the receptor more important than the hormone? Diabetes Care 4:27-32
2. Koivisto VA, Somay V, Nadel E, Tamborlane WV, Felig P (1980) Exercise and insulin: insulin binding, insulin mobilization, and counterregulatory hormone secretion. Fed Proc 39:1386-1481
3. Bieger WP, Weiss M, Weicker H (1981) Insulin affinity and hormone-dependent activity of human circulating monocytes after exercise. In: Poortsmans J, Niset G (eds) Biochemistry of exercise IV-A. University Park Press, Baltimore, pp 163-171
4. Brodde OE, Engel G, Hoyer D, Bodl KD, Weber F (1981) The β-adrenergic receptor in human lymphocytes: subclassification by the use of a new radio-ligand, ^{125}Iodocyanopindolol. Life Sci 29:2189-2198
5. Michel G, Vocke T, Fiehn W, Weicker H, Schwarz W, Bieger WP (1984) Bidirectional alteration of insulin receptor affinity in circulating monocytes and erythrocytes following different forms of physical exercise. Am J Physiol 246:153-159
6. Michel G, Schwarz W, Bieger WP (1983) Altered insulin receptor affinity of monocytes following physical exercise. Evidence for regulation by circulating metabolites. In: Knastgen HG, Vogel H, Poortsmans J (Hrsg) Biochemistry of exercise. Human Kinetics Publishers Inc., Champagne, Ill., USA, pp 694-701

Verhalten der Plasmakatecholamine bei Ausdauerbelastungen unterschiedlicher Intensität [1]

Response of Plasma Catecholamines in Endurance Exercise at Different Intensities

H. M. Manz, H. Stegmann, B. Weiler und W. Kindermann

Summary

To investigate the sympatho-adrenal activity in endurance exercise at different intensities - as practised in competitive sports - 9 male physical education students performed three different endurance exercises at the threshold intensities determined from the following threshold concepts: anaerobic threshold of Wasserman (AT), individual anaerobic threshold (IAT) and the point of overproportional increase of respiratory minute volume $\dot{V}_E$ compared with the CO_2 release (CO_2T). Exercise times were 100 min for AT (pre-set limit), 90 min für IAT and 25 min for CO_2T (latter two times from subjective exhaustion limits). At CO_2T the lactate concentration increased continuously up to 11 mmol/l. At the endurance work load AT the plasma catecholamines adrenaline and noradrenaline increased minimally only in the first part of the exercise and then remained constant till the end of the exercise. On the other hand, at IAT as well as at CO_2T the catecholamines increased markedly to multiple concentrations compared with initial values. The increase in catecholamines continued to the end of the exercise. At IAT and CO_2T the increase of adrenaline - compared with noradrenaline - was significantly higher than at AT. The response of the plasma catecholamines to these investigated endurance work loads of different intensities permits the conclusion, that in the case of AT the work load is suitable for regenerative training in competitive sports or leisure-time sports while exercise at IAT or CO_2T represents considerable physical and mental stress and therefore should be considered carefully when used in training.

Einleitung

In den letzten beiden Jahrzehnten wurden eine Reihe von Schwellenkonzepten entwickelt, die unterschiedliche Belastungsintensitäten repräsentieren und z.T. übertragbar sind auf das Ausdauertraining des Leistungssportlers, das ebenfalls mit unterschiedlichen Intensitäten durchgeführt wird [6 - 12]. Einige dieser Schwellenkonzepte werden als Mittel zur Trainingssteuerung insbesondere im Leistungssport beim Ausdauertraining angewandt [5, 7, 10]. Da das sympatho-adrenale System einerseits von wesentlicher Bedeutung für die notwendigen kardiozirkulatorischen und metabolischen Veränderungen unter Körperarbeit ist, andererseits aber bei zu hoher oder zu häufiger Belastung an der Auslösung eines Übertrainings mitwirken kann, ist die Kenntnis der sympatho-adrenalen Aktivität bei Ausdauerbelastungen unterschiedlicher Intensität von praxisrelevanter Bedeutung [5]. In der vorliegenden Untersuchung wurden deshalb bei 3 Ausdauerbelastungen unterschiedlicher Intensität die Plasmakatecholamine Adrenalin und Noradrenalin zur Abschätzung der sympatho-adrenalen Aktivität bestimmt.

---

1 Mit Unterstützung des Bundesinstitutes für Sportwissenschaft, Köln-Lövenich

Untersuchungen und Methodik

Bei 9 gesunden männlichen Sportstudenten (Alter; 25,3 ± 3,1 Jahre, Größe: 179,1 ± 6,8 cm, Gewicht: 75,1 ± 4,2 kg) wurden bei einer stufenweise ansteigenden Fahrradergometrie bei gleichzeitiger Laktatbestimmung am Ende jeder Belastungsstufe sowie mehrfach in der Erholungsphase und bei fortlaufender Messung der Gasstoffwechselparameter während Belastung folgende Schwellen bestimmt:

1. anaerobe Schwelle nach Wasserman (AT) [11, 12],
2. individuelle anaerobe Schwelle (IAT) [10],
3. CO_2-Schwelle (CO_2T) - Punkt des überproportionalen Anstiegs des Atemminutenvolumens gegenüber der CO_2-Abgabe [8].

Mit den Belastungsintensitäten dieser 3 bestimmten Schwellen wurden 3 Ausdauerbelastungen auf dem Fahrradergometer durchgeführt, wobei zwischen den einzelnen Belastungen mindestens 3 Tage Pause bestanden. Die Ausdauerbelastung AT wurde primär auf eine Gesamtbelastungsdauer von 100 min limitiert, während die beiden anderen Belastungen jeweils bis zur subjektiven Erschöpfung durchgeführt wurden. Vor, während und z.T. nach der Belastung wurden Herzfrequenz, Laktat, Adrenalin und Noradrenalin bestimmt. Am Ende einer jeden Belastungsstufe bzw. vor Beginn der Belastung und nachfolgend in der Erholungsphase wurde aus dem hyperämisierten Ohrläppchen arterielles Kapillarblut zur enzymatischen Laktatbestimmung entnommen [4]. Zur Plasma-Katecholaminbestimmung wurde vor Beginn der Belastung sowie zu den Belastungszeitpunkten 5, 15, 25, 50 und 100 min bzw. am Belastungsende Blut aus der Vorderarmvene entnommen und Adrenalin und Noradrenalin radioenzymatisch bestimmt [1]. Die Herzfrequenz wurde mit einem 6-Kanal-EKG-Schreiber während der letzten 10 s einer jeden Belastungsphase registriert. Die Gasstoffwechselparameter wurden kontinuierlich mit einem offenen System gemessen. Für die gemessenen Parameter wurden Mittelwerte und Standardabweichungen berechnet.

Ergebnisse

Bei einer maximalen Leistung von 302,9 ± 46,2 W liegen AT bei 130,5 ± 17,6 W, entsprechend 43,3 ± 2,8 % der maximalen Leistungsfähigkeit, IAT bei 174,2 ± 22,7 W entsprechend 56,5 ± 4,4 % und CO_2T bei 216,6 ± 36,8 W entsprechend 71,5 ± 4,0 %. Entsprechend unterschiedlich verhalten sich auch Herzfrequenz, Laktat und Sauerstoffaufnahme (Tabelle 1).

Während der Ausdauerbelastung pendelt sich die Herzfrequenz bei AT auf ein relativ konstantes Niveau von 140 Schlägen/min ein. Bei IAT und CO_2T steigt die Herzfrequenz bis über 170 bzw. 180 Schläge/min an (Abb. 1, unten). Die Laktatkonzentration bleibt bei AT unverändert, bei IAT stellt sich ein Steady state der Laktatkonzentration um 4 mmol/l ein, während bei CO_2T die Laktatkonzentration kontinuierlich bis auf knapp 11 mmol/l ansteigt (Abb. 1, oben). Im Gegensatz zu AT müssen IAT nach 90 min und CO_2T nach 25 min abgebrochen werden.

Ähnliche Unterschiede wie hinsichtlich der Laktatkonzentration finden sich auch bei den Plasmakatecholaminen Adrenalin und Noradrenalin (Abb. 2). Bei AT steigt Adrenalin lediglich bei der 1. Belastungsblutentnahme nach 15 min geringfügig an und bleibt in der Folge bis zum Belastungsende in der 100. min weitgehend unverändert. Noradrenalin steigt auf etwa das Doppelte des Ausgangswerts bis zur 50. min an und bleibt dann ebenfalls bis zum Belastungsende unverändert. Deutlich

Tabelle 1. Maximalwerte sowie Werte der drei untersuchten Schwellen (Mittelwerte ± Standardabweichungen) für Leistung, Herzfrequenz, Laktat, Sauerstoffaufnahme und prozentualer Anteil der jeweiligen Schwellenleistungsfähigkeit an der maximalen Leistungsfähigkeit

	LEISTUNG (WATT)	H F (MIN^{-1})	LAKTAT ($MMOL \cdot L^{-1}$)	$\dot{V}O_2$ ($ML \cdot MIN^{-1}$)	% L.F.
MAX.	302.9 ± 46.2	188.3 ± 5.8	13.36 ± 2.86	3887 ± 483	
A T	130.5 ± 17.6	130.4 ± 10.9	2.34 ± 1.06	1854 ± 185	43.3 ± 2.8
I A T	174.2 ± 22.7	147.5 ± 8.8	2.92 ± 1.06	2285 ± 320	56.5 ± 4.4
CO_2T	216.6 ± 36.8	164.0 ± 7.1	5.01 ± 1.40	2822 ± 422	71.5 ± 4.0

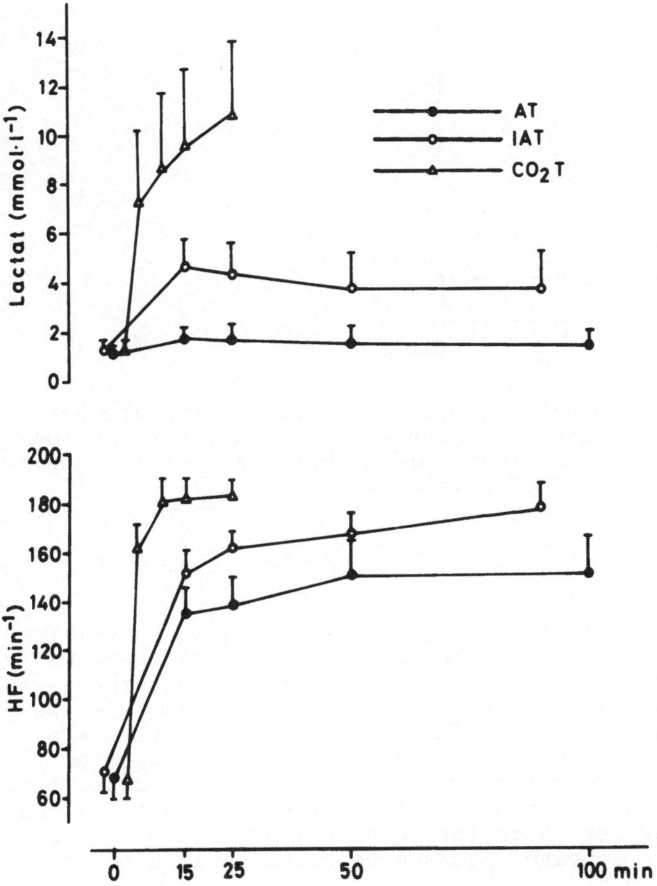

Abb. 1. Verhalten von Herzfrequenz und Laktat (Mittelwerte ± Standardabweichungen) bei den untersuchten drei Ausdauerbelastungen unterschiedlicher Intensität

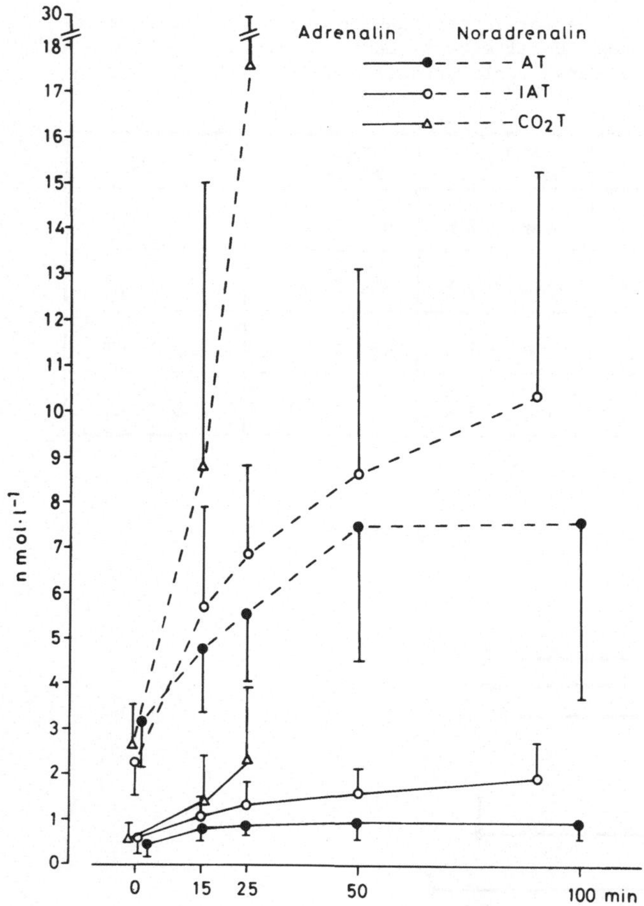

Abb. 2. Verhalten von Adrenalin und Noradrenalin (Mittelwerte ± Standardabweichungen) bei den untersuchten drei Ausdauerbelastungen unterschiedlicher Intensität

höher liegen Adrenalin und Noradrenalin bei IAT. Die Plasmakatecholamine steigen um das 4- bis 5fache des Ausgangswerts an, der Anstieg setzt sich bis zum Belastungsende fort. Die höchsten Katecholaminspiegel werden erwartungsgemäß bei CO_2T erreicht.

Diskussion

Die 3 untersuchten Ausdauerbelastungen, basierend auf 3 von physiologischen Parametern abgeleiteten Schwellen mit unterschiedlicher Belastungsintensität, können entsprechenden Ausdauertrainingsformen, wie sie im Leistungssport praktiziert werden, zugeordnet werden. Die Ausdauerbelastung im Bereich von AT kann für den Leistungssportler als regeneratives Training angesehen werden [3]. Bei geringer sympathoadrenaler und metabolischer Belastung wird ein hohes Maß an muskulärer Durchblutung erreicht, so daß sich daraus eine günstige Konstellation aus regenerativer Sicht ergibt. Auch für gesundheitssportliche oder rehabilitative Aktivitäten scheinen Ausdauerbelastungen im Bereich dieser Schwelle geeignet zu sein.

Ausdauerbelastungen im Bereich der individuellen anaeroben Schwelle bzw. 4 mmol/l Laktatschwelle repräsentieren einen großen Teil des Ausdauertrainings des Leistungssportlers, da angenommen wird, daß ein

Training in diesem Intensitätsbereich zu einer Verbesserung der aeroben Ausdauer führt [6, 7, 9, 10]. Der erhebliche Anstieg der sympatho-adrenalen Aktivität belegt die praktische Erfahrung, daß in diesem Intensitätsbereich nicht ständig trainiert werden kann. Die mit zunehmender Belastungsdauer ebenfalls zunehmend ansteigenden Plasmakatecholamine sollten Veranlassung sein, ein Ausdauertraining im Bereich der individuellen anaeroben Schwelle nicht über zu lange Distanzen durchzuführen. Die CO_2T-Belastung ist am ehesten mit der Trainingsform des sog. Tempodauerlaufs der Mittel- oder Langstreckenläufer zu vergleichen [3]. Der kontinuierliche Laktatanstieg zwingt hier zum Belastungsabbruch, wobei gleichzeitig die hohe sympatho-adrenale Aktivität auf die erhebliche nervale Beanspruchung hinweist. Es wird angenommen, daß Adrenalin vorwiegend den psychischen und Noradrenalin den physischen Streß reflektieren [2].

Bei Kenntnis dieser Befunde wird verständlich, daß intensive Ausdauerbelastungen sorgfältig dosiert werden müssen, um Überbelastungen zu vermeiden, während Ausdauerbelastungen mit niedriger Intensität und ohne Laktatanhäufung sogar stabilisierend auf das vegetative Nervensystem einwirken und Regulationsstörungen bessern können.

Literatur

1. Da Prada M, Zürcher G (1976) Simultaneous radioenzymatic determination of plasma and tissue adrenaline, noradrenaline and dopamine within the femtomole range. Life Sci 19:1161-1174
2. Euler US von, Hellner S (1952) Excretion of noradrenaline and adrenaline in muscular work. Acta Physiol Scand 26:183-191
3. Hirsch L (1977) Trainingsformen zur Verbesserung der aeroben Kapazität. Leistungssport 7:93-103, Beiheft 9
4. Hohorst HJ (1962) L-(+)-Lactat, Bestimmung mit Lactatdehydrogenase und DPN. In: Bergmeyer HU (Hrsg) Methoden der enzymatischen Analyse. Verlag Chemie, Weinheim
5. Kindermann W, Schnabel A, Schmitt WM, Biro G, Cassens J, Weber F (1982) Catecholamines, growth hormone, cortisol, insulin and sex hormones in anaerobic and aerobic exercise. Eur J Appl Physiol 49:389-399
6. Kindermann W, Simon G, Keul J (1979) The significance of the aerobic-anaerobic transition for the determination of work load intensities during endurance training. Eur J Appl Physiol 42:25-34
7. Mader A, Liesen H, Heck H, Philippi H, Rost R, Schürch P, Hollmann W (1976) Zur Beurteilung der sportspezifischen Ausdauerleistungsfähigkeit im Labor. Sportarzt Sportmed 27:80-88, 109-112
8. Simon J, Young JL, Gutin B, Blood DK, Case RB (1983) Lactate accumulation relative to the anaerobic and respiratory compensation thresholds. J Appl Physiol 54:13-17
9. Stegmann H, Kindermann W (1982) Comparison of prolonged exercise tests at the individual anaerobic threshold and the fixed anaerobic threshold of 4 $mmol \cdot l^{-1}$ lactate. Int J Sports Med 3:105-110
10. Stegmann H, Kindermann W, Schnabel A (1981) Lactate kinetics and individual anaerobic threshold. Int J Sports Med 2:160-165
11. Wasserman K, Methory MB (1964) Detecting the threshold of anaerobic metabolism in cardiac patients. Am J Cardiol 14: 844-852
12. Wasserman K, Whipp J, Koyal SN, Beaver WL (1973) Anaerobic threshold and respiratory gas exchange during exercise. J Appl Physiol 35:236-243

Serumkinetik hypophysärer und pankreatischer Hormone bei einmaliger fahrradergometrischer Belastung unterschiedlicher Dauer und Intensität

Serum Kinetics of Pituitary and Pancreatic Hormones During Bicycle Ergometric Exercise of Different Duration and Intensity

D. Barwich, H. Weicker, J. Weidner und U. Keilholz

Summary

Physical exercise usually leads to an activation of hormonal systems. Intensity and duration of exercise are the major determinants of the magnitude of reaction. This study was done to compare the response of certain hormones before and during exercise, and during a two hour post-exercise period. The hormones investigated were the pituitary hormones ACTH and HGH, and the pancreatic hormones insulin, glucagon and cortisol. Nine physical education students were studied exercising on a bicycle ergometer for 1 to 2 minutes at 4,78 ± 0,32 W/kg and for 30 minutes at 2,12 ± 0,27 W/kg. Seven to 9 blood samples were taken each time from each subject and the serum levels of ACTH, cortisol, HGH, insulin, and glucagon were radioimmunologically determined. The serum kinetics of the hormones, i.e. amounts, and time course of increase and decrease in concentration varied characteristically, depending on intensity and duration of the exercise.

Einleitung

Körperliche Belastungen beanspruchen in bekannter, gut definierter Art das kardiopulmonale und neuromotorische System. Dagegen ist die Beanspruchung des hormonellen Regulationssystems wesentlich schwieriger zu definieren und als metabolisch notwendige Bedarfsreaktion zu verstehen. Einige wesentliche Gründe dafür sind:

1. Es besteht keine Klarheit darüber, wieviel Menge an Hormon die entsprechenden Zielzellen für einen Stoffwechselvorgang zu einer bestimmten Zeit und in einer bestimmten metabolischen Situation überhaupt benötigen.
2. Es gibt keine sicheren quantitativen Angaben über das Verhältnis von zirkulierenden zu zellulär gebundenen Hormonmengen.
3. Es liegen keine sicheren Berechnungen über Sekretionsraten und biologische Halbwertszeiten von Hormonen bei körperlichen Belastungen vor.

Derzeitig befinden wir uns noch vorwiegend in der experimentellen Phase serumkinetischer Beschreibungen von Hormonkonzentrationen bei körperlichen Belastungen der unterschiedlichsten Art. Daraus lassen sich jedoch zunächst unabhängig von metabolischen Mechanismen einige typische Reaktionsweisen des hormonellen Systems erkennen.

Ziel der folgenden Studie war es, das Verhalten einiger hypophysärer und pankreatischer Hormone im Blut während und längere Zeit nach einer einmaligen akuten und einer einmaligen längerdauernden submaximalen Belastung zu untersuchen und gegenüberzustellen.

Untersuchungsmethoden

9 Sportstudenten (24 ± 2 Jahre) wurden morgens zwischen 11 und 12 Uhr nach einer 6minütigen Aufwärmphase mit 20 W 1 - 2 min akut maximal auf einem drehzahlunabhängigen Fahrradergometer mit 4,78 ± 0,32 W/kg belastet. Daran schloß sich eine 2 h dauernde aktive Erholungsphase bei 30 W an. Ein 2. Kollektiv von 9 Sportstudenten wurde nach einer 6minütigen Aufwärmphase mit 20 W 30 min submaximal mit 2,12 ± 0,27 W/kg ebenfalls auf einem drehzahlunabhängigen Fahrradergometer belastet, woran sich eine aktive Erholungsphase mit 30 W von 2 h anschloß. Die Probanden erhielten eine standardisierte Kost abends und morgens vor der Untersuchung, jeweils 139 kJ (5,8 g Proteine, 4,6 g Triglyzeride, 1,2 g Kohlenhydrate). Die Probanden, 180 ± 7 cm groß, 76 ± 6,5 kg schwer, waren weder ausdauer- noch schwerpunktmäßig krafttrainiert. Aus einem liegenden Venenkatheter im Bereich des Unterarms erfolgten Blutprobenentnahmen zur radioimmunologischen Bestimmung von ACTH, HGH, Cortisol, Insulin und Glukagon. Bei der Akutbelastung erfolgten 7 Blutentnahmen, 30 min vor der Belastung, unmittelbar am Belastungsende, 3 min, 10 min, 20 min, 30 min und 120 min nach Belastungsende. Bei der subakuten Belastung wurden die Blutproben 30 min vor der Belastung, in der 5., 10., 20. und 30. Belastungsminute, 10 min, 20 min, 30 min und 120 min nach Belastungsende entnommen.

Ergebnisse

Die gemessenen Hormonkonzentrationen im Verlaufe der Belastungsuntersuchung sind in Abb. 1, 2 und 5 graphisch dargestellt.

Diskussion

Die für einen Sporttreibenden typischen Belastungsformen, die kurzzeitig maximale und die längerdauernde submaximale, gehen einher mit charakteristischen Veränderungen der Hormonkonzentrationen im Serum [4]. Um dies zu erkennen, sind fortlaufende Hormonmessungen während und besonders in der Regenerationsphase notwendig.

ACTH steigt bei der Akutbelastung innerhalb von 2 min an und erreicht die höchste Konzentration ca. 30 min nach Belastungsabbruch, um dann abrupt abzufallen (Abb. 1). Bei der submaximalen Belastung kommt es während der Belastung zu einem milden, protrahierten Anstieg von ACTH, der bis in die Erholungsphase reicht (Abb. 1). Der Cortisolanstieg setzt gegenüber ACTH zeitlich verzögert ein und ist auch in der Amplitude unterschiedlich (Abb. 1). Bei der Akutbelastung liegt das Konzentrationsmaximum zwischen der 20. - 30. min in der Erholungszeit, bei der submaximalen Belastung weniger hoch zum Belastungsende hin. Zwei Stunden nach der Belastung fallen die Cortisolspiegel bei beiden Belastungsformen in den Bereich der Ausgangswerte. Aus der Sekretionsdynamik von Cortisol läßt sich eine unterschiedliche Stärke und Dauer der glandotropen Wirkung von ACTH auf die Nebennieren ableiten.

Während ACTH bei der Akutbelastung im Sinne einer Sofortreaktion ansteigt, erreicht HGH sein Konzentrationsmaximum erst in der 20. - 30. min der Nachbelastungsperiode (Abb. 2). Dagegen erreicht bei der submaximalen Belastung HGH seine höchste Konzentration zum Belastungsende hin oder etwas darüber hinaus (Abb. 2). Daß es sich tatsächlich bei den Zunahmen der Serumhormonkonzentrationen um eine echte Mehrsekretion handelt und nicht etwa um Hämokonzentrationseffekte, zeigen

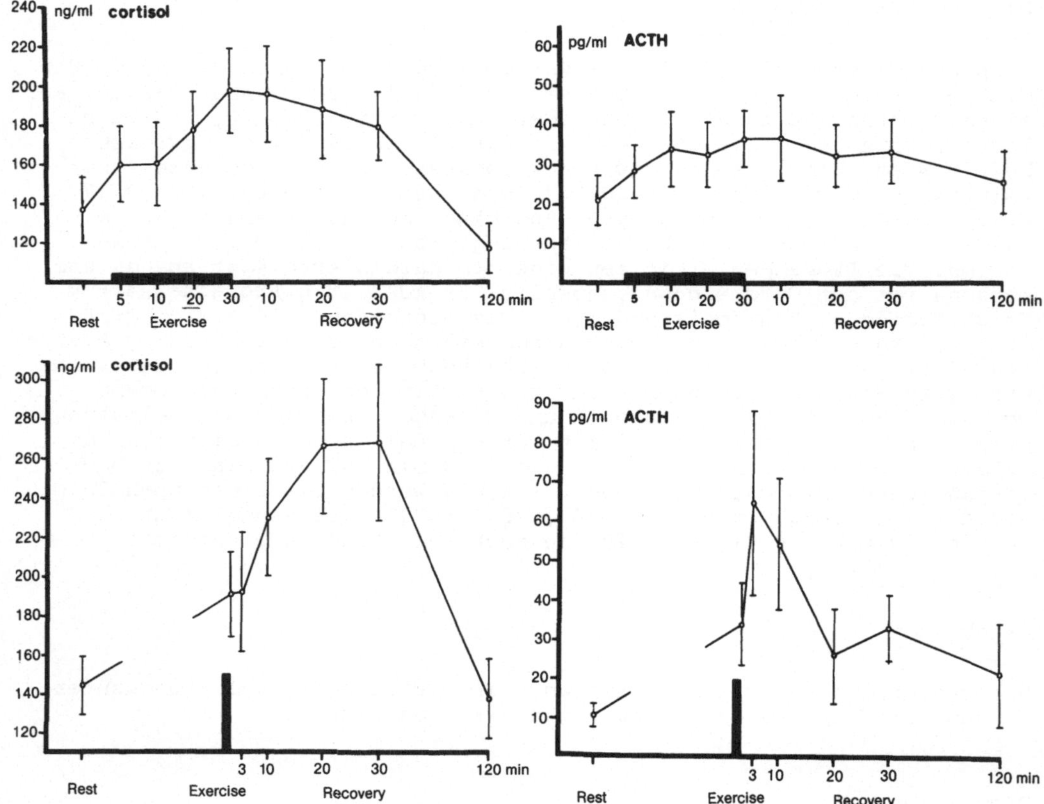

Abb. 1. Serumkinetik von ACTH (pg/ml, $\bar{x} \pm$ SEM) und Cortisol (ng/ml, $\bar{x} \pm$ SEM) bei 9 Probanden vor, während und nach einer submaximalen und maximalen Belastung auf dem Fahrradergometer

serumkinetische Verlaufsbeobachtungen für Cortisol bei cortisonsubstituierten Patienten ohne Nebennieren und für HGH bei hypophysektomierten Patienten mit eingeschränkter Wuchshormonsekretion [2, 3]. Bei diesen Patienten fallen während einer submaximalen Belastung die Cortisol- bzw. Wuchshormonspiegel kontinuierlich ab (Abb. 3 und 4).

Die Serum-Insulinspiegel zeigen bei der submaximalen Belastung einen kontinuierlichen Abfall während der Belastung, nach Belastungsende einen sofortigen kontinuierlichen Wiederanstieg (Abb. 5). Auch bei der Akutbelastung fällt bereits am Ende der 2minütigen Belastung die Insulinkonzentration ab, steigt innerhalb weniger Minuten nach Belastungsabbruch wieder an und nivelliert sich ab der 10. min der Erholungsperiode (Abb. 5).

Glukagon weist bei der Akutbelastung bereits 3 min nach Belastungsende einen Anstieg auf, bei der submaximalen Belastung dagegen erst zwischen der 10. und 30. min nach Belastungsende (Abb. 5).

Die dargestellte Serumkinetik für die verschiedenen Hormone läßt eine Abhängigkeit der Konzentrationsamplitude und der Zeitdauer für Anstieg und Abfall der Hormonkonzentration von der Intensität und Dauer der Belastung erkennen. Die enge Verknüpfung des zentralen Nervensystems mit Hypothalamus und Hypophyse [5] macht es verständlich, daß es bei

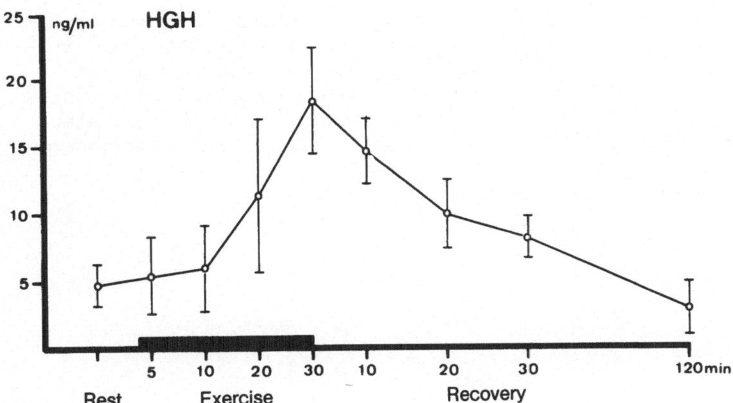

Abb. 2. Serumkinetik von HGH (ng/ml, $\bar{x} \pm$ SEM) bei 9 Probanden vor, während und nach einer submaximalen und maximalen Belastung auf dem Fahrradergometer

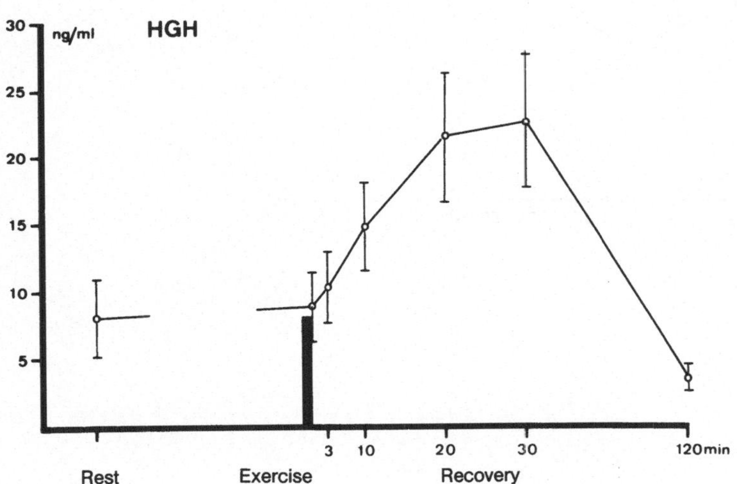

der Akutbelastung in einer Art Sofortreaktion zur ACTH-Ausschüttung kommt. Gegenüber ACTH verläuft die HGH-Sekretion träger. Die bisherigen Untersuchungsbefunde sprechen dafür, daß zu Beginn einer körperlichen Belastung zentralnervöse Impulse unmittelbar die Hormonsekretion der Hypophyse stimulieren; metabolische Substrate aus der Körperperipherie scheinen erst später Einfluß auf die sekretorische Aktivität der Hypophyse zu nehmen [1]. Die Sekretion der glukoregulatorischen Hormone wird zu Beginn der Belastung ebenfalls neural über das sympathische Nervensystem beeinflußt, dann relativ rasch über die belastungsinduzierte Änderung der Glukosekonzentration im Blut, was besonders für die Glukagonsekretion gilt [4]. Bei der Beurteilung der Seruminsulinkinetik ist zu beachten, daß Insulin vor Erreichen der systemischen Zirkulation die Leber passieren muß, während einer Leberpassage Insulin zu 50 - 80 % extrahiert wird und die Extraktion keine konstante Größe ist.

Von der Stärke der zentralnervösen Reize und des Sympathikotonus hängt wahrscheinlich in erster Linie das Ausmaß und die Dauer der Sekretion von vielen Hormonen ab, insbesondere der hypophysären Streßhormone (Abb. 6). Schließlich und letztlich scheint die Einstellung des mentalen Vigilanz- und Bewußtseinsniveaus mitentscheidend für die Reaktionsbereitschaft des hormonellen Regulationssystems zu sein.

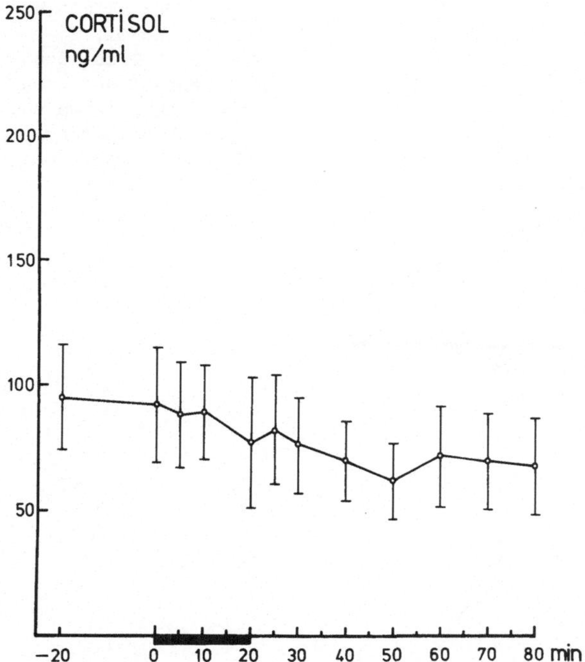

Abb. 3. Serumkinetik von Cortisol (ng/ml, $\bar{x} \pm$ SEM) bei cortisonsubstituierten Patienten (n = 10) ohne Nebennieren vor, während und nach submaximaler Belastung auf einem Fahrradergometer

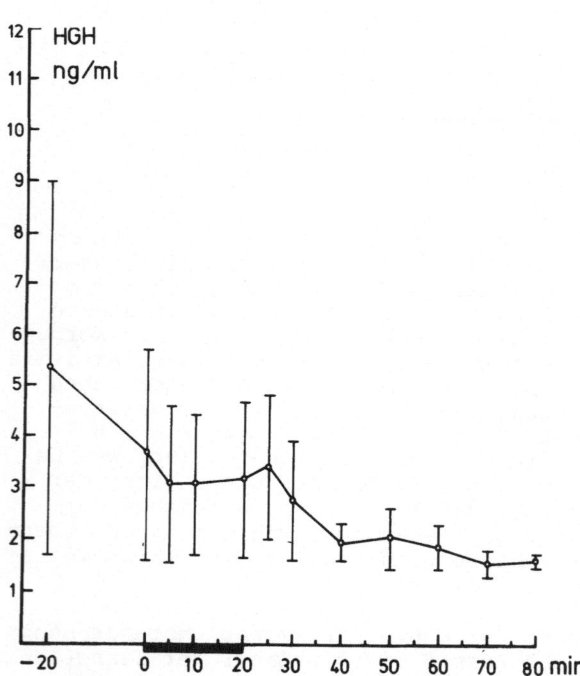

Abb. 4. Serumkinetik von HGH (ng/ml, $\bar{x} \pm$ SEM) bei hypophysektomierten Patienten (n = 4) vor, während und nach submaximaler Belastung auf einem Fahrradergometer

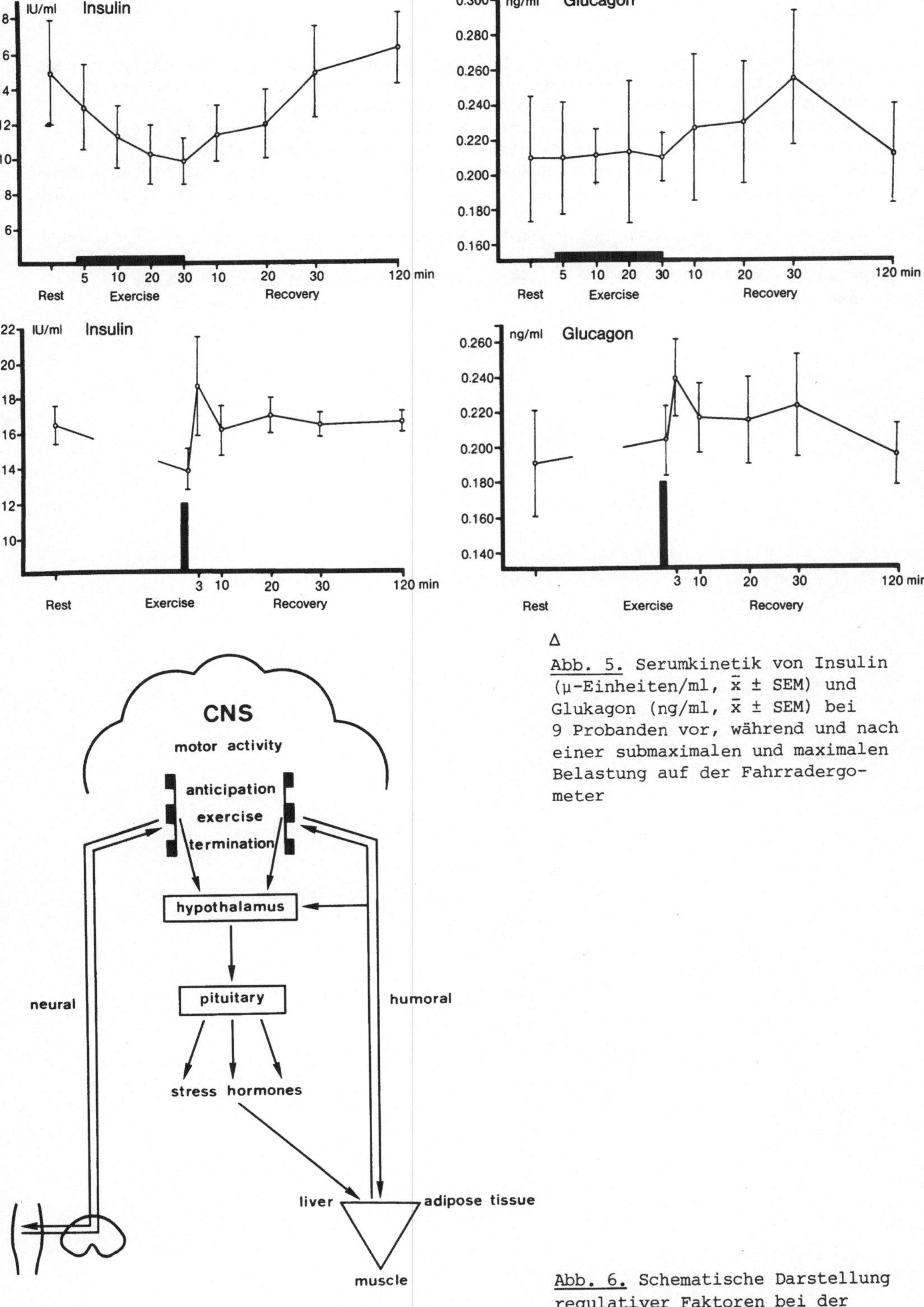

Δ

Abb. 5. Serumkinetik von Insulin (μ-Einheiten/ml, $\bar{x} \pm$ SEM) und Glukagon (ng/ml, $\bar{x} \pm$ SEM) bei 9 Probanden vor, während und nach einer submaximalen und maximalen Belastung auf der Fahrradergometer

Abb. 6. Schematische Darstellung regulativer Faktoren bei der Sekretion hypophysärer Hormone

Literatur

1. Barwich D, Rettenmeier A, Weicker H (1982) Serum levels of the so-called stress hormones in athletes after short-term consecutive exercise. Int J Sports Med, XXIInd World Congress on Sports Medicine, Vienna (Austria)
2. Barwich D, Klett G, Eckert W, Weicker H (1980) Exercise-induced lipolysis in patients with central Cushing's disease. Int J Sports Med 1:120-126
3. Barwich D, Hägele H, Weiss M, Weicker H (1981) Hormonal and metabolic adjustment in patients with central Cushing's disease after adrenalectomy. Int J Sports Med 2:220-227
4. Galbo H (1982) Hormonal and metabolic adaption to exercise. Thieme, Stuttgart New York
5. Palkovits M (1977) Biochemical neuroanatomy (review and considerations). In: James VHT (ed) Endocrinology, vol 1. Excerpta Medica, Amsterdam, p 105

Katecholaminsekretion und metabolische Veränderungen bei Typ I-Diabetikern während körperlicher Belastung

Catecholamine Secretion and Metabolic Changes in Type I-Diabetics During Physical Exercise

B. Jakober, R. M. Schmülling, G. Overkamp und M. Eggstein

Summary

The purpose of our investigation was to search for differences in catecholamine secretion between 5 type I diabetics (IDD) and 5 normal subjects (NC) using bicycle ergometry with increasing work load to exhaustion. Special attention was given to simultaneously changing values of lipid metabolism in arterial blood. At exhaustion, NC (work load 269 W) had an increase of adrenaline from 55 ± 6 to 1213 ± 720 pg/ml and noradrenaline from 95 ± 12 to 1710 ± 506 pg/ml, while IDD (work load 195 W), with respect to the lower work load, had a smaller increase of adrenaline from 62 ± 8 to 176 ± 24 pg/ml and noradrenaline from 98 ± 6 to 612 ± 175 pg/ml. Growth hormone and free glycerol increased in NC and IDD, while free fatty acids decreased under high work loads.

Exhaustive physical exercise loads produce increasing levels of catecholamines in NC, while in IDD the increase of adrenaline and noradrenaline is disproportionately low. Lipolysis is stimulated under exhaustive exercise as indicated by the free glycerol increment, while free fatty acids decrease, because they are consumed for energy in both, NC and IDD. The poorer exercise-induced release of catecholamines in IDD, which does not correspond to the work load, may be an indicator of diabetic neuropathy. The lipid metabolism is obviously not influenced.

Einleitung

Während körperlicher Belastung besteht ein erhöhter Energiebedarf der arbeitenden Muskulatur. Dieser wird gedeckt durch eine Steigerung von Glykogenolyse, Glukoneogenese und Lipolyse. Neben Insulin, Glukagon, Wachstumshormon und Glukokortikoiden wird vor allem den Katecholaminen eine wichtige Rolle zuerkannt.

Unsere Untersuchungen galten der Frage, inwieweit unter erschöpfender Belastung eintretende Veränderungen im Fettstoffwechsel bei juvenilen Diabetikern anders ablaufen als bei gesunden Menschen. Von besonderem Interesse waren dabei die gleichzeitig bestimmten Meßwerte von Adrenalin und Noradrenalin.

Methode, Probanden

Untersucht wurden 7 gesunde Männer und 6 männliche insulinpflichtige juvenile Diabetiker mit vergleichbarem Durchschnittsalter (Tabelle 1) und Broca-Index. Die mittlere Krankheitsdauer der Diabetiker betrug 5,2 Jahre. Sie spritzten Intermediärinsuline in Dosen zwischen 0,2 und 0,6 IE/kg KG, wobei die letzte Insulingabe vor unserer Untersuchung über 16 h zurücklag. Alle Untersuchten waren nüchtern. Sie waren über Zweck und Ablauf der Untersuchung aufgeklärt und nahmen freiwillig teil.

Tabelle 1. Alter, Gewicht und Kriterien der Ausbelastung zum Zeitpunkt der körperlichen Erschöpfung bei gesunden Normalpersonen und insulinpflichtigen juvenilen Diabetikern

Alter	(Jahre)	23,4 ± 0,7	21,1 ± 1,1
Gewicht	(rel. %)	83,7 ± 2,9	81,3 ± 6,2
Leistung	(W)	269 ± 9	195 ± 18
RR systolisch	(mm Hg)	178 ± 10	160 ± 5
Pulsfrequenz	(1/min)	188 ± 5	161 ± 4
O_2-Aufnahme	(ml/min)	3036 ± 181	2394 ± 246
Belastete Probanden		7 normale Kontrollpersonen	6 insulinabhängige juv. Diabetiker

Kriterien der Ausbelastung (Tabelle 1) waren die erbrachte Leistung, systolischer Blutdruck, Herzfrequenz sowie die maximale Sauerstoffaufnahme. Dabei lagen die Werte der Normalpersonen gering über und die der Diabetiker gering unter dem altersentsprechenden Sollwert. Die Belastung erfolgte mittels Spiroergometrie im Sitzen auf dem Fahrrad. Die Blutentnahmen erfolgten kapillär aus dem Ohr sowie arteriell aus einer in Lokalanästhesie in die A. radialis eingelegten Teflonkanüle.

Nach einer Ruhephase von über 30 min liegend im Bett und einer sich daran anschließenden Adaptationsphase von 4 min sitzend auf dem Fahrrad begann die Belastung mit 0 W über 4 min Dauer. Sie wurde jede Minute um 16,3 W gesteigert bis zur subjektiven Erschöpfung. Es schloß sich eine Erholungsphase von 90 min Dauer an. Aus Kapillarblut wurden alle 2 min die Werte von Säure-Basen-Status und Laktat bestimmt, aus arteriellem Blut alle 4 min die Substrate und Metabolite des Kohlenhydrat- und Fettstoffwechsels.

Ergebnisse

In den folgenden Tabellen 2 und 3 sind die vor, während und nach körperlicher Belastung gewonnenen Daten dargestellt, jeweils von den

Tabelle 2. Meßwerte im Kohlenhydratstoffwechsel vor, unter und nach körperlicher Belastung von Normalpersonen NC und insulinpflichtigen Diabetikern IDD. •2p ≤ 0,05 im gepaarten Student-t-Test

Parameter		Rest	0 Watt	1/2 Max	Max	+2 min	+5 min	+30 min	+90 min
Glucose	NC	4,7 ± 0,1	4,5 ±0,1	4,6 ±0,1	5,1 ±0,2•	6,2 ±0,5•	6,4 ±0,4•	5,4 ±0,5•	4,9 ±0,2•
mM/l	IDD	10,3 ± 2,0	10.6 ±1,9	11,5 ±2,2•	11,5 ±2,1•	11,3 ±2,0•	12,2 ±2,1•	12,3 ±2,2•	12,1 ±2,1•
Lactate	NC	1,3 ± 0,2	1,3 ±0,2	2,5 ±0,2•	10,5 ±1,1•	11,5 ±1,1•	11,1 ±1,1•	4,9 ±0,7•	1,7 ±0,2
mM/l	IDD	1,3 ± 0,2	1,3 ±0,2	3,2 ±0,8•	5,1 ±0,5•	6,8 ±0,7•	6,5 ±0,8•	2,5 ±0,6	1,4 ±0,2
Pyruvate	NC	57 ± 13	69 ± 12	117 ± 18•	159 ± 13•	189 ± 24•	219 ± 15•	176 ± 18•	56 ± 7
µM/l	IDD	70 ± 8	52 ± 7	95 ± 17•	130 ± 14•	158 ± 18•	147 ± 11•	105 ± 26•	62 ± 5
Blood pH	NC	7,42± 0,02	7,42±0,02	7,41±0,01	7,33±0,01•	7,28±0,02•	7,27±0,02•	7,42±0,02	7,44±0,01
ø	IDD	7,39± 0,02	7,41±0,02	7,36±0,02•	7,32±0,04•	7,32±0,04•	7,34±0,04•	7,38±0,03	7,38±0,02
C-Peptide	NC	1,7 ± 0,7	1,7 ±0,1	1,7 ±0,1	1,7 ±0,1	2,3 ±0,1•	2,5 ±0,1•	2,4 ±0,1•	2,1 ±0,1•
ng/ml	IDD	1,2 ± 0,4	1,4 ±0,3	1,3 ±0,3	1,3 ±0,4	1,4 ±0,3	1,3 ±0,3	1,5 ±0,3	1,5 ±0,3
Growth H	NC	470 ± 152	250 ± 92	446 ±216	995 ±426•	1483±612•	1335±433•	663 ±243•	176 ±14
pM/l	IDD	478 ± 76	620 ±148	702 +163	852 ±268•	1153±318•	992±323•	382 ± 64	282 ±75

Tabelle 3. Meßwerte im Fettstoffwechsel vor, unter und nach körperlicher Belastung von Normalpersonen NC und insulinpflichtigen Diabetikern IDD. •2p ≤ 0,05 im gepaarten Student-t-Test

Parameter		Rest	0 Watt	1/2 Max	Max	+2 min	+5 min	+30 min	+90 min
F.Glycerol	NC	77 ±17	94 ± 8	108 ± 8•	162 ± 15•	238 ± 34•	282 ± 49•	160 ± 34•	112 ± 18
µM/l	IDD	69 ±11	114 ± 20•	129 ± 18•	159 ± 22•	202 ± 25•	190 ± 25•	122 ± 31•	99 ± 29
FF Acids	NC	0,6 ±0,2	0,8 ±0,2	0,9 ±0,1•	0,4 ±0,1•	0,7 ±0,1	0,8 ±0,1	0,7 ±0,1	0,9 ±0,1
mM/l	IDD	0,9 ±0,1	1,1 ±0,1	0,9 ±0,1	0,8 ±0,1•	1,1 ±0,1	1,2 ±0,1	1,2 ±0,1	1,0 ±0,2
Ketone B.	NC	248 ±112	417 ±127	192 ± 99	170 ± 63•	169 ± 69•	173 ± 64•	152 ± 65•	428 ± 22•
µM/l	IDD	597 ±214	597 ±259	584 ±234	521 ±203	511 ±203	503 ±202	653 ±253	844 ±310
Adrenaline	NC	55 ± 6	-	126 ± 22•	1213±720•	-	207 ±108•	64 ± 10	-
pg/ml	IDD	62 ± 8	-	98 ± 11•	176 ± 24•	-	80 ± 8•	54 ± 10	-
Noradr.	NC	95 ± 17	-	256 ± 14•	1710±506•	-	557 ±107•	161 ± 28	-
pg/ml	IDD	98 ± 6	-	164 ± 16•	612 ±175•	-	222 ± 29•	118 ± 21	-
Cortisol	NC	20,2±4,4	17,7±3,6	18,4±4,6	18,9±4,4	13,5±3,5	18,5±4,1	27,3±6,3	17,6±5,5
µg/dl	IDD	23,5±8,0	37,3±10,0	38,4±11,6	39,5±12,6•	36,9±11,5•	39,0±8,1•	28,2±6,8	19,1±5,4

Normalpersonen (NC) und den juvenilen Diabetikern (IDD), wobei die statistische Signifikanz (2p ≤ 0,05) im gepaarten Student-t-Test durch einen Punkt gekennzeichnet sind.

Entsprechend der unterschiedlich erbrachten maximalen Leistung stieg Laktat und in gleicher Weise auch Pyruvat weit über die anaerobe Schwelle an. Dies ging mit einer metabolischen Azidose einher. Die Werte der Blutglukose stiegen dabei ebenfalls an, unter Belastung gering, nach Belastung deutlich. Unter Belastung sank die Insulinsekretion - hier dargestellt an den Werten von C-Peptid - bei den Normalpersonen langsam ab. Erst nach Belastungsende stieg sie entsprechend der steigenden Blutglukose wieder an. Bei den Diabetikern änderten sich die Werte von C-Peptid während der Belastung nicht.

Als Ausdruck der unter körperlicher Belastung stimulierten Lipolyse stiegen die Werte von freiem Glycerin bis in die ersten Erholungsminuten hinein deutlich an. Gleichermaßen bei Gesunden wie auch bei den juvenilen Diabetikern entsprach dieser Anstieg von freiem Glycerin der erbrachten maximalen Leistung.

Daß während körperlicher Belastung die freien Fettsäuren ansteigen, konnten auch wir beobachten, allerdings nur unter geringen Wattzahlen. Bei steigender körperlicher Belastung bis zur Erschöpfung dagegen kam es zu einem deutlichen Abfall der Meßwerte von freien Fettsäuren. In gleicher Weise wie die freien Fettsäuren stiegen auch die Ketonkörper unter geringer Belastung zunächst an, fielen jedoch dann sowohl bei Diabetikern wie auch bei gesunden Normalpersonen unter starker Belastung ab.

Auch die Adrenalinwerte stiegen bei den Normalpersonen in erwartetem Maße von 55 auf 1213 pg/ml an. Im Gegensatz dazu fanden wir bei den juvenilen Diabetikern nur einen geringen Anstieg von 62 auf 176 pg/ml, was nicht der von ihnen erbrachten körperlichen Leistung entsprach. Das gleiche galt für das Verhalten der Meßwerte von Noradrenalin. Auch hier hatten die Normalpersonen den erwarteten starken Anstieg der Werte von 95 auf 1710 pg/ml, was der von ihnen erbrachten Leistung entsprach. Im Gegensatz dazu fanden wir bei den juvenilen Diabetikern lediglich einen Anstieg von Noradrenalin von 98 auf 612 pg/ml. Bezogen auf die erbrachte maximale Leistung war demnach der Anstieg von Adrenalin und Noradrenalin bei den juvenilen Diabetikern erheblich geringer als bei den Normalpersonen. Gemessen wurden auch die Werte von Dopamin, die sich unter körperlicher Belastung nicht signifikant änderten. Sie lagen bei den Diabetikern gering über 300 pg/ml und bei den Normalpersonen gering unter 200 pg/ml, wobei die Unterschiede zwischen den beiden Kollektiven sowie vor, während und nach körperlicher Belastung nicht statistisch signifikant waren.

Diskussion

Die unter erschöpfender körperlicher Belastung mittels Fahrradergometrie im Sitzen ermittelten Daten aus arterieller Blutentnahme lassen folgende Deutungen zu:

Bei Normalpersonen kommt es unter körperlicher Belastung zu einem starken Anstieg der Katecholamine, Adrenalin und Noradrenalin sowie gleichzeitig zu einem Absinken der Insulinsekretion. Die Lipolyse ist deutlich gesteigert, was an dem steigenden Meßwert von freiem Glycerin erkennbar wird. Die dabei gleichzeitig entstehenden freien Fettsäuren fallen unter stärkerer körperlicher Belastung ab, da sie als Energieträger verbraucht werden. Das gleiche gilt für die Meßwerte der Ketonkörper.

Bei den Diabetikern stiegen die Katecholamine nicht in erwartetem Maße an. Trotzdem fanden wir die deutliche Steigerung der Lipolyse und auch den Abfall der gleichzeitig entstehenden freien Fettsäuren. Die gefundene inadäquate Sekretion von Katecholaminen, Adrenalin und Noradrenalin bei juvenilen Diabetikern können wir aus den Meßwerten des Kohlenhydrat- und Fettstoffwechsels nicht erklären. Möglicherweise handelt es sich hierbei um ein frühes Zeichen einer beginnenden Polyneuropathie, die durch andere diagnostische Verfahren noch nicht meßbar wird.

Literatur

Berger M, Hagg S, Rudermann BB (1975) Glucose metabolism in perfused skeletal muscle. Interaction of insulin and exercise on glucose uptake. Biochem J 146: 231-238

Felig P, Wahren J (1975) Fuel homeostasis in exercise. N Engl J Med 293:1078-1084

Lehmann M, Keul J, Huber G, Bachl N, Simon G (1981) Alters- und belastungsabhängiges Verhalten der Plasmakatecholamine. Klin Wochenschr 59:19-25

Sestoft L, Trap-Jensen J, Lyngsoe L, Clausen JP, Holst JJ, Nielsen SL, Rehfeld JF, Schaffalitzky de Muckadell O (1977) Regulation of gluconeogenesis and ketogenesis during rest and exercise in diabetic subjects and normal men. Clin Sci Mol Med 53:411-418

Vranic M, Berger M (1979) Exercise and diabetes mellitus. Diabetes 28:147-163

Wahren J, Felig P, Ahlborg G, Jorfeldt L (1971) Glucose metabolism during leg exercise in men. J Clin Invest 50:2715-2725

Einfluß des Leistungssports auf Wachstum und Ovarialfunktion

Influence of Competitive Athletics on Growth and Ovarial Function

D. Bauer, D. Barwich und H. Weicker

Summary

Competitive athletics occur today increasingly in stages of life in which growth and maturation are not yet finished. The aim of our study was to investigate the influence of the onset of training, the volume of training, and the type of sport on growth and ovarial function. This was done with the aid of anthropometrical data, menstrual histories and psychological factors from 97 female athletes.

We obtained the following results:
The group of subjects who began competitive sports before menarche (n = 46) provided the following data:

1. Age of menarche = 13.6 years. 2. No significant difference in the age of menarche between female athletes in endurance and technical disciplines. 3. Increasing intensity of training leads to later menarche. 4. Broca-Index 0.93. 5. Retardation of skeletal maturity of 0.5 years, acceleration of height age of 1.6 years and retardation of weight age of 0.3 years. 6. Primary amenorrhea 11%, secondary amenorrhea 22%.

In the group of female athletes who began to train after menarche (n = 43), we obtained the following data:

1. Age of menarche 12.9 years. 2. Broca-Index 0.98. 3. Retardation of bone age of 0.5 years, retardation of height age of 0.5 years, acceleration of weight age of 0.2 years. 4. No primary amenorrhea and 26% secondary amenorrhea.

Significant differences between the two groups were found in the age of menarche, Broca-Index, and the frequency of primary amenorrhea.

In addition, psychological and social data were obtained by questionaire. From these data it could be concluded that the psychological constellation is significant in the occurence of secondary amenorrhea.

Einleitung

Der heutige Leistungssport beginnt zunehmend in Lebensabschnitten, in denen Wachstum und Reifung noch nicht abgeschlossen sind. Das betrifft auch die generative und inkretorische Gonadenfunktion.

Es ist bekannt, daß intensives körperliches Training die zyklische Ovarialfunktion beeinflussen kann. Die Bewertung dieser Auswirkung ist kontrovers [8 - 25]. Daraus folgt, daß die Einwirkungen des Leistungssports auf den jugendlichen Organismus weiterhin beobachtet werden müssen.

Gegenstand unserer Untersuchungen war es, bei einem Kollektiv von Sportlerinnen unter Berücksichtigung anthropometrischer Merkmale, das sind die Maßverhältnisse des menschlichen Körpers, und psychischer Konstellation den Einfluß leistungssportlicher Betätigung auf die Ovarialfunktion zu ermitteln.

Untersuchungen

An der Studie nahmen 97 Sportlerinnen im Alter von 10 - 27 Jahren aus der näheren Umgebung von Heidelberg teil. Registriert wurden:

1. Anthropometrische Daten wie Alter, Größe, Gewicht, sowie die Hautfaltendicke zur Bestimmung des Körperfettanteils [20, 23].
2. Des weiteren wurden Röntgenaufnahmen des Handskeletts zur Bestimmung des Knochenalters nach der Methode von Greulich-Pyle [12] angefertigt.
3. Zum anamnestischen Teil gehörte neben einer Sport- und Zyklusanamnese ein Interview zur psychischen Konstellation.
4. Ferner wurden die Ovarialhormone und die Gonadotropine vor und nach einem Stimulationstest im Blut bestimmt.

Im folgenden werden wir auf die Punkte 1 - 3 eingehen. Über die Ergebnisse zur Auswertung der Hormonanalysen wurde an anderer Stelle berichtet [4].

Für die Auswertung der erhobenen Daten wurden Vergleichsgruppen innerhalb des Sportlerinnenkollektivs gebildet. Als Unterscheidungskriterien für die Gruppen dienten Sportart, Trainingsbeginn und Trainingsumfang.

Für die statistische Analyse wurden Rangsummentests sowie χ^2-Tests für zwei und mehr unabhängige Variablen eingesetzt.

Ergebnisse, Diskussion

Die Ergebnisse sind in den Tabellen 1 - 5 aufgeführt.

1. Anthropometrische Daten. Die anthropometrischen Daten (Tabelle 1) unserer Sportlerinnen entsprachen bei geringen Abweichungen denen der Normalpopulation. Zu erwähnen scheint eine geringe Knochenalter- und Gewichtsretardation in Kontrast zu einer Längenakzeleration. Dem Grössen- und Gewichtsverhältnis zufolge liegen Broca-Index [13], das ist das Verhältnis von Körpergewicht zu Normalgewicht, und Körperfettanteil im unteren Normbereich [14].

Tabelle 1. Vergleich der anthropometrischen Daten von 97 Sportlerinnen mit denen der Normalpopulation

Mittleres Alter	17 ± 3	(n = 97)
Knochenalter - Chronol. Alter	-0,5 ± 1	(n = 49)
Längenalter - Chronol. Alter	+0,6 ± 3,5	(n = 97)
Gewichtsalter - Längenalter	-0,1 ± 3,2	(n = 97)
Broca-Index	0,95 ± 0,1	(n = 97)
Körperfettanteil in Prozent	14,2	(n = 97)

2. *Menarche.* Wie Tabelle 2 zeigt, ist bei den Mädchen, die bereits vor der Menarche Leistungssport betrieben, gegenüber den Sportlerinnen mit Trainingsbeginn nach der Menarche das Auftreten der ersten Periodenblutung signifikant verzögert.

Tabelle 2. Menarchealter bei verschiedenen Bedingungen sportlicher Betätigung

	Menarchealter bei Trainingsbeginn		
	Vor der Menarche (n = 46)		Nach der Menarche (n = 43)
Sportart Trainingsumfang	13,6 ± 2,1		12,9 ± 1,1
	$p < 0,05$		
Ausdauer	13,7 ± 2,1	(n = 17)	
Technik	13,6 ± 1,9	(n = 29)	
>1 - 5 h	13,1 ± 1,4	(n = 14)	
>5 - 10 h	13,6 ± 1,9	(n = 14)	
>10 h	14,1 ± 1,3	(n = 18)	

Ein Trend ($p = 0,1$) zur späteren Menarche mit zunehmendem Trainingsumfang zeigte sich bei den Sportlerinnen mit Trainingsbeginn vor der Menarche.

Bis auf Schwimmerinnen, die ein unter dem Durchschnitt des Gesamtkollektivs liegendes Menarchealter von 12,7 Jahren (n = 21) aufwiesen, schien die Sportart keinen Einfluß auf das Menarchealter auszuüben.

Eine zusammenfassende Übersicht verschiedener Untersuchungen zum Menarchealter von Sportlerinnen und Nichtsportlerinnen zeigt die Tabelle 3. Übereinstimmende Mitteilungen in der Literatur bezüglich des verzögerten Menarchealters bei Sportlerinnen im Gegensatz zu Nichtsportlerinnen fanden Klaus [16], Märker [17] und Malina [18]. Zu kontroversem Ergebnis mit einem früheren Menarchealter bei Sportlerinnen kam Ingmann [15]. Keinen Unterschied bei Sportlerinnen und Nichtsportlerinnen und ein insgesamt spätes Menarchealter fand Erdelyi [9].

Tabelle 3. Literaturübersicht zum Menarchealter von Sportlerinnen und Nichtsportlerinnen

Autoren	Menarchealter	
	Sportlerinnen	Nichtsportlerinnen
Klaus, E.J. (1954), BRD	14,23	13,58
Märker, K. (1979), DDR	13,58	12,54
Malina, R.M. (1973), USA	13,58	12,23
Erdelyi, G.J. (1956), Ungarn	13,60	13,60
Ingmann, O. (1954), Finnland	14,01	14,98
Unsere Studie	13,60	12,90

3. Zyklusstörungen. Die Tabelle 4 zeigt den Einfluß des Trainingsbeginns auf Zyklusstörungen.

Wir verstanden darunter primäre und sekundäre Amenorrhoe, prämenstruelle und dysmenorrhoeische Beschwerden. Primäre Amenorrhoe fanden wir häufiger bei den Sportlerinnen mit Trainingsbeginn vor der Menarche. Prämenstruelle Beschwerden aber traten häufiger bei den Sportlerinnen auf, die ihr Training später aufgenommen hatten. Keine nennenswerten Unterschiede zeigten sich bei der sekundären Amenorrhoe und den dysmenorrhoeischen Beschwerden.

Tabelle 4. Zyklusstörungen bei Trainingsbeginn vor und nach der Menarche

Zyklusstörungen	Trainingsbeginn		
	Vor der Menarche (n = 46)	Nach der Menarche (n = 43)	
Prim. Amenorrhoe	6	0	S
Sek. Amenorrhoe	12	11	NS
Prämenstruelle Beschwerden	4	12	S
Dysmenorrhoe			
- Abh. vom Training	3	2	NS
- Unabh. vom Training	6	7	NS

a) Primäre Amenorrhoe. Eine primäre Amenorrhoe, worunter wir keine Menarche bis zur Beendigung des 15. Lebensjahrs verstanden [17], fanden wir bei 6 % (n = 7/97) der von uns untersuchten Sportlerinnen. Alle Sportlerinnen, die bei uns unter diesen Begriff fielen, hatten vor der Menarche zu trainieren begonnen.

Allerdings ist dabei zu erwähnen, daß das Menarchealter der Mütter, soweit bekannt, mit 16, 18 und 20 Jahren ebenfalls sehr spät lag.

Es muß somit sicher angenommen werden, daß der konstitutionelle Faktor eine bedeutende Rolle für das Auftreten der primären Amenorrhoe spielt. Unter diesem Aspekt darf der Einfluß des frühen Trainingsbeginns nicht überbewertet werden.

b) Prämenstruelle Beschwerden. Über prämenstruelle Beschwerden klagten 16 % (n = 16/97) der Sportlerinnen. Dieses Syndrom trat allerdings bei Sportlerinnen mit Trainingsbeginn nach der Menarche 3mal häufiger auf als bei Sportlerinnen, die bereits vor der Menarche ihr Training aufgenommen hatten. Trainingsumfang und Sportart schienen auf diesen Symptomenkomplex keinen Einfluß auszuüben.

c) Dysmenorrhoeische Beschwerden. Über dysmenorrhoeische Beschwerden klagten 16,5 % (n = 17/97) der Sportlerinnen. Fünf davon hatten diese Menstruationsbeschwerden bei intensivem Training (n = 5/97). Dabei handelte es sich ausnahmslos um Ausdauersportlerinnen.

Bei den Schwimmerinnen fand sich mit 24 % (n = 6/21) ein besonders hoher Anteil.

Diese Ergebnisse decken sich gut mit den Angaben von Erdelyi [9], der dysmenorrhoeische Beschwerden ebenfalls häufiger bei Ausdauersportlerinnen fand, den größten Anteil bei den Schwimmerinnen.

Vergleichen wir die Häufigkeit des Auftretens dysmenorrhoeischer Beschwerden mit dem von Malina [19] bei Nichtsportlerinnen gefundenen Wert von 25,9 % (n = 7), so kommen wir mit Erdelyi [9] zu der Schlußfolgerung, daß sportliche Aktivität die physische Konstitution während der Menstruation begünstigt. Malina [19] fand allerdings dysmenorrhoeische Beschwerden bei nahezu der Hälfte seiner untersuchten College-Sportlerinnen (n = 10) und olympischen Kandidatinnen (n = 9).

d) Sekundäre Amenorrhoe. Insgesamt fanden wir bei unseren 23 % Sportlerinnen mit sekundärer Amenorrhoe (n = 23/97) ein signifikant höheres Menarchealter (Tabelle 5). Dies könnte auf eine labilere Regulation bei späterer Zyklusaufnahme hindeuten.

Tabelle 5. Menarchealter, Broca-Index und Körperfettanteil bei Sportlerinnen mit und ohne sekundäre Amenorrhoe

	Sek. Amenorrhoe (n = 23)	Keine sek. Amenorrhoe (n = 66)	
Menarchealter	13,8 ± 1,4	13,1 ± 1,4	S
Broca-Index	0,96 ± 0,1	0,95 ± 0,08	NS
Körperfettanteil in Prozent	13,7	14,3	

Der Körperfettanteil von 13,7 % lag bei den Sportlerinnen mit sekundärer Amenorrhoe niedriger als bei denen ohne sekundäre Amenorrhoe. Letztere wiesen einen Anteil von 14,3 % auf. Einen Körperfettanteil unter 15 % fanden auch Wilmore u. Brown [25] bei ihrer Studie über Ausdauersportlerinnen. Nur Augestad [2] fand bei der Untersuchung der Sportlerinnen mit sekundärer Amenorrhoe (n = 19/98) mit einer Ausnahme einen höheren Körperfettanteil als 22 %. Dieser Betrag wird von Frisch u. McArthur [11] als Minimalbetrag für die Erhaltung des Menstruationszyklus gefordert.

Augestad [2] verglich das Auftreten von sekundärer Amenorrhoe bei seinen Sportlerinnen mit dem der norwegischen Normalpopulation. In der norwegischen Normalpopulation trat das Symptom in 4,4 % der Fälle auf, hingegen bei seinen Sportlerinnen in 20 % (n = 19/98).

Zu anderen Ergebnissen kamen Erdelyi [9] und eine Studie von 1975 [22], die keine Häufung von Zyklusirregularitäten bei Sportlerinnen feststellten.

Aus dem Interview zum psychosozialen Bereich ergab sich, daß bei Sportlerinnen ohne Zyklusstörungen die Beziehungen zu den Eltern und dem Trainer überwiegend gut waren, die Freude am Training beständig vorherrschte und die schulischen Leistungen bei Trainingsaufnahme konstant blieben oder besser wurden.

Bei den Sportlerinnen mit sekundärer Amenorrhoe war das Verhältnis zu den Eltern und dem Trainer beeinträchtigt. Sie wurden häufiger von weiblichen Personen trainiert. Die Freude am Training ließ mit der Zeit nach. Es zeigte sich ein Abnehmen der schulischen Leistungen. Persönliches Geltungsbedürfnis war bei den Wettkämpfen vorrangig. Häufiger als die anderen hatten sie das Gefühl, für Sport und Karriere einen Verzicht leisten zu müssen. Insgesamt beobachteten wir bei den Sportlerinnen mit sekundärer Amenorrhoe eine problemreichere Beziehung zur Umwelt.

Besonders die strukturierte Befragung läßt erkennen, wie komplex die Einwirkungsmöglichkeiten auf die Ovarialfunktion sein können, wobei der Stellenwert der leistungssportlichen Betätigung nicht überbewertet werden darf. Betrachten wir Zyklusstörungen als Indikator für Überlastungs- und Konfliktsituationen, so sollte bei der Routineuntersuchung der Leistungssportlerinnen mehr Wert auf eine gezielte gynäkologische Anamnese gelegt werden.

Literatur

1. Åstrand PO, Erikson BO, Hylander I, Engström I, Karlsberg P, Saltin B, Thoren C (1963) Girl swimmers, with special reference to respiratory and circulatory adaption and gynaecological and psychiatric aspects. Acta Paediatr Suppl. 147
2. Augestad LB, Oian P, Molne K, Oseid S (1982) Menstrual dysfunction in Norwegian top athletes. World Congress on Sports Medicine, Vienna
3. Augestad LB (1982) Unpublished data
4. Barwich D, Zachmann L, Bauer D, Weicker H (1980) Die gonadotropine Partialfunktion der Hypophyse bei Sportlerinnen. In: Kindermann W, Hort W (Hrsg) Sportmedizin für Breiten- und Leistungssport. Demeter, Gräfelfing, S 69-72
5. Bausenwein I (1954) Zur Frage Sport und Menstruation. Dtsch Med Wochenschr 79: 1526-1532
6. Dale E, Gerlach D, Wilhite A (1979) Menstrual dysfunction in distance runners. Obstet Gynaecol 54:47
7. Demeter A (1981) Sport im Wachstums- und Entwicklungsalter. Sportmed Schriftenr 17. J.A. Barth, Leipzig
8. Erdelyi GJ (1962) Gynaecological survey of female athletes. J Sports Med Phys Fit 2:174-179
9. Erdelyi GJ (1976) Effects of exercise on the menstrual cycle. Physician Sports Med 4:79-81
10. Feight CB, Johnson TS, Martin BJ, Sparkes RE, Wagner WW (1978) Secondary amenorrhea in athletes. Lancet II:1145
11. Frisch RE, McArthur JW (1974) Menstrual cycle: Fatness as a determinant of minimum weight for height necessary for their maintenance or onset. Science 185:949-951
12. Greulich WW, Pyle SJ (1959) Radiographic atlas of skeletal development of hand and the wrist, 2nd edn. Stanford University Press, Stanford
13. Gries FA, Berchtold P, Berger M (1976) Adipositas. Springer, Berlin Heidelberg New York
14. Hebbelinck M, Borms J (1978) Körperliches Wachstum und Leistungsfähigkeit bei Schulkindern. Barth, Leipzig
15. Ingmann O (1953) Menstruation in Finnish top class sportswomen. In: Karvonen MJ (ed) Proceedings of the International Symposium of the Medicine and Physiology of Sports and Athletics at Helsinki 1952. Finnish Association of Sports Medicine, Helsinki
16. Klaus EJ (1954) Menstrualzyklus, Körperbauform und Sport. In: Klaus EJ (Hrsg) Konstitution und Sport. Tries, Freiburg/Brsg.
17. Märker K (1979) Zur Menarche von Sportlerinnen und mehrjährigem Training im Kindesalter. Med Sport 19:324-332
18. Malina RM, Harper AB, Avent HH, Campbell DE (1973) Age at menarche in athletes and non-athletes. Med Sci Sports 5:11-13
19. Malina RM, Spirduso WW, Tate C, Baylor AM (1978) Age at menarche and selected menstrual characteristics in athletes at different competitive levels and in different sports. Med Sci Sports 10:218-222
20. Pascale LR, Grossmann MJ, Sloane HS, Frankel T (1956) Correlations between thickness of skinfolds and body density in 88 soldiers. Hum Biol 28:165-176

21. Prokop L (1953) On the question of overtraining. Sportarztkongreß, Frankfurt am Main
22. Research studies in the female athlete: gynecological considerations (1975) J Phys Ed Rec 46:40 (zit. nach Augestad 1982)
23. Siri WE (1961) Body composition from fluid spaces and density, techniques for measuring body composition. In: Brozek J, Herschel A (eds) Proceedings of a Conference, Quartermaster Research and Engineering Center 1959. National Academy of Science, Washington D.C.
24. Timonen S, Procope BJ (1971) Premenstrual syndrome and physical exercise. Acta Obstet Gynecol Scand 50:331-337
25. Wilmore JH, Brown CH (1974) Physiological profiles of woman distance runners. Med Sci Sports 6:178

Veränderungen hypophysärer, gonadaler und adrenaler Hormone bei disziplinspezifischer Maximalbelastung von Leichtathletinnen

Changes in Pituary, Gonadal, and Adrenal Hormones During Discipline-Specific Maximal Exercise Stress in Female Track and Field Athletes

K. G. Wurster, E. Keller, M. Zwirner, A. E. Schindler und D. Jeschke

Summary

The results presented show that maximum physical stress produces considerable changes in the hormones that regulate the menstrual cycle. Significant increases (prolactin, cortisol, DHEA, oestradiol, testosterone) as well as decreases (FSH) are induced. Evident discipline-specific differences in hormonal responses to physical stress have been established, which may be due to effects from training as well as from different forms of physical exercise stress (duration of stress period long or short / aerobic - anaerobic).

The specific variations in menstrual patterns for various disciplines can be explained by the different hormonal responses (prolactin).

Einleitung

Zyklusstörungen bis hin zur sekundären, ja primären Amenorrhoe sind bei Leistungssportlerinnen keine Seltenheit [1, 3, 8, 16]. Auch im Breitensport nimmt die Zahl jener Frauen zu, die heute ein regelmäßiges intensives Ausdauertraining mit mehr als 20 - 30 km wöchentlicher Laufleistung betreiben. So stellt sich für die gynäkologische Endokrinologie die Frage, ob und welche hormonellen Veränderungen durch die sportliche Belastung entstehen. Aus der Pathogenese der Zyklusstörungen gilt es zu klären, ob hier physiologische Adaptionen oder pathologische Reaktionen ablaufen.

Die Literatur [5, 9, 12, 20] ist widersprüchlich in der Beantwortung dieser Fragen. Anstiege wie Abfälle desselben Hormons wurden beschrieben, wobei die Biodynamik der hormonellen Veränderungen weitgehend unberücksichtigt blieb.

Ziel dieser Untersuchungen war es, Ausmaß und Zeitpunkt der Veränderungen einiger Hormone zu erfassen, die *mit* den Menstruationszyklus steuern. Mögliche Disziplinunterschiede sollten herausgearbeitet werden.

Material und Methode

60 Athletinnen des Leichtathletik-A- bis D-Kaders wurden im Labor oder Training einer für ihre Disziplin typischen Maximalbelastung unterzogen. 11 Studentinnen mit max. 1 - 2 h sportlicher Betätigung pro Woche wurden als Vergleich ebenfalls bis zur körperlichen Erschöpfung auf Laufband oder Fahrradergometer belastet. 8 Blutabnahmen im Zeitraum von 60 - 90 min vor bis 60 min nach Ende der Belastung wurden analysiert.

Ergebsnisse und Diskussion

Im Schrifttum [1, 19] wird immer wieder kontrovers diskutiert, ob es bei den einzelnen Hormonen durch den Sport zu einer Konzentrationsänderung kommt. Nicht immer wird dabei berücksichtigt, zu welchem Zeitpunkt der körperlichen Belastung die Bestimmungen erfolgt sind. In Abb. 1 ist die prozentuale Häufigkeit dargestellt, zu welchen Abnahmezeitpunkten die Maximalwerte erreicht werden. Prolaktin erreicht in über 40 % der Fälle 5 min nach Ende der körperlich erschöpfenden Belastung seine Maximalwerte, in knapp 25 % nach 10 min. Zeitlich sehr eng gekoppelt mit der Belastung steigt Prolaktin [7, 17] an, die streßbedingte Freisetzung hält nur kurz an. Aufgrund einer kurzen biologischen Halbwertszeit kommt es zu keiner Akkumulation.

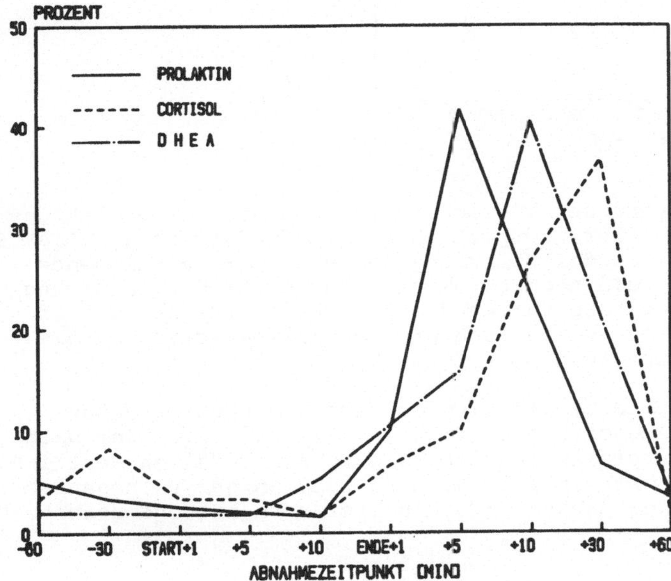

Abb. 1. Frequenz der Hormonmaxima bei Sportlern unter Belastung

Dehydroepiandrosteron, wie Cortisol durch ACTH stimuliert, erreicht mit gut 40 % nach 10 min Maximalwerte. Auch noch nach 30 min kommt es bei 21 % zu Höchstwerten (Abb. 1).

Bei einigen Sportlerinnen wurden die höchsten Cortisolwerte vor der sportlichen Belastung gemessen. Es handelt sich dabei ausschließlich um Werferinnen. Der Cortisolanstieg nach der Belastung erfolgt träger (Abb. 1). Die meisten Maximalwerte wurden nach 30 min gemessen. Bei allen 3 Hormonen sind 60 min nach Belastungsende und später nur noch selten Maxima bestimmt worden.

Zwischen den einzelnen Disziplinen gibt es signifikante Unterschiede in der Prolaktinantwort auf die maximale disziplinspezifische sportliche Belastung hin (Abb. 2). Bei Sprinterinnen kommt es durch die Belastung nur zu einem geringen Anstieg 5 - 10 min nach dem Abbruch der Tests. Die Mittel- und Langstreckenläuferinnen erreichen signifikant höhere Werte 5 min nach der Belastung. Zwischen den beiden Disziplinen bestehen keine wesentlichen Unterschiede. Die Dauer der Belastung war bei den Mittel- wie Langstrecklerinnen gemäß ihrer Diszi-

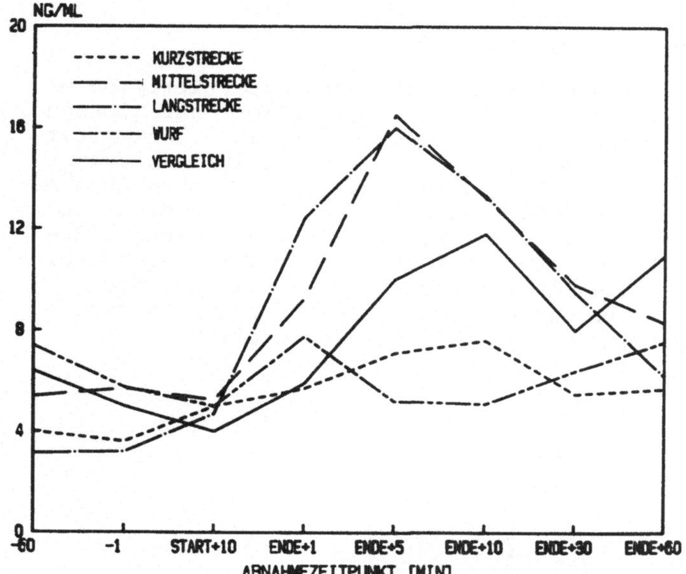

Abb. 2. Änderung des Prolaktinspiegels innerhalb einzelner Disziplinen

plinen deutlich länger - eine der möglichen Ursachen höherer Prolaktinantworten bei unterschiedlicher, körperlich erschöpfender Arbeit. Die Werferinnen hatten 60 min vor der Belastung, direkt am Belastungsende sowie nach 60 min Erholung die höchsten Werte. Zu Beginn der Belastung wie in der ersten Erholungsphase fallen die Prolaktinwerte ab. Die Untrainierten hatten erst nach 10 min Regeneration Maximalwerte und einen neuerlichen Anstieg nach 60 min.

Die Hyperprolaktinämie ist heute als eine der wesentlichen Ursachen von Sterilität und Oligo-Amenorrhoe bekannt [6, 11, 15]. Die hier nachgewiesenen passageren Hyperprolaktinämien, die in Einzelfällen deutlich außerhalb physiologischer Grenzen liegen, sind wohl an der Pathogenese der bei Spitzensportlerinnen bekannten Zyklusstörungen entscheidend beteiligt.

Abb. 3 zeigt, daß die meisten DHEA-Werte 10 min nach Belastungsende ihre Maximalwerte erreichen. Folgende Disziplinunterschiede sind hervorzuheben:

- Bei den Kurz- und Mittelstreckenläuferinnen sind durch die Belastung geringe Anstiege zu verzeichnen. Zum Abfall der DHEA-Konzentration kommt es nach 30 min. Die Langstreckenläuferinnen erreichen gegenüber den kürzeren Laufdisziplinen signifikant höhere Werte bereits während des Laufs. Diese fallen nach 5 - 30 min wieder auf das Ausgangsniveau ab. Bei den Werferinnen zieht ihr Wurfprogramm gänzlich andere Hormonantworten nach sich. DHEA fällt im Laufe ihrer Wurfdisziplinen und noch während der ersten 30 min der Regeneration ab.

- Die Untrainierten zeigen auffallend höhere Werte vor wie während ihrer Belastung. Die höchsten Werte werden 10 - 30 min nach Abbruch wegen körperlicher Erschöpfung erreicht. Den hohen DHEA-Konzentrationen bei den Untrainierten stehen niedrige Werte bei Cortisol gegenüber.

Die Cortisolspiegel (Abb. 4) liegen über den gesamten Abnahmezeitraum bei den Untrainierten signifikant unter jenen der Kaderläuferinnen. Die Untrainierten zeigen jedoch den proportional selben Anstieg 15 -

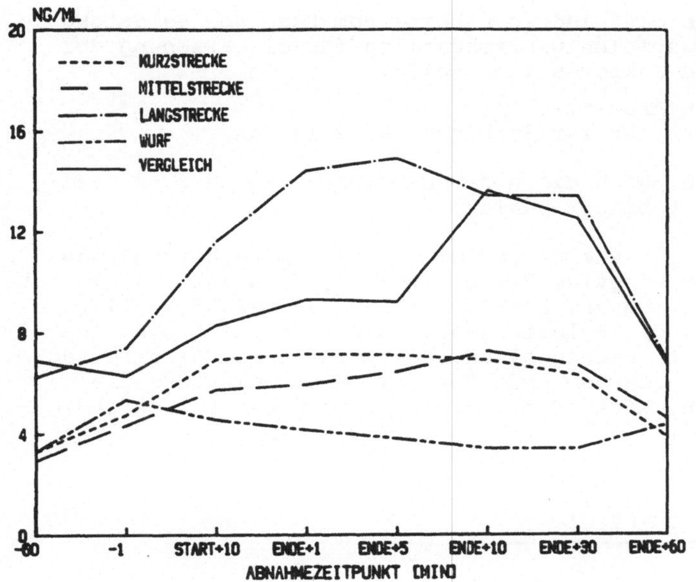

Abb. 3. Änderung des DHEA-Spiegels innerhalb einzelner Disziplinen

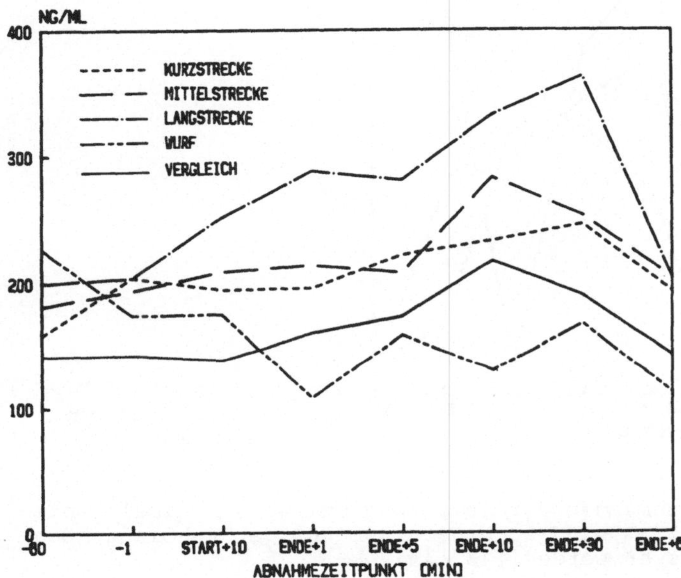

Abb. 4. Änderung des Cortisolspiegels innerhalb einzelner Disziplinen

30 min nach Belastungsende. Der Ausgangswert wird nach 60 min wieder erreicht. Mit zunehmender Laufleistung nehmen die erreichten Maximalwerte signifikant zu. Die Langstreckenläuferinnen erreichen gegenüber den Ruhewerten 80 % höhere Cortisolkonzentrationen [13, 18]. Sie erreichen ihr Ausgangsniveau nach 60 min noch nicht.

Paradox reagiert Cortisol bei Werferinnen. Cortisol fällt zur Belastung hin ab und erreicht nach intensiven, erschöpfenden Wurfserien signifikant niedrigere Werte. Nach einem Anstieg in der Erholung sind nach 60 min Regeneration die niedrigen Werte vom Ende der Belastung erneut zu messen. Somit spielen wahrscheinlich für die Erhöhung der Cortisolspiegel folgende Faktoren eine Rolle:

1. Dauer der geleisteten Arbeit.
2. Anhaltend hohes Niveau der kardiopulmonalen Belastung.

Ob es sich um Reaktionen durch die höheren Belastungen oder um Trainingseffekte handelt, ist bisher unklar.

Neben Prolaktin spielen FSH wie Östradiol bei der Aufrechterhaltung regelmäßiger Zyklen eine wichtige Rolle [1, 2, 4]. FSH (Abb. 5) steigt während der Belastung gering an. Deutlich fällt FSH bei 56 % aller Untersuchten 10 min nach der Belastung ab. Bereits nach 30 min sind nur noch 12 % Minimalwerte nachzuweisen. Östradiol (Abb. 5) erreicht in über 30 % 5 - 10 min nach dem Ende der maximalen Belastung die höchsten Konzentrationen. Nach 30 min sind nur noch bei 8 % Östradiolmaxima zu bestimmen [10].

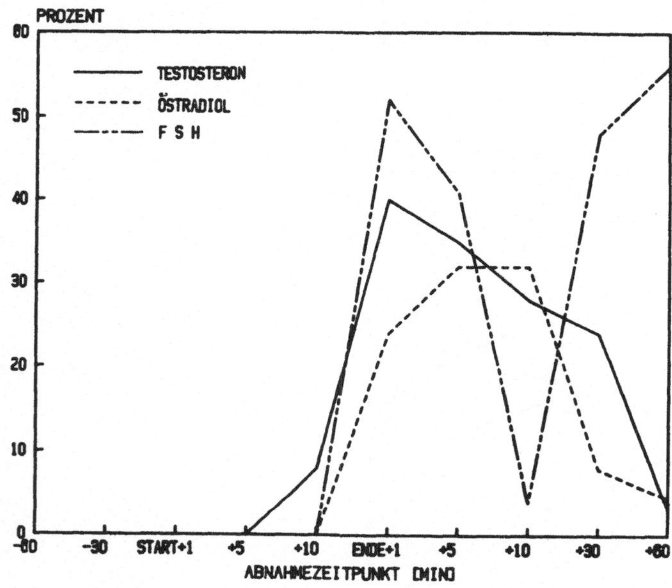

Abb. 5. Frequenz der Hormonmaxima bei Sportlern unter Belastung

Testosteron hat bereits zum Ende der Belastung bei 40 % maximale Spiegel erreicht. Bei knapp 25 % sind noch nach 30minütiger Erholung höchste Konzentrationen gemessen worden [13, 14].

Literatur

1. Baker ER (1981) Menstrual dysfunction and hormonal status in athletic women: A review. Fertil Steril 36:691-696
2. Barwich D, Zachmann L, Bauer D, Weicker H (1980) Die gonadotropine Partialfunktion der Hypophyse bei Sportlerinnen. In: Kindermann W, Hort W (Hrsg) Sportmedizin für Breiten- und Leistungssport. Demeter, Gräfelfing, S 69-72
3. Bonen A, Belcastro AN (1978) Effects of exercise and training on menstrual cycle hormones. Austral J Sportmed 10:39-44

4. Bonen A, Ling WY, MacIntyre KP, Neil R, McGrail JC, Belcastro AN (1979) Effects of exercise on the serum concentrations of FSH, LH, progesterone and estradiol. Eur J Appl Physiol 42:15-23
5. Bonen A, Belcastro AN, Ling WY, Simpson AA (1981) Profiles of selected hormones during menstrual cycles of teenage athletes. J Appl Physiol 50:545-551
6. Boyden TW, Pamenter RW, Grosso D, Stanforth P, Rotkis T, Wilmore JH (1982) Prolactin responses, menstrual cycles and body composition of women runners. J Clin Endocrin Metab 54:711-714
7. Brisson GR, Volle MA, De Carufel D, Desharnais M, Tanaka M (1980) Exercise-induced dissociation of the blood prolactin response in young women according to their sport habits. Horm Metab Res 12:201-205
8. Dale E, Gerlach DH, Withite AL (1979) Menstrual dysfunction in distance runners. Obstet Gynaecol 54:47-53
9. Galbo H (1981) Endocrinology and metabolism in exercise. Int J Sports Med 2: 203-211
10. Hunter S, Schraer R, Landers DM, Buskirk ER, Harris DV (1979) The effects of total oestrogen concentration and menstrual cycle phase on reaction time performance. Ergonomics 22:263-268
11. Johannessen A, Hagen C, Galbo H (1981) Prolactin, growth hormone, thyrotropin, 3,5,3'-triiodothyronine and thyroxine response to exercise after fat- and carbohydrate-enriched diet. J Clin Endocrinol Metab 52:56-61
12. Jurokowski JE, Jones NL, Walker WC, Younglai EV, Sutton JR (1978) Ovarian hormonal responses to exercise. J Appl Physiol 44:109-114
13. Keil E, Scheibe J, Börner A (1979) Der Einfluß eines extremen Ausdauerlaufes auf den Östradiol-Testosteron- und Kortisolspiegel im Blut bei Frauen. Med Sport 19:373-375
14. Langer H, Buhl H, Neumann G, Sattler R (1981) Zur Regulation des Serum-Testosteronspiegels bei Ausdauerbelastungen. Med Sport 21:278-280
15. Prior JC, Jensen L, Ho Yuen B, Higgins H, Brownlie L (1981) Prolactin changes with exercise vary with breast motion: Analysis of running versus cycling. Fertil Steril 36:268
16. Shangold MM, Freeman R, Thysen B, Gatz ML (1979) The relationship between long-distance running, plasma progesterone and luteal phase length. Fertil Steril 31:130-133
17. Shangold MM, Gatz ML, Thysen B (1981) Acute effects of exercise on plasma concentrations of prolactin and testosterone in recreational women runners. Fertil Steril 35:699-702
18. Sidney KH, Shepard RJ (1977) Growth hormone and cortisol - age differences, effects of exercise and training. Can J Appl Sports Sci 2:189-193
19. Sutton JR (1978) Hormonal and metabolic responses to exercise in subjects of high and low work capacities. Med Sci Sports 10:1-6
20. Wurster KG, Keller E, Zwirner M, Schindler AE, Jeschke D (1982) Endocrine studies in female top athletes: Hormonal changes during competition and under standardized ergometric exercise. Neuroendocrinology Letters 4:209

Wechselbeziehungen zwischen Menstruationszyklus und körperlicher Belastung sowie Leistungsfähigkeit bei Leichtathletinnen des A- bis D-Kaders

Correlations Between Menstrual Cycle and Physical Stress as Well as Physical Performance of Female Track and Field Athletes in West German Top Athletes

K. G. Wurster und L. Koros

Summary

In track and field, there are discipline-specific, menstrual-cycle dependent differences in physical performance as well as in subjective reactions to premenstrual and menstrual discomfort.

A careful analysis of the individual athlete is necessary, in order to be able to help and advise her.

Instead of misplacing concerns about improving performance levels by considering questionable or even unallowed means trainers and athletes should consider and take advantage of physiological menstrual changes when planning for training and competition, and if necessary influence the cycle with comparatively harmless measures.

Einleitung

Frauen durchlaufen im Gegensatz zu Männern zyklische Veränderungen in ihrem endokrinen System. Die stetigen Konzentrationsänderungen der ovariellen [4, 10] Steroide bringen deutliche Schwankungen in Herz-, Kreislauffunktion, Stoffwechsel sowie physischem wie psychischem Empfinden [7] mit sich. Für eine nicht geringe Zahl von Frauen stellt vornehmlich die prämenstruelle oder menstruelle Phase mit ihren krampfartigen Unterbauchbeschwerden und psychischer Instabilität eine erhebliche Beeinträchtigung ihres Wohlbefindens dar [14] und wird somit vielfach zur Krankheit. Für eine Athletin, von der im sportlichen Wettstreit jederzeit maximale Leistung erwartet wird, können zyklische Leistungsschwankungen [1, 3, 8, 9, 12, 18, 20, 21] sowie nicht kalkulierbare Zyklusirregularität zum Handicap werden.

Ziel der Untersuchung sollte es sein, diese Veränderungen in *einer* Sportart bei Spitzenathletinnen zu analysieren. Die Leichtathletik bietet sich im besonderen Maße dazu an:

1. Die Leistung ist in Zeiten oder Weiten meßbar und damit sind Formschwankungen sicher zu erfassen.
2. Die Belastungsformen von Sprint zur Langstrecke ändern sich kontinuierlich von anaerober Kurzzeitbelastung hin zur aeroben Ausdauerbelastung.
3. Die Leichtathletik wird vielfach erst nach Beginn der sekundären Geschlechtsreife intensiver betrieben. Somit scheiden Einflüsse auf die Ausreifung des reproduktiven Systems im wesentlichen aus.

Material und Methode

Inhalt dieser Studie sind Befragungen an 115 Leichtathletinnen des A- bis D-Kaders. In einer retrospektiven Einzelfallanalyse wurden in Verbindung mit einem Zyklogramm [6, 11] die entsprechenden Daten zusammengetragen. Dabei sollten zwei Aspekte ausgewertet werden:

1. Welchen Einfluß hat die körperliche Belastung auf den Menstruationszyklus?
2. Gibt es Veränderungen der Leistungsfähigkeit im Laufe des Menstruationszyklus?

Ergebnisse und Diskussion

1. Die primäre oder sekundäre Amenorrhoe ist das auffälligste Zeichen einer Fehlsteuerung des weiblichen Zyklus. Dale et al. [5] sowie andere Autoren [13, 16] haben gezeigt, daß die zunehmende Laufleistung ein Faktor für gehäufte Oligo-Amenorrhoen darstellt. In dieser Untersuchung (Tabelle 1) läßt sich mit längerer Laufstrecke eine deutliche Zunahme dieser Veränderung innerhalb der einzelnen Disziplinen und somit länger andauernder Belastung erkennen. In der Gruppe 1500 m sind 3 der 4 Athletinnen primär amenorrhoisch. Bei den anderen liegt eine sekundäre Amenorrhoe vor.

Tabelle 1. Zyklusveränderungen bei Leichtathletinnen

		Primäre/sekundäre Amenorrhoe %	Zyklus verkürzt %	Zyklus verlängert %
100/200 m	(n = 30)	10	11	33
400/800 m	(n = 33)	15	17	25
≥1500 m	(n = 13)	31	-	78
Sprung	(n = 12)	-	8	42
Wurf	(n = 18)	-	33	22
7-Kampf	(n = 9)	11	-	25
Gesamt	(n = 115)	11	15	33

Auf unterschiedliche Streßfaktoren reagiert der Zyklus mit verkürzten oder verlängerten Intervallen. Unter entsprechenden Bedingungen kommt es bei 15 % der Athletinnen zu einer Verkürzung, bei 33 % zu einer Verlängerung des Zyklus. Nur im Wurfbereich kam es eher zu verkürzten als zu verlängerten Zyklen. Die auffälligsten Zyklusveränderungen sind mit fast 80 % bei den Langstreckenläuferinnen festzustellen.

Als Streßfaktoren sind Training, Wettkampf, Beruf und private Sphäre sowie klimatische Veränderungen anzusehen (Tabelle 2). Ob und welche der genannten Umstände zum Streß werden, ist individuell sehr verschieden. Eine Athletin (400 m) berichtet über das Ausbleiben der Periode nach Erhöhung von 4 auf 6 Einheiten während des Wintertrainings und nach Reduzierung auf 4 Einheiten während der Wettkampfsaison wieder über regelmäßige Blutungen. Doch genau die umgekehrte Situation kam ebenfalls vor. In der Mehrzahl der Disziplinen steht als Ursache von Zyklusstörungen die Erhöhung der Trainingseinheiten und Trainingsinten-

Tabelle 2. Ursachen der Zyklusveränderungen

		Trainingsstreß %	Wettkampfstreß %	Berufl. + privater Streß %	Klimaveränderung %
100/200 m	(n = 27)	15	4	26	15
400/800 m	(n = 28)	14	18	11	11
>1500 m	(n = 9)	56	22	22	22
Sprung	(n = 12)	33	33	16	8
Wurf	(n = 18)	22	28	22	28
7-Kampf	(n = 8)	25	12	12	-
Gesamt	(n = 102)	23	18	19	15

sität an erster, klimatische Wechsel an letzter Stelle. Auffällig ist der geringe Stellenwert des Wettkampfstresses bei Sprinterinnen. Für die Langstreckenläuferinnen dagegen bewirken alle Stressoren eine deutliche Zyklusveränderung, wobei die Trainingsbelastung mit 56 % deutlich an 1. Stelle rangiert.

Zur Komplettierung seien noch einige weitere Punkte als Ursache von sportbedingten Zyklusveränderungen angeführt [15, 17]:

a) *Jugendliches Alter* - das Alter ist in den einzelnen Disziplinen mit 21 Jahre gleich groß.
b) *Verringerung des Körpergewichts und des subkutanen Fettgewebes* - bei den untersuchten Athletinnen ist der Mittelwert trotz unterschiedlichem Zyklusverhalten mit ca. 11 % gleich groß.
c) *Genetische Unterschiede in der Konstitution der einzelnen Athletinnen* (Sprinterin - Werferin).

Auf der einen Seite kann es durch Trainings- oder Wettkampfbelastung zu Zyklusbeeinträchtigungen kommen und somit die Menstruation unerwartetermaßen mit einem Wettkampf zusammenfallen. Andererseits haben Frauen vornehmlich vor wie während der Periode Beschwerden, die ihre Leistungsfähigkeit beeinträchtigen können [2].

2. Eine Veränderung des sportlichen Leistungsvermögens findet sich vornehmlich 3 - 8 Tage vor und bis 5 Tage nach Blutungsbeginn. Die individuellen Schwankungen sind hier enorm groß, doch lassen sich innerhalb der einzelnen Disziplinen folgende Tendenzen erkennen (Tabelle 3):

a) Nur die Sprinterinnen sind vor der Periode schlechter als während der Periode, alle anderen Disziplinen haben ihren Leistungstiefpunkt während der Menstruation.
b) Am stärksten sind die Langstreckenläuferinnen beeinträchtigt, während die geringsten negativen Einflüsse bei den Werferinnen nachzuweisen sind. Insgesamt ist rund ein Drittel der Athletinnen vor oder während der Menstruation schlechter in ihrer Leistungsfähigkeit.
c) Rund ein Drittel fühlt sich vor oder während der Periode deutlich besser als im übrigen Zyklus. Die Disziplinen Sprint und 7-Kampf sind während der Periode leistungsstärker, die übrigen Disziplinen prämenstruell. Die Werferinnen sind nicht nur durch die Menstruation am geringsten beeinträchtigt, sondern in gut 50 % sogar deutlich verbessert.

Tabelle 3. Zyklische Leistungsschwankungen innerhalb der einzelnen Disziplinen

		vorher	während	vorher	während
		schlechter		besser	
		%	%	%	%
100/200 m	(n = 25)	44	24	12	20
400/800 m	(n = 26)	23	31	27	19
>1500 m	(n = 9)	44	56	44	22
Sprung	(n = 13)	46	46	31	15
Wurf	(n = 17)	17	29	56	47
7-Kampf	(n = 8)	25	37	25	50
Gesamt	(n = 98)	32	34	32	26

Bei der Betreuung von Athletinnen fällt immer wieder auf, daß subjektives Empfinden und objektiv gemessene Leistung oft nicht übereinstimmen (Tabelle 4).

Tabelle 4. Zyklische Leistungsschwankungen - Unterschiede zwischen subjektivem Empfinden und objektiver Leistung (I)

		Subjektiv gleich Objektiv besser %		Subjektiv schlecht Objektiv besser %		Subjektiv und Objektiv gleich %	
		Vor	Während	Vor	Während	Vor	Während
100/200 m	(n = 25)	8	4	4	16	44	56
400/800 m	(n = 26)	4	-	23	19	50	50
>1500 m	(n = 9)	-	-	44	22	11	22
Sprung	(n = 13)	-	7	31	7	23	39
Wurf	(n = 17)	29	24	29	24	24	24
7-Kampf	(n = 8)	25	38	-	12	50	12
Gesamt	(n = 98)	10	9	20	17	37	40

Subjektiv unverändert, jedoch objektiv bessere Leistung erzielen rund 10 % der Athletinnen. Die Disziplinen Wurf und 7-Kampf sind mit 25 % bis fast 40 % besonders stark vertreten. Für diese beiden Disziplinen ist die Zeit vor oder während der Periode leistungsförderlich und stellt kein Handicap dar.

Subjektiv schlechter, objektiv trotzdem besser sind eine ganze Reihe von Sportlerinnen, rund 20 %. Sie fühlen sich gereizt und aggressiv und können unbewußtermaßen diesen Umstand leistungsfördernd umsetzen. Dies ist bei zunehmender Laufstrecke ausgeprägter, vornehmlich prämenstruell. Diesem Umstand der Dissoziation zwischen subjektivem Empfinden und objektiver Leistung muß bei der individuellen Betreuung der Athletin besonderes Augenmerk geschenkt werden. Würde man sich vom Empfinden der Athletin leiten lassen und dem Wunsche um Verlegung der Periode [19] für z.B. eine Weltmeisterschaft ohne weiteres nachgeben, so würde sich die Athletin in ihrer Leistung möglicherweise eher verschlechtern als verbessern.

Daß subjektive wie objektive Leistungsbeurteilung übereinstimmen, und es zu keinen Leistungsschwankungen kommt, trifft in rund 40 % zu. Mit Ausnahme der Langstrecke, die hier nur gering vertreten ist, bestehen keine wesentlichen Disziplinunterschiede.

Leistungseinbußen bei subjektiv ungeändertem Befinden weisen nur 6 - 7 % auf (Tabelle 5). Die Disziplinen Wurf und Langstrecke sind hier nicht vertreten.

Tabelle 5. Zyklische Leistungsschwankungen - Unterschiede zwischen subjektivem Empfinden und objektiver Leistung (II)

		Subjektiv und Objektiv gleich %		Subjektiv gleich Objektiv schlechter %		Subjektiv und Objektiv schlechter %	
		Vor	Während	Vor	Während	Vor	Während
100/200 m	(n = 25)	44	56	16	8	28	16
400/800 m	(n = 26)	50	56	4	11	19	19
>1500 m	(n = 9)	11	22	-	-	44	56
Sprung	(n = 13)	23	39	7	-	23	39
Wurf	(n = 17)	24	24	-	-	17	29
7-Kampf	(n = 8)	50	12	12	12	12	25
Gesamt	(n = 98)	37	40	7	6	25	28

Reduzierte Leistung und schlechtes subjektives Empfinden finden sich in durchschnittlich 25 %. Die Langstreckenläuferinnen sind am häufigsten davon betroffen. Unter den anderen Gruppen bestehen keine wesentlichen Unterschiede.

Aus der Heterogenität der Daten lassen sich folgende Punkte herausheben:

1. Die Langstreckenläuferinnen sind vornehmlich in den Extrembereichen zu finden: Entweder besteht eine deutliche Beeinträchtigung oder eine meßbare Verbesserung der Leistung prämenstruell wie menstruell.
2. Die Werferinnen sind durch das Zyklusgeschehen am wenigsten beeinträchtigt. Vornehmlich einige Werferinnen wie auch Mehrkämpferinnen sind prämenstruell oder menstruell sogar leistungsstärker.
3. Die Beratung der einzelnen Athletin muß zuerst die individuellen Reaktionen erfassen und kann erst darauf sinnvoll aufbauen. Die Betreuung kann sich zusätzlich der Möglichkeiten therapeutischer Maßnahmen bedienen. Antirheumatika wie auch hormonelle Kontrazeptiva hemmen die Produktion oder Freisetzung der Prostaglandine, denen die Hauptfunktion an der Pathogenese des menstruellen Symptomenkomplexes zukommt.

Literatur

1. Ahmed LT, Meraounal A, Larbi LO (1982) Menstruation et sport feminin. J Gyn Obstet Biol Repr 11:697-701
2. Artner J (1978) Menstruationszyklus und Sport. Med Klin 73:1257-1267
3. Bausenwein I (1972) Medizinische Probleme des Frauenleistungssports gestern und heute. MMW 114:1325-1329

4. Bonen A, Belcastro AN (1978) Effects of exercise and training on menstrual cycle hormones. Austral J Sports Med 2:39-44
5. Dale E, Gerlach DH, Withite AL (1979) Menstrual dysfunction in distance runners. Obstet Gynecol 54:47-53
6. Dam B von, Pöhlitz L, Wurster KG (1982) Vorbeugen ist besser als Trainingsausfall. Prophylaxe im Mittel- und Langstreckenlauf der Frauen - Maßnahmen zur Vermeidung von gesundheitlich bedingten Ausfällen im Training und Wettkampf. Leichtathletik-Magazin (Lehrbeilage) 2:23-26 und 3:23-26
7. Gamberale F, Strindberg L, Wahlberg I (1975) Female work capacity during the menstrual cycle. Physiological and psychological reactions. Scand J Environm Health 1:120-127
8. Gorontzi U (1979) Zusammenhänge zwischen Menstruationszyklus und Leistung bei Schwimmerinnen. Physiotherapie 70:435-438, 534-536, 677-679, 785-788
9. Hildebrandt G (1971) Spontan-rhythmische Schwankungen der Leistungsfähigkeit. Med Welt 22:640-648
10. Jurkowski JE, Jones NL, Walker WC, Younglai EV, Sutton JR (1978) Ovarian hormonal responses to exercise. J Appl Physiol 44:109-114
11. Märker K (1981) Das Zyklogramm im Sport der Frau - eine graphische Methode zur Objektivierung der Leistungsschwankungen im Zyklus. Med Sport 21:150-153
12. Halicka-Ambroziak H (1978) Adaptacja wysilkowa i wydolnošč fizyczna w przebiegu cyzlu menstruacyjnego (Adaptationsfähigkeit und physische Belastbarkeit während des Menstruationszyklus). Sport Wyczynowy (Warszawa) 16:57-60
13. O'Herlihy C (1982) Jogging and suppression of ovulation. N Engl J Med 306:50
14. Pahlke U, Smitka H-P (1977) Menstruationszyklus und sportliche Leistungsfähigkeit trainierter Sportlerinnen. Med Sport 17:123-126
15. Shangold MM (1980) Sports and menstrual function. Physician Sportmed 8:66-69
16. Shangold MM, Levine HS (1982) The effect of marathon training upon menstrual function. Am J Obstet Gynecol 143:862-869
17. Speroff L, Redwine DB (1980) Exercise and menstrual function. Physician Sportmed 8:42-52
18. Sykut M (1974) Analiza wyników sportowych uzyskiwanych w róznych fazach cyklu menstruacyjnego. (Analyse sportlicher Leistungen in verschiedenen Phasen des des Menstruationszyklus). Sport Wyczynow (Warszawa) 12/6:24-28
19. Taubert H-D (1972) Die medikamentöse Verlegung der Menstruation. Med Monatsschr 26:381-384
20. Valšik JA, Marcinkova D, Śtukovský R (1977) Ovarialzyklus und Schulzensur. Ärztl Jugendkd 68:21-26
21. Zimmer F (1971) Die Abhängigkeit der sportlichen Leistungsfähigkeit der Frau von den Ovarialhormonen. Fortschr Med 89:239-241

Hormonale und metabolische Veränderungen (Prolaktin, Cortisol, STH, Noradrenalin, Dopamin, freie Fettsäuren, freies Glycerin und Gesamteiweiß) nach TRH-Stimulation bei Ergometerbelastung von Sportstudentinnen und Leistungssportlerinnen[1]

Hormonal and Metabolic Changes (Prolactin, Cortisol, STH, Norepinephrine, Dopamine, FFA, Free Glycerol and Total Serum Protein) in Female Physical Education Students and Competitive Athletes During Bicycle Ergometric Exercise Before and After TRH-Stimulation

U. Korsten-Reck, P. Schmid, M. Breckwoldt, P. Burmeister, M. Lehmann und J. Keul

Summary

The levels of certain hormones and metabolites were investigated in 8 female physical education students, who were not taking part in any special training program, 6 female racing cyclists and 6 female septathalon athletes. The investigations with the students were carried out at two different points of time in the menstrual cycle, during the early follicular phase and in the late luteal phase. The investigations with the high-performance athletes were independent of the menstrual cycle.

Stimulation of TRH leads to increased secretion of prolactin and STH which makes it possible to identify borderline basal levels of prolactin and thus improve the diagnosis.

The basal levels of the hormones prolactin, cortisol, STH and the catecholamines were determined along with the metabolic indicators FFA, free glycerol and total serum protein. Following TRH stimulation the blood parameters were measured after 10, 20, 40, 60 and 150 minutes. The test persons were then subjected to step-wise increasing bicycle ergometric exercise whereby the heart rate, lactate and glucose levels were measured to exhaustion.

Directly following this exercise all the blood parameters were measured again and a second TRH stimulation was carried out with measurements of the above-mentioned parameters after 10, 20, 40 and 60 minutes.

Results

1. No significant difference was found between the results from the follicular and luteal phases in the physical education students.
2. Stimulation with TRH results in a significant increase in the production of prolactin and STH. The cyclists showed the lowest maximal values both before and after the ergometric exercise.
3. There is a significant increase in the levels of STH and prolactin in the cyclists as well as in the levels of catecholamines, total serum protein and free glycerol in all the groups.
4. The integral area under the prolactin curve is smaller following physical exercise in the physical education students. The cyclists' level remains low both before and after exercise. The heptathalon athletes show a slight but insignificant increase after exercise.

1 Mit Unterstützung des Bundesinstituts für Sportwissenschaft Köln-Lövenich

Einleitung

Intensives Training ist einer von zahlreichen Faktoren, die den normalen Menstruationszyklus beeinflussen können. So ist bekannt, daß bei Sportlerinnen die Menarche später einsetzt als bei Untrainierten und daß bei Sportlerinnen gehäuft Zyklusstörungen vorkommen [2, 3, 18, 20]. Als mögliche Ursache dafür bzw. für das Auftreten einer sportassoziierten sekundären Amenorrhoe werden die durch körperliches Training bzw. Muskelaktivität erhöhten Prolaktinspiegel in Zusammenhang gebracht [9, 10, 18], da primäre und sekundäre Amenorrhoen oftmals mit erhöhten Prolaktinwerten einhergehen. Zu physiologischen Prolaktinerhöhungen kommt es während der Schwangerschaft, in der Stillperiode und unter Streßsituation, wobei verstärktes körperliches Training anscheinend für den weiblichen Organismus auch eine Streßsituation darstellt [1, 2, 19]. TRH-Stimulationen führen zu einer erhöhten Prolaktin- und STH-Sekretion und ermöglichen bei grenzwertigen basalen Prolaktinspiegeln eine diagnostisch größere Trennschärfe [1, 10, 11, 16, 17].

Untersuchungsgut und Methode

8 Sportstudentinnen wurden in 2 verschiedenen Zyklusphasen untersucht, und zwar in der frühen Follikelphase (FP) (5. - 10. Zyklustag) und in der späten Lutealphase (LP) (20. - 25. Zyklustag). Der Zeitpunkt der Ovulation war mittels Basaltemperatur durch die Probandinnen ermittelt worden. Alle nahmen keine Antikonzeptiva ein. 6 Radfahrerinnen und 6 Siebenkämpferinnen wurden zyklusunabhängig untersucht (Tabelle 1 und Abb. 1)

Tabelle 1. Anthropometrische Daten

	Normalpersonen n=8 (FP[a])	Radfahrerinnen n=6	Siebenkämpferinnen n=6
Alter (Jahre)	23,4 ± 0,7	21 ± 2,19	23,5 ± 1,04
KG	58,3 ± 5,1 kg	61,5 ± 5,35 kg	63,0 ± 3,22 kg
Körpergröße	168,5 ± 5,5 cm	173,2 ± 2,48 cm	171,8 ± 3,97 cm
Zykluslänge	5 Prob. regelmäßig = 28 Tg. 3 Prob. unregelmäßig = 24-31 Tg.	unregelmäßig	Antikonzeptiva 24-28 Tg.

[a] Die LP unterscheidet sich n.s.

20 min nach Setzen eines Unterarmvenenkatheters erfolgte die Abnahme der Basalwerte zur Bestimmung von Prolaktin (Prol. RIA-Kit, Cea Sorin), STH (HGH-RIA-Kit, Cea Sorin), Cortisol (Cortisol RIA-Kit, Serono), Adrenalin, Noradrenalin, Dopamin [4] sowie zur Bestimmung des Gesamteiweißes (GE) (Biuret-Methode), der freien Fettsäuren (FFS [7]), und des freien Glycerins [7]. Unmittelbar daran wurde die erste TRH-Stimulation mit 200 µg TRH i.v. durchgeführt. Weitere Blutabnahmen zur Bestimmung des Prolaktinspiegels erfolgten 10, 20, 40, 60, 90, 120 und 150 min nach Stimulation; alle anderen Parameter wurden nur nach 20 und 150 min (bzw. bei den Leistungssportlerinnen 90 min nach der 1. TRH-Stimulation) gemessen. Anschließend wurde eine Fahrradergometrie (Tabelle 2) im Sitzen (Ergotest, Fa. Jaeger, Würzburg) durchgeführt,

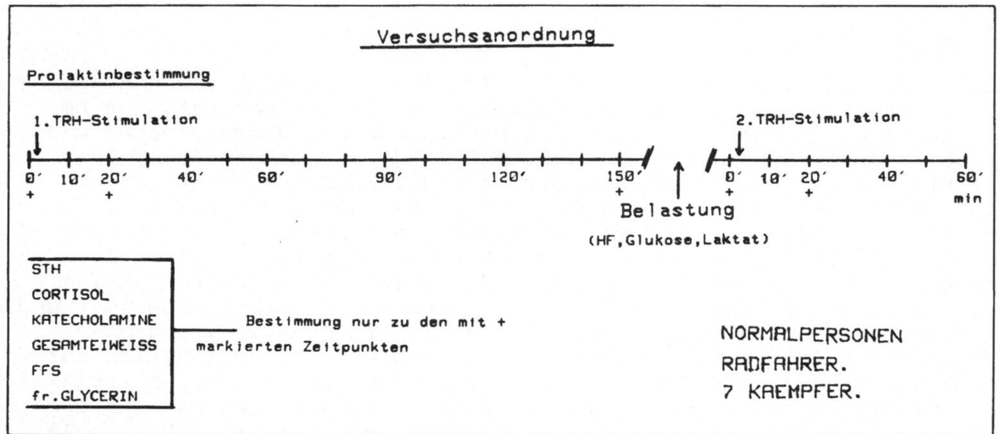

Abb. 1. Versuchsanordnung

Tabelle 2. Ergometrische Daten

		Ruhe	max. Belast.	3' n. Belast.
Normal-personen (FP*)	HF	73,7 ± 8,7	187,6 ± 9,2[a]	
	Watt		211,4 ± 32,1	
	Watt/kg		3,65 ± 0,47	
	Laktat	1,18 ± 0,23	6,77 ± 2,12[a]	10,36 ± 1,66[b]
	Glukose	5,70 ± 0,54	5,04 ± 0,41	5,79 ± 0,52
Rad-fahrerinnen	HF	59,4 ± 9,3	194,8 ± 6,1[a]	
	Watt		331,0 ± 14,0	
	Watt/kg		5,4 ± 0,32	
	Laktat	1,72 ± 0,34	8,39 ± 1,28[a]	11,33 ± 1,34[c]
	Glukose	6,73 ± 1,49	6,38 ± 2,21	8,29 ± 1,94
Sieben-kämpferinnen	HF	82,7 ± 14,4	175,3 ± 11,3[a]	
	Watt		200,0 ± 0	
	Watt/kg		3,18 ± 0,16	
	Laktat	1,76 ± 0,48	7,19 ± 0,94[a]	8,26 ± 1,31
	Glukose	7,22 ± 0,79	5,61 ± 0,76	5,61 ± 0,57

*Die LP unterscheidet sich n.s. $^{a}p < 0{,}001$, $^{b}p < 0{,}01$, $^{c}p < 0{,}05$

wobei - beginnend mit 50 W - alle 3 min eine Belastungserhöhung um jeweils 50 W bis zur subjektiven körperlichen Erschöpfung erfolgte. Währenddessen wurde aus dem hyperämisierten Ohrläppchen Blut zur Laktat- [6] und Glukosebestimmung [15] abgenommen. Aus dem EKG wurde die Herzfrequenz ermittelt. Sofort nach Belastungsabbruch erfolgte eine vollständige Blutabnahme aller oben erwähnten Parameter. Im Anschluß daran wurde die 2. TRH-Stimulation durchgeführt. Nach dieser 2. Stimulation wurden erneut die Prolaktinspiegel nach 10, 20, 40 und 60 min bestimmt, die restlichen Laborwerte nur 20 min nach Stimulation.

Der Untersuchungsbeginn lag zwischen 8.00 und 10.00 Uhr, die Dauer der Gesamtuntersuchung betrug durchschnitlich 4 h.

Die Meßergebnisse in Text und Tabellen wurden bei den Stoffwechselparametern als Mittelwerte mit einfacher Standardabweichung ($\bar{x} \pm s$) angegeben. Die statistische Überprüfung auf signifikante Mittelwertsunterschiede erfolgte dabei mit dem gepaarten t-Test nach Student. Da bei Betrachtung der Häufigkeitsverteilungen der untersuchten Hormone keine Normalverteilung nachweisbar war, wurde die Medianstatistik angewandt. In den Tabellen der Hormone ist demnach der Median $\tilde{x}$, der 50 % Vertrauensbereich (VB) und die Spannweite R (range = $x_{max} - x_{min}$) aufgeführt [12]. Die statistische Überprüfung des Vergleichs zweier Medianwerte verbundener Stichproben erfolgte mit dem Vorzeichentest. Als Signifikanzniveau wurde bei allen Berechnungen eine Irrtumswahrscheinlichkeit von unter 5 % ($p < 0{,}05$) angenommen [12].

Ergebnisse

a) 1. TRH-Stimulation. Bei den Normalpersonen kommt es in beiden Zyklusphasen zu signifikanten Anstiegen des Prolaktins und STH ($p < 0{,}05$), wobei zwischen den einzelnen Phasen keine signifikanten Unterschiede bestehen. Der Cortisolspiegel fällt von einem hohen Niveau nach Stimulation kontinuierlich ab ($p < 0{,}01$). Die Katecholamine, Gesamteiweiß, FFS und freies Glycerin bleiben unverändert. Das Verhalten dieser Parameter ist bei den Hochleistungssportlerinnen prinzipiell ähnlich (Abb. 2) [20, 21].

b) Ergometrie. Bei den Sportstudentinnen wurde zu beiden Zyklusphasen eine Ausbelastung erreicht; ebenso waren die Hochleistungssportlerinnen ausbelastet (Abb. 3 und 4 sowie Tabelle 2). Die Prolaktinspiegel aller 3 Gruppen sind in Tabelle 3 zusammengefaßt. Die Prolaktinspiegel der Radfahrerinnen zeigen ausgehend von den Ruhewerten gegenüber den Nachbelastungswerten den deutlichsten Anstieg, insgesamt ist die Hormonausschüttung gering. Die Laktatwerte weisen darauf hin, daß die Radfahrerinnen sehr gut ausdauertrainiert sind. Zu einem vorzeitigen Laktatanstieg kommt es bei den Siebenkämpferinnen. Die Glukose fällt bei allen 3 Gruppen leicht ab und steigt nach Belastungsabbruch geringfügig an. Veränderungen der Stoffwechselparameter und der anderen Hormone sind aus Tabelle 4 und 5 ersichtlich.

Tabelle 3. Prolaktinbestimmung in Ruhe (0'), nach 10 und 20 min nach TRH-Stimulation

	Normalpersonen (FP*)			Radfahrerinnen			Siebenkämpferinnen		
	Median	50 % VB	range	Median	50 % VB	range	Median	50 % VB	range
0'	12,25	8,7-21,8	21,3	7,1	4,9-11,0	14,2	11,9	8,7-17,0	21,7
10'	59,45[a]	56,8-92,0	97,2	42,0[a]	25,8-46,3	33,6	56,4[a]	44,0-68,0	32,0
20'	71,25	53,2-91,2	81,6	38,8	26,4-41,2	35,1	51,4	42,8-57,6	22,0
n.B.	10,2	5,7-19,2	24,6	21,9	12,1-25,5	29,2	19,7	15,0-31,0	29,6
10'	45,8[a]	33,3-63,0	58,6	43,1[a]	22,3-54,0	64,8	60,2[a]	54,0-79,6	20,0
20'	42,0	25,5-71,1	49,6	33,4	23,7-49,1	75,3	60,0	49,1-68,0	27,2

*Die LP unterscheidet sich n.s. [a]$p < 0{,}05$

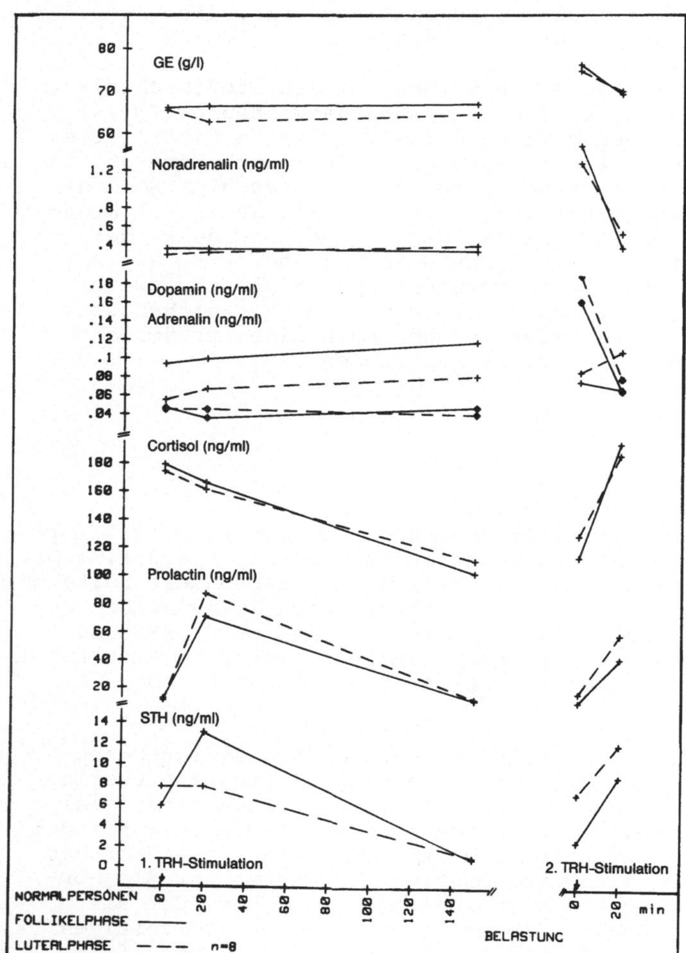

Abb. 2. Hormonverhalten bei Normalpersonen in Follikel- (FP) and Lutealphase (LP) nach TRH-Stimulation

Tabelle 4. Stoffwechselparameter FFS, freies Glycerin und GE

		Normalpersonen (FP*)	Radfahrerinnen	Siebenkämpferinnen
FFS mmol/l	0'	0,37 ± 0,13	0,422 ± 0,13	0,29 ± 0,07
	n.B.	0,24 ± 0,15	0,273 ± 0,104	0,23 ± 0,06
Fr. Glycerin	0'	0,058 ± 0,014	0,072 ± 0,023	0,08 ± 0,037
	n.B.	0,111 ± 0,092	0,183 ± 0,057[b]	0,08 ± 0,02
GE (gHl)	0'	6,6 ± 0,49	6,88 ± 0,26	6,7 ± 0,33
	n.B.	7,5 ± 0,39[b]	8,0 ± 0,28[a]	7,4 ± 0,31[c]

*Die LP unterscheidet sich n.s. [a] $p < 0{,}001$, [b] $p < 0{,}01$, [c] $p < 0{,}05$

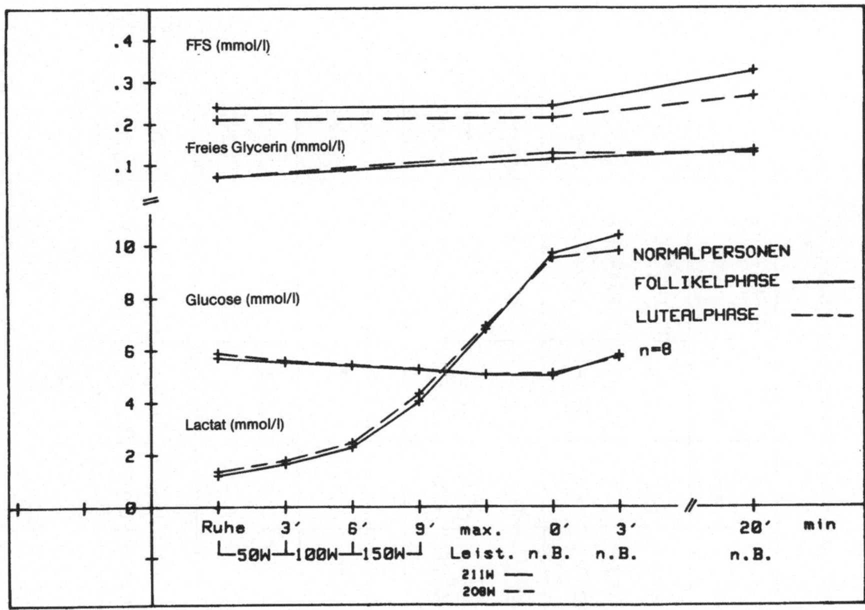

Δ

Abb. 3. Stoffwechselparameter während Ergometerbelastung bei Normalpersonen in FP und LP

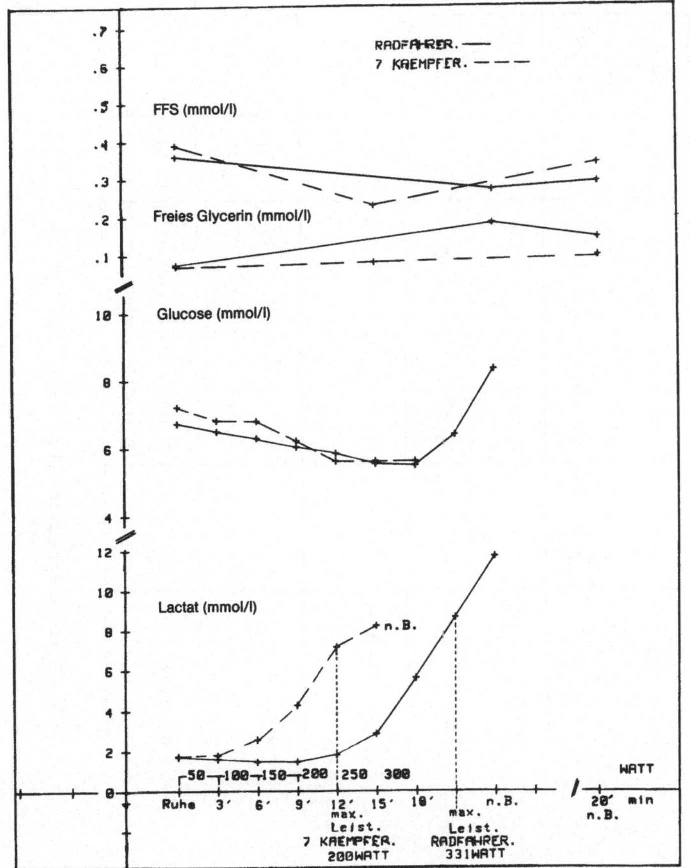

Abb. 4. Ergometrische Daten der Radfahrerinnen und Siebenkämpferinnen

Tabelle 5. Zusammenstellung der Hormone zu bestimmten Zeitpunkten vor und nach Ergometerarbeit

Hormone	Zeitp.	Normalpersonen (FP*)			Radfahrerinnen			Siebenkämpferinnen		
		Median	50 % VB	range	Median	50 % VB	range	Median	50 % VB	range
Cortisol	0'	179,5	156-214	112	161,5	130-198	102	222,5	211-259	582
	n.B.	114,5[a]	101-156	82	175,0	155-219	95	195,5	154-299	255
	20' n.B.	195,0[a]	184-237	157	249,5[a]	226-259	69	275-5[a]	172-334	236
STH	0'	5,9	1,7-24,3	23,4	4,4	1,4-5,6	16,7	5,5	2,4-11,3	37,7
	n.B.	2,65	1,5-12,3	17,4	26,6[a]	21,5-34,1	38,3	5,6	1,5-8,3	11,1
	20' n.B.	8,95[a]	7,5-15,6	14,4	28,9	24,3-43,5	42,0	15,1	5,6-18,3	21,0
Noradrenalin	0'	0,357	0,265-0,450	0,452	0,388	0,34-0,406	0,139	0,487	0,466-0,519	0,364
	n.B.	1,466[a]	0,526-1,845	4,07	3,23[a]	2,49-3,68	1,783	1,79[a]	1,29-1,88	1,442
Adrenalin	0'	0,047	0,028-0,113	0,119	0,045	0,036-0,063	0,058	0,062	0,054-0,118	0,173
	n.B.	0,163[a]	0,059-0,236	0,947	0,232[a]	0,159-0,299	0,239	0,135[a]	0,124-0,159	0,077
Dopamin	0'	0,0935	0,041-0,168	0,185	0,084	0,064-0,091	0,199	0,103	0,064-0,192	0,269
	n.B.	0,076	0,046-0,797	3,442	0,139	0,099-0,165	0,071	0,107	0,062-0,118	0,301

*Die LP unterscheidet sich n.s. [a] $p < 0{,}05$

c) 2. TRH-Stimulation. Die signifikanten Anstiege des Prolaktins ($p < 0,05$) sind nach der 2. TRH-Stimulation aus Abb. 5 ersichtlich. Die Radfahrerinnen reagieren wiederum mit der absolut gesehen geringsten Prolaktinausschüttung (Tabelle 3). Noradrenalin fällt bis 20 min nach der 2. TRH-Stimulation von einem etwa 10fachen Wert direkt nach Belastung auf den Ruhewert ab (Abb. 6) [8]. Das Verhalten des STH geht aus Abb. 7 hervor. Vergleicht man die Prolaktinausschüttung der ersten TRH-Stimulation mit derjenigen der 2. TRH-Stimulation bis zur 60. min, was mit Hilfe der Flächenintegrale unter der Kurve möglich ist, so erhält man bei den Normalfrauen in beiden Zyklusphasen eine signifikant höhere Prolaktinausschüttung ($p < 0,01$, Tabelle 6) nach der 1. TRH-Stimulation, die Radfahrerinnen zeigten keine Veränderung, die Siebenkämpferinnen zeigten einen nichtsignifikanten Anstieg nach Belastung (Tabelle 4).

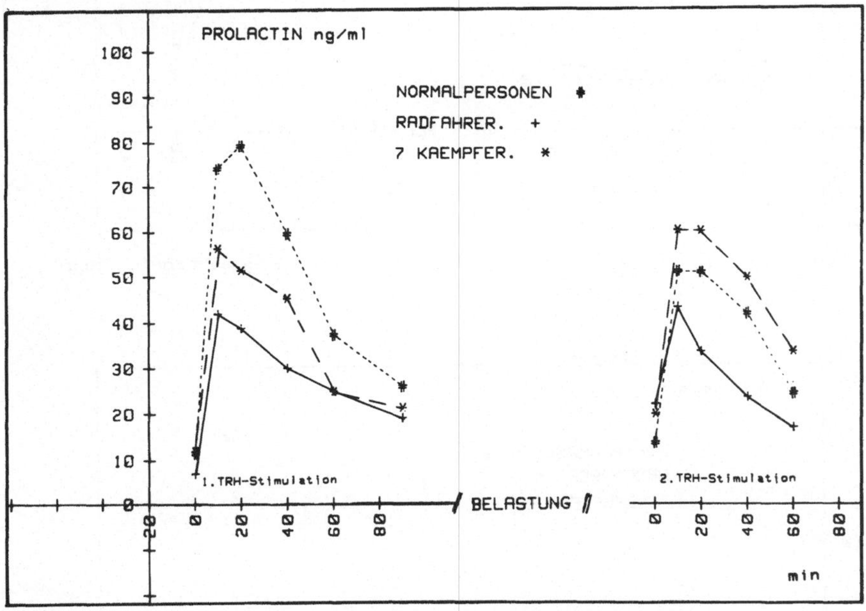

Abb. 5. Prolaktinkurven aller 3 Gruppen nach TRH-Stimulation

Tabelle 6. Flächenintegrale der Prolaktinkurve nach der 1. TRH-Stimulation (A_1) in Ruhe und der 2. TRH-Stimulation (A_2) nach Belastung

	Normal-personen (FP[a])		Radfahrerinnen		Siebenkämpferinnen	
	Median	50 % VB	Median	50 % VB	Median	50 % VB
Ruhe (= 1. TRH-Stimulation) A_1	3343	2379-4419	1823	1294-2078	2514	2198-3167
n. Belastung (= 2. TRH-Stimulation) A_2	2116	1344-3057	1656	946-2431	2865	2433-3300
	$p < 0,01$		n.s.		n.s.	

[a]Die LP unterscheidet sich n.s.

$A = 5\ (y^1 + 2_{y^2} + 3_{y^3} + 4_{y^4} + 2_{y^5})$ ng • min/ml

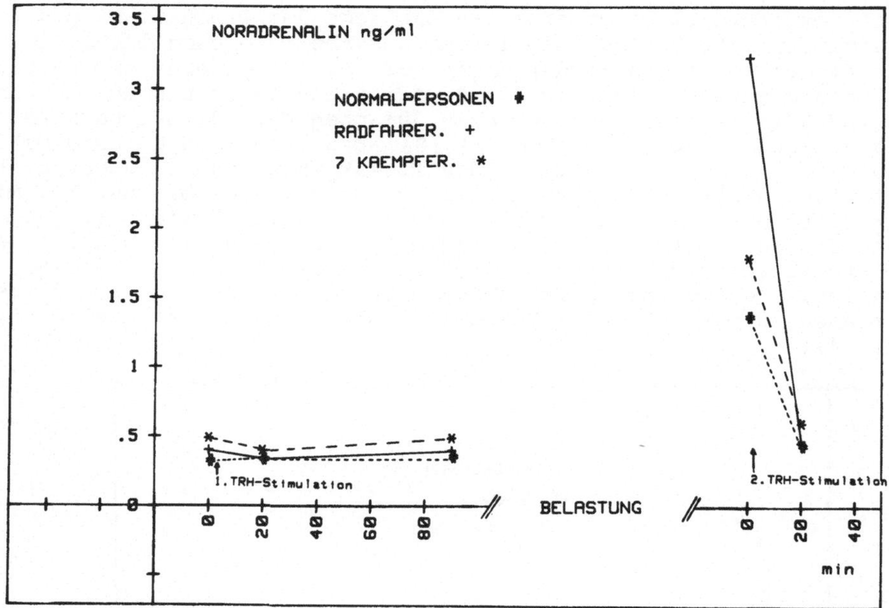

Abb. 6. Noradrenalin in Abhängigkeit von Stimulation und Ergometerbelastung

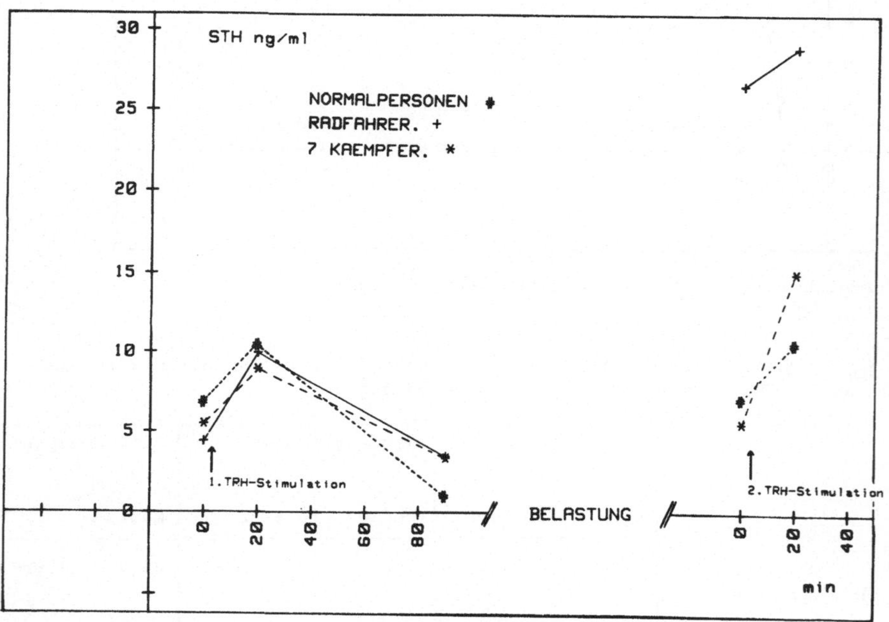

Abb. 7. STH in Abhängigkeit von Stimulation und Ergometerbelastung

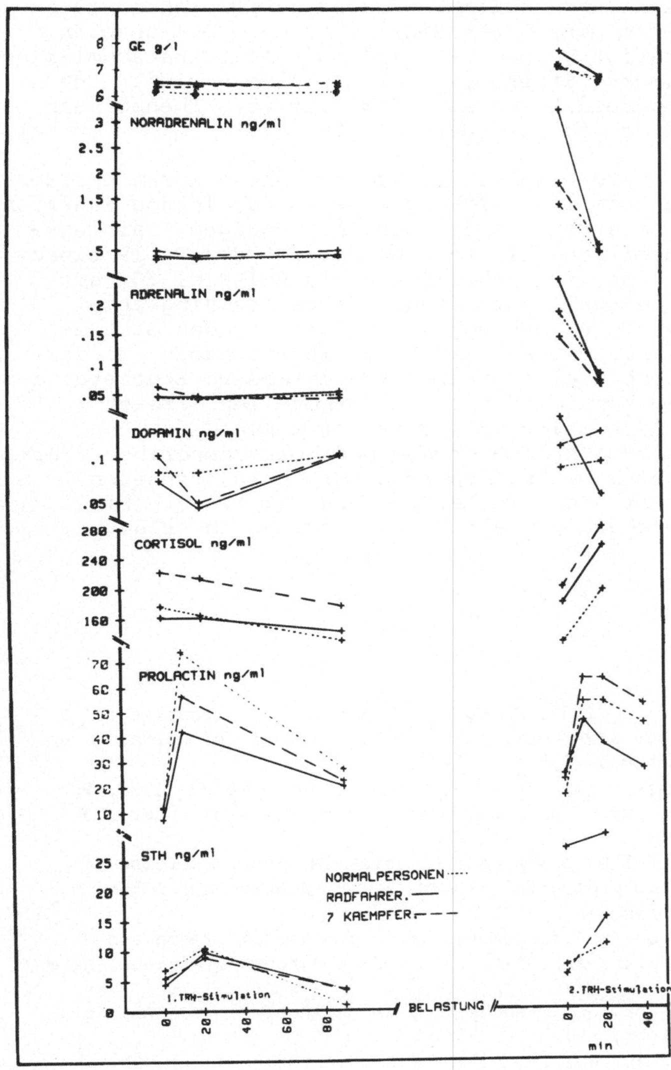

Abb. 8. Zusammenfassung aller Hormone bei Normalpersonen, Radfahrerinnen und Siebenkämpferinnen nach TRH-Stimulation

Diskussion

Die durch die TRH-Stimulation bedingten Veränderungen von Prolaktin und STH zeigen in allen 3 Gruppen ein ähnliches Verhalten, doch scheint die Prolaktinausschüttung der Radfahrerinnen am trägsten, evtl. da das harte Training schon über Jahre absolviert wird [8, 13, 14]. Hämokonzentrationseffekte, die in der Größenordnung von 14 % GE-Anstieg für die vorliegende Intensität und Dauer der Belastung typisch sind, können die Prolaktinanstiege nur in einem geringen Ausmaß mitverantworten. Hormonspitzen im Rahmen einer zirkadianen Rhythmik treten beim Prolaktin während des Schlafes prinzipiell unabhängig von der Tageszeit auf und beeinflussen daher das Untersuchungsergebnis nicht [5]. Der Abfall des Cortisols nach der 1. TRH-Stimulation ist jedoch sicher einer zirkadianen Rhythmik zuzuschreiben. Der signifikante Anstieg nach Ergometrie ist als direkte Streßreaktion aufzufassen. Dem

Dopamin wird zentral eine antagonistische Wirkung zum Prolaktin zugeschrieben, diese konnte - im peripheren Blut gemessen - bei unseren Untersuchungen nicht bestätigt werden [11, 19]. Die Plasmakatecholamine spiegeln ebenfalls die direkte Streßbelastung der Ergometrie in Abhängigkeit von der stattgefundenen Ausbelastung wieder [8]. Ebenso kann der signifikante STH-Anstieg gedeutet werden (Abb. 7).

Zusammenfassend kann gesagt werden (Abb. 8): Dem Prolaktin kommt bei der hormonalen Regulation des weiblichen Zyklus eine entscheidende Funktion zu, wobei verschiedene Sportarten und die dazu notwendigen Trainingsformen eine mehr oder minder sensible Ansprechbarkeit der Prolaktinausschüttung zu bewirken scheinen. Radfahrerinnen als Beispiel für ausdauertrainierte Frauen, die über Jahre dieses harte Training absolvieren, zeigen bei unserer Untersuchung im Vergleich zu den Siebenkämpferinnen, die hauptsächlich Schnellkraft trainiert haben, niedrigere Prolaktinspiegel; diese steigen aber durch intensive Ergometerbelastung signifikant an. So könnte es auch im hormonellen Bereich zu einer Ökonomisierung und Adaptation an Dauerstreß kommen, der über andere hormonelle Regulationen zu Amenorrhoe oder Oligomenorrhoe führt. Diese Ergebnisse müssen durch weitere Untersuchungen bei größeren Gruppen von Frauen überprüft und erweitert werden, um tiefere Einblicke in die hormonelle Regulation als Trainingsfolge zu erlangen.

Literatur

1. Boyd AE III., Sanchez-Franco F (1977) Changes in the prolactin response to thyrotropin-releasing hormone (TRH) during the menstrual cycle of normal women. J Clin Endocrinol Metab 44:985
2. Boyden T, Pamenter RW, Grosso D, Stanforth P, Rotkis T, Wilmore JH (1982) Prolactin responses, menstrual cycles and body composition of women runners. J Clin Endocrinol Metab 54:711
3. Brisson G, Volle M, de Carufel D, Deshainais M, Tanaka M (1980) Exercise-induced dissociation of blood prolactin response in young women according to their sport habits. Horm Metab Res 12:177
4. Da Prada M (1976) Simultaneous radioenzymatic determination of plasma and tissue adrenaline, noradrenaline and dopamine within the femtomole range. Life Sci 19:1161
5. Frantz AG (1977) Rhythms in prolactin secretion. In: Krieger DT (ed) Endocrine rhythms. Raven Press, New York, p 175
6. Hohorst HJ (1962) L-(+) Lactat, Bestimmung mit Lactatdehydrogenase + DPN. In: Bergmeyer HU (Hrsg) Methoden der enzymatischen Analyse. Verlag Chemie, Weinheim, S 266
7. Keul J, Linnet N, Eschenbruch E (1968) The photometric autotitration of free fatty acids. Z Klin Chem Klin Biochem 6:394
8. Lehmann M, Keul J, Berg A, Stippig J (1981) Plasmakatecholamine und metabolische Veränderungen bei Frauen während Laufbandergometrie. Eur J Appl Physiol 46:305
9. Malina RM, Harper AB, Avenet HH, Campbell DE (1973) Age at menarche in athletes and non-athletes. Med Sci Sport 5:11-13
10. Noel GL, Suh HK, Stone JG, Frantz AG (1972) Human prolactin and growth hormone release during surgery and other conditions of stress. J Clin Endocrinol Metab 35:840-851
11. Robyn C, Delvoye P, Nokin J, Vekemans M, Badawi M, Perez-Lopez FR, L'Hermite M (1973) Prolactin and human reproduction. In: Pasteels JL, Robyn C (eds) Human prolactin. Excerpta Medica, Amsterdam
12. Sachs L (1970) Statistische Methoden: Ein Soforthelfer. Springer, Berlin Heidelberg New York, S 58-59

13. Schmid P, Wolf W, Pessenhofer H, Schwaberger G, Pristautz H, Leb G (1982) Prolaktinverhalten bei Männern unter körperlicher Belastung. Akt Endokr Stoffw 3:135
14. Shangold MM, Gatz ML, Thyssen B (1981) Acute effects of exercise on plasma concentrations of prolactin and testosterone in recreational women runners. Fertil Steril 35:699
15. Slein NW (1962) D-Glukose, Bestimmung mit Hexokinase und Glukose-6-Phosphat-Dehydrogenase. In: Bergmeyer HU (Hrsg) Methoden der enzymatischen Analyse. Verlag Chemie, Weinheim, S 117
16. Spitz IM (1979) The prolactin response to repeated intravenous stimuli. Hormon Metab Res 11:319
17. Werder K von, Clemm KC, Kerner W, Scriba PC (1975) hPRL-RIA using antibodies as "little" component of serum hPRL. Endocrinology 96:358
18. Werder K von, Fahlbusch R, Kjosk HK (1977) Hyperprolaktinämie. Internist 18:520
19. Werder K von (1976) Prolaktin. Fortschr Med 94:189
20. Weicker H (1983) Verhalten der Sexualhormone bei Sportlerinnen. In: Medau HJ, Nowacki PE (Hrsg) Frau und Sport. Beiträge zur Sportmedizin 19:124
21. Wurster KG, Keller E, Zwirner N, Schindler AE, Jeschke D (1982) Endocrine studies in female top athletes: hormonal changes during competitions and under standardized ergometric exercise. XIII. Internat. Congress of the Internat. Society of Psychoneuroendocrinology, Tübingen

Einfluß einer 3tägigen Kohlenhydratdiät auf den Stoffwechsel und die Leistungsfähigkeit bei hochtrainierten Marathonläufern nach vorangegangenem Erschöpfungslauf[1]

Influence of a Three-Day Carbohydrate Diet on the Metabolism and Physical Performance of Highly-Trained Marathon Runners After an Exhausting Run

H.-H. Dickhuth, G. Simon, W. Aufenanger, A. Berg, P. Schmid und J. Keul

Summary

Tests were conducted with long-distance runners to increase the glycogen content of the musculature through various forms of "super-compensation". In practice, these diet schemes are often extremely difficult to carry out. Therefore we used a modified form of these schemes with 7 highly trained marathon runners (average marathon time 2 h and 24 min) following an exhausting race of 31,2 km.

Two groups were formed: the first group (n = 3) received a balanced diet for 3 days and the other group (n = 4) a pure carbohydrate diet. Three days later the run was repeated at the same time and under the same conditions.

The heart rate remained identical in both groups in the first and second run. The lactate values were higher, while free fatty acids and free glycerine levels were lower in the carbohydrate group in the second run compared with the first run ($p < 0{,}01$). In the group with a balanced diet there were no significant changes between the first and second race. The race time of the group fed on a carbohydrate diet was on average 3 minutes faster and in the control group 41 s faster.

The three day use of a pure carbohydrate diet leads to super-compensation with clear effects on performance and metabolism. The diet was acceptable and appears to offer a practical alternative to other extreme forms of diet. An individual scheme is, however, to be recommended.

Einleitung

Seit Mitte der 30er Jahre ist bekannt, daß eine kohlenhydrathaltige Kost die Leistungsfähigkeit in Ausdauersportarten verbessern kann [21]. In den 60er Jahren untersuchten vor allem skandinavische Autoren [1, 4, 5, 12, 13, 15, 24, 29] verschiedentlich den Einfluß einer Kohlenhydratdiät auf die körperliche Leistungsfähigkeit. Diese Untersuchungen zeigten, daß bei einer kohlenhydratreichen Ernährung die körperliche Arbeit bei gleichbleibender Belastungsintensität gegenüber einer normalen Mischkosternährung verlängert werden kann. Dies beruhte, wie spätere Arbeiten mit Muskelbiopsien zeigen konnten [1, 7, 9, 10, 13, 24], auf einem veränderten Glykogengehalt der Muskulatur. Es ist das Ziel dieser Arbeit, durch einen Vergleich zweier Testgruppen zu zeigen, ob und wie stark sich die Laufleistung durch eine Kohlenhydratdiät im Hochleistungssport verbessern läßt. Dabei sollte eine modifizierte Form der Superkompensation überprüft werden, da die nach theoretischen Überlegungen sinnvollste Form der Superkompensation [6, 8, 17, 25] in der Praxis oft nur schwer durchzuführen ist.

---

1 Mit Unterstützung des Bundesinstitutes Köln-Lövenich

Untersuchungsgut und Methode

Die anthropometrischen Daten und die Bestleistungen über die Marathonstrecke finden sich in Tabelle 1. Von 10 gestarteten Läufern konnten die Ergebnisse von 7 Läufern ausgewertet werden, da 3 Läufer wegen Erkrankung bzw. Verletzung den Versuch abbrechen mußten.

Tabelle 1. Persönliche Bestzeiten Marathon; anthropometrische Daten

Läufer Gruppe 1		Marathon (h)	Alter (J.)	Größe (cm)	Gewicht (kg)
E.U.	Absolut	2:17	32	171	60
	1982	2:19			
W.F.	Absolut	2:13	29	180	69
	1982	2:16			
S.A.	Absolut	-	20	176	59
	1982	2:30			
R.W.	Absolut	2:48	23	189	72
	1982	2:48			
Läufer Gruppe 2					
S.P.	Absolut	2:17	25	180	63
	1982	2:17			
G.R.	Absolut	2:27	23	180	63
	1982	2:33			
R.J.	Absolut	2:19	24	179	65
	1982	2:19			

Es wurden zwei Läufe über 31,2 km im Abstand von 72 h auf einem Rundkurs von 10,4 km Länge durchgeführt. Beide Läufe fanden zur gleichen Zeit (17.00 Uhr) auf gleicher Strecke statt. Im ersten Lauf betrug die Temperatur 18°C, im zweiten Lauf 20°C. Die Ernährung vor dem ersten Lauf war bei allen 7 Läufern normale Mischkost, 1 h vor dem Lauf wurde keine Nahrung mehr aufgenommen. Während beider Läufe durfte Flüssigkeit bei 10,4 km und 20,8 km in Form von Wasser oder ungesüßtem Tee aufgenommen werden. Nach Blutentnahme und Ruheherzfrequenzbestimmung wurden die Läufer paarweise (in 1 Fall zu dritt) im Abstand von 1 min gestartet. In der Regel trennten sich die Paare nach wenigen Kilometern, so daß man von Einzelläufen sprechen kann. Am Ende einer jeden Runde wurde mittels eines Dreifuß-EKG-Schreibers die Herzfrequenz bestimmt und parallel dazu Blut aus dem Ohrläppchen zur Laktatbestimmung entnommen. Der Aufenthalt dauerte für alle Läufer genau 1 min, dann erfolgte der Start zur zweiten Runde. Das Tempo sollte einem sehr harten Trainingslauf entsprechen. Diese Bedingung wurde von allen Läufern erfüllt. Nach dem ersten Lauf erfolgte per Los eine Einteilung in zwei verschiedene Gruppen. Die Gruppe 1 erhielt an den folgenden 3 Tagen ausschließlich kohlenhydrathaltige Kost, die sie mengenmäßig nach Belieben aufnehmen durfte. Die Gruppe 2 erhielt gemischte Kost mit dem üblichen Verhältnis von Eiweiß, Fetten und Kohlenhydraten. In den 72 h bis zum Start des zweiten Laufes erfolgte ebenfalls 1 h vor dem Start keine Nahrungsaufnahme mehr. Während des Laufes war wie beim ersten Lauf lediglich die Zufuhr von Flüssigkeit in Form von Wasser oder Tee erlaubt. Bestimmt wurde bei allen Läufern die Ruheherzfrequenz und das Serumlaktat bei 10,4, 20,8 und 31,2 km. Zur Kontrolle des Fettstoffwechsels wurde vor dem Lauf und 6 min danach Blut zur Bestimmung der freien Fettsäuren und des Glyzerins abgenommen.

Ergebnisse

Die Gruppe 1, die sich der 3tägigen Kohlenhydratdiät unterzog, verbesserte ihre mittlere Laufzeit um 3 min, während sich die Gruppe 2 (Kontrollgruppe) mit gemischter Kost um 41 s verbesserte (Tabelle 2).

Tabelle 2. Laufzeiten 31,2 km-Lauf

Läufer	1. Lauf Gesamt	2. Lauf Gesamt	Differenz
Gruppe 1			
E.U.	1:45,47	1:42,05	+ 3,42
W.F.	1:48,27	1:45,15	+ 3,12
S.A.	1:47,49	1:46,32	+ 1,17
R.W.	1:57,43	1:53,58	+ 3,45
$\bar{x}$	1:49,57	1:46,57	+ 3,00
Gruppe 2			
S.P.	1:48,25	1:46,41	+ 1,46
G.R.	1:49,03	1:50,40	- 1,37
R.J.	1:46,10	1:44,55	+ 1,55
$\bar{x}$	1:47,52	1:47,10	+ 0,41

Die Ruhe- und Belastungsherzfrequenz liegt im Leerversuch bei der Gruppe 2 zwar deutlich niedriger als bei der Gruppe 1, bei beiden Gruppen sind die Herzfrequenzen im ersten Lauf und im zweiten Lauf jedoch als identisch anzusehen (Tabelle 3).

Tabelle 3. Herzfrequenzen

		1. Lauf				2. Lauf			
		Ruhe	10,4 km	20,8 km	31,2 km	Ruhe	10,4 km	20,8 km	31,2 km
Gruppe 1	$\bar{x}$	59	162	169	167	54	165	169	167
	s	±10	± 12	± 11	± 18	±10	± 20	± 8	± 9
Gruppe 2	$\bar{x}$	48	152	148	150	53	144	146	152
	s	±11	± 5	± 9	± 4	±15	± 7	± 4	± 4

Beide Gruppen verzeichnen einen höheren Anstieg der Laktatwerte im zweiten Lauf; sie steigen gegenüber dem ersten Lauf um das 1 1/2- bis 2fache an und sind bei der Gruppe 1 signifikant ($p < 0,01$), bei der Gruppe 2 nichtsignifikant (n.s.) höher (Tabelle 4).

Die Nachbelastungswerte der freien Fettsäuren im Blut zeigen im ersten Lauf bei beiden Gruppen eine etwa 3fache Konzentrationszunahme. Während bei Gruppe 2 im zweiten Lauf der Nachbelastungswert sich nicht ändert, zeigt Gruppe 1 eine Reduzierung gegenüber dem ersten Lauf ($p < 0,01$) (Tabelle 4).

Beim Glycerin zeigt die Gruppe 1 nach einem ungefähr 8fachen Anstieg der Ruhewerte im ersten Lauf nur einen ungefähr 3 1/2fachen Anstieg im zweiten Lauf ($p < 0,01$). Gruppe 2 verzeichnete ein gleiches Verhalten der Mittelwerte im ersten und zweiten Lauf (Tabelle 4).

Diskussion

Substrate und deren Stoffwechselzwischenprodukte, die aufgrund der momentanen Stoffwechselsituation im Körper nicht sofort verwertet werden können und sich deshalb anreichern, charakterisieren das Stoffwechselgeschehen und dienen somit als physiologische Kenngröße. In der vorliegenden Untersuchung wurde Laktat als Parameter des Kohlenhydratstoffwechsels, die freien Fettsäuren (FFS) und das freie Glycerin (FGL) als Parameter des Fettstoffwechsels bestimmt. Zusätzlich wurden die Herzfrequenzen gemessen, um die kardiozirkulatorische Belastung vergleichen zu können.

Wenn man davon ausgeht, daß man bei normaler Ernährung mit einem daraus resultierenden Muskelglykogengehalt von 15 - 20 g/kg Muskelgewebe und bei einer Arbeitsbelastung von 75 % des maximalen Sauerstoffaufnahmevermögens ca. 1 - 1 1/2 h Arbeit verrichten kann [4, 12, 17, 22, 23, 25, 30], sind die Glykogenspeicher der Probanden nach dem ersten Lauf wesentlich reduziert (vgl. Laufzeiten in Tabelle 2). Da der Nachschub von Glukose aus der Leber und der Glukoneogenese limitiert ist, müssen die Läufer mit zunehmender Dauer des Laufes den Fettstoffwechsel und die Glukoneogenese aus Aminosäuren beanspruchen [3, 7, 11, 17, 25, 26, 27].

Die freien Fettsäuren werden über den Abbau von Muskeltriglyceriden und anderen Triglyceridspeichern wie Fettgewebe und Leber zur Energiegewinnung herangezogen. Im Serum kommen sie in der Regel nicht frei vor, sondern sind größtenteils an Albumin gebunden.

Wird die Fähigkeit des Albumins, freie Fettsäuren zu binden, überschritten, werden die freien Fettsäuren an andere Akzeptoren mit geringerer Affinität angelagert, wie z.B. Lipoproteine. Diese stellen mit ihrem Triglyceridanteil die Verbindung zum Energiestoffwechsel her [2]. Wie aus Tabelle 4 ersichtlich, ist die Fettsäurenmobilisation bei Gruppe 1 im zweiten Lauf erniedrigt. Das bedeutet, daß durch die Kohlenhydratdiät eine Verschiebung zugunsten der Kohlenhydratoxidation stattgefunden hat. Es ist anzunehmen, daß sich die Glykogenspeicher innerhalb von 72 h nicht nur regenerieren, sondern die Kapazität an intramuskulärem Glykogen gegenüber dem ersten Lauf erhöht ist. Dieser Effekt der Superkompensation [6, 14, 25] hat einen direkten Einfluß auf die Laufleistung (Tabelle 2). Für die Gruppe 2 ist es bei gemischter Kost lediglich möglich, die Glykogenspeicher innerhalb von 3 Tagen aufzufüllen, so daß sie den zweiten Lauf mit normal gefüllten oder leicht erhöhten Glykogenspeichern starten kann.

Beide Gruppen zeigen erhöhte Laktatwerte im zweiten Lauf gegenüber dem ersten Lauf, die sich während der gesamten Belastung halten und gegen Ende nochmals ansteigen. Die Gesamtlaktatbildung war bei Gruppe 1 höher als bei Gruppe 2, was allerdings nicht als höhere Belastungsintensität gewertet werden muß, sondern wahrscheinlich nur Folge des

Tabelle 4. Freie Fettsäuren (FFS, mmol/l), freies Glycerin (FGL, mmol/l)

		FFS 1. Lauf		FFS 2. Lauf		FGL 1. Lauf		FGL 2. Lauf	
		Ruhe	31,2 km 6'p	Ruhe	31,2 km 6'p	Ruhe	31,2 km 6'p	Ruhe	31,2 km 6'p
Gruppe 1	x̄	0,43	1,51	0,34	0,91	0,048	0,404	0,036	0,134
	s	±0,17	±0,27	±0,05	±0,31	±0,019	±0,142	±0,017	±0,074
Gruppe 2	x̄	0,45	1,36	0,41	1,30	0,036	0,406	0,035	0,455
	s	±0,21	±0,15	±0,04	±0,02	±0,011	±0,048	±0,015	±0,096

Laktatwerte (mmol/l)

		1. Lauf				2. Lauf			
		Ruhe	10,4 km	20,8 km	31,2 km	Ruhe	10,4 km	20,8 km	31,2 km
Gruppe 1	x̄	1,10	2,18	2,21	2,15	1,72	3,63	3,53	3,96
	s	±0,54	±1,03	±0,83	±0,69	±0,18	±1,54	±1,17	±1,22
Gruppe 2	x̄	1,35	1,47	1,69	1,94	1,41	2,44	2,64	3,59
	s	±0,32	±0,33	±0,59	±0,55	±0,34	±1,37	±1,43	±1,95

erhöhten Kohlenhydratumsatzes ist. Dies wird auch dadurch belegt, daß die Herzfrequenzen in beiden Läufen kaum differieren, und zumindest die kardiozirkulatorische Belastung als annähernd gleich anzusehen ist. Außerdem findet bei einer Zunahme von freien Fettsäuren im Blut (Gruppe 2, s. Tabelle 4) aufgrund der höheren Fettverbrennung ein geringerer Anstieg an Laktat statt. Dieses gegenläufige Verhalten weist auch auf die Verschiebung vom Kohlenhydrat- zum Fettstoffwechsel hin [15, 16, 18, 19, 21, 25, 26, 27, 28].

Ein erhöhtes Kohlenhydratangebot bei der Gruppe 1 im zweiten Lauf ist mit einer verstärkten Insulinausschüttung verbunden [17, 20, 26, 29]. Dieses hemmt zusammen mit Glukose die Hydrolyse und Oxidation der zelleigenen Triglyceride im Muskel und vermindert die Lipaseaktivität. Dies macht sich in einer reduzierten Freisetzung von freien Fettsäuren aus dem Fettgewebe bemerkbar. Weiterhin werden die Glykogenolyse eingeschränkt[17], die Wiederveresterung der freien Fettsäuren und der Transport von Glukose in die Zelle und ihre Verwertung gefördert [31]. Zusätzlich wird durch gefüllte Glykogenspeicher eine schnellere Mobilisation von Glukose erreicht.

Bei der Kontrollgruppe verhält sich das Stoffwechselgeschehen gegenläufig. Es kommt im Verlauf der Belastung durch die Reduktion der Glykogenspeicher zu einer zunehmenden Triglyceridspaltung, wodurch sich freie Fettsäuren und freies Glycerin im Blut anreichern; die hormonsensitiven Lipasen werden durch die Katecholamine, Wuchshormon, sinkende Insulinspiegel, Glukagon und ACTH stimuliert. Dadurch kommt es bei anhaltender Belastung zu gesteigerten Fettgewebe - Triglycerid - Lipolysen, die freie Fettsäuren und freies Glycerin sowohl im Plasma aus Lipoproteinen als auch im Muskel aus Muskeltriglyceriden freisetzen [28, 30]. Entscheidend für die Muskeltriglycerid-Lipolyse ist der intramuskuläre ADP-Anstieg und die Stoffwechsellage [28]. Bei der Triglyceridspaltung entsteht ein molares Verhältnis von 1:3 für freies Glycerin und freie Fettsäuren [18, 26]. In diesem Verhältnis wurde freies Glycerin und freie Fettsäuren nicht im Blut gemessen. Da ein Teil der freien Fettsäuren sofort verstoffwechselt (Ketokörperbildung, Triglyceridsynthese) wird, entsprechen die gemessenen Blutwerte nicht dem insgesamt freigesetzten Fettsäureanteil. Dagegen wird das freie Glycerin vollständig an das Blut abgegeben, da im Muskel und Fettgewebe keine Glycerinkinasen vorhanden sind. Aus diesem Grund ist das freie Glycerin ein sehr brauchbares Maß zur Beurteilung der Depotfettmobilisierung [18, 31]. Die gemessenen freien Glycerinwerte geben durch ein Absinken vom 8fachen auf einen 3 1/2-fachen Wert bei Gruppe 1 im ersten und zweiten Lauf gegenüber einem Anstieg vom 11- auf das 13fache der Gruppe 2 gute Hinweise auf die verminderte bzw. erhöhte Lipolyserate (Tabelle 4).

Problematisch bleibt weiterhin die Frage nach dem Ausmaß einer Leistungsverbesserung durch erhöhte Glykogendepots, die aufgrund der kleinen Probandenzahl nicht sicher beantwortet werden kann. Im vorliegenden Versuch war die Herzfrequenz in beiden Läufen für beide Gruppen annähernd gleich, so daß die verbesserte Laufzeit bei aller vorsichtiger Deutung wohl das Ausmaß einer möglichen Leistungsverbesserung durch die Superkompensation wiedergibt. Insgesamt entspräche dies einer Leistungsverbesserung bei der hier absolvierten Laufstrecke von ca. 2 %, was in jedem Fall eine entsprechende Diät rechtfertigen würde. Im Marathonbereich sind in Folge der noch längeren Laufzeit eher noch größere Verbesserungen zu erwarten.

Die subjektive Verträglichkeit dieser Kohlenhydratdiät war im Gegensatz zur Superkompensation mittels zusätzlich eingesetzten eiweißreichen und fettreichen Ernährungstagen ausgezeichnet. Eine gewisse psychische Belastung stellt ein harter Lauf 72 h vor einem Wettkampf dar, so daß zu diskutieren bleibt, ob gleiche Effekte durch größere zeitliche Abstände bzw. durch kürzere Erschöpfungsläufe erzielt werden können. Ein individuelles Vorgehen erscheint deshalb empfehlenswert.

Literatur

1. Ahlborg B, Bergström J, Ekelund L-G, Hultman E (1967) Muscle glycogen and muscle electrolytes during prolonged physical exercise. Acta Physiol Scand 70: 129
2. Berg A, Johns J, Baumstark M, Keul J (1981) HDL-cholesterol (HDL-C) changes during and after intensive long-lasting exercise. Intern J Sports Med 2:121
3. Berg A, Keul J (1981) Physiological and metabolic responses of female athletes during laboratory and field exercise. Med Sport 14:77
4. Bergström JL, Hermansen E, Hultman E, Saltin B (1967) Diet, muscle glycogen and physical performance. Acta Physiol Scand 71:140
5. Bergström J, Hultman E (1966) Muscle glycogen synthesis after exercise: An enhancing factor localized in the muscle cell in man. Nature 210:309
6. Breuer R (1981) Praktische Ernährungsempfehlungen für Sportler. Ernährungsumschau 28, Beiheft B1-B5
7. Costill DL, Bowers R, Branam G et al. (1971) Muscle glycogen utilization during prolonged exercise on successive days. J Appl Physiol 31:834
8. Costill DL, Miller JM (1980) Nutrition for endurance sport: Carbohydrate and fluid balance. Intern J Sports Med 1:2
9. Costill DL, Sparks K, Gregor R (1971) Muscle glycogen utilization during exhaustive running. J Appl Physiol 31:353
10. Fröberg SO, Mossfeldt F (1971) Effect of prolonged strenous exercise on the concentration of triglycerides, phospholipides, and glycogen in muscle of man. Acta Physiol Scand 82:167
11. Hagenfeldt L, Wahren J (1975) Turnover of free fatty acids during recovery from exercise. J Appl Physiol 39:247

12. Hedman R (1957) The available glycogen in man and the connection between rate of oxygen intake and carbohydrate usage. Acta Physiol Scand 40:305
13. Hermansen L, Hultman E, Saltin B (1967) Muscle glycogen during severe exercise. Acta Physiol Scand 71:129
14. Hollmann W, Karcher H, Stolte P (1973) Über den Einfluß einer Kohlenhydratdiät auf das kardiopulmonale und Ausdauerleistungsverhalten. Sportarzt Sportmed 24: 55
15. Hultman E (1967) Studies on muscle metabolism of glycogen and active phosphate in man with special reference to exercise and diet. Scand J Clin Lab Invest 19:94
16. Keul J, Berg A, Lehmann M, Schmid P, Zöllner G (im Druck) Zur Wirkung von Saccharose und Fructose auf das Leistungsverhalten und die energieliefernden Substrate im Blut bei Körperarbeit
17. Keul J, Haralambie G (1972) Energiestoffwechsel und körperliche Leistung. In: Hollmann W (Hrsg) Zentrale Themen der Sportmedizin. Springer, Berlin Heidelberg New York, S 111
18. Keul J, Haralambie G (1973) Die Wirkung von Kohlenhydraten auf die Leistungsfähigkeit und die energieliefernden Substrate im Blut bei langwährender Körperarbeit. Dtsch Med Wochenschr 98:1806
19. Keul J, Haralambie G, Arnold T, Schumann W (1974) Heart rate and energy-yielding substrates in blood during long-lasting running. Europ J Appl Physiol 32: 279
20. Keul J, Haralambie G, Henrich G (1972) Die Wirkung von Kohlenhydraten auf das Leistungsverhalten, die Herzfrequenz und die arteriellen Glukose- und Laktatspiegel bei einstündiger Dauerbelastung. Med Welt 23:1102
21. Levine SA, Gordon B, Drick CC (1924) Some changes in the chemical constituents of the blood following a marathon race. JAMA 82:1778
22. Neumann G, Schuster H-G, Buhl H (1980) Komplexe Stoffwechseluntersuchungen nach einer Marathonbelastung. Med Sport 20:12
23. Nöcker J (1976) Physiologie der Leibesübungen, 3. Aufl. Enke, Stuttgart
24. Pernow B, Saltin B (1971) Availability of substrates and capacity for prolonged heavy exercise in man. J Appl Physiol 31:416
25. Saltin B, Karlsson J (1972) Die Ernährung des Sportlers. In: Hollmann W (Hrsg) Zentrale Themen der Sportmedizin. Springer, Berlin Heidelberg New York, S 132
26. Schnabel A, Kindermann W (1982) Veränderungen von Lipiden und Lipoproteinen im Serum nach Körperarbeit unterschiedlicher Dauer. Dtsch Z Sportmed 9:283
27. Schmitt WM, Kindermann W, Schnabel A, Biro G (1981) Metabolismus und hormonelle Regulation bei Marathonläufern unter besonderer Berücksichtigung von Lebensalter, Trainingszustand und Geschlecht. Dtsch Z Sportmed 32:1
28. Thompson PD, Cullinane E, Henderson LO, Herbert PN (1980) Acute effects of prolonged exercise on serum lipides. Metabolism 29:662
29. Wahren J, Fehlig P, Ahlborg G et al. (1971) Glucose metabolism during exercise in man. J Clin Invest 50:2715
30. Weicker H (1979) Zur Fettutilisation bei körperlicher Belastung. Diätetische Lebensmittel in Praxis und Wissenschaft, 29. Kolloquium: Leistungsförderung durch gezielte Ernährung 53:103
31. Weicker H (1980) Trainings- und wettkampfbedingte Anpassungsvorgänge des Stoffwechsels beim Hochleistungs- und Breitensport. Therapiewoche 30:3149

Einstellung des optimalen Trainingstempos zur Förderung der lipolytischen Kapazität im Gehen: Übertragbarkeit von Laufbandtests in den Feldversuch

Determination of the Optimal Training Tempo for Improving the Lipolytic Capacity in Competitive Walking: Applicability of Treadmill Tests to Field Tests

M. Weiss, W. Hupfeld und H. Weicker

Summary

Performance in competitive walking depends to a great extent on lipid utilization capacity. Therefore specific forms of training to improve lipid utilization capacity must be found in addition to standard training of circulatory capacity. We tried to determine the optimal speeds for these "lipolytic" forms of training from treadmill testing. Seven top walking athletes were tested on a treadmill with a slope of 2.5 %, first 10 min each at 9 and 11 km/h then increasing the speed 1 km/h each minute. From lactate levels we derived aerobe (2 mmol/l), individual anaerobe (increase of lactate curve 45°) and anaerobe thresholds (4 mmol/l lactate). Athletes underwent field tests of 30 minutes duration at these speeds and we measured levels of FFA, glycerol, glucose, lactate, pyruvate and alanine. These parameters showed an increasing rate of glucose utilization at higher speed and higher lipolysis, but beyond the individual anaerobic threshold no more increase in FFA utilization. At anaerobe threshold there was a high utilization of pyruvate and lactate, but fatty acid utilization was quantitatively too small and speed too low for optimal walking. Therefore, we concluded that the optimal "lipolytic training tempo" is between aerobe and individual anaerobe thresholds. Intensive endurance training for both high glycolytic and circulatory capacity is still possible at the anaerobe threshold. Speeds from treadmill tests at a slope of 2.5 to 3 % are transferable to training.

Einleitung

Gehen ist in seiner spezifischen Beanspruchung erstaunlicherweise gegenüber anderen leichtathletischen Disziplinen wenig untersucht. Aufgrund der Belastungszeiten zwischen 40 min für die 10 km-Strecke und 4 h für die 50 km-Strecke muß Gehen als Langzeitausdauerdisziplin klassifiziert werden. Die leistungsbestimmenden Komponenten sind in Abb. 1 dargestellt. Im Zentrum steht die reine aerobe Langzeitausdauer, auf der die übrigen Voraussetzungen basieren müssen. Die Energieumsätze im Wettkampf betragen bei 10 km ca. 1500 Cal, bei 20 km 2500 Cal und bei 50 km ca. 5000 Cal. Somit ist der Energiebedarf bei längeren Strecken nicht aus dem endogenen Glykogendepot abzudecken. Damit ist die Leistungsfähigkeit nicht nur durch hohe Aufnahme-, Transport- und Verwertungskapazität für Sauerstoff bestimmt, sondern auch von der spezifischen Fähigkeit einer hohen Fettutilisation. Neben der Schulung von Schnelligkeit, Kraft und Technik hat deshalb das Training im Basisbereich der Vorwettkampfperiode folgende Ziele: Verbesserung des Herz-Kreislauf-Systems, Steigerung des Kohlenhydratumsatzes, Optimierung des Fettstoffwechsels, Begünstigung des Wärmeaustausches.

Um dies zu erreichen, müssen die Trainingsreize sehr spezifisch gesetzt werden, d.h. man benötigt sowohl Trainingsformen, die die lipolyti-

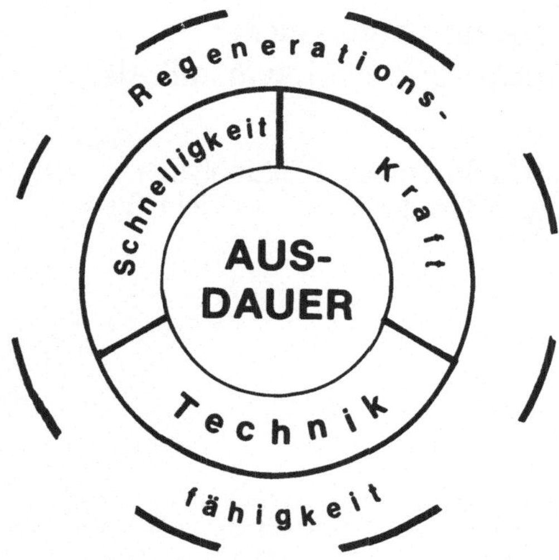

Abb. 1. Leistungsbestimmende Komponenten des Gehens

sche Energiegewinnung betonen, wie auch Einheiten, bei denen Glykolyse und Herz-Kreislauf-Belastung im Vordergrund stehen. Folglich genügt es nicht, allein die anaerobe Schwelle zu bestimmen, sondern es muß weiter differenziert werden.

Ziel unserer Untersuchung war es nun zu überprüfen, inwieweit definierte Stoffwechselbelastungen im Training durch Labortests vorgegeben werden können, die gleichzeitig die organische und muskuläre Leistungsfähigkeit anhand physiologischer Meßparameter wie auch die metabolische Situation erfassen. In einem solchen Falle könnten in einem Untersuchungsgang Äußerungen über gesundheitliche Aspekte, organische Leistungsfähigkeit und Trainingsplanung möglich sein. Solch differenzierte Angaben zur Gestaltung des Trainings waren mit den bisherigen Untersuchungsverfahren nicht möglich, da die Laufbandsteigung von 5 % zwar eine höhere Sauerstoffaufnahme erzielt, aber wegen des erhöhten Umsatzes zu hohe Pulswerte und wegen des zu hohen Kraftaufwands zu niedrige Geschwindigkeiten.

Deshalb wurde ein Ergometrieverfahren mit niedrigerer Laufbandsteigung hinsichtlich der Tempoangaben und längeren Belastungsstufen mit Rücksicht auf die metabolischen Gleichgewichte gewählt.

Material und Methode

Untersucht wurden 7 Spitzengeher des B- und C-Kaders im Alter von 18 - 31 Jahren mit 174 - 188 cm Größe und 59 - 71 kg Gewicht. Die Bestzeiten betrugen für die 20 km-Strecke zwischen 1:43 h bis 1:27 h. In der Basistrainingsphase im Dezember befand sich ein Athlet in einer Trainingspause, zwei im mittleren und vier im niedrigen Trainingszustand, keiner auf einem hohen Trainingsniveau.

Die Laufbandergometrie wurde bei 2,5 %iger Steigung durchgeführt. Die ersten beiden Stufen im Bereich der geschätzten aeroben und anaeroben Schwelle von 9 und 11 km/h wurden über 10 min beibehalten, anschließend Steigerung der Belastung jede Minute um 1 km/h nach dem Vita-maxima-Prinzip, zunächst bis zur maximalen Gehgeschwindigkeit, dann bis zur maximalen Laufgeschwindigkeit. Aus dem Verhalten der Laktatkurve wurde das Gehtempo für den Feldtest festgelegt. Dabei wurde definiert: aerobe Schwelle 2 mmol/l Laktat, anaerobe Schwelle 4 mmol/l Laktat, individuelle anaerobe Schwelle Steigungswinkel 45°. Die Ergebnisse sind in Tabelle 1 zusammengefaßt.

Tabelle 1. Spiroergometrische und metabolische Leistungsparameter

Kollektiv			
n = 7, Geher des B- und C-Kaders			
Bestzeiten 20 km: 1:43 bis 1:27 h			
	$\bar{x}$	s	Range
Alter	23,0	4,3	18 - 31
Größe	179,7	4,9	174 - 188
Gewicht	66,4	4,3	59 - 71
Train.-Umfang	70	28	30 - 100
Trainingsstand:	Stark 0 Mittel 2 Niedrig 4 Pause 1		

Am darauffolgenden Tag wurde jeweils 30 min mit dem so ermittelten Tempo der aeroben, individuellen anaeroben und anaeroben Schwelle auf der Bahn getestet. Zwischen den einzelnen Belastungen lag jeweils 1 h Pause. 1 h vor jeder Belastung wurde eine kleine definierte Kohlenhydrat-Proteinmahlzeit verabreicht, zur Flüssigkeitssubstitution jeweils ein Elektrolyt-KH-Getränk. Blutentnahmen erfolgten jeweils vor und 3 - 5 min nach Belastungsende, die letzte 60 min nach dem letzten Durchgang. Zur Einschätzung des lipolytischen und glykolytischen Energiestoffwechsels wurden folgende Parameter herangezogen: freie Fettsäuren, Glycerol, Laktat, Pyruvat, Glukose, Alanin. Zur Erfassung von Flüssigkeitsverschiebungen wurde der Hämatokritwert bestimmt. Alle Bestimmungen wurden mit handelsüblichen Methoden des klinischen Labors durchgeführt.

Ergebnisse

Das Verhalten der Stoffwechselparameter ist in Tabelle 2 und in den Abb. 2 und 3 zusammengefaßt. Auffallend ist die Hämodilution mit Abfall des Hämatokritwerts von 45 % auf 41 %, wobei die Verschiebung bereits vor dem letzten Durchgang mit 42 % signifikant war. Diese Verschiebungen wurden nicht zur Korrektur der Substratkonzentration herangezogen, da innerhalb des einzelnen Durchgangs keine Signifikanz erreicht wurde.

Fettstoffwechsel

Hier stellt sich das erwartete Ansteigen von freien Fettsäuren und Glycerol bei allen Belastungen ein, wobei das Signifikanzniveau als Ausdruck der quantitativen Zunahme mit der Intensität der Belastung

Tabelle 2. Verhalten der Stoffwechselparameter und des Hämatokrit vor und nach 30 min Feldbelastung im Bereich der aeroben Schwelle, der individuellen anaeroben Schwelle und der anaeroben Schwelle sowie 60 min nach Ende der letzten Belastung

	Aerobe Schwelle				Indiv. anaerobe Schwelle			
	vor		nach		vor		nach	
	$\bar{x}$	s	$\bar{x}$	s	$\bar{x}$	s	$\bar{x}$	s
Hkt (%)	45	2	43	1	44	2	43	2
Laktat(mmol/l)	1,2	0,55	0,7	0,39	1,6	0,63	1,7	1,0
Pyruvat(mmol/l)	0,092	0,02	0,079	0,024	0,119	0,036	0,130	0,041
Glukose(mg/dl)	71	10	78	7	85	19	99	11
Alanin(mmol/l)	0,341	0,164	0,365	0,217	0,415	0,229	0,454	0,114
FFS(µmol/l)	217	58	367	94	234	93	457	146
Glycerol(µmol/l)	48	19	127	39	47	13	166	48

	Anaerobe Schwelle					
	vor		nach		60 min nach	
	$\bar{x}$	s	$\bar{x}$	s	$\bar{x}$	s
Hkt (%)	42	1	42	2	41	2
Laktat (mmol/l)	2,0	0,73	1,8	0,55	1,8	0,55
Pyruvat (mmol/l)	0,128	0,041	0,115	0,028	0,118	0,046
Glukose (mg/dl)	88	10	90	10	87	20
Alanin (mmol/l)	0,397	0,199	0,417	0,140	0,511	0,272
FFS (µmol/l)	242	69	543	150	162	42
Glycerol(µmol/l)	48	15	163	35	44	15

größer wird. Die Glycerolkonzentration wird mit der Steigerung der Belastung von individueller anaerober Schwelle zur anaeroben Schwelle jedoch nicht größer, dagegen steigt hierbei der Fettsäurespiegel nochmals weiter an. Der Quotient Fettsäure zu Glycerol als Ausdruck der Fettsäureverwertung sinkt dabei in allen Belastungsintensitäten ab, auf der höchsten Belastungsintensität jedoch nicht auf die gleich niedrigen Werte. Bei gleicher Lipolyserate - gemessen an den gleich hohen Glycerolspiegeln - ist dies als Erreichen eines Grenzwerts der lipolytischen Energiegewinnungsrate zu deuten. Alle Parameter erreichen 1 h nach Belastungsende wieder das Ausgangsniveau.

Kohlenhydratstoffwechsel

Alanin zeigt nach allen Belastungen ein trendmäßiges Ansteigen. Die Glukosenachbelastungswerte zwischen aerober und individueller anaerober Schwelle unterscheiden sich signifikant; der Anstieg innerhalb der Belastung an der individuellen anaeroben Schwelle ist zwar trendmäßig erkennbar, jedoch nicht signifikant. Ebenso unterscheiden sich die Pyruvat-Nachbelastungswerte, die bei höherer Belastung über der aeroben Schwelle liegen. Die niedrigste Belastung zeigt zwar einen deutlichen, jedoch statistisch nicht signifikant zu sichernden Abfall. Bei der Betrachtung der Laktatwerte fällt auf, daß die Nachbelastungswerte unter

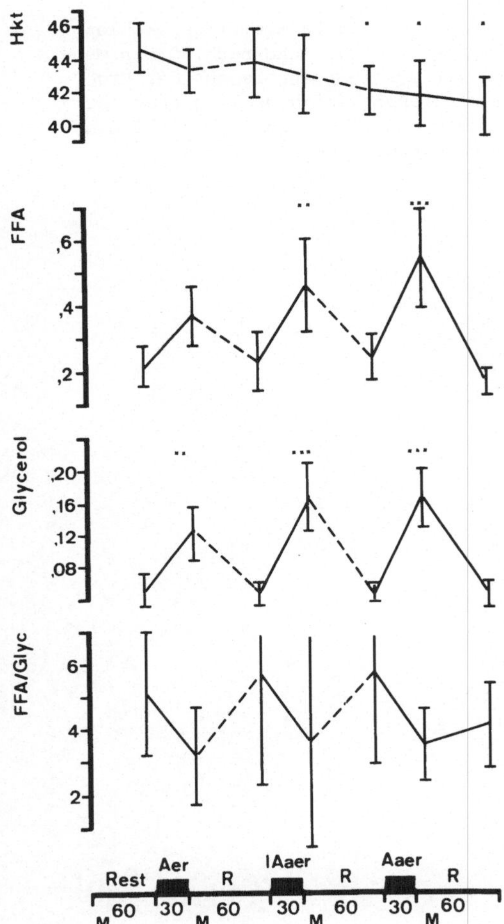

Abb. 2. Verhalten von Hämatokrit und Fettstoffwechselparametern vor und nach 30 min Gehbelastung mit der aus der Ergometrie ableitenden Geschwindigkeit der aeroben, individuellen anaeroben und anaeroben Schwelle. 60 min vor jeder Belastung Einnehmen der Mahlzeit, Pausendauer 60 min

den erwarteten Werten von 2, 3,4 und 4 mmol/l liegen. Trotzdem kommt zum Ausdruck, daß Laktat bei niedriger Belastung abfällt, in den höheren Schwellenbereichen jedoch eine Art Gleichgewicht auftritt. Der Nachbelastungswert nach der höchsten Belastung liegt deutlich über dem Nachbelastungswert der niedrigsten. Die Differenzierung des Kohlenhydratstoffwechsels zwischen den verschiedenen Belastungsintensitäten zeichnet sich am besten im Laktat-Pyruvat-Quotienten ab, der bei niedriger Belastung abnimmt, bei höherer Belastung eine Tendenz zum Ansteigen zeigt. Die Parameter des KH-Stoffwechsels erreichen 1 h nach Belastungsende nicht eindeutig das Ausgangsniveau, wahrscheinlich bedingt durch die Mahlzeit; Überlagerungen mit den vorangegangenen Belastungen scheinen möglich.

Diskussion

Ein Tempo von 8,7 km/h, wie es für die aerobe Schwelle ermittelt wurde, ist im Gehertraining unüblich, weil bei dieser langsamen Geschwindigkeit der Bewegungsablauf zu stark vom Ablauf im Wettkampf abweicht. Dagegen reicht ein Tempo über 12 km/h bereits in die Wettkampfbereiche

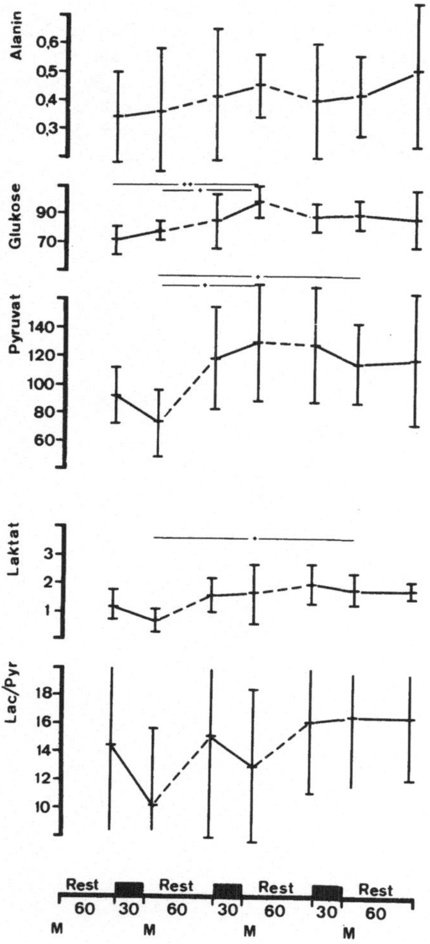

Abb. 3. Verhalten der Parameter des Kohlenhydratstoffwechsels vor und nach 30 min Gehbelastung mit der Tempoangabe aus der Ergometrie zur aeroben, individuellen anaeroben und anaeroben Schwelle. Pausendauer 60 min, Mahlzeit nach Ende jeder Belastung

hinein. Die 4-mmol/l-Laktatschwelle wird auch von verschiedenen Autoren als zu hoch für das reine Ausdauertraining betrachtet. Deshalb ist die individuelle anaerobe Schwelle in den Mittelpunkt der Betrachtung gerückt. Zum Tempo an der von uns ermittelten individuellen anaeroben Schwelle äußerten sich die Athleten nach dem Feldtest spontan wie folgt:

1. zu langsam, geeignet für Ausdauertraining bis 3 h,
2. Zwischenbereich, der selten trainiert wird, bis zu 1 h durchzuhalten,
3. normales Ausdauertempo für 3 - 4 h,
4. richtiges Ausdauertempo für 25 km,
5. etwas zu schnell, bis 1 h durchzuhalten,
6. zunächst zu schnell, später habe ich mich zunehmend wohl gefühlt,
7. die 2. Viertelstunde war zu anstrengend.

Diese Äußerungen zeigen, daß mit einer leichten Abweichung in Einzelfällen doch ein praxisnahes Tempo erreicht wurde. Dies überschneidet sich auch mit der Beobachtung, daß die individuelle anaerobe Schwelle bei 2 Gehern oberhalb, bei einem direkt an der anaeroben Schwelle festgelegt wurde, bei 4 Athleten unterhalb von 4 mmol/l. Eine Belastung oberhalb der anaeroben Schwelle ist somit für Langzeitausdauer auch im

Gehen nach dem subjektiven Empfinden der Athleten nicht geeignet. Die Glycerolspiegel zeigen an der aeroben Schwelle gegenüber den höheren Belastungen eine niedrigere Lipolyserate an. Nach dem Fettsäure-Glycerolquotienten findet hier eine optimale Fettsäureverwertung statt. Auch die Parameter des Kohlenhydratstoffwechsels zeigen, daß die Pyruvat- und Laktatverwertung gegenüber der Produktion überwiegt. Trotzdem scheint wegen des niedrigen quantitativen Umsatzes und des veränderten Bewegungsablaufs dieser Schwellenbereich für das Training zu niedrig. Im Bereich der individuellen anaeroben Schwelle steigt die Lipolyserate bei gleichbleibend guter Fettutilisation; bei weiterer Steigerung der Geschwindigkeit zur anaeroben Schwelle hin bleiben Glycerolspiegel gleich, und Fettsäurespiegel steigen im Sinne einer abnehmenden Fettsäureverbrennung an, so daß anzunehmen ist, daß hier die maximale Kapazität erreicht ist. Der zunehmend höhere Anteil des Kohlenhydratstoffwechsels an der Energiegewinnung kommt im Laktat-Pyruvat-Quotienten wie auch in den ansteigenden Werten der Nachbelastungs-Pyruvatspiegel zum Ausdruck. Da es trotzdem nicht zur Laktatstimulation kommt, ist anzunehmen, daß auch im Bereich der anaeroben Schwelle noch überwiegend oxidative Energiegewinnung stattfindet und somit eine Ausdauerbelastung möglich ist, jedoch nicht im Sinne eines lipolysestimulierenden und fettsäureverwertenden Trainings.

Die gleichzeitige quantitativ hohe lipolytische und glykolytische Energiegewinnung scheint im Bereich der individuellen anaeroben Schwelle zur Störung der Glukosehomöostase zu führen, möglicherweise induziert durch Glukoneogenese aus Glukosepräkursoren wie Pyruvat, Laktat und Alanin. Damit ist auch in diesem Bereich eine längere Belastung ohne Erschöpfung der Glukosespeicher denkbar. Trotzdem zeigen die Verhaltensweisen dieser Parameter eine zunehmende Beanspruchung des glykolytischen Stoffwechsels. Damit ist diese Belastungsintensität trotz der Fettsäureverwertung für ein reines Langzeitausdauertraining zur Förderung der lipolytischen Kapazität ungeeignet. Hierfür liegt die optimale Trainingsbelastung zwischen aerober und individueller anaerober Schwelle. Dies entspricht auch der nach dem subjektiven Empfinden der Athleten spontan gewählten Trainingsbelastung. Da sich auch im Bereich der anaeroben Schwelle noch Gleichgewichtsbedingungen einstellen, kann auch hier über längere Zeitdauer im Sinne eines intensiven Ausdauertrainings zur Förderung der Herz-Kreislauf-Kapazität trainiert werden.

Schlußfolgerung

Eine Laufbandsteigung von 2,5 - 3 % erlaubt Tempoangaben für das Training. Vorhersagen über das metabolische Verhalten im Training sind dabei möglich. Damit kann den Forderungen Folge geleistet werden, in einem Test neben Beurteilung des gesundheitlichen Zustands und der organisch physiologischen Leistungsfähigkeit Angaben über ein differenzierteres Training zur Förderung der lipolytischen und glykolytischen Kapazität zu machen. Das optimale Trainingstempo zur Förderung der Fettsäureverwertung liegt zwischen aerober und individueller anaerober Schwelle. Auch an der anaeroben Schwelle ist noch ein Ausdauertraining möglich. Hier wird die Herz-Kreislauf-Kapazität und die Kohlenhydratverwertung optimal gefördert.

Literatur

1. Hickson RL, Rennie NJ, Conlee RK, Winder WW, Hollszy JO (1977) Effects of increased plasma free fatty acids on glucose utilization and endurance. J Appl Physiol 43:829-833

2. Hupfeld W (1982) Möglichkeiten zur Verbesserung der Gehtechnik und wichtige Aspekte der Wettkampfvorbereitung. Leichtathletik-Magazin 2:21-24
3. Keul J, Doll E, Keppler D (1969) Muskelstoffwechsel. Barth, München
4. Keul J, Haralambie G, Arnold T, Schumann W (1974) Heart rate and energy-yielding substrates in blood during long-lasting running. Europ J Appl Physiol 32:279-289
5. Keul J, Kindermann W, Simon G (1978) Die aerobe und anaerobe Kapazität als Grundlage für die Leistungsdiagnostik. Leistungssport 8:22-32
6. Keul J, Simon G, Berg A, Dickhut HH, Goerttler I, Kübel R (1979) Bestimmung der individuellen anaeroben Schwelle zur Leistungsbewertung und Trainingsgestaltung. Dtsch Z Sportmed 30:212-217
7. Kindermann W, Simon G, Keul J (1978) Dauertraining - Ermittlung der optimalen Trainingsherzfrequenz und Leistungsfähigkeit. Leistungssport 8:34-39
8. Lavine RL, Lowenthal DT, Gellman HD, Klein S, Vloedmans D, Rose LI (1978) Glucose, insulin and lipid parameters in 10 000 m running. Europ J Appl Physiol 38:301-305
9. Paul P (1975) Effects of long-lasting physical exercise and training on lipid metabolism. In: Howald H, Poortmans JR (eds) Metabolic adaptation to prolonged physical exercise. Birkhäuser, Basel
10. Paul P, Issekutz B, Miller HI (1966) Interrelationship of free fatty acids and glucose metabolism in dogs. Am J Physiol 211:1313-1320
11. Schmitt WM, Kindermann W, Schnabel A, Biro G (1981) Metabolismus und hormonelle Regulation bei Marathonläufern unter besonderer Berücksichtigung von Lebensalter, Trainingszustand und Geschlecht. Dtsch Z Sportmed 32:1-7
12. Simon G, Huber G, Kindermann W, Dickhut HH, Richter H, Keul J (1979) Herzfrequenz- und Stoffwechselverhalten bei spiroergometrischer und wettkampfspezifischer Belastung. Dtsch Z Sportmed 30:11-22
13. Stegmann H, Kindermann W (1982) Comparison of prolonged exercise tests at the individual aerobic threshold and fixed anaerobic threshold of 4 $mmol \cdot l^{-1}$ lactate. Int J Sports Med 3:105-110
14. Weicker H, Rettenmeier A, Ritthaler F, Frani H, Bieger WP, Klett G (1981) Influence of anabolic and catabolic hormones on substrate concentrations during various running distances. In: Poortmans J, Niset G (eds) Biochemistry of exercise, vol IV/A. University Park Press, Baltimore, pp 208-218

Kohlenhydrat- und Fettstoffwechsel unter einer maximalen Ergometerbelastung bei hungernden Adipösen

Carbohydrate and Lipid Metabolism in Fasting, Obese Persons During Maximum Exercise

B. Jakober, R. M. Schmülling und M. Eggstein

Summary

The purpose of this investigation was to determine changes in lipid and carbohydrate metabolism induced by maximal work load after prolonged starvation.

Six obese men and 6 obese women (O) who had fasted totally for 3 weeks were compared with seven normal (N) controls. Bicycle ergometry was used, beginning with a low adaption load and then increasing the load step-wise 16.3 Watt/min to subjective exhaustion. Ergospirometry and arterial blood samples were assessed.

Results: The most extensive changes were seen before or at ten min after maximal work load. In the obese fasting patients glucose values rose steadily from 3.7 ± 0.3 to 4.7 ± 0.2 mmol/l while insulin and C-peptide decreased slowly. In O free glycerol rose (113 ± 19 to 360 ± 45 μmol/l), simultaneously released free fatty acids decreased (1.3 ± 0.1 to 0.9 ± 0.1 mmol/l) at maximal work load. At the same time a decrease in acetoacetate (419 ± 9 to 256 ± 36 μmol/l) and β-hydroxybutyrate (4312 ± 510 to 3737 ± 504 μmol/l) was seen. Controls had the same changes in free glycerol, free fatty acids and ketone at maximal work load, but with lower basal values. Values of growth hormone and especially of catecholamines increased to high levels during exercise. After a 90 min resting period all values of O and N were back to pretest values.

Conclusions: In prolonged starvation increased lipolysis leads to an increase in free glycerol, free fatty acids and ketone bodies. At maximal work load lipolysis increases further as indicated by increased free glycerol, but free fatty acids and ketone bodies decrease surprisingly, suggesting a mechanism of active consumption. Hypoglycemia does not occur. Growth hormone and catecholamine values show a strong exercise-induced increase also after prolonged starvation.

Einleitung

Totales Fasten führt beim Menschen zu den bekannten Veränderungen im Ruhestoffwechsel. Die Energiebereitstellung erfolgt zunächst über die Glykogenolyse und Proteolyse, dann aber zunehmend auch über die Lipolyse. Dies wird meßbar an freiem Glycerin, freien Fettsäuren und Ketonkörpern. Neben Insulin, Glukagon und Wachstumshormon wird dabei vor allem den Katecholaminen eine wichtige Rolle zugesprochen.

Unsere Untersuchungen galten der Frage, inwieweit beim Menschen nach anhaltendem Fasten die schon in Ruhe veränderten endokrinen und metabolischen Meßwerte im Blut eine Veränderung erfahren, wenn zusätzlich eine körperliche Arbeit geleistet werden muß.

Probanden und Methode

Wir verglichen 6 adipöse Männer und später auch 6 adipöse Frauen mit einem mittleren Alter von 42,5 ± 3,5 bzw. 26,8 ± 2,4 Jahren und einem

Broca-Index von 133 ± 6 % bzw. 124 ± 4 % mit 7 Normalpersonen von 23,4 ± 0,7 Jahren und 83 ± 3 % nach Broca. Alle Untersuchten waren über den Versuchsablauf aufgeklärt und nahmen freiwillig teil. Die Normalpersonen waren über Nacht nüchtern geblieben, die Adipösen standen am Ende einer 3wöchigen Nulldiät, unter der sie im Mittel 13,5 kg bzw. 11,9 kg an Gewicht abgenommen hatten. Während der Nulldiät wurden neben Flüssigkeit ausschließlich Kalium, ein Multivitaminpräparat und, wenn nötig, Allopurinol verabreicht. Erkrankungen bestanden bei den Untersuchten nicht.

Die körperliche Belastung erfolgte mittels einer Spiroergometrie im Sitzen auf dem Fahrrad, wobei nach einer anfänglichen Adaptationsphase die Leistung je Minute um 16,3 W gesteigert wurde, bis zur subjektiven körperlichen Erschöpfung. Dieser Belastungsphase schloß sich eine 90 min dauernde Erholungsphase an. Neben einem Geschlechts- und Altersunterschied bestand eine unterschiedliche maximale Leistungsfähigkeit. So erreichten die Normalpersonen 269 W, adipöse Männer 174 W und adipöse Frauen 136 W. Somit ist ein direkter Vergleich der sich ändernden Meßwerte der drei Gruppen untereinander nicht zulässig. Gemessen an dem systolischen Blutdruck und der Herzfrequenz waren bei Erschöpfung alle drei Gruppen ausbelastet. Entsprechend der erbrachten maximalen Leistung, bei der die adipösen Männer etwa 2/3 und die adipösen Frauen etwa 1/2 der Leistung der Normalpersonen erbrachten, war auch die maximale Sauerstoffaufnahme unterschiedlich groß.

Aus einer in Lokalanästhesie in die A. radialis eingelegten Teflonkanüle wurden in regelmäßigen Abständen Blutproben zur Bestimmung der im folgenden genannten Werte entnommen (Tabelle 1 und 2).

Ergebnisse

Der Ausgangswert der Blutglukose lag bei den Adipösen mit 3,7 ± 0,3 bzw. 3,6 ± 0,2 mmol/l deutlich niedriger als bei den Normalpersonen mit 4,7 ± 0,1 mmol/l. Bei allen drei Gruppen jedoch stiegen die Blutzuckerwerte an - unter Belastung gering, nach Belastung dagegen wesentlich stärker. Gleichzeitig hiermit sank die Insulinsekretion, dargestellt an den Meßwerten von C-Peptid, unter Belastung bei allen drei Gruppen gleichermaßen ab. Erst in Ruhe verhielt sich die Insulinsekretion entsprechend dem steigenden Blutzuckerwert. In jeder Phase unserer Untersuchung hatten die Adipösen eine höhere Konzentration von Insulin und C-Peptid als Normalpersonen. Dieser Hyperinsulinismus Adipöser ist bekannt. Die Glukagonwerte zeigten bei hohen Standardabweichungen keine statistisch aussagefähigen Veränderungen, weder vor, noch unter, noch nach Belastung. Erwartungsgemäß stiegen die Laktatwerte weit über die sog. anaerobe Schwelle an, was mit einem gleichzeitigen Abfall des Blut-pH-Werts einherging. Das Ausmaß der entstehenden laktatinduzierten dekompensierten metabolischen Azidose entsprach der jeweils in den drei Gruppen erbrachten maximalen Leistung. Die Werte von Pyruvat verhielten sich in jeder Phase der Untersuchung entsprechend denen von Laktat.

Als Zeichen der gesteigerten Lipolyse hatten die Adipösen und die Normalpersonen Werte von freiem Glycerin, die während körperlicher Arbeit deutlich anstiegen. Gegenüber Normalpersonen erreichten Adipöse trotz einer geringeren Gesamtbelastung höhere Werte von freiem Glycerin. Neben dem freien Glycerin lagen auch die Ausgangswerte gleichzeitig entstehender freier Fettsäuren bei den Adipösen höher als bei den Normalpersonen. Unter geringer körperlicher Belastung beobachteten wir einen Anstieg der freien Fettsäuren. Mit zunehmender Belastung bis zur Erschöpfung dagegen kam es zu einem erstaunlichen Abfall der freien Fettsäuren in allen drei Gruppen. Unmittelbar nach Belastungsende kamen die Werte bei etwas überschießendem Verlauf zu den Ausgangswerten zurück.

Tabelle 1. Veränderungen der Meßwerte im Kohlenhydratstoffwechsel bei adipösen Männern ♂, Frauen ♀ und Normalpersonen vor, unter und nach körperlicher Belastung. * 2 p ≤ 0,05 im Student-t-Test

	Rest	0 - Watt	1/2 - Max	Max	+ 2 Min	+ 5 Min	+ 30 Min	+ 90 Min	
C-Peptid (ng/ml)	1,7 ± 0,7	1,7 ± 0,1	1,7 ± 0,1	1,7 ± 0,1	2,3 ± 0,1*	2,5 ± 0,1*	2,4 ± 0,1*	2,1 ± 0,1*	N
	2,5 ± 0,5	2,4 ± 0,4	2,3 ± 0,6	2,1 ± 0,4*	2,0 ± 0,4*	3,3 ± 0,5*	3,7 ± 0,6*	2,8 ± 0,5	♂
	2,1 ± 0,2	1,9 ± 0,1	2,0 ± 0,1	1,8 ± 0,1*	2,1 ± 0,2*	3,3 ± 0,5*	3,7 ± 0,4*	2,8 ± 0,3	♀
Glukose (mmol/l)	4,7 ± 0,1	4,8 ± 0,1	4,6 ± 0,1	5,1 ± 0,2*	6,2 ± 0,5*	6,4 ± 0,4*	5,4 ± 0,5*	4,9 ± 0,2	N
	3,7 ± 0,3	3,9 ± 0,3	3,8 ± 0,2	4,2 ± 0,2	4,4 ± 0,2*	4,6 ± 0,2*	4,1 ± 0,3*	3,4 ± 0,3*	♂
	3,6 ± 0,2	4,1 ± 0,2	4,1 ± 0,2*	4,4 ± 0,3*	4,7 ± 0,2*	5,1 ± 0,4*	4,8 ± 0,2*	4,1 ± 0,3	♀
Pyruvat (µmol/l)	57 ± 13	69 ± 12	117 ± 18*	159 ± 13*	189 ± 24*	219 ± 15*	176 ± 18*	56 ± 7	N
	52 ± 7	48 ± 7	65 ± 11*	178 ± 36*	146 ± 25*	158 ± 24*	98 ± 12*	44 ± 7	♂
	50 ± 11	37 ± 11	108 ± 12*	173 ± 19*	140 ± 14*	156 ± 11*	103 ± 12*	45 ± 7	♀
Laktat (mmol/l)	1,3 ± 0,2	1,3 ± 0,2	2,5 ± 0,2*	10,5 ± 1,1*	11,5 ± 1,1	11,2 ± 1,1	4,9 ± 0,7	1,7 ± 0,2	N
	0,9 ± 0,2	1,2 ± 0,2	1,7 ± 0,2*	5,0 ± 0,5*	5,3 ± 0,5*	5,0 ± 0,5*	2,4 ± 0,3*	1,7 ± 0,2*	♂
	1,5 ± 0,2	1,4 ± 0,3	2,0 ± 0,5*	5,8 ± 0,6*	6,7 ± 0,6*	6,8 ± 0,3*	3,5 ± 0,5*	4,5 ± 1,4*	♀
Blut (pH)	7,42 ± 0,02	7,42 ± 0,02	7,41 ± 0,01	7,33 ± 0,02*	7,28 ± 0,02*	7,27 ± 0,02*	7,27 ± 0,02*	7,44 ± 0,01	N
	7,39 ± 0,02	7,39 ± 0,02	7,39 ± 0,02	7,36 ± 0,02*	7,34 ± 0,02*	7 33 ± 0,03*	7,38 ± 0,03	7,39 ± 0,03	♂
	7,38 ± 0,01	7,37 ± 0,01	7,34 ± 0,01*	7,32 ± 0,01*	7,32 ± 0,02*	7,30 ± 0,03*	7,36 ± 0,01	7,37 ± 0,01	♀
Insulin (pmol/l)	14 ± 1	15 ± 1	15 ± 1	11 ± 1	19 ± 3	19 ± 3	20 ± 2*	18 ± 2	N
	24 ± 3	21 ± 2	19 ± 2	19 ± 1	21 ± 1	27 ± 3	30 ± 2*	23 ± 2	♂
	24 ± 3	25 ± 2	26 ± 3	22 ± 3	21 ± 1	34 ± 5*	43 ± 3*	25 ± 4	♀
Glukagon (pmol/l)	281 ± 138	305 ± 167	290 ± 151	275 ± 142	334 ± 164	305 ± 164	260 ± 136	278 ± 145	N
	274 ± 99	279 ± 87	311 ± 102*	315 ± 104*	378 ± 116*	312 ± 92	294 ± 113	174 ± 34	♂
	192 ± 35	202 ± 35	186 ± 36	174 ± 44	180 ± 41	142 ± 35	174 ± 30	166 ± 43	♀

Tabelle 2. Veränderungen der Meßwerte von Katecholaminen und Fettstoffwechsel adipöser Männer ♂, Frauen ♀ und Normalpersonen vor, unter und nach körperlicher Belastung. * 2 p ≤ 0,05 im Student-t-Test

	Rest	0 - Watt	1/2 - Max	Max	+ 2 Min	+ 5 Min	+ 30 Min	+ 90 Min	
Adrenalin (pg/ml)	55 ± 6	-	126 ± 22*	1213 ± 720*	-	217 ± 108*	64 ± 10	-	N
	53 ± 15	-	118 ± 59*	257 ± 130*	-	67 ± 19	37 ± 9	-	♂
	90 ± 41	-	253 ± 132*	613 ± 175*	-	132 ± 44	73 ± 26	-	♀
Noradrenalin (pg/ml)	95 ± 17	-	256 ± 14*	1710 ± 506*	-	557 ± 107*	161 ± 28	-	N
	190 ± 20	-	428 ± 113*	1033 ± 286*	-	442 ± 96*	192 ± 15	-	♂
	232 ± 42	-	635 ± 151*	1605 ± 121*	-	648 ± 108*	217 ± 30	-	♀
Freies Glyzerin (µmol/l)	77 ± 17	94 ± 8*	108 ± 8*	162 ± 15*	238 ± 34*	282 ± 49*	160 ± 34*	112 ± 18	N
	113 ± 19	174 ± 22*	176 ± 24*	231 ± 41*	316 ± 68*	360 ± 45*	201 ± 33*	117 ± 32	♂
	112 ± 6	284 ± 49*	304 ± 49*	342 ± 47*	469 ± 49*	474 ± 37*	277 ± 49*	133 ± 20	♀
Freie Fettsäuren (mmol/l)	0,6 ± 0,2	0,8 ± 0,2	0,9 ± 0,1*	0,4 ± 0,1*	0,7 ± 0,1*	0,8 ± 0,1*	0,7 ± 0,1*	0,9 ± 0,1	N
	1,3 ± 0,1	1,5 ± 0,1*	1,3 ± 0,1	0,9 ± 0,1*	1,2 ± 0,1*	1,4 ± 0,1	1,6 ± 0,1*	1,3 ± 0,2	♂
	1,3 ± 0,1	1,4 ± 0,2	1,3 ± 0,2	1,0 ± 0,2*	1,2 ± 0,1*	1,2 ± 0,1	1,6 ± 0,1*	1,2 ± 0,1	♀
Ketonkörper (µmol/l)	248 ± 112	414 ± 127*	192 ± 99	170 ± 63*	169 ± 69*	173 ± 64*	152 ± 65*	428 ± 122*	N
	4731 ± 519	4745 ± 565	4605 ± 554*	3993 ± 540*	4122 ± 688*	4084 ± 599*	4707 ± 660	5178 ± 862	♂
	5399 ± 212	5308 ± 216	4844 ± 385*	4300 ± 357*	4313 ± 341*	4319 ± 369	5211 ± 255	5228 ± 328	♀
Wachstumshormon (pmol/l)	470 ± 152	250 ± 92	446 ± 216	995 ± 426*	1483 ± 612	1335 ± 433*	1100 ± 243*	176 ± 41	N
	133 ± 84	228 ± 84	260 ± 82	417 ± 108*	455 ± 114*	510 ± 135*	177 ± 30	42 ± 8	♂
	30 ± 13	222 ± 89	307 ± 108	890 ± 377*	952 ± 314*	1136 ± 322*	243 ± 53	32 ± 9	♀
Cortisol (µg/dl)	20,2 ± 4,4	17,7 ± 3,6	18,1 ± 4,5	18,9 ± 4,4	13,0 ± 3,5	18,5 ± 4,1	27,3 ± 6,3	17,6 ± 5,5	N
	12,7 ± 2,8	18,2 ± 3,9*	17,7 ± 4,3	17,9 ± 4,4	18,3 ± 4,9*	17,2 ± 3,8	16,3 ± 2,3	11,4 ± 2,6	♂
	11,5 ± 1,5	17,1 ± 1,0*	20,8 ± 1,3*	21,1 ± 1,6*	18,2 ± 1,0*	19,5 ± 1,5*	33,0 ± 2,8*	19,2 ± 1,7*	♀

Infolge des anhaltenden Fastens hatten die Adipösen stark erhöhte Werte der Ketonkörper Acetacetat und Hydroxybutyrat. Wir haben die Gesamtketonkörper dargestellt, die unter zunehmender körperlicher Belastung bis zur Erschöpfung in gleicher Weise abfielen wie die freien Fettsäuren. Auch dies geschah in allen drei Gruppen gleichermaßen, obgleich doch ein wesentlicher Unterschied in der Höhe der Ausgangswerte bestand.

Die Ruhewerte von Wachstumshormon lagen bei den hungernden Adipösen weit unter denen der Normalpersonen. Ausgehend hiervon stiegen die Werte unter erschöpfender Belastung stark an. Dabei hatten die adipösen Frauen, gemessen an ihrer relativ geringen maximalen Leistungsfähigkeit erstaunlich hohe Werte von Wachstumshormon. Nach Belastungsende sanken die Werte nur langsam. Die Plasmakatecholamine zeigten einen unerwartet starken Anstieg. Die adipösen Frauen hatten auch hier unverhältnismäßig hohe Werte, was wir aus den übrigen Daten nicht erklären können. Die Katecholaminwerte zeigten einen raschen Abfall nach Ende der Belastung.

Obwohl es unter erschöpfender körperlicher Belastung zu einer z.T. erheblichen Veränderung der hier aufgeführten Meßwerte kam, näherten sich alle in einer 90 min dauernden Erholungsphase spontan wieder den Ausgangswerten.

Diskussion

Die bei dieser Untersuchung gewonnenen Ergebnisse lassen folgende Deutungen zu:

Unter Nulldiät stellt sich ein erniedrigter Blutzuckerwert ein, der jedoch auch bei starker körperlicher Belastung nicht weiter sinkt, sondern steigt. Eine Hypoglykämie tritt nicht ein. Mehr Pyruvat entsteht, als in den Mitochondrien oxidiert werden kann. Dabei entwickelt sich eine dekompensierte Laktatazidose. Unter dem hohen Anstieg der Katecholamine sinkt die Insulinsekretion nur während der Belastung stetig ab. Gleichzeitig mit dem Anstieg des Wachstumshormons, der bis in die ersten Minuten der Erholungsphase hineinreicht, ist auch der Anstieg von freiem Glycerin am stärksten ausgeprägt. Die durch anhaltendes Fasten stimulierte Lipolyse läßt sich durch starke körperliche Belastung noch erheblich steigern. Gleichzeitig mit freiem Glycerin entstehende freie Fettsäuren fallen jedoch während einer solchen Belastung ab, da sie in der arbeitenden Muskulatur als Energieträger verbraucht werden. Das gleiche gilt für die Ketonkörper. Diese Veränderungen der Meßwerte im Blut infolge einer maximalen körperlichen Belastung kann man bei Adipösen nach 3wöchiger Nulldiät in gleicher Weise beobachten, wie bei Normalpersonen.

Literatur

Ahlborg G, Felig P, Hagenfeld L, Hendler R, Wahren J (1974) Substrate turnover during prolonged exercise in man: splanchnic and leg metabolism of glucose, free fatty acids and amino acids. J Clin Invest 53:1080-1090

Galbo H, Christensen NJ, Mikines KJ, Sonne B, Hilsted J, Hagen C, Fahrenkrug J (1981) The effect of fasting on the hormonal response to graded exercise. J Clin Endocrinol Metab 52:1106-1112

Lehmann M, Keul J, Wybitul K (1981) Einfluß einer stufenweisen Laufband- und Fahrradergometrie auf die Plasmacatecholamine, energiereiche Substrate, aerobe und anaerobe Kapazität. Klin Wochenschr 59:553-559

Randle PJ, Garland PB, Newsholme EA (1963) The glucose - free fatty acid cycle. Its role in insulin sensivity and the metabolic disturbances in diabetes mellitus. Lancet 13:785-789

Sestoft L, Trap-Jensen J, Lyngsoe J, Clausen JP, Holst J, Nielsen SL, Rehfeld JF, Schaffalitzky de Muckadell P (1977) Regulation of gluconeogenesis and ketogenesis during rest and exercise in diabetic subjects and normal men. Clin Sci Mol Med 53:411-418

Wahren J, Felig P, Ahlborg G, Jorfeld L (1971) Glucose metabolism during leg exercise in man. J Clin Invest 50:2715-2725

V

Leistungsfähigkeit und Belastbarkeit von Kindern und Jugendlichen

Performance Capacity and Exercise Tolerance of Children and Youth

Schulsportfreistellung

Exemption from School Sports

F. Klimt

Summary

In the paper important facts such as causes, prevention and measures are discussed. Tabulated medical surveys concerning indications for the exemption from school sports are mentioned and official guidelines for the exemption from school sports in FRG and DRG are also considered.

Die Vielzahl der die körperliche Belastbarkeit bzw. Leistungsfähigkeit beeinflussenden Faktoren läßt eine umfassende Ursachenkette erkennen, die zu einer sog. "körperlichen Leistungsschwäche" führt und allgemeinerer, organbezogener und individueller Art sein kann. "Leistungsschwäche" kann ihre Ursachen in einer Funktionsstörung, Krankheit, Schädigung oder Behinderung haben, aber auch durch Angst und Motivationsmangel oder durch zahlreiche andere psychische und soziale Faktoren ausgelöst werden. Eine Leistungsschwäche kann vorübergehend und zeitlich begrenzt, intervallmäßig aber auch permanent bestehen. Ein - besonders bei Mädchen - im Pubertätsalter rückläufiger Bewegungsdrang hat vielfach als Ursache die Verlagerung von Interessenstrukturen, Fettsucht, Motivationsmängel und negative Erfahrungen im Sportunterricht. Hierbei können sich ursächliche Zusammenhänge mit den in der jeweiligen Schule bevorzugten Sportdisziplinen ergeben, die dann bei Schülern, insbesondere bei einem Schul- oder Lehrerwechsel, offensichtlich werden. Auch sollte man bei der Leistungsbeurteilung die mit der Pubertät einsetzende verstärkte physiologische Unausgeglichenheit sowie die Disproportioniertheit des Körpers berücksichtigen. Ein bestehendes Mißverhältnis zwischen Wirbelsäulenlänge und noch mangelhaft ausgebildetem Halte- und Stützapparat prädestiniert zu Haltungsschwächen. Die Disharmonie der Körperproportionen mit wesentlicher Änderung von Statik und Dynamik (die Hebelverhältnisse mit ihren Relationen zum Leistungspotential der Muskulatur werden zunehmend ungünstiger) führen zu vorübergehenden Koordinationsstörungen, die wiederum zu vorübergehenden Leistungseinbußen führen können. Außerdem beinhaltet die Pubertät mit ihrer hormonellen Umstellung eine Zeit der Labilisierung vegetativer Funktionen. Als Folge einer funktionellen Fehlregulation können sich vegetative Beschwerden einstellen. Eine Labilität erhält aber erst Krankheitswert, wenn normale Regulationsvorgänge überbewertet werden und der Schüler sich in ängstlicher, hypochondrischer Weise beobachtet fühlt, oder wenn eine übermäßige Labilität (Hyperreagibilität) vorliegt, so daß bereits niederschwellige Reize zu Gleichgewichtsverschiebungen führen (v. Harnack). Doch sollte man von einer "passageren Pubertätsstörung" erst dann sprechen, wenn ernsthafte Erkrankungen ausgeschlossen wurden.

Zweifellos war man früher großzügiger in der *Freistellung vom Schulsport*, was sich auch in der sog. "Schulsportbefreiung" schwächlicher Kinder dokumentierte. Heute wissen wir, daß gerade solche Kinder in einen Circulus vitiosus hineingeraten, wenn sie nicht die entsprechenden Wachstums- und Entwicklungsreize erhalten. Allerdings darf es dabei nicht zu einer physischen Überforderung kommen. Andererseits ist bei krankhaften Veränderungen wiederum die Indikation zur befristeten vollen Freistellung gegeben. Fehlen die erforderlichen Bewegungsreize, so kann es zur ungenügenden Entwicklung, schließlich zur Unterfunktion kommen, die dann oft der mangelhaften Anlage, statt einem nicht stetig durchgeführten und dosierten Training zugeschrieben wird. Wissen wir doch, daß ein wirksamer körperlicher Trainingseffekt erst beim Überschreiten der Reizschwelle eintritt. Liegt die Belastung oberhalb der Regulationsgrenze, so können für das Kind nachteilige Folgen entstehen. Als optimal dürften körperliche Tätigkeiten im Bereich zwischen der Reizschwelle und Regulationsgrenze anzusehen sein. Während bei kranken Kindern beide Grenzen nach unten verschoben sind, ist bei sportlich trainierten Kindern eine Verschiebung nach oben zu erkennen.

Bereits 1926 machte der Pädiater Hamburger deutlich, daß das von Sperk beschriebene "schwache Kind" Folge einer Inaktivitätsatrophie sei, hervorgerufen durch mangelhafte Muskeltätigkeit. Daraus kann man ableiten, daß nicht die körperliche Aktivität, sondern Begrenzungen, Freistellungen oder Verbote Gründe sind, daß sich folgenschwere Inaktivitätssyndrome entwickeln können, die evtl. zu einer Frühinvalidität führen. Motorische Ungeschicklichkeiten können Ausdruck eines langdauernden Übungsmangels sein, aber auch für eine leichte Zerebralschädigung sprechen. Eine zurückgebliebene allgemeinmotorische Entwicklung geht meist mit einer Verzögerung der geistigen Gesamtentwicklung einher. Schließlich zeichnen sich Zusammenhänge zwischen motorischer Fertigkeit, Entwicklung der Intelligenz und Sozialisation ab. Lern- und Schulversagen sind oft mit Bewegungsretardierungen verbunden.

Auch mangelt es nicht an Untersuchungen, die über den ungünstigen Effekt langdauernder Bettruhe berichten. In Gips stillgelegte Muskeln können durch Atrophie binnen 1 Woche bis zu einem Drittel ihrer ursprünglichen Kraft einbüßen.

Bereits alleiniger Bewegungsmangel kann zu Herz-Kreislauf-Regulationsstörungen, Übergewicht und Fettsucht, Haltungsschwächen und -fehlern, vorzeitiger funktioneller Organschwäche, Inaktivitätsatrophie und Verdauungsstörungen führen, Stoffwechselerkrankungen begünstigen und damit eine Einschränkung der Leistungsbreite nach sich ziehen. Bewegungsmangel führt zu körperlichen Verkümmerungserscheinungen, verbunden mit Neigung zu Dysfunktionen und -regulationen.

Chronisch kranke Kinder und Jugendliche sollen möglichst auch am schulsportlichen Geschehen teilnehmen und eine übertriebene Absonderung im schulischen und außerschulischen Bereich vermeiden. So kann man am besten einer Leistungsschwäche begegnen bzw. ihr vorbeugen. Der Vorteil der sportlichen Betätigung liegt auch in der Stärkung des Selbstvertrauens und Einschätzung der Belastbarkeit und Leistungsfähigkeit. Andererseits ist zu erwarten, daß eine medikamentöse Behandlung reduziert werden kann. Bei chronisch-rezidivierenden Bronchitiden und beim Asthma ist dies bekannt.

Bei der *Schulsportfreistellung* sollte man sich von vier *Grundregeln* leiten lassen: zeitliche Begrenzung, möglichst keine Vollfreistellung, selten Teilfreistellung und statt dessen lieber Eltern und Kinder beraten.

Auch sollte man die Bezeichnungen "Sportfreistellung" der der "Sportbefreiung" vorziehen. Verfährt man nach dieser Grundregel, so werden sog. pauschale Freistellungen sowie zeitlich unbegrenzte Freistellungen kaum noch vergeben werden. Solche Atteste haben häufig ihre Gründe in einer mangelhaften Kenntnis über Art, Durchführung und Intensität des heutigen Schulsports, aber auch in einer Fehleinschätzung der Zensurengebung als Pflichtfach und ganz zu schweigen von sog. "Gefälligkeitsattesten". Es soll vielfach vorgekommen sein, daß Kinder vom Schulsport freigestellt wurden, während sie weiterhin am außerschulischen Sport regelmäßig teilnahmen.

Wenn auch die Zahl der *Publikationen zur Schulsportfreistellung* in den letzten Jahren anstieg, fehlt es doch an kurzen, praxisrelevanten, tabellarischen Übersichten.

Ein Anfang wurde
- für das *epileptische Anfallsleiden*
  Klimt F, Degen R (1976) Epilepsie und Sport im Kindesalter. Kinderarzt 7:1335-1336,
- für *Lebererkrankungen*
  Klimt F, Grüttner R (1978) Leberkrankheiten und Schulsport im Kindes- und Jugendalter. Kinderarzt 8:1768,
- für die Erkrankungen des *rheumatischen Formenkreises*
  Klimt F, Stoeber E (1978) Erkrankungen des rheumatischen Formenkreises und Schulsport. Kinderarzt 9:1361-1363,
- für *Nierenerkrankungen*
  Klimt F, Bläker F (1979) Schulsport und Nierenerkrankungen. Kinderarzt 10:68,
- für *Diabetes mellitus*
  Klimt F, Sachsse R, Sachsse B (1979) Sport und Diabetes mellitus im Kindes- und Jugendalter, Sozialpädiatrie 1:32-34,
- für angeborene und erworbene *orthopädische Erkrankungen*
  Stein WH, Krahl H, Klimt F (1980) Orthopädische (chirurgische) Erkrankungen und Schulsport. Kinderarzt 11:522-534,
- für *Infektionskrankheiten*
  Klimt F (1974) Wann ist das Kind nach einer Infektionskrankheit wieder körperlich belastungsfähig? Sportunterricht 23:269-275,
  Klimt F (1975) Körperliche Aktivität in der Rekonvaleszenz. Kinderarzt 6:254-259 u. 393-396,
- für *Herz-Kreislauf-Erkrankungen*
  Rautenburg HW, Klimt F (1981) (Schul-) Sport und Herz-Kreislauf-Erkrankungen. Sozialpädiatrie 3:362-363,
- für *Krankheiten der Atemwege*
  Klimt F, Menger W (1983) Krankheiten der Atemwege und (Schul-) Sport. Sozialpädiatrie 5:263-268

gemacht, weitere sind in Vorbereitung.

Welche Freistellungsrichtlinien vom Schulsportunterricht haben für die Bundesrepublik Deutschland Gültigkeit?

1. Beispiel: *Land Hessen*
(Erlaß des Hess. Kultusministers vom 04.03.1975 - III A4 - 500/1, dem der Landeselternbeirat zugestimmt hat.)
Eine gänzliche oder teilweise Freistellung kann erfolgen
- *bis zu 4 Wochen* durch den "*Fachlehrer* im Einvernehmen mit dem Klassenlehrer auf Antrag der Erziehungsberechtigten oder des volljährigen Schülers bei Vorlage eines ärztlichen *Attestes*";

- "*über 4 Wochen* hinaus nur vom *Schulleiter* durch Vorlage eines vom Schüler bzw. seinem Erziehungsberechtigten beizubringenden *amtsärztlichen Attestes*" (ausgestellt vom *Schularzt* des für die Schule zuständigen

Gesundheitsamtes im Benehmen mit der sportärztlichen Untersuchungs- und Beratungsstelle beim Gesundheitsamt). Den Zeitpunkt der Kontrolluntersuchung bestimmt der Schularzt.

Ausnahme: Wenn für den Fachlehrer erkennbare Verletzungen oder andere Behinderungen vorliegen und die Zeit von 3 Monaten nicht überschritten wird, genügt ein ärztliches Attest.
Grundsätzlich sollten Freistellungen nicht über 1 Jahr ausgedehnt werden.

2. Beispiel: *Land Nordrhein-Westfalen*
(Schulverwaltungsgesetz § 10, Beurlaubung)
- "Über Art und Umfang der Befreiung aus gesundheitlichen Gründen ... entscheidet der Fachlehrer",
- bei einer "Befreiung *über 1 Woche* hinaus aufgrund eines ärztlichen Zeugnisses",
- bei "mehr als 2 Monaten entscheidet der Schulleiter aufgrund eines schulärztlichen Zeugnisses",
- "sofern der Befreiungsgrund offenkundig ist, kann auf die Vorlage der ärztlichen Zeugnisse verzichtet werden",
- "die Befreiung kann auf bestimmte Übungen begrenzt werden".

(Handbuch Schulmitwirkung. Rechts- und Verwaltungsvorschriften. Eine Schriftenreihe des Kultusministers. Band 5. Hrsg.: Der Kultusminister des Landes Nordrhein-Westfalen. 5. Aufl., Köln 1982, S. 150.)

Die *Schulsportbefreiungen in der DDR* fußen auf der "Anordnung über die Befreiung von Sportunterricht in Schulen, Hochschulen und anderen Lehranstalten" vom 15. August 1964.

Von seiten des Arztes werden nur "klare Angaben über den Umfang der gesundheitlichen Einschränkungen und der daraus resultierenden Belastbarkeit" verlangt. Die neuen amtlichen *Attestformulare des Sportmedizinischen Dienstes* (für Vollsportbefreiungen sowie für Teilsportbefreiungen) ersetzen mit Beginn des Schuljahres 1978/79 das bisherige Formblatt. Hinzu kommen die *organisatorischen* Maßnahmen, die kürzlich aus dem Ministerium für Volksbildung und der Leitung des Sportmedizinischen Dienstes publiziert wurden (Kabisch u. Reichenbach, 1979). So kann eine *"Schulsportbefreiung"*
- bis 4 Wochen im Schuljahr von jedem Arzt erfolgen,
  jedoch eine
- über 4 Wochen Dauer nur durch den für die Schule zuständigen Kreissportarzt des Sportmedizinischen Dienstes oder seinem Vertreter.

Hierfür dient ein amtlicher Vordruck mit klarer und zeitlicher Festlegung und den unmißverständlichen Angaben zur "Voll- oder Teilsportbefreiung". Entsprechen die "Sportbefreiungen" nicht den Bestimmungen, so werden sie dem zuständigen Kreissportarzt zur Regelung übergeben. Diese Anordnung läßt keine pauschale Einbeziehung von Kliniken in die Aufgaben der "Sportbefreiung" zu. Vorgesehen ist außerdem eine monatliche kritische inhaltliche Durchsicht der "Sportbefreiungen". Das trifft insbesondere für nicht zu begründende Disproportionen zwischen den Geschlechtern bzw. für eine über 3 %ige ansteigende "Befreiungsquote" in den "Erweiterten Oberschulen" (EOS) zu. Dienstbesprechungen auf Bezirks- und Kreismaßstabsebene sollen den Informationsfluß und einzuleitende Maßnahmen verbessern helfen.

Fassen wir zusammen

- Die Besonderheit des Schulsports liegt darin, daß er ein Sport für *alle* schulpflichtigen Kinder und Jugendlichen ist. Er stellt damit

Tabelle 1. Entwurf (1) eines Formulars über Schulsportfreistellungen. Die Spalte "freigestellt wegen" könnte bei datenschutzrechtlichen Bedenken auch weggelassen werden

1. ENTWURF

ARZTSTEMPEL

ÄRZTLICHE BESCHEINIGUNG
ÜBER EINE SCHULSPORTTEILFREISTELLUNG
IM SCHULJAHR 19.. / ..

NAME: .... VORNAME: .... GEB.: ....
WOHNANSCHRIFT: ....
....
SCHULE: ....
KLASSE: ....
FREIGESTELLT VOM:......... BIS:......... 198.
WEGEN: ....
ERLAUBT SIND SPORTARTEN MIT VORWIEGEND:
(GEEIGNETE SPORTARTEN SIND ANGEKREUZT)

KOORDINATIVEN ANFORDERUNGEN
□ GYMNASTIK
□ TURNEN
□ BODENTURNEN □ GERÄTETURNEN
□ .... □ ....
□ .... □ ....
□ .... □ ....

SCHNELLIGKEITSANFORDERUNGEN
□ GRUNDSCHNELLIGKEIT (SPRINT)
□ ...m □ ...m □ ...m □ ...m
....
□ SCHNELLIGKEITSAUSDAUER (MITTELSTRECKEN)
□ ...m □ ...m □ ...m □ ...m
□ .... □ ....

□ KRAFTANFORDERUNGEN
Isometrisch ...... □ max. .... □ submax. ....□ beides
Isotonisch .... □ max. .... □ submax. ....□ beides
□ PARTNERÜBUNGEN
□ ÜBER-KOPF-ARBEIT
□ IM LIEGEN BEI ENTLASTETER WIRBELSÄULE
□ ....
□ ....

□ GELENKIGKEITSANFORDERUNGEN
□ AKTIV
□ PASSIV (Z.B. BEI VERMINDERTER BEWEGLICHKEITSRESERVE)
□ ....
□ ....

□ AUSDAUERANFORDERUNGEN
□ ALLGEMEINE AUSDAUER
□ .... □ ....
□ .... □ ....
□ .... □ ....
□ AZYKLISCHE AUSDAUER (SPIELAUSDAUER)
□ LOKALE AUSDAUER
□ .... □ ....

□ Zulässige Höhe der Herzschlagfrequenz
.... Schläge/min

....
ORT, DATUM UNTERSCHRIFT

Tabelle 2. Entwurf (2) eines Formulars über Schulsportfreistellungen. (Formularkopf wie bei Entwurf 1)

2. ENTWURF

ERLAUBT SIND FOLGENDE SPORTARTEN:
(GEEIGNETE SPORTARTEN SIND ANGEKREUZT)

□ LEICHTATHLETIK
- □ LAUFEN
  - □ KURZ- □ MITTEL- □ LANGSTRECKEN
  - □ SPRINGEN □ ....
  - □ WERFEN □ ....
  - □ .... □ ....
  - □ .... □ ....

□ SPIELE
- □ GROSSE KAMPFSPIELE □ ....
  - □ .... □ ....
  - □ .... □ ....
- □ KLEINE SPIELE
  - □ .... □ ....

□ GERÄTETURNEN
- □ ....
- □ ....
- □ GYMNASTIK

□ BODENTURNEN
- □ ....
- □ ....
- □ ....

□ WASSERSPORT □ ....
- □ .... □ ....
- □ .... □ ....

□ WINTERSPORT □ ....
- □ .... □ ....
- □ .... □ ....

□ Zulässige Höhe der Herzschlagfrequenz ..... Schläge/min.

- im Gegensatz zum außerschulischen Sport - eine Lehr- und Lernveranstaltung, also ein Unterrichts-(Pflicht-) Fach dar.
- "Leistungsschwache" sollten möglichst weitgehend in den Sportunterricht integriert und nicht freigestellt werden. Zusätzliche Förderstunden erleichtern diesen Integrationsprozeß.
- Die Abschaffung der Sportnote löst nicht die "Probleme im Schulsport" und kann nicht getrennt von anderen Fächern gelöst werden (Paul, 1981). Schulische Regelungen dürfen Leistungsschwäche nicht lohnender als Leistung machen. Dem Sportlehrer gewähren überdies die Rahmenrichtlinien, wie z.B. die Hessischen für das Unterrichtsfach Sport, bereits einen weiten Interpretationsspielraum, da zur Schülerbeurteilung die Ergebnisse aus allen Lernzielbereichen (motorisch, affektiv und kognitiv) heranzuziehen sind. Außerdem fließt das Lernverhalten des Schülers (Übungsbereitschaft, Beteiligung, interaktionale Fähigkeiten, soziales Verhalten und eigenverantwortliches Handeln) gebührend in die Benotung ein. Dennoch sollte zweifellos in der Zensur nur der letzte Akt der pädagogischen Betreuung gesehen werden.
- Als Ärzte sollten wir uns bemühen, auch entsprechende *Schulsportteilfreistellungsatteste* mehr als bisher zeitlich zu begrenzen, zu differenzieren sowie in einer dem Sportlehrer verständlichen "Sprache" abzufassen. Als Diskussionsbasis sollten die in den Tabellen 1 und 2 wiedergegebenen unverbindlichen Vorschläge dienen.
- Ein *optimaler Informationsfluß* zwischen Arzt, Eltern und Lehrern ist unumgänglich.

- Die attestierte gesundheitliche Einschränkung und die daraus resultierende körperliche Belastbarkeit setzt allerdings besondere Kenntnisse über die *körperliche Entwicklung, Belastbarkeit und Leistungsfähigkeit* sowie über die *motorischen Beanspruchungsformen* (Koordination, Flexibilität, Ausdauer, Schnelligkeit und Kraft), als auch über die *Schulsportlehrpläne* der Klassenstufen voraus.

- Ärztliche *Fortbildungsveranstaltungen* - insbesondere für den Sport-, Schul- und Hausarzt - sollten diese Themen mehr als bisher berücksichtigen.

- Mehr als bisher sollten *Trainingsprogramme als Hausaufgaben* - insbesondere für haltungsschwache und körperlich leistungsgeminderte Schüler - ausgearbeitet, standardisiert und aufgegeben werden.

- Solange die jahrzehntelange Forderung nach einer " *täglichen Schulsportstunde* " nicht realisiert ist, sollte dem außerschulischen sowie dem *Schulpausensport* mehr Aufmerksamkeit gewidmet werden.

Literatur

Harnack G-A von (1978) Neurovegetative Störungen bei Kindern und Adoleszenten. Kinderarzt 9:1183-1186

Kabisch D, Reichenbach M (1978/79) Schulsport und Schulportbefreiung als medizinisch-pädagogisches Anliegen. Med Sport 18:235 und Körpererziehung 29:108

Klimt F (1977) Kind und Leistung - körperliche Grundlagen. Beiträge zur Psychologie und Erziehung. Suppl Pädiat Prax 18:135-158

Klimt F (1979) Zur Problematik der "Befreiung" vom Schulsport. Fortbildungsveranstaltung des "Aktionskreises Psychomotorik e.V. Hamm": "Motodiagnose des leicht hirngeschädigten Kindes" am 21.11.1979 in Hamm/W.

Klimt F (1982) Motorik und Dynamik als anlagebedingte Bedürfnisse Heranwachsender und Jugendlicher. Öff Ges Wes 44:111-115

Klimt F (1982) Therapeutischer Sport im Kindes- und Jugendalter am Beispiel einiger Erkrankungen oder Entwicklungsstörungen. Kinderarzt 13:209-216

Paul K (1981) Standortbestimmung des Schulsonderturnens (kompensatorischen Sports) und Förder- und Ausgleichsmaßnahmen in Ergänzung des Schulsports. In: Claus A (Hrsg) Förderung entwicklungsgefährdeter und behinderter Heranwachsender. Perimed, Erlangen

Kardiopulmonale und metabolische submaximale und maximale Leistungsparameter bei Mädchen und Jungen zwischen 6 und 10 Jahren

Cardiopulmonary and Metabolic Submaximal and Maximal Performance Parameters for Girls and Boys Aged 6 to 10

U. Klemt und R. Rost

Summary

The aim of the investigation was to set up standards for judging the physical capacity of children before the age of puberty. It was carried out with 145 school children of Cologne and the results were as follows:

1. The increase of the maximal oxygen uptake was proportional to the body weight.
2. The amount of lactate increased with advancing age.
3. In reference to body weight and maximal oxygen uptake highly significant differences between girls and boys were observed.
4. Concerning the PWC_{170}-level there was hardly any difference between the physical capacity of girls and boys in the age group tested.
5. Girls and boys, aged between 6 and 10 years, showed an average performance level of 3.4 ± 0.4 Watt/kg body weight.
6. In reference to body weight and maximal oxygen uptake the following results were obtained:
   Boys: 49.4 ± 4.5 ml/kg body weight
   Girls: 44.8 ± 4.9 ml/kg body weight
7. At the aerobic - anaerobic threshold of 3 mmol/l lactate the achieved results were 2.7 ± 0.4 Watt/kg body weight for boys and 2.4 ± 0.38 Watt/kg for girls.

Einleitung

Das allgemein zunehmende Interesse an Belastungsuntersuchungen betrifft aus unterschiedlichen Gründen in verstärktem Maße auch das Kindesalter. Im Leistungssport verlagert sich der Trainingsbeginn immer mehr in sehr frühe Lebensabschnitte. Die Pädiatrie interessiert sich für die Beurteilung der Leistungsfähigkeit, beispielsweise zur Indikationsstellung operativer Eingriffe bzw. zur Objektivierung des Therapieerfolges. Deshalb sind Normwerte für die Beurteilung der ergometrischen Leistung erforderlich (Tabelle 1).

Die Literaturangaben hierzu sind in sich qualitativ und quantitativ erheblich widersprüchlich, teilweise beruhend auf verschiedenen Untersuchungstechniken und -kollektiven.

Aus diesem Grunde sollten im Rahmen dieser Untersuchung Normwerte für die maximale und submaximale Leistungsfähigkeit bei Mädchen und Jungen erstellt werden, wobei insbesondere auch der inzwischen für die Sportmedizin wesentliche Parameter der aerob-anaeroben Schwelle mitberücksichtigt werden sollte. Die letztere wurde angesichts der geringeren anaeroben Belastbarkeit des Kindes bei 3 mmol Laktat/l definiert.

Tabelle 1. Anthropometrische Daten

Gruppe	Anzahl n	Geschlecht m/w	Alter (Jahre)	Gewicht (kg)	Größe (cm)	
1	8	m	6,7	24,0	123,4	x̄
				± 3,02	± 4,44	s
	14	w	6,7	23,1	121,3	x̄
				± 2,97	± 5,31	s
2	14	m	7,5	26,1	128,1	x̄
				± 4,61	± 5,38	s
	17	w	7,4	24,6	125,1	x̄
				± 3,28	± 5,33	s
3	17	m	8,4	29,4	133,9	x̄
				± 5,58	± 6,68	s
	24	w	8,4	28,4	132,4	x̄
				± 2,83	± 4,99	s
4	15	m	9,4	31,1	136,9	x̄
				± 4,06	± 5,54	s
	23	w	9,6	31,0	136,0	x̄
				± 5,57	± 4,79	s
5	7	m	10,5	34,3	144,9	x̄
				± 3,2	± 4,45	s
	13	w	10,4	33,2	141,3	x̄
				± 4,2	± 7,1	s

Untersuchungsmethode

Für die Versuchsreihe standen 145 Jungen und Mädchen im Alter von 6 - 10 Jahren aus den verschiedenen Kölner Schultypen und Stadtteilen zur Verfügung. Ausgeschlossen wurden solche Kinder, die über den Schulsport hinaus an regelmäßigem Training insbesondere in Sportvereinen teilnahmen.

Die Kinder wurden einem alle 3 min um 0,5 W/kg KG stufenförmig ansteigenden fahrradergometrischen Belastungstest unterzogen, wobei gleichzeitig kardiopulmonale und metabolische Leistungsparameter mit Hilfe des offenen spiroergometrischen Systems bzw. der Laktatabnahme aus dem hyperämisierten Ohrläppchen registriert wurden.

Eine hohe maximale Ausbelastung wurde durch eine optimale psychologische Einstimmung auf die Untersuchung sowie motivierendes Zureden während des Tests erreicht. Dies zeigt sich an den hohen HF-Mittelwerten über 200 und RQ-Durchschnittswerten deutlich über 1,0.

Bei der statistischen Auswertung wurde auf die lineare Regressionsberechnung und zweifaktorielle Varianzanalyse zurückgegriffen, wobei die Signifikanzbereiche, wie allgemein üblich, definiert wurden.

Ergebnisse

Aus der Vielzahl der zur Verfügung stehenden Leistungsparameter wurden die folgenden kardiopulmonalen und metabolischen Bewertungskriterien ausgewählt: $\dot{V}O_2$, $\dot{V}O_2$/kg, O_2-Puls, Watt, Watt/kg, maximales Laktat sowie die bei Puls 170 erzielten Laktatwerte.

Für die genannten Parameter wurden die maximal erreichten Ergebnisse mit den interpolierten Werten bei 3 mmol/l Laktat bzw. bei HF_{170} verglichen.

Die maximale Sauerstoffaufnahme (Abb. 1) zeigte bei einer Kontrolle der Werte durch die zweifaktorielle Varianzanalyse im multiplen Mittelwertvergleich nach Newman-Keul einen signifikanten Anstieg der Mittelwerte von Jahrgang zu Jahrgang sowohl bei den Jungen als auch bei den Mädchen. Bei einer Gegenüberstellung der Jungen und Mädchen wurden signifikante bis hochsignifikante Unterschiede sichtbar.

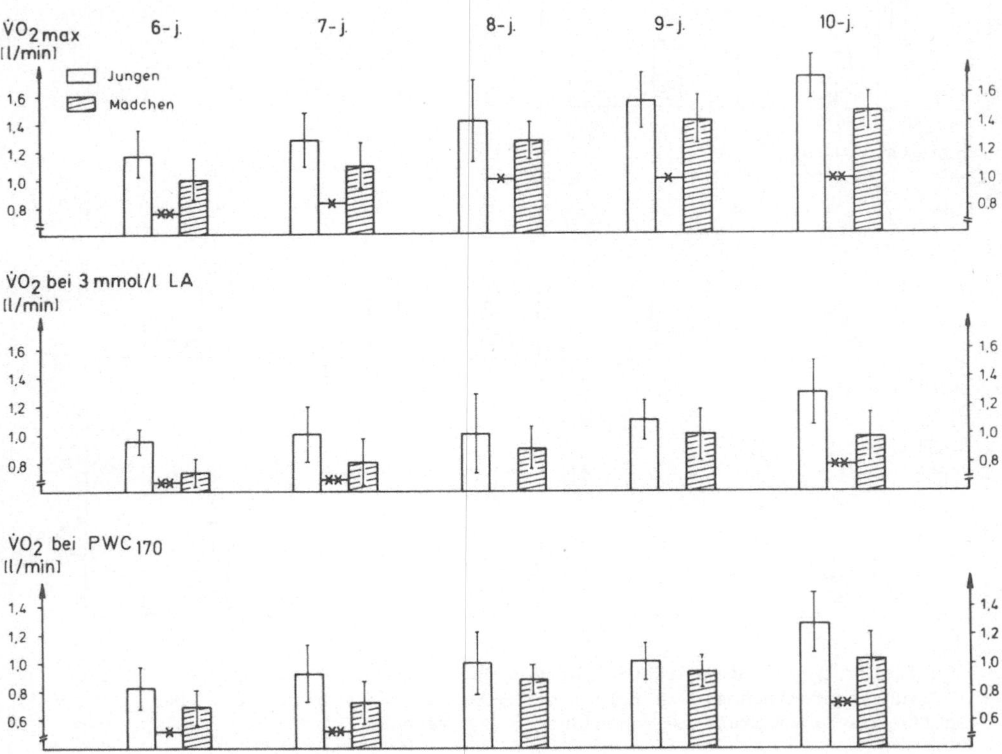

Abb. 1. Mittelwerte und Standardabweichungen der Jahrgänge 6-10 für $\dot{V}O_{2max}$, $\dot{V}O_2$ bei 3 mmol/l Laktat und PWC_{170} sowie Hinweise für die Signifikanz zwischen Jungen und Mädchen

Auch im submaximalen Bereich bei 3 mmol/l Laktat und der PWC_{170} war ein Anstieg der Sauerstoffaufnahme bei beiden Geschlechtern zu verzeichnen. Allein die 10jährigen Mädchen hatten an der aerob-anaeroben Schwelle einen niedrigeren O_2-Aufnahmewert als die 9jährigen, möglicherweise Ausdruck der beginnenden Pubertät.

Hochsignifikante Unterschiede zwischen Jungen und Mädchen im submaximalen Bereich lagen bei den Jahrgängen 6, 7 und 10 vor, während bei den 8- und 9jährigen keinerlei Signifikanzen errechnet wurden.

Hinsichtlich der geschlechtsspezifischen Unterschiede verhielten sich die Ergebnisse bei der relativen Sauerstoffaufnahme gleichsinnig (Abb. 2 und 3). Sie zeigten im maximalen und submaximalen Bereich signifikante bis hochsignifikante Unterschiede zwischen Jungen und Mädchen. Dagegen ließ der Vergleich der Mittelwerte keine altersbedingte Reihenfolge erkennen. Die gleiche Aussage fand sich hinsichtlich der relativen Sauerstoffaufnahme bei 3 mmol/l Laktat bzw. bei Puls 170.

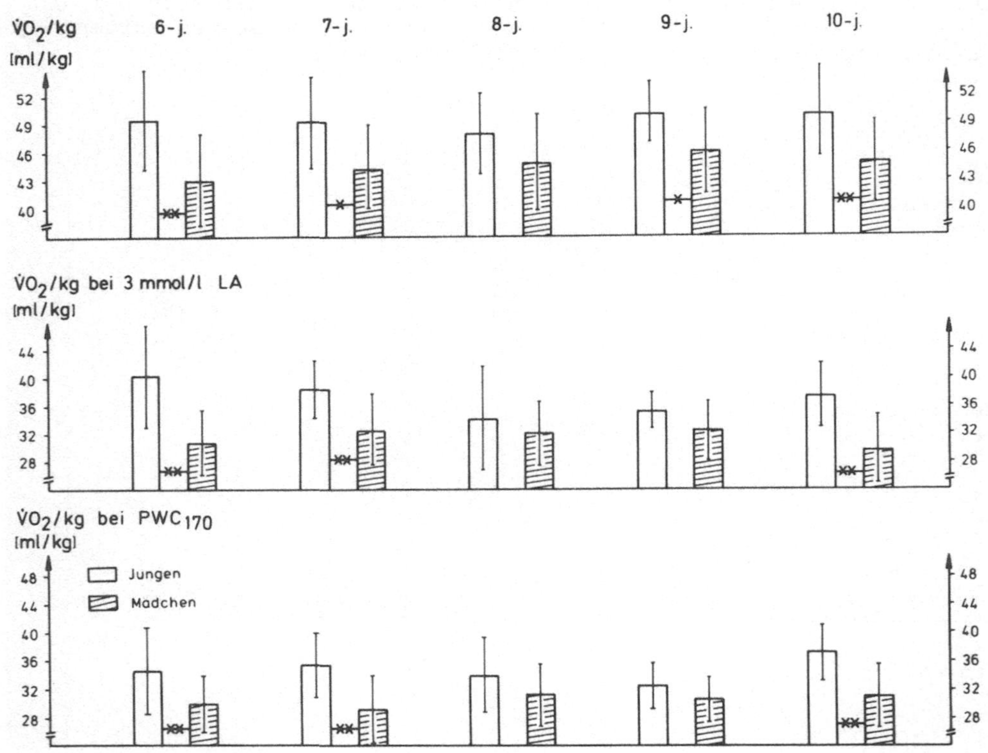

Abb. 2. Mittelwerte und Standardabweichungen der Jahrgänge 6-10 für die relative maximale Sauerstoffaufnahme, die relative $\dot{V}O_2$ bei 3 mmol/l Laktat und PWC_{170} sowie Hinweise für die Signifikanz zwischen Jungen und Mädchen

Über die von den Probanden im Verlaufe der Untersuchungen im submaximalen bzw. maximalen Bereich am Fahrradergometer gemessenen Wattzahlen (Abb. 4) ließ sich folgende Aussage treffen: Ein deutlicher Anstieg der Werte von Jahrgang zu Jahrgang war sowohl maximal als auch submaximal zu vermerken. In den einzelnen Altersklassen traten teilweise signifikante bis hochsignifikante Unterschiede zwischen Jungen und Mädchen auf.

Die relative Wattleistung (Abb. 5), die für den erwachsenen Mann im Durchschnitt mit 3,0 angegeben wird, betrug bei den Kindern im Mittel

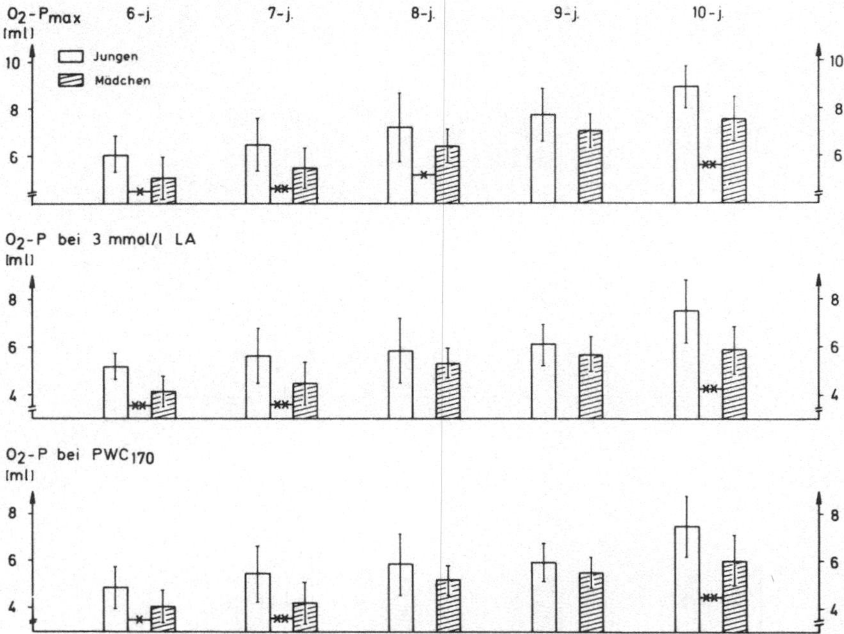

Abb. 3. Mittelwerte und Standardabweichungen der Jahrgänge 6-10 für den maximalen O_2-Puls, den O_2-Puls bei 3 mmol/l Laktat und PWC_{170} sowie Hinweise für die Signifikanz zwischen Jungen und Mädchen

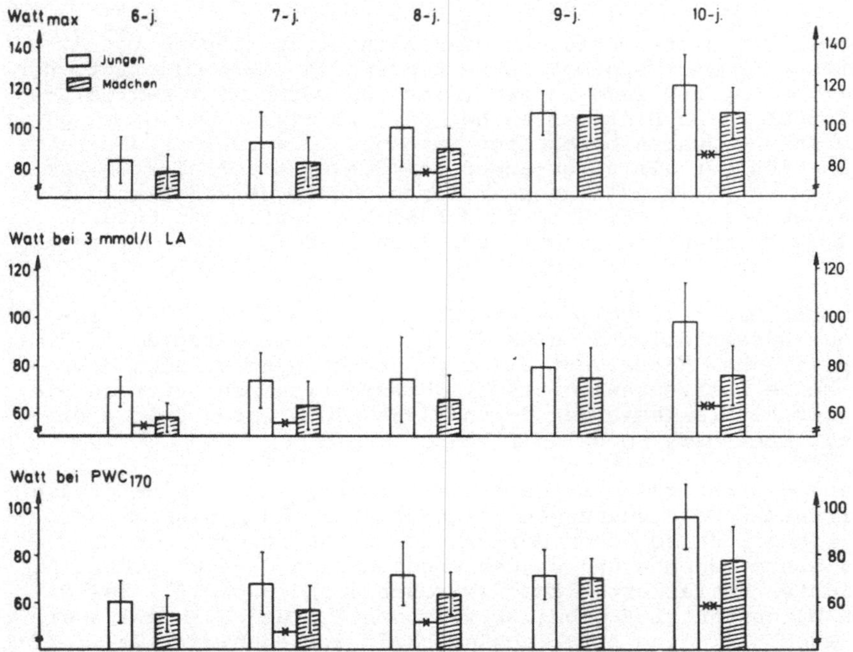

Abb. 4. Mittelwerte und Standardabweichungen der Jahrgänge 6-10 für $Watt_{max}$, Watt bei 3 mmol/l Laktat und PWC_{170} sowie Hinweise für die Signifikanz zwischen Jungen und Mädchen

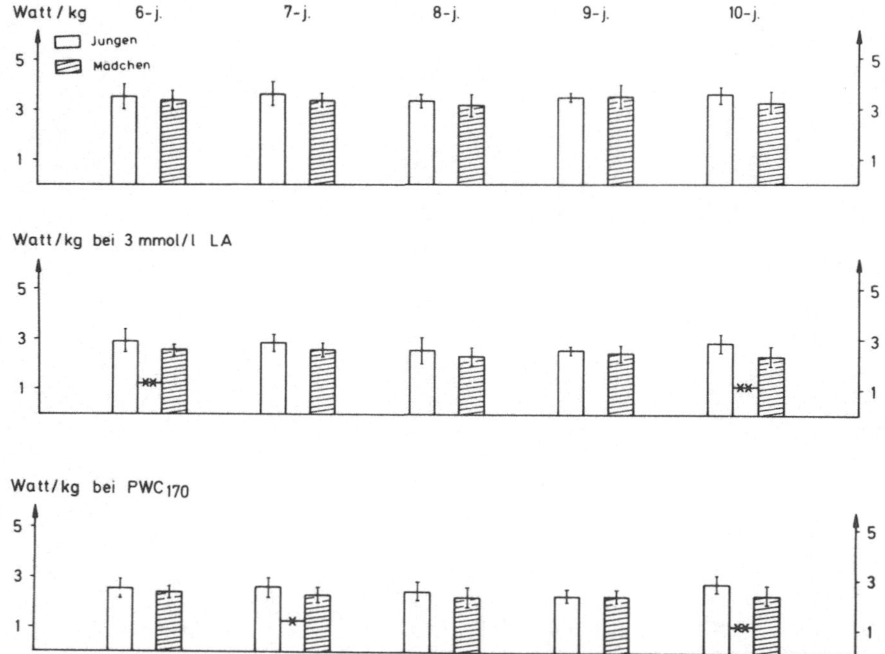

Abb. 5. Mittelwerte und Standardabweichungen der Jahrgänge 6-10 für die gewichtsbezogene maximale Wattleistung, die relative Wattleistung bei 3 mmol/l Laktat und PWC_{170} sowie Hinweise für die Signifikanz zwischen Jungen und Mädchen

3,48 W/kg, wobei die Mittelwerte der einzelnen Altersklassen von 3,3 - 3,6 variierten. Besonders bemerkenswert erschien hier, daß trotz der hochsignifikanten Unterschiede in den relativen Werten der maximalen Sauerstoffaufnahme keine Differenzen bei der relativen Wattleistung zwischen Mädchen und Jungen beobachtet wurden. Die Werte für die Wattleistung im Bereich der als aerob-anaeroben Schwelle definierten Laktatkonzentration von 3 mmol/l lagen im Durchschnitt um 2,5 W/kg für die Altersklassen von 6 - 10. Hier fanden sich signifikante Unterschiede zwischen Mädchen und Jungen lediglich in der Klasse der 6- und 10jährigen.

Ähnlich waren die Daten bezüglich der PWC_{170}. Sie ergaben im Durchschnitt für das Gesamtkollektiv etwa 2,4 W/kg KG. Sie entsprachen damit dem durchschnittlichen Mittelwert des erwachsenen Mannes. Auch hier zeigten sich keine überzeugenden geschlechtsspezifischen Unterschiede, lediglich in der Altersklasse der 7- und 10jährigen waren solche Differenzen signifikant bzw. hochsignifikant.

Die Betrachtung des maximal erreichten Laktatwerts (Abb. 6) zeigt die bereits aus früheren Untersuchungen bekannte Altersabhängigkeit, d.h. je älter die Kinder, um so höher der erreichte Laktatwert. Sichere Unterschiede zwischen Mädchen und Jungen ergaben sich dagegen nicht. Die maximal erreichten Laktatwerte lagen zwischen 6 und 8 mmol/l. Bei Puls 170 wurden im Durchschnitt Ergebnisse zwischen 2,5 und 3,3 mmol/l erzielt, wobei auch hier eine Altersabhängigkeit zu sehen war. Geschlechtsspezifische Unterschiede konnten dagegen nicht festgestellt werden.

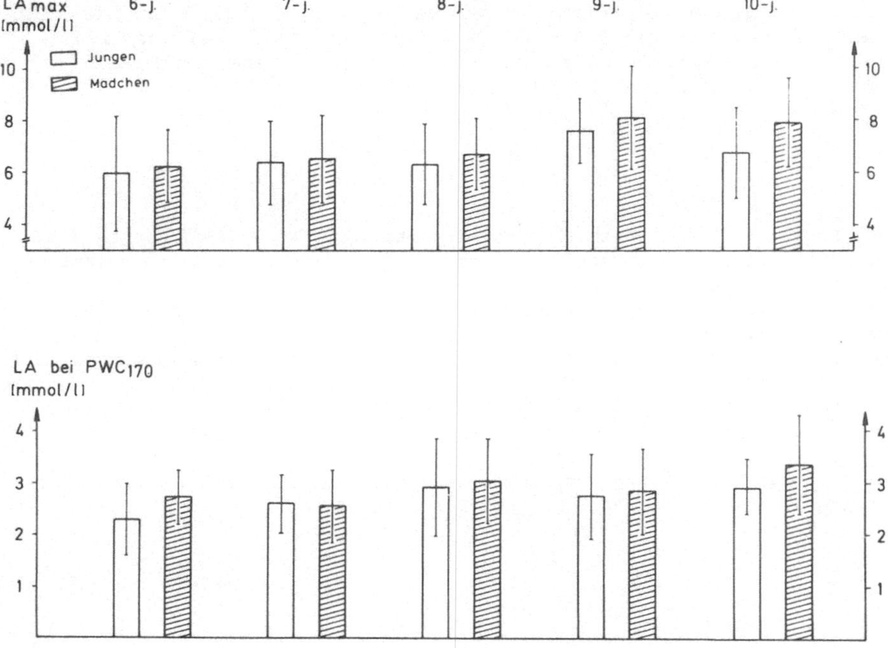

Abb. 6. Mittelwerte und Standardabweichungen der Jahrgänge 6-10 für die maximalen Laktatwerte und submaximalen Werte bei Puls 170

Diskussion

Ein Teil der früheren, aus der Literatur bekannten Befunde konnten bestätigt werden. Dazu gehörte insbesondere eine gewichtsproportionale Steigerung der maximalen Sauerstoffaufnahme vor der Pubertät sowie eine Altersabhängigkeit des maximalen Laktatwerts.

Im Vergleich zu einer Reihe früherer Untersuchungen ergaben sich aber auch erhebliche Unterschiede. So fanden wir hochsignifikante Differenzen bei der gewichtsbezogenen maximalen Sauerstoffaufnahme zwischen Jungen und Mädchen, die früheren Angaben u.a. von Åstrand [1] widersprechen.

Dagegen waren die in Untersuchungen verschiedener Autoren, beispielsweise bei Rutenfranz [5], festgestellten Unterschiede im Bereich der Leistungsfähigkeit bei Puls 170 nicht im gleichen Maße ausgeprägt vorhanden. Auffallend und problematisch in der Deutung ist die Tatsache, daß Mädchen die gleiche relative Wattleistung bei geringerer relativer maximaler Sauerstoffaufnahme erreichen. Hierin müßten geschlechtsspezifische Unterschiede im Wirkungsgrad zum Ausdruck kommen. Es hat den Anschein, daß eine mit einem höheren Körpergewicht erbrachte gleiche Leistung eine vergleichsweise niedrigere maximale Sauerstoffaufnahme erfordert.

Für die Praxis können folgende Konsequenzen abgeleitet werden:
Die maximale Leistungsfähigkeit kann für Mädchen und Jungen vor der Pubertät im Durchschnitt relativ höher angenommen werden als beim Erwachsenen. Sie beträgt im Mittel 3,4 ± 0,4 W/kg KG. Die maximale Sauerstoffaufnahme liegt gewichtsbezogen in diesen Altersklassen für die Jungen bei 49,4 ± 4,5 ml/kg KG, für die Mädchen bei 44,8 ± 4,9 ml/kg KG.

Als Parameter für die aerob-anaerobe Schwelle bei 3 mmol/l Laktat kann für die Jungen ein Wert von 2,4 ± 0,38 W/kg angenommen werden, für die PWC_{170} in dieser Altersklasse eine Leistungsfähigkeit von 2,5 ± 0,35 W/kg bei den Jungen und 2,3 ± 0,33 W/kg bei den Mädchen.

Literatur

1. Åstrand PO, Rodahl K (1970) Textbook of work physiology. Mc Graw-Hill, New York
2. Åstrand PO (1952) Experimental studies of physical working capacity in relation to sex and age. Munksgard, Kopenhagen
3. Hollmann W, Bouchard C (1970) Untersuchung über die Beziehung zwischen chronologischem und biologischem Alter zu spiroergometrischen Meßgrößen, Herzvolumen, anthropometrischen Daten und Skelettmuskelkraft bei 8- bis 18jährigen Jungen. Z Kreislaufforsch 59:160
4. Mocellin R, Rutenfranz J, Singer R (1971) Zur Frage von Normwerten der körperlichen Leistungsfähigkeit (W_{170}) im Kindes- und Jugendalter. Z Kinderheilkd 110: 140
5. Rutenfranz J (1964) Entwicklung und Beurteilung der körperlichen Leistungsfähigkeit bei Kindern und Jugendlichen. Karger, Basel New York

Zur Ausdauerschwäche im Kindes- und Jugendalter - Eine Untersuchung an Kindern (12-13 Jahre) zur Optimierung des Sportförderunterrichts

Endurance Weakness in Schoolage Children and Youth

W. Haas, H.-D. Allescher und P. Bernett

Summary

Weakness in the cardiopulmonary system is often caused by a lack of physical activity beginning already in the early school years. Compensatory measures require a well-defined selective process, effective methods of physcial training instruction and reliable means of control.

In a group of 237 children (mean age: 12.6 years), all in the same school year, a weakness of the cardiopulmonary system was diagnosed in 70 children (30 %) using three different methods (bicycle ergometry, Cooper's Test, and teacher's observations). Forty-seven of these children took part in the study described. Twenty-four children participated in a special compensatory training program (CTP) to increase endurance. Twenty-three children formed a reference group. The average intensity of CTP and the normal physical education classes were controlled by telemetric monitoring of heart rates. The physical working capacity (PWC_{170}) was used to assess the changes in the cardiopulmonary endurance.

An increase of 15.2 % in the PWC_{170}/kg could be achieved by the additional CTP, whereas the reference group remained unchanged. However, the normal physical standard for this age group could not be reached after three months. According to the heart rate profiles, time and intensity of the CTP were high enough to produce an effective training stimulus. In normal physical education classes the intensity was at the lower borderline for producing training effects. During the various physical activities in normal physical education classes, the weak children showed a different distribution of heart rates than the children with normal endurance.

Considering the results of the study, the following conclusions can be drawn: 1. Observations by the teacher and the Cooper-Test are possible methods for selection in addition to ergometry. 2. A significant increase in physical endurance can already be shown after three months of special CTP. 3. The CTP offers a more effective physical training than the normal physical education classes. 4. The intensity of the normal classes is very much influenced by the motivation of the pupils.

Einleitung

Eine Ausdauerschwäche (sog. Organleistungsschwäche) wird durch Bewegungsmangel häufig schon im frühen Schulalter verursacht. Kompensatorische Maßnahmen durch den Sportförderunterricht (SFU) erfordern gute Auswahlkriterien, effiziente Methoden des Unterrichts und sichere Kontrollmöglichkeiten.

In der vorliegenden Arbeit wurde daher die Frage untersucht, inwieweit durch ein spezielles ausdauerbetontes Sportprogramm das Leistungsvermögen des kardiopulmonalen Systems verbessert werden kann. Zur Erkennung der organleistungsschwachen Kinder sollten verschiedene Auswahlmethoden erprobt werden. Zusätzlich sollte durch telemetrische Untersuchungen die Belastungsintensität des Sportförderunterrichts (SFU) und des normalen Sportunterrichts (SU) ermittelt und miteinander verglichen werden.

Material und Methoden

237 Kinder (Alter 12 - 13 Jahre) der 6. Klassen zweier Münchner Gymnasien wurden mit drei verschiedenen Methoden (Fahrradergometrie, Cooper-Lauftest und Lehrerbeobachtung) zum Nachweis einer Organleistungsschwäche untersucht. Bei 101 Kindern wurde eine 3stufige Fahrradergometrie durchgeführt (0,5; 1,0; 1,5 W/kg jeweils über 3 min) und die W_{170} (physical working capacity) [9] ermittelt. 80 Kinder unterzogen sich einem Cooper-Lauftest [2], wobei die Strecke ermittelt wurde, die von den Schülern in 8 min gelaufen werden konnte. Als Auswahlgrenze sowohl für die Fahrradergometrie als auch für den Cooper-Test wurde jeweils der x-s-Bereich der untersuchten Schüler verwendet, d.h. alle Schüler, deren Werte unterhalb der einfachen Standardabweichung vom Mittelwert lagen, wurden als leistungsschwach erkannt. Die Leistungen der ausgewählten Kinder wurden mit der Literatur verglichen. Dabei hat sich das angewandte Auswahlkriterium für die Buben als richtig erwiesen. Die mittlere Leistung der Mädchen lag dagegen so niedrig, daß eine Korrektur der grenzwertigen Leistung bei den Mädchen nach oben vorgenommen werden mußte. Bei 56 Mädchen ermittelte der Sportlehrer die leistungsschwachen Kinder. Die Auswahl erfolgte durch die subjektive Einschätzung des erfahrenen Sportlehrers. Insgesamt wurden 70 Kinder als leistungsschwach erkannt, von denen 55 an den weiteren Untersuchungen teilnahmen. 8 Kinder schieden im Laufe des Programms aus, so daß 47 Kinder in die Auswertung kamen (Tabelle 1).

Tabelle 1. Auswahlmethoden und Auswahlkriterien der ausdauerschwachen Schüler (* korrigierter Wert, s. Text)

	Auswahl-methode	[n]	Mittl. Leistung Watt/kg bzw. m	Entscheidungskrit. Watt/kg bzw. m	Anteil der Leistungsschwachen
Gymnasium 1					
Buben	Ergometrie	47	2,02 ± 0,49	< 1,63	17,0 %
Mädchen	Ergometrie	54	1,63 ± 0,42	< 1,45* (1,21)	40,7 %
Gymnasium 2					
Buben	Cooper-Test	80	1509 ± 218	< 1291	17,5 %
Mädchen	Lehrerbeob.	56	-	-	19,6 %

Die ausgewählten organleistungsschwachen Kinder wurden nochmals einer einheitlichen Leistungsprüfung im Rahmen einer Eingangs- und Schlußuntersuchung unterzogen. Als Leistungsparameter wurden hierbei die absolute (Watt) und relative W_{170} (Watt/kg) ermittelt. Maximaltests und Blutuntersuchungen waren aus schulrechtlichen Gründen nicht möglich. Von den 47 untersuchten Kindern nahmen 24 an einem 3monatigen Sportförderunterricht (1 x pro Woche, 60 min) teil, 23 bildeten eine Kontrollgruppe. Eine randomisierte Verteilung zwischen Versuchs- und Kontrollgruppe war aus pädagogischen Gründen nicht vorgesehen.

Insgesamt wurden an jedem Gymnasium je 12 Übungsstunden durchgeführt. Das 3monatige Unterrichtsprogramm wurde von 2 Wochen Schulferien unterbrochen. Bei der Übungsauswahl wurde speziell auf dynamische, ausdauerbelastende Übungen Wert gelegt. Ein Dauerlauf von 5 - 10 min war in jedem Studienprogramm enthalten. Im übrigen wurde versucht, alle Übungen in einer motivationsfördernden Spiel- bzw. Wettkampfform anzubieten.

Die Belastungsintensität der Sportförderstunden wurde durch telemetrische Herzfrequenzuntersuchungen festgestellt. Es wurden 15 Buben und 12 Mädchen jeweils über eine volle Stunde untersucht. Parallel zu dieser Untersuchung wurde auch der normale SU telemetrisch überwacht. Hierbei wurde jeweils ein organleistungsschwacher und ein vom Sportlehrer ausgewählter normal leistungsfähiger Schüler gleichzeitig in einem "Paarvergleich" aufgezeichnet. Bei der Auswertung wurde die Herzfrequenz in Abständen von 30 s ermittelt und aus den Werten die durchschnittliche Herzfrequenz einer Stunde sowie die prozentuale Verteilung der Herzfrequenzen berechnet.

Mittelwertunterschiede wurden mit Hilfe des t-Tests für verbundene und unverbundene Stichproben statistisch überprüft (- nicht signifikant $p > 0,05$; + wahrscheinlich signifikant $p < 0,05$; ++ signifikant $p < 0,01$; +++ hochsignifikant $p < 0,001$).

Ergebnisse

Die Ergebnisse der Leistungsprüfung vor und nach dem 3monatigen Sportförderunterricht sind für die Versuchskinder und die Kontrollgruppe in Tabelle 2 wiedergegeben. Es sind die Werte für die Buben, die Mädchen sowie für die Gesamtgruppe aufgeführt. Abb. 1 zeigt die prozentualen Anteile der Herzfrequenzbereiche in den Sportförderunterrichtsstunden. Die Auswertung der dem Diagramm zugrundeliegenden Zahlen ergibt für die Buben eine zeitliche Belastung von 55 % in der Stunde mit einer HF über 150/min, für die Mädchen eine zeitliche Belastung von 48,7 % mit einer HF über 150/min.

Tabelle 2. Mittlere körperliche Leistung (W_{170} und W_{170}/kg) der Versuchsgruppe vor und nach einem 3monatigen Sportförderunterricht sowie die Werte der Kontrollgruppe im gleichen Zeitraum

	n	W_{170} vor	W_{170} nach	Signifikanz	W_{170}/kg_{vor}	W_{170}/kg_{nach}	Diff. (%)	Signifikanz
Versuchsgruppe								
Buben	8	80,1	97,1	+++	1,74	2,04	20,8	+
Mädchen	16	71,0	81,7	+++	1,57	1,75	17,4	++
Insgesamt	24	74,0	86,8	+++	1,59	1,85	17,9	+++
Kontrollgruppe								
Buben	10	94,3	92,5	-	2,27	2,16	-1,8	-
Mädchen	13	82,7	78,4	-	1,93	1,77	-4,1	+
Insgesamt	23	87,7	84,5	-	2,07	1,94	-3,1	++

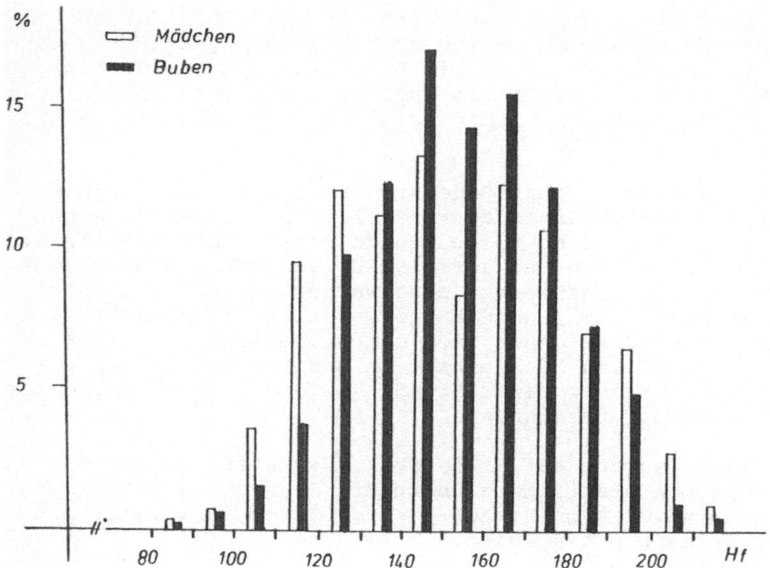

Abb. 1. Die prozentualen Stundenanteile der Herzfrequenzbereiche im Sportförderunterricht (Buben und Mädchen)

Die Belastung im normalen SU (Herzfrequenzverteilung) zeigt beim Vergleich zwischen normal leistungsfähigen und organleistungsgeschwächten Kindern keine nachweisbaren Unterschiede bei Auswertung einer Gesamtstunde (Abb. 2). Wird jedoch das HF-Profil im Verlauf 1 h ausgewertet,

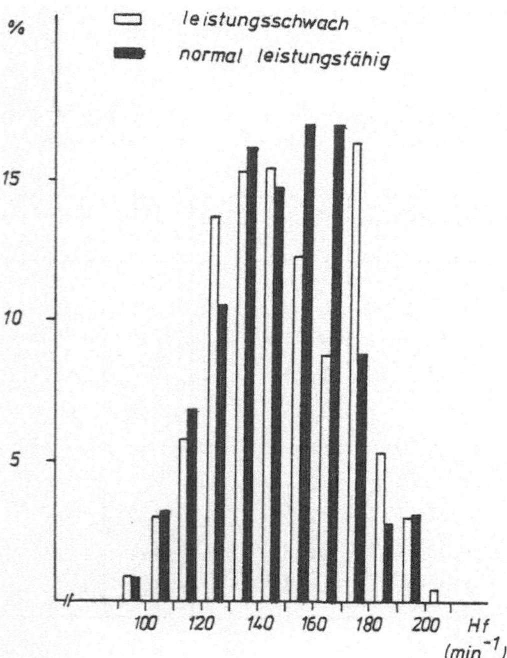

Abb. 2. Die prozentualen Stundenanteile der Herzfrequenzbereiche im normalen Sportunterricht (normalleistungsfähige und leistungsschwache Schüler)

zeigen normal leistungsfähige und organleistungsgeschwächte Kinder in den einzelnen Stundenteilen ein unterschiedliches Verhalten. Es wurden die Stundenteile "Aufwärmen, technische Übungen" und Spiele ausgewertet(Abb. 3, Tabelle 3).

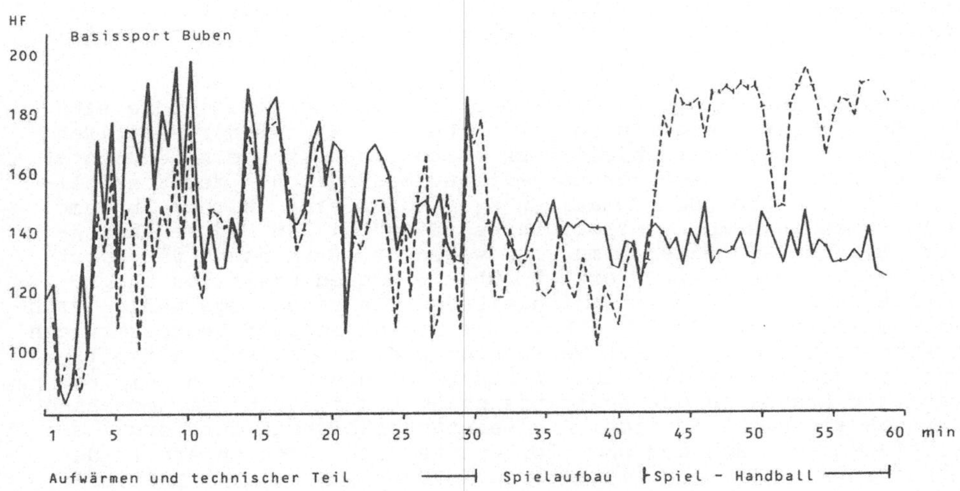

Abb. 3. Exemplarische Darstellung der telemetrisch ermittelten Herzfrequenzen einer normalen Sportstunde mit direktem Vergleich eines leistungsschwachen Kindes (----) mit einem normalleistungsfähigen Kind (——)

Tabelle 3. Belastung in den Sportstundenteilen "Aufwärmen und technischer Teil" und "Spiele" bei normalleistungsfähigen und organleistungsschwachen Schülern. Belastungsintensität in Stundenanteilen mit einer Herzfrequenz über 150 Schlägen pro Minute

	Aufwärmen und technischer Teil	Spiele
Normalleistungsfähig	30,2 %	61 %
Organleistungsschwach	43,1 %	32,4 %

Diskussion

Die Untersuchung hat ergeben, daß verschiedene Auswahlverfahren zur Erkennung organleistungsschwacher Kinder möglich sind. Da die Gesamtheit der 12- bis 13jährigen der beiden Schulen nicht durch Ergometrie nachuntersucht werden konnten, ist ein exakter Vergleich der drei Auswahlkriterien nicht möglich.

Die Methoden Lehrerauswahl und Cooper-Test erfaßten aber sicher, ohne Ausreißer in den leistungsfähigen Bereich, die Leistungsschwachen. Die durch Ergometrie ausgewählten und durch den Sportlehrer ausgewählten Schüler unterschieden sich nicht in ihrer Leistungsfähigkeit. Beim Cooper-Test ergab sich eine etwas höhere Leistungsfähigkeit und eine größere Streuung der Werte bei der Nachprüfung durch die ergometrische Eingangsuntersuchung, was wohl darauf zurückzuführen ist, daß bei Übergewicht die Laufleistung - nicht aber die ergometrische Leistung - sinkt. Trotzdem ist der Cooper-Test schon wegen der einfachen

Durchführbarkeit eine gute Methode zur Auswahl organleistungsschwacher Kinder. Die Ergometrie ist sicher die objektivste Methode und führte als ärztlich überwachte Sondermaßnahme in der Schule zu besonderer Motivierung sowohl bei den Schülern, als auch bei den Eltern. Während nämlich von den mit den anderen beiden Methoden ausgewählten Kindern 14 nicht an der Eingangsuntersuchung teilnehmen wollten, war nur ein Kind der durch Ergometrie untersuchten nicht zur Eingangsuntersuchung erschienen.

Die Trainingswirkung des 3monatigen Sportförderprogramms zeigte sich in einer deutlichen Steigerung der W_{170} um 17,9 % bzw. der relativen W_{170} um 15,2 %. Die unterschiedlichen Werte sind durch eine Gewichtszunahme der Kinder im Beobachtungszeitraum bedingt. Bei der Kontrollgruppe zeigte sich bei der relativen W_{170} sogar eine leichte Abnahme. Die Leistungsabnahme der Kontrollgruppe fällt bei den Mädchen besonders auf. Hier war in einem Gymnasium wegen der Erkrankung der Sportlehrerin der normale Sportunterricht über 6 Wochen ersatzlos ausgefallen. Die Beobachtung weist auf die Bedeutung eines regelmäßig durchgeführten Basissportunterrichts hin. Die nachgewiesenen Verbesserungen der Leistungsfähigkeit bei der Versuchsgruppe stimmen sehr gut mit ähnlichen Versuchsprogrammen in der Literatur überein [3, 5, 6]. Ein vollständiger Ausgleich der Leistungsschwäche war durch die 3monatige Beobachtungszeit nicht möglich. Die Leistungsfähigkeit der Versuchsgruppe befand sich nach dem Sportförderunterricht noch unterhalb des Normbereichs (Mädchen) bzw. im unteren Normbereich (Buben) bei Vergleichen mit Ergebnissen der Literatur [7].

Die telemetrischen Herzfrequenzmessungen zeigten, daß der Sportförderunterricht eine deutlich höhere Belastungsintensität als der normale Sportunterricht hat (Tabelle 4). Außerdem betrug die effektive Unterrichtszeit im Sportförderunterricht 60 min, während im normalen Sportunterricht durch Umkleiden am Angang und Ende der Stunde je 5 min verloren gingen und so nur 35 min effektive Unterrichtszeit zur Verfügung standen. Die gefundenen Werte entsprechen denen der Literatur [1, 4, 10].

Tabelle 4. Durchschnittliche Herzfrequenzen im Sportförderunterricht und im normalen Sportunterricht. Eigene Untersuchungen und Vergleich mit Literaturangaben

Eigene Untersuchungen		
Sportförderunterricht		$155\ min^{-1}$
Sportunterricht:	Buben	$143\ min^{-1}$
	Mädchen	$138\ min^{-1}$
Hettinger (1978)		$144\ min^{-1}$
Weidemann (1970)		$141\ min^{-1}$
Blum (1975)		$133\ min^{-1}$

Im Sportförderunterricht liegt die Herzfrequenz in über 30 min (mehr als 50 %) über 150/min. Nach trainingsphysiologischen Gesichtspunkten stellt dieser Unterricht also eine optimale Form im Hinblick auf Zeitdauer und Intensität zur Förderung der allgemeinen aeroben Ausdauer dar.

Führt der normale Sportunterricht schon nicht zu einer optimalen Belastung und zur Verbesserung der Ausdauerleistung, so sind die Organleistungsschwachen noch weiter benachteiligt. Bei einer Auswertung der Herzfrequenzverteilung über die ganze Stunde ergeben sich allerdings auch in Übereinstimmung mit anderen Autoren [1, 4, 10] zwischen organleistungsschwachen und normalleistungsfähigen Kindern keine Unterschiede. Bei einer getrennten Auswertung der Sportstunde im Hinblick auf den "Aufwärm- und technischen Teil" und einen "Spielteil" ergaben sich jedoch deutliche Unterschiede. Die organleistungsschwachen Kinder zeigten im Aufwärm- und technischen Teil eine gleichhohe bzw. höhere Belastung als im Spielteil. Beim Spielteil, wo die Belastungsintensität sehr von der Motivation, vom Erfolg im Spielgeschehen (Mitmachenkönnen) abhängt, sind die Organleistungsschwachen benachteiligt, weil sie nicht ins Spielgeschehen miteinbezogen werden. Beim standardisierten Aufwärm- und technischen Teil sind die objektiven Anforderungen an alle Kinder in etwa gleich, die relativen Belastungen der Organleistungsschwachen sind u.U. jedoch etwas höher. So läßt die Untersuchung erkennen, wie die Schwachen aus dem angenehmen Teil des Sporttreibens verdrängt werden können.

Literatur

1. Blum R (1975) Telemetrische Untersuchungen zur Belastung in Schulsportstunden. Sportunterricht 9:272-379
2. Cooper K (1970) Bewegungstraining. Fischer, Frankfurt/M.
3. Fischer R (1973) Über den Einfluß des Schulsonderturnens auf die Herz-Kreislauf-Funktionen haltungsgeschwächter akzelerierter Kinder. Med. Dissertation, Köln
4. Hettinger T (1978) Training und Schulsport. Sportwissenschaften 8:205-221
5. Hollmann W, Scholtzmethner R, Grünewald B, Werner H (1966) Untersuchungen zur Ausdauerverbesserung 9- bis 11jähriger Mädchen im Rahmen des Schulsonderturnens. Leibeserziehung 15:321-329
6. Kleine W (1973) Untersuchungen zur Steigerung der Ausdauerfähigkeit bei Schülern mit einmaligem Ausdauertraining in der Woche. Sportunterricht 7:242-245
7. Lindemann H, Rautenburg HW, Breitenbach B, Haaser R (1980) Herzfrequenzanstieg und W_{170} als Maß für die Leistungsfähigkeit von 5- bis 14jährigen Kindern. Z Kardiol 69:508-514
8. Rutenfranz J, Mocellin R (1968) Untersuchung über die körperliche Leistungsfähigkeit gesunder und kranker Heranwachsender. I. Bezugsgrößen und Normwerte. Z Kinderheilkd 103:109-132
9. Wahlund H (1948) Determination of the physical working capacity. A physiological and clinical study with special reference to standardization of cardiopulmonary functional tests. Acta Med Scand 132 [Suppl 215]:5-81
10. Weidemann H (1970) Herz- und Kreislaufbelastung im Hallensportunterricht. Hofmann, Schorndorf
11. Weidemann H, Trömer G, Hartig R, Horn S, Szappanos L, Reindell H (1971) Die Herz- und Kreislaufbelastung von Kindern und Jugendlichen im Schulunterricht und Leichtathletik-Sportunterricht. In: Stucke K (Hrsg.): Verh. 24. Tagung des Deutschen Sportärztebundes 1971, S 58-66. Demeter, Gräfelfing

Echokardiographische Vergleiche zwischen bewegungsarmen (tetra-spastischen) und gleichaltrigen bewegungsnormalen (gesunden) Kindern

Echocardiographic Comparisons Between Hypokinetic (Tetraspastic) and Normokinetic (Healthy) Children of the Same Age

B.-K. Jüngst, H. Stopfkuchen, D. Schranz und H. Jung

Summary

A comparison of parameters of the left ventricle from echocardiography in normal and tetraspastic children has shown that the daily normal movement is a stimulus for heart development in children.

Einleitung

Der Einfluß der natürlichen Bewegung auf die Entwicklung eines Kindes ist vielgestaltig. Besonders eindrucksvoll ist diese Einwirkung auf das Wachstum von Skelett und Muskulatur bei gestörter Innervation sichtbar. Weiterhin kennen wir den Einfluß der Bewegung auf die Entwicklung der Koordination und Perzeption und nützen sie u.a. in der Säuglings- und Kindergymnastik aus. Noch ausgeprägter ist die Übertragung von Bewegungsmustern auf die zerebral geschädigten Kinder, beispielsweise durch die Therapie nach Vojta and Bobarth.

Wenig ist jedoch darüber bekannt, welchen Einfluß die normale, d.h. nicht durch Sport geformte körperliche Betätigung eines Kindes auf die Entwicklung seines Herzens hat. Vornehmlich durch die dynamische Beanspruchung großer Muskelgruppen werden nach Hollmann "formative" Reize auf die Entwicklung der inneren Organe gesetzt. Die Problemstellung der vorliegenden Untersuchung ist, zu überprüfen, ob die alltägliche Bewegung in der Lage ist, bereits morphologische Veränderungen an einem Herzen zu bewirken.

Material und Methode

In den noch laufenden Untersuchungen werden bei tetraspastischen Kindern echokardiographisch die linksventrikulären Parameter bestimmt und mit denen gesunder Kinder verglichen, die jedoch keinem Sportverein angehören dürfen. Die tetraspastischen Kinder sind konstant bettlägrig oder werden in einem Spastikerstuhl gefahren, jedoch ohne jegliche Eigenleistung. Auf Grund der Deformierung der Kinder und ihrer Unruhe ergeben nicht alle Untersuchungen komplette Werte.

Ergebnisse

Echokardiographische Meßwerte werden im Idealfall auf die Körperoberfläche bezogen. Durch die Deformierungen der Spastiker ist aber die Körpergröße nicht meßbar, so daß dieser Bezug wegfällt. Auch das Alter kann nicht die notwendige Bezugsgröße sein. Abb. 1 zeigt die linksventrikulären systolischen und diastolischen Durchmesser von gesunden und tetraspastischen Kindern, die erheblich divergent sind. Abb. 2 zeigt diese Werte bezogen auf das Körpergewicht.

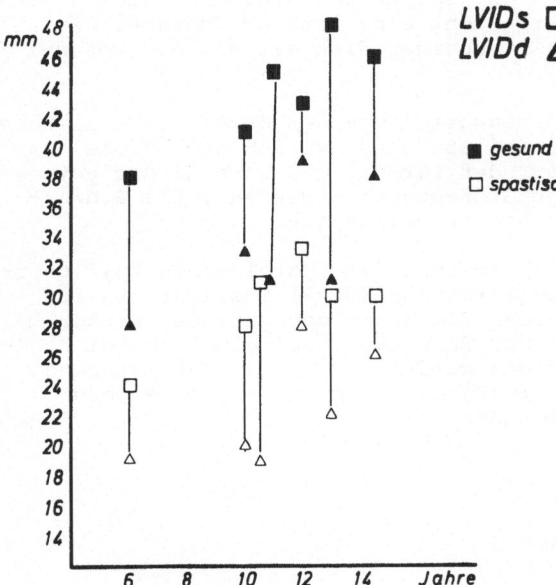

Abb. 1. Linksventrikuläre enddiastolische (LVIDd) und systolische (LVIDs) Durchmesser von gesunden und tetraspastischen Kindern. Bezugsgröße chronologisches Alter

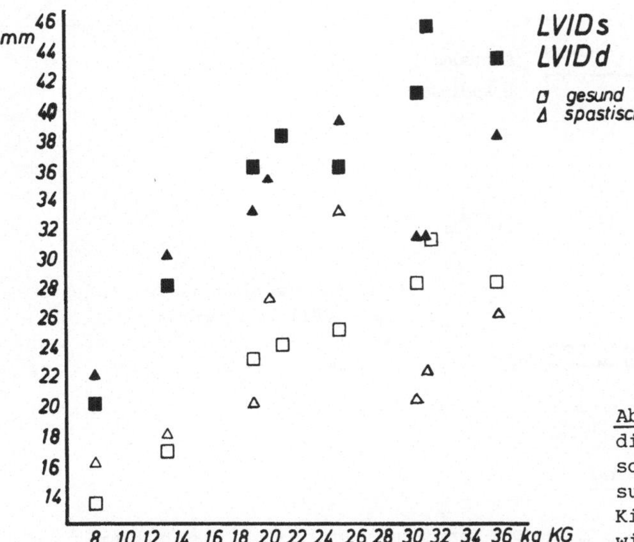

Abb. 2. Linksventrikuläre enddiastolische (LVIDd) und systolische (LVIDs) Durchmesser von gesunden und tetraspastischen Kindern. Bezugsgröße Körpergewicht

Für die gesunden Kinder ist ein relativ gleichmäßiger Anstieg des enddiastolischen Durchmessers erkennbar. Bei den spastischen Kindern laufen die Werte bis ca. 25 kg KG parallel bzw. sind leicht erhöht. In den höheren Gewichten wird aber eine deutliche Differenz erkennbar. Für die beiden Kinder mit 36 kg besteht jedoch nur eine Altersdifferenz von 2 1/2 Jahren, d.h. die körperliche Entwicklung des Spastikers war relativ normal.

Die Dicke des intraventrikulären Septums (IVS) und der linksventrikulären Hinterwand (LPW) reagieren bei allem Vorbehalt für die Meßgenauigkeit unterschiedlich. Das IVS ist bei beiden Gruppen gleich und zeigt auch entsprechend dem Körpergewicht eine geringe Zunahme. Die LPW der spastischen Kinder erscheint weniger dick als die der gesunden.

Unter der Vorstellung, daß die Aortenwurzel weniger durch die Belastung als durch das normale Wachstum beeinflußt wird, wurden auch diese Werte zusammengestellt. Sie zeigen, daß für die gesunden Kinder entsprechend dem Gewicht eine stetige Größenzunahme besteht, die Schwankungen bei den Tetraspastikern jedoch erheblich sind.

Neben den morphologischen Daten wurden auch die systolischen Zeitintervalle (PEP/LVET) und die Verkürzungsfraktion (SF %) bestimmt. Es ist lediglich festzustellen (Abb. 3), daß die Werte der gesunden Kinder dichter beeinander liegen als die der Spastiker, bei denen sowohl höhere als auch niedrigere Werte gefunden wurden. In diesem Zusammenhang ist erwähnenswert, daß bei 4 Spastikern eine Septumdyskinesie gefunden wurde, jedoch nicht bei den gesunden Kindern.

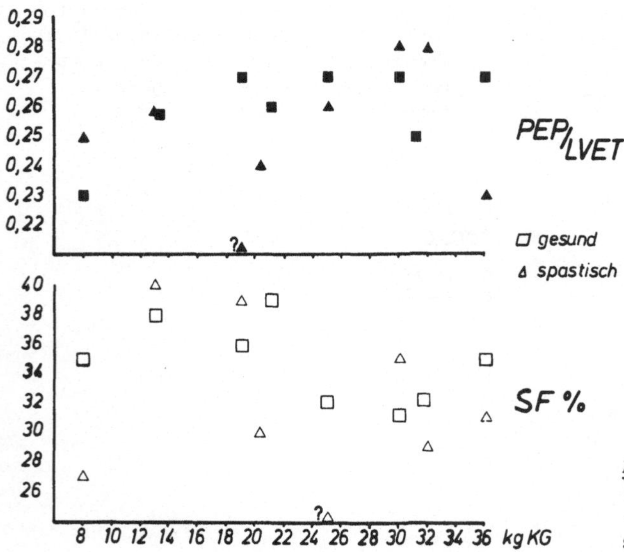

Abb. 3. Systolische Zeitintervalle (PEP/LVET) und Verkürzungsfraktion (SF %) bei gesunden und tetraspastischen Kindern

Diskussion und Schlußfolgerung

Durch die Untersuchungen u.a. von Hollmann u. Bouchard ist bekannt, daß gerade bei Kindern eine sehr gute Korrelation von Körpergewicht und Herzvolumen besteht. Die vorgelegten Meßwerte wurden daher auch nur auf diesen Parameter bezogen. Abb. 1 zeigt, daß bei Einbeziehung des chronologischen Alters bereits große Differenzen zwischen den Gruppen bestehen. Der Bezug auf das Körpergewicht bringt es aber mit sich, daß es z.T. zu grotesken Differenzen im Alter kommt.Unseres Erachtens wird dies beispielhaft beeinflussend bei den Aortenwurzeldurchmessern.

Schlußfolgerungen können bei der bisher vorliegenden kleinen Zahl von Ergebnissen und bei der geschilderten Problematik nur sehr vorsichtig gezogen werden. Die dynamischen Bewegungen im alltäglichen Ablauf haben offensichtlich für das gesunde Kind bereits den Reiz für morphologische Veränderungen des Herzens. Dabei scheint in den ersten 2 Jahren - dies entspricht auch der Mobilität in diesem Alter - die Entwicklung gleich für bewegungsarme und bewegungsnormale Kinder, wobei die Entwicklung des Körpergewichts als Maß gesetzt wurde. Bei Bezug auf das chronologische Alter ist ein Vergleich nicht möglich.

Literatur

Hollmann W, Bouchard C (1970) Untersuchung über die Beziehung zwischen chronologischem und biologischem Alter zu spiroergometrischen Meßgrößen, Herzvolumen, anthropometrischen Daten und Skelettmuskelkraft bei 8- bis 18jährigen Jungen. Z Kreislaufforsch 59:160

Untersuchungen zur Auswirkung von Ausdauerübungen im Sportunterricht auf die körperliche Leistungsfähigkeit von Gymnasiasten

A Study of the Effects of an Endurance-Oriented Physical Education Program on Physical Parameters and Performance of Secondary School Pupils

K. Jung, M. Fels und W. Oberste

Summary

Increasing lack of exercise as a factor in disease has influenced school sports to the extent that preventive measures have been adopted as a central aspect of the new sport curriculum.

A learning-oriented physical education program, intensified in training phases (3 times 30 min per week) was studied to ascertain whether it had the effect of improving endurance. At the beginning and at the end of the project (an interval of 12 weeks) a test class and a control class were examined (body measurements, ergometry, vital capacity, blood pressure, Cooper's running test). The sports chosen in the test period were track, gymnastics and basketball.

In the Cooper running test the performance of the test class at the end of the project was statistically significantly better. The ergometry results were less clear-cut, but there was a tendency towards a lower heart rate for the same workload. Above all, the motivating effect of the endurance-oriented training became apparent.

Einleitung

Die zunehmende Bedeutung des Krankheitsfaktors "Bewegungsmangel" nimmt Einfluß auf den Schulsport insofern, als vorbeugende Maßnahmen als ein zentraler Gesichtspunkt in das neue Sport-Curriculum aufgenommen wurden: Der Schulsport soll die Gesundheit aller, besonders aber der kreislauf- und haltungsschwachen Schüler durch regelmäßiges Training fördern [7].

Die Begründung für diesen Stellenwert der Gesundheitserziehung im Sportunterricht liegt in der Tatsache, daß gerade der junge Mensch in der Ausbildung seiner Gewohnheiten und Einstellungen beeinflußbar ist. In den Sportstunden besteht für den Schüler ein Erfahrungsraum, die Bedeutung ausreichender körperlicher Betätigung selbst zu erfahren. Insbesondere die Verbesserung der Ausdauer kann ihm diese Erfahrung bringen, da damit gezielt und umfassend die Leistungsfähigkeit des Herz-Kreislaufsystems gesteigert wird.

Methode, Probandengut

Ein lerngebundener, ausdauerorientierter, in Übungsphasen (3mal 30 min/Woche) intensivierter Sportunterricht wurde auf seine ausdauerverbessernde Wirkung hin untersucht.

Zu Beginn und am Ende des Projekts (Zwischenraum 12 Wochen) wurde eine Versuchsklasse und eine Kontrollklasse jeweils der fünften Jahrgangsstufe untersucht (Körpermaße, Ergometrie, Vitalkapazität, Blutdruck, Herzfrequenz, Cooper-Lauf-Test).

Als Sportarten im Versuchszeitraum wurden Leichtathletik, Turnen und Basketball gewählt. Den Unterricht führte über die gesamte Zeit ein Projektteilnehmer (Sportstudent) durch, um einerseits den Unterricht im von der Projektgruppe geplanten Sinn durchzuführen und andererseits die schulnahe Situation (Kontinuität durch einen Lehrer) zu gewährleisten.

Alle Stunden gestalteten sich nach dem Prinzip: Aufbau, Aufwärmphase, Erlernen technischer Fertigkeiten, eventueller Umbau, Üben technischer Fertigkeiten in intensivierter Form und/oder Spiel und Abbau.

Als Kontrollen für die Effektivität des Unterrichts bezüglich motorischer Lernfortschritte und Trainingsverbesserung des kardio-vaskulären Systems dienten Unterrichtsprotokolle, Eindrucksanalysen und Herzfrequenzmessungen (mindestens 140 Schläge/min).

Im Rahmen der sportmotorischen Untersuchungen wurde als Lauftest der Coopertest gewählt, d.h. die in 12 Minuten gelaufene Strecke wurde gemessen. Die sportmedizinischen Untersuchungen umfaßten die Körpermaße, Gewicht und Größe (Feststellung der Entwicklungsstufe der Schüler), ärztliche Durchuntersuchung, Messung des Ruhe-Blutdrucks im Liegen und Stehen, Fahrradergometerbelastung (je 5 min 1 bzw. 2 W/kg Körpergewicht) mit der Erfassung von Herzfrequenz und Blutdruck während Belastung und in der Erholungsphase sowie einer Lungenfunktionsprüfung mit Messung der Vitalkapazität.

Für die statistische Aufarbeitung wurde nach den üblichen Methoden vorgegangen (Mittelwert, Standardabweichung, Kolmogorov-Smirnov-Test zur Absicherung von Mittelwertunterschieden).

Ergebnisse

Maßzahlen für die beiden Klassen und die unterschiedlichen Geschlechter. Die Versuchsklasse (24 Schüler) unterschied sich kaum von der Kontrollklasse (22 Schüler) bezüglich Alter (11,0/10,9 Jahre), Länge (148,6/147,0 cm) und Gewicht (38,2/38,0 kg) der Schüler.

Die Berechnung der geschlechtsspezifischen Werte beruhte auf den Daten von 8 Jungen und 16 Mädchen der Versuchs- und 10 Jungen und 12 Mädchen der Kontrollklasse. Innerhalb einer Klasse fanden sich nur geringfügige Unterschiede bezüglich Größe und Gewicht. Die Jungen der Versuchsklasse waren allerdings im Mittel größer und schwerer als die Mädchen derselben Klasse, in der Kontrollklasse war es umgekehrt.

Meßwerte der Versuchsklasse. Die Werte der Eingangs- und Ausgangsuntersuchung sind für die Versuchsklasse in Tabelle 1 wiedergegeben.

Wachstum und Gewichtszunahme sind anhand der Mittelwerte ebenso zu erkennen wie die Veränderung des Blutdrucks zu den Erwachsenen-Normwerten 120/80 mm Hg. Auffällig ist die Steigerung der Vitalkapazität und die Vergrößerung der Laufleistung im Cooper-Test.

Die Herzfrequenzänderungen werden deutlicher in Abb. 1, in der die Mittelwerte jedes Meßzeitpunkts ein Herzfrequenzprofil der Versuchsklasse während der Ergometeruntersuchung ergeben.

Tabelle 1. Eingangs- und Ausgangswerte der Testklasse (n = Anzahl, $\bar{x}$ = Mittelwert, s = Standardabweichung). Statistisch hochsignifikant unterscheiden sich die Werte bezüglich Größe, Gewicht, Vitalkapazität und Cooper-Test

Parameter		Anzahl n	Eingangsuntersuchung $\bar{x}$	s	Ausgangsuntersuchung $\bar{x}$	s
Größe	(cm)	22	148,4	5,8	150,5	5,7
Gewicht	(kg)	22	38,0	6,0	39,3	6,5
Blutdruck systolisch liegend	(Torr)	21	114,3	7,9	118,5	11,1
Blutdruck diastolisch liegend	(Torr)	21	73,1	4,9	74,9	6,8
Vitalkapazität	(l)	22	1,86	0,61	2,10	0,48
Cooper-Test	(m)	24	1889	187	2216	270
Ruheherzfrequenz	(1/min)	10	92,4	14,3	89,7	12,3
Herzfrequenzstufe auf 1 W/kg	(1/min)	22	121,0	16,9	120,8	13,1
Herzfrequenzstufe auf 2 W/kg	(1/min)	22	140,3	14,1	145,6	14,4
Herzfrequenz 3 min nach Belastung	(1/min)	21	104,0	13,3	106,1	14,3

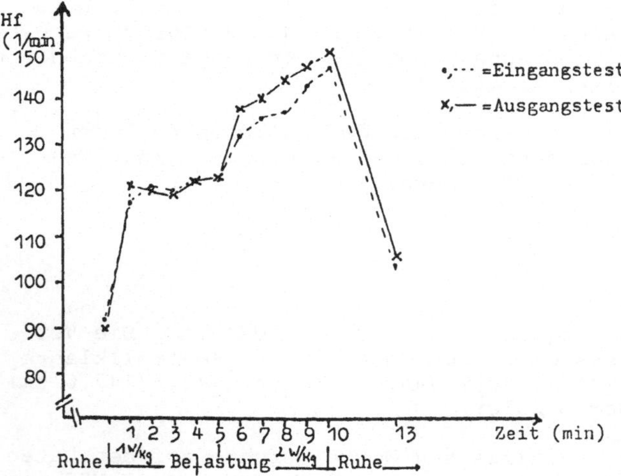

Abb. 1. Herzfrequenzprofil der Testklasse beim Ergometertest. •---• = Eingangstest, x—x = Ausgangstest; Hf (1/min) = Herzfrequenz in Schlägen/min; 1 W/kg, 2 W/kg = Belastung in Watt pro Kilogramm Körpergewicht. Es ergibt sich kein statistisch signifikanter Unterschied zwischen Eingangs- und Ausgangsleistung

Während sich bei der Belastung von 1 W/kg die Herzfrequenz auf einem Niveau von etwa 120 Schlägen/min hält, steigt die Schlagzahl unter der erhöhten Belastung kontinuierlich an.

Der Vergleich von Eingangs- und Ausgangsuntersuchung zeigt nur während hoher Belastung deutlichere Unterschiede (etwa 3 - 6 Schläge/min).

Die in Tabelle 1 sichtbaren Mittelwertunterschiede sind signifikant für die Parameter Größe, Gewicht, Vitalkapazität und Cooper-Test. Für alle anderen Parameter könnten die Unterschiede zufallsbedingt sein.

Meßwerte der Kontrollklasse. Die Kontrollklasse zeigt demgegenüber eine stagnierende Leistung im Cooper-Test. Die Vitalkapazität nimmt durchschnittlich zu (Tabelle 2).

Tabelle 2. Eingangs- und Ausgangswerte der Kontrollklasse (n = Anzahl, $\bar{x}$ = Mittelwert, s = Standardabweichung). Statistisch hochsignifikant unterscheiden sich die Werte bezüglich Größe, Gewicht und Vitalkapazität

Parameter		Anzahl n	Eingangsuntersuchung $\bar{x}$	s	Ausgangsuntersuchung $\bar{x}$	s
Größe	(cm)	20	147,1	5,2	148,5	5,7
Gewicht	(kg)	20	38,2	5,7	39,5	6,4
Blutdruck systolisch liegend	(Torr)	20	112,5	7,0	118,5	10,4
Blutdruck diastolisch liegend	(Torr)	20	72,2	6,3	73,8	6,3
Vitalkapazität	(l)	20	1,72	0,54	1,99	0,42
Cooper-Test	(m)	19	2083	289	2055	235
Ruheherzfrequenz	(1/min)	11	95,4	16,4	83,7	11,0
Herzfrequenzstufe auf 1 W/kg	(1/min)	20	123,5	18,8	131,5	16,6
Herzfrequenzstufe auf 2 W/kg	(1/min)	20	143,0	24,3	151,3	26,0
Herzfrequenz 3 min nach Belastung	(1/min)	8	115,4	7,9	126,4	13,9

Bezüglich des Herzfrequenzverhaltens ergibt sich bei der Abschlußuntersuchung eine Erniedrigung des Ruhewerts, während alle anderen Herzfrequenzwerte im Ausgangstest bis zu 13 Schlägen/min erhöht sind (Abb. 2).

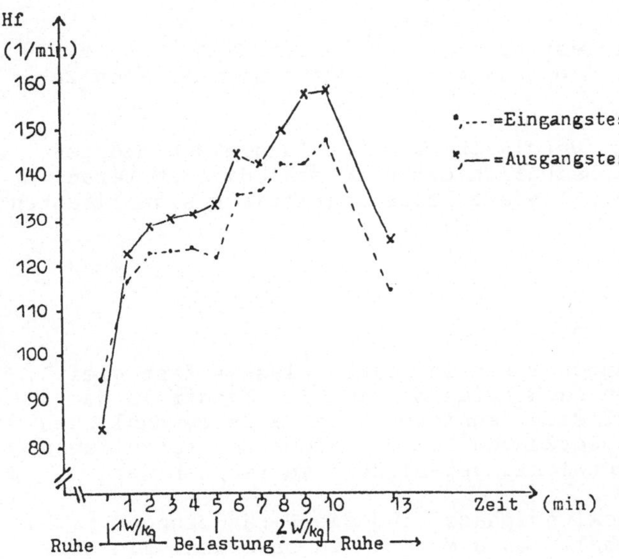

Abb. 2. Herzfrequenzprofil der Kontrollklasse beim Ergometertest. •---• = Eingangstest, x——x = Ausgangstest; Hf (1/min) = Herzfrequenz in Schlägen/min; 1 W/kg , 2 W/kg = Belastung in Watt pro Kilogramm Körpergewicht. Es ergibt sich kein statistisch signifikanter Unterschied zwischen Eingangs- und Ausgangsleistung

Die Mittelwertunterschiede sind für die Parameter Größe, Gewicht und Vitalkapazität signifikant, bezüglich der anderen Größen könnten sie auch zufallsbedingt sein.

Vergleich der Versuchs- mit der Kontrollklasse. Der auffälligste Unterschied besteht in der deutlichen Verbesserung der Laufleistung der Versuchsklasse gegenüber einer geringen Verschlechterung der Kontrollklasse (Tabelle 3).

Tabelle 3. Differenzwerte zwischen der Test- und Kontrollklasse bezüglich der Eingangs-/Ausgangswerte (s. auch Tabelle 1 und 2) - (n = Anzahl, $\bar{x}$ = Mittelwert, s = Standardabweichung). Statistisch hochsignifikant unterscheiden sich die Werte bezüglich des Cooper-Tests

Parameter		Differenzen in der VK			Differenzen in der KK		
		n	$\bar{x}$	s	n	$\bar{x}$	s
Gewicht	(kg)	22	1,3	1,3	20	1,3	1,3
Vitalkapazität	(l)	22	0,24	0,27	20	0,27	0,30
Cooper-Test	(m)	24	327	194	19	- 28	148
Ruheherzfrequenz	(1/min)	10	- 2,7	20,2	11	-11,6	20,7
Hf-Stufe auf 1 W/kg	(1/min)	22	- 0,2	17,8	20	8,0	19,9
Hf-Stufe auf 2 W/kg	(1/min)	22	5,2	15,4	20	8,3	24,8
Hf 3 min nach Belastung	(1/min)	21	2,1	19,5	8	11,0	10,1

Tendenziell ergibt sich eine stärkere Verringerung des Ruhepulses für die Kontrollklasse, andererseits erhöhen sich hier auch die Belastungs- und Erholungsfrequenzen stärker als in der Versuchsklasse. In der Veränderung der Vitalkapazität und des Gewichts zeigen sich keine Unterschiede.

Die Veränderungen der Cooper-Testwerte in den beiden Klassen sind signifikant unterschiedlich, die übrigen Änderungen könnten auch zufallsbedingt sein.

Ein zusätzlich durchgeführter Vergleich zwischen Jungen und Mädchen innerhalb einer jeden Klasse bezüglich der unterschiedlichen Veränderungen im Laufe des Projekts liefert keine statistisch signifikanten Unterschiede.

Diskussion

Die körperlichen Voraussetzungen waren in beiden Klassen fast gleich. Dem Alter und den Körpermaßen nach befanden sich die Kinder in der vorpuberalen Phase. Zusammenfassend schienen keine außergewöhnlichen oder unterschiedlichen Voraussetzungen bei den Probanden vorzuliegen, so daß mit einer homogenen Entwicklungsfähigkeit zu rechnen war.

Gemäß der vorpuberalen Entwicklungsphase sind die Veränderungen bezüglich Größe und Gewicht innerhalb von 3 Monaten zu bewerten. Ein statistisch signifikanter Größenzuwachs von durchschnittlich 1 - 2 cm entspricht dem üblichen Längenwachstum [8], ebenso ist die Gewichtszunahme von 1,3 kg im Mittel zu werten.

Die einheitliche Entwicklung in den Klassen beweist, daß das Sportprogramm im allgemeinen ohne Einfluß auf das Gewicht blieb.

Die Werte der Vitalkapazitäten weisen zwar keine klassenspezifischen Unterschiede auf, sie zeigen jedoch erwartungsgemäß geschlechtsspezifische Differenzen [10].

Die Zunahme der Vitalkapazität ist für jede Klasse statistisch signifikant, unabhängig vom Sportprogramm. Der verantwortliche Faktor wird in der Wachstumsphase gesehen.

In den Ergebnissen des Cooper-Tests zeigen sich unterschiedliche Tendenzen in den beiden Klassen. Einerseits schnitt die Kontrollklasse im Eingangstest um 200 m besser als die Versuchsklasse ab. Andererseits verbesserte sich letztere während der 3 Monate um über 300 m, während erstere ihr Laufergebnis gering verschlechterte. Die Veränderungen in der Versuchsklasse sind so eindeutig, daß sowohl die Verbesserung für sich gesehen wie auch der Vergleich der Steigerung nicht zufällig sein können.

Die konstante Laufleistung in der Kontrollklasse trotz Wachstumszunahme und Routinesportunterricht steht mit den Ausführungen Auerbachs in Einklang, der für die Wintermonate einen Leistungsabfall infolge geringerer Bewegungsaktivitäten beobachtete [1].

Dieser Trend konnte von der Versuchsklasse aufgefangen werden, wobei nicht nur eine Koordinationsverbesserung erklärend herangezogen werden kann. Von mindestens ebenso großer Bedeutung ist die höhere Motivation der Schüler/Schülerinnen in der Versuchsklasse anzusetzen, wobei sowohl die emotionale Beziehung zwischen Lehrern und Schülern als auch die Einstellungsänderung zu hoher körperlicher Belastung während der 3 Monate besonders hervorgehoben sei [5].

Meyer u. Jung sprechen in diesem Zusammenhang davon, daß die gute Motivation die wichtigste leistungsbestimmende Größe beim Lauf mit Kindern sei [9].

Geschlechtsspezifische Unterschiede in der Ausgangsleistung wie im Leistungszuwachs finden sich in beiden Klassen, jedoch nur bezüglich der absoluten Laufleistung. Die Jungen liefen durchschnittlich zwischen 200 und 300 m mehr als die Mädchen, was nach früheren Untersuchungen zu erwarten war [2]. Die etwa gleiche relative Verbesserung beider Geschlechter spricht für eine gleich gute Trainierbarkeit [4].

Nach diesen Ergebnissen scheint sicher, daß das Programm einen positiven Effekt auf die Laufleistung insgesamt hatte. Ob dies mehr einen psychischen Hintergrund hatte oder auch physiologisch begründet war, sollte der Vergleich einer Anfangs- und Abschlußergometrie ergeben. Auffallend sind die durchweg höheren Herzfrequenzen bei einer relativ gleich großen Belastung (Wattleistung bezogen auf das Körpergewicht) während und nach Belastung im Ausgangstest, bei den Kindern der Versuchs- wie der Kontrollklasse. Beide Klassen verschlechterten sich, wofür weniger systematische Meßfehler als vielmehr jahreszeitliche Konditionsschwankungen verantwortlich gemacht wurden [6].

Dieser Abfall der Ausdauerleistungsfähigkeit im Herbst wird vielfach begründet mit einer Abnahme der Bewegungsaktivität zum Winter hin, so daß ein Auffangen durch entsprechende gezielte Ausdauerleistungen möglich scheint.

Im einzelnen lagen die mittleren Ruheherzfrequenzwerte im Eingangstest in beiden Klassen höher als in der Literatur angegeben - wohl eine Folge der Aufregung durch die unbekannte Testsituation. Im Ausgangstest lagen die Werte dann erwartungsgemäß niedriger.

Die Herzfrequenzmittelwerte während Belastung lagen im Ausgangstest bei der Testgruppe niedriger, eine Folge der Koordinationsverbesserung, Verringerung überflüssiger Mitinnervation benachbarter Muskelgruppen und damit einer Ökonomisierung des Herz-Kreislauf-Systems.

Eine Überlegenheit der Jungen im Vergleich mit den Mädchen ergab sich bezüglich des Herzfrequenzverhaltens kaum - ein Hinweis auf die gleich gute Trainierbarkeit in diesem Alter.

Der schnelle Rückgang der Herzfrequenzwerte der Testgruppe in der Erholungsfähigkeit kann kaum auf koordinative Faktoren zurückgeführt werden, sondern ist wohl eine Folge der höheren Ausdauerleistungsfähigkeit.

Zusammenfassend besteht ein deutlicher Klassenunterschied zwischen Test- und Kontrollgruppe im Hinblick auf das Abschneiden beim Cooper-Test. Neben der besseren Koordination und Motivation ist hier vorwiegend eine Verbesserung der physischen Ausdauer durch das Sportprogramm ursächlich zu diskutieren.

Durch methodische Gestaltung des Programms wurde eine positive Einstellung der Schüler zu Ausdauerübungen entwickelt, wie früher schon von Gürtler u. Gärtner sowie Vogt erkannt wurde [3, 11].

Solche Effektivprogramme sind in jeder Sportart möglich, wenn das Alter der Kinder bei der Auswahl der Sportart und der methodischen Ausgestaltung berücksichtigt wird.

Allerdings bleibt letztlich fraglich, ob der Sinn und Zweck von Sportunterricht ganz allgemein durch den lerngebundenen ausdauerorientierten Unterricht ganz erfüllt werden kann. Die von vielen Sportpädagogen geforderte Schulung von sozialem Verhalten und Förderung der Kreativität kann in solchen Programmen zu kurz kommen. Allerdings sind nicht alle Ziele gleichzeitig zu verwirklichen, es sollten Konzessionen gemacht werden. Welchen Zielen im Sportunterricht der Vorrang einzuräumen ist und welche in den Hintergrund treten sollen, muß letztlich jeder Sportlehrer allein entscheiden und verantworten.

Literatur

1. Auerbach K (1981) Vorschläge zur Planung der Laufausdauer im Sportunterricht - dargestellt am Beispiel der Klasse 5. Körpererziehung 8/9:391-395
2. Gürtler H, Kibittel W, Wurster U, Zwinger H (1972) Ergebnisse einer betonten Laufausdauerschulung bei Kindern im frühen Schulalter. 1. Mitteilung: Leistungsphysiologische und sportliche Meßwerte bei Jungen und Mädchen im frühen Schulalter. Med Sport 12:297-301
3. Gürtler H, Gärtner H (1976) Die körperliche Entwicklung und sportliche Leistungsfähigkeit im Kindesalter. Med Sport 16:106-117
4. Israel S, Pahlke U (1981) Zur Problematik geschlechtsspezifischer Leistungsvoraussetzungen und ihrer Trainierbarkeit vor der Pubertät. Körpererziehung 7: 305-315
5. Köhler E (1977) Zur Trainierbarkeit von Schülern im Alter von 6 bis 16 Jahren. Theorie Praxis Körperkultur 8:606-608
6. Koizner K (1981) Kontinuierliche Ausdauerschulung ist für Kinder und Jugendliche notwendig! Körpererziehung 8/9:384-390
7. Kultusminister von NRW (Hrsg) (1980) Richtlinien Sport, Bd.I. Greven, Köln
8. Marées H de (1981) Sportphysiologie. Tropon Werke, Köln-Mühlheim

9. Meyer G, Jung K (1981) Ein Jahr Kinderlauftreff - Zielvorstellungen, Besonderheiten, Ereignisse. In: Bundesinstitut für Sportwissenschaft (Hrsg), Bd 36: Sporterziehung und Evaluation. Hofmann, Schorndorf
10. Stemmler R (1977) Entwicklungsschübe in der körperlichen Leistungsfähigkeit. Theorie Praxis Körperkultur 4:278-284
11. Vogt M (1974) Einstellung der Schüler zu Ausdauerläufen im Sportunterricht. Körpererziehung 6:285-291

Leistungsphysiologische Effekte eines Sportförderzugs

Physiological Effects on Performance from a Special Physical Education Program

U. Schmiechen, M. Maier und D. Jeschke

Summary

Thirty-four intermediate school pupils (17 boys, 17 girls) in a special physical education program, who had distinguished themselves by doing well athletically during "Youth Trains for Olympia" competitions, were studied over a two-year period. At the time of the first examination, the 13-year-olds' training program consisted of 5 to 6 training units/week for a total of 10 hours. This increased to almost 7 units and 13 hours by the second and third examination. The maximal Watt load achieved increased only during the first year. The maximum oxygen uptake and PWC_{170} did not change significantly, while the anaerobic capacity rose during the entire two-year period. If the total group was divided into subgroups based on extent of training, the subgroup with a larger volume of training showed an increase in maximal oxygen uptake and to some extent in anaerobic capacity.

These sobering results in regard to the considerable expenditure of training allow the conclusion that in the heterogeneous palette of sports offered by the school, the discipline-specific effects from taylored training programs dominated. These effects were not quantifiable with standard ergometry, and basic endurance training was not taken significantly into consideration in discipline-specific training.

Einleitung

Ab Mitte der 60er Jahre wurde in der Bundesrepublik in zunehmendem Maße die Einrichtung von Sportzügen an Schulen gefördert. Die Erwartungen und Ziele dieser Sportförderung lassen sich [1, 2] unter drei Aspekten gliedern:

1. Von einem intensiven, vielseitigen körperlichen Training verspricht man sich zugleich die Entwicklung kognitiver Fähigkeiten und spezifischer Persönlichkeitsmerkmale.
2. Ein verstärktes Sportangebot in der Schule soll der Entwicklung und Sicherung sportlicher Talente dienen.
3. Durch vermehrten Sportunterricht sollen präventivmedizinische Überlegungen realisiert und Grundmotivationen zum lebenslangen Sporttreiben gelegt werden.

Da unter diesen Gesichtspunkten ein breitgefächertes Sportangebot in der Schule gemacht wird, das nicht mit einem leistungssportlichen Training in einem Verein vergleichbar ist, interessierte uns die Frage, ob bei den qualitativ differenten motorischen Beanspruchungen mit Trainingsadaptationen im Bereich der aeroben Ausdauer zu rechnen ist, deren Verbesserung im präpubertären und pubertären Alter sowohl für sportliche Leistungen als auch für die Prävention von kardiovaskulären Dysregulationen von wesentlicher Bedeutung ist.

Material und Methode

Uns bot sich die Gelegenheit, den Sportzug einer Hauptschule in Württemberg (Wilhelm-Hauff-Hauptschule Heilbronn) von der 7. bis zur 9. Klasse sportmedizinisch zu begleiten, der sich durch weit überdurchschnittliche Leistungen bei "Jugend trainiert für Olympia" auszeichnete. Insgesamt wurden 34 Schüler, 17 Jungen und 17 Mädchen, in jährlichem Abstand eingehend klinisch untersucht und einer spiroergometrischen Diagnostik (Ergopneumotest Fa. Jäger) auf einem Fahrradergometer (Siemens-Elema) mit stufenförmiger Belastung (Beginn 1 W/kg und Steigerung um jeweils 1 W/kg, im maximalen Arbeitsbereich um 1/2 W/kg, Belastungsstufen 2 min) bis zur Erschöpfung unterzogen.

Die anthropometrischen Grunddaten der anfänglich 13jährigen Schüler zeigt Abb. 1. Sie lassen eine altersentsprechende Entwicklung von Körpergröße und Körpergewicht erkennen, wobei die Mädchen erwartungsgemäß eine stärkere Zunahme des Gesamtkörperfetts (Calipermessungen) gegenüber den Jungen mit erheblicher Streuung aufwiesen.

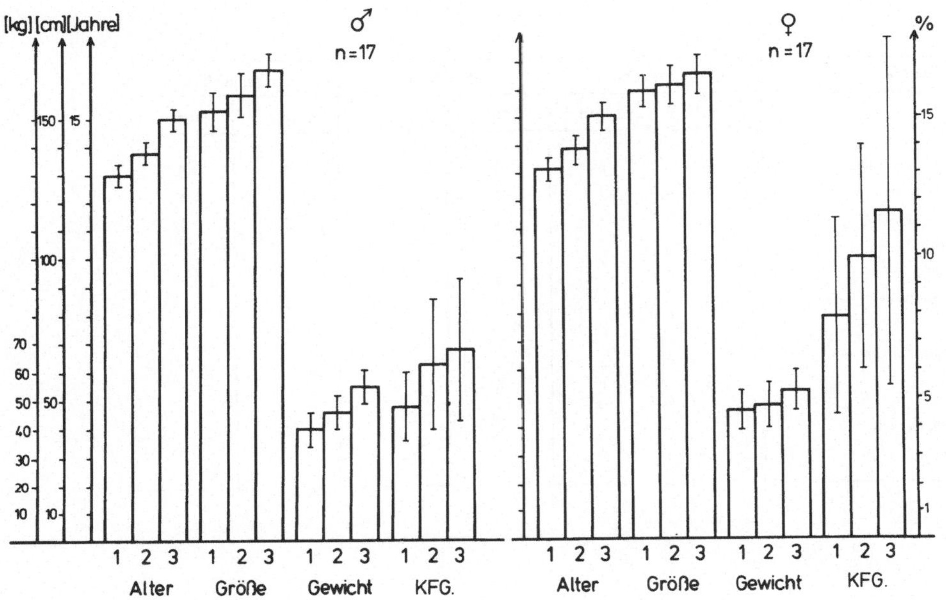

Abb. 1. Anthropometrische Grunddaten bei der 1., 2. und 3. Untersuchung (KFG = Gesamtkörperfett in %)

Die Schüler betrieben überwiegend zwei und drei Sportarten gleichzeitig (Tabelle 1), wobei es sich meistens um qualitativ differente motorische Belastungen handelte. Der Trainingsaufwand (Abb. 2), gemessen an der Häufigkeit, stieg bei den Jungen im ersten Beobachtungszeitraum von 5,6 auf 7,2, bei den Mädchen von 5,5 auf 6,6 Trainingseinheiten pro Woche signifikant an. Zwischen dem 2. und 3. Jahr ergaben sich bei beiden Geschlechtern keine Unterschiede. Der Stundenaufwand nahm entsprechend in der ersten Untersuchungsperiode von 10,4 auf 12,9 bei den Jungen bzw. 10,4 auf 12,4 bei den Mädchen zu. Allerdings kam dieser Zuwachs an Training nicht durch den Schulsport, sondern bei beiden Geschlechtern durch verstärkte vereinssportliche Tätigkeit zustande.

Tabelle 1. Beteiligung an sportartspezifischem Training in Schule und Verein

Jungen

Sportart	1. Untersuchung		2. Untersuchung		3. Untersuchung	
	Schule	Verein	Schule	Verein	Schule	Verein
1. Turnen/Gymnastik	8	5	9	4	6	1
2. Schwimmen	2	5	2	7	2	2
3. Leichtathletik	5	4	7	8	8	10
4. Fußball	4	8	4	8	4	6
5. Handball	2	2	4	6	7	6
6. Basketball	-	1	-	1	-	4
7. Volleyball	-	-	-	-	-	1
Spielsportarten ges. (4. - 7.)	6	11	8	15	11	17
8. Judo/Karate	-	2	-	8	-	4
9. übrige	-	1	-	1	-	2

Mädchen

Sportart	1. Untersuchung		2. Untersuchung		3. Untersuchung	
	Schule	Verein	Schule	Verein	Schule	Verein
1. Turnen/Gymnastik	10	6	9	10	10	8
2. Schwimmen	5	7	4	4	7	4
3. Leichtathletik	2	6	7	6	2	4
4. Fußball	-	1	-	1	-	2
5. Handball	2	-	-	1	2	-
6. Basketball	4	-	5	-	-	1
Spielsportarten ges. 4. - 6.	6	1	5	2	2	3
7. Judo/Karate	-	-	-	2	-	-
8. übrige	-	1	-	1	-	1

Ergebnisse

Die relative maximale Wattleistung nahm bei Jungen und bei Mädchen nur im 1. Jahr eindeutig zu (Abb. 3). Bei den Jungen zeigte sich im 2. Jahr die Tendenz zur weiteren Leistungssteigerung, nicht jedoch bei den Mädchen. Die PWC_{170} wies weder bei Jungen noch bei Mädchen eine signifikante Veränderung auf. Auch die maximale Sauerstoffaufnahme, die bei Jungen wie bei Mädchen mäßig über dem oberen Normbereich gelegen war, veränderte sich nicht. Eindeutig stieg aber die anaerobe Kapazität, gemessen am maximalen Δ-pH im 1. Beobachtungszeitraum bei Jungen und gemessen am maximalen Laktatspiegel von der 2. zur 3. Untersuchung bei Jungen wie Mädchen, an.

Weiterhin gingen wir der Frage nach, ob Abhängigkeiten zum Trainingsumfang vorlagen. Wir unterteilten deshalb die Schüler nach Trainingsstundenzahl/Woche in zwei gleich große Kollektive, wobei das Kollektiv

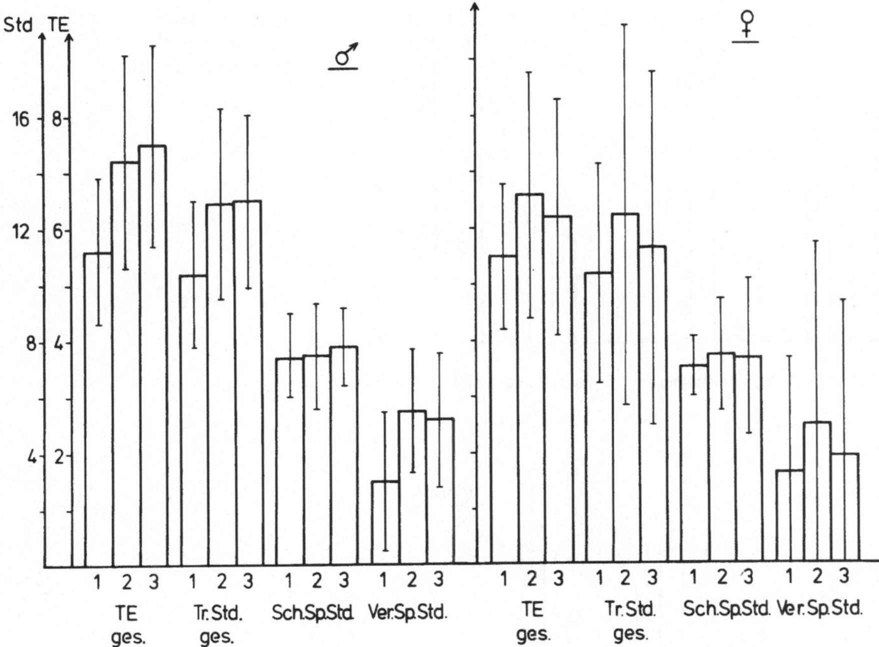

Abb. 2. Durchschnittlicher Trainingsumfang: TE = Trainingseinheiten/Woche, Tr.Std. = Trainingsstunden/Woche, Sch.Sp.Std. = Schulsportstunden/Woche, Ver.Sp.Std. = Vereinssportstunden/Woche

I bei der ersten Untersuchung im Durchschnitt 8,7 h/Woche, bei der zweiten 9,4 und bei der dritten Untersuchung 8,5 h/Woche mit einer Häufigkeit von 4,6 mal bzw. 5,4 mal und 5,0 mal trainierte. Das zweite Kollektiv wies im Durchschnitt einen deutlich höheren Trainingsumfang von 12,4 Trainingsstunden/Woche bereits im 1. Jahr, von 16,3 bzw. 15,8 h im 2. und 3. Jahr bei einer Trainingshäufigkeit von 6,7 im ersten, 8,5 im zweiten und 8,7 Trainingseinheiten/Woche im 3. Jahr auf.

Das Kollektiv der Mehrtrainierenden unterschied sich im 1. Jahr hinsichtlich der max. W/kg KG nicht von dem der weniger Trainierenden; erst im 2. und 3. Jahr waren signifikante Unterschiede nachweisbar (Abb. 4). Die PWC_{170} zeigte keine Differenzen. Die maximale Sauerstoffaufnahme pro kg KG war bei den mehr Trainierenden nur im 2. und 3. Jahr größer als bei den weniger Trainierenden. In der anaeroben Kapazität (Abb. 5) - gemessen in den ersten beiden Durchgängen am maximalen Δ-pH, im zweiten und dritten Durchgang am maximalen Laktatspiegel - unterschieden sich die Kollektive nicht bei der ersten, wohl aber bei der zweiten Untersuchung. Beim dritten Durchgang waren wiederum keine Differenzen feststellbar.

Diskussion

Die Befunde waren im Hinblick auf den hohen Trainingsaufwand insgesamt ernüchternd. Sie stimmen mit den Ergebnissen überein, wie sie Rieckert [4, 5] und Kindermann et al. [3] berichteten. Es ist aber zu berücksichtigen, daß die Schüler und Schülerinnen des Sportzuges mit 13 Jahren schon ein erhebliches Training betrieben hatten und gegen-

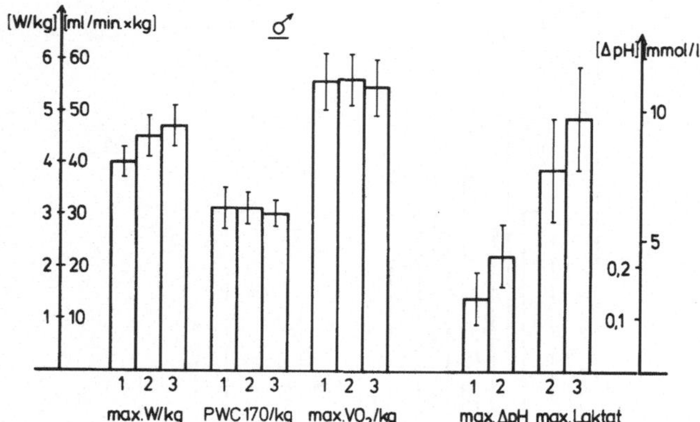

Abb. 3. Verlauf spiroergometrischer Leistungsparameter

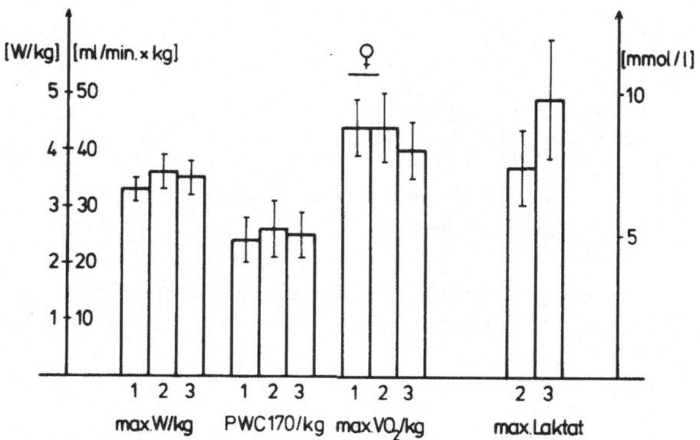

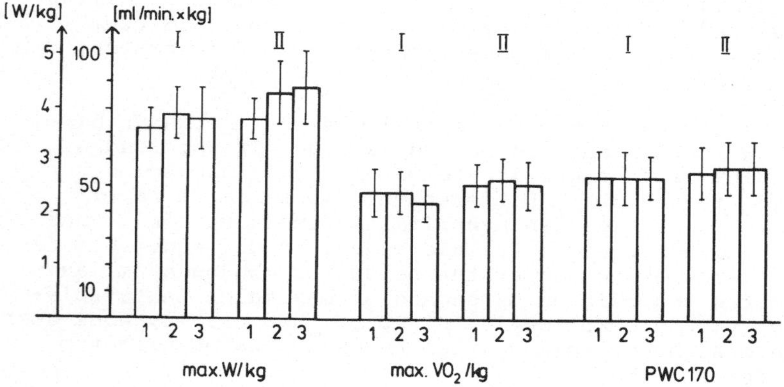

Abb. 4. Maximale Leistung, maximale Sauerstoffaufnahme, PWC 170 in Abhängigkeit vom Trainingsumfang (s. Text)

über Untrainierten auch eine höhere Leistungsfähigkeit sowohl aerober wie anaerober Art aufwiesen. Die PWC_{170} ließ ebenfalls auf eine grössere Leistungsbreite des kardiovaskulären Systems schließen. Die Zunahme des Trainings im Beobachtungszeitraum, die durch vereinssportliche Aktivitäten bedingt war, verursachte im Gesamtkollektiv nur eine

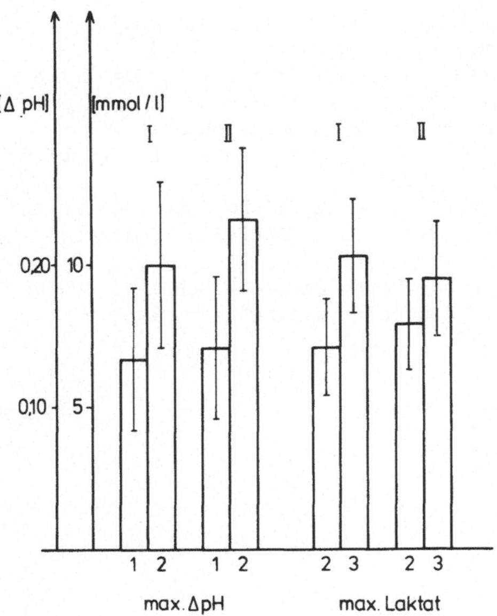

Abb. 5. Parameter der anaeroben Kapazität in Abhängigkeit vom Trainingsumfang (s. Text)

Steigerung der anaeroben Kapazität. Lediglich bei der Differenzierung nach Trainingsumfängen ergab sich, daß auch eine gewisse Verbesserung im aeroben Bereich mit Trainingsumfängen wie bei Hochleistungssportlern erzielt wurde.

Sucht man nach Erklärungen für den insgesamt geringen physischen Leistungszuwachs im Gegensatz zu der vom Sportlehrer mitgeteilten Erfahrung, daß von Jahr zu Jahr erheblich bessere sportmotorische Leistungen zu verzeichnen waren, so ist zunächst die Untersuchungsmethode zu kritisieren. Mit der Ergometrie lassen sich metabolische und kardiovaskuläre Adaptationen erfassen, jedoch kaum solche des neuromuskulären Regelkreises, der in den im wesentlichen betriebenen Sportarten wie Turnen und den meisten leichtathletischen Disziplinen dominierend ist. Andererseits ist zu vermuten, daß in dem heterogenen Sportangebot die Schulung wettkampfspezifischer Eigenschaften im Vordergrund stand und ein Grundlagentraining vernachlässigt wurde. Wenn man einen Sportzug nicht nur unter dem Aspekt der Talententwicklung, sondern auch der Talentförderung einrichtet, so sollte man gerade in diesem Entwicklungsalter der Kinder motorischen Grundlagen besonderes Augenmerk schenken.

Selbstverständlich sollen durch diese kritischen Anmerkungen die unbestrittenen Vorteile eines umfassenden Sportangebots in einem Sportförderzug für jeden Schüler hinsichtlich Erlebniswert in Training und Wettkampf, hinsichtlich der Persönlichkeitsentwicklung, hinsichtlich der sozialen Erfahrung in einer Mannschaft, hinsichtlich Bindungsmöglichkeiten an den Vereinssport nicht geschmälert werden, wie sie sich als markante Ergebnisse einer Erhebung über den Bundeswettbewerb der Schulen "Jugend trainiert für Olympia" herauskristallisierten [6].

Literatur

1. Grupe O (1976) Schulische Sportförderung und ihre wissenschaftliche Begleitung - Versuche am untauglichen Objekt? In: Gabler H (Hrsg) Schulsportmodelle in Theorie und Praxis. Reihe Sportwissenschaft, Bd 5. Hofmann, Schorndorf, S9-23

2. Hollmann W, Heck H, Liesen H, Rost R, Bouchard C, Kawahats K (1978) Zur gesundheitlichen Bedeutung des Schulsports. Sportwissenschaft 8:142-151
3. Kindermann W, Keul J, Simon G, Reindell H (1978) Anpassungserscheinungen durch Schul- und Leistungssport im Kindesalter. Sportwissenschaft 8:222-234
4. Rieckert H (1976) Eine Studie über Belastungen und Trainingseffekte im Schulsport. In: Gabler H (Hrsg) Schulsportmodelle in Theorie und Praxis. Reihe Sportwissenschaft, Bd 5. Hofmann, Schorndorf, S 216-248
5. Rieckert H, Gabler H (1972) Die Trainingseffekte einer täglichen Sportstunde auf das körperliche Leistungsvermögen von 11- bis 12jährigen Schülern. Sportarzt Sportmed 23:21-25
6. Rothenberg L, Eckhardt D (Hrsg) (1981) Der Bundeswettbewerb der Schulen. Jugend trainiert für Olympia. Bundesgeschäftsstelle "Jugend trainiert für Olympia", Frankfurt

VI

Sport und Prävention

Sports and Preventive Medicine

Prävention durch Sport - Wunschdenken oder Realität

Sports as Preventive Medicine - Wish or Reality

W. Hollmann

Summary

Only the improvement of coordination and aerobic endurance from sports are important for preventive cardiology. There is no doubt about changes in peripheral metabolic and hemodynamic factors and in some functional aspects of the heart with a reduction of myocardial oxygen demand. Other influences concern fibrinolytic and antithrombotic effects also important for the prevention of a heart infarction. Modifications of the lipid metabolism may play a role as an anti-atherogenic mechanism. This could be proved in experimental investigations with primates. Influences of endurance training are demonstrated for aspects of aging and risk factors.

"Sport ist gesund" oder "Sport ist Mord" - diesen jahrhundertealten, demagogisch benutzten Sätzen ist das Ideologische gemeinsam. Je nach geistigen Standort bedient man sich heute noch der ersten oder der zweiten Version. Auf eine wissenschaftliche Beweisführung kommt es den Extremisten beider Weltanschauungsgruppen natürlich nicht an. Fast ist man geneigt, anzunehmen, daß es die Vertreter der "Sport-ist-Mord"-Theorie leichter haben. Schließlich ist ja noch selbst der eifrigste Sportaktivist gestorben, und was das diesbezügliche Alter angeht, so kann man den 90jährigen Churchill zitieren mit seinem weltbekannt gewordenen Ausspruch: "No sports". Ob er sich mit Sport ein 10jähriges Rollstuhldasein hätte ersparen können, steht auf einem anderen Blatt.

Andererseits - jeder ernsthafte, naturwissenschaftlich fundierte Forscher weiß, wie schwer es ist, die gesundheitliche Bedeutung von Sport zu beweisen. Das beginnt schon mit der Schwierigkeit, den Begriff "Gesundheit" zu definieren. Der betreffende WHO-Versuch ist fehlgeschlagen, und philosophische Definitionen helfen hier nicht weiter. So verbleibt nur, ins Detail zu gehen und konkret die Frage zu beantworten, was im Hinblick auf einzelne Krankheitsbilder der Sport präventiv zu beeinflussen vermag.

Vor dem Eintritt in die Diskussion der Einzelheiten sei eine Einordnung versucht - im universellen Sinne der Bedeutung von "Bewegung" bzw. "Dynamik". Vor ca. 20 Milliarden Jahren erfolgte durch eine Urexplosion die Geburt von Zeit, Raum und Materie. Ihr folgte die Evolution der Materie, die über die Geburt, das Leben und den Tod der Sterne hinweg vor ca. 4,7 Milliarden Jahren unsere Erde entstehen ließ. Sie entwickelte sich zur Brutstätte biologischen Lebens. Die hierzu notwendigen Bioelemente entstammten der Hinterlassenschaft sterbender Sterne. Die nukleare Sonnenenergie schuf die energetischen Voraussetzungen für die Biosynthese. Von nun an beherrschten Funktion und Information als Wechselspiel die biologische Evolution. Beide beruhen auf Makromolekülen: die Proteine für die Realisierung der Information, die Nukleinsäuren für die Replikation. Die Entwicklung führte mittels Mutation und Selektion bis zum Homo sapiens.

Ob unbelebte oder belebte Materie, das Prinzip blieb sich gleich: Funktion störte ein vorhanden gewesenes Gleichgewicht, es resultiert eine Reaktion, die ein neues Gleichgewicht im Bereiche der Evolution auf einer höheren Ebene schafft. Die Information darüber wird an das funktionierende Element zurückgegeben.

Der rote Faden "Dynamik" läßt sich in bezug auf den menschlichen Organismus und seine dortige Bedeutung in den Satz kleiden: *Struktur und Leistungsfähigkeit eines Organs werden bestimmt vom Erbgut sowie von der Qualität und der Quantität seiner Beanspruchung.* Je stärker innerhalb physiologischer Grenzen ein Organ belastet wird, desto intensiver paßt es sich an, desto leistungsfähiger und widerstandsfähiger wird es. In experimentellen Untersuchungen von Campell (1965) ließ sich feststellen, daß muskuläre Beanspruchungen im Tierbereich innerhalb des limbischen Systems zu Reizen führen, die als Lustgewinne gedeutet werden können. Sie werden deshalb vom Tier in möglichst großer Intensität und Häufigkeit gesucht. Auf diesem Wege entsteht ein Entwicklungs- und somit Trainingseffekt für den gesamten Organismus. Die hiermit verbundenen Anpassungserscheinungen bedeuten eine höhere Leistungsfähigkeit und vermitteln höhere Überlebenschancen. Daher könnte in der Dynamik muskulärer Beanspruchung eine phylogenetische Wurzel des Sports vermutet werden.

Es ist also festzustellen: Dynamik hat von Anbeginn aller Zeiten über die Milliarden Jahre hinweg die Entwicklung der unbelebten und belebten Materie bestimmt. Erst der Entwicklung des Geistes im Homo sapiens blieb es vorbehalten, die muskuläre Dynamik als die dem tierischen Leben typische immer mehr zurückzudrängen und gar ihre Bedeutung in Frage zu stellen.

Im speziellen Bereich unseres Themas stehen im Vordergrund des individuellen und gesellschaftlichen Interesses die *degenerativen Herz-Kreislauf-Krankheiten*, an ihrer Spitze der *Herzinfarkt*. Er basiert funktionell auf einem Mißverhältnis zwischen Sauerstoffbedarf und Sauerstoffangebot in einem umschriebenen Gewebsbezirk. Logischerweise kann man dem theoretisch auf zwei Wegen begegnen: entweder das Sauerstoffangebot vergrößern oder aber den Sauerstoffbedarf reduzieren. Wunschdenken war es, es sei möglich, mittels körperlichen Trainings das O_2-Angebot über eine Kollateralentwicklung nennenswert vergrößern zu können. Das ließ sich bis heute beim Menschen noch nicht nachweisen. Ein gleiches Wunschdenken betrifft die trainingsbedingte Vergrößerung der arteriovenösen O_2-Differenz auf gegebenen submaximalen Belastungsstufen. Auch sie könnte zu einer Entlastung der Herzarbeit beitragen; durch Training ist dieser Effekt im submaximalen Belastungsbereich jedoch kaum erzielbar.

Realität ist die Möglichkeit, den *myokardialen O_2-Bedarf mittels Training zu senken.* Folgende trainingsbedingte Mechanismen sind gesichert: in der trainierten Skelettmuskulatur eine Zunahme des Mitochondrienvolumens, eine Vermehrung der Aktivität von Enzymen, eine Vergrößerung des Myoglobingehalts, ein Anstieg der Kapillaroberfläche. Die Summe dieser Adaptationen senkt den peripheren sympathischen Antrieb auf das Herz. Die durch das Training einbezogene verbesserte koordinative Qualität bedingt einen verringerten O_2-Bedarf für eine gegebene physikalische Leistung. Beide Mechanismen gemeinsam senken daher von der Körperperipherie her den myokardialen O_2-Bedarf. Seitens des Herzens selbst kommt es zu einer Verringerung der Schlagfrequenz in Ruhe und auf submaximalen Belastungsstufen, gegebenenfalls zu einer geringfügigen Senkung des systolischen Drucks, einer Verlängerung der Diastolendauer und einer Beschleunigung der diastolischen Relaxation, einer

Verminderung der Kontraktilität und einer Senkung des Katecholaminspiegels auf gegebenen Belastungsstufen. Gleichzeitig ist in Ruhe und im mittleren Belastungsbereich der periphere Widerstand vermindert.

Alle Faktoren gemeinsam führen zu einer hochprozentualen Senkung des myokardialen O_2-Bedarfs. Es resultiert eine relative Schutzzone vor dem Entstehen eines Mißverhältnisses zwischen O_2-Bedarf und O_2-Angebot im Myokard.

Weniger gut abgeklärt in seinen Einzelheiten ist der Einfluß eines Ausdauertrainings auf das *Blut*. Als gesichert kann eine Verbesserung der Rigidität und damit der Verformbarkeit und Fließeigenschaften der Erythrozyten angesehen werden. Gesichert ist auch eine Abnahme der Aggregabilität und Adhäsivität der Thrombozyten. Hierdurch kann einer Thromboseentstehung - in Verbindung z.B. mit einer hypoxischen Situation im Myokard - vorgebeugt werden. Inwieweit der von Williams et al. (1980) beschriebenen Vergrößerung der fibrinolytischen Aktivität tatsächlich eine protektive Bedeutung zukommt, muß heute noch offenbleiben.

Als gesichert kann ebenfalls der trainingsbedingte Einfluß auf die *Lipoproteine* angesehen werden. Es steigt die HDL-Fraktion, während die LDL-Fraktion abnimmt. Gleichzeitig sinken die Triglyceridspiegel. Inwieweit diese gesicherten Adaptationen einen nachhaltigen Effekt hinsichtlich einer Verhütung der Arterioskleroseentstehung ausüben, kann heute noch nicht gesagt werden. Die in dieser Hinsicht wohl verbindlichsten Untersuchungen stammen von Kramsch et al. (1981). Hier konnte allerdings in Verbindung mit den eben beschriebenen Veränderungen in mehrjährigen Untersuchungen experimenteller Art an *Primaten* eine generelle Verminderung der Atherosklerose durch Training beobachtet werden, verbunden mit geringeren Läsionsgrößen in den Gefäßen und verminderter Kollagenanhäufung. Die ausdauertrainierten Primaten wiesen gleichzeitig vergrößerte Lumina der Koronararterien auf. Das Ausdauertraining der Primaten war in einer Weise aufgebaut worden, daß es einem mindestens 3 x wöchentlich à 30 - 45 min betriebenen Jogging entsprach.

Die einschlägigen *epidemiologischen Untersuchungen* sind größtenteils mit Skepsis zu betrachten. Zu wenig wurde in früheren Jahren und Jahrzehnten eine Differenzierung der verschiedenen Sportarten mit ihren unterschiedlichen Auswirkungen auf den Organismus beachtet. Epidemiologische Studien, welche diesem Aspekt gerecht werden, stammen in den letzten Jahren von Paffenbarger et al. (1978) sowie von Morris et al. (1980). Personen, welche in ihrer Freizeit ein Ausdauertraining betrieben mit einem Kalorienverbrauch von 1200 kcal und mehr pro Woche, wiesen signifikant reduzierte Wahrscheinlichkeiten zu einem Herzinfarkt auf. Ein Maximum wurde erreicht mit einer Belastung analog einem Kalorienmehrverbrauch von 2 000 kcal pro Woche. Die Wahrscheinlichkeit zum Herzinfarkt reduzierte sich hierdurch um 64%. In diesen Untersuchungen wurden auch die übrigen Risikofaktoren wie Zigarettenrauchen, Hypertonie und Hyperlipidämie eingehend berücksichtigt. Auch unter Einbeziehung dieser Faktoren änderte sich der präventive Aspekt von Ausdauertraining nicht.

Zu gleichlautenden Befunden gelangte Morris bei ca. 18 000 männlichen Büroangestellten mittleren Alters. Auch er differenzierte nach der Qualität der sportlichen Beanspruchungen. Bei den 55- bis 65jährigen Personen lag die Wahrscheinlichkeit des Auftretens einer koronaren Herzerkrankung zwischen 40 % und 50 % niedriger im Falle eines wenigstens 2 x wöchentlich intensiv betriebenen Ausdauertrainings.

Widersprüchlich sind hingegen die epidemiologischen Aussagen über die Bedeutung von Schwerarbeit im Beruf hinsichtlich präventiver Aspekte. Hier läßt sich heute noch kein sicheres Urteil fällen.

Wissenschaftlich gesichert ist die präventive und therapeutische Bedeutung von Training gegenüber einem *leistungsschwachen Kreislauf* unterschiedlicher Ursachen und den verschiedenen Formen von *Kreislaufregulationsstörungen*.

Als absolut gesichert kann die Bedeutung von Ausdauertraining und Sport hinsichtlich einer Beeinflussung der *funktionellen Alterungsvorgänge* angesehen werden. Diese Aussage wird heute durch eine Vielzahl von Mitteilungen aus dem internationalen Raum gesichert. Herz, Lunge, Kreislauf und Metabolismus können durch ein Ausdauertraining gegebenenfalls um 2 - 3 Jahrzehnte funktionell jünger erhalten werden. Früher wurde oft der Einwand erhoben, daß es sich bei Alterssportlern um eine positive genetische Auslese handelte, die aufgrund der genetisch bedingten guten konstitutionellen Voraussetzungen den Sport im Alter betrieben und wegen ihres Erbguts noch überdurchschnittlich leistungsfähig seien, nicht aber als eine Folge des betriebenen Sports. Unsere 1973 durchgeführten Untersuchungen an jahrzehntelang untrainiert gewesenen Personen zwischen dem 55. und 70. Lebensjahr, die einem 12wöchigen Ausdauertraining unterzogen wurden, bewiesen das Gegenteil. Noch bis zum 70. Lebensjahr sind bei gesunden Personen dieselben qualitativen und quantitativen Adaptationen im kardiopulmonal-metabolischen Geschehen möglich wie bei einem jungen Menschen. Inwieweit hiermit alternsbedingte Gewebsveränderungen beeinflußt werden können, muß allerdings heute noch völlig offenbleiben.

Hinsichtlich der *Risikofaktoren* für die Lebenserwartung ist der Einfluß von Ausdauertraining auf die Hypertonie, das Lipoproteinmuster, den Diabetes, die Adipositas und den Disstreß von Interesse. Die Veränderungen des Lipoproteinmusters wurden bereits dargestellt. Der Einfluß eines Ausdauertrainings auf die *Hypertonie* ist recht gering. Das ist auch physiologisch verständlich. Hoher Blutdruck beschleunigt die Entladung bestimmter Neuronen im Stammhirn. Das von diesen Zellen freigesetzte Noradrenalin hemmt im Rückenmark die präganglionären Neuronen des sympathischen Nervensystems. Damit sinkt auch die Aktivität der Neuronen in den sympathischen Ganglien und in den chromaffinen Zellen in den Nebennieren, die normalerweise den Blutdruck steigern. Akute Ausdauerbelastung läßt die Neuronen des Stammhirns schneller feuern; sie produzieren mehr Noradrenalin, was ihre Hemmwirkung verstärkt und den Blutdruck sinken läßt. Der Spielraum ist allerdings so gring, daß es nur zu unwesentlichen chronischen Einflüssen im Sinne einer Blutdrucksenkung bleibender Art kommt.

Ein präventiver Aspekt hinsichtlich des *Diabetes mellitus* in Verbindung mit Ausdauertraining ergibt sich sicherlich nur über die Komponente einer Adipositasreduzierung. Hingegen kann es heute als gesichert angesehen werden, daß unter bestimmten Ausgangsbedingungen muskuläre Arbeit akut günstig die Stoffwechsellage des Diabetikers beeinflußt.

Wunschdenken ist die Überlegung, allein durch Ausdauertraining eine *Adipositas* abbauen zu wollen. Hier muß die Kalorienrestriktion im Vordergrund stehen. Sehr wohl aber ist es durch Ausdauertraining möglich, den gewichtsreduzierenden Effekt einer Diät wesentlich zu unterstützen.

Als gesichert dürfte der positive Einfluß von Ausdauertraining auf *Disstreßsituationen* angesehen werden. Die arbeitsbedingte Vermehrung der Endorphinfreisetzung und die trainingsbedingte Verminderung des Katecholaminspiegels wirken in gewisser Weise biochemisch kausal unerwünschten Disstreßreaktionen entgegen. Darüber hinaus ist ein regelmäßig durchgeführtes Ausdauertraining in der Lage, den gesamten Lebensstil gesundheitlich positiv zu beeinflussen.

An 2. und 3. Stelle in der Todesursachenstatistik rangieren bösartige Tumoren und Erkrankungen der *Atmungsorgane*. Bis heute ist es wissenschaftlich noch unmöglich, die gelegentlich zu hörende Aussage zu unterstützen, daß Ausdauertraining einen antikanzerogenen Effekt besäße. Die Unwissenheit um die tiefsten Ursachen bösartiger Tumoren an sich schließt allein schon wissenschaftlich ernstzunehmende Aussagen dieser Art aus. Einschlägige theoretische Überlegungen können nur als Spekulation bezeichnet werden.

Im Vordergrund der Erkrankungen der Atmungsorgane steht das *obstruktive Lungenemphysem*. Auch hier kann bis heute nichts Zuverlässiges ausgesagt werden über eine evtl. präventive Bedeutung von Ausdauertraining. Theoretisch ließe sich allerdings hierfür ein Befund anführen. Ausdauertraining läßt die Plasmakonzentration von Proteinasen-Inhibitoren wie α_2-Makroglobulin und α_1-Antitrypsin zunehmen. Theoretisch könnte hiermit ein Schutz gegenüber dem Abbau von Alveolarepithelien verbunden sein. Aber auch diese Aussage muß heute noch in das Reich des Wunschdenkens verwiesen werden.

Geht man abschließend über den trainingsbezogenen Rahmen des Themas hinaus, so läßt sich ebenso banal wie populär feststellen, was wir bereits 1962 schrieben: Würden die Raucher nicht mehr rauchen, die Übergewichtigen weniger essen, die Alkoholiker nicht mehr trinken und ein jeder ein regelmäßiges körperliches Training betreiben, wäre für die Volksgesundheit mehr gewonnen als durch die Summe einer Vielzahl von Medikamenten.

Abschließend ist festzustellen; Präventive Möglichkeiten durch Training oder Sport sind in manchen Bereichen der Medizin heute als wissenschaftlich gesichert anzusehen. Andere Sektoren bedürfen noch weiterer Forschung. Vor einem Wunschdenken als illusionäre Vorstellung muß hier genauso gewarnt werden wie im Gebiet des medikamentös Erreichbaren.

Weiterführende Literatur

Hollmann W, Hettinger T (1980) Sportmedizin - Arbeits- und Trainingsgrundlagen, 2. Aufl. Schattauer, Stuttgart New York

Hollmann W, Rost R, Dufaux B, Liesen H,(1983) Prävention und Rehabilitation von Herz-Kreislaufkrankheiten durch körperliches Training, Hippokrates, Stuttgart

Auswirkungen eines mehrjährigen Lauftrainings auf Risikofaktoren der koronaren Herzerkrankung

Effects of Several Years of Running on Coronary Heart Disease Risk Factors

H.-C. Heitkamp, D. Jeschke, J. Bohner und M. Eggstein

Summary

One hundred and sixty-five runners and 37 untrained men aged 25 to 35 were followed for 3 years concerning coronary risk factors. The runners showed smaller total numbers of risk factors, but without a correlation to the years of training. Some risk factors occurred more often in runners with a low training frequency than in untrained. A selection process may be responsible. During the control period abnormal values of systolic pressure, HDL-, LDL-lipoproteins and the HDL-/total cholesterol ratio, and oral glucose tolerance showed a tendency for normalization from running. No changes were observed in elevated total cholesterol, triglycerides, uric acid and body weight in runners with a low training frequency and the untrained. Positive effects of medical advice were seen in the reduction of smoking and related positive effects on HDL-cholesterol especially in the untrained.

Einleitung

Präventive Effekte eines aeroben Ausdauertrainings im Hinblick auf kardiovaskuläre Dysregulationen und degenerative Herz- und Kreislauferkrankungen werden heute weitgehend akzeptiert [6, 9]. Unklar ist, ob bestehende Risikofaktoren einer koronaren Herzerkrankung, deren Ursachen nur teilweise in körperlicher Inaktivität liegen, beeinflußbar sind. In diese Richtung weisen für einen Teil von Funktionsstörungen Querschnitt- und vereinzelte Längsschnittstudien [3, 4, 5, 7, 10, 12]. Im Rahmen einer mehrjährigen Prospektivstudie an Dauerläufern und Nichtsportlern im mittleren Lebensalter sollte dieser Frage unter besonderer Berücksichtigung des Trainingsumfangs erneut nachgegangen werden.

Material und Methode

In einem Beobachtungszeitraum von 3 Jahren wurden insgesamt 202 Männer, die bei Beginn der Studie zwischen 25 und 45 Jahre alt waren, in jährlichem Abstand insgesamt 4 mal eingehend klinisch im Hinblick auf kardiovaskuläre und humorale Risikofaktoren untersucht. Nach fettfreier Diät am Vorabend erschienen die Probanden morgens nüchtern zur Blutabnahme. Anschließend erfolgte eine perorale Glukosebelastung.
Die blutchemischen Bestimmungen wurden zentral im Hauptlabor der Medizinischen Klinik vorgenommen. Die Blutdruckwerte wurden in Ruhe nach mindestens 5minütigem Liegen bestimmt. Die Trainingsdaten wurden initial anamnestisch, im Verlauf aus Protokollen erhoben.

1 Mit Unterstützung des Bundesinstituts für Sportwissenschaft

Die analysierten Risikofaktoren und deren Definition gehen aus Tabelle 1 hervor. Ganz bewußt wurde das Erreichen oder Überschreiten von Normgrenzen als Risiko definiert.

Tabelle 1. Risikofaktoren, Grenzwerte

1. Rauchen	regelmäßig	> 5 Zig./die > 3 Pfeifen(die > 3 Zigarren/die
2. Hypertonie	RR syst. diast.	≧ 140 mm Hg ≧ 95 mm Hg
3. Fettstoffwechselstörungen	Cholesterin ges. Triglyceride HDL LDL HDL/Cholest.	> 6,5 mmol/l > 2,0 mmol/l < 0,91 mmol/l > 4,94 mmol/l < 0,15
4. Kohlenhydratstoffwechselstörungen	Glukose nach peroraler Belastung 2 h	 > 7,84 mmol/l
5. Purinstoffwechselstörungen	Harnsäure	> 425 mmol/l
6. Übergewicht	Broca	> 110 %

Die statistische Bearbeitung der Daten erfolgte nach dem Wilcoxon-Test für Paardifferenzen.

Ergebnisse

Die prozentuale Häufigkeit von 1, 2, 3 und mehr Risikofaktoren bei Beginn der Studie zeigt Abb. 1. Von den 37 Nichttrainierenden wiesen 85 % eine Risikofaktorenkonstellation auf, wovon 27 % drei und mehr Risikofaktoren hatten. Bei den 165 Läufern war die Häufigkeit an Risikofaktoren deutlich geringer, insbesondere war der Anteil von 3 und mehr reduziert. Bei der Aufgliederung der Läufer nach Trainingsdauer in Jahren änderte sich die Häufigkeitsverteilung nicht nennenswert.

Um Einflüsse des Trainingsumfangs auf die verschiedenen Risikofaktoren zu ermitteln, wurden die Läufer in Kollektive mit geringer (n = 74, > 0 ≤ 2 x/Woche), mittlerer (n=55, > 2 ≤ 4 x/Woche) sowie hoher Trainingshäufigkeit (n = 36, > 4 x/Woche) unterteilt und Häufigkeit bzw. Quantität der Faktoren bei der ersten Untersuchung mit der bei der vierten verglichen. Die wöchentliche Trainingshäufigkeit der Kollektive änderte sich im Beobachtungszeitraum nicht.

Den Risikofaktor Rauchen (Abb. 2) wiesen 51 % der Untrainierten auf; 32 % waren Exraucher. Im Beobachtungszeitraum nahm die Zahl der Exraucher auf 54 % zu. Bei den Läufern fand sich ein weitaus geringerer Anteil von Rauchern und Exrauchern, der mit steigender Trainingshäufigkeit stufenförmig abnahm. Nur 7 % der gering Trainierenden und 4 % derjenigen mit mittlerer Trainingshäufigkeit waren anfänglich Raucher.

Überhöhte systolische Blutdruckwerte wurden bei 20 % der Untrainierten beobachtet (Abb. 3). Eine Veränderung war bei der Kontrolle nicht fest-

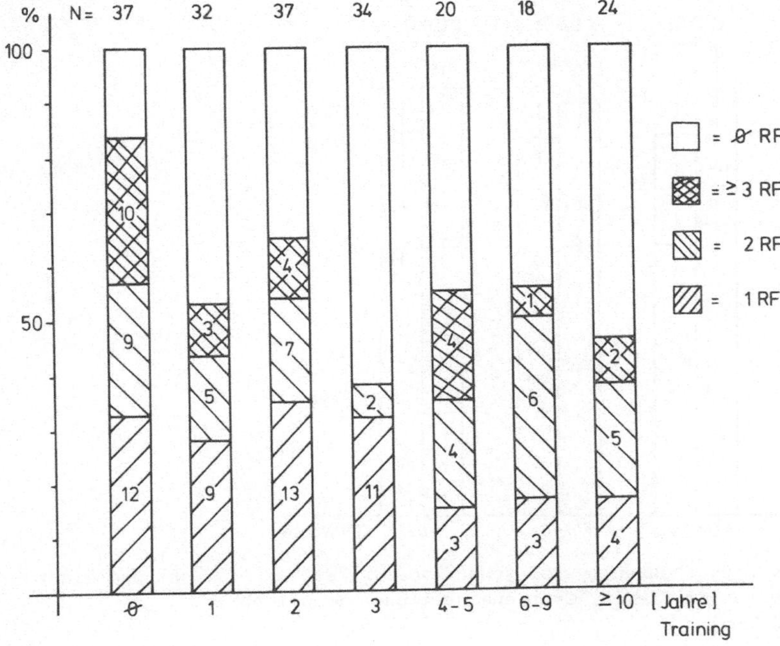

Abb. 1. Prozentuale (*Säulen*) und absolute Häufigkeit von 1, 2, 3 und mehr Risikofaktoren bei Nichtsportlern (Ø) und Läufern in Abhängigkeit von der Trainingsdauer in Jahren

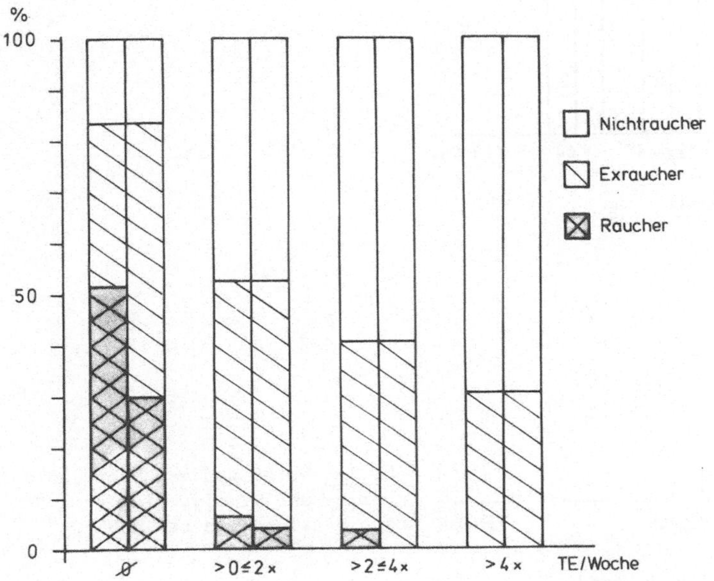

Abb. 2. Prozentuale Häufigkeit von Rauchern und Exrauchern bei Nichtsportlern (Ø) und in unterschiedlicher Häufigkeit trainierenden Läufern bei der ersten und vierten Untersuchung

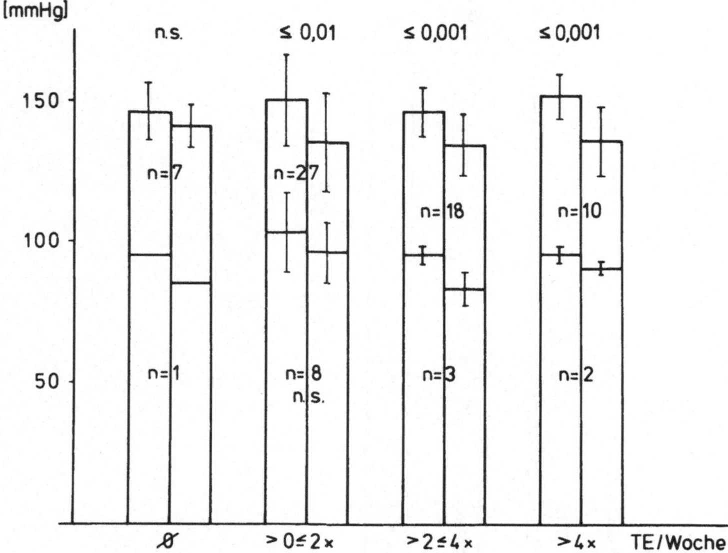

Abb. 3. Verhalten von überhöhten systolischen (*oberer Teil der Säulen*) und diastolischen Blutdruckwerten im Liegen. Gruppeneinteilung wie bei Abb. 2

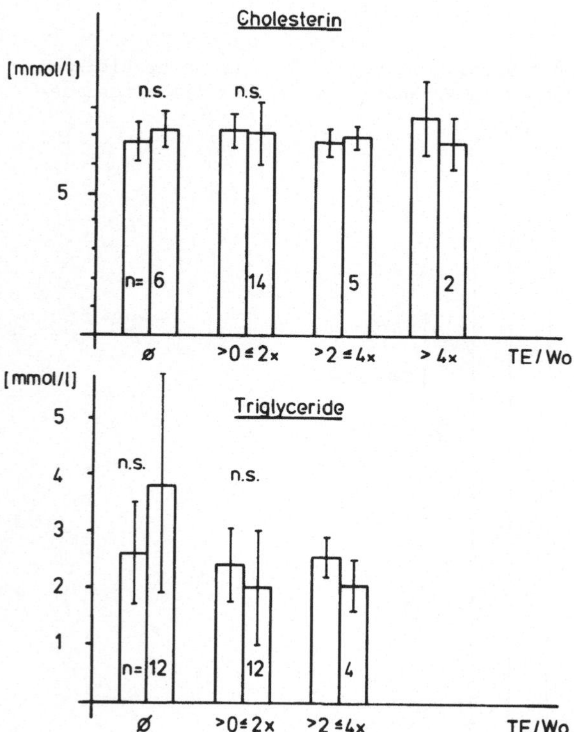

Abb. 4. Verhalten erhöhter Cholesterin- und Triglyceridwerte. Gruppeneinteilung wie bei Abb. 2

stellbar. Bei 35 % der bis 2mal, bei 33 % der bis 4mal und bei 29 % der mehr als 4mal Trainierenden lagen anfänglich überhöhte Werte vor. In allen Fällen trat eine signifikante Reduktion des systolischen Blutdrucks auf, wobei sämtliche Hochtrainierte bei Kontrolle Norm-

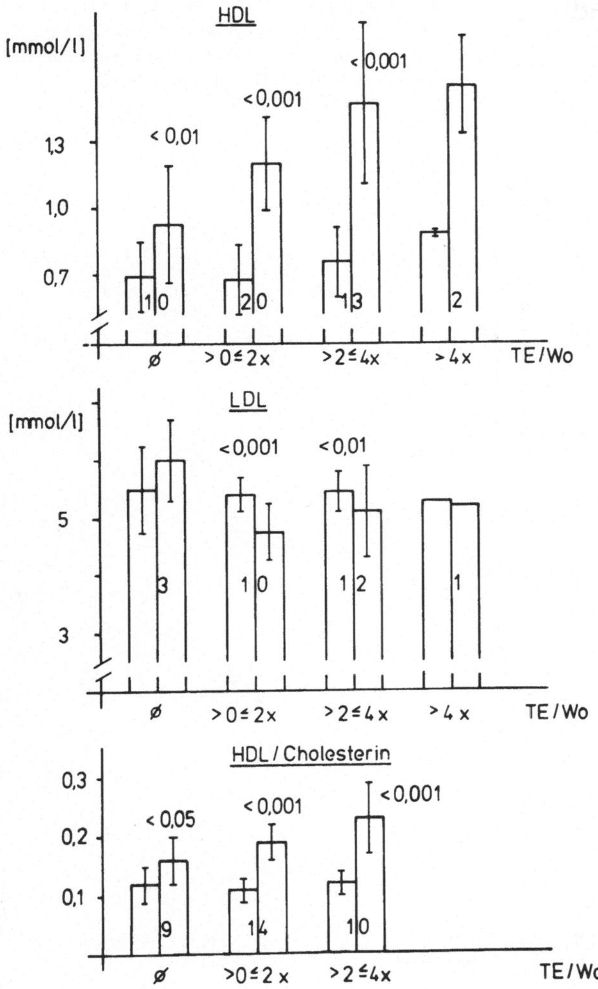

Abb. 5. Verhalten von HDL-, LDL-Cholesterin und dem Quotienten HDL-Cholesterin/Gesamtcholesterin. Gruppeneinteilung wie bei Abb. 2

werte hatten. Tendenziell ähnlich verhielt sich bei den Läufern der diastolische Blutdruck, der aber nur in wenigen Fällen überhöht war. Erhöhte Cholesterinspiegel (Abb. 4) fanden sich bei 16 % der Untrainierten, 19 % der gering, 19 % der mittelmäßig und 6 % der umfangreich Trainierenden. 32 % der Untrainierten, 16 % der gering, 7 % der mittelmäßig und keiner der Hochtrainierten zeigten erhöhte Triglyceridwerte. Eindeutige Veränderungen ergaben sich im Beobachtungszeitraum nicht.

Zu Anfang der Untersuchung wiesen 27 % der Untrainierten, 27 % der wenig, 24 % der mittel und 6 % der häufig Trainierenden einen erniedrigten HDL-Spiegel auf. Erhöhte LDL-Werte fanden sich anfangs zu 8 % bei den Untrainierten, 14 % bei den wenig, 22 % bei den häufig und 2 % bei den umfangreich trainierenden Läufern. Der Quotient HDL/Cholesterin war bei 24 % der Untrainierten, bei 19 % der wenig, bei 18 % der häufig und bei keinem der sehr häufig Trainierenden erniedrigt (Abb. 5). Sowohl bei Untrainierten, überzeugend aber bei Trainierenden stiegen die anfänglich erniedrigten HDL-Werte innerhalb des Beobachtungszeitraums an. Die überhöhten LDL-Werte sanken signifikant

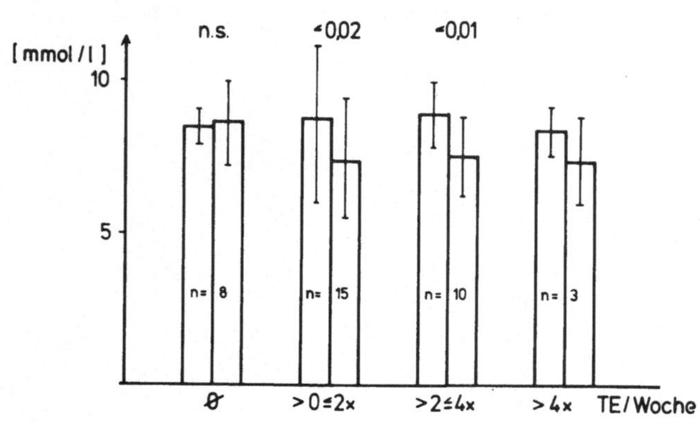

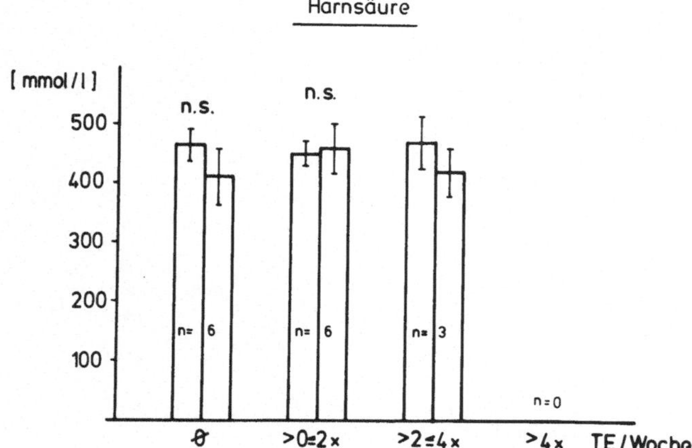

Abb. 6. Verhalten von Glukosespiegel nach peroraler Belastung (2-h-Wert) und Harnsäurespiegel. Gruppeneinteilung wie bei Abb. 2

nur bei den Läufern, nicht jedoch bei den Untrainierten. Der HDL-/Cholesterin-Quotient konnte bei den Nichtsportlern, deutlicher aber bei den Läufern verbessert werden.

Pathologische Glukosewerte nach peroraler Belastung, die anfänglich bei 21 % der Untrainierten, 20 % der bis 2mal, 18 % der bis 4mal und bei 9 % der mehr als 4mal Trainierenden gefunden wurden, sanken signifikant bei den Läufern (Abb. 6). Die Harnsäurespiegel, die in 16 % der Untrainierten, in 8 % der 2mal und in 5 % bei den bis 4mal Trainierenden erhöht zu beobachten waren, änderten sich nicht. Eine Abnahme eines erhöhten Körpergewichts, das bei den Untrainierten in 16 %, bei bis zu 2mal Laufenden in 2,5 % und bei bis 4mal Trainierenden in 3,5 % der Fälle festzustellen war, konnte nicht beobachtet werden.

Diskussion

Aus der globalen Betrachtung der Häufigkeit von Risikofaktoren bei Nichtsportlern und Läufern (Abb. 1) wird man auf einen positiven Einfluß des Ausdauertrainings schließen. Entgegen der Erwartung aus prospektiven Trainingsanalysen [1, 2, 3, 6, 10, 11] verbesserte sich das Risikoprofil der Trainierenden aber nicht mit zunehmender Trainingsdauer in Jahren. Bei der Analyse der einzelnen Faktoren waren Läufer teilweise häufiger Risikoträger. Deshalb ist eine primäre Selektion in dieser nichtrandomisierten Studie wahrscheinlich, die auch an dem um durchschnittlich 40 % höheren Anteil von Nichtrauchern bei den Läufern zum Ausdruck kommt. Bei den im Verlauf zu beobachtenden Veränderungen müssen zwei Einflüsse berücksichtigt werden:

1. Allen Probanden mit Risikokonstellation wurden Empfehlungen im Hinblick auf Ernährung und Genußmittel gegeben. Daraus lassen sich die Verminderung des Raucheranteils und die wahrscheinlich damit verbundene Verbesserung des Lipoproteinmusters [4] erklären.
2. Der kontrollierte Einfluß des Trainings wird an den Parametern systolischer Blutdruck, Glukosetoleranz, HDL-, LDL-Lipoproteine und HDL-/Cholesterin-Quotient deutlich, die bei Nichtsportlern entweder unverändert blieben oder aber mit zunehmender Trainingshäufigkeit ausgeprägtere Veränderungen aufwiesen. Ähnliche Ergebnisse wurden mehrfach berichtet [4, 5, 8, 12] . Unbeeinflußt blieben erhöhte Werte von Gesamtcholesterin, Triglyceriden, Harnsäure und Körpergewicht, die mit Ausnahme des Cholesterins bei Läufern in abnehmender Häufigkeit nur bis zu 4maligem Training pro Woche beobachtet wurden.

Festzuhalten ist aber, daß selbst umfangreiches Training in dem kontrollierten Zeitraum von 3 Jahren teilweise nur Besserungen, aber keine völlige Normalisierung von funktionellen Störungen bewirkte, so daß vor einer Überbewertung des Ausdauertrainigs mit geringem Umfang zu warnen ist.

Literatur

1. Boyer JL, Kasch FW (1970) Exercise therapy in hypertensive men. JAMA 211:1668-1672
2. Choquette G, Ferguson RJ (1973) Blood pressure in "borderline" hypertensives following physical exercise. JCMA 108:699-703
3. Dufaux B, Assmann G, Hollmann W (1982) Plasma lipoproteins and physical activity: A review. Int J Sports Med 3:123-136
4. Enger SJ, Herbjornsen K, Erikssen J, Fretland A (1977) High density lipoproteins (HDL) and physical activity: The influence of physical exercise, age and smoking on HDL-cholesterol and the HDL-/total cholesterol ratio. Scand J Clin Lab Invest 37:251-255
5. Gillum RF, Taylor HL, Anderson J, Blackburn H (1981) Longitudinal study (32 years) of exercise tolerance, breathing response, blood pressure and blood lipids in young men. Arteriosclerosis 1:455-462
6. Hollmann W, Rost R, Dufaux B, Liesen H (1983) Prävention und Rehabilitation von Herz-Kreislaufkrankheiten durch körperliches Training. Hippokrates, Stuttgart
7. Jeschke D, Brühl G, Fabritius A, Heitkamp H-C, Schmiechen U, Schuberth S (1983) Präventive Effekte des Lauftrainings in Abhängigkeit von der Trainingsdauer. In: Heck H, Hollmann W, Liesen H, Rost R (Hrsg) Sport: Leistung und Gesundheit. Deutscher Ärzte-Verlag, Köln, S 421-426
8. Morris JN, Everitt MG, Pollard R, Chave SPW (1980) Vigorous exercise in leisure-time: Protection against coronary heart disease. Lancet Dec: 1207-1210
9. Paffenbarger RS, Wing AL, Hyde RT (1978) Physical activity as an index of heart attack risk in college alumni. Am J Epidemiol 108:161-175
10. Schwalb H, Behrens KH (1972) Die Wirkung eines körperlichen Trainings auf die Herz- und Kreislauffunktion von Hypertonikern. Sportarzt Sportmed 8:174-185

11. Winterfeld HJ, Strangfeld D, Siewert H (1982) Zum Verhalten von Blutdruck und peripherer Hämodynamik unter regelmäßiger Bewegungstherapie bei Patienten mit essentieller Hypertonie (Stadium I und II) unterschiedlicher Altersgruppen. Z Ges Inn Med 37:561-563
12. Wood P, Haskell W, Blair S, Williams P, Krauss R, Lindgren F, Albers J, Ho P, Farquhar J (1983) Increased exercise level and plasma lipoprotein concentrations: A one-year, randomized, controlled study in sedentary, middle-aged men. Metabolism 32:1-39

Trimming 130 – die Ziele des Deutschen Sportbundes

Trimming 130 – Campaign of the German Federation of Sports

J. Palm

Summary

Trimming 130 is the catchword for a new programme to make the effects of sports on health understandable to the general population and that can be applied using a simple formula. Under the term "Trimming" we understand all kinds of sports activities in which endurance plays an important role, e.g. running, cycling, swimming, cross-country skiing, hiking, ball games involving much running, gymnastics, dancing. The figure "130" gives the rough guideline - harmless health-wise, but effective for training - of 130 pulse beats per minute as a mean value, above all for those of the population between 30 and 60 years of age.

For this new campaign - under the leadership of the German Sports Federation - the Minister for Health, different governmental agencies, the Federal Medical Council, major health insurance companies and the German Federation of Sports Doctors work together. The President of the Federal Republic of Germany has called upon the citizens to participate in "Trimming 130".

Am 10.01.1983 übergab DSB-Präsident Weyer an den Bundespräsidenten einen Rahmenplan zur Aktion Trimming 130. Ich zitiere daraus:

"In der 1970 begonnenen Aktion 'Trimm Dich durch Sport' wird in der Vierjahresperiode 1983-1986, lt. Beschluß des Präsidiums des Deutschen Sportbundes vom 13.03.1981, der Schwerpunkt auf den Beitrag des Sports zur Gesundheit gelegt. Der Bundesminister für Jugend, Familie und Gesundheit, die Sportministerkonferenz, die Bundesvereinigung der kommunalen Spitzenverbände, die Bundesärztekammer, der Bundesverband der Ortskrankenkassen, die Barmer Ersatzkasse, der Deutsche Sportärztebund haben sich auf Einladung des DSB grundsätzlich zur Mitwirkung und Unterstützung der Ziele dieser Aktion im Rahmen ihrer Möglichkeiten bereiterklärt. Zur Beratung, Vorbereitung und Koordination der Maßnahmen wurde eine Projektkommission gebildet, in der die vorgenannten Organisationen vertreten sind."

1. Ziele des Projekts "Sport und Gesundheit"

Die Aktion will:

- *Interesse* wecken (Schaffung von Motiven und Handlungsanreizen zum aktiven Sporttreiben);
- *Wissen* vermitteln (Information über die Wirkungen des Sports auf die Gesundheit, Belastungsdosierung, Risiken);
- *Einstellungen* prägen (aktives Sporttreiben als Bereicherung des Lebens und nicht begrenzt auf bloße Kompensation der Bewegungsarmut);

- *Verhaltensweisen* ausbilden (Einübung von Gewohnheiten als Grundlage eines stabilen Bedürfnisses nach aktivem Sporttreiben). Dem einzelnen Bürger soll bewußt werden, und er soll in der Praxis nachvollziehen, daß:

- Bewegung, Turnen, Spiel und Sport feststellbare positive Auswirkungen auf die Gesundheit haben; sie verbessern die physische, psychische und psychosoziale Belastbarkeit, erhöhen die Widerstandsfähigkeit gegen bestimmte Krankheiten oder unterstützen den Organismus bei der Reaktion darauf, sie können den Alterungsprozeß oder dessen Folgen verlangsamen;
- Krankheit nicht nur schicksalsbedingt ist, sondern durch eigenes Verhalten verhindert oder der Gesundheitsprozeß günstig beeinflußt werden kann;
- entsprechende Bewegungsaktivitäten das Wohlbefinden fördern kann;
- die durch Sport verbesserte gesamtkörperliche Kondition ein Fundament für Erleben und Leisten in Beruf, Alltag und Freizeit ist;
- man seinen Sport nach Neigung, Möglichkeiten und Belastbarkeit des Körpers aussuchen sollte, für jeden aber in der Regel eine oder mehrere Sport- oder Spielarten geeignet sind;
- Sport ohne Leistungsdruck, regelmäßig mit Freude betrieben, gesundheitsförderlich ist;
- eine falsche Auswahl der Sportart, mangelnde Kenntnis des eigenen Körpers, Überschätzung der eigenen Leistungsfähigkeit und Überanstrengung schädlich auf die Gesundheit wirken können.

In Zusammenarbeit von privaten und staatlichen Einrichtungen soll ein Beitrag geleistet werden zur:

- Gesundheitsberatung auf neuen Wegen;
- Aufklärung von in Heil- und Lehrberufen Tätigen über die positive Beeinflussung psychischer und somatischer Schäden durch angemessenen und dosierten Sport;
- Ausbreitung des Sports in bisher weniger beteiligten Bevölkerungskreisen;
- Verhütung von Schäden durch falsches Verhalten beim Sport.

2. Sport als Gefahr oder lohnendes Ziel?

Schauen wir uns um. Das allzu "gute" und allzu "passive" Leben tötet Hunderttausende jährlich. Abstinenz vom Sport ist für Millionen Menschen selbstverständlich: da mangelt es an Erleben und Erfahrung aus der Schulzeit, da fehlen der Partner und die Möglichkeit. Je älter man ist, um so unwahrscheinlicher ist bewegungsreiche Lebensgewohnheit. Frauen sind immer noch sportfremder als Männer - und das nicht ohne Grund. Wer verstände den Arbeiter, die Verkäuferin nicht, die abends erschossen von Einseitigkeit und Streß lieber alle Viere von sich strecken und zum Trimmen keinen Anlaß finden - auch wenn es gerade ihnen den Wechsel zu Belebung, Spaß, Kontakten böte.

Wem klingt nicht die Presseklage im Ohr, die mit der Wahrscheinlichkeit der Seeschlange aus dem Loch Ness in nachrichtenschwachen Zeiten auftaucht und Jogging und ähnliches als infarktfördernd, arthrosebildend, gebärmutterschädigend bloßstellen will.

Wer hat nicht schon den Kopf geschüttelt über die Marathonfanatiker, Fitnessfans, Bodyverbilder, Gesundheitsapostel, die ihren Körper überschätzen, dem Ehrgeiz wie einer Droge verfallen, aus dem Spaß sektiererischen Ernst machen und längst nicht mehr aktives Leben als Spiel, sondern als leistungspflichtige Freizeitarbeit betreiben.

Die Trimmaktion beginnt eine neue Phase. Sie spricht ihre Zielgruppen mit neuen Argumenten an,ermutigt die Zögernden, bremst die Ehrgeizlinge. Sie präsentiert, was gesund ist am Sport. Sie gibt sehr konkrete, lebenspraktische Ratschläge. Sie hat eine Formel für einen wichtigen Teil des Lebensstils, des Lebensstils des spielerisch-sportlichen Menschen. Trimming 130 - Bewegung ist die beste Medizin.

3. Das Wachstum des Sports ist nicht zu Ende

In den 12 Jahren der Trimmaktion nahm die Teilnahme am Sport um fast 100 % von 26 auf knapp 50 % zu. Das sind über 10 Millionen Menschen mehr als 1970.

Dies ist der größte Wachstumsschub in der Geschichte des neueren Sports.

Dieses Wachstum ist nicht zu Ende. Die Wachstumsgruppen werden nun u.a. die Frauen, die Menschen ab der Lebensmitte, die bisher Zögernden, die Gesundheitsinteressierten sein.

Die erfolgreichste Sozial-Marketing-Kampagne muß immer von vorn anfangen

Trimmen: Ein in die Sprache neu eingebürgertes Wort. Ein neues Verständnis für Sport. Die bisher erfolgreichste Kampagne für die Veränderung von Lebensgewohnheiten. Aus dem Nichts ein Werbewert von 100 Millionen Mark.

Die Trimmidee im Fernsehen, auf Anzeigen, im Tante-Emma-Laden - und doch muß für eine neue Zielrichtung wieder von vorn angefangen werden. Mit neuen Argumenten, neuen Strategien, neuen Medien, neuen Inhalten.

Neue Argumente: In 12 Wochen bis zu 30 % leistungsfähiger.

Neue Strategien: Schonendes Trimmen macht mehr Spaß.

Neue Medien: "Gesundheit ist ..." Serie mit Sport-Billy, Lifestyle-Broschüren (Ortskrankenkassen), Mini-Sachbücher (Barmer Ersatzkasse), Patienten-Informationen (Perimed-Verlag).

Neue Inhalte: Aerobic Dance (USA), Sport- und Gesundheits-Wochen (Berlin, Frankfurt).

Das Mißverständnis, sich schinden zu müssen. Fit bleiben erscheint vielen als Quälerei, Übereifrige, Ehrgeizlinge, Trimm-Masochisten haben ein falsches Bild erzeugt.

Trimming 130 reduziert Anstrengung auf schonende aber wirksame Reize. Schluß damit, daß dem Jogger die Zunge aus dem Hals hängt.

Gesundheit ist zum guten Teil machbar. Wir können uns selbst krank machen. Wir können uns gesünder machen. Ein neues Verhalten zum eigenen Wohlergehen ist zu lernen. Mindestens 10 Trimmingminuten von 1440 min des Tages wirken auf Herz und Kreislauf, Muskeln und Gelenke, dämpfen Streß, bremsen Altern, speichern Reserven. Die letzten Jahre haben den Beweis erbracht, wie gesund maßvoller Sport ist.

Mut zur einfachen Aussage. Dank einsichtiger Wissenschaftler war es möglich, komplizierte wissenschaftliche Zusammenhänge zur Formel Trimming 130 zu vereinfachen und sie so für den Bürger verständlich und anwendbar zu machen. Der deutschen Sportmedizin muß für ihre wissenschaftliche Leistung wie für dieses Verständnis der Popularisierung sehr gedankt werden.

Und was bringt Trimming 130 an neuen Werten für den Freizeitsport?

Trimming 130 macht den Sport sicherer. Wenn falsch angewendet, kann Sport auch die Gesundheit gefährden. Zu den Ursachen gehören u.a. Überlastung des Kreislaufs, der Gelenke und Bänder. Wer ohne aufgewärmt zu sein sich in hohe Belastung begibt, wer untrainiert eine Sportart zu schnell angeht, wer die Schnellkraft überfordert, der kann Schaden erleiden. Trimming 130 rückt Wert und Wirkung der Aktivität zurecht. Ausdauertraining, maßvolle Belastung, aufbauendes Üben, machbarer Zeitaufwand werden betont und sind ein Schutz vor Schaden.

Trimming 130 macht die gesundheitliche Wirkung steuerbar. Der Trimmer tappt nicht mehr im dunkeln, wieviel zu tun das Richtige ist. Er bekommt jetzt eine Formel, die ihm sagt, was er für die gesundheitliche Wirkung tun muß.

Die Formel für Trimming 130

Trimming 130 ist
- gesundheitlich wirksamer, spielerisch ausgeführter Freizeitsport,
- bei dem ca. 130 Pulsschläge pro Minute,
- 10 min oder länger gehalten werden,
- viele Muskeln und Gelenke bewegt
- und in der Woche bei mindestens 2maliger Aktivität mindestens 60 min Gesamtübungszeit erreicht werden.

Trimming 130 bringt eine größere sportliche Auswahl. Seit der Joggingwelle denken viele, Laufen sei der einzig fitmachende Sport. Mit Trimming 130 wird klar, daß es eine große Auswahl an Möglichkeiten gibt. Durch die Anwendung der Trimmingformel kann man aus vielen Aktivitäten ein wirksames persönliches Programm machen. Wem Dauerlauf zu mühsam erscheint, der kann radfahren, schwimmen, rudern und paddeln. Wem der Hometrainer nicht gesellig genug ist, der kann tanzen oder Tennis, Squash, Tischtennis spielen. Wem es bei Eislauf und Skilanglauf zu kühl ist, der kann sich bei Aerobic-Dancing oder beim Rollschuhlauf erwärmen.

Trimming 130 gibt die Kondition zum Hobby. Trimming braucht kein Endzweck zu sein. Es kann auch die gute Grundlage bieten, um leichter, schneller, gekonnter anderen Hobbies nachzugehen. Mit Trimming schafft man Kondition, die einen auch beim Reiten, Segeln, Schachspielen, Surfen und so weiter nützt. Mit Trimmingkondition hat man mehr von Freizeit, Urlaub und Wochenende.

Trimming 130 läßt mehr Spielraum für das Erleben. Wer mit rasendem Herzschlag und knallrotem Kopf durch den Wald läuft, ist mit nichts anderem beschäftigt als mit dem eigenen Leiden an der Anstrengung. Mit Trimming bekommt der Freizeitsport Spielraum für das, was rundherum Spaß macht. Für den Spaß an einem schönen Morgen im Herbstwald. Für den Spaß, die Vögel singen zu hören. Für den Spaß, ein Liedchen zu trällern oder dem Sportsfreund einen Witz zu erzählen. Trimming greift nicht die letzten Reserven an, es läßt Energien frei für anderes, das man mag.

Fast zeitgleich mit dem umfassenden Ausdauersportkonzept "Trimming 130" verselbständigte sich ein Teilbereich, die ausdauerorientierte, musikgestützte Modegymnastik Aerobic. Der DSB war zu schnellem Handeln aufgefordert. Der Vereinsarbeit entstand durch kommerzielle Studios erstmals ein Mitbewerber. Ich habe dazu auf der DSB-Pressekonferenz vom 14.03.83 ausgeführt:

4. Vor- und Nachteile der Aerobic-Welle

Von nichts kommt nichts. Auch Modewellen nicht. Was ist dran an Aerobic?

Nehmen wirs ernst. Neben der immer noch wirkenden Trimmwelle, die bisher über 12 Millionen Menschen sportlich machte, neben der Joggingwelle, die etwa 3 Millionen Anhänger fand, schwappt jetzt die Aerobicwelle über uns. Auch sie kann Millionen Menschen in Bewegung bringen.

Das ist gut so! - Das ist bedenklich!

Das ist gut, weil intensive Bewegung zu mitreißender Musik dem Organismus lebenswichtige Reize bieten und in tänzerischer Form die Arbeit an der Fitness Spaß machen kann.

Das ist bedenklich, weil in *falscher* Form betrieben, Kreislaufüberlastung möglich ist, Muskelzerrungen und Bänderüberlastungen, ja sogar Gelenkschäden eintreten können. Es ist bedenklich, weil unerfüllbare Versprechungen gemacht werden. Und weil dafür in sog. "Studios", wo meist niemand was studiert hat, unnötig viel Geld hingeblättert werden muß.

Aerobic macht nicht von heute auf morgen schlank, schön, jung, potent und selbstbewußt. Seid mißtrauisch gegen Wunderanpreisungen, Leute.

Was bleibt denn von Aerobic noch übrig?

Außerordentlich viel. Aerobic-Gymnastik ist eine *aktuelle*, *einfache*, *spaßmachende* Form, die positiv auf Herz und Kreislauf, auf den Stoffwechsel, auf den Bewegungsapparat und sogar auf das seelische Befinden wirken kann.

Kann! Dann nämlich,

- wenn tatsächlich vorwiegend aerobisch (also sauerstoffreich) geübt wird, also in ausdauernder fließender Bewegung großer Teile des Körpers (wie beim Laufen und Tanzen);
- wenn die vielen anaeroben Teile des statischen Haltens, übermäßigen Dehnens und der schmerzhaften Überlastung von Gelenken und Bändern fehlen;
- wenn der Teilnehmer das richtige Maß anwenden kann durch Pulskontrolle und durch schmerzfreie, überlastungsfreie Art der Ausführung.

Der Deutsche Sportbund steht hinter Aerobic-Gymnastik als richtig verstandener Teil der Aktion "Trimming 130". In vielen tausend Vereinen wird alles, was richtige Aerobicübungen so attraktiv macht, für wenig Geld unter fachlich kontrollierten Bedingungen gesundheitswirksam angeboten.

Aerobic-Gymnastik ist *ein Teil* von Trimming 130, so wie langsamer Dauerlauf, wie Radfahren, Skiwandern, Eislaufen, Tanzen, Schwimmen, ausdauerndes Ballspielen und anderes.

Literatur

Baric L (1970) Die Rolle der gesundheitlichen Aufklärung auf dem Gebiet der koronaren Herzkrankheiten. In: Herz- und Kreislaufkrankheiten. 2. internationales Seminar für Gesundheitserziehung, BZGA, Köln

Bundeszentrale für gesundheitliche Aufklärung (1977) Bereitschaft und Barrieren in der Gesundheitserziehung. 4. internationales Seminar für Gesundheitserziehung, Heidelberg

Ehrsam R, Gilomen M, Klopfenstein H-P (1974) Fitnessprogramme - Mängel und Möglichkeiten. Schweiz Z Sportmed 22:33 und 22:89

Frank CW et al. (1966) Physical inactivity as a lethal factor in myocardial infarction among men. Circulation 43:1022

Hollmann W (1972) Sport und körperliches Training als Mittel der Kardiologie. In: Hollmann W (Hrsg) Zentrale Themen der Sportmedizin. Springer, Berlin Heidelberg New York, S 1-16

Kalies R (1982) Präventives Ausdauertraining für untrainierte Frauen. Czwalina, Ahrensberg

König K (1970) Körperliches Training und Infarktrisiko. In: Herz- und Kreislaufkrankheiten. 2. internationales Seminar für Gesundheitserziehung, BZGA, Köln

Mellerowicz H (1978) Training als Mittel der präventiven Medizin. Praxiskurier 10:

Morris JN (1960) Epidemiology and cardiovascular disease of middle-age, part I. Mod Conc Cardiovasc Dis 29:625

Paffenbarger RS et al. (1979) Current exercise and heart attack risk. Cardiac Rehabil 10:1-4

Shapiro S et al. (1965) The H.I.P. study of incidence and prognosis of coronary heart disease. J Chron Dis 18:527

Aerobic - eine neue Sportart?

Aerobics - A New Sport?

U. Göhner

Summary

The following report is concerned with the question of whether "Aerobics" exhibits the characteristics of a unique sport discipline. In the decision process, the criteria were applied, which the German Sports Federation uses when deciding whether a new sport should be officially recognized. According to these criteria, "Aerobics" can be classified as athletic or sportive activity, but not as a new unique sport discipline. The goals of "Aerobics" are concerned principally and directly with the form and function of the body. Typical for a unique sport discipline is that it is always only a means for achieving a specific result (e.g., maximum speed or distance).

Wenn ich mich an dem Wochenmagazin *Der Spiegel* orientieren würde, dann müßte ich jetzt über den "Regentanz afrikanischer Buschmänner" sprechen, würde ich mich der *Bunten Illustrierten* anvertrauen, dann hätte ich über etwas zu sprechen, worauf "Frauen immer mehr schwören": "über die Lust" und über den "tollsten Spaß des Jahres", oder aber auch über "den schönsten Bewegungswahnsinn seit Hula-Hoop".

Ein Referat anläßlich eines medizinisch-wissenschaftlichen Symposiums ließe sich unter dieser Etikettierung wohl nur schwerlich rechtfertigen. Dies könnte einem schon eher gelingen, wenn man etwas hinter die Etikettierung schaut und dabei erfährt, daß dort ein Virus versteckt zu sein scheint, der alle diejenigen, die sich im afrikanischen Regentanz bewegen, in einen fieberhaften Zustand geraten läßt.

Über Fieber und insbesondere über eine besondere Art oder Form des Fiebers hier zu sprechen, erschiene schon etwas plausibler.

Nun bin ich aber medizinisch nicht tätig und die medizinischen Kenntnisse, die sich ein Sportwissenschaftler aneignen muß, reichen nicht aus, um über fieberhafte Zustände etwas "Gründliches" oder "Ergründendes" sagen zu können. Weshalb also überhaupt mein Referat?

Carl Diem hatte vor mehr als 50 Jahren schon in seinem Buch "Theorie der Gymnastik" geschrieben, daß man die Gymnastik als eine Fortsetzung der Medizin und - man höre bitte genau hin: die Medizin auch als eine Form der Gymnastik ansehen kann (Diem 1930, S. 9).

Ich denke, daß diese Zusammenhänge unausgesprochen auch noch heute anerkannt werden und daß ich es diesem Einverständnis verdanke, wenn ich hier als Nichtmediziner über ein Thema sprechen darf, das weniger mit der Medizin, aber sicher viel mit Gymnastik zu tun hat.

Allerdings - als der Titel des Referats vorgegeben wurde - war der Bezug zur Gymnastik so ohne weiteres nicht sofort erkennbar: Der Titel

"Aerobic - eine neue Sportart?" verweist zunächst kaum auf etwas, was mit Gymnastik zu tun hat. Und vor gut einem halben Jahr hätten wahrscheinlich die meisten von uns nichts mit diesen Titel anfangen können.

Zu diesem frühen Zeitpunkt wußten einige wenige jedoch schon viel mehr: Frau Diem zum Beispiel. Sie hat gleich bei Bekanntwerden der ersten Anzeichen klar gemacht, was es mit aerobic- (dance) eigentlich auf sich hat: Zum ersten, sagte sie, ist der Name ganz einfach geklaut worden. Nicht Jane Fonda oder ihre Nacheiferer, sondern der durch die Raumfahrerfitnessprogramme bekannt gewordene Arzt K. Cooper war der eigentliche Wortschöpfer. Er hatte in den 60er Jahren zunächst für Raumfahrer, später aber dann auch für jedermann Programme zur allgemeinen Fitness mit dem Titel Aerobics entwickelt. Was Frau Diem nicht geschrieben hat, war, daß Coopers Programm auf Forschungsergebnisse zurückgingen, die vorwiegend von Professor Hollmann in Köln gewonnen wurden. Lieselott Diem wirft Cooper vielmehr vor, daß er seine Programme aus anderen Gründen als so neu hätte nicht verkaufen dürfen: Einer der ersten, der Ausdauer- und Fitnessgymnastik als grundlegende leibeserzieherische Dimension gesehen hat, wäre der Däne Niels Bukh. Er habe bereits 1923 eine eigene Konzeption in seinem Gymnastikinstitut vertreten, in der der eigentliche Ursprung aerobischer Gymnastik zu suchen ist.

Ob Lieselotte Diem da das Neue so ganz richtig gesehen und beurteilt hat, kann ich nicht vollständig nachvollziehen. Mir sind nur gewisse Zweifel gekommen, als ich im schon erwähnten Buch ihres Mannes Carl Diem noch einmal nachgelesen habe. Carl Diem schreibt über Niels Bukh unter anderem, daß dessen Gymnastikprogramm für Ausdauer höchst langweilig und seine Übungen z.T. auch unendlich schwierig und unbehaglich gewesen seien. Daß das Neue also eigentlich uralt sein soll, schien nicht so ganz zu stimmen.

Anders der gleichfalls sehr frühe Kommentar von Hermann Präder, dem langjährigen Pressewart des Deutschen Turner-Bundes. Er schrieb, daß man diese Art des Bewegens doch schon lange hätte haben können und sogar im eigenen Land und noch genauer, sogar hier im Schwabenländle. Nur hieß das bislang allerdings anders: Nicht afrikanischer Regentanz und schon gar nicht aerobic (-dance), sondern ganz klar und deutlich: *Ausdauergymnastik*. Als solche ist sie, darauf hat Hermann Präder sofort hingewiesen, von Rainer Kratt im Schwabenländle schon viele Jahre auf Lehrgängen behandelt worden, allerdings mit einer auch nicht annähernd so großen Resonanz. (Und Rainer Kratt soll auch wieder Vorgänger gehabt haben.)

Ich ziehe aus dem bisher Geschilderten den Schluß, daß auch Experten anfangs noch sehr unsicher in ihrem Urteil waren und daß die Fragen nach dem, was Aerobic ist, ob es das im Sport bislang schon gegeben hat und ob es gegebenenfalls vielleicht sogar eine neue Sportart ist, durchaus berechtigt sind. Und mir scheint, daß die Beantwortung nicht nur Journalisten und Kolumnisten von Tages- und Wochenzeitungen überlassen werden soll, sondern daß dazu auch die Sportwissenschaft Stellung nehmen sollte.

Um vorab gleich eine erste Antwort auf diese Fragen zu geben: Aerobicdance oder Aerobic-Gymnastik *ist keine Sportart* und m.E. wird sich das auch nicht ändern. Allerdings muß man das, was unter Aerobic betrieben wird, als Sport bezeichnen.

Ich will zunächst die zweite Behauptung begründen, und zwar entlang den Leitlinien, die der Deutsche Sportbund sich durch seinen Wissenschaftlichen Beirat vor etwa 3 Jahren hat entwickeln lassen (z.B. für

Entscheidungshilfen bei Aufnahmeanträgen). Diese Leitlinien weisen das, was als Aerobic bekannt ist, nicht ganz eindeutig, aber doch mehrheitlich als sportliche Bewegung aus.

Die Leitlinien sagen, daß als erstes zum Sport die *motorische Aktivität* gehören muß, und zwar jene, die für das entsprechende Handlungsfeld bestimmend ist, wobei ein gewisses Maß an Koordination und Kondition verlangt wird. Bei Aerobic(s) gibt es da keinen Zweifel: wer nicht motorisch aktiv ist, kann nicht mitmachen und wer keine Kondition hat, der wird sie spätestens nach einer bestimmten Anzahl von Stunden erreichen.

Zum Sport gehört als zweites aber auch, daß sich in seinen Handlungen menschliche Kultur ausdrückt, das soll heißen, daß in der sportlichen Handlung eine über das alltägliche Bewegen hinausgehende Bedeutung liegt. Anders ausgedrückt: Man könnte grundsätzlich auch ohne die sportliche Bewegung existieren; sportliche Bewegungen sind also unproduktiv. Legt man diese Kriterien an das an, was als Aerobic-Gymnastik gesehen wird, so muß man auch hier zweifellos von Sport sprechen.

Eine dritte Kriteriengruppe fordert von sportlichen Handlungen Mühen und Belastungen auf durchaus unterschiedlichen Ebenen, etwa im Leistungssport, aber auch im Freizeit- oder Breitensport. Auch mit diesem Kriterienkomplex gibt es keine Einordnungsprobleme. Dasselbe gilt für einen weiteren Kriteriumsbereich, für den der Erlebnisse und Erfahrungen: Vital zu sein, sich selbst beherrschen zu können, Bewegungen gestalten zu können oder aber auch sich fit machen zu können sind Beispiele aus der Erlebnis- und Erfahrungswelt des Sports.

Ein fünftes Kriterium betrifft den Komplex der Regeln. Sportliche Handlungen werden stets mehr oder weniger durch Regeln bestimmt, die zunächst anfangs von informellen, später dann von formell gegründeten Organisationen festgelegt werden. Wenn man es nicht zu genau nimmt, dann könnte man auch hier z.B. das, was der Sportbund und vor allem der Deutsche Turnerbund z.Zt. unternimmt, als regelgebend ansehen. (Ganz richtig ist das nicht, weshalb ich darauf noch einmal zurückkomme.)

Ähnliche Schwierigkeiten bietet eine letzte Kriteriumsgruppe, in der beschrieben wird, daß es zum gemeinsamen Sporttreiben eigener sozialer Gebilde bedarf, z.B. Mannschaften, Riegen, Abteilungen, Vereine oder Verbände. Sofern man "aerobict" im Rahmen des von DSB oder DTB organisierten Freizeit- oder Breitensports, gibt es keine Zuordnungsschwierigkeiten. Hier existieren ja schon die entsprechenden Organisationen. Nimmt man dagegen die kommerziell betriebenen Fitness-Studios, so sind nicht alle Voraussetzungen erfüllt.

Wertet man die zuerst genannten Kriterien als bedeutend und gewichtet die letzteren nicht zu stark, so kann man feststellen, daß man den Aerobic-dance und die verdeutschte und etwas veränderte Form der Aerobic-Gymnastik ohne Zweifel als Sport ansehen kann.

Ich will nun aber noch etwas weiter gehen und die Behauptung aufstellen, daß man bei dieser Bewegungskultur (noch) nicht von einer Sport*art* sprechen kann und - was mir wichtiger erscheint - daß sie dies auch nicht werden kann. Dies läßt sich nach meinem Urteil folgendermaßen begründen: Es gibt keine Sportart, bei der das erfolgreiche Bewegungshandeln *nur* an motorischen Funktionen oder gar am Körperbild oder an der Körperform des Ausführenden gemessen oder bewertet wird. Für jede Sportart konstitutiv ist vielmehr stets eine Zielsetzung, die am Bewegungs*ablauf* des in der Sportart zu bewegenden Objekts festgemacht wird.

Körperliche Formen und motorische Funktionen spielen zwar eine große Rolle beim Erreichen des entsprechenden Bewegungsziels, sie sind jedoch selbst nie Ziel der entsprechenden motorischen Aktivitäten, sondern stets nur Mittel zum Zweck. Anders ausgedrückt: Es gibt keine Sportart, die nur am Erreichen eines "idealen" Körpers, sondern letztlich immer am Finden der idealtypischen bzw. optimalen *Bewegung* ausgerichtet ist.

Was mir von Aerobic-Gymnastik bekannt ist und wenn ich dies richtig interpretiere, dann wird bei ihr jedoch primär auf ein bestimmtes Körperbild und auf intakte motorische Funktionen hin gearbeitet. Die Bewegungen, die man machen muß, sind untergeordnet und daher letztlich austauschbar. Bedeutsam ist einzig und allein ihre Funktion, ihr Effekt, ihre Wirkung auf das körperliche Profil oder allgemeiner auf das leibliche Wohlbefinden. Aerobic-Gymnastik ist - wie auch vieles, was bei Trimming 130 gemacht wird - zwar Sport und sportliche Handlung, *nicht aber eine Sportart.*

Ich will nicht auf die Probleme eingehen, die mit einem nicht an Sportarten orientierten Sport verbunden sind. Sie scheinen mir nicht gering zu sein, weil sie zu sehr auf Körperorientierung aus sind und weil das für mich Sporttypische, die Bewegung, verdrängt wird oder zumindest verdrängt werden kann.

Ich will dafür noch auf zwei aktuelle(re) Probleme eingehen. Meines Erachtens sind bei Aerobic zwei - im Sport eigentlich immer wieder aufkommende - Problemfelder besonders aktuell geworden. Das erste ist ein bewegungsimmanentes Problem, das zweite scheint mir weit über den Komplex der aerobischen Übungen (wie Jane Fonda sie nennt) hinauszugehen.

Mit dem ersten Problemfeld meine ich die im Sport schon seit Jahrzehnten bestehenden Schwierigkeiten der ursächlichen Begründung von Bewegung und Bewegungseffekt, von Bewegungsform und Bewegungsfunktion und von Bewegungsstruktur und Bewegungsfunktion.

Bei dem zweiten Problemfeld denke ich an die eher emotionale Perspektive und hierbei vor allem an die Frage, worauf denn die von niemandem in diesem Ausmaß erwartete Wirkung zurückzuführen ist.

Bezüglich des ersten Problemfelds, bezüglich der Begründung von Bewegung und Bewegungswirkung liegen bislang sehr unterschiedliche Äußerungen vor. Die vielleicht bekannteste, aber auch sehr skeptische ist die von Klümper, der - wenn ich richtig informiert bin - die Aerobic-Welle schlechthin als eine Katastrophe für die Volksgesundheit angesehen hat. Manfred Steinbach ist da differenzierter. Für ihn ist Aerobic-Gymnastik nicht nur faszinierend, sondern auch hinsichtlich der physiologischen Reaktionen und körperlichen Trainingsanpassung mit anderen Sportarten durchaus vergleichbar.

Nachdem ich die verschiedensten Programme, die es inzwischen zur Aerobic-Gymnastik gibt, studiert und z.T. mit Gruppen auch selbst probiert haben, bin ich zur Ansicht gekommen, daß beide Recht haben können Aerobic-Gymnastik fasziniert und kann dadurch vielleicht besondere Wirkungen hervorrufen, sie kann aber auch zu einer Katastrophe führen.

Zu Erfolgen deshalb, weil man sich vom Sound der Rhythmen zu Dauerleistungen verführen läßt, die man ohne sie höchstwahrscheinlich nicht aufbringen würde. Und zu Katastrophen, wenn in der Faszination, beim happy-dancing mit sich selbst, Grenzen nicht mehr beachtet werden, an die jedes menschliche Bewegen gebunden ist.

In Wirklichkeit gibt es jedoch weder sehr schnellen und großen Erfolg, noch besondere Katastrophen. Die vorliegenden Programme sind fast alle noch nicht optimal, sowohl hinsichtlich der Auswahl der einzelnen Bewegungen und der Wahl der Bewegungsfolgen, als auch hinsichtlich der Musik.

Zum Teil sind die Übungen so schlecht ausgewählt, daß die Leitzahl Puls 130 gar nicht oder viel zu früh erreicht wird, zum Teil sind die Bewegungsfolgen so lange ausgedehnt, daß auch sehr gut Trainierte, aber auch für manche speziellen Übungen weniger gut Trainierte schon früh passen müssen. Und vielfach wird bei den einleitenden Übungen nicht beachtet, daß ruckhafte Dehnungen auch sehr gefährlich sein können, und fast immer sind Übungen für Muskelgruppen enthalten, die die Teilnehmer bislang noch kaum aktiviert haben, so daß heftigster Muskelkater noch tagelang an das neue Bewegen erinnert.

Hinsichtlich der Musik - so hat man den Eindruck - ist bislang noch lange nicht alles optimal, obwohl sie doch einen ganz wesentlichen Anteil am Erfolg haben dürfte. Entweder ist sie (auf den kommerziell erhältlichen Platten z.B.) durch die Sprecherinnenstimme zu sehr in den Hintergrund gerückt, oder sie ist, damit die Produktion billiger wird, nur aus zweiter Hand und daher langweilig. Darüber hinaus ist sie vom Rhythmus her ausgesprochen einfach, was jenen Fachleuten gar nicht gefällt, die bislang schon immer mit Musik Bewegungen gestaltet haben.

Das alles sind jedoch mehr oder weniger wichtige Anmerkungen zu dem Problem von Bewegung und Bewegungswirkung. Bei genügend langer Vorbereitungszeit der jeweiligen Vorturnerin kann viel von dem Kritisierten verhindert werden.

Was mir jedoch grundsätzlich problematisch erscheint, ist die diesbezügliche Naivität - oder härter formuliert, die mangelhafte Aufrichtigkeit. Die Programme für Aerobic unterstellen wie selbstverständlich einen kausalen Zusammenhang: eine bestimmte Übung genüge, so wird gesagt, wenn man sie lange genug pro Übungseinheit durchhält und oft genug pro Woche wiederholt, um die Fettpolster in der Taille, die zweite Falte am Doppelkinn, den hängenden Busen oder die schwabbelnden Seitenteile am Gesäß zu beseitigen.

Wer die entsprechende Literatur der Wirkungsgymnastik über viele Jahrzehnte hinweg systematisch durcharbeitet (und mehr als 100 Jahre lassen sich da leicht zurückverfolgen), der erfährt, daß derlei Versprechungen nicht erst heute gegeben werden, daß die Bewegungen zum Einlösen der Versprechen aber immer wieder andere waren. Um ganz bestimmte (motorische) Wirkungen zu erreichen, wissen wir heute zwar mehr als früher, aber zweifellos noch nicht genug, um aus allen Aerobic-Anhängern eine Jane Fonda machen zu können. Man sollte daher ehrlicher sein und viele der angepriesenen Wirkungen im Bereich der *Wunschträume* belassen.

Wenn wir so vorgehen, werden wir m.E. auch in jenem Bereich des Irrationalen verbleiben, durch den der Sport und die sportliche Bewegung immer auch mitbestimmt ist. Wenn alle sportlichen Aktivitäten in ihren Ergebnissen und Wirkungen bestimm- oder gar genau berechenbar wären, würden sie uninteressant werden. Man müßte künstlich Unwägbarkeiten einbauen, um das Interesse am Sport wiederzugewinnen. (Bei manchen meiner Kollegen in der Biomechanik und der Sportmedizin habe ich gelegentlich den Eindruck, daß sie diesen wesentlichen Aspekt außer acht lassen.)

Ich will nun noch auf das zweite Problem eingehen: auf die überraschende Resonanz, die das neue Bewegen in den ersten Monaten gehabt hatte. Und ich will, vor kurzschlüssigen Übertragungsversuchen warnend, aufzeigen, daß ich diese Resonanz eher Faktoren zuschreibe, die mit Sport und sportlichem Bewegen nicht sehr viel zu tun haben. Dabei möchte ich aber betonen, daß vieles sehr subjektiv ist und gegebenenfalls in der Diskussion nachher zurechtgerückt werden kann.

Der DSB stellte zum Jahresende sein neues Konzept Trimming 130 der Öffentlichkeit vor, indem er als einen Demonstrationsteil Aerobic mit Sidney Rome auswählte. Diese Auswahl ist sicherlich nicht geschehen, weil Sidney Rome den Idealtyp einer "Trimming-130-Person" darstellt.

Diese Vorstellung hatte enorme Resonanz, zunächst einmal vor allem bei Fotografen, die ja auch, weil es aerobisch-langdauernde Übungen waren, genügend Zeit hatten, sich auf das verführende Objekt einzuschießen.

Das Aufgenommene ließ sich gut verkaufen, wohl weil die an manchen Körperstellen sehr freizügige Kleidung andernorts durch "leg warmers" wieder ersetzt wurde. Das Dargebotene zeigte sich aber auch sehr telegen, so daß die Sportschau endlich einmal auch mit einer Art Fernsehballett aufwarten konnte.

Das Gezeigte mußte nun aber auch zur eigenen Aktivität der Angesprochenen anregen. Daß dies gelang, scheint mir daran gelegen zu haben, daß alle Einzelbewegungen bei Aerobic von jedermann sofort begriffen werden konnten. Der Ablauf ist leicht zu erfassen, der Rhythmus ist völlig unkompliziert und sollte jemand die Bewegungen einmal nicht sofort mitbekommen, so nützt ihm die Tatsache, daß bei Aerobic ja sehr häufig wiederholt werden muß. Im Gegensatz zu fast allen anderen sportlichen Bewegungen war und ist bei Aerobic ja nichts zu lernen. Eine Vorturnerin genügt und wer Fehler machen sollte, brauchte und braucht Korrektur nicht zu befürchten, da die Vorturnerin der Einfachheit halber den Mitmachenden den Rücken zukehrt.

Parallel zur Aktion des DSB kam etwas verspätet die nichtsportliche, die kommerzielle. Ob nun die *Bunte Illustrierte* oder *Vital* oder ein anderes Blatt das erste war, das Aerobic aufgriff (Herr Burda hatte ja zuerst aerobag verstanden), sei dahingestellt. Jedenfalls erfährt man nun auch noch schriftlich in vorbildlicher Aufmachung, daß Aerobic die neue Zauberformel für Schönheit, Gesundheit (und Fitness) ist. Für sehr viele der hierbei Angesprochenen war dabei wohl die Tatsache von größter Bedeutung, daß auf dem Illustriertenmarkt der Zusammenhang zur Trimming-130-Aktion des DSB und damit die Verbindung zum freien Sport konsequent verschwiegen wurde. Ich glaube, daß gerade dies diejenigen neugierig gemacht hat, die mit dem sportlichen Leben im Verein nichts zu tun haben wollen. Für diese boten sich die ersten Bewegungsversuche in den kommerziellen Instituten an. Die Zahl der Teilnehmer stieg daher dort explosiv an; so explosiv, daß Schnellstausbildungen für Vortänzerinnen zu horrenden Preisen übers Wochenende die Folge waren.

Dieser Boom, in Illustrierten ständig rückgemeldet und sich daher weiter aufschaukelnd, hat die meisten Verantwortlichen des freien Sports wohl erst richtig in Trab gebracht. Die anfänglich sehr skeptischen Äußerungen wurden zurückgedrängt, der eigentliche Aufschwung im freien Sport begann. In den Verbänden, vor allem etwa beim Deutschen Turnerbund, erinnerte man sich daran, daß Gymnastik ja schon immer wesentliche Grundlage für jede Art von motorischer Grundausbildung gewesen ist. Und da die Übungsleiter als wesentliche Stützen des freien Sports ja alle eine entsprechende Grundausbildung hinter sich haben, waren nur noch Fortbildungsveranstaltungen anzubieten. Die Resonanz dieser Veranstaltungen blieb nicht aus, weil die Vereine die Herausforderung um die "Kundschaft" begriffen und angenommen haben.

Ich meine, daß in diesem gegenseitigen Wettbewerb, der im übrigen innerhalb des freien Sports ja auch noch zwischen den Sportarten zu beobachten ist, der wesentlichste Faktor zur Erklärung der enormen Wirkung von Aerobic zu suchen ist. Und ich meine, daß aufgrund dieser Erklärung auch niemand beunruhigt sein muß. Beide Hauptanbieter im Sport, die vielen Vereine und die durchaus noch nicht so zahlreichen Studios, werden weiterhin genügend Interessenten finden.

Versuch einer praxisbezogenen Prävention der Herz-Kreislauf-Erkrankungen (Teil I)

A Practice-Oriented Attempt to Prevent Cardiovascular Diseases (Part I)

H. von Frankenberg und P. Reuss

Summary

Analysis of the findings from the initial and final examinations of the participants in 3 pilot groups (1980/82) showed, that there was a significant reduction in risk factors in the great majority of those in whom risk factors were originally present. At this time it is not possible to say whether this beneficial effect is long-term. The results indicate that the concept of physical training was simple, more effective and more applicable in practice than educational-psychological measures for modifying life styles of high risk individuals.

Einleitung

Epidemiologie der koronaren Herzkrankheit in der Bundesrepublik, ihre sozialmedizinische und volkswirtschaftliche Bedeutung. Nach einer Veröffentlichung von Mannebach et al. (1982) starben in der Bundesrepublik Deutschland 1978 an Krankheiten des Herz-Kreislauf-Systems 345 647 Personen, das waren 48% aller Todesfälle. Gegenüber 1968 entsprach das einer Zunahme von 9%. Von diesen Todesfällen waren 141 528, d.h. 41% Folge ischämischer Herzerkrankungen, dies entsprach einer Zunahme gegenüber 1968 um 50 %. Weitere 300 000 überlebten den Infarkt. Bei 14% der Überlebenden entwickelte sich in der Folge eine Herzinsuffizienz, die Hälfte litt weiter unter Angina pectoris, 40 % der den Infarkt überlebenden Patienten waren auf Dauer erwerbsunfähig.

Auch wenn es sich in der Bundesrepublik seit einigen Jahren andeutet, daß ein weiteres Ansteigen der Herzkrankheiten-Sterbeziffern zum Stillstand gekommen ist, kann dies noch nicht mit der bemerkenswerten Situation in den USA verglichen werden, wo es in den letzten Jahren zu einem sensationellen Rückgang der Sterbeziffern an Herzinfarkt und Schlaganfällen gekommen ist. Vom Herzinfarkt betroffen sind in zunehmendem Maße Menschen unter 45 Jahren (1/4 aller Infarkte) - teilweise auch ohne Vorliegen der konventionellen Risikofaktoren. Bemerkenswert ist auch der in den letzten Jahren steigende Anteil der Frauen. Abgesehen von der schicksalhaften Bedeutung des Infarktereignisses für das betroffene Individuum, liegen die volkswirtschaftlichen Auswirkungen dieser "modernen Volksseuche" auf der Hand. Behandlungs- und Nachsorgekosten, Ausfallzeiten, vorzeitige Rentenzahlung von Koronarkranken gehören zu den Hauptverursachern der Kostenexplosion im Gesundheitswesen. Nach Schettler (1980) käme es zu einem kostensparenden Effekt von ungefähr 30 Milliarden Mark pro Jahr - alle Behandlungs-, Nachsorgekosten und Rentenzahlungen eingeschlossen - wenn es gelingt, die Zahl neuer Herzinfarkte und Schlaganfälle um 10 % zu senken!

Bedeutung der Risikofaktoren (RF) für das Entstehen der koronaren Herzkrankheit (KHK) und die Notwendigkeit intervenierender Maßnahmen (primäre und sekundäre Prävention). Kein anderes Gebiet der Medizin ist in den letzten 3 Jahrzehnten so intensiv beforscht worden, wie die Herz-Kreislauf-Krankheiten und unter diesen wiederum besonders die KHK (Doering, Laasen, Stieber). Zahlreiche klinische und epidemiologische Langzeitstudien haben die enge Korrelation zwischen RF und KHK bestätigt. Mehrere prospektive Studien haben gezeigt, daß RF der Entwicklung einer KHK zeitlich vorausgehen.

Dem Bericht der WHO vom Mai 82 zu Folge sind:

- Bluthochdruck,
- Hypercholesterinämie,
- Zigarettenrauchen,
- Diabetes mellitus

die wichtigsten RF für die KHK.
Danach folgen:

- Bewegungsmangel,
- Übergewicht,
- psychosozialer Streß,
- Persönlichkeitsstruktur des Typ "A".

Weitere RF mit geringerer Erhöhung des koronaren Risikos sind:

- Harnsäure-Erhöhung,
- einschlägige Familienanamnese,
- bestimmte EKG-Veränderungen.

Besonders verhängnisvoll ist die Kombination mehrerer RF, da es zur Kumulation des Erkrankungsrisikos kommt. Die Wahrscheinlichkeit einer klinisch manifesten Erkrankung erhöht sich überproportional und zwar bei Kombination

mit 1 RF 1,9fach
mit 2 RF 3,4fach
mit 3 RF 10,6fach (Keil).

Auf der anderen Seite kann man aus den Ergebnissen der bekanntesten epidemiologischen Studien schätzen, daß "eine optimale Kontrolle der 3 wichtigsten RF unter optimistischen Annahmen zu einer Reduktion der Inzidenz der KHK um 70 % führen; realistische Schätzungen unter Berücksichtigung der Machbarkeit und Akzeptanz in der Bevölkerung gehen von einer Reduktion der Inzidenz um 20 % aus" (Mannebach et al. 1982). Wenn auch die Effizienz intervenierender Maßnahmen zur Verhütung bzw. Abbau von RF (primäre bzw. sekundäre Prävention) an Hand der Daten der großen multifaktoriellen Interventionsstudien (u.a. MRFIT-Studie, Stanford-Studie, Oslo-Preventive-Studie, WHO-European-Multifactorial-Prevention-Trial, Gothenburg-Preventive-Study, Nordkarelien-Projekt, Eberbach-Wiesloch-Studie) noch allgemein kontrovers diskutiert wird, "haben zumindest 2 umfassende Studien in Gesamtbevölkerungen, die Stanford-Studie und das Nordkarelien-Projekt gezeigt, daß durch geeignete Präventionsmaßnahmen und Motivation der Bürger RF bedeutend abgebaut werden können. Das Absinken der Sterblichkeit an KHK in den USA in den letzten 10 Jahren um 20 - 25 % ist äußerst beachtlich" (Epstein, 1980).

Insgesamt zeichnet sich auf Grund des heutigen Wissens und der vorliegenden Ergebnisse der Trend ab, daß eine praxisübergreifende Intervention i.S. der Prävention der KHK durchführbar und wirksam ist und somit "nicht allein auf die Verringerung von Herz-Kreislauf-Krankheiten zielt, sondern von allen heute praktikablen Maßnahmen generell die größte gesundheitliche Dividende verspricht" (M. Pfauz).

Material und Methode

Sekundärprävention der koronaren Herzkrankheit als ärztliche Aufgabe und Zielsetzung einer kommunalen Arbeitsgemeinschaft (Abb. 1). Die geschilderten Erkenntnisse aus einer ständig verfolgten einschlägigen Literatur sowie eigene Erfahrungen und Eindrücke einer 6jährigen Tätigkeit in ambulanten Koronargruppen (Herzinfarktgruppen) sind der Hintergrund für die Bemühungen der "Arbeitsgemeinschaft für ambulante Rehabilitation und Prävention der koronaren Herzkrankheit", e.V., Karlsruhe, sich verstärkt und aktiv dem Ideengut der intervenierenden Sekundär-Prävention der KHK zuzuwenden. Vorausgegangen war der erfolgreiche Aufbau eines Netzes von 9 ambulanten Koronargruppen für den Großraum Karlsruhe mit den daraus resultierenden wichtigen Erfahrungen im fachlichen und organisatorischen Bereich, insbesondere bezüglich des Aufbaus einer kontinuierlich funktionierenden Arbeitsgemeinschaft e.V. von Ärzten, Sportlehrern der pädagogischen Hochschule, Sportvereinen, Übungsleitern, Standesorganisationen und neuerdings auch der AOK Karlsruhe.

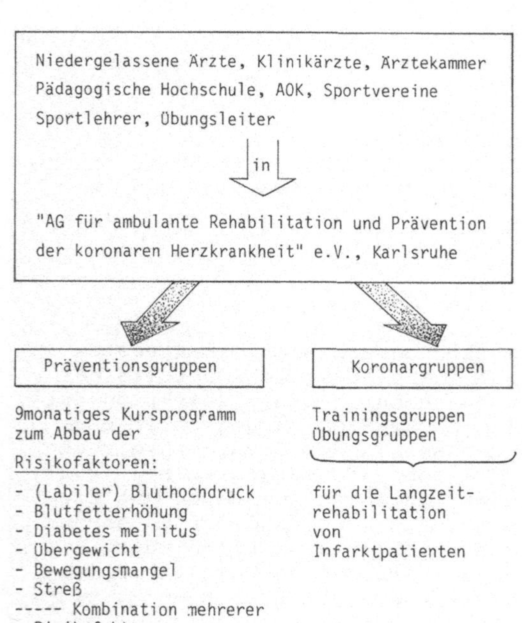

Abb. 1. Sekundärprävention der koronaren Herzkrankheit

Im September 1982 kam es nach einem von der AG initiierten Wochenendseminar, das der AG neue Mitglieder zuführte, zur Gründung der "Sektion Prävention", um den Versuch zu unternehmen, auf kommunaler Basis auch im präventiven Bereich gegen die Ausdehnung der KHK vorzugehen. Damit würde der selbstgewählte Auftrag, wie er sich aus der Bezeichnung der Karlsruher Arbeitsgemeinschaft ergibt, erfüllt und die aktive Rehabilitation des Infarktpatienten - also die Tertiärprävention der KHK - eine folgerichtige und umfassende Abrundung erfahren. Der sachliche Hintergrund für die Gründung einer eigenen Sektion "Prävention" waren 2jährige positive Erfahrungen mit 3 Pilotgruppen an der PH Karlsruhe. Die Aktivitäten waren von Anfang an vom gedanklichen und sachlichen Ansatz geprägt durch die genauen Kenntnisse der Erfahrungen und Ergebnisse des "Wieslocher Modells", mit dessen Initiator und Vorsitzenden der "Arbeitsgemeinschaft Kurative Prävention Baden-Württemberg", e.V., Dr. H. Bergdolt, enge und fruchtbare Beziehungen bestehen. Seit Oktober 1982 werden mit 3 neuen Gruppen (2 gemischte Gruppen: Teilnehmer überwiegend Hypertoniker und Hyperlipidämiker bzw. Risikokombinationen, 1 Diabetikergruppe) auf folgenden Gebieten weitere Erfahrungen gesammelt:

1. Motivierbarkeit der Risikoträger, an einer Präventionsgruppe teilzunehmen.
2. Motivierbarkeit der niedergelassenen Kollegen die präventiven Maßnahmen durch aktive Mitarbeit zu unterstützen oder zumindest eine entsprechende Empfehlung an ihre gefährdeten Patienten weiterzugeben.
3. Inhaltliche Gestaltung der Gruppenarbeit, insbesondere der pädagogisch-psychologischen Aspekte bezüglich Änderung der gesundheitsgefährdenden Verhaltensweisen (Gruppengespräche, Vorträge). Angebot an Ärzte und Übungsleiter , an Wochenendseminaren über Gruppengesprächsführung teilzunehmen.
4. Umsetzung der sportmedizinischen Erkenntnisse und der Trainingslehre in ein sinnvoll gestaltetes Trainingsprogramm mit besonderer Betonung der Ausdauerleistungsfähigkeit.
5. Eingangs- und Kontrolluntersuchungen durch den Hausarzt (Ausschluß von Patienten mit einer organischen Herzerkrankung), Befund, Dokumentation und Auswertung, begrenzte wissenschaftliche Begleitung.
6. Allgemeine organisatorische Probleme, wie z.B. Entwicklung einer weiteren Zusammenarbeit mit der AOK Karlsruhe auf administrativem Gebiet, Öffentlichkeitsarbeit, Finanzierung, Beschaffung von Hallenraum bzw. Freiplätzen.
7. Möglichkeiten der Eingliederung aller interventiven Maßnahmen in die bestehenden Strukturen der Gesundheitssicherung eines umschriebenen kommunalen Bereichs.

Den z.Zt. praktizierenden 3 Gruppen liegt folgendes Konzept zu Grunde, das bezüglich Realisierbarkeit und Effizienz, aber auch bezüglich Akzeptanz bei Teilnehmern und Ärzteschaft weiter in der Erprobung ist:

1. Die niedergelassene Ärzteschaft nimmt sich aktiv der Idee und den praktischen Aufgaben der intervenierenden Sekundärprävention auf kommunaler Basis an, überzeugt davon, daß Prävention eine originäre ärztliche Aufgabe ist (!) - in Zusammenarbeit mit anderen relevanten Berufsgruppen und Institutionen (Pädagogen, Sozialarbeiter, Sportlehrer, Krankenkassen, Sportvereine, kommunale Behörden, Volkshochschule).
2. Den Gruppenteilnehmern (WHO-definierte kardiovaskuläre Risikoträger) wird ein ärztlich geleitetes 3/4jähriges Kursprogramm angeboten, das verhaltens- und bewegungstherapeutische Ziele zum Inhalt hat. Es wird darauf hingewirkt, daß nach Beendigung des Kurses die Gruppen ihre Aktivitäten innerhalb des Breitensports fortsetzen und am edukatorischen Programm der AG weiter teilnehmen können.
3. Vergleichende Erhebungen und Untersuchungen auf dem medizinischen, aber auch organisatorischen Bereich sollen eine Aussage bezüglich der Effizienz aller Maßnahmen ermöglichen.

Bisherige Ergebnisse - Diskussion

Die Auswertung der Eingangs- und Abschlußuntersuchungen bei den Teilnehmern der 3 Pilotgruppen (1980/81/82) ergaben, daß die geschilderten

Maßnahmen bei der überwiegenden Mehrheit der Risikoträger zu einem nachweisbaren Abbau von RF führen. Eine Aussage darüber, ob dieser günstige Effekt von Dauer sein wird, ist zum jetzigen Zeitpunkt nicht möglich. Insgesamt hat sich ergeben, daß das Konzept des körperlichen Trainings einfacher und erfolgreicher umsetzbar und durchführbar war, als die pädagogisch-psychologischen Maßnahmen, die auf eine Modifizierung einer risikoreichen Lebensführung zielten.

Literatur

Bergdolt H (Hrsg) (1976) Gesundheitsvorsorge für Herz und Kreislauf. Wieslocher Modell. Volkshochschule Wiesloch/Walldorf, Wiesloch

Bock KD, Hofmann L (1982) Risikofaktoren-Medizin. Vieweg, Braunschweig Wiesbaden

Burkhardt P (1982) Gesundheitsberatung zur Prävention von Herz- und Kreislauferkrankungen als kassenärztliche Leistung. Prävention 1:9-13

Epstein FH (1980) Zur Epidemiologie der Risikofaktoren der Koronarkrankheit. Therapiewoche 30:1293-1297

Franzkowiak KP, Peppler U, Laaser U (1981) Konzept einer bevölkerungsorientierten Herz-Kreislauf-Prävention im Gemeinderahmen. Prävention 1:3-10

Mannebach H, Gleichmann S, Gleichmann U (1982) Risikofaktoren-Modifikation: Stand der Interventionsforschung. Prävention 3:72-79

Mörl H (1982) Arteriosklerose - nur Prävention ist Trumpf. Herz Gefäße 2:545-557

Schettler G (1980) Ist der Kampf gegen die Herz- und Gefäßkrankheit zu gewinnen? Moderne Medizin 8:110-117

Wirth A, Schettler G (1982) Bewegungstraining zur Therapie von Stoffwechselerkrankungen. Med Klin 77:24-28

Versuch einer praxisbezogenen Prävention der Herz-Kreislauf-Erkrankungen (Teil II)

A Practice-Oriented Attempt to Prevent Cardiovascular Diseases (Part II)

P. Reuss und H. von Frankenberg

Summary

The goal of the experiment is to develop a program which takes into consideration both the physical training and the important educational aspects of prevention. In addition, the course of training should be designed that at any time a newly formed prevention group could follow the same program.

After a description of the basic principles and program design for training, the results from three courses are presented and discussed. Despite certain problems, experience up to now has shown that preventive training in a course program can be successfully carried out.

Einleitung

Ausgehend von den sportmedizinischen Erkenntnissen, daß der Risikofaktor Bewegungsmangel Ursache vieler Zivilisationskrankheiten ist, daß durch gezieltes Ausdauertraining die Gesundheit und das Wohlbefinden des Menschen positiv zu beeinflussen sind, stellt sich Sportlehrern und Ärzten die Aufgabe, durch Bewegungstraining die körperliche Leistungsfähigkeit zu verbessern. Die gesundheitlichen Folgen für Herz, Kreislauf und Stoffwechsel sind nachgewiesen und werden allgemein anerkannt.

Die bisher bekannten Trainingsprogramme zielen primär auf den motorischen Bereich. Kognitive und sozial-affektive Faktoren, die für die Sicherung des Trainingserfolgs von großer Bedeutung sind, werden nicht oder nur am Rande erwähnt. Die Betreuung von Herzinfarktpatienten hat gezeigt, daß andauernde Motivation zum Training mit seinem großen Zeitaufwand, keinesfalls durch motorisches Training allein zu erreichen ist.

Dies gilt nach unseren nun 3jährigen Erfahrungen auch für Präventionsgruppen. Aus diesem Grunde formulierten wir für das Präventionstraining folgendes umfassendes Leitziel: "Durch Präventionstraining und *pädagogische Maßnahmen* sollen bei koronargefährdeten Patienten Risikofaktoren abgebaut werden."

Obwohl viele der bekannten Trainingsprogramme nach 12 - 16 Wochen abschließen, legten wir den Trainingsumfang auf 30 Wochen fest. Dies schien uns notwendig zu sein, denn pädagogische Einflußnahme und Gruppenbildungsprozesse sind zeitaufwendig und lassen sich nicht so exakt wie das motorische Training planen und steuern. Trotz dieser zeitlichen und inhaltlichen Erweiterung des Trainings waren wir bemüht, den Trainingsaufbau so zu gestalten, daß er jederzeit von neu zu bildenden Präventionsgruppen nachvollzogen werden kann.

Der Trainingskonzeption wurden die Grundlagen und Prinzipien der allgemeinen Trainingslehre und der Sportdidaktik zugrunde gelegt.

Trainingskonzeption

In den folgenden Ausführungen werden Trainingsaufbau, Trainingsziele, Trainingsmethoden und Trainingskontrolle der Übersichtlichkeit wegen vereinfacht und in den Tabellen 1 und 2 dargestellt.

Tabelle 1

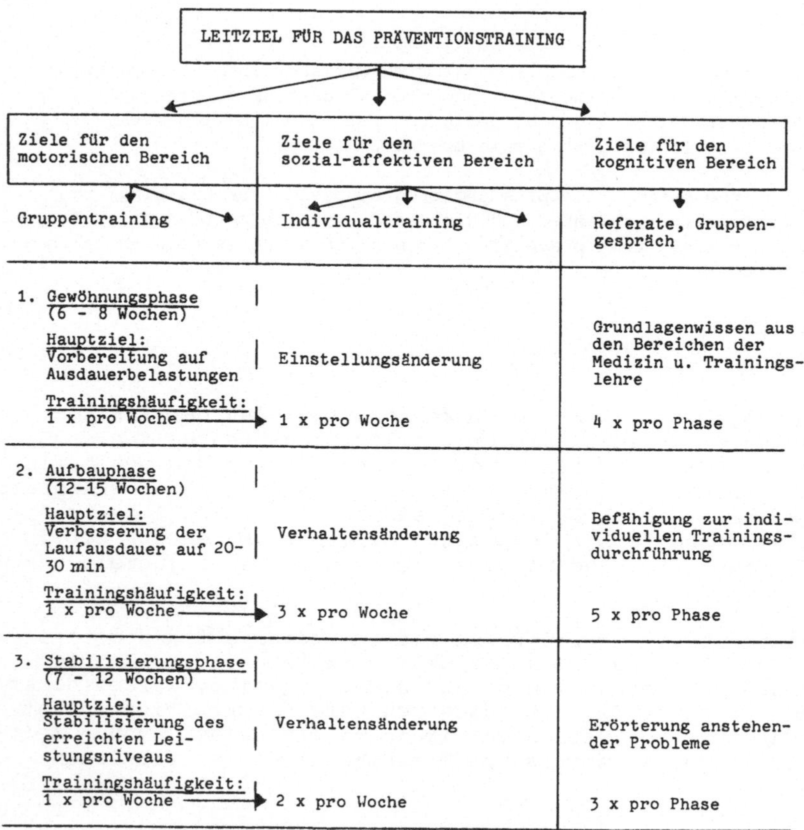

LEITZIEL FÜR DAS PRÄVENTIONSTRAINING

Ziele für den motorischen Bereich	Ziele für den sozial-affektiven Bereich	Ziele für den kognitiven Bereich
Gruppentraining	Individualtraining	Referate, Gruppengespräch
1. Gewöhnungsphase (6 - 8 Wochen) Hauptziel: Vorbereitung auf Ausdauerbelastungen Trainingshäufigkeit: 1 x pro Woche	Einstellungsänderung 1 x pro Woche	Grundlagenwissen aus den Bereichen der Medizin u. Trainingslehre 4 x pro Phase
2. Aufbauphase (12-15 Wochen) Hauptziel: Verbesserung der Laufausdauer auf 20-30 min Trainingshäufigkeit: 1 x pro Woche	Verhaltensänderung 3 x pro Woche	Befähigung zur individuellen Trainingsdurchführung 5 x pro Phase
3. Stabilisierungsphase (7 - 12 Wochen) Hauptziel: Stabilisierung des erreichten Leistungsniveaus Trainingshäufigkeit: 1 x pro Woche	Verhaltensänderung 2 x pro Woche	Erörterung anstehender Probleme 3 x pro Phase

TRAININGSKONTROLLE:

Cooper-Test 1 am Ende der Gewöhnungsphase
15-min-Lauf in der Mitte der Aufbauphase
Cooper-Test 2 am Ende der Aufbauphase
30-min-Lauf am Ende der Stabilisierungsphase
Fragebogen am Ende der Aufbauphase

Der Bedeutsamkeit entsprechend soll in diesem Beitrag nur die Methodik des Ausdauertrainings ausführlicher beschrieben werden.

Tabelle 2

	TRAININGSZIELE	TRAININGSINHALTE	TRAININGSMETHODEN	
Motorischer Bereich	Motorische Eigenschaften - allgemeine aerobe Ausdauer - Beweglichkeit, Kraft - Koordination	Minutenläufe, Hindernisläufe, Dauerlauf, Ausdauergymnastik, Circuittraining, Laufspiele, Gymnastik	Extensive Intervallmethode Dauermethode	Sozial-affektiver Bereich
	Motorische Fertigkeiten - Spielfertigkeiten mit Kleingeräten	Spiel- und Übungsformen für Freizeitspiele	Spielgemäße Methode	
Kognitiver Bereich	Kenntnisse	Themen aus dem Bereich - Medizin - Trainingslehre - Lebensgestaltung	Vorträge Kurzreferate	
	Verhaltensänderung	Themen und Probleme die durch die Teilnehmer vorgeschlagen werden	Gruppengespräche	

Um die von Hollmann geforderte Ausdauerleistungsfähigkeit von 30 min zu erreichen, wurde primär die Dauermethode angewandt. Sie ließ sich nicht sofort einsetzen, denn die Leistungsfähigkeit der Trainingsteilnehmer war anfangs sehr gering. Über Minutenläufe, die während der Woche zu Hause ein- bis zweimal wiederholt wurden, wurde der Teilnehmer in 6 Wochen auf den Cooper-Test vorbereitet. Aufgrund dieses Testergebnisses wurde die individuelle Belastung präzisiert, Trainingshäufigkeit und Trainingsumfang festgelegt sowie ein Laufprogramm für das Individualtraining erstellt. Soweit als möglich wurden persönliche Sportgewohnheiten (Schwimmen, Radfahren usw.) berücksichtigt und mit entsprechenden Empfehlungen versehen in den Trainingsplan eingebaut. Außerdem erhielt jedes Gruppenmitglied noch ein Ausdauergymnastikprogramm als Alternative.

Für das gesamte Ausdauertraining (Gruppen- und Individualtraining) wurden die Prinzipien der Superkompensation, der progressiven Belastung und des langfristigen Trainingsaufbaus berücksichtigt. Daneben und speziell in der Halle wurde die Ausdauer durch Gymnastik mit Musik, Circuit-Training und Spielen nach der extensiven Intervallmethode trainiert. Die Belastungsdauer und Pause wurde entweder auf 30 s : 30 s oder 60 s : 60 s festgelegt, wobei darauf geachtet wurde, daß die gesamte Belastungszeit etwa dem Trainingsstand aller Teilnehmer entsprach. Die Belastungsintensität wurde durch Pulskontrolle überprüft und in Zweifelsfällen vom Arzt festgelegt. Damit wurde auch während des Gruppentrainings eine individuellere Belastungsdosierung gewährleistet.

Ergebnisse und Erfahrungen

Die bisherigen Ergebnisse und Erfahrungen beziehen sich auf die gesamte Trainingskonzeption. Die Grundlagen für die Aussagen bilden:

- Cooper-Test,
- Dauerläufe über 15 und 30 min,
- Fragebogen,
- Nachbesinnung zu Trainingsstunden und Gruppengesprächen.

Die meisten Teilnehmer, die die Trainingsempfehlungen durchführten, waren am Ende des Trainingskurses höher belastbar. Dies wurde durch das Resultat der Belastungsuntersuchung auf dem Fahrradergometer und durch den Cooper-Test bestätigt. Beim Cooper-Test erreichten sie die angestrebte zweite Leistungsgruppe und das Ziel, 30 min ohne Gehpause zu laufen. Einige Teilnehmer steigerten sich bis zur ersten Leistungsgruppe, andere dagegen konnten ihre Ausdauerleistungsfähigkeit nicht wesentlich verbessern. Die Durchführung der individuellen Trainingspläne wurde trotz ausführlicher Instruktion nicht exakt eingehalten. Ein Teilnehmer erlebte eine sportliche Spätberufung und mußte in seinem Trainingsfleiß gebremst werden, andere hingegen brachten nicht die Energie auf, auch die kleinsten Hinderungsgründe zu überwinden. Ungelöst ist in diesem Zusammenhang das Problem der Trainingskontrolle bzw. Rückmeldung. Obwohl Trainingspläne, mit der Bitte, sie freiwillig mit Eintragungen versehen zurückzugeben, ausgeteilt wurden, war der Rücklauf entmutigend. Nur bei privaten Gesprächen oder während der Gruppengespräche konnte man sich ein umfassenderes Bild über das individuelle Trainingsverhalten machen. Für viele Teilnehmer war der plötzliche Zeitaufwand (3- bis 4-mal wöchentlich) nach vielen Jahren sportlicher Inaktivität der hauptsächliche Hinderungsgrund für ein genaues Einhalten des Trainingsplanes.

In diesem Zusammenhang muß die Bedeutung der Gruppengespräche und Vorträge unterstrichen werden. Nachdem die Gruppenmitglieder sich besser kannten, wurden Probleme ehrlicher ausgesprochen und rege diskutiert. Zwar kann die Effektivität nicht nachgewiesen werden, aber aufgrund der Beobachtungen und Erfahrungen können durch Gruppengespräche

- Probleme erörtert und Lösungen angeboten werden,
- Motivationshilfen durch Berichte der Teilnehmer, die eine positive Einstellung zum Training haben, gegeben werden,
- Inhalte der Vorträge vertieft werden.

Sportlehrer und Arzt dürfen sich nicht scheuen, ständig die grundlegenden medizinischen und trainingstheoretischen Kenntnisse zu vertiefen.

In einigen Bemerkungen soll noch auf die Gruppe eingegangen werden. Die Beteiligung am Gruppentraining kann als gut bezeichnet werden, wenn das Fehlen durch Urlaub und Kuren nicht berücksichtigt wird. Durchschnittlich fehlte jeder Teilnehmer die 5. oder 6. Trainingsstunde. Ähnliches ist über die Teilnahme an den Vorträgen und Gruppengesprächen festzustellen. Wer mit Engagement das Training durchführte, wollte sich auch viele Kenntnisse darüber aneignen. Solche Teilnehmer nahmen jede Gelegenheit wahr, um mit Arzt und Sportlehrer die Problematik der Prävention zu besprechen.

Die optimale Gruppengröße dürfte wohl bei 15 - 20 Personen liegen, denn Planung und Durchführung aller Maßnahmen bedeutet für die Kursleiter eine große zeitliche Belastung. Im Rahmen einer vereinsgemäßen Betreuung ist damit eine Grenze erreicht, die nur durch eine gut funktionierende Organisation eingehalten werden kann und damit für alle Beteiligten erträglich wird.

Am Ende der Kurse wurden sowohl im Gruppentraining als auch während der Gruppengespräche gruppendynamische Prozesse erkennbar. Es entwikkelte sich ein gewisses Zusammengehörigkeitsgefühl, und erste persönliche Kontakte wurden geknüpft. Insbesondere wurde wiederholt der Wunsch geäußert, das Präventionstraining gemeinsam fortzusetzen. Im letzten Gruppengespräch wurden verschiedene Möglichkeiten diskutiert, das Training sinnvoll weiterzuführen. Als vorläufige Lösung wurde vorgeschlagen, sich einer Fitneß-Gruppe eines Sportvereins anzuschließen. In jedem Fall ist das gewohnte individuelle Training beizubehalten. Nach Abschluß der Präventionskurse 1981/82 bildete sich eine Gruppe, die das bisherige Training unter Anleitung eines Übungsleiters der Arbeitsgemeinschaft weiterführt.

Schlußfolgerungen

Schon jetzt kann gesagt werden, daß die Gesamtkonzeption im Ansatz richtig ist. Der Risikofaktor Bewegungsmangel wird durch unser Präventionstraining positiv beeinflußt, d.h. die Teilnehmer sind körperlich höher belastbar und leistungsfähiger. Gleichzeitig fühlen sie sich wohler und entdecken wieder die Freude an der Bewegung und dem Spiel.

Inwieweit aus den vermittelten Kenntnissen über das Präventionstraining Fähigkeiten zur Eigenrealisation entwickelt und sozialaffektive Lernziele verwirklicht wurden, läßt sich nicht meßbar feststellen. Eine intensivere Beachtung dieser Lernbereiche ist jedoch notwendig.

Das Ergebnis der ersten Trainingskurse rechtfertigte eine Wiederholung und Ausweitung (Diabetiker-Gruppe ab Januar 1983). In neuen Trainingskursen sollen folgende Aufgaben gelöst werden, um insbesondere die Zahl der Aussteiger zu verringern und die Selbsttätigkeit und Selbständigkeit zu steigern:

- Für das Gruppen- und Individualtraining sind weitere Trainingsprogramme (z.B. Schwimmen) sowie Kontrollmöglichkeiten zu erproben.
- Für das Individualtraining müssen Sportplätze, beleuchtete Laufstrecken usw. angeboten werden.
- Das Vortragsprogramm soll um ein Thema aus dem Bereich ethisch orientierter Lebensgestaltung erweitert werden.
- Die Gruppengespräche sind zu intensivieren. Sportlehrer und Arzt müssen noch mehr auf die Teilnehmer eingehen und ihnen bei der Überwindung von Schwierigkeiten helfen.
- Sportlehrer und Arzt als wichtigste Bezugsperson bei der Initiierung kognitiver und sozial-affektiver Lernprozesse müssen sich für diese Lernbereiche weitere Kenntnisse aneignen.
- Es müssen Sportvereine und Sportgruppen ausgesucht werden, die eine sinnvolle Weiterführung der Trainingskurse (qualifizierte Übungsleiter) übernehmen können.

Literatur

Cooper K (1982) Bewegungstraining. Fischer, Frankfurt

Größing S (1981) Einführung in die Sportdidaktik. Limpert, Frankfurt

Harre D (1982) Trainingslehre. Sportverlag, Berlin

Hollmann W (1973) Zentrale Themen der Sportmedizin. Springer, Berlin Heidelberg New York

Hollmann W, Hettinger T (1980) Sportmedizin - Arbeits- und Trainingsgrundlagen. Schattauer, Stuttgart

Kalies R (1982) Präventives Ausdauertraining für untrainierte Frauen. Czwalina, Ahrensberg

Lagerström D, Völker K (1983) Freizeitsport. Perimed, Erlangen

Letzelter M (1982) Trainingsgrundlagen. Rowohlt, Hamburg

Wöllzenmüller F, Grünewald B (1980) Ausdauertraining. Maier, Ravensburg

Entwicklung und Evaluation eines sportmotorischen Koordinationstests für Teilnehmer(innen) an stationären Heilbehandlungen

Development and Evaluation of a Test to Assess Motor Coordination for Patients in Clinical Rehabilitation

K. Bös, G. Wydra und H. Mechling

Summary

Strength and endurance are much more emphasized than coordination in diagnostic and prognostic attempts to determine the main dimensions of motor performance.

The purpose of the present investigation is to develop and evaluate a test to assess coordination on the basis of sport specific motor tasks for participants in active preventive medical treatment courses.

Experience with about 300 patients shows that the presented coordination test can be used successfully for clinical purposes. Based on it, diagnostic decisions - especially the assignment of subjects to different groups of physical and sport therapy - could be made more easily and better substantiated than by the observational techniques used previously.

Fragestellung

Aus dem Spektrum der "motorischen Hauptbeanspruchungsformen" (Hollmann u. Hettinger, 1976), die bei einer Akzentuierung sportwissenschaftlich-bewegungslehreorientierter Terminologie zumeist als "motorische (Grund)eigenschaften" (Fetz 1965) oder "motorische Fähigkeiten" (Gundlach 1968) bezeichnet werden, stehen die konditionellen (energetischen) Aspekte Kraft und Ausdauer vielfach stärker im Blickpunkt diagnostischer und prognostischer Maßnahmen als die Bewegungskoordination.

Das gilt sowohl in den meisten Anwendungsfeldern sportwissenschaftlicher Forschung im Schul-, Vereins- und Leistungssport als auch bei der Bewegungs- und Sporttherapie im Rahmen der hier interessierenden stationären Heilbehandlungen.

Im Hinblick auf die Gesundheitsprophylaxe von Herz-Kreislauf-Erkrankungen sowie im Rahmen von Rehabilitationsprogrammen mit Koronarpatienten (vgl. Lagerstrøm 1978) kommt vor allem der Diagnose, Entwicklung und Erhaltung der Ausdauerleistungsfähigkeit eine vorrangige Bedeutung zu.

Eine denkbare Wurzel für diese Betonung der Ausdauer gegenüber Kraft und Koordination kann darin liegen, daß aus medizinischer Sicht die Vorbeugung gegenüber den lebensbedrohenden Herz-Kreislauf-Erkrankungen als bedeutsamer anzusehen ist als etwa die durch sinnvoll dosiertes Krafttraining teilweise kompensierbaren Haltungsschwächen oder gar die durch Koordinationstraining beeinflußbare mangelnde Geschicklichkeit von untrainierten Erwachsenen.

Es scheint uns wichtig, darauf hinzuweisen, daß eine zeitweilige Akzentuierung einzelner motorischer Leistungsfaktoren im Übungs- und Trainingsprozeß zwar durchaus sinnvoll ist, daß aber eine lang andauernde, einseitige Betonung der Komplexität motorischer Anforderungsprofile nur unzureichend Rechnung trägt. So ist für jede noch so elementare sportliche Bewegung ein Minimum an Kraft, Ausdauer oder auch Koordinationsfähigkeit erforderlich.

Es scheint, daß von den motorischen Fähigkeiten vor allem die Bewegungskoordination noch nicht hinreichend erforscht ist. Zwar gibt es eine ganze Reihe von sportwissenschaftlichen Arbeiten zum Gegenstand Bewegungskoordination, aber es müssen nach wie vor begriffliche und inhaltliche Unstimmigkeiten für den Bereich der allgemeinen koordinativen Fähigkeiten konstatiert werden.

Ähnliches gilt für die neurophysiologische Grundlagenforschung, in der zwar zahlreiche Einzelbefunde zur motorischen Koordination expliziert wurden, aber die Brücke zur sportmotorischen Bewegungsleistung noch selten gespannt werden konnte. Die Aussagen von Jung (1976), daß die Bewegungsphysiologie noch weit davon entfernt ist, motorische Leistungen des Menschen neuronal zu erklären, und von Henatsch (1976), daß die neurologische Forschung im Hinblick auf die Motorik erst lernen muß, die richtigen Fragen zu stellen, kennzeichnen den Stand der Bemühungen, wobei allerdings eine Auseinandersetzung mit Fragen der Bewegungskoordination auch innerhalb der neurophysiologischen Forschung als lohnendes Untersuchungsfeld angesehen wird (vgl. Henatsch 1983).

Intention der hier diskutierten Arbeit war der Versuch einer Auseinandersetzung mit koordinativen Fähigkeiten, insbesondere das Bestreben, ein geeignetes Diagnoseinstrument zu entwickeln. Entsprechend unserer sportwissenschaftlichen Ausrichtung haben wir dabei einen Zugang aus einer sportpädagogisch-bewegungslehreorientierten Sicht gewählt.

Konstruktion eines sportmotorischen Koordinationstests

Die einzelnen Schritte bei der Entwicklung und Evaluation eines Tests folgen festgelegten Regeln (vgl. Grubitzsch u. Rexilius 1978; Lienert 1969; Wottawa 1980) und lassen sich analog zu allgemeinen Schemata für die Planung und Auswertung empirischer Untersuchungen als Ablaufplan darstellen (Abb. 1).

Eine ausführliche Diskussion der einzelnen Abschnitte der Testkonstruktion würde den Rahmen des vorliegenden Beitrags sprengen. An dieser Stelle werden exemplarisch einige zentrale Punkte unserer spezifischen Vorgehensweise bei der Entwicklung und Evaluation eines sportmotorischen Koordinationstests herausgegriffen.

Ziele der Testanwendung. Der Test sollte eine Anwendung bei Männern und Frauen im Rahmen stationärer Heilbehandlungen gestatten. Die Testaufgaben sollten zum einen möglichst für alle gehfähigen Patienten geeignet sein und zum anderen aufgrund ihres Komplexitäts- und Schwierigkeitsgrades eine hinreichende Differenzierung der Testteilnehmer und eine quantitative Bestimmung des koordinativen Leistungsniveaus gestatten.

Auf der Grundlage querschnittlich erhobener Testresultate sollte eine Zuweisung der Probanden zu verschiedenen Trainingsgruppen möglich sein, insbesondere sollten Versuchspersonen mit Koordinationsstörungen, die zumeist auf neurologischen Krankheitsbildern basieren, ermittelt und

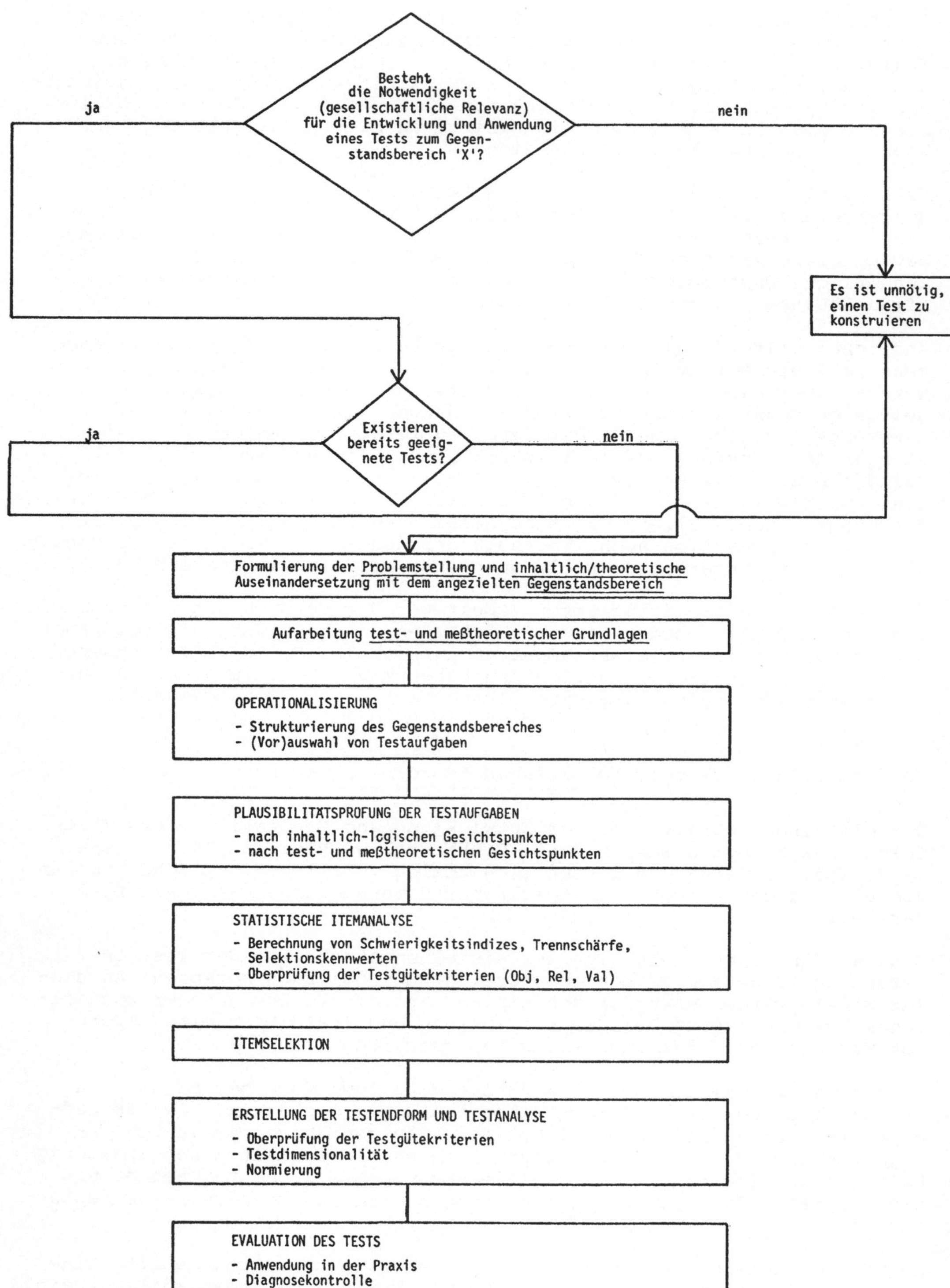

Abb. 1. Phasen der Konstruktion eines sportmotorischen Tests

spezifischen Koordinationsprogrammen zugeführt werden. Die Wiederholung der Testanwendung (längsschnittliche Untersuchungskonzeption) sollte eine Diagnosekontrolle und Effektivitätsprüfung der eingeleiteten Trainings- und Übungsmaßnahmen gestatten.

Überlegungen zur inhaltlichen Bestimmung und operationalen Erfassung der Bewegungskoordination. Die Bandbreite von Umfangsbestimmungen des Gegenstandsbereichs reicht von Eingrenzungen auf "... das harmlose Zusammenwirken nervlich gesteuerter Vorgänge ..." (Brockhaus 1980) bis hin zur Gleichsetzung von Bewegungskoordination mit komplexen phänomenologisch-heuristischen Konstrukten wie Gewandtheit und Geschicklichkeit. Ansätze zur operationalen Erfassung der Koordination akzentuieren in Abhängigkeit von der wissenschaftlichen Betrachtungsweise sowohl physiologische Prozesse der intra- und intermuskulären Koordination als auch produktorientiert die äußeren Strukturmerkmale von Bewegungshandlungen. Entsprechend reicht das Meßinstrumentarium zur Erfassung der Koordination von physiologischen Methoden, apparativen Einrichtungen bis hin zu sportmotorischen Hindernisläufen.

Im Sinne einer Präzisierung des Untersuchungsgegenstands scheint uns eine Trennung von physiologischen Abläufen auf der einen und den beobachtbaren Bewegungsresultaten auf der anderen Seite sinnvoll. Das führt gleichzeitig zu einer Differenzierung von motorischer Koordination, um die Abläufe auf der Prozeßebene zu charakterisieren, und Bewegungskoordination, um die sichtbaren Produkte auf der Handlungsebene zu beschreiben.

Während für den konditionellen Bereich die Zusammenhänge von physiologischen Parametern und Leistungsresultaten hinreichend analysiert und weitgehend abgesichert erscheinen, können die Verknüpfungen zwischen der sportmotorischen Handlungsebene und dem (neuro)physiologischen Grundlagenwissen bisher nur als lose bezeichnet werden (vgl. Roth 1982).

Ein Zugang zu dem Gegenstandsbereich Koordination via sportmotorische Tests scheint deshalb ein gangbarer Weg zu sein, "... weil vom Resultat einer motorischen Handlung als Testaufgabe auf die Ausprägung einer Fähigkeit als einem Merkmal der Persönlichkeit geschlossen wird" (Blume 1979). Daneben spricht für Tests auch ihre Handhabbarkeit in der diagnostischen Praxis und ihre Ökonomie durch die Einsatzmöglichkeit bei großen Stichproben. Gegen Tests spricht eine gewisse Unschärfe der Meßwerte im Vergleich mit physiologischen Laborparametern, die vielfach theoretisch besser abgesichert erscheinen.

Verdeutlicht man sich allerdings die Grenzen und Reichweite von sportmotorischen Tests, so können die Testresultate insbesondere für die vergleichende Beurteilung von Gruppen, für die individuelle Zuweisung zu Förderprogrammen und für die Diagnosekontrolle von Trainingseffekten wertvolle Dienste leisten.

Itemauswahl und Itemanalyse. Unter Berücksichtigung informationstheoretischer und physiologischer Grundlagen wird unter Bewegungskoordination vereinfacht die Fähigkeit zur sensorischen Regulation von Bewegungshandlungen verstanden. Für eine operationale Erfassung muß allerdings neben der *Art der sensorischen Regulation* auch der *Art der Bewegung* Rechnung getragen werden (vgl. Bös und Mechling 1983).

Wir gehen von der Annahme aus, daß sich die koordinative Leistungsfähigkeit vor allem in der Bewältigung komplexer Bewegungshandlungen mit Aufgabencharakter äußert. Die koordinativen Fähigkeiten lassen sich den Handlungsphasen Orientierung und Antrieb (Informationsaufnahme und -verarbeitung) zuordnen, während sich der konditionelle Aspekt in erster Linie auf die energetische Komponente der Bewegungsausführung bezieht.

Für die Entwicklung geeigneter Testaufgaben folgt daraus, daß insbesondere der Güteaspekt erfaßt werden sollte. Das Resultat der Bewegungshandlung wurde durch die qualitative Erfassung der Kategorien gelöst - nicht gelöst ermittelt, da davon ausgegangen werden muß, daß bei einer Erfassung der Testresultate mittels Zeiten, Weiten oder Wiederholungshäufigkeiten durch die Akzentuierung von zeitlichen und dynamischen Belastungscharakteristika der konditionelle Aspekt zu stark betont würde. Um den quantitativen Anteil der Bewegungskoordination zu berücksichtigen, wurden die Items so konstruiert, daß für ihre korrekte Lösung neben der Handlungsplanung in der Orientierungsphase eine aufgaben- und situationsgerechte, zeitlich-dynamische Steuerung und Regelung des Handlungsgeschehens erforderlich war.

Für die praktische Erprobung des Meßkonzepts wurden in einer vorläufigen Aufgabensammlung zunächst 24 Items zusammengestellt, die in mehreren Untersuchungen mit Teilstichproben aus der Zielpopulation nach inhaltlich-logischen und teststatistischen Gesichtspunkten überprüft wurden.

Die Tabelle 1 skizziert die einzelnen Schritte der Test- und Itemanalyse.

Tabelle 1. Zusammenfassende Darstellung der Itemanalysen

UNTERSUCHUNG TERMIN	PROBANDENSTICHPROBE			MERKMALSSTICHPROBE	UNTERSUCHUNGSFRAGESTELLUNGEN	ERGEBNISSE
		Geschlecht	Krankheitsbild			
1 7/82	84	m (42) w (42)	Innere Erkrankungen	24 Testaufgaben (1 Versuch)	- Testerprobung - Itemselektion	- 9 Items werden eliminiert - 6 Items werden modifiziert
2 8/82	49	m (25) w (24)	Innere Erkrankungen	8 Testitems (1 Versuch)	- Testerprobung - Itemselektion	- 1 Item wird eliminiert
3 10/82	60	m (30) w (30)	Innere Erkrankungen Neurologische Erkrankungen	14 Testitems (Vor- und Nachtest, jeweils 1 Versuch)	- Reliabilitätsuntersuchung	- 7 Items haben ausreichende Itemreliabilitäten (> 0,60) - 7 Items werden aufgrund zu niedriger Reliabilitäten modifiziert
4 1/83	28	m (14) w (14)	Innere Erkrankungen Neurologische Erkrankungen	14 Testitems (Vor- und Nachtest, jeweils 2 Versuche)	- Reliabilitätsuntersuchung	- Testreliabilität 0,76 - Einzelne Items weisen noch unzureichende Test-Retest-Korrelationen auf (< 0,60)

In vier Untersuchungen zur Itemanalyse, die im Verlaufe von 6 Monaten an insgesamt 221 Männern und Frauen durchgeführt wurden, konnte der Itempool von 24 auf 14 Testaufgaben reduziert werden. Kriterien für die Itemselektion waren insbesondere

- zu geringe (> 0,90) oder zu hohe Aufgabenschwierigkeit (< 0,10),
- zu geringe Trennschärfe,
- zu geringe Durchführungsobjektivität,

- zu geringe Itemreliabilität,
- zu aufwendige Geräteanordnung,
- zu gefährlich bei der Testdurchführung,
- zu hohe Durchführungszeit.

Die Testanalyse ist noch nicht abgeschlossen. Vor dem Einsatz des Tests im Rahmen der routinemäßigen Eingangsuntersuchungen für Teilnehmer(innen) bei stationären Heilbehandlungen möchten wir zum einen durch eine weitere Modifikation einzelner Items die Reliabilität noch erhöhen und zum anderen durch Verkürzung des Tests auf 12 Items die Testdurchführung ökonomischer gestalten (Abb. 2).

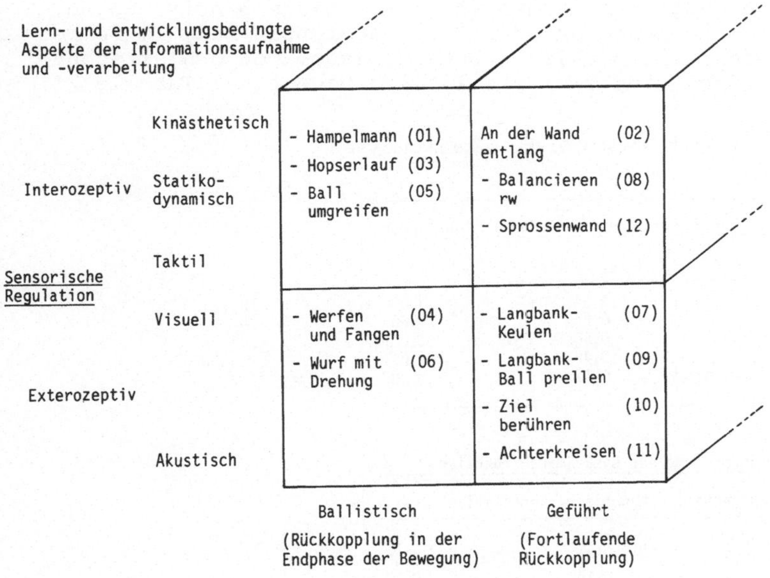

Abb. 2. Einordnung der Testitems in ein Strukturmodell zur Koordination (vgl. Bös u. Mechling 1983)

Empirische Untersuchung zur Aussagekraft der Testergebnisse

Zur Überprüfung der Gültigkeit und Anwendungsrelevanz des Koordinationstests untersuchten wir die Frage, inwieweit die Resultate eine signifikante Trennung von differenzierten Patientengruppen gestatten. Insbesondere interessierte, inwieweit sich Probanden mit neurologischen Auffälligkeiten auf der Grundlage der Testergebnisse selektieren lassen.

Probanden- und Merkmalsstichprobe. An der empirischen Untersuchung nahmen insgesamt 110 Männer und Frauen mit einem Altersmittelwert von 44,3 Jahren (s = 7,6) teil. Das Patientengut rekrutierte sich aus der internistischen und neurologischen Abteilung der Bosenberg-Fachkliniken. Die Männer und Frauen wurden in der 1. Woche der stationären Heilbehandlung mit dem Koordinationstest getestet. Gleichzeitig wurden sie anhand ihrer Grunderkrankung in vier Diagnosegruppen unterteilt.

1) Patienten aus der internistischen Abteilung
   Patienten aus der neurologischen Abteilung
2) ohne neurologischen Befund
3) mit einer Hemisymptomatik
4) mit sonstigem neurologischen Befund

Methode. Mit Hilfe einer schrittweisen Diskriminanzanalyse wurde untersucht, ob und mit welcher Genauigkeit sich die Diagnosegruppen aufgrund der Testergebnisse unterscheiden lassen.

Anschließend wurde im Rahmen einer Kreuzvalidierung (Reklassifikation) die Stabilität der Ergebnisse überprüft.

Ergebnisse. Von den 14 Testitems tragen in erster Linie 5 Aufgaben zu einer signifikanten Unterscheidung der Diagnosegruppen bei. Im Summenscore zeigen sich ebenfalls deutliche Unterschiede. Von den errechneten drei Trennfunktionen sind zwei statistisch bedeutsam (Tabelle 2).

Tabelle 2. Ergebnis der schrittweisen Diskriminanzanalyse

Reihenfolge der Aufnahme der Variablen in die Diskriminanzfunktionen

Schritt	Variable	Wilks Lambda	
1	8er-Kreisen	0,64	0,00
2	Ball umgreifen	0,54	0,00
3	Hopserlauf	0,50	0,00
4	an der Wand entlang	0,46	0,00
5	Langbank-Keulen übersteigen	0,42	0,00

Varianzanteile und Signifikanzprüfung der Diskriminanzfunktion

Funktion	Eigenwert	Varianzanteil	Kanonische Korrelation	
1	0,91	78,6	0,69	0,00
2	0,23	19,7	0,43	0,00
3	0,02	1,7	0,14	0,57

Die Interpretation der Befunde unter Berücksichtigung der Mittelwertsprofile der Diagnosegruppen zeigt, daß Patienten mit neurologischen Befunden signifikant schlechtere Koordinationsleistungen aufweisen. Ein paarweiser Vergleich zwischen "internistischen" und "neurologischen" Patienten läßt erkennen, daß die Patienten, die "grob neurologisch unauffällig" sind, im Summenscore nur um 4%, die beiden anderen Gruppen (Hemisymptomatik, sonstiger neurologischer Befund) aber um 41% schlechter sind als die Patienten aus der internistischen Abteilung. Auf der Itemebene betrachtet, bestehen die größten Mittelwertsunterschiede bei Aufgaben, in denen Anforderungen an die Gleichgewichtsfähigkeit gestellt sowie Drehungen oder andere komplexe Bewegungskombinationen gefordert werden.

Um die Stabilität und Invarianz der Ergebnisse gegenüber Zufallseinflüssen zu überprüfen, haben wir im Rahmen einer Kreuzvalidierung die Güte der Reklassifikation der Diagnosegruppen auf der Grundlage der Testresultate berechnet.

Die Tabelle 3 zeigt, daß 65 % aller Fälle richtig reklassifiziert werden können. Am besten ist die Rückklassifizierung der Patienten mit inneren Erkrankungen (82 %) und der Patienten mit einer Hemisymptomatik (73 %).

Tabelle 3. Ergebnisse der Klassifikationsanalyse

Tatsächliche Gruppenzugehörigkeit	N	Prognostizierte Gruppenzugehörigkeit 1	2	3	4
1 Innere Erkrankung	51	42	5	4	0
2 Grob neurologisch unauffällig	17	6	10	1	0
3 Hemisymptomatik	26	3	3	19	1
4 Sonstiger neurologischer Befund	16	4	2	10	0

Prozentanteil der richtig klassifizierten Fälle 65%

Betrachtet man als grobes Raster nur die Unterscheidungen der Diagnosegruppen 1 ("innere") gegen 2, 3 und 4 ("neurologische"), so steigt die Anzahl der richtig klassifizierten Fälle auf 80 %. D.h. mit einer recht hohen Genauigkeit lassen sich Patienten der neurologischen Fachklinik gegenüber den Patienten mit inneren Erkrankungen unterscheiden.

Folgerungen

Zusammenfassend stellen wir fest, daß sich in den bisherigen Analysen der neuentwickelte Koordinationstest als brauchbares Instrumentarium für die vergleichende Koordinationsdiagnose bei Teilnehmern(innen) an stationären Heilbehandlungen erwiesen hat. Durch den Komplexitätsgrad der Testaufgaben werden auch minimal koordinative Beeinträchtigungen, die unter Alltagsbedingungen voll kompensiert werden, manifest.

Vergleichende Betrachtungen von Beurteilungen des Arztes mit den Testresultaten lassen hohe Übereinstimmungen erkennen und bestätigen ebenfalls die Aussagekraft des Koordinationstests für die Diagnose von koordinativ auffälligen Patienten.

Diese Befunde gilt es, an differenzierteren Stichproben weiter zu erhärten. Bei einer Bestätigung der vorliegenden Befunde kann der Test zu einem einfach zu handhabenden und ökonomischen Routineverfahren zur Diagnose der Bewegungskoordination auf der Grundlage von komplexen Bewegungshandlungen werden.

Literatur

Blume D-D (1979) Zu einigen Problemen der Diagnostik koordinativer Fähigkeiten. Wiss Z DhfK Leipzig 20:81-87

Bös K, Mechling H (1983) Dimensionen sportmotorischer Leistungen. Hofmann, Schorndorf

Brockhaus Enzyklopädie (1970) Koordination, Bd. 10. Wiesbaden, S 476

Fetz F (1965) Motorische Grundeigenschaften. Leibeserziehung 14:200-207

Grubitzsch S, Rexilius G (1978) Testtheorie - Testpraxis. Rowohlt, Hamburg

Gundlach H (1968) Systembeziehungen körperlicher Fähigkeiten und Fertigkeiten. Theorie Praxis Körperkultur 17:198-205

Henatsch H-D (1976) Bauplan der peripheren und zentralen sensomotorischen Kontrollen. In: Haase J et al (Hrsg) Sensomotorik. Urban u. Schwarzenberg, München, S 193-263

Henatsch H-D (1983) Neurophysiologische Aspekte der Sportmotorik. Ref. int. Symp. "Motorik und Bewegungsforschung", 14.-17.9.1982 in Heidelberg. Hofmann, Schorndorf

Hollmann W, Hettinger T (1976) Sportmedizin - Arbeits- und Trainingsgrundlagen. Schattauer, Stuttgart

Jung R (1976) Einführung in die Bewegungsphysiologie. In: Haase J et al (Hrsg) Sensomotorik. Urban u. Schwarzenberg, München, S 1-98

Lagerstrøm D (1978) Bewegungstherapie und Sport im Rahmen der Rehabilitation von Herzinfarktpatienten. Dissertation, Köln

Lienert GA (1969) Testaufbau und Testanalyse. Beltz, Weinheim

Roth K (1982) Strukturanalyse koordinativer Fähigkeiten. Limpert, Bad Homburg

Wottawa H (1980) Grundriß der Testtheorie. Juventa, München

VII

Hygiene im Sport

Hygiene in Sports

Über Hautpflege im Sport

Skin Care in Sports

W. Schneider

Summary

Following a short description of the anatomy and physiology of skin, dermal functions in protection against the environment such as moisture regulation, lipid distribution and natural light screening, are described. From this information, guiding principles are derived for practical skin cleansing and care. Special attention is given to the main skin types, seborrhoea and sebostasis. Climatic and dermatophysiological preconditions and the consequences of natural and artificial light are covered briefly. The significance of clothing in moisture and temperature regulation is reviewed shortly and some advice concerning injuries is given with the special interests of the athlete kept in mind.

Es ist schwer, das Problem der "Hautpflege im Sport" nichtmedizinischen Sportlern nicht allzu oberflächlich darzustellen. Ich möchte deshalb heute versuchen, in gemeinverständlicher Weise doch ein wenig in die Tiefe zu gehen, d.h. die Voraussetzungen zu erläutern. Sie sollten nicht nur wissen, was Sie alles tun können, sondern i.S. echter Motivierung auch warum.

Die wichtigsten Schutzfunktionen der Haut gegenüber der Umwelt werden getragen von der äußeren Hornschicht, vergleichbar einer leichten Panzerung sowie vom Hauttalg als einer Art Schmier- und Feuchthaltemittel. Damit ist aber schon ausgesagt, daß dem Fett- und Wassergehalt besondere Bedeutung zukommt. Der Hauttalg stellt ein Fett-Wasser-Emulsionssystem dar - man könnte sagen eine Aufrahmung - bestehend aus wasserabweisenden Fetten, Wachsen (vergleichbar dem Wollwachs) und benetzungsfördernden also wasserfreundlichen Stoffen. Man spricht in der Kosmetik auch von Feuchthaltestoffen. Infolge dieser Zusammensetzung aus wasserfreundlichen und wasserfeindlichen Stoffen ist das System Hauttalg in der Lage, je nach Bedarf Wasser abzugeben oder aufzunehmen. Der Talgfilm auf und in der äußeren Hornschicht ist also nicht schlechthin wasserabweisend wie das Bürzeldrüsenfett im Gefieder unserer Schwimmvögel. Ich habe 1939 einmal eine Ente in ein Bad mit einem hochaktiven, d.h. auch stark benetzenden, das Bürzelfett angreifenden Waschmittel gesetzt. Ergebnis des Versuches: die Ente ging unter.

Entscheidend für unsere weiteren Betrachtungen ist nun, daß der natürliche Feuchthaltefaktor des Talgs allein schon durch Wasser herausgelöst werden kann, man spricht daher auch vom "Wasserlöslichen". Deshalb sind Waschfrauenhände auch keineswegs feuchter, sondern trockener als gewöhnlich und ähnlich verhält es sich bei den sog. Naßberufen. Die erste Konsequenz für uns, kurze Duschen sind schonender als lange, heiße Bäder, die die Haut noch mehr auslaugen. Dies alles ist insbesondere für Schwimmer von großer Bedeutung.

Für die Hautpflege wichtig ist aber auch der Hauttyp. Es gibt Menschen mit starker Talgabsonderung, deren Haut nicht nur fett-, sondern auch wasserreicher ist (Sebum = Talg, Seborrhoe = Talgfluß), und es gibt andere mit geringem Talgfluß (Sebostase). Deren Haut ist nicht nur fett-, sondern auch wasserärmer. Seifen und moderne synthetische Waschmittel lösen den Schmutz mit dem Hautfett (dem Talg), in dem er eingebettet ist, heraus durch Emulgierung, also Aufrahmung. Eine Hautreinigung ohne teilweise Entfettung kann es also gar nicht geben. Dennoch sind bei trockener Haut natürliche Seifen schonender als hochaktive synthetische Waschmittel.

Umgekehrt müssen synthetische Waschmittel, die etwas mehr entquellen und entfetten, bei seborrhoischer also fett-feuchter Haut eher ausgleichend wirken. Eine besondere Situation ist überall da gegeben, wo Haut auf Haut liegt, wie zwischen den Zehen, in der Afterfalte, der Leistenbeuge und unter der weiblichen Brust. Hier kann der Schweiß nicht ausreichend verdunsten. In dem feuchten Milieu kommt es zur Quellung, und damit ist der beste Nährboden für das Pilzwachstum geschaffen. Synthetische Waschmittel wirken hier geradezu i.S. der Trockenlegung eines Sumpfes. Aber auch in gequollenen Holzrosten wuchern die Pilze. Man hat diese daher in den Wasch- und Duschräumen durch nicht quellfähiges Material wie geriffelte Kacheln und Kunststoffroste ersetzt.

Die Hautpflege mit Cremes oder Salben muß sich nach dem Hauttyp und den lokalen Gegebenheiten richten. Was ist eine Creme z.B. eine Öl-in-Wasser-Emulsion? Sie ist eine Emulsion, deren durchgehende äußere Phase aus Wasser besteht, in der Fett-Tröpfchen mehr oder weniger fein sowie mehr oder weniger dicht verteilt sind. Ein geläufiges, wenn auch extremes Beispiel ist die Milch. (Nur weil die äußere Phase aus Wasser besteht, waren die Milchfälscher der Kriegs- und Nachkriegszeit so erfolgreich.) Bei den meist fetteren Wasser-in-Öl-Emulsionen - Extrem-Typ Butter - verhält es sich umgekehrt. Die geschlossene äußere Fettphase enthält mehr oder weniger Wassertröpfchen, die z.B. in der Pfanne aus der heißen Butter herausspritzen.

Und nun wieder die Konsequenzen: Bei der milchähnlichen Öl-in-Wasser-Emulsion kann die äußere Wasserphase verdunsten. Sie wirkt daher angenehm kühlend und entzündungswidrig, und sie läßt darüber hinaus das Aussehen und das Gefühl der Fettung vermissen. Man spricht deshalb auch von Mattcremes oder Tagescremes. Die fettreicheren Wasser-in-Öl-Emulsionen vom Typ Butter mit ihrer äußeren Fettphase nähern sich in ihrer Wirkung schon mehr den reinen Fettsalben, d.h. die geschlossene äußere Fettphase deckt die Haut ab; man spricht von Abdeckung, so daß sowohl die Schweißabsonderung, als auch die Schweißverdunstung zumindest behindert wird. Die gestaute Feuchtigkeit führt dann zu einer gewissen Quellung. Die Nutzanwendung ist ganz einfach: Bei fett- und wasserarmer Haut führen wir nicht nur das fehlende Fett zu, sondern erhalten und erhöhen den Eigengehalt der Haut an Wasser. Dies ist auch der Sinn der kosmetischen Nachtcreme, die die erschlaffte Haut wieder glatt und straffer macht.

Umgekehrt ist es ganz klar und entspricht langer hautärztlicher Erfahrung, daß die fett-feuchte, seborrhoische Haut fettärmere Öl-in-Wasser-Emulsion vom Typ Milch besser verträgt.

Ein ganz besonderes Problem insbesondere der Ski- und Wassersportler ist der Lichtschutz. Verstärkte und andauernde Ultraviolett-Einstrahlung beschleunigt nicht nur die Hautalterung, sie begünstigt auch die Krebsentwicklung mit ihren Vorläufern, der Seemanns- und Landmannshaut.

Die Haut besitzt 2 Schutzfaktoren gegen Einstrahlung, gewissermaßen 2 Sonnenschirme. Es ist dies einerseits die Vermehrung des Pigments, also die Bräunung, und andererseits die Verdickung der obersten Hautschicht, der Hornschicht - die sog. Lichtschwiele. Dabei ist jedoch zu beachten, daß sich diese beiden Sonnenschirme erst unter der Strahlenbelastung, d.h. unter der Gefahr langsam entfalten. Besondere Gefahren stellen sich dem Skifahrer in der Frühjahrsstrahlung des Hochgebirges. Er kommt nach den Wintermonaten ziemlich unadaptiert dorthin, die Sonnenstrahlung hat aber nicht nur jahreszeitlich bedingt zugenommen, sondern auch jede Höhenzunahme um 100 m bedeutet 10 - 20 % mehr Sonneneinstrahlung. Wenn noch weitere 60% durch Schnee- und Eisreflexion hinzukommen, dann wird die Gefahr des Gletscherbrands schon deutlich. Besonders gefährdet ist hier die Unterlippe, die weder bräunen noch eine Lichtschwiele bilden kann. Herpesbläschen und Krebsvorläufer können die Folge sein. Nicht viel weniger gefährlich ist für den Nichtadaptierten der plötzliche Eintritt in das subtropische und tropische Strahlungsklima. Über entsprechende leidvolle Erfahrungen seiner Besucher in Lambarene hat Albert Schweitzer sehr eindringlich berichtet.

Die Konsequenz heißt daher langsame Anpassung und/oder Lichtschutzmittel. Sie werden als Cremes, Lotionen und Sprays angeboten und sollten im Freien alle 3 h neu aufgetragen werden. Sie werden ja durch Schweiß und Abrieb mehr oder weniger wieder entfernt. Sprays, d.h. Aerosole, sind im Winter ungünstig, da ihre schnelle Verdunstung zu starker Abkühlung führt. Entscheidend ist der Lichtschutzfaktor, der angibt, um wieviel länger man sich der Sonne bei gleichem Rötungsgrad aussetzen kann; bei einem Faktor von 5 - 6 also 5- bis 6mal so lang. Wenn es jedoch bereits zu stärkerem Sonnenbrand gekommen ist, dann empfiehlt sich die Anwendung einer Cortison- bzw. Corticoid-Lotion evtl. unter Zusatz eines Antibiotikums.

Noch ein kurzes Wort zu den Solarien. Zunächst sind Ultraviolettstrahlen i.S. der früheren "Höhensonne" nur ein schwacher Ersatz für die natürliche Sonnenstrahlung mit ihrem ausgeglichenen, kontinuierlichen Spektrum. Es gibt nun Solarien mit langwelliger Ultraviolettstrahlung und dem lediglich kosmetisch motivierten Zweck der Bräunung. Ich hoffe, das hat ein strammer Sportler erst gar nicht nötig, es sei denn, er will sich vor Eintritt in ein stärkeres Strahlenklima vorher adaptieren. Zur Fitness bräuchte man mehr kurzwelliges Ultraviolett, dann aber nur in sehr kurzen Zeiten und keinesfalls bis zur Bräunung, weil das nicht ohne Sonnenbrand geht. Kurzwelliges Ultraviolett ist nämlich nicht nur durchblutungs-, sondern auch entzündungswirksam.

Nicht zuletzt ist zweckmäßige Bekleidung für den Sportler wichtig. Gummischuhe sind nach dem bereits über Feuchtigkeitsstau Gesagten abzulehnen. Synthetisches Gewebe, z.B. als Strümpfe und Unterwäsche, aber auch als Sportkleidung ist weniger saugfähig und durchlässig als z.B. Baumwolle. Man spricht von Saugdrainage. Aber auch synthetisches Gewebe kann locker aufbereitet werden und ist z.B. als Kräuselkrepp selbst bei Pilzkrankheiten noch tragbar.

Neben der Saugdrainage spielt die Farbe im Rahmen der Wärmeregulation eine große Rolle. Früher war die Kühlwirkung weißer Kleidung nicht nur in den Tropen, sondern auch im Sport unbestritten, es war ja alles weiß. Heute ist experimentell nachgewiesen, daß grüne und violette Farbtöne als Kühlfarben dem Weiß eindeutig überlegen sind und nur das Schwarz seinen Rang als Wärmestauer behalten hat. Die Mediziner haben in ihren Operationssälen, wo auch die Gefahr der Überwärmung besteht, längst die Konsequenzen gezogen.

Ein Problem sind auch die Stutzen der Fußballer, die gegen das Herunterrutschen am oberen Rande ein festes Band tragen, das den Unterschenkel stauen kann (Schnürfurchen) und damit der Schwellung und Krampfaderentwicklung Vorschub leisten; es gibt ein Fußballerbein. Hier ein guter Rat: der beste Sport für Beinleidende ist das Schwimmen. Dabei wird die Muskelvenenpumpe betätigt, das Körpergewicht oder gar Übergewicht ausgeschaltet und der Wasserdruck tut noch ein übriges.

Zum Abschluß noch ein paar Ratschläge gegen Wundwerden und Blasenbildung, die für den Radfahrer, Reiter, Langläufer und Marschierer besondere Bedeutung haben. Zunächst einmal ist klar, daß Pilzkrankheiten und nässende, entzündliche Hautveränderungen ausgeschaltet werden müssen. Schon eine verstärkte lokale Schweißabsonderung kann die Haut aufquellen und aufweichen bis zur Mazeration. Hiergegen können Tannin - d.h. Gerbstoff - Lösungen und Bäder eingesetzt werden, wie Taktosan, Tannosynt oder Tannolact, die die Haut zwar nicht im technischen Sinne gerben, sie aber dennoch trocken und fester, d.h. widerstandsfähiger, machen. Gegen Marschblasen möchte ich nach wie vor das alte militärische Rezept empfehlen: die Jod-Tinktur, die nicht nur desinfiziert, sondern die Haut ebenfalls fester macht.

Sportgerechte Bekleidung

Suitable Clothing for Sports

H.-J. Bauer

Summary

Suitable clothing for sports must take into account clothing physiology, textile technology, clothing technology, and current fashion.

Clothing physiology requires that a subjectively pleasant microclimate must exist in the narrow space between the human body and the pieces of clothing surrounding it. This microclimate is determined principally by temperature insulation and moisture transport capacity. In addition to good thermophysiological characteristics, proper functional sports clothing should also possess good sensory properties for the skin. Requirements from textile technology for good sports clothing include durability and being easy to clean and take care of.

Requirements in the area of clothing technology extend to distinctive features or attributes which ideal sports clothing should have. These include insuring optimal freedom of movement, protective functions, and aerodynamic properties. In the past, functionality was almost the sole guiding principle in designing sports clothing. Modern social developments have led to changes in sports clothing with more accent on fashionable style and chic colours.

In summary, before making a decision about a certain piece of sports clothing, it is important to consider the purpose it must fulfill and to define as precisely as possible the target sports activity. Then the different characteristics, properties and qualities, that this piece of sports clothing should optimally possess, can be assessed and weighed.

Einleitung

Die Entwicklung von Sportbekleidung sollte immer unter der Maxime stehen, dem Sportler durch eine optimale Ausrüstung die bestmöglichen Voraussetzungen für die Ausübung seines Sports zu geben. Ein Sportler wird aber nur dann seine volle Leistungsfähigkeit erreichen können, wenn er sich in seiner Bekleidung wohlfühlt.

Es erhebt sich nun die Frage, welches die wichtigsten Bestimmungsfaktoren sind, die dem Sportler das Wohlbefinden in seiner Sportbekleidung vermitteln. Nach meiner Auffassung sind an eine sportgerechte Bekleidung bekleidungsphysiologische, textiltechnische und bekleidungstechnische Anforderungen zu stellen. Daneben gewinnt aber der modische Aspekt zunehmende Bedeutung als Gestaltungskriterium in der Sportbekleidung.

Bekleidungsphysiologische Anforderungen

Ich möchte zuerst auf die bekleidungsphysiologischen Anforderungen eingehen. Dabei beziehe ich mich auf japanische Untersuchungen und auf Forschungsarbeiten, die am Bekleidungsphysiologischen Institut Hohenstein durchgeführt wurden.

Thermophysiologische Anforderungen. Bekleidung allgemein, insbesondere aber Sportbekleidung, muß so gestaltet sein, daß sie die körpereigene Thermoregulation des Menschen wirkungsvoll unterstützt. Es muß ein Mikroklima in dem engen Raum zwischen menschlichem Körper und Kleidungsstück erzeugt werden, das der Träger als angenehm empfindet. Der Variationsspielraum des optimalen Mikroklimas ist nicht sehr groß und liegt

- bei einer Temperatur von 32°C ± 1°C
- einer Feuchtigkeit von 50% ± 10% und
- bei einer Windgeschwindigkeit von 25 cm pro Sekunde ± 15 cm pro Sekunde.

Wie muß nun die Bekleidung beschaffen sein, die diese Erkenntnisse berücksichtigt?

Wärmeisolation. Zunächst muß die Bekleidung, speziell wenn sie in der kalten Jahreszeit getragen wird, eine bestimmte Wärmeisolation besitzen.

Quantitative, bekleidungsphysiologische Messungen in Hohenstein haben ergeben, daß bei einem zweiteiligen Skianzug die Textilschichten nur zu ca. 20 % zu dessen effektiver Gesamtwärmeisolation beitragen, während ca. 80 % der für den Träger wirksamen Wärmeisolation von den im Mikroklima eingeschlossenen Luftschichten verursacht werden.

Damit wird deutlich, daß sich bauschige Stoffkonstruktionen mit viel Lufteinschluß und strukturierten Oberflächen durch hohe Wärmeisolation auszeichnen und damit bestens für gute Wintersportbekleidung eignen.

Allerdings ist für die wärmeisolierende Wirkung eines Textils Voraussetzung, daß die in den Poren eingeschlossene Luft dort auch festgehalten wird. Beim Skisport oder beim Radsport, bei denen eine starke äußere Luftbewegung gegeben ist, muß die Bekleidung durch eine luftundurchlässige, äußere Stoffschicht so gestaltet sein, daß ein Lufteingriff in das Mikroklima verhindert wird.

Bei Sportbekleidung für solche Verwendungszwecke bietet es sich an, die Bekleidung nach dem sog. "Zwiebelschalenprinzip" aus mehreren Teilen, die übereinander getragen werden, zusammenzustellen. Ein solches Bekleidungssystem bietet den Vorteil, daß es sich durch wahlweises An- bzw. Ablegen einzelner Bekleidungsteile, die z.B. ausschließlich als Wind- oder Nässeschutz konstruiert sind, optimal an sich ändernde Tragesituationen anpassen läßt.

Feuchtetransportvermögen. Hinsichtlich des Feuchtetransportvermögens gilt die generelle Forderung, daß es möglichst hoch sein soll, denn nur so kann der wichtige Prozeß der Körperkühlung durch Schweißverdampfung funktionieren. Nur so läßt es sich vermeiden, daß der Sportler bei körperlicher Anstrengung schweißgebadet ist und sich damit ausgesprochen unkomfortabel fühlt.

Je nach der Tragesituation sollte der im Bekleidungsstück eingesetzte Stoff mit den entsprechenden Eigenschaften ausgestattet sein. Ich möchte dies an einem praktischen Beispiel erläutern:

- Ein "Hobby-Tennisspieler", der über einen nicht zu langen Zeitraum gleichmäßig körperlich belastet ist und nur mäßig schwitzt, ist mit einem Hemd aus Baumwolle- oder Viskosestoff, der ein hohes Feuchtigkeitsaufnahmevermögen besitzt, bestens bedient. Der Schweiß wird von der Haut abgesaugt, und die Haut bleibt relativ trocken.
- Ein "Turnier-Tennisspieler", der oft über einen längeren Zeitraum stärker und impulsartiger schwitzt, würde das gleiche Hemd als nicht angenehm empfinden. Die Saugfähigkeit des Stoffs ist rasch erschöpft. Danach empfindet der Träger ein unangenehmes Kältegefühl, da die Wärmeisolation des Hemdes in feuchtem Zustand drastisch reduziert ist. In einer solchen Tragesituation erweisen sich Tennishemden aus Synthesefasern als wesentlich vorteilhafter, da sie nur ein geringes Feuchteaufnahmevermögen, dafür aber ein gutes Feuchtetransportvermögen besitzen. Die von der Haut abgegebene Feuchtigkeit wird nicht im hautnahen Bereich festgehalten, sondern an die Umgebung abgegeben.

Durch unterschiedliche Fasern bzw. durch mehrschichtige Stoffkonstruktionen lassen sich Stoffe entwickeln, die charakteristische Vorzüge für die verschiedenen Tragesituationen bieten.

Hautsensorische Anforderungen. Neben guten thermophysiologischen Trageeigenschaften muß funktionsgerechte Sportbekleidung auch gute hautsensorische Trageeigenschaften aufweisen. Darunter sind diejenigen Empfindungen zu verstehen, die durch den Kontakt der Sportbekleidung mit der Haut hervorgerufen werden.

Es können dies angenehme Empfindungen, wie Weichheit oder Schmiegsamkeit, aber auch unangenehme Empfindungen wie Kratzen, Beißen oder Kleben von Stoff auf schweißnasser Haut sein. Solche Hautirritationen müssen durch geeignete Stoffkonstruktionen vermieden werden, da sie das Wohlbefinden des Sportlers beeinträchtigen.

Die Stoffe sollten keine glatte, sondern eine strukturierte Oberfläche haben, da sie, bedingt durch die abstehenden Faserenden, nur dann eine kleine partielle Auflagefläche auf der Haut haben. Hier kann sich kein Schweißfilm ausbilden, und somit wird das Kleben des Stoffs auf der Haut vermieden. Besonders geeignete Web- und Strickkonstruktionen sind z.B. die Doppelrippenstruktur oder Frotteestoffe, wobei die Schlingen natürlich zur Haut hin getragen werden sollten.

Bei der Verwendung von Synthetiks ist darauf zu achten, daß texturierte Fasern oder kurze Spinnfasern anstelle von Endlosfasern eingesetzt werden.

Auch über die Ausrüstung der Stoffe lassen sich die gewünschten Eigenschaften erreichen. Wichtig ist dabei, daß es sich um eine permanente Ausrüstung handelt, die nicht nach der ersten Wäsche verschwindet, und daß durch eine bestimmte Ausrüstung nicht andere wichtige Eigenschaften verloren gehen.

Textiltechnische Anforderungen

Der Sportler stellt auch Anforderungen an seine Bekleidung in textiltechnischer Hinsicht. So erwartet er von guter Sportbekleidung, daß sie strapazierfähig ist und sich gut reinigen und pflegen läßt.

Für die mechanische Haltbarkeit ist es wichtig, daß der eingesetzte Stoff reiß- und schiebefest ist, daß er eine gute Scheuerfestigkeit besitzt, nicht anfällig gegen Pilling ist und daß über Spezialnähmaschinen eine hohe Nahtfestigkeit erreicht wird.

Ein anderer wichtiger Punkt ist die Formstabilität, die von Art und Zusammensetzung des Garnmaterials und der verwendeten Web- oder Strickkonstruktion abhängt.

Ein großes Problem in der Sportbekleidung sind oft mangelnde Farb- und Schweißechtheiten der Stoffe. Um ein Abfärben auf andere Bekleidungsstücke auszuschließen, müssen Farb- und Schweißechtheiten von 4 - 5, in der von 0 - 5 reichenden Skala gegeben sein. So muß z.B. ein Fußballtrikot, das häufig beim Gebrauch stark anschmutzt, eine 60°-Wäsche aushalten, ohne daß ein Ausbluten auftritt.

Die Lichtechtheit, insbesondere gegen ultraviolette Strahlen, ist ein wichtiges Kriterium bei Ski- und Bergbekleidung, die im hochalpinen Bereich getragen wird.

Der Sportler erwartet natürlich auch von seiner Bekleidung, daß er sie schnell und bequem reinigen und pflegen kann. So sollte sportgerechte Bekleidung waschbar und/oder reinigungsbeständig sein. Die Einlaufwerte beim Waschen sollten auch bei Stoffen aus Naturfasern unter 5 % liegen. Ein Verfilzen sollte durch entsprechende Ausrüstungsverfahren, insbesondere bei Wollartikeln, ausgeschlossen werden. Bügelfreiheit ist ein zusätzliches Argument für die Pflegeleichtigkeit eines Sportbekleidungsstücks.

Die meisten der dargestellten Eigenschaften lassen sich nur oder erheblich leichter mit Stoffen aus vollsynthetischen Materialien oder aus Mischungen mit einem hohen Synthetikfaseranteil erreichen.

Abschließend möchte ich zu diesem Punkt kritisch anmerken, daß auftretende Mängel bei der Sportbekleidung oft nicht auf fehlenden textiltechnischen Eigenschaften beruhen, sondern auf unsachgemäße Behandlung zurückzuführen sind.

Es ist deshalb ganz wichtig, daß die Verbraucher die in der Textilkennzeichnung vorgegebenen Pflegeanleitungen beachten.

Bekleidungstechnische Anforderungen

Die bekleidungstechnischen Anforderungen erstrecken sich auf die spezifischen Eigenschaften, die bei der Modellgestaltung von Sportbekleidung zu beachten sind. Ich möchte hier besonders auf die Aspekte der optimalen Bewegungsfreiheit, der Schutzfunktion und der aerodynamischen Bekleidung eingehen.

Optimale Bewegungsfreiheit. Die Modelle in der Sportbekleidung müssen so gestaltet sein, daß sie ein möglichst großes Maß an Bewegungsfreiheit garantieren. Die Bewegungsfreiheit eines Bekleidungsstücks wird dabei bestimmt durch die Elastizität des eingesetzten Stoffs, die Weite des Bekleidungsstücks und das Rutschen des Bekleidungsstücks am Körper. Wenn bei sportlicher Betätigung die Dehnung und Kontraktion der Haut größer ist als die Elastizität der getragenen Sportbekleidung, entsteht durch die Bekleidung ein Druckgefühl auf dem Körper, das dem Träger unangenehm ist. Nach japanischen Untersuchungen wird das Tragegefühl von Sportbekleidung dann beeinträchtigt, wenn der Druck 30 g/cm^2 übersteigt.

Auf die praktische Anwendung bezogen bedeutet dies, daß alle Trikots und Sporthosen, sei es für Fußball- oder Handballspieler, für Leichtathleten, Tennisspieler oder Radfahrer schnittmäßig so gestaltet sein müssen, daß diese Sportler durch ihre Bekleidung bei der Ausübung ihrer sportartspezifischen Bewegungsabläufe nicht behindert werden. Besonders hinweisen möchte ich dabei z.B. auf Sprinterhosen, die mit einem hohen, überlappenden Seitenschlitz gearbeitet sind, oder die Netztrikots der Langstreckenläufer, die einen tiefen Armausschnitt haben, damit ein Scheuern der Oberarme am Trikot vermieden wird.

Bei den Wettkampfanzügen der Skilangläufer oder der Turnerinnen wird besonders viel Bewegungsfreiheit gefordert. Die hochelastischen Materialien erlauben einen körpernahen Schnitt, da sie die Bewegungsfreiheit nicht beeinträchtigen.

Durch Dehnungszonen ist es möglich, Teilbereiche von Sportbekleidungsstücken elastisch zu gestalten. Ein typisches Beispiel hierfür ist ein einteiliger Trainingsanzug, der Dehnungszonen im Schulter-, Taillen- und Schrittbereich sowie am Beinabschluß hat. Mit Dehnungszonen als funktionellen Gestaltungselementen wird auch bei der Skibekleidung im alpinen wie im Langlaufsektor gearbeitet.

Schutzfunktion von Sportbekleidung

Schutzfunktion gegen Kälte, Wind und Nässe. Für alle Outdoor-Sportarten muß Sportbekleidung auch einen Schutz gegen Nässe, Kälte und Wind bieten. In der Regenschutzbekleidung werden in der Regel beschichtete Stoffe eingesetzt, die durch ihre Wasserdichtigkeit die von außen kommende Nässe abhalten. Die im Mikroklima vom Körper her anfallende Feuchtigkeit konnte aber nach außen nicht abgeführt werden und hat so zwangsläufig zu schlechten Trageeigenschaften geführt.

Seit 2 - 3 Jahren gibt es jedoch Stoffkonstruktionen in Form von mehrschichtigen Laminaten mit einer speziellen Teflonmembran, die Wasserdampf vom Körper passieren lassen, aber trotzdem Wasser von außen zuverlässig abhalten. Diese neuen Stoffkonstruktionen bieten einen wesentlich besseren Tragekomfort als herkömmlich beschichtete Textilien.

Neben dem verwendeten Überstoff hängt der Wetterschutz aber auch entscheidend von der Modellgestaltung ab. So ist z.B. bei der Regenbekleidung darauf zu achten, daß an den besonders gefährdeten Schulter- und Ärmelbereichen keine Nähte verlaufen, oder die Nähte von innen abgedichtet sind. Ist dies nicht berücksichtigt, so kann trotz eines wasserundurchlässigen Stoffs diese Schutzfunktion nicht gewährleistet werden, da die Nähte bei Nässe eine Dochtwirkung zeigen.

Im Skilanglaufbereich sollten die Anzüge mit einer Overallhose oder einer Latzhose ausgestattet sein. Die hochgeschnittenen Vorder- und Rückenteile bieten dann den besonders gefährdeten Körperpartien des Skilangläufers Schutz vor Wind und Kälte.

Ein weiteres Problem besteht im Eindringen des Windes in die Bekleidung und der damit verbundenen Auskühlung des Körpers. Bei guter Skilanglaufbekleidung sind deshalb Jacken und Hosen in der Vorderfront zusätzlich mit einem Baumwollstoff abgefüttert. Die gleiche Wirkung kann man erreichen, wenn man die Anzüge in der Vorderfront mit einer winddichten Außenseite besetzt.

Schutzfunktion gegen Verletzungen. Bei verschiedenen Sportarten muß die Bekleidung so gestaltet sein, daß sie besondere Körperteile vor Verletzungen schützt. So sind z.B. die Slalom-Rennpullover am Ober- und Unterarm, am Ellenbogen und an den Schultern und Schulterblättern mit Profilschnüren aus Schaumstoff wattiert, um diese Körperteile der Rennläufer beim Kontakt mit den Slalomstangen zu schützen. Die Jethosen haben ähnliche Wattierungen im Knie- und Schienbeinbereich.

Auch eine funktionsgerechte Torwartsbekleidung muß, insbesondere bei Hartplätzen oder im Wintereinsatz, Polsterungen im Ellenbogen- und Hüftbereich haben. Eine lange Torwarthose sollte über zusätzliche Kniepolster verfügen.

Aerodynamische Bekleidung. Beim Kampf um 100stel oder 1000stel Sekunden haben sich die Sportbekleidungshersteller auch damit zu beschäftigen, wie sie dem Sportler durch seine Bekleidung im Wettbewerb um Medaillen und Rekorde einen Vorteil verschaffen können.

Durch die Anwendung von beschichteten Stoffen mit extrem glatter Außenseite, die aber trotzdem ein hohes Maß an Elastizität aufweisen, und die entsprechende Modellgestaltung konnten Anzüge entwickelt werden, die meßbar niedrigere Luftwiderstandwerte aufweisen. Diese Anzüge der Skiabfahrtsläufer oder der Bahnradrennfahrer sind so geschneidert, daß sie der optimalen Abfahrtshaltung oder der optimalen Sitzhaltung auf dem Rad entsprechen. Ähnliche Anzüge werden auch von Bobfahrern und Rodlern verwendet.

Die Anzüge der Wettkampfschwimmer bestehen aus einem Material, das wie eine zweite Haut anliegt, und möglichst wenig Widerstand im Wasser bietet. Dabei sind die Schwimmanzüge im Vorder- und Rückenteil so hoch geschnitten, daß kein Wasser von vorne zwischen Körper und Anzug eindringen kann.

Modische Anforderungen

Ich komme nun zum Aspekt der Mode in der Sportbekleidung.

Mode und Sport. Die Mode ist eine allgemein gültige Ausdrucksform des sozialen Lebens. Ihre kurzfristigen Verhaltensänderungen wurzeln in dem Drang nach sozialer Differenzierung und werden durch Nachahmung verbreitet.

Die Mode führt somit zu einer Uniformierung und Entindividualisierung der Bedürfnisse der Menschen. Mit gleicher Berechtigung läßt sich aber auch sagen, daß die Mode zu einer Differenzierung der Nachfrage beiträgt, denn innerhalb des durch die Mode vorgeschriebenen Spielraums versucht jeder, seinem persönlichen Geschmack Ausdruck zu verleihen. Dies zeigt sich besonders in der Bekleidung mit der Vielfalt der Produkte hinsichtlich Qualität, Form, Farbe und Dessin.

Mit der starken Zunahme der Bedeutung des Sports im öffentlichen Leben wurde der Mode ein neuer, großer Wirkungskreis eröffnet. Zum einen stellt der Sport einen Lebensbereich dar, der ständig im Wandel begriffen ist und von den einander sich ablösenden Ereignissen mit meist weltweiter Geltung lebt. Andererseits verkörpern die Spitzensportler Leitbilder, an deren Lebens- und Bekleidungsstil sich ein großer Teil der sportlich interessierten Menschen orientiert.

Modische Sportbekleidung. Da bei der Gestaltung von Sportbekleidung in der Vergangenheit die Funktionalität nahezu das allein gültige Prinzip war, führte dies zu eintönigen und uniformen Modellen und zu einer tristen Farbaussage, die sich auf Schwarz, Marine und Dunkelgrau beschränkte. Die modernen gesellschaftlichen Entwicklungen, der Trend zu einem freizeitlich orientierten Leben, sowie die Suche nach neuer Lebensqualität haben auch zu einer Wandlung der Sportbekleidung mit mehr modischem Styling und chicerer Farbgebung geführt. Typische Beispiele sind glänzende, mehrfarbige Trainingsanzüge, modisch geschnittene Skibekleidung oder die farbenfroher werdende Tennisbekleidung.

Die Wettkampfsportler haben erkannt, welch großes Prestige heute vom Sport ausgeht und daß zu einer positiven Selbstdarstellung auch eine Bekleidung gehört, die neben funktionellen auch modischen Gesichtspunkten gerecht wird. In abgewandelter Form gilt dieses Streben nach Geltung und Anerkennung auch für den Freizeitsportler. Entsprechend gehört die perfekte Ausrüstung und damit auch die modisch gestaltete Bekleidung als wesentlicher Bestandteil zu seiner sportlichen Ambition.

Schlußbemerkung

Abschließend stellt sich nun die Frage nach den Prioritäten und der Gewichtung der dargestellten Eigenschaften für eine sportgerechte Bekleidung.

Die Wichtigkeit und die Bedeutung der einzelnen Anforderungen hängt zum einen von den unterschiedlichen Bedingungen ab, die die verschiedenen Sportarten an ihre Bekleidung stellen. So stehen z.B. bei einem Tennishemd die thermophysiologischen Eigenschaften im Vordergrund, während bei wattierter Skibekleidung dem Schutzaspekt gegen Kälte, Wind und Nässe größere Bedeutung beigemessen wird.

Andererseits muß Bekleidung für den Hochleistungssportler grundlegend anders konstruiert sein, als die Ausrüstung für den Freizeitsportler. Im Gegensatz zum "Profi" muß der "Normalverbraucher" mit seiner Sportbekleidung stark verändernde Tätigkeits- und Klimabedingungen über einen längeren Zeitraum abdecken.

Ein Beispiel aus dem Skilanglaufbereich kann dies verdeutlichen. So erwartet z.B. ein wettkampfmäßig orientierter Skilangläufer von seiner Bekleidung hohe Elastizität und ein niedriges Gewicht. Die wärmehaltende Funktion tritt in den Hintergrund, da er beim Training sowie vor und nach dem Rennen von seinen Betreuern mit Decken oder zusätzlichen Bekleidungsstücken versorgt wird. Für ihn ist ein Overall aus dünnem, hochelastischem Material die richtige funktionelle Bekleidung. Der Skiwanderer oder Tourenläufer aber will einen Skilanglaufanzug haben, der ihn vor Kälte, Nässe und Wind schützt. Das Materialgewicht und die Elastizität interessieren ihn weniger.

Zusammenfassend ist somit festzustellen, daß es vor der Entscheidung für eine bestimmte Sportbekleidung wichtig ist, deren Verwendungszweck und die Zielgruppe der sportlichen Betätigung möglichst genau zu definieren. Daraus lassen sich die Eigenschaften und ihre Gewichtung ableiten, die diese Sportbekleidung optimalerweise beinhalten sollte.

Literatur

Harada T et al. (1982) The transfer properties of moisture and heat through clothing materials. J Text Mach Soc Jpn (Osaka) 35:203-218, 247-255

Umbach KH (1982) Kleidung und Sport aus Sicht der Hautphysiologie und Textilien. Bekleidungsphysiologisches Institut Hohenstein

Der Sportschuh

The Athletic Shoe

N. Becker und H. Mau

Summary

With the increasing interest in physical activity in the general population and greater desire to improve physical performance in competitive sports, the position of the athletic shoe has become more and more important in leisure and competitive athletic activity. In its role of supporting and improving certain discipline-specific movements, the athletic shoe often influences the development of the foot and physical strain processes negatively. This can unfavorably influence injuries and pathological processes of the functional musculo-skeletal system. The choice of the correct athletic shoe is made easier when certain important points are kept in mind, such as freedom of toe movement, pronation influences and shoestring tying variability.

Anatomie und Physiologie der Fußbelastung

Der Fuß dient dem Menschen als *Standfläche*, als *Fortbewegungshebel*, als *Stoßdämpfer* und bei besonderen Sportarten auch als Werkzeug. Sein Skelett bildet eine Gewölbekonstruktion, die durch Bänder, Sehnen und Muskeln gehalten wird. Diese Konstruktion ruht auf den sog. Fußpunkten an der Ferse, am Kleinzehenballen und am Großzehenballen. Eine gute Standfestigkeit wird gewährleistet durch eine relativ große Standfläche zwischen diesen Punkten und eine gute seitliche Stabilität durch Bänder und Muskeln. Der äußere Fußrand hat im Gegensatz zum inneren Fußrand auf Grund seiner Weichteile beim Stand und Gang fast immer Bodenkontakt.

Betrachten wir eine *Trittspur beim normalen Gang*, so wird in der vorderen Stützphase oder Auftreffphase die Ferse aufgesetzt, der Rückfuß erfährt aus der Supinationsstellung heraus eine Valgisierung mit Pronation des Vorfußes durch den auftreffenden Stoß, der zudem noch durch Knie- und Hüftbeugung elastisch abgefangen wird. Im sog. mittleren Stütz wird eine maximale vertikale Belastung auf den Boden ausgeübt, beim Übergang in die hintere Stützphase oder Abstoßphase wird über die Klein- und zuletzt die Großzehe abgedrückt und die Flugphase oder die stützlose Phase begonnen.

Dabei wandert der sog. *Kraftangriffspunkt* von der Außenseite der Ferse über den Kleinzehenballen zum Großzehenballen und über die Großzehe; die entstehenden Spannungsspitzen, die mit speziellen Systemen gemessen werden, können als *Druckgebirge* graphisch dargestellt werden.

Der konditionsstarke und technisch ausgereifte Läufer versucht den Fersenauftritt zu vermeiden und mit einer eher schlagenden Fußbewegung mit dem Ballen aufzukommen, um sich mit dem beschuhten Fuß über den Boden nach vorne wegzuziehen. Der gute Sprinter hat dabei fast nie Bodenkontakt mit der Ferse. Dieses verschiedene Verhalten in der vorderen Stützphase führte zu der Einteilung der Läufer in sog. *Fersenläufer, Mittelfußläufer und Ballenläufer.* Dabei verläuft charakteristischerweise die Linie der Maximalkraftpunkte entsprechend vom Rückfuß zum Vorfuß, vom Mittelfuß zum Vorfuß oder bleibt im Bereich des Vorfußes.

Durch die technische Raffinesse des Ballenlaufs soll die *passive Kraftspitze*, die beim Fersenlauf entsteht und vom Körper aufgefangen wird, vermieden werden. Dennoch muß der Tritt auf dem Boden gedämpft werden. Dies wird unabhängig von der Art des Auftrittes durch eine Verwringung des Fußes im Sinne der Pronation bewirkt. Dabei wird die Ferse in eine leichte X-Position hineingebracht, das Os naviculare tritt tiefer und der Unterschenkel rotiert nach innen. Diese dämpfende Pronationsbewegung wird durch Anspannung der Bänder sowie hauptsächlich durch den M. tibialis anterior kontrolliert. Das Ausmaß der *Pronation* ist abhängig vom Gewicht des Läufers, von der Beherrschung der Technik und von den Bodengegebenheiten. Die Pronationsbewegung ist der wichtigste Bestandteil des normalen Dämpfungsvorgangs, sie kann durch den Sportschuh erheblich verändert werden. Art und Weise der Verarbeitung der Pronation sind Gegenstand heftiger Debatten in Läuferlagern und bei Schuhherstellern.

Aufbau des Sportschuhs

Der *Sportschuh ist meistens ein Laufschuh,* da das Laufen eine wesentliche Komponente der meisten Sportarten ist. Der Sportschuh soll die natürlichen Bewegungen des Körpers unterstützen, er soll den Fuß *schützen, führen* und den auftreffenden Stoß *dämpfen* helfen. Der Lauf- oder Allroundschuh scheint ein praktischer Schuh zu sein, denn er wird nicht nur beim Sport, sondern auch als Konfektionsschuh immer beliebter und unterstreicht damit, daß er wohl angenehm, bequem und fußgerecht ist, indem er viele Kriterien erfüllt, die ein guter Schuh besitzen soll. Der Allroundschuh ist nach folgendem Prinzip aufgebaut: Über einen Leisten, der dem menschlichen Fuß nachgebaut ist, wird ein Schaft gezogen, der entsprechend der sportartspezifischen Anforderung aus verschiedenen Materialien gestaltet ist. Der Schaft wird geschnürt mit einem Schnürsenkel oder mit verschiedenen Schnellverschlüssen. Das Schaftmaterial ist verschieden wasserdampfdurchlässig zur Erreichung eines guten Fußklimas. Der Schaft ist verstärkt im Bereich des Ristes, meistens durch Nähte oder durch undehnbare Plastikstreifen zur Verbesserung der Schnürung. Der Rückfuß wird stabilisiert durch eine Fersenkappe, die die Ferse muldenförmig umgreifen soll. Die Fersenkappe ist hinten hochgezogen und soll durch eine weiche Polsterung die Achillessehne schützen. Es schließt sich eine Einlegesohle an, die meistens eine leichte mediale Pelotte trägt, zur Unterstützung des inneren Fußgewölbes. Ein konventioneller Schaft ist auf eine Brandsohle geklebt, dagegen wird beim Mokassinschnitt der Schaft unterhalb der Einlegesohle mit sich selbst vernäht, um eine größere Beweglichkeit des Schuhs zu erreichen. Es schließt sich eine Sohle aus verschiedenen Materialien an, die Gegenstand heftiger Diskussionen sind. Diese Sohle ist hauptverantwortlich für das Dämpfungsverhalten des Schuhes in Rück-, Mittel- und Vorderfußbereich. Zur besseren Verteilung von Druckspitzen hat man in manchen Fällen einen undehnbaren Netzüberzug auf die dämpfende Sohle aufgeschweißt.

Die *Ferse* ist meistens etwas höher gestellt, eine Fersenkappe soll ein Schwimmen verhindern. Zum Schluß haben wir die *profilierte Laufsohle,* die entsprechend den geforderten Anwendungsbereichen strukturiert ist und teilweise verschiedene Konsistenzen am Rand und in der Mitte hat oder in Querrichtung gebogen ist, um einen sog. "Trampolineffekt" zu erzeugen und die Aufprallelastizität als Rückprallkraft an den Läufer zurückzugeben.

Sportartspezifischer Schuh

Im Gegensatz zum Allroundschuh, der die natürliche Bewegung des Fußes unterstützen und fördern soll, beeinträchtigen zwar sportartspezifische Schuhe infolge ihrer Konstruktion die physiologischen Belastungsvorgänge an Fuß und Extremität, dagegen ermöglichen sie aber eine bessere Leistung in einer entsprechenden Disziplin. Diese Behinderungen können zu Schäden und Verletzungen führen. Der Radrennfahrer z.B. schraubt an seine nicht biegbare Sohle ein Renneisen an, das in die Pedale einrastet und ein Abrutschen verhindert. Zusätzlich wird der Schuh mit dem Rennhaken an die Pedale festgeschnallt, damit der Fahrer die Aufwärtsbewegung der Kurbel durch Ziehen an den Pedalen aktiv unterstützen kann. Diese Schuh-Rad-Verbindung verhindert die Rotation des Unterschenkels, die Bewegung muß von Knie und Hüfte abgefangen werden. Bursitiden im Bereich des Trochanter majors und Insertionstendinosen der Kniebeugemuskulatur sind bei falschem Anbringen des Renneisens oder bei falscher Fahrtechnik nicht selten. Kann der Fuß nicht schnell genug befreit und ein Sturz somit nicht abgefangen werden, fällt der Sportler mit seinem Gerät um und erleidet die bekannten großflächigen Schürfverletzungen vorwiegend im Hüftbereich.

Dämpfung

Zurück zum Allroundschuh und zum Problem der *Dämpfung*.

Neben der Muskulatur und den Fersenfettpolster muß vornehmlich der Schuh Dämpfungsaufgaben übernehmen. Durch das Einbringen von Dämpfungselementen verschiedener Härte kann die Aufprallelastizität des Schuhs verändert werden. Keilförmige Noppen gewährleisten eine energieverzehrende Verformungsphase. Auf der anderen Seite werden Luftkissen eingebaut, die die Verformungsenergie beim Auftreten auf dem Boden aufnehmen und beim Abstoß als Rückprallenergie abgeben sollen, ohne daß eine Materialermüdung mit konsekutivem Elastizitätsverlust auftritt. Da das dämpfende Material aber nicht nur in vertikaler, sondern auch in horizontaler Ebene Bewegungen zuläßt, kann ein Schwimmeffekt der Ferse resultieren, der von vielen Läufern als unangenehm empfunden wird. Dieses Schwimmen ist um so ausgeprägter, je mehr die Ferse belastet wird, was gerade bei den Laufanfängern oder ungeübten Läufern der Fall ist. Es entsteht eine Instabilität des Rückfußes, die muskulär aufgefangen werden muß und die Unterschenkelmuskulatur vermehrt belastet.

Im Gegensatz zum Barfußlauf ist die dämpfende *Pronation* im beschuhten Lauf wesentlich deutlicher, da ein normales Abrollen von der Außenseite oder Außenkante des Fußes durch die leicht ausgestellte Sohle nicht mehr möglich ist; der Fuß knickt infolge der Hebelwirkung der Sohle in eine stärkere Valgusstellung ein. Dies ist besonders dann zu merken, wenn der Fuß nicht exakt in Laufrichtung aufgesetzt wird und durch die Absatzschrägung bei lateralem Fersenaufsatz eine kleine Auftrittsfläche eine erhebliche Instabilität des Rückfusses begünstigt, der Fuß in das Innenleder des Schuhes hineinfällt und es hier vermehrt aufbraucht.

Infolge vermehrter Pronation und Vorfußabduktion und infolge vermehrter Innenrotation des Unterschenkels kommt es zu den bekannten *Überlastungssyndromen* wie Achillessehnenreizung, sog. Knochenhautentzündung am Unterschenkel oder Reizung über dem Tractus iliotibialis, oft fehldiagnostiziert als Außenmeniskopathie.

Der Läufer behilft sich auf seine Weise: Er *läuft seine Schuhe ab*. Der Orthopäde bekommt wertvolle Hinweise über den Laufstil des Patienten bei Betrachtung des abgelaufenen Sohlenmusters und kann entsprechende therapeutische Maßnahmen einleiten. Neben der Lokalbehandlung am Unterschenkel und Fuß muß der Abrollmechanismus physiologischer gestaltet werden. Die Abschrägung des Absatzes soll senkrecht zur Laufrichtung erfolgen, wenn der Sportler die Füße beim Lauf leicht abduziert. Durch eine Zurichtung der Einlegesohle mit medialer Unterstützung unter dem Sustentaculum tali kann er das hyperpronatorische Einknicken mit Ausballung des inneren Seitenleders zu verhindern versuchen.

Rennschuhe besitzen meistens keinen dämpfenden Absatz, zum einen um Gewicht einzusparen, zum anderen, weil kein Bedarf besteht, da der Sprinter als Vorfußläufer in Höhe der Kleinzehe mit dem Ballen aufsetzt und nicht mit der Ferse. Werden aber längere Trainingsläufe nur mit dem Rennschuh durchgeführt, der Sportler müde und der Laufstil unkorrekt ist, so können die auftretenden nichtgedämpften Kraftspitzen direkt an den Unterschenkel weitergeleitet werden. Es besteht die Gefahr der Ermüdungsfraktur wie z.B. bei einer Läuferin, die bei zusätzlichem Vorliegen einer Mineralstoffwechselstörung ihren zu hohen Ehrgeiz mit einer beidseitigen Unterschenkelermüdungsfraktur und längeren Sportpausen bezahlen mußte.

Übernimmt der *Sportboden Dämpfungsfunktionen*, kann auf eine dämpfende Sohle im Sportschuh verzichtet werden. Beim Fußballspiel hat der Rasen die Funktion des Dämpfungselements zum großen Teil übernommen, und er erleidet dadurch auch Schaden, wie man an den aufgeworfenen Rasenstücken am Ende eines Spieles erkennen kann. Ist der Rasen zu hart, die Stollen zu lang, die energieverzehrende Rutschphase nicht gegeben, besteht die Gefahr der Sprunggelenkdistorsion, einer Verletzung, die beim Fußballspiel wie bei allen Spielen mit schnellen Richtungsänderungen gegeben ist. Die Distorsionsneigung wird begünstigt durch eine Beeinträchtigung der Zehenfreiheit durch zu schmalen Leisten und nach vorn gezogene Schnürung, die ein Verkrallen und Ausspreizen der Zehen als eine Art *Restgreiffunktion* zur Erlangung einer größeren Stabilität verhindert. Das exakte gerade Aufsetzen des Fußes ist hier infolge der sportartspezifischen Bewegungsabläufe nicht möglich, der hintere äußere Noppen wird vermehrt belastet und aufgebraucht. Es wäre zu diskutieren, ob er etwas vorgesetzt werden sollte.

Führung und Schutz

In der hinteren Stützphase bzw. Abstoßphase soll der Schuh den Fuß führen. Beim Gehen erfolgt der Abstoß über die Großzehe, beim schnellen Laufen wird zur Betonung des Abstoßes der Fuß etwas nach innen gedreht. Die Belastung wird auch unter die übrigen Zehen verteilt, die sich in den Boden verkrallen und den Abstoß dynamischer und kräftiger gestalten. Dem wird auch durch die Spikeplatten Rechnung getragen. Die Voraussetzung für ein beschwerdefreies und kraftvolles Abdrücken vom Boden ist gebunden an die Gewährleistung einer freien und ungehinderten Zehenbeweglichkeit in Länge, Breite und Höhe. Schuhe, die durch ihre Leistenform die Großzehe in eine Valgusposition abdrängen und ihr Belastung wegnehmen, führen zu einer vermehrten Belastung der Zehen II und III, die für diese Aufgabe alleine aber nicht geschaffen sind. Die vorderen Abstützpunkte werden zur Mitte hin verschoben, es resultiert eine Instabilität des Vorfußes, die Möglichkeit der Spreizfuß- und Hallux-valgus-Entwicklung.

Ist der Fuß so stark, daß er dem Schuh seinen *Individualabdruck* abgegeben hat, kann dies zur Zerstörung des Schuhes führen. Muß sich der Fuß allerdings dem Schuh anpassen, resultieren daraus häufig Zehennagelveränderungen, Blauverfärbungen der Zehen, Clavusbildung, Hallux valgus und Spreizfuß.

Schuld daran dürfte die dem Leisten zugrundeliegende *Brandsohle* sein, die zu stark abgerundet ist und die sich nicht an den Vorstellungen des sog. "Goldenen Schnitts", der von der Deutschen Orthopädischen Gesellschaft 1951 niedergelegt wurde, orientiert. Durch den Fortfall der Belastung der Großzehe wird automatisch der äußere Fußrand vermehrt belastet. Dem wurde durch einen neuen Leisten Rechnung getragen: die Leistenachse weicht nach medial ab, die Ferse ist schmaler gehalten und das Gelenkstück schmaler geworden. Bei genauer Betrachtung kann man sich des Eindrucks nicht erwehren, daß eine große Ähnlichkeit mit dem "Goldenen Schnitt" besteht. Mit zunehmendem Gesundheitsbewußtsein wird diesem Brandsohlenmodell auch zur Zeit bei den Konfektionsschuhen mehr Beachtung geschenkt.

Genügende *Bewegungsfreiheit* für die Zehen soll auch trotz und mit der Schnürung gewährleistet sein, die den Fußrücken mit dem Schuh fest verbinden muß. Die Schnürung soll ein zu weites Vorrutschen im Schuh verhindern. Ist dies nicht gewährleistet, so stößt die Zehe an und erleidet Veränderungen, die bis zum Abriß von Zehennägeln führen kann. Der Schuh braucht sich auf.

Die Wichtigkeit der funktionierenden Schnürung erkennt man besonders dann, wenn der Fuß einen *erheblichen Vorschub* auf die Unterlage ausübt, wie z.B. beim Startvorgang beim Surfen. Hier nimmt der vordere Fuß Druck auf und schiebt das Brett aus dem Wind. Eine Ristschnürung soll den Fuß im Schuh daran hindern, nach vorne zu rutschen. Die Kräfte, die hier auftreten, können die Ristschnürung so belasten, daß sie an ihrer Anhaftungsstelle ausreißt.

Spezielle sportartspezifische Schuhe, die Führung, Stützung und Schutz nicht mehr gewährleisten, führen zu einer erheblichen Mehrbelastung des Fußes. Der *Tanzschuh* z.B., dessen Sohlen mit Drahtbürsten aufgerauht werden, damit er der Forderung nach minimaler Standsicherheit bei Rutschmöglichkeit nachkommen kann, unterstützt nur wenig die natürlichen Funktionen des Fußes. Der Vorfuß ist eingezwängt in eine schmale Leistenform. Eine Zehenbeweglichkeit ist fast nicht mehr möglich, da der Fuß durch die höhergestellte Ferse in den Schaft hineinrutscht. Durch den hohen Absatz ist eine Lastumverteilung zu Ungunsten des Vorfußes vorgenommen worden. Der hohe Absatz begünstigt Distorsionstraumen. Die vermehrte Belastung des Vorfußes führte z.B. bei einer Tänzerin zu einer Nekrose des Sesambeines. Durch ein Unterpolstern des 1. Strahles konnte eine Entlastung herbeigeführt werden, die Tänzerin geht beschwerdefrei ihrem Sport nach.

Eine Führung des Fußes durch einen *hochschaftigen Schuh* ist ebenfalls möglich, wobei der Vorfußbereich lockerer geschnürt und die Sprunggelenke geschont werden können.. Der hochschaftige Skischuh ermöglicht eine exaktere Kraftübertragung und eine sichere Steuerung des Skis und reduziert somit die Sturzhäufigkeit. Die schraubstockartige Einklemmung des Fußes im Bereich des Schuhristes ist mit der zunehmenden Schafthöhe überflüssig geworden. Dies ist nicht nur günstig für die Durchblutung des Fußes, sondern verschafft ihm auch die nötige Bewegungsfreiheit. Im Vergleich zu den niederschaftigen Skischuhen hat sich das Verletzungsmuster zugunsten der Sprunggelenke, aber zuungunsten der Schienbeine und Kniegelenke verändert.

Folgerungen

Durch Lösung von Fuß- und Schuhproblemen lassen sich Beschwerden bei Sportlern, insbesondere bei Sportanfängern verblüffend einfach und schnell in den Griff bekommen. Der Orthopäde soll dem Sportler, insbesondere dem Freizeitsportler, der unvorbereitet seinem Körper höhere Belastungen zumutet, beratend zur Seite stehen. Der Trainingsleiter muß auf exakten Laufstil achten. Der Sportschuh muß neben seiner sportgerechten Ausgestaltung insbesondere fußgerecht sein, denn der Sport führt zu einer wesentlich stärkeren Belastung des durch Zivilisation und Untertraining im allgemeinen vorgeschädigten Fußes. Jeder Sportler soll beim Kauf auf folgende Punkte achten:

1. Im zugeschnürten Schuh sollte man Stehen und Gehen.
2. Die Großzehe und die Kleinzehe dürfen nicht eingeengt werden, es darf kein unangenehmer Druck auf die Innenseite des Großzehennagels entstehen.
3. Die Schnürung soll variabel sein.
4. Die Zehen sollen sich verkrallen können.
5. Beim Auftreten mit der Ferse soll der Fuß nicht nach innen klappen.
6. Beim Auftreten mit der Ferse dürfen kein unangenehmer Zug und Druck auf die Achillessehne entstehen.

Literatur

Adidas, 8522 Herzogenaurach: Laufen 83, Produktinformation

Brody DM (1980) Running injuries. Clinical Symposia (Ciba), vol 32, No 4

Bühler E, Gall H, Drexel H (1983) Untersuchung der Bodenkräfte in Abhängigkeit von der Aktivität einiger Beinmuskeln während der Standbeinphase des menschlichen Ganges. Z Orthop 121:37-43

Diepschlag W (1982) Die Druckverteilung an der Fußsohle des Menschen im Stehen und Gehen, barfuß und im Schuh. Z Orthop 120:814-820

Hort W (1978) Der Sportschuh auf modernen Kunststoffbelägen. Orthop Praxis 11:825-827

Marquardt W (1979) Orthopädische Schuhe und Einlagen. Orthopädie 8:310-326

Nigg BM (1980) Biomechanische Überlegungen zur Belastung des Bewegungsapparates. 3. Heidelberger Orthopädie-Symposium 1979. Thieme, Stuttgart, S 44-54

Nigg BM, Denoth J, Neukomm PA (1979) Load on the human body. Biomechanics 7:88-105

Nigg BM, Luethi S (1980) Bewegungsanalysen beim Laufschuh. Sportwissenschaft 3:309-320

Nigg BM, Segesser B (1978) Biomechanische Aspekte zu Sportschuhkorrekturen. Orthop Praxis 11:831-833

Nike International; 6108 Weiterstadt. Produktinformation

Schmollinsky G (1980) Leichtathletik. Sportverlag, Berlin

Segesser B, Nigg BM (1980) Insertionstendinosen am Schienbein, Achillodynie und Überlastungsfolgen am Fuß - Ätiologie, Biomechanik, therapeutische Möglichkeiten. Orthopädie 9:207-214

Segesser B, Stacoff A (1981) Verletzungsprophylaxe durch geeignetes Sportschuhwerk. OST 7:308-315

Witt AN, Rettig H, Schlegel KF, Hackenbroch M, Hupfauer W (1980) Orthopädie in Praxis und Klinik, Bd I: Allgemeine Orthopädie. Thieme, Stuttgart New York

VIII

Klinische Probleme im Sport

Clinical Problems in Sports

A

Problematik

Problematical Issues

Hochleistungstraining und gesundheitliche Risiken aus psychologischer Sicht

Highly Intensive Training and Health Risks from a Psychological Point of View

H. Gabler

Summary

The topic poses the question, whether the demands and pressures of high-level competitive sports produce excessive stress, especially in children and youth, which leads psychologically to functional disorders, subjective indisposition, and illness. The research results presented show that in general this is not the case. However, these results must be considered critically in regard to their theoretical basis, the related methods of investigation, and especially in regard to the question of who determines the norm for establishing what is to be understood as mental health or illness. Therefore in the course of the paper this question is especially addressed. In doing so, a sport-specific reference system is required, in which statistical, social, and subjective norms are incorporated. If one assumes that the balance between stress and adaption of an organism can be disturbed by the extreme demands of high-level competitive sports, and one differentiates between the levels of behaviour and experience and the effects of the disturbances physically and mentally, then it follows, that there are four areas in which health risks can be placed from a psychological standpoint: Sports injuries, psychosomatic illnesses, subjective indisposition, and psychosocial behavioral disorders.

Auf den ersten Blick legt die mir gestellte Frage nach den gesundheitlichen Risiken des Hochleistungstrainings und -wettkampfes aus *psychologischer* Sicht eindeutige Antworten nahe. Denn es gibt - in den Medien ausführlich dargestellt - genügend Beispiele dafür, daß jugendliche und erwachsene Hochleistungssportler den psychischen Anforderungen des Hochleistungssports vermeintlich nicht standhalten können:

So wird z.B. im Rahmen des *Kinder*hochleistungssports über 10jährige Turnerinnen aus Rumänien berichtet, die neben der normalen schulischen Ausbildung noch mit 40 h wöchentlichem Training belastet werden. Wer ist hier nicht geneigt - unabhängig von der körperlichen Belastung - anzunehmen, daß diese Kinder überbelastet sind, d.h. nicht nur, daß ihr Recht auf Kind-sein verletzt wird, sondern auch, daß eine solch große Belastung zu negativen Entwicklungsspätfolgen führen wird?

Immer wieder beklagen sich Vertreter von Sportfachverbänden, vor allem vom Deutschen Leichtathletikverband und vom Deutschen Schwimmverband darüber, daß soviele *Jugendliche* das Hochleistungstraining von heute auf morgen abbrechen, nicht etwa, weil sie den physischen Belastungen nicht mehr gewachsen sind oder schwerwiegende Verletzungen erlitten haben, sondern weil einzelne Niederlagen und enttäuschende Erlebnisse nicht verkraftet werden konnten, oder aus wenig rationalen Gründen die Motivation zum Training zusammenbrach. Der unbefangene Beobachter wird auch in solchen Fällen Frustrationen und psychische Überbelastungen als Ursache des "Aussteigens" vermuten.

Wenden wir uns dem Hochleistungssport der *Erwachsenen* zu, dann beobachten wir extreme Erscheinungen, die wir gerne als "nicht mehr gesund" einstufen, so z.B. das Verhalten einzelner Ausdauersportler, die irgendwelche Bedürfnisse durch tägliche extreme Ausdauerleistungen oder durch sogenannte Ultraläufe augenscheinlich wie Suchtkranke zwanghaft befriedigen. Solche Phänomene provozieren nicht nur verständnisloses Kopfschütteln, sondern auch Bewertungen wie "krankhaft" und "abnorm".

Schließlich fällt immer wieder auf, daß einzelne Spitzensportler, die den langen Weg zur Spitze erfolgreich gemeistert und sich lange an der Spitze gehalten haben, sich sehr schwer tun, all die Belastungen zu verarbeiten, die mit dem *Rücktritt vom Hochleistungssport* verbunden sind, ja manchmal nunmehr erst jetzt scheitern, nachdem sie alles doch geschafft zu haben glauben.

Wenden wir für unsere Thematik medizinische Begriffe an, dann können wir die Annahme formulieren, daß nicht nur die körperlichen, sondern auch die psychischen Beanspruchungen und Belastungen des Hochleistungstrainings (nämlich der große zeitliche Aufwand, die weite Distanz zwischen Anfangsleistung und angestrebter Höchstleistung, die hohen körperlichen Anstrengungen und Belastungen, das Netz reglementierender Bedingungen im modernen System von Training und Wettkampf und die Verwertung der Leistungen durch die Öffentlichkeit) für den menschlichen Organismus eine große Herausforderung darstellen: Je nach Quantität aber auch Qualität solcher Beanspruchungen vermag sich der Organismus anzupassen, und diese Anpassung bedeutet in psychologischer Hinsicht psychische Gesundheit, Stabilität und Stärke, oder aber er vermag sich nicht anzupassen, und es kann zu Funktionsstörungen und Erkrankungen kommen, und dies bedeutet Labilität, Mißbefinden und psychische Erkrankung.

Wenn wir auf den zweiten Blick zur Beantwortung unserer Fragestellung die *Forschungsergebnisse der Sportpsychologie* heranziehen, dann erfahren wir eine erste Verunsicherung. Denn die vorliegenden Untersuchungsergebnisse zur Frage, ob sich durch Hochleistungssport psychische Funktionsstörungen und Erkrankungen einstellen, deuten - nimmt man Einzelfälle aus - doch darauf hin, daß der Hochleistungssport in der Regel kaum gesundheitliche Risiken in sich birgt. So kommt Sack (1980) in seiner Längsschnittuntersuchung an männlichen und weiblichen Mittel- und Langstreckenläufern über einen Zeitraum von 4 Jahren am Ende der Adoleszenz zu folgender Schlußfolgerung: "Selbst wenn man alle psychologischen und andere Persönlichkeitsdaten über und von den Athleten zusammenfaßt, erreicht man nicht jene Entweder-Oder-Beziehung, die bei der Identifikation von klinischen und nichtklinischen Personen gelang. Psychologisch liegen zwischen Hochleistungssportlern und Durchschnittsbevölkerung nicht 'jene Welten', die psychisch Kranke von der Durchschnittsbevölkerung trennen. Die Athleten liegen durchaus im Normalbereich" (1980). Im Blick auf die Athletinnen äußert er sich wie folgt: "Athletinnen sind danach leistungsorientierter, emotional etwas stabiler und akzeptieren sich selbst stärker; weiterhin demonstrieren sie deutlich geringere Neurotizismuswerte. Insgesamt erwecken sie den Eindruck einer leistungsorientierten, psychisch stabilen und robusten jungen Persönlichkeit" (1980).

Kaminski (1982) fand in seiner Längsschnittuntersuchung an Hochleistungssport treibenden Kindern im Eiskunstlauf, Kunstturnen und Schwimmen im Vergleich zu einer Kontrollgruppe und zu einer Gruppe von Preisträgern des Wettbewerbs "Jugend musiziert", daß im Laufe der sportlichen Entwicklung eine Verschlechterung der ursprünglich durchschnittlichen Schulleistungen nicht eintrat, daß die Anzahl der

Hobbies als grober Indikator für die Freizeitinteressen bei der Sportlergruppe nur unwesentlich zurückging und daß die Inanspruchnahme durch den Leistungssport, aber auch durch die "Leistungsmusik" die Jugendlichen nicht daran hindern, freundschaftliche Beziehungen aufzunehmen und zu pflegen, wie dies für ihre persönliche und soziale Entwicklung erforderlich ist.

Ich selbst bin in einer sich über 5 Jahre erstreckenden Längsschnittuntersuchung an 102 Hochleistungsschwimmern und -schwimmerinnen zu dem Ergebnis gekommen, daß die jugendlichen und erwachsenen Schwimmer und Schwimmerinnen keineswegs selbstunsicher, emotional labil und ängstlich sind, wie man dies annehmen könnte, wenn man - wie manche Autoren - davon ausgeht, daß nur auf der Basis einer abnormen Persönlichkeitsstruktur sportliche Höchstleistungen möglich sind. Allerdings zeichnen sich die Hochleistungsschwimmer auch nicht durch eine erhöhte emotionale Stabilität aus, wie dies von Sack (1980) herausgestellt wird. Man muß ihnen vielmehr eine in der Norm liegende Persönlichkeit bescheinigen, deren Struktur sich durch die im Hochleistungssport gegebenen Beanspruchungen und Belastungen offensichtlich nicht wesentlich verändert, und in deren Zentrum sich das Leistungsmotiv vor allem durch spezifisch günstige Anreize, die von der Familie, von der Trainingsgruppe, vom Trainer und von der Leistungsatmosphäre des Vereins ausgehen, in besonders intensiver Weise aktualisiert (Gabler 1981).

Nun sollte diesen Untersuchungsergebnissen wiederum nicht entnommen werden, man könne die Annahme, daß der Hochleistungssport in der Regel kaum gesundheitliche Risiken in psychologischer Hinsicht in sich berge, bedenkenlos vertreten. Denn solche Untersuchungen werfen eine Reihe noch ungeklärter Fragen auf, von denen ich drei wesentliche nennen möchte:

1. Genügt es, nach *allgemeinen* Persönlichkeitsmerkmalen zu fragen und dementsprechend Hochleistungssportler mit Nichtsportlern zu vergleichen? Sind es nicht vielmehr spezifische Bedingungen im Sport, die zu *spezifischen* Ausprägungen von Persönlichkeitsmerkmalen führen können?

2. Ist es angemessen, zur Erfassung der Beziehung zwischen Sport und Persönlichkeit allgemeine in der Psychologie gängige *Persönlichkeitstests* anzuwenden, die nicht für diesen Zweck konstruiert wurden? Müssen nicht vielmehr auch spezifische Verfahren entwickelt werden?

3. Wenn wir den Athleten und Athletinnen eine in der Norm liegende Persönlichkeitsstruktur bescheinigen: Wer definiert die *Norm* und die *Normabweichung*? Können wir über Norm und Normalität *psychische Gesundheit und Krankheit* bestimmen?

Gestatten Sie mir, daß ich mich gerade mit dieser Problematik im folgenden näher befasse. Die Psychologie tut sich bei der Bestimmung dessen, was sie unter *psychischer Gesundheit* versteht, im allgemeinen recht schwer. So gibt es auch nur wenige (und in der Sportpsychologie überhaupt keine) Veröffentlichungen zu dieser Thematik im engen Sinne. Denn der Psychologe - vor allem der wissenschaftlich arbeitende Psychologe - sieht seine Hauptaufgabe in erster Linie darin, Verhalten und Erleben möglichst neutral zu beschreiben, zu erklären und zukünftiges Verhalten vorherzusagen. Da empirische Methoden im Zentrum seiner Untersuchungen stehen, versucht er zunächst den Untersuchungsgegenstand operational zu bestimmen, d.h. das Untersuchungsverfahren bestimmt das, was unter dem Gegenstand verstanden wird, und die Untersuchungsergebnisse werden auf objektive *statistische Normen* bezogen. Je mehr solche Untersuchungsergebnisse der Gauß-Normalverteilung gleichen, desto günstiger wirkt sich dies für die weiteren statistischen Berechnungen aus. Nach diesem Ansatz ist jedoch offensichtlich, daß z.B. Marathonläufer in vielerlei Hinsicht als abnorm einzustufen sind. Ihre Leistungen sind selbstverständlich abnorm. Dauer und Intensität ihres täglichen Trainings weichen ebenfalls erheblich von Durchschnittsnormen ab. Anstrengungsbereitschaft, Durchhaltevermögen und Willenskraft sind zumindest als außergewöhnlich zu bewerten. Wie Untersuchungen zeigen, hat ein extremes Ausdauertraining auch einengende Auswirkungen auf soziale Kontakte und allgemeine Lebensgewohnheiten. Auch im affektiven Bereich scheinen Ausdauerläufer spezifische Erfahrungen zu machen, d.h. kinästhetische Prozesse und Bewußtseinszustände wahrzunehmen, die der Durchschnittsmensch kaum nachvollziehen kann. Doch eine Abnormität in solchen Dimensionen, d.h. eine Abweichung vom Durchschnitt der Normalbevölkerung, kann weder mit krank noch mit gesund gleichgesetzt werden. Auch ein stark vergrößertes Herz kann z.B. infolge optimaler Anpassung an Ausdauerbelastungen völlig gesund sein oder aber tatsächlich ein Symptom für eine Erkrankung darstellen.

Wir benötigen also ein sportspezifisches Bezugssystem. Neben den statistischen Normen sind *soziale Normen*, d.h. in Gruppen anerkannte Wertmaßstäbe, einzuführen, die sich also lediglich auf die Population der Hochleistungssportler beziehen. Aber auch dieser Ansatz wirft Probleme auf. So können wir uns - auch wenn wir zu der Gruppe zählen, die den Kinderhochleistungssport prinzipiell bejaht - am Beispiel des Kinderhochleistungssports fragen, ob es gesund ist, wenn Kinder eines Kölner Schwimmvereins um 4.00 Uhr aufstehen, von 5.00 bis 6.30 Uhr trainieren, im Bad frühstücken, dann zur Schule gehen, nach Mittagsschlaf und Hausaufgaben von 16.00-18.00 Uhr eine zweite Trainingseinheit absolvieren, um 19.00 Uhr das Abendessen auf dem Programm haben und um 20.00 Uhr zu Bett gehen. Was heißt überhaupt Kind-sein? Unter welchen Bedingungen ergeben sich Spätfolgen? Welche Spätfolgen sind als schädlich zu bewerten? Wer legt fest, welche Extremausprägungen des Verhaltens auf dem Kontinuum zwischen normal und abnorm (als einer Variante der Norm) als gesund bzw. krank zu bezeichnen sind? Wo beginnt die in quantitativer Hinsicht zu messende Abweichung vom Durchschnitt - sei dieser nun auf eine statistische Durchschnitts- oder eine soziale festgelegte Norm bezogen - umzuschlagen in eine andere Qualität, d.h. umzuschlagen vom mehr oder weniger zum entweder gesund oder krank? Anders formuliert: Welche Kriterien geben uns einen Hinweis dafür, daß sich die Qualität des Verhaltens und Erlebens so verändert hat, daß wir die Begriffe "ungesund" und "krank" verwenden können?

Manche meinen schließlich, man müsse von einer *subjektiven Norm* ausgehen, d.h. das Kriterium der Bewertung solle sich nach dem persönlichen Erleben des einzelnen richten. Normal oder abnorm ist dann derjenige, der sich entsprechend fühlt. Nur sollte man hierbei nicht vergessen, daß auch dieser einzelne in seiner Bewertung nicht frei ist von sozialen und statistischen Normen. Hinzu kommt, daß zwar einerseits manche Patienten als krank einzustufen sind, obwohl eindeutige klinische Befunde häufig fehlen, daß jedoch andererseits manchmal Patienten ebenfalls als krank zu gelten haben, auch wenn sie angeben, sie fühlten sich wohl. Vor allem Kinder im Hochleistungssport werden wohl - trotz aller Anerkennung ihrer subjektiven Befindlichkeit - kaum beurteilen können, ob sie ihren Entwicklungsaufgaben gerecht werden können oder nicht.

Was heißt nun nach dieser Problematisierung Gesundheit aus psychologischer Sicht? Zunächst läßt sich festhalten, daß psychische Gesundheit nicht eindeutig definierbar ist. Das gleiche gilt für den Hochleistungssport. Es gibt nicht *den* Hochleistungssport und *den* Hochleistungssportler. Allerdings lassen sich einige Kriterien für die Bestimmung dessen, was wir unter psychischer Gesundheit verstehen können, entwickeln. Aus der Sicht der Psychologie, die sich mit dem Verhalten und Erleben von Menschen befaßt, müßte *psychische Gesundheit* dann gegeben sein, wenn eine Person

- sich wohlfühlt,
- ihre Fähigkeiten und Fertigkeiten in körperlicher und psychosozialer Hinsicht verwirklichen kann und
- mit ihrer aktuellen Lebenssituation, insbesondere mit ihrer sozialen Situation, zurecht kommt (vgl. hierzu Becker 1982).

Danach könnnen wir von *psychischer Erkrankung* sprechen wenn Verhalten, Erleben und psychische Funktionen qualitativ so beeinträchtigt und gestört werden bzw. sind, daß eine Person relativ überdauernd aus dem Gleichgewicht zwischen Belastung und Anpassung gerät, d.h. auf einer bzw. mehreren dieser genannten Ebenen wesentlich gestört ist. Damit wird auch deutlich, daß *alle drei Kriterien* der Beurteilung, die statistische, soziale und subjektive Norm zu berücksichtigen sind, um eine Störung als solche beurteilen zu können. Tabelle 1 soll dies verdeutlichen.

Tabelle 1. Auswirkungen der Störungen der psychischen Gesundheit

	Körperliche Hinsicht	Psychosoziale Hinsicht
Verhalten Leistungsverhalten Soziales Verhalten	Sportverletzungen (objetive Norm)	Verhaltensstörungen (soziale und subjektive Norm)
Erleben	Psychosomatische Erkrankungen (objektive und subjektive Norm)	Mißbefinden (subjektive Norm)

Der Hochleistungssport bringt in körperlicher und psychischer Hinsicht extreme Belastungen mit sich. Der Organismus kann sich sowohl in körperlicher als auch in psychischer Hinsicht diesen Belastungen anpassen, so daß das Gleichgewicht zwischen Belastung und Anpassung bestehen bleibt; dieses Gleichgewicht kann aber auch gestört werden. Unterscheidet man zwischen der Ebene des Verhaltens und Erlebens und den Auswirkungen der Störungen in körperlicher und psychischer Hinsicht, dann ergeben sich vier Bereiche, denen gesundheitliche Risiken im Hochleistungssport aus psychologischer Sicht - und dies ist ja unsere eingangs gestellte Frage gewesen - zugeordnet werden können. Damit wird auch sichtbar, daß psychische und körperliche Gesundheit eng miteinander verwoben sein können.

1. Zunächst können psychische Bedingungen auf der Verhaltensebene dafür verantwortlich sein, daß es zu körperlichen Störungen und Schäden, im engen Sinne zu *Sportverletzungen* und *Sportschäden* kommt. So verhalten sich manche Athleten riskant, wenn sie

- Sportverletzungen nicht ausheilen und zu früh mit dem Training beginnen,
- aufgrund hoher Leistungsmotivation ihre Risikobereitschaft unangemessen erhöhen und
- trotz Ermüdung, Konzentrationsmangel oder technischer Mängel sich hohen körperlichen Belastungen stellen (Gabler 1982). Solche Fälle können zu einer Überbelastung und somit zu einer Sportverletzung

des Haltungs- und Bewegungsapparats führen, was durch objektive Normen feststellbar ist.

Wie häufig Sportverletzungen wesentlich durch solche psychischen Bedingungen verursacht werden, entzieht sich meiner Kenntnis. Wenngleich in der sportmedizinischen Literatur diese Frage kaum behandelt wird, so glaube ich doch, daß ihr zukünftig vermehrt Aufmerksamkeit geschenkt werden sollte.

2. Überbelastungen auf der Erlebensebene können zu *psychosomatischen Erkrankungen* führen. Manche über objektive und subjektive Normen feststellbare Krankheitssymptome (wie Fieber, Erbrechen, Schmerz und Mißbefinden) sind als unangemessene Anpassungsversuche, als Abwehrreaktionen des Organismus gegenüber Überbelastungen zu verstehen. Ein gesundheitliches Risiko im Hochleistungssport besteht also darin, daß körperliche und psychische Überbelastungen im Training und Wettkampf sowie im Verhältnis zwischen Trainings- und Wettkampfbelastungen einerseits und schulischen bzw. beruflichen Belastungen andererseits und im sozialen Bereich zu psychosomatischen Erkrankungen führen können. Über die Häufigkeit solcher psychosomatischer Erkrankungen liegen meines Wissens kaum gesicherte Erkenntnisse vor.

3. *Subjektives Mißbefinden* kann auch vorliegen, ohne daß medizinische Befunde gegeben sind. Wer dem Druck des tatsächlichen oder vermeintlichen Gewinnenmüssens nicht standhält, Niederlagen nicht verkraftet, die Trainingsbelastung als unerträglichen Streß bewertet, wem die Beurteilung seiner Leistungen durch Trainer, Funktionäre und Kameraden, aber vor allem auch in der Öffentlichkeit durch die Medien im übertragenen Sinne "wehtut", wer also unter solchen Belastungen *leidet* - und diese Form des Mißbefindens ist nur aufgrund einer subjektiven Norm zu beurteilen - ist im wahrsten Sinne des Wortes ein Patient, d.h. ein Leidender. Man könnte in solchen Fällen davon sprechen, daß die Balance zwischen Anforderung und Anpassung so gestört ist, daß der Betroffene seine Ich-Identität verliert, d.h. sich selbst in seinen Handlungen nicht mehr repräsentiert findet. Zieht man zu dieser Fragestellung - in der Annahme, daß ein solches Leiden zu einem Abbruch der sportlichen Laufbahn führen kann - die Untersuchungsergebnisse über jene jugendlichen und Nachwuchsathleten, die aus dem Hochleistungssport ausgestiegen sind, heran (Gabler 1981; Sack 1980), dann zeigt sich allerdings, daß diese Annahme nur in einigen Fällen berechtigt scheint.

4. Schließlich können Überbelastungen im psychosozialen Bereich zu *Verhaltensstörungen* führen, z.B. zu Verhaltensstörungen im Sinne neurotischen Verhaltens. Wer aufgrund innerer Konflikte Verhaltenssymptome zeigt, wie zwanghaftes Verhalten im Training und Wettkampf, unangemessene Reaktionen auf Niederlagen (wie Kompensationen, Depressionen, Aggressionen, Verdrängungen), hypochondrische Selbstbeobachtungen des körperlichen Zustands u.ä., erfährt manche seiner Verhaltensweisen durch Selbst- oder Fremdbeurteilung als abnorm, empfindet sich selbst als gestört und leidet darunter. Hierbei sind vor allem soziale und subjektive Normen bei der Beurteilung zu berücksichtigen. Die Frage, wer nun die sozialen Normen festlegt, durch die ggf. auch die subjektiven Normen beeinflußt werden, hängt entscheidend davon ab, welche Wertsetzungen diejenigen haben, die den Hochleistungssport unterstützen und fördern und fällt deshalb nicht in die alleinige Zuständigkeit des Psychologen. Somit mündet dieses Kriterium schließlich ein in die Sinnfrage, d.h. in die anthropologisch und sozial/ethisch orientierte Frage nach dem Sinn und Unsinn des Hochleistungssports in der modernen Gesellschaft (Grupe 1979).

Literatur

Gabler H (1981) Leistungsmotivation im Hochleistungssport. Hofmann, Schorndorf

Grupe O (1979) Vom Sinn des Hochleistungssports. In: Gabler H et al. (Hrsg) Praxis der Psychologie im Leistungssport. Springer, Berlin Heidelberg New York, S 566-580

Kaminski H (1982) Kindersport in psychologischer Sicht - Perspektiven, ein Untersuchungsvorhaben und seine jüngsten Ergebnisse. In Howald H, Hahn E (Hrsg) Kinder im Leistungssport. Karger, Basel, S 92-112

Sack HG (1980) Zur Psychologie des jugendlichen Leistungssportlers. Hofmann, Schorndorf

Hochleistungstraining und gesundheitliches Risiko aus der Sicht des Athleten

Highly Intensive Training and Health Risk from the Athlete's Point of View

J. Verschl

Summary

According to personal experiences of a top track athlete, dangers to health in high-level competitive sports lie not only in the increasing quantitative and qualitative demands of training, but perhaps even more in the increasing competition density with less time for recuperation and regeneration. Higher and higher qualification norms set by the various sport associations or committees force athletes to resort to means and measures questionable in sports medicine and sports ethics, e.g. taking anabolic drugs. In order to reduce these health risks, sports medicine is challenged, especially in the orthopedic sector, to improve care and control of the athlete during competition and training, as well as to better apply and supervise preventive measures and curative treatment.

Das sehr allgemein gehaltene Thema: "Hochleistungstraining und gesundheitliches Risiko" würde sicher den Rahmen dieses Vortrags und nicht zuletzt meine Kompetenz übersteigen, wollte man jeder Sportart und Disziplin gerecht werden. Deshalb gestatten Sie mir, in den folgenden Ausführungen hauptsächlich meine eigene 10jährige Erfahrung in der Leichtathletik zugrunde zu legen.

Zuerst möchte ich ein paar Worte zur zeitlichen Anforderung im Hochleistungstraining sagen. In der Leichtathletik bedeutet dies 8-10 Trainingseinheiten pro Woche von jeweils ca. 2 h Dauer. Mit allen das Training direkt begleitenden Maßnahmen erreicht man leicht einen täglichen Zeitaufwand von ca. 4-5 h. Hierbei sind regelmäßige Massagen oder eventuelle Besuche beim Arzt nicht eingerechnet. Noch extremeren zeitlichen Belastungen sind etwa Turner, Schwimmer oder Eiskunstläufer ausgesetzt. Diese Situation wird dadurch verschärft, da wir ja von Amateuren sprechen, und diese neben ihrer sportlichen Laufbahn auch noch Schule, Studium oder Beruf bewältigen müssen. Durch die angespannte wirtschaftliche Lage gibt es auch für Hochleistungssportler immer weniger Vergünstigungen im außersportlichen Bereich, was nicht zuletzt zu starken psychischen Belastungen führen kann. (Fragen tauchen auf wie: Schaffe ich den Zugang zum Studium? Setze ich ein Semester aus, oder setze ich gar meinen Arbeitsplatz aufs Spiel?) Hierfür könnte ich aus meinem eigenen Bekanntenkreis einige Beispiele anführen.

Im weiteren möchte ich auf die ständig steigende körperliche Belastung im Hochleistungstraining eingehen. Diese basiert auf immer umfangreicherem und intensiverem Training, verbunden mit ebenfalls ständig steigender Zahl von Wettkämpfen. An dieser Stelle seien hier nur einige Aspekte aus dem Weitsprungtraining erwähnt. In Zeiten des höchsten Trainingsumfangs werden pro Woche 800-1000 verschiedensten Sprünge absolviert und ca. 30 t im Kraftraum bewegt. Hochgerechnet auf das Jahr bedeutet dies ca. 20.000 Sprünge zu absolvieren und insgesamt 20mal das Gewicht eines vollbeladenen Lastzugs zu bewältigen.

Daß es sich hier nicht um Belastungen handelt, die der menschliche Körper ohne weiteres verkraftet, ist sicher einsichtig. Dieser Umstand wird durch die ständig steigende Anzahl hochkarätiger Wettkämpfe noch verstärkt. Zu den bedeutenden sportlichen Ereignissen wie Europa- und Weltmeisterschaften sowie den alle 4 Jahre stattfindenden Olympischen Spielen haben sich in den letzten Jahren Europacup, Worldcup und speziell in der Leichtathletik etwa 30 weitere, wichtige internationale Wettkämpfe hinzugesellt. Durch die immer kürzer werdenden Abstände zwischen zwei sportlichen Großereignissen ist der Athlet gezwungen, das Training noch mehr zu intensivieren, was zwangsfäufig auf Kosten der Regenerations- und Erholungsphasen geht.

Ich möchte hier aber nicht den Eindruck erwecken, der Leistungssportler sei eine bedauernswerte Kreatur. Als Athlet bzw. Athletin geht man diese Belastung im allgemeinen bewußt und freiwillig ein. Man kann sogar sagen, der Athlet geht sie gerne ein, denn solange nichts weh tut, verlangt der Sportler seinem Körper gerne immer höhere Leistungen ab, wenn ihm dadurch ein weiterer Erfolg in Aussicht gestellt ist. Eine Einschränkung möchte ich lediglich in den sog. Kindersportarten, wie Geräteturnen, Schwimmen oder Eiskunstlaufen, machen. Hier sind starke Bedenken anzumelden, da der Ehrgeiz von Eltern oder Trainern meist im Vordergrund steht.

Ansonsten ist die größte Triebfeder beim Athleten, Leistungssport zu treiben, sich durch eigene Leistung aus der Anonymität der Massengesellschaft hervorzuheben und eine gewisse Selbstbestätigung zu erfahren. Erst später gesellen sich andere Motivationen wie Reisen, Kontakte zu Menschen und auch finanzielle Motive hinzu. Aber nicht zuletzt ist es der finanzielle Aspekt in Kombination mit der ständig erhöhten Leistungsanforderung an Geist und Körper sowie dem zeitlichen Aufwand, der zum Prüfstein vieler Amateursporarten wird.

Hochleistungssport ist ein Fulltime-Job geworden, und Höchstleistungen sind nicht im Vorübergehen zu erzielen, vor allem, wenn man die Konkurrenz aus den osteuropäischen Ländern berücksichtigt, die als sog. Staatsamateure in Wahrheit Vollprofis sind.

Wer also in der Bundesrepublik Deutschland A sagt zum Leistungssport, der muß auch B sagen, d.h. den Athleten einen möglichst ungestörten Ablauf ihrer sportlichen Karriere garantieren, einschließlich der Integration im und ins Berufsleben.

Bei der Frage nach den möglichen Störfaktoren in der sportlichen Entwicklung stößt man unweigerlich auf die Frage nach den gesundheitlichen Risiken, die der Sportler eingeht. Diese Frage ist sehr vielschichtig und stark von den verschiedenen Sportarten und Disziplinen abhängig, aber auch davon, ob die Verletzungsgefahr allein von Trainings- und Wettkampfbelastung abhängt oder durch die Anwesenheit eines Gegenspielers, wie in den Ballsportarten, beträchtlich erhöht wird.

Große Bedeutung haben auch der sportliche Ausbildungsstand und die körperliche Fitness sowie die Konzentrationsfähigkeit, wobei Unaufmerksamkeit bzw. Ermüdung eine Erhöhung des Verletzungsrisikos darstellen können.

Ein weiterer Problemkreis, der sich hier aufdrängt, ist der Gebrauch leistungssteigender Mittel, wie z.B. Anabolika. Die Einnahme solcher Präparate scheint unter ärztlicher Kontrolle kein erhöhtes Risiko für nachhaltige Schädigungen darzustellen. Die erhöhte Rate an Muskelverletzungen ist jedoch unstrittig. Bei dem Problem Anabolika rücken viel mehr ethisch-ästhetische Gesichtspunkte in den Vordergrund, denkt man an die Damen und Herren in den Disziplinen Kugelstoßen und Diskuswerfen. Dennoch, das Rad der Geschichte ist nicht mehr zurückzudrehen. Ohne Anabolika wäre das Kugelstoßen der Männer und Frauen sicher genauso attraktiv, nur die absolute Leistung wäre eben herabgesetzt. Steht man aber als Athlet am Scheideweg von Weltspitze und sportlichem Durchschnitt, ist das Problem "Schlucken oder nicht" sehr schwer zu lösen.

Von offizieller Seite wird immer wieder betont, wie verwerflich es doch sei, künstlich die Leistungsfähigkeit zu erhöhen, aber gleichzeitig werden von den Verantwortlichen die Normen und Qualifikationsleistungen Stück für Stück höhergeschraubt.

Durch die erhöhten Anforderungen wird natürlich auch die Gefahr größer, gesundheitlichen Schaden zu erleiden. Meiner Ansicht nach geht es beim Hochleistungstraining, spricht man vom gesundheitlichen Risiko, in erster Linie um orthopädisch-traumatologische Fragen und erst in zweiter Linie um kardiologisch-internistische Probleme.

Die Sportmedizin in der Bundesrepublik mit ihren vorwiegend internistischen Abteilungen bringt über Laufbanduntersuchungen und viele Labortests wichtige und wertvolle gesundheits- und vor allem leistungsdiagnostische Hinweise für den Leistungssportler. Doch einmal abgesehen von Radrennfahrern, Marathonläufern, Skilangläufern und Ruderern muß man feststellen, daß die Schnellkraft, bzw. Kraftsportarten, die am Hochleistungssport einen erheblichen Anteil haben, eher schlecht versorgt sind. Bei dieser Gruppe stehen vor allen Dingen Verletzungen und Abnutzungserscheinungen des aktiven und passiven Bewegungsapparates im Vordergrund, wobei die Vorsorge und Versorgung auf diesem Gebiet zu wünschen übrig läßt.

Lassen Sie mich aus einer ganzen Reihe von häufigen Verletzungen, die im Rahmen des orthopädischen Vortrags sicher zur Sprache kommen, beispielhaft die Achillessehnenverletzung herausgreifen. Dieses Problem liegt mir besonders am Herzen, da ich selbst aufgrund dessen meine sportliche Laufbahn vorzeitig beenden mußte. Die Verletzung im Bereich der Achillessehne ist auch der absolute Spitzenreiter der Verletzungen innerhalb unserer Nationalmannschaft und beeinträchtigt viele Sportler ungemein in ihrer Leistungsfähigkeit. Es ist mir keinesfalls bekannt, daß von seiten der Ärzte, abgesehen von den unterschiedlichsten Akuttherapien, versucht wurde, der Ursache dieser Verletzung auf den Grund zu gehen. Falls doch, so sind die Ergebnisse dieser Untersuchungen zu den Athleten und Trainern nicht durchgedrungen. Medizinische Forschung auf diesem Gebiet darf nicht in Akten oder Kongreßbüchern verschwinden, sondern muß Eingang in die tägliche Praxis finden.

Ich möchte hier nicht die wirklich wertvollen Verdienste der Sportmedizin in Frage stellen, im Gegenteil. Ich möchte Ihnen aber ans Herz legen, daß für das gesamte Spektrum der Disziplinen im Hochleistungssport die Gewichtung der sportmedizinischen Disziplinen zu unausgewogen ist. Auch im Rahmen der jährlichen sportmedizinischen Untersuchungen liegt der Akzent auf der kardiologisch-internistischen Ebene. Ich selbst wurde in 10 Jahren Hochleistungssport nicht einmal lege artis orthopädisch untersucht.

Zum wohl traurigsten Kapitel gehört die fehlende ärztliche Betreuung bei längeren Trainingsaufenthalten. Der DLV veranstaltet seit vielen Jahren 14tägige Trainingslager für große Teile der Nationalmannschaft mit der Absicht, in warmen Gebieten Europas zu einem frühen Saisonzeitpunkt mit hoher Intensität trainieren zu können, in warmen Gebieten auch deshalb, weil das Verletzungsrisiko erheblich geringer ist. Tatsächlich ist aber nach meinen Erfahrungen der letzten 10 Jahre genau das Gegenteil der Fall. Auf Grund der bis auf eine Ausnahme völlig fehlenden ärtzlichen Betreuung wurden einige Athleten durch dort aufgetretene Verletzungen oft um Monate zurückgeworfen. Bei Anwesenheit eines Arztes hätte dieser Zeitraum zumindest erheblich verkürzt werden können. Diese Situation sollte dringend geändert werden, da sie ein ganz erhebliches Risiko für uns Sportler darstellt.

Die Beschreibung dieser Mißstände soll jedoch kein einseitiger Vorwurf an Mediziner sein, da wir nur zu genau wissen, daß gerade die Sportverbände oft wenig Interesse an sportmedizinischer Betreuung zeigen und erst lamentieren, wenn viele Athleten aus Verletzungsgründen ausfallen. Wir als Sportler sind uns im klaren darüber, daß die Therapie von Verletzungen im Leistungssport für Mediziner besondere Probleme aufwirft. Der Arzt muß manchmal ein höheres Risiko in der Therapie eingehen als ihm vielleicht lieb ist. Auf der anderen Seite ist einem Athleten oder einer Athletin mit einer Verletzung direkt vor Europameisterschaften nicht mit dem Satz gedient: "Nun machen Sie erst mal Pause". Sie können sicher sein, meine Damen und Herren, die Sportler wollen keinesfalls die Arztpraxis in eine Kfz-Reparaturwerkstatt umfunktionieren. Es gilt auch für uns der Grundsatz: Vorbeugung ist die beste Therapie. Dies setzt aber voraus, daß die Sportärzte in Zusammenarbeit mit Trainern mehr Einfluß auf den Trainingsprozeß und vor allem die sportliche Ausbildung von Kindern und Jugendlichen nehmen können.

Die Problematik "Leistungstraining und Jugendliche" wurde mir bei einer Talentsichtung im Bereich Weitsprung sehr deutlich vor Augen geführt. Dort erschienen teilweise durch 7 und 8 Trainingseinheiten pro Woche muskelbepackte 17jährige, bei denen es sicher nur eine Frage der Zeit ist, wann die ersten Verletzungen auftreten.

Das Beispiel des Frauen- bzw. Kinderturnens sollte uns hinsichtlich Trainingsbelastung bei Heranwachsenden Mahnung genug sein.

Zusammenfassend möchte ich noch einmal betonen, daß meiner Meinung nach die Ursachen des Gesundheitsrisikos im Hochleistungssport einerseits in der extremen körperlichen Beanspruchung und andererseits in der im Verhältnis dazu unzureichenden ärztlichen Betreuung liegen.

Es wäre wichtig, Trainern und Verbänden klar zu machen, welche Verantwortung sie in bezug auf die Gesundheit ihrer Athleten haben. Sie müssen in erster Linie die Grundlagen schaffen, um das Engagement der Orthopäden und Traumatologen im Leistungssport zu erhöhen.

Die Sportmedizin in der Bundesrepublik kann den an sie gestellten Anforderungen nur gerecht werden, wenn dieses Teilgebiet der Medizin in der Betreuung von Leistungssportlern das gleiche Niveau erreicht, auf dem die Internisten schon einige Jahre erfolgreich tätig sind.

B

Internmedizinische Probleme

Problems in Internal Medicine

Übertraining, Symptome und Ursachen

Overtraining, Symptoms and Causes

W. Kindermann

Summary

A review of the most important symptoms and causes of overtraining is given. Exemplary cases of overtraining triggered by incorrect training are presented. Moreover, the reduced mobilization of glycolytic energy in a state of overtraining is briefly discussed. It is indicated that in the case of suspected overtraining, reduced maximal lactate concentration can be a helpful differential diagnostic parameter. Regular controls of urea in blood serum under standardized conditions are suitable to prevent overtraining.

Ein Leistungsabfall oder eine Leistungsstagnation beim regelmäßig Trainierenden ohne organisch krankhaften Befund mit z.T. nur diskret ausgeprägten subjektiven und objektiven Symptomen wird als Übertraining bezeichnet. Da die Ätiologie des Übertrainings multifaktoriell ist, wurden andere Bezeichnungen wie beispielsweise Überforderung, Überlastung oder Fehltraining vorgeschlagen, ohne daß sich diese Begriffe bis heute durchsetzen konnten (zusammenfassende Darstellung [5]). Vieles hinsichtlich der pathogenetischen Mechanismen des Übertrainings ist bis heute unklar geblieben. Die Häufigkeit seines Auftretens steht in krassem Gegensatz zu unseren Möglichkeiten, einen Übertrainingszustand mit entsprechenden Parametern zu objektivieren. Im folgenden wird deshalb versucht, einige praxisrelevante Hinweise zur Diagnostik und Vorbeugung des Übertrainings zu geben.

Die in Tabelle 1 aufgeführten Symptome bzw. Beschwerden können nahezu regelmäßig in einer sportmedizinischen Ambulanz gehört oder erfragt werden. Hierbei kann es sich sowohl um den Ausdruck einer organischen Erkrankung als auch um funktionelle Beschwerden, beispielsweise im Sinne eines Übertrainings, handeln. Sind klinische, laborchemische und andere notwendige apparative Untersuchungen unauffällig geblie-

Tabelle 1. Häufige Symptome bzw. Beschwerden, die in einer sportmedizinischen Ambulanz angegeben werden

Leistungsabfall	Antriebslosigkeit
Verminderte Belastbarkeit	Appetitlosigkeit
Schnelle Ermüdbarkeit	Verdauungsstörungen
Schlafstörungen	Kopfschmerzen
Unruhezustände	Mißempfindungen in der Herzgegend
Emotionale Instabilität	

ben, so liegt bei den genannten Beschwerden beim Leistungssportler der Verdacht auf ein Übertraining nahe. Analog zur Diagnostik der funktionellen Erkrankungen beim Patienten stellt auch die Diagnostik des Übertraining beim Leistungssportler eine Ausschlußdiagnostik dar.

Leitsymptome des Übertrainings sind Leistungsabfall, verminderte Belastbarkeit und schnelle Ermüdbarkeit (Tabelle 2). Daneben können eine Reihe von weiteren Symptomen auftreten, die unterschiedliche Formen des Übertrainings vermuten lassen. Auf der Basis früherer Befunde werden heute zwei Erscheinungsformen des Übertrainings differenziert: sympathikotone (basedowoide) und parasympathikotone (addisonoide) Form [4]. Die in Tabelle 2 aufgeführten Symptome verdeutlichen die grundsätzlichen Unterschiede beider Erscheinungsformen. Die sympathikotone Form ist sehr viel leichter zu diagnostizieren, denn sie führt zu einer typischen Sympathikotoniesymptomatik und stört die Befindlichkeit erheblich. Organbezogene Beschwerden sind häufig. Betroffen werden vor allem Sportanfänger, jugendliche Sportler und Sportler in Nichtausdauersportarten. Die parasympathikotone Form ist demgegenüber sehr viel symptomärmer und wird deshalb häufig erst spät erkannt. Objektivierbare Symptome fehlen oft. Ein Leistungsrückgang im Training wird in erster Linie beim intensiven und weniger beim extensiven Ausdauertraining beobachtet. Betroffen werden vor allem hochtrainierte Ausdauersportler sowie ältere Sportler.

Das Spektrum der möglichen Ursachen eines Übertrainings reicht vom trainingsphysiologischen bis hin zum familiären Bereich. Eine der häufigsten Ursachen ist zweifellos ein fehlerhaftes Training, wobei insbesondere die Relation zwischen Belastungsintensität und -umfang nicht stimmt, so daß ein Mißverhältnis zwischen aktueller Belastung und Belastbarkeit resultiert.

Tabelle 2. Häufigste Symptome des Übertrainings

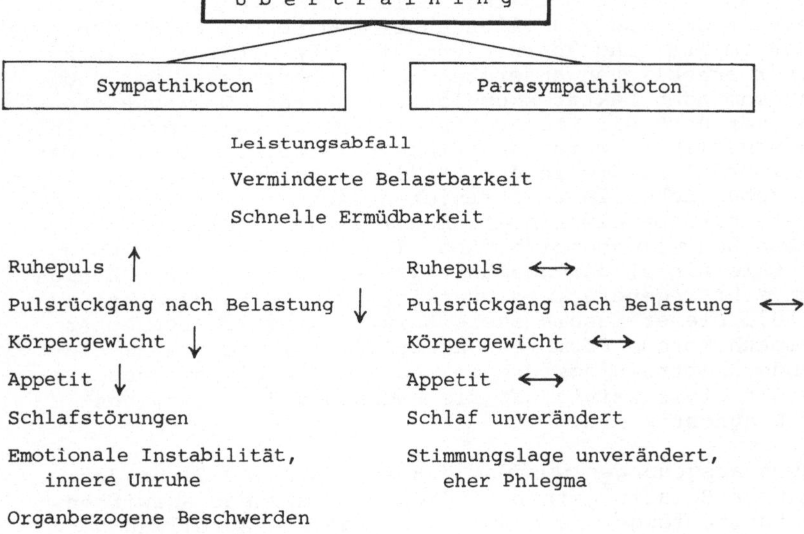

Abb. 1 liefert einen kasuistischen Beitrag zu dieser Problematik. Eine 23jährige Langstreckenläuferin, die 130 km wöchentlich an Dauerlauftraining durchführte, klagte seit Wochen über Leistungsabfall im

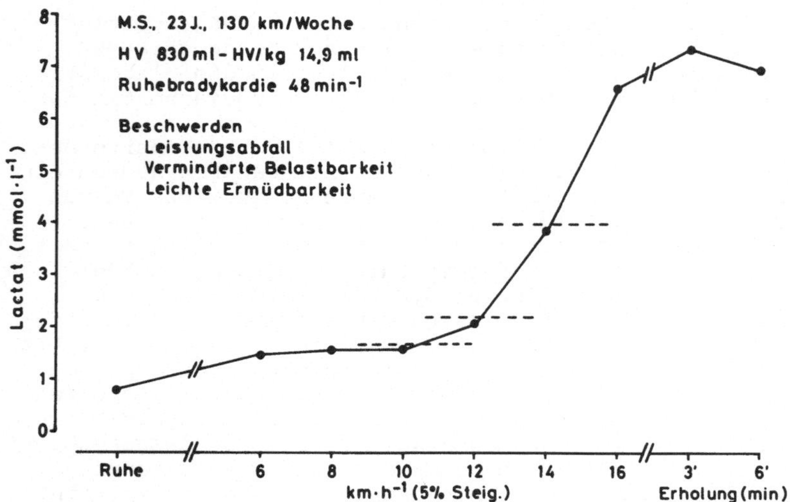

Abb. 1. Verhalten der Laktatkonzentration im Kapillarblut bei stufenweise ansteigender Laufbandbelastung bei einer 23jährigen Langstreckenläuferin im Zustand des Übertrainings. Die in die Laktatkurve eingezeichneten horizontalen Linien (----) haben folgende Bedeutung: *obere Linie* Intensität des durchgeführten Dauertrainings, das zum Übertraining führte; *mittlere Linie* individuelle anaerobe Schwelle; *untere Linie* aerobe Schwelle

Wettkampf, verminderte Belastbarkeit im Training und leichte Ermüdbarkeit. Klinische, röntgenologische, elektrokardiographische, laborchemische und leistungsdiagnostische Untersuchungen waren unauffällig geblieben. Das Herz war deutlich im Sinne eines Sportherzens umgeformt und vergrößert. Es bestand eine ausgeprägte Ruhebradykardie. Entscheidend war die Trainingsanamnese. Die Sportlerin führte ihr Dauerlauftraining fast ständig mit einer Belastungsintensität durch, die deutlich oberhalb der individuellen anaeroben Schwelle lag (Abb. 1). Das bedeutete, daß im Training überwiegend mit Intensitäten gelaufen wurde, die zu einer erheblichen anaeroben Energiebereitstellung und damit zu einer zunehmenden Laktatakkumulation führten. Der anaerobe Schwellenbereich, der noch ein Steady state zwischen Laktatproduktion und -elimination ermöglicht, wurde deutlich überschritten [8-10]. Der Sportlerin wurde empfohlen, die Intensität deutlich zu senken und nicht oberhalb der anaeroben Schwelle zu trainieren (Abb. 1, mittlere unterbrochen gezeichnete horizontale Linie). Ein Teil des Trainings sollte zunächst im aeroben Schwellenbereich (Abb. 1, untere unterbrochen gezeichnete horizontale Linie) durchgeführt werden. Dieser Bereich eignet sich zu einem mehr regenerativen Training, die Laktatproduktion ist unerheblich [8]. Dieser kasuistische Beitrag zeigt in typischer Weise die parasympathikotone Form des Übertrainings, die die am häufigsten auftretende Übertrainingsform im heutigen Hochleistungssport darstellt, und weist gleichzeitig auf die Bedeutung der Trainingsanamnese bei der Diagnostik hin.

Generell kann davon ausgegangen werden, daß sich aus der Sicht des Übertrainings zu hohe Belastungsintensitäten gravierender auswirken als zu hohe Belastungsumfänge. Je größer der anaerobe Anteil an der Gesamtenergiebereitstellung ist, um so höher ist der Anstieg der Katecholamine Adrenalin und Noradrenalin, wobei Adrenalin im Verhältnis zum Noradrenalin mit zunehmender Intensität und damit anaerober Energiebereitstellung stärker ansteigt [7]. Da angenommen wird, daß Adrenalin vorwiegend den psychischen und Noradrenalin den physischen

Streß reflektieren [3], kann davon ausgegangen werden, daß mit zunehmender Belastungsintensität die psychische Streßkomponente größer wird.

Vorausgegangene Infekte oder Bagatellerkrankungen können ebenfalls häufig ein Übertraining verursachen, wenn mit unveränderter Intensität und Umfang weitertrainiert, oder wenn nach überstandener Erkrankung zu schnell das frühere Trainingspensum wieder durchgeführt wird. Dabei wird zu wenig berücksichtigt, daß selbst bei Beschwerdefreiheit der Organismus nach einer Erkrankung nicht sofort wieder voll belastbar ist, so daß in diesem Falle ein Mißverhältnis zwischen Belastung und Belastbarkeit mit allen negativen Konsequenzen riskiert wird. Infekte können in manchen Fällen zu einer Mitreaktion der Leber führen, so daß die Transaminasen passager ansteigen. Ein solcher Befund sollte immer Veranlassung sein, das Training zu reduzieren bzw. vorübergehend einzustellen. Differentialdiagnostisch muß eine muskuläre Genese der Erhöhung von Transaminasen, insbesondere der GOT, ausgeschlossen werden; in diesem Falle besteht gleichzeitig eine deutliche Erhöhung der CK [7].

Weitere verursachende bzw. fördernde Faktoren eines Übertrainings sind familiäre und berufliche Konflikte bzw. hohe berufliche Belastungen, bioklimatische Faktoren oder Umstellungen, Schlafdefizit, Fehlernährung oder Ernährungsumstellungen, ungenügende Regenerationszeiten oder fehlerhafte Regeneration zwischen den einzelnen Trainingseinheiten. Davon zu differenzieren sind gewisse Mangelerscheinungen des Organismus, die sich im alltäglichen Leben nicht nachteilig auswirken müssen, zum Teil aber durch das leistungssportliche Training in einer bestimmten Sportart erst hervorgerufen werden. So sollten im Rahmen der Labordiagnostik stets Hämoglobin, Eisen und bei entsprechendem Verdacht zusätzlich Ferritin ("Läuferanämie") [2] sowie zum Ausschluß von Elektrolytstörungen Kalium und Magnesium bestimmt werden.

Was die Pathogenese des Übertrainings betrifft, so wird - wie bereits angedeutet - multifaktoriell spekuliert, ohne daß bisher eindeutig entsprechende Mechanismen nachgewiesen werden konnten. Diskutiert werden in erster Linie Störungen verschiedener Regulationssysteme wie Zentralnervensystem, vegetatives Nervensystem und Endokrinium [5]. Auf einen bei Übertrainierten häufig vorkommenden Befund soll in diesem Zusammenhang besonders hingewiesen werden. Werden bei Sportlern im Zustand des Übertrainings die maximal erreichten Laktatkonzentrationen bei Maximalbelastungen unter Labor- oder Wettkampfbedingungen bestimmt, so liegen diese in der Regel niedriger als für solche Belastungen erwartet werden kann bzw. niedriger als früher bei den gleichen Sportlern bei normalem Trainingszustand gemessen worden waren.

Ein kasuistisches Beispiel ist in Abb. 2 dargestellt. Die schraffiert gezeichneten Säulen repräsentieren die maximal erreichten Laktatkonzentrationen eines Spitzenmittelstreckenläufers in gutem Trainingszustand nach einem aeroben (AE) und anaeroben (ANE) Laufbandtest und einem 1500 m-Wettkampflauf. Die erreichten Laktatkonzentrationen weisen für alle 3 Belastungen darauf hin, daß die anaeroben Energiereserven voll ausgeschöpft wurden. Die weißen Säulen repräsentieren die maximal erreichten Laktatkonzentrationen des gleichen Läufers, ebenfalls nach einem aeroben und anaeroben Laufbandtest sowie einem 1500 m-Wettkampflauf. Bei dieser Untersuchung bestand aber im Gegensatz zu früher ein Übertraining (Laufbandtests im Labor) bzw. war einige Tage vorher ein Infekt abgelaufen (Wettkampf 1500 m). Dem Sportler war es zu diesem Zeitpunkt nicht möglich, seine anaeroben Energiereserven voll zu mobilisieren, kenntlich an sehr niedrigen maximalen Laktatkonzentrationen, obwohl glaubhaft eine subjektive Ausbelastung versichert wurde. Typisch war die Antwort nach dem

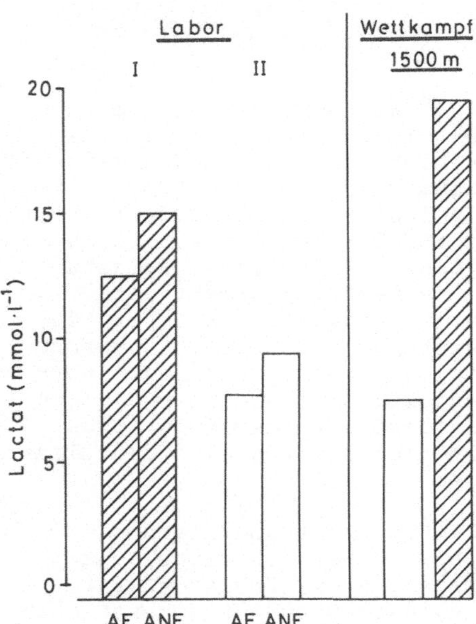

Abb. 2. Maximale Laktatkonzentrationen bei einem Spitzenmittelstreckenläufer bei aeroben (AE) und anaeroben (ANE) Laufbandtests sowie 1500 m-Wettkampfläufen. Bei den durch die schraffierten Säulen dargestellten Belastungen befand sich der Sportler in gutem Trainingszustand, bei den durch die weißen Säulen dargestellten Belastungen befand sich der Sportler im Zustand des Übertrainings

1500 m-Lauf, daß es ihm nicht möglich gewesen sei, die Temposteigerung in der letzten Runde mitzumachen, obwohl er zu diesem Zeitpunkt und auch am Ziel nicht erschöpft gewesen sei. Da Glykogenolyse und Glykolyse z.T. über das sympatho-adrenale System vermittelt werden, ist es denkbar, daß im Zustand des Übertrainings die Regulation über das sympatho-adrenale System gestört und eine volle glykolytische Energiemobilisation nicht möglich ist.

Die gemessenen maximalen Laktatkonzentrationen bei Testbelastungen im Labor können somit bei der Diagnostik eines Übertrainings mithelfen, wobei es sich hierbei um einen der wenigen meßbaren Parameter im Rahmen einer solchen Diagnostik handelt. Frühere gemessene Laktatkonzentrationen bei gleichen Belastungen können die Bewertung der aktuellen Laktatkonzentrationen erleichtern. Schließlich muß bei der Einbeziehung des maximalen Laktats in die Diagnostik des Übertrainings berücksichtigt werden, ob bei einer niedrigen maximalen Laktatkonzentration subjektive Erschöpfung bestand, oder ob eine solche Laktatkonzentration lediglich Zeichen einer fehlenden Ausbelastung aufgrund mangelnder Motivation ist. Im Einzelfall wird eine solche Entscheidung nur möglich sein, wenn der Arzt selbst bei der Belastung anwesend ist und den Sportler gut kennt.

Mit Hilfe von trainingsbegleitenden Maßnahmen besteht die Möglichkeit, Übertrainingszuständen rechtzeitig vorzubeugen. Regelmäßige Harnstoffkontrollen im Blutserum unter standardisierten Bedingungen eignen sich zur Trainingsüberwachung [1]. Es kann davon ausgegangen werden, daß ein kontinuierlicher Anstieg des Serumharnstoffs (Abb. 3, links oben) eine katabole Stoffwechsellage bei zu hoher Trainingsbelastung signalisiert, so daß eine Trainingsreduktion erforderlich wird. Ein oberer Grenzwert von 50 mg% (8,3 mmol/l) sollte nicht überschritten werden. Differentialdiagnostisch müssen eine vermehrte Eiweißzufuhr und verminderte Flüssigkeitszufuhr berücksichtigt werden. Deutlich erhöhte Werte der Kreatinkinase (CK) im Blutserum weisen auf eine

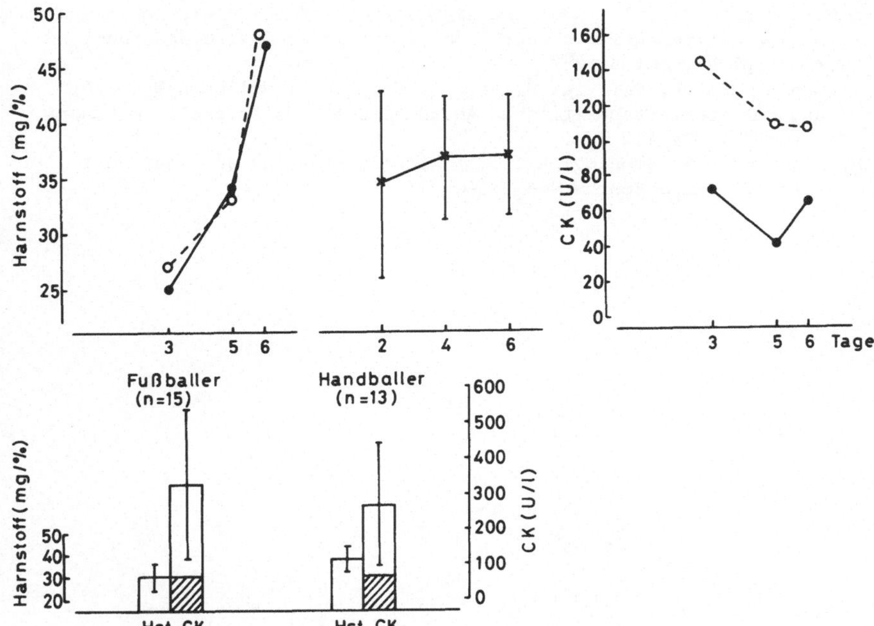

Abb. 3. Verhalten von Harnstoff und Kreatinkinase (CK) im Blutserum, gemessen an mehreren Tagen während eines 1wöchigen Trainingslagers (*oben*); Harnstoff und Kreatinkinase (*CK*) im Blutserum, gemessen am Ende eines einwöchigen Trainingslagers (*unten*)

hohe muskuläre Belastung hin. Bleibt der Serumharnstoff normal (Abb. 3, untere Bildzeile), so besteht keine Veranlassung, den Gesamttrainingsumfang zu reduzieren. Muskelgruppen, die in den voraufgegangenen Trainingstagen stark belastet wurden, sollten aber "geschont" und statt dessen andere Muskelgruppen stärker belastet werden. Harnstoff und Kreatinkinase sind als biochemische Parameter zur Trainingsüberwachung nicht austauschbar. Zwischen Harnstoff und Kreatinkinase im Blutserum besteht kein korrelativer Zusammenhang.

Literatur

1. Berg A (1977) Die aktuelle Belastbarkeit - Versuch ihrer Beurteilung anhand von Stoffwechselgrößen. Leistungssport 7:420
2. Dickson DN, Wilkinson RL, Noakes TD (1982) Effects of ultra-marathon training and racing on hematologic parameters and serum ferritin levels in well-trained athletes. Int J Sports Med 3:111
3. Euler US von, Hellner S (1952) Excretion of noradrenaline and adrenaline in muscular work. Acta Physiol Scand 26:183
4. Israel S (1958) Die Erscheinungsformen des Übertrainings. Sportmedizin 9:207
5. Israel S (1976) Zur Problematik des Übertrainings aus internistischer und leistungsphysiologischer Sicht. Med Sport 16:1
6. Kindermann W, Salas-Fraire O, Sroka G, Müller U (1983) Serumenzymverhalten nach körperlicher Belastung - Abgrenzung von krankheitsbedingten Veränderungen. Herz Kreislauf 15:117
7. Kindermann W, Schnabel A, Schmitt WM, Biro G, Cassens J, Weber F (1982) Catecholamines, growth hormone, cortisol, insulin, and sex hormones in anaerobic and aerobic exercise. Eur J Appl Physiol 49:389

8. Kindermann W, Simon G, Keul J (1979) The significance of the aerobic-anaerobic transition for the determination of work load intensities during endurance training. Eur J Appl Physiol 42:25
9. Mader A, Liesen H, Heck H, Phillipi H, Rost R, Schürch P, Hollmann W (1976) Zur Beurteilung der sportartspezifischen Ausdauerleistungsfähigkeit im Labor. Sportarzt Sportmed 27:80, 112
10. Stegmann H, Kindermann W, Schnabel A (1981) Lactate kinetics and individual anaerobic threshold. Int J Sports Med 2:160

Proteinurie unter körperlicher Belastung

Proteinuria from Physical Exercise

W. L. Strohmaier, K.-H. Bichler und H. J. Nelde

Summary

Urinalysis of 12 athletes, aged 20-25 years, after a 10,000 m run demonstrated that the proteinuria which occured was only transitory and physiological. The excretion of high-molecular proteins did not exceed normal values. The increased excretion of serumidentical proteins as a result of physical exercise is, therefore, due to an increased renal permeability to proteins, which exceed the tubular reabsorption maximum. It is not clear to what extent impairment of tubular reabsorption is important. Possible causes of increased permeability are metabolic acidosis in physical exercise, adrenaline excretion resulting from a sympathetic-adrenergic reaction, and changed haemodynamics. The rise in serum-creatinine levels indicates transitory impairment of renal function as a result of physical exercise.

Einleitung

Immunologische Methoden ermöglichen die Darstellung des Eiweißmusters der Arbeitsproteinurie im Vergleich zur physiologischen bzw. pathologischen Proteinurie [1] . Wie bereits frühere Untersuchungen [9,11] zeigten, sind für die Proteinurie unter körperlicher Belastung pathophysiologische Veränderungen wie Anhäufung saurer Stoffwechselprodukte und Vasokonstriktion der Nieren von Bedeutung. Diesen Faktoren wird von den einzelnen Autoren jedoch eine unterschiedliche Wertigkeit beigemessen [4,9,15,17,21].

Im folgenden soll anhand der Ergebnisse immunologischer Proteinbestimmungen versucht werden, Aussagen zur Pathophysiologie der Belastungsproteinurie zu machen.

Material und Methoden

Unsere Untersuchungen wurden an 12 Sportlern im Alter von 20-25 Jahren durchgeführt. Es war ein Langstreckenlauf über 10000 m zu bewältigen. Nach 5000 m wurde eine 5minütige Pause zur Blutentnahme und Urinabgabe eingelegt. Venenblut zur Untersuchung von Kreatinin, Standardbikarbonat und "base excess", Gesamteiweiß und der Einzelfraktionen wurde vor dem Start, nach 5000 m, am Ende des Laufs und 3 bzw. 6 h danach entnommen [3].

Urinproben zur Bestimmung von Gesamteiweiß und Proteinfraktionen wurden vor dem Start, nach 5000 m, und am Ende des Laufs abgegeben. Danach wurde für 24 h Urin gesammelt.

Die Gesamteiweißbestimmung wurde nach Biuret [22] durchgeführt. Für die Einzelproteinbestimmung im Urin wurden die Proben dialysiert und lyophilisiert [1].

Zum immunologischen Nachweis der Proteine in Serum und Urin verwendeten wir die radiale Immundiffusion nach Mancini mit Partigen-Platten[1]
Zur Kreatininbestimmung benutzten wir die Testkombination Testomar[1].

Die Prüfung der Signifikanz führten wir mit dem t-Test [14] durch.

Ergebnisse

Bei den Plasmaproteinuntersuchungen erhielten wir folgende Resultate: Am Ende des Laufs waren keine signifikanten Veränderungen verglichen mit den Ausgangswerten festzustellen. Gesamteiweiß sowie Haptoglobin, β-Lipoprotein, Hämopexin, β_1-A-Globulin und IgG fielen jedoch 3 h nach dem Lauf signifikant ab. Abb. 1 zeigt das Verhalten des Serumkreatinins. Wir fanden einen belastungsabhängigen steilen Anstieg und langsameren Abfall nach Ende des Laufs. Gerade spiegelbildlich verhielten sich "base excess" und Standardbikarbonat (Abb. 2).

Tabelle 1 zeigt die Gesamteiweißausscheidung sowie die der serumidentischen Proteine im Urin. Man sieht einen Anstieg während des Laufs. Lediglich die großmolekularen Proteine können nicht oder nur vereinzelt nachgewiesen werden.

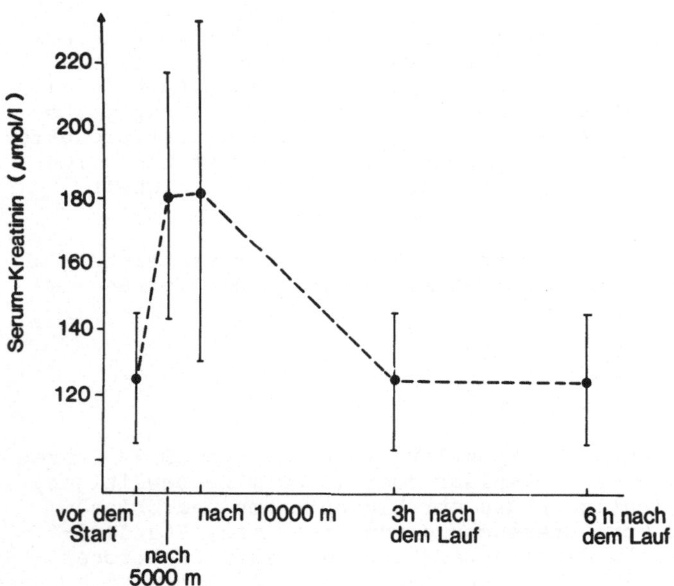

Abb. 1. Signifikanter Serumkreatininanstieg ($p \leq 0{,}05$) beim Langstreckenlauf (10000 m), n = 12

1 Behringwerke AG, Marburg/Lahn

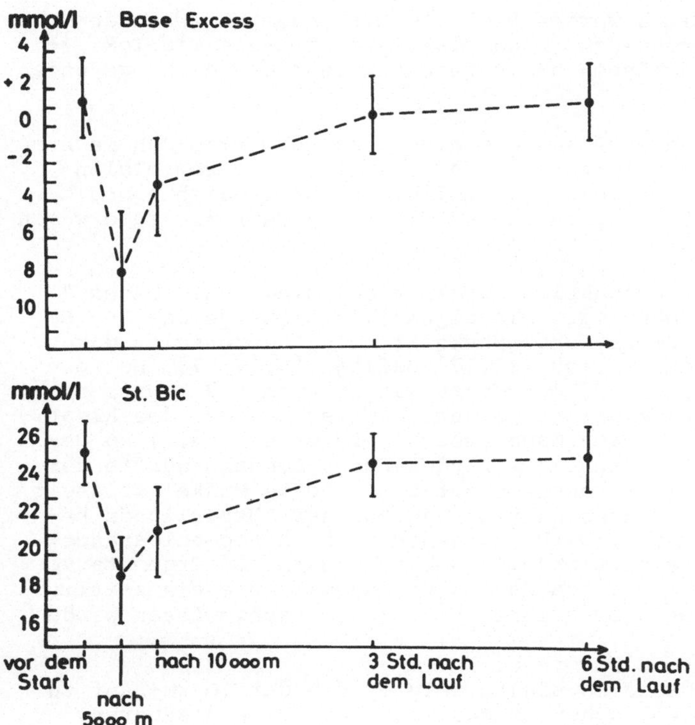

Abb. 2. Signifikante Veränderungen von "base excess" und Standardbikarbonat beim 10000 m-Lauf ($p \leq 0,01$)

Tabelle 1. Ausscheidung serumidentischer Proteine im Urin vor, während und nach 10000 m-Lauf, n = 12. Angegeben ist der Mittelwert in µg/min

Bereich in µg/min.	vor dem Start	nach 5000 m	nach 10 000 m	Sammelperiode 24 h
Gesamteiweiß	41	380	373	39
Albumin	2,375	4,062	48,019	1,617
saures α_1-Glykoprotein	0,986	1,759	27,555	0,400
α_1-Antitrypsin	0,187	0,253	3,717	0,169
Coeruloplasmin	0,020	0,271	0,456	0,015
Haptoglobin	0,041	0,256	1,546	0,046
α_2 Makroglobulin	∅	∅	∅	∅
β-Lipoprotein	∅	∅	∅	∅
Hämopexin	0,062	0,083	2,957	0,046
β_1A -Globulin	∅	0,140	0,235	0,023
Transferrin	0,104	0,312	7,173	0,339
IgA	0,104	0,224	1,706	0,077
IgM	∅	0,077	∅	0,014
IgG	0,635	0,175	20,597	0,354

Diskussion

Das Ausscheidungsdiagramm der serumidentischen Proteine zeigt unter sportlicher Belastung einen Ausscheidungsanstieg im Urin. Die Exkretion ist am Ende des Laufs ca. 10fach gegenüber der Norm erhöht. Das Eiweißmuster entspricht im wesentlichen der physiologischen Proteinurie [1,15]; hauptsächlich werden Proteine mit einem MG zwischen 44000 und 160000 ausgeschieden. Großmolekulare Proteine wie IgM, β-Lipoproteine und andere können nur vereinzelt oder gar nicht gefunden werden.

Im Serum zeigten Gesamteiweiß sowie einige Einzelproteine 3 h nach Ende des Laufs einen signifikanten Abfall. Möglicherweise spielen hier Flüssigkeitsverschiebungen eine Rolle. Beim Haptoglobin und Hämopexin sind zusätzlich mechanisch-hämolytische Faktoren zu erwägen [2].

Zur Beurteilung der Nierenfunktion wurden Kreatinin, "base excess" und Standardbikarbonat bestimmt. Die signifikante Steigerung des Serumkreatinins ist einerseits durch Muskelarbeit, andererseits durch Einschränkung der Nierenfunktion [12,17] bedingt [5,11,17]. Weiterhin muß auch ein Eindickungseffekt durch Verlust von 1-2 l Wasser während des Laufs [11] diskutiert werden. Untersuchungen des Kreatinins bei Personen vor und nach Saunabesuch zeigten bei ca. 1 kg Gewichtsverlust keine signifikanten Veränderungen. Demnach dürfte der von uns beobachtete Kreatininanstieg auf gesteigerte Muskeltätigkeit und eine eingeschränkte Nierenfunktion während der körperlichen Belastung zurückzuführen sein. Dafür sprechen auch Isotopenclearance-Untersuchungen unserer Arbeitsgruppe, wobei an Hand von Ergometerversuchen während einer 10minütigen Maximalbelastungsphase ein zeitlich begrenztes Sistieren der glomerulären Filtration nachgewiesen werden konnte [21].

Die Prüfung des Säure-Basen-Haushalts zeigte, daß der 10 km-Lauf zu einer ausgeprägten metabolischen Azidose führte. Diese Ansäuerung hatte ihr Maximum während der 1. Hälfte des Laufs und fiel bereits während der Belastung wieder ab.

Zur Pathogenese der Sportproteinurie sind Veränderungen im Bereich der Glomerula und des tubulären Systems zu diskutieren (Abb. 3). Die Lamina densa der Basalmembran der Glomerula stellt das Eiweißfilter der Niere dar [20]. Durch die belastungsinduzierte Azidose kommt es nach Ansicht mehrerer Autoren [4,9,11] zu Permeabilitätsstörungen in diesem Bereich. So läßt sich auch durch Milchsäuregabe eine erhöhte Eiweißausscheidung erzielen [18]. Unsere Untersuchungen zeigen entsprechend, daß die Azidose und die Proteinurie zwischen 5 km und 10 km am ausgeprägtesten sind.

Eine weitere Ursache der Proteinurie ist in der ergotropen Reaktion des Organismus zu sehen. Es kommt unter der erhöhten Adrenalinausschüttung zur Konstriktion des Vas efferens [12,19]. Daraus resultiert eine Stauungshyperämie im Glomerulum [10]. Außerdem führt ein Umbau der Hämodynamik unter körperlicher Belastung zur Minderperfusion der Niere [4,6]. Die genannten Faktoren verursachen eine Hypoxie des Nierenparenchyms mit Anhäufung saurer Stoffwechselprodukte. Diese lokalen Komponenten verstärken die bereits bestehende globale Azidose.

Es ist anzunehmen, daß die genannten Veränderungen gemeinsam an der Entstehung der Proteinurie beteiligt sind.

Neben den glomerulären Faktoren stellt sich die Frage nach tubulären Störungen. Die Permeabilitätssteigerung führt zur Überschreitung des tubulären Reabsorptionsmaximums für Proteine. Nach Brod [4] muß sich das glomeruläre Angebot verdreifachen, damit das Reabsorptionsmaximum erreicht wird. Wir konnten unter Belastung eine 10fache Steigerung der Eiweißausscheidung feststellen.

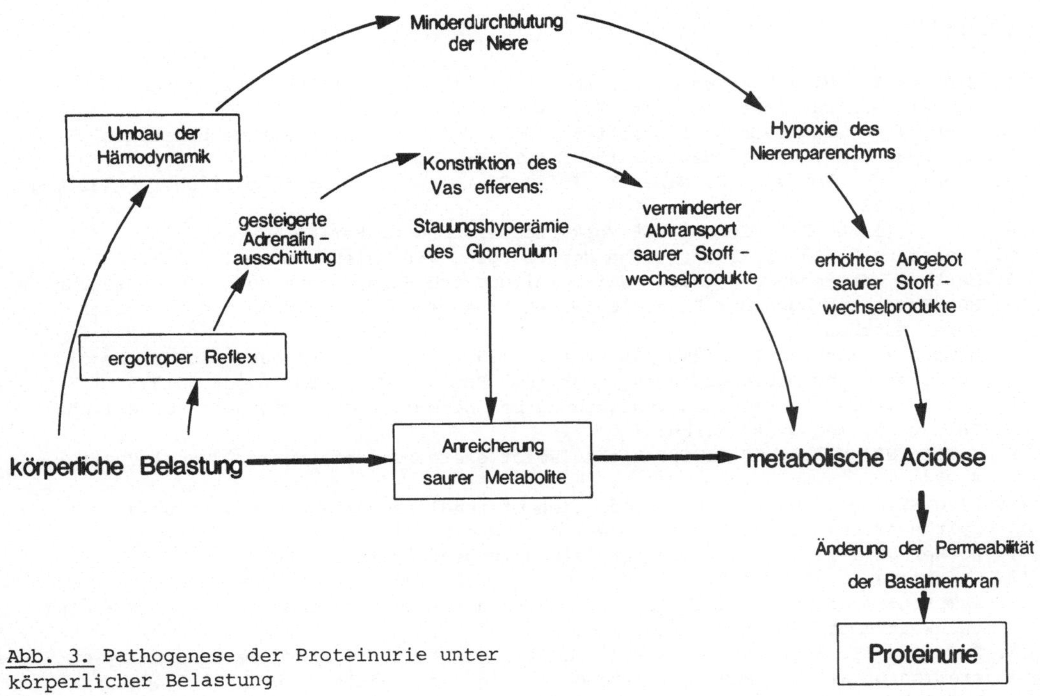

Abb. 3. Pathogenese der Proteinurie unter körperlicher Belastung

Für eine passagere Beeinträchtigung der Tubulusfunktion sprechen möglicherweise weitere Untersuchungen unserer Arbeitsgruppe [8], wonach Uromukoid während einer einstündigen Ergometerbelastung bei 130 W vermindert im Urin ausgeschieden wird. Uromukoid ist ein Glykoprotein, das von den Tubulusepithelien der Niere synthetisiert wird. Ursächlich für die verminderte Ausscheidung kommt eine Einschränkung der Nierenfunktion mit Abnahme des Urinvolumens in Frage, hier sind aber auch Alterationen im tubulären Bereich zu diskutieren. Im Verlauf von 6 h nach Belastungsende kommt es zu einem kontinuierlichen Anstieg der Uromukoidkonzentration. Dieser Befund spricht für eine überkompensierende Tubuluszelltätigkeit nach belastungsinduzierter Funktionseinschränkung. Ähnliche Ergebnisse wurden von Haugen [7] beobachtet.

Zusammenfassend kann man festhalten, daß die Sportproteinurie als vorübergehend gesteigerte physiologische Proteinurie angesehen werden kann. Ursächlich kommen Permeabilitätsstörungen des Glomerulums sowie tubuläre Funktionsbeeinträchtigungen in Betracht. Speziell die Tubulusfunktion unter Belastung ist noch weitgehend ungeklärt und bedarf weiterer Untersuchungen.

Während bei gesunden Sportlern die Proteinurie einen passageren Zustand darstellt, der je nach Trainingszustand mehr oder weniger stark ausgebildet ist, sind bei vorbestehenden Nierenfunktonseinschränkungen bzw. morphologischen Veränderungen der Niere derartige Befunde von Belang. Von klinischer Seite ist daher die Forderung zu stellen, daß Sportler mit Nierenerkrankungen zur Verhinderung von Sportschäden einer entsprechenden fachärztlichen Untersuchung zuzuführen sind.

Literatur

1. Bichler KH, Hirschhäuser C, Porzsolt F et al. (1972) Methoden zur Untersuchung der Proteinfraktionen im Urin. Klin Wochenschr 50:1056
2. Bichler KH, Lachmann E, Prozsolt F (1972) Untersuchungen zur mechanischen Hämolyse bei Langstreckenläufern. Sportarzt Sportmed 23:9
3. Bichler KH, Porzsolt F, Naber K (1972) Proteinurie unter körperlicher Belastung. DMW 97:1229
4. Brod J (1964) Die Nieren. VEB Volk und Gesundheit, Berlin
5. Grossmann P (1970) Pädiatrische Nephrologie. VEB Thieme, Leipzig
6. Harth O, Kreienberg W (1960) Harnbereitung und Harnausscheidung. In: Rosemann HU (Hrsg) Lehrbuch der Physiologie des Menschen, Bd. I, Urban und Schwarzenberg, München
7. Haugen H, Akesson I, Stømme SB et al. (1980) Excretion of casts and uromucoid in urine after prolonged heavy exercise. Scand J Clin Lab Invest 40:545
8. Ideler V (1975) Uromukoidausscheidung bei Normalpersonen und nach körperlicher Belastung. Med Diss, Marburg
9. Javitt NB, Miller AT (1952) Mechanism of exercise proteinuria. J Appl Physiol 4:834
10. King SE, Baldwin DS (1965) Production of renal ischemia and proteinuria in man by the adrenal medullary hormones. Am J Med 20:217
11. Nöcker J (1971) Physiologie der Leibesübungen. Enke, Stuttgart
12. Ostermeyer J, Schmid E, Adam K et al. (1970) Längsschnitt-Untersuchungen der sympathiko-adrenalen Reaktion von Ruderern des Deutschland-Achters im Training und Wettkampf. Sportarzt Sportmed 21:5
13. Pederson EB, Mogensen CE, Larsen JS (1981) Effects of exercise on urinary excretion of albumin and β_2-microglobulin in young patients with mild essential hypertension without treatment and during long-termin propanolol treatment. Scand J Clin Lab Invest 41:493
14. Pfanzagel J (1966) Allgemeine Methodenlehre der Statistik, Bd II. W. de Gruyter, Berlin
15. Poortsman J, Jeanloz RW (1968) Quantitative immunological determination of 12 plasma proteins excreted in human urine collected before and after exercise. J Clin Invest 47:386
16. Porzsolt F, Wagner D, Bichler KH (1973) Das Serumkreatinin und die Nierenfunktion unter körperlicher Belastung. Sportarzt Sportmed 24:27
17. Riess RW (1979) Athletic hematuria and related phenomena. J Sports Med 19:318
18. Schmid L (1938) Sportovni albuminurie. Prakt Lék (Praha) 18:90
19. Starr I (1926) The production of albuminuria by renal vasoconstriction in animals and man. J Exp Med 43:31
20. Thoenes W (1971) Renale Behandlung der Proteine in morphologischer Sicht. In: Bohle A, Schubert GE (Hrsg) VII. Symposion der Gesellschaft für Nephrologie, Tübingen 1970. Schattauer, Stuttgart
21. Wagner D (1979) Nierenfunktion unter körperlicher Belastung. Med Diss, Marburg
22. Weichselbaun TE (1946) An acurate and rapid method for the determination of proteins in small amounts of blood serum and plasma. Am Clin Pathol 16:40
23. Zollinger HU (1966) Niere und ableitende Harnwege. In: Doerr W, Uehlinger E (Hrsg) Spezielle pathologische Anatomie, Bd III. Springer, Berlin Heidelberg New York

Pathophysiologie und Klinik der Sporthämaturie

Pathophysiology and Clinical Considerations of Sports Haematuria

K.-H. Bichler, H. J. Nelde und W. L. Strohmaier

Summary

Haematuria often occurs after extensive physical exercise (e.g. 10,000 meter run or marathon race). This haematuria requires a consequent diagnostic procedure. Discoloration of the urine could indicate a haemoglobinuria but also an erythrocyturia.

The differential diagnosis of this haematuria is considered, urological causes like inflammatory changes, tumours or anomalies are brought out and the significance of these parameters is discussed.

Furthermore the pathophysiology of sports-related haematuria is briefly reviewed. In addition to important factors like injury (e.g. renal contusions), new hypotheses of pathophysiological mechanisms and the renal response to physical stress are presented.

Nach körperlicher Dauerbelastung, z.B. Marathonlauf, können wiederholt Rot-Braun-Verfärbungen des Urins beobachtet werden. Dieses Symptom bedarf einer entsprechenden Abklärung, da hinter diesem das relativ harmlose Bild einer Sporthämaturie stehen kann, die nur temporär auftritt und nach ca. 24 h verschwunden ist, aber auch andere grobpathologische Veränderungen im Bereich der ableitenden Harnwege.

Zunächst ist durch den behandelnden und beratenden Sportmediziner die Frage zu klären, ob es sich bei der Urinverfärbung (Hämaturie) um eine pathologische Hämoglobinausscheidung, also eine *Hämoglobinurie*, oder um eine durch Erythrozytenbeimengungen im Urin hervorgerufene *Erythrozyturie* handelt.

Diese diagnostische Abklärung läßt sich leicht durch mikroskopische Untersuchung und Diagnostik mit dem Teststäbchen entscheiden: Bei der Hämoglobinurie ergibt sich mit dem Teststäbchen ein positiver Hämoglobinnachweis, aber kein mikroskopischer Nachweis von Erythrozyten; bei der Erythrozyturie fallen bei der mikroskopischen Kontrolle Erythrozyten im Urin auf.

Entsprechend dieser differentialdiagnostischen Trennung verläuft auch die weitere Abklärung auf verschiedenen Wegen. Bei alleiniger Hämoglobinurie sind neben der abklärenden Untersuchung durch ein Ausscheidungsurogramm vor allem labordiagnostische Untersuchungen zur Aufdeckung hämolytischer Prozesse bzw. Myoglobinurien nötig, die Erythrozyturie bedarf darüberhinaus einer urologischen Abklärung und Aufdeckung entzündlicher oder gar tumoröser Veränderungen im Bereich der ableitenden Harnwege oder von Fehlbildungen der Harnwege, Urolithiasis u.a.

Bei der *Hämoglobinurie* wurden bei verschiedenen Untersuchungen (Bichler 1972; Hornbostel 1977) in einigen typischen Fällen und bei Sportlerkollektiven, die bislang nicht durch eine Rot-Braun-Verfärbung des Urins aufgefallen waren, die Veränderungen der Serumparameter untersucht.

Neben dem sog. freien Hämoglobin oder Plasmahämoglobin sind vor allem Serumproteine wie Haptoglobin und Hämopexin, die für die Bindung von Hämoglobin verantwortlich sind, für das Auftreten einer Hämoglobinurie von Bedeutung.

Bei vermehrt anfallendem freien Hämoglobin kommt es zur Absättigung dieser Bindungskapazität, und das im Serum nachweisbare freie Hämoglobin tritt bei Überschreiten von Grenzwerten im Urin auf. Die Untersuchung von gesunden Sportlern unter Dauerbelastung (Langlauf) zeigte charakteristische Verschiebungen von Plasmahämoglobin und Haptoglobin im Serum: Das Plasmahämoglobin unterlag einem signifikanten Anstieg, das Haptoglobin einem signifikanten Abfall, wobei bei eigenen Untersuchungen diese Veränderungen aber nie Schwellenwerte erreichten.

Bei der Entstehung dieser Sporthämoglobinurie kommt aufgrund von Untersuchungen von Davidson (1964) und Buckle (1965) mechanischen Faktoren eine bedeutsame Rolle zu. Davidson konnte eine Hämoglobinurie nach Läufen auf harter Unterlage (Straße) beobachten, während diese Veränderungen selbst bei einer wesentlich längeren Laufstrecke auf Grasboden nicht auftraten. Als weitere mechanische Faktoren wurden der Laufstil und die Laufdistanz angeführt.

Diese sog. "Marsch-Hämoglobinurie" kann also in die Gruppe der mechanischen Hämoglobinurien eingeordnet werden, da eine mechanische Beeinflussung der Kapillaren in den belasteten Gewebsarealen, bei Langstreckenläufen also im Fußsohlenbereich, zu einer Erythrozytenfragmentation führen kann. Da allerdings nur in einem geringen Prozentsatz bei Sportlern derartige Veränderungen beobachtet wurden, wird ein bereits bestehender Strukturdefekt der Erythrozytenmembran diskutiert, der zur Ausbildung einer massiven Hämolyse und daraus resultierender Hämoglobinurie führt.

Eine bei den Sportlern auftretende *Erythrozyturie* kann zunächst Folge sein von grobpathologischen Veränderungen im Bereich der ableitenden Harnwege, z.B. einer Zystitis oder Glomerulonephritis.

Auch Verletzungen der Nieren und der ableitenden Harnwege können zu Erythrozyturien führen. Akute Blutungen wurden nach sportlicher Belastung beobachtet, deren eigentliche Ursache Tumoren der Niere oder der ableitenden Harnwege waren, und die auf die Notwendigkeit einer entsprechenden Abklärung der Hämaturie hinweisen, auf die aber hier im Rahmen der eigentlich interessierenden sportabhängigen Erythrozyturie - oder wie sie im angelsächsischen Sprachgebrauch bezeichnet wird, der "exercise related haematuria" - nicht näher eingegangen werden soll. Für die Erythrozyturie im Zusammenhang mit sportlicher Belastung haben sich u.a. Erosionen der Harnblasenschleimhaut als ursächlich erwiesen. Von Blacklock (1977) wurden bei 8 von 18 untersuchten Sportlern mit Erythrozyturie derartige Erosionen beschrieben, die im endoskopischen Bild einheitlich im Bereich der Ostien und des Harnröhrenabgangs und spiegelbildlich dazu auch am Harnblasendach lokalisiert worden sind (Abb. 1). Diese Mikrotraumatisierungen des Urothels werden durch scheuernde Bewegungen des Blasendachs an der Harnblasenbasis erklärt. Der Harnblasenboden ist im Vergleich zur Kalotte fixiert. Bei Langstreckenläufen werden die Urothelien durch die in der Bauchhöhle liegenden Organe besonders bei geleerter Blase aufeinandergedrückt. Durch

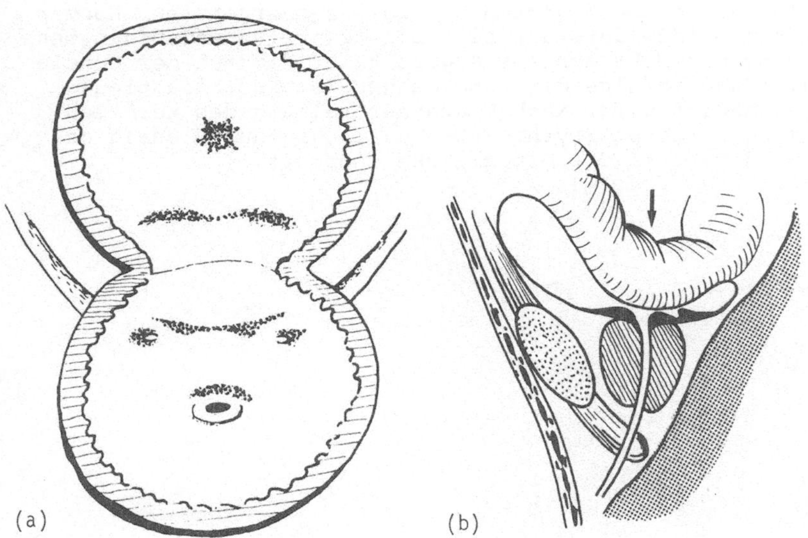

Abb. 1a,b. (a) Typisches Verteilungsmuster der Erosionen in der Harnblase, (*b*) Sagittalschnitt. (Nach Blacklock 1977)

mechanische Reibung bedingt treten die in der Abbildung aufgezeigten Veränderungen auf. Wurde vor dem Lauf auf eine mäßige Füllung der Harnblase geachtet, traten diese Hämaturien bei den untersuchten Sportlern nicht mehr auf, so daß eine leichte Füllung der Harnblase eine gewisse Protektion gegen derartige oberflächliche Verletzungen darstellt.

Neben diesen lokalen mechanischen Ursachen an der Harnblase sind vor allem auch renal bedingte Ursachen der Erythrozyturie zu bedenken. Wenn auch hierüber noch absolute Klarheit fehlt, so können doch einige wichtige Faktoren aufgeführt werden.

Ähnlich wie bei Streßsituationen führt die vermehrte Adrenalinausschüttung auch an der Niere zu einer vorübergehenden Vasokonstriktion. Dieser unter körperlicher Belastung auftretende ergotrope Reflex führt im Glomerulum zu einer Stauungshyperämie mit einer Anhäufung saurer Stoffwechselprodukte, die zu Permeabilitätsänderungen an der Basalmembran bzw. auch an den Gefäßwänden führen und eine Proteinurie bewirken können.

Von Castenfors (1967) wird diskutiert, daß auf diesem Wege auch die "Diapedese" von Erythrozyten denkbar wäre. Über diesen Mechanismus besteht aber noch weitgehende Unklarheit.

Interessant ist für die Entstehung der sportabhängigen Erythrozyturie die Ansicht von Hoover (1981), der der Anordnung der Spiralgefäße in der Adventitia hierfür besondere Bedeutung zumißt. Seine Ansicht basiert auf Untersuchungen von Baker (1959), der bei diesen von den interlobären Gefäßen entspringenden Arterien im Kindesalter einen gestreckten Verlauf, mit zunehmendem Alter einen mehr spiraligen Verlauf nachwies. Diese Spiralgefäße verbinden ein Areal hohen Drucks in den interlobären Arterien mit einem Gebiet niederen Drucks in den Kapillaren der Papille. Diese Druckdifferenz wird durch den hohen Gefäßwiderstand infolge des geschlängelten Verlaufs hervorgerufen. Hoover folgert, daß dieser Gefäßwiderstand sich bei der belastungsbedingten Vasokonstriktion um ein Mehrfaches steigern kann, dadurch der renale Plasmafluß abfällt und infolge der abnehmenden Sauerstoffsättigung die Gefäßwand geschädigt wird. Nach Wiederherstellung des normalen Perfusionsdrucks penetrieren Erythrozyten durch die durchlässig gewordene Gefäßwand direkt in die Minorkelche (Abb. 2).

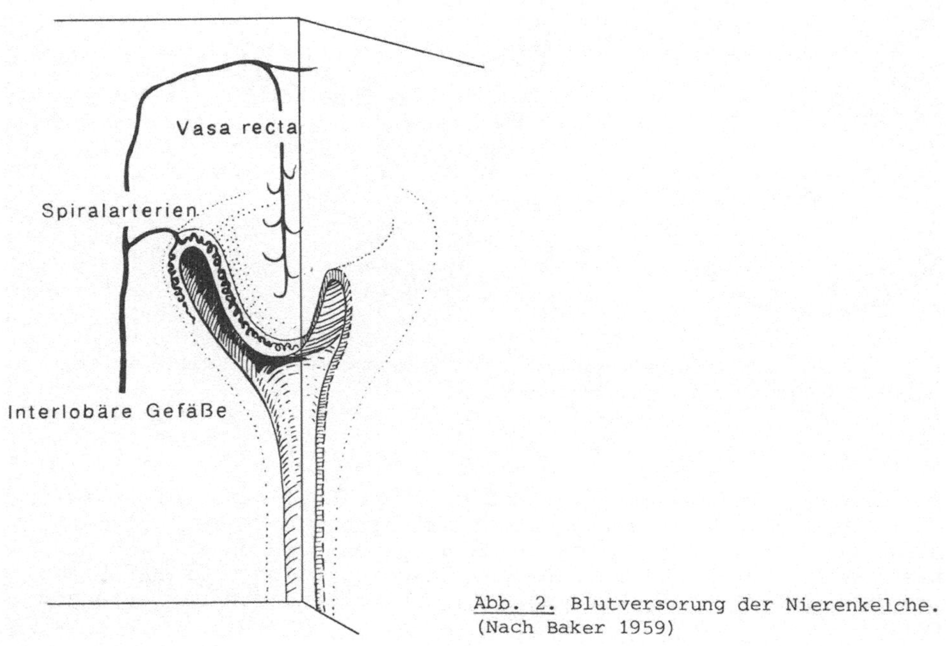

Abb. 2. Blutversorung der Nierenkelche. (Nach Baker 1959)

Für das Entstehen der Erythrozyturie dürften die verschiedenen Sportdisziplinen eine unterschiedliche Rolle spielen. Hier sind vor allen Dingen Dauerbelastungen wie z.B. Marathonlauf zu nennen, die häufiger zu diesen Veränderungen führen werden, als solche mit kurzdauernder Leistung.

In Zusammenhang mit dem Symptom der Sporthämaturie sollen abschließend einige für den Sportarzt und Urologen wichtige Punkte erörtert werden. Bei Sportlern mit Erythrozyturie steht die Frage im Raum, wann und in welchem Ausmaß diese Sportler zu untersuchen sind. Möglicherweise müssen bei diesen Sportlern prädisponierende Faktoren der sportabhängigen Erythrozyturie herausgefunden werden. Dies erfordert neben einer entsprechenden Abklärung eine eingehende Untersuchung sowohl mit dem Sportler als auch mit dem Trainingsleiter, um vom Training abhängige Faktoren erfassen zu können.

Durch Eliminierung dieser sportartbedingten Faktoren könnten rezidivierende Erythrozyturien bei Sportlern verhindert werden. Dies umfaßt auch vorbeugende Maßnahmen, z.B. die schon erwähnte geringgradige Blasenfüllung zur Verhinderung der Reibungskräfte am Urothel, dies beinhaltet auch Vorbeugung und Ausheilung entzündlicher Veränderungen.

Sollten permanente rezidivierende Erythrozyturien auftreten, ist an eine Änderung der Trainingsmethoden bzw. ein eventuelles Umsteigen auf andere weniger prädisponierende Sportarten zu denken.

Diese eventuell anstehenden Probleme sollten gemeinsam von Sportarzt, Urologen, Trainer und dem Sportler überlegt und gelöst werden.

Literatur

Baker SB (1959) The blood supply of the renal papilla. Br J Urol 31:53

Bichler K-H, Lachmann E, Porzsolt F (1972) Untersuchungen zur mechanischen Hämolyse bei Langstreckenläufern. Sportarzt Sportmed 23:9

Blacklock NJ (1977) Bladder trauma in the long-distance runner: "10.000 metres haematuria". Br J Urol 49:129

Buckle RM (1965) Exertional (march) haemoglobinuria. Lancet I:1136

Castenfors C (1967) Renal function during exercise: With special proteinuria and the release of renin. Acta Physiol Scand 70 (Suppl 293):1

Davidson RJ (1964) Exertional haemoglobinuria: a report on three cases with studies on the haemolitic mechanism. J Clin Pathol 17:536

Hornbostel H et al. (1970) Neuere Erkenntnisse bei der Marschhämoglobinurie. Dtsch Med Wochenschr 95:458

Myoglobin und β_2-Mikroglobulin im Serum bei Marathonläufern

Serum Myoglobin and β_2-Microglobulin in Marathon Runners

D. Barwich, B. Dufaux und H. Weicker

Summary

In runners there is an increase of serum myoglobin depending on running distance (200 meters to 25 km). Only distances of more than 5,000 m lead to an increase in the serum β_2-microglobulin levels. There is no change in myoglobin level from bicycle ergometer exercise, where there is no ground contact of the lower extremities. For the release of myoglobin in the circulation several factors are discussed: microtraumatas and intensity of the mechanic, thermic and metabolic strain and the working muscles.

For further study of the questions we examined the myoglobin and β_2-microglobulin levels in venous blood of 14 marathon runners immediately after, 1 hr, 3 hrs, 1 day, 2 and 4 days after a race. In general, there is an increase in myoglobin level, the range and duration, however, vary considerably interindividually, and require an individual interpretation.

In contrast to myoglobin, the β_2-microglobulin levels only show a modest increase and no considerable interindividual variance. This finding suggests a quite constant renal glomerular filtration rate in the runners.

Das intrazellulär lokalisierte Myoglobin ist im Serum in einer nur geringen Konzentration von 10-68 ng/ml vorhanden. Pathologische Prozesse im Bereich der Skelett- und/oder Herzmuskulatur gehen einher mit einer erhöhten Myoglobinkonzentration im Serum. In Abhängigkeit vom Molekulargewicht gelangen zunächst kleinmolekulare Proteine wie

Tabelle 1. Gegenüberstellung einiger Eigenschaften von Myoglobin und β_2-Mikroglobulin

	Myoglobin	β_2-Mikroglobulin
	Hämoprotein	Bestandteil der HLA-Antigene
MG	17200	11800
Vorkommen	intrazellulär	membranständig
	ST-Faser 1,4 mg/g	
	FT-Faser 0,4 mg/g	
Serumkonzentration	10-68 ng/ml	1600-2500 ng/ml
Klinische Bedeutung	Myopathische Prozesse	Renale Funktionsleistung

das Myoglobin, dann großmolekulare Proteine wie die Kreatinkinase und die Laktatdehydrogenase über die Lymphe in das periphere Blut [6]. Klinisch ist der Nachweis einer Hypermyoglobinämie bedeutsam bei der Diagnostik des Myokardinfarkts und von primären und sekundären Myopathien [7,8]. Beim Sporttreibenden sind Myoglobinbestimmungen im Serum von Bedeutung bei der differentialdiagnostischen Abklärung von muskulären Mikrotraumen und Überlastungszuständen bis hin zu den Rhabdomyolysesyndromen mit möglicher Entwicklung einer Crush-Niere [3,5] (Tabelle 1).

Das ubiquitär vorkommende, membranständige β_2-Mikroglobulin findet sich im Serum in einer Konzentration von 1600-2500 ng/ml. Im Gegensatz zum Myoglobin ist seine Herkunft nicht gewebs- oder organspezifisch. Da β_2-Mikroglobulin ausschließlich renal eliminiert wird, ist es ein guter Indikator für die glomeruläre und tubuläre Funktionsleistung der Nieren [9,10] (Tabelle 1).

Da über die Wertigkeit des Serummyoglobins beim Sporttreibenden noch zu wenig bekannt ist, haben Myoglobinbestimmungen bisher kaum Eingang in die sportmedizinische Diagnostik gefunden.

Gegenstand der folgenden Studie war es, in Ergänzung zu unseren bisherigen Mitteilungen über das Verhalten der Myoglobin- und β_2-Mikroglobulinkonzentrationen im Serum bei Läufern (200 m-25 km), Laufband- und fahrradergometrischen Belastungen [1,2], die Serumkinetik dieser Proteine nach einer ausgesprochen langdauernden Laufbelastung zu untersuchen.

Untersuchungsmethoden

14 männliche Langstreckenläufer (20-25 Jahre alt, 68,9 ± 6,4 kg schwer, 179 ± 6,2 cm groß) absolvierten einen 3-h-Lauf, wobei eine Strecke von 36,3 ± 3,8 km zurückgelegt wurde. 9 Läufer waren trainiert, 5 untrainiert.

Venöse Blutproben wurden ca. 24 h und unmittelbar vor dem Start, weitere Proben unmittelbar nach, 1 h, 3 h, 1, 2 und 4 Tage nach Laufende entnommen. In den Serumproben erfolgte die radioimmunologische Bestimmung von Myoglobin und β_2-Mikroglobulin mit Hilfe kommerziell erhältlicher Kits (RIA-mat-Myoglobin-BYK-Mallinckrodt, Phadebas-β_2-microtest Pharmacia Diagnostics).

Ergebnisse

Die gemessenen Serum-Myoglobin-Konzentrationen vor und nach dem 3-h-Lauf sind für jeden einzelnen Läufer in Tabelle 2 aufgeführt und in Abb. 1 und 2 graphisch dargestellt. Für β_2-Mikroglobulin sind die Meßergebnisse zusammengefaßt als Mittelwerte für das Läuferkollektiv in Tabelle 2 und in Abb. 3 graphisch aufgezeichnet.

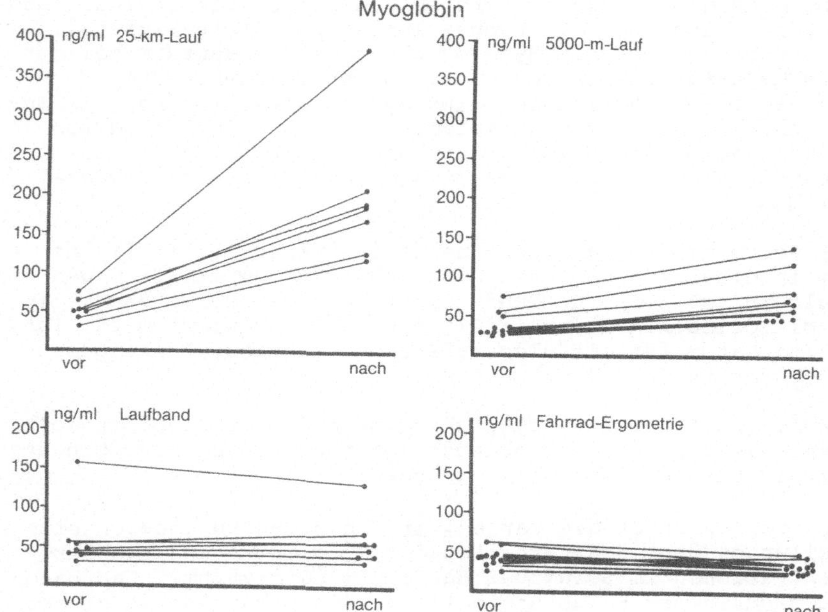

Abb. 1. Serum-Myoglobinkonzentrationen in ng/ml vor und nach einem 25 km-Lauf, 5 km-Lauf, sportmedizinischen Leistungsuntersuchung bis zur subjektiven Erschöpfung auf dem Laufband und Fahrradergometer

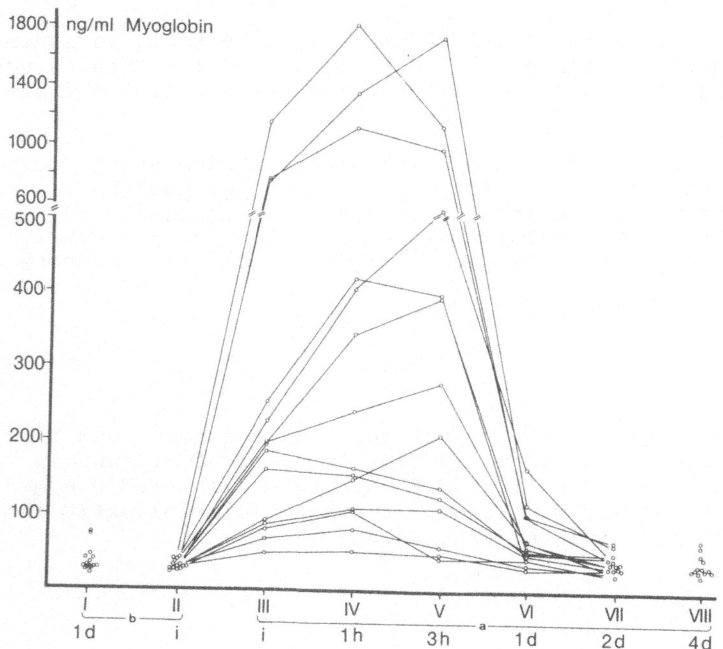

Abb. 2. Serum-Myoglobinkonzentrationen in ng/ml bei den einzelnen Läufern. *I* ca. 24 h vor, *II* unmittelbar vor, *III* unmittelbar nach, *IV* 1 h, *V* 3 h, *VI* 1 Tag, *VII* 2 Tage, *VIII* 4 Tage nach dem Lauf

Tabelle 2. Serum-Myoglobinkonzentrationen in ng/ml bei den einzelnen Langläufern und β_2-Mikroglobulinkonzentrationen des Läuferkollektivs (n=14), $\bar{X}$ ±SD mg/l. *I* ca. 24 h vor, *II* unmittelbar vor den Lauf, *III* unmittelbar nach, *IV* 1 h, *V* 3 h, *VI* 1 Tag, *VII* 2 Tage, *VIII* 4 Tage nach dem Lauf

	Serum-Myoglobin in ng/ml							
Läufer	I	II	III	IV	V	VI	VII	VIII
1	72,1	41,7	1161.0	1829.0	1.134.0	121.3	65.8	68.2
2	33,9	31,0	764.2	1373.0	1741.0	114.7	61.0	29.2
3	27,9	25,2	786.0	1128.0	981.0	99.7	41.0	49.9
4	28,1	23,9	227.4	405.0	567.0	164.8	43.4	29.8
5	45,0	40,8	253.2	420.8	396.7	56.5	37.0	32.1
6	27,1	28,5	196.2	345.8	392.4	36.2	31.5	31.6
7	74,3	35,7	199.3	241.2	278.5	65.3	30.5	28.1
8	40,8	26,0	93.8	148.7	208.1	64.5	36.2	33.7
9	37,3	39,1	187.3	163.6	157.5	50.7	48.5	61.1
10	27,3	25,6	162.2	155.9	124.2	52.7	47.0	28.9
11	29,3	32,0	88.8	108.6	108.4	47.1	-	34.7
12	38,8	22,1	81.2	105.9	42.0	49.8	20.3	-
13	27,4	28,9	68.4	82.3	58.3	33.2	29.7	44.6
14	19,4	28,8	48.9	51.5	46.9	29.4	28.6	20.8
	β_2-MIKROGLOBULIN mg/l ($\bar{X} \pm$ SD)							
Läufer	I	II	III	IV	V	VI	VII	VIII
n = 14	1.96± 0.34	1.93±0.42	2.35±0.48	2.17± 0.36	1.91 ± 0.30	1.90± 0.27	1.87±0.33	1.81±0.32

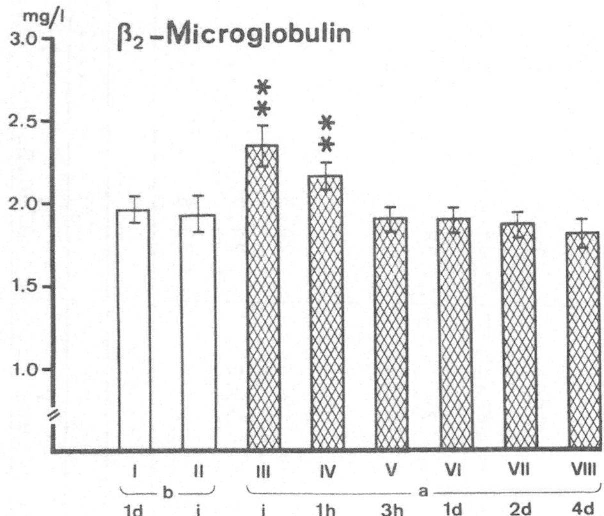

Abb. 3. Serum-β_2-Mikroglobulinkonzentrationen, $\bar{X} \pm$ SEM in mg/l, bei den Läufern (n=14) vor und nach dem Langlauf (** $p < 0{,}01$)

Diskussion

Nach Laufbelastungen findet man bei Sportlern stets einen Anstieg von Myoglobin im Serum [1,2], wobei das Konzentrationsmaximum erst eine halbe Stunde bis mehrere Stunden nach Laufende erreicht wird. Die Konzentrationszunahme von Myoglobin kann interindividuell stark unterschiedlich sein. Das zeigen deutlich die serumkinetischen Untersuchungen bei 14 Langstreckenläufern. Bei 3 Läufern stiegen die Myoglobinspiegel im Verlaufe von 1-3 h nach Laufende auf das 40- bis 50fache an, bei 3 Läufern auf das über 10- bis 20fache, bei 5 Läufern auf das über 5- bis 10fache und bei 3 Läufern auf das 2- bis 3fache der Ausgangskonzentrationen. Eine Abhängigkeit des Myoglobinanstiegs vom Trainingszustand und der zurückgelegten Laufstrecke war bei diesen Langstreckenläufern nicht erkennbar. Keiner der Läufer hatte Verletzungen oder besondere Beschwerden vor, während und nach dem Langlauf. Im Gegensatz zum Myoglobin wiesen die β_2-Mikroglobulinkonzentrationen nur geringe interindividuelle Konzentrationsunterschiede auf. Da β_2-Mikroglobulin ausschließlich renal eliminiert wird, belegen die relativ konstanten Serumkonzentrationen eine ausgeglichene Nierenfunktion bei den Läufern. Da Myoglobin ebenfalls vorwiegend renal ausgeschieden wird, sind die differenten Myoglobinkonzentrationen bei den Läufern nicht auf unterschiedliche renale Filtrationsleistungen zurückzuführen. Der geringe, signifikante Anstieg der Serum-β_2-Mikroglobulinkonzentrationen bis zu 1 h nach Laufende kann Folge einer vorübergehend reduzierten Filtrationskapazität der Nieren sein, jedoch auch Folge eines vermehrten Anfalls dieses Proteins aus zellulären Abbauvorgängen.

Im Gegensatz zu Laufbelastungen fanden wir bei submaximalen und maximalen fahrradergometrischen Belastungen keine Zunahme von Myoglobin im Serum (Abb. 1) [1,2]. Nur eine geringe Zunahme fand sich bei den üblichen Ausbelastungstesten auf dem Laufband (Abb. 1). Hieraus kann man schließen, daß erst ein intensiver Bodenkontakt der unteren Extremitäten zu einer Freisetzung von Myoglobin in die Blutbahn führt. Das kleinmolekulare Myoglobin spiegelt dieses Geschehen viel unmittelbarer wider als dies die Aktivitätszunahmen der großmolekularen Enzyme CK und LDH im Serum tun [1]. Bei früheren Untersuchungen [1,2] fanden wir keine signifikante lineare Korrelation zwischen Myoglobinanstieg, Hyperlaktatämie und Zunahme der Wasserstoffionenkonzentration bzw. Belastungsazidose, somit zunächst keine Hinweise auf eine Abhängigkeit von der Art der metabolischen Beanspruchung des Muskels [1]. Unklar bleibt, ob der Myoglobinanstieg bis zu einer gewissen Grenze Ausdruck einer funktionellen Permeabilitätsänderung der Muskelzellmembranen ist, oder ob das vermehrt anfallende Myoglobin im Serum aus Zellen stammt, die die biologische Altersgrenze überschritten haben und im Sinne einer physiologischen Gewebssanierung abgebaut werden.

Bei einem Myoglobinanstieg auf über 1000 ng/ml im Serum kann man annähernd auf einen Untergang von mehreren Gramm roter Muskulatur schließen. Hier muß man lokale Mikrotraumen in der Muskulatur infolge mechanischer Überbeanspruchung, Hyperthermie und Hypoxämie in Erwägung ziehen, zumal die Entstehung von mikrotraumatischen Vorgängen in der Muskulatur sicherlich mit der Dauer und Intensität einer Laufbelastung zunehmen kann. Für eine Mikrotraumatisierung sprechen auch bekannte morphologisch nachweisbare Veränderungen an Muskelzellen beim Muskelkater, wobei sich Rupturierungen der Z-Banden, myofibrilläre Desintegrationen und Ödembildungen finden [4]. Trotz noch bestehender Unsicherheiten bei der Bewertung der Serummyoglobinkonzentrationen bei körperlichen Belastungen ist jedoch erkennbar, daß das radioimmunologisch rasch und genau meßbare Myoglobin im Serum von praktischem Nutzen für die sportmedizinische Diagnostik ist.

Literatur

1. Barwich D, Keilholz U, Merkt J, Weicker H (1982) Serum myoglobin concentration and exercise. Int. J. Sports Medicine, XXIInd World Congress on Sports Medicine Vienna (Austria), June 28th - July 4th, 1982
2. Barwich D, Merkt J, Keilholz U, Weicker H (1983) Myoglobin- und β_2-Mikroglobulinkonzentrationen im Serum bei Sportlern vor und nach unterschiedlichen Belastungen. In: Heck H, Hollmann W, Liesen H, Rost R (Hrsg) Sport: Leistung und Gesundheit. Deutscher Ärzteverlag, Köln, S 45-50
3. Demos MA, Gitin EL, Kagen LJ (1974) Exercise myoglobinemia and acute exertional rhabdomyolysis. Arch Intern Med 134:669-673
4. Fridén J, Sjöström M, Ekblom B (pers. Mitteilung) Myofibrillar damage following intense excentric exercise in man.
5. Hamilton RW, Gardner LB, Penn AS, Goldberg M (1981) Acute tubular necrosis caused by exercise-induced myoglobinuria. Ann Intern Med 77:77-82
6. Hearse DJ (1977) Myocardial enzyme leakage. J Molec Med 2:185-200
7. Kiessling WR, Ricker K, Pflughaupt KW, Mertens HG, Haubitz I (1981) Serum myoglobin in primary and secondary skeletal muscle disorders. J Neurol 224:229-233
8. Miyoshi K, Saito S, Kawai H, Kondo A, Iwasa M, Hayashi T, Yagita M (1978) Radioimmunoassay for human myoglobin: methods and results in patients with skeletal muscle or myocardial disorders. J Lab Clin Med 92:341-352
9. Uthmann U, Geisen HP (1981) β_2-Mikroglobulin. DMW 24:782-786
10. Wibell L, Evrin PE, Berggard I (1973) Serum β_2-microglobulin in renal disease. Nephron 10:320-321

Die Bedeutung von Koronarverkalkungen in der Vorfelddiagnostik der koronaren Herzerkrankung bei Sporttreibenden

The Significance of Coronary-Artery Calcification for Preliminary Diagnosis of Coronary Heart Disease in Physically Active Individuals

H. Rodenbeck, H. Heitkamp, G. Schindler und D. Jeschke

Summary

Coronary-artery calcification was found in 19.4% of 283 physically active individuals over the age of 40 during specific X-ray examinations. Thirteen per cent of the total group showed clearly pathological exercise EKG changes. These were much more frequent (34%) in the individuals with coronary-artery calcification than in the rest of the collective (8%). Only 3.5% of the total group complained of symptoms typical for coronary heart disease (CHD). In view of the known relationship between coronary-artery calcification proven in vivo and CHD, a broader application of thorax fluoroscopy, which requires a relatively small expenditure timewise, personnelwise and financially, is recommended for early detection of coronary risk, especially during sports-medical check-ups.

Einleitung

Unter den nichttraumatischen Todesfällen im Sport stellt die koronare Herzerkrankung die Hauptursache dar [6,9]. Ein Hauptanliegen sportmedizinischer Vorsorge ist es deshalb, derartige Risikopatienten durch diagnostische Programme mit praktisch vertretbarem Umfang zu erfassen. Zu den klassischen Methoden gehören Anamnese, Belastungs-EKG und Überprüfung der Risikofaktorenkonstellation. Seit mehreren Jahren wird auf die diagnostische Bedeutung von bei Thorax-Durchleuchtungen leicht feststellbaren Koronarverkalkungen aufmerksam gemacht [2,7]. Die Frage des Zusammenhangs derartiger Befunde mit myokardialen Funktionsstörungen wurde überwiegend bei Patienten mit koronarer Herzerkrankung überprüft und eine hohe Sensitivität und Spezifität aufgezeigt [1,4,5,8]. Uns stellte sich deshalb die Frage, ob eine gezielte Durchleuchtung des Herzens bei Sporttreibenden eine sinnvolle Suchmethode darstellt.

Probanden und Methode

Unter sportmedizinisch vorsorgenden Gesichtspunkten wurden im Rahmen eines Forschungsprojekts 161 Männer und 122 Frauen über dem 40. Lebensjahr untersucht. Die freiwillig sich beteiligenden Probanden betrieben mehr oder weniger umfangreich ein regelmäßiges körperliches Training. Die Diagnostik bestand aus einer eingehenden Anamnese, vor allen Dingen im Hinblick auf kardiovaskuläre Vorerkrankungen und kardiale Beschwerden, einer eingehenden klinischen Untersuchung, einem Ruhe-

1 Mit Unterstützung des Bundesministeriums für Familie, Jugend und Gesundheit

EKG, einer spiroergometrischen Diagnostik mit Belastungs-EKG (6 Ableitungen), einer Überprüfung humoraler Risikofaktoren und einer röntgenologischen Thoraxuntersuchung mit Durchleuchtung.

Ergebnisse

Bei den 161 Männern wurde in 33 Fällen, bei den 122 Frauen in 22 Fällen Koronarkalk beobachtet (Abb. 1). Nahezu bei jedem Fünften konnte demnach dieser Befund erhoben werden. Die Häufigkeit nahm mit dem Lebensalter (Abb. 2) bei den Männern angenähert stetig zu, während bei den Frauen ein sprunghafter Anstieg ab dem 60. Lebensjahr zu verzeichnen war.

In der Anamnese gab ein Patient einen Herzinfarkt (Z.n. Bypass-Op.) an; eindeutige Symptome, die für eine koronare Herzerkrankung sprachen, fanden sich bei 9 Probanden (5 Frauen, 4 Männer). Bei ihnen waren bereits im Ruhe-EKG Hinweise auf eine myokardiale Ischämie zu finden. Aufschlußreicher war das Belastungs-EKG. Typische ischämische EKG-Veränderungen im Sinne einer horizontalen oder deszendierenden ST-Streckensenkung von mindestens 0,1 mV in den präkordialen Ableitungen bzw. ST-Streckensenkungen vom Junction-Typ von mindestens 0,2 mV, 0,08 s nach J wurden mit zunehmendem Alter häufiger und vor allem bis zum 70. Lebensjahr bei Probanden mit Koronarkalk beobachtet (Abb. 3). Auffälligerweise war letzteres bei Frauen häufiger als bei Männern feststellbar (Abb. 4). Im Ausmaß der ST-Streckensenkung fanden sich keine Unterschiede (Abb. 4). Beim Vergleich der Leistungsparameter zeigten die Probanden mit Koronarverkalkung niedrigere relative maximale Sauerstoffaufnahmen, niedrigere maximale Wattleistungen und auch niedrigere

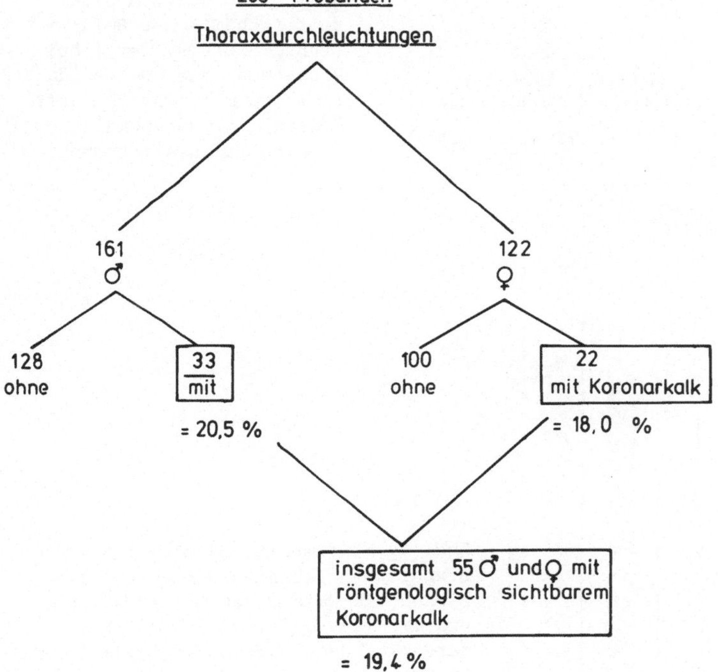

Abb. 1. Häufigkeit von Koronarverkalkungen bei über 40jährigen Sporttreibenden

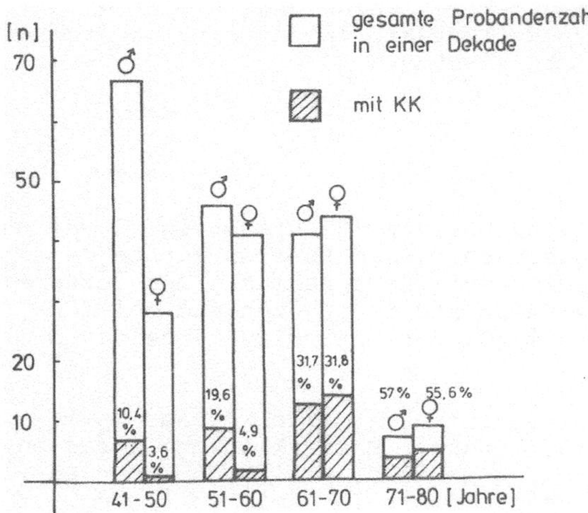

Abb. 2. Alters- und Geschlechtsverteilung der Probanden mit und ohne Koronarverkalkung (*KK*)

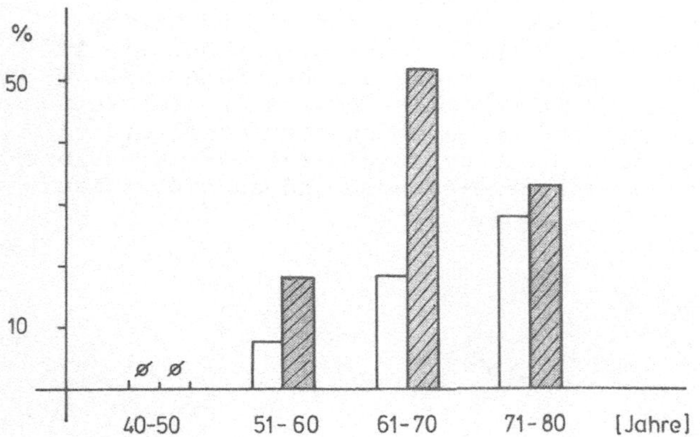

Abb. 3. Relative Häufigkeit ischämischer Belastungs-EKGs (s. Text) bei Probanden ohne (*weiße Säulen*) und mit (*schraffierte Säulen*) Koronarverkalkung, unterteilt in Altersgruppen

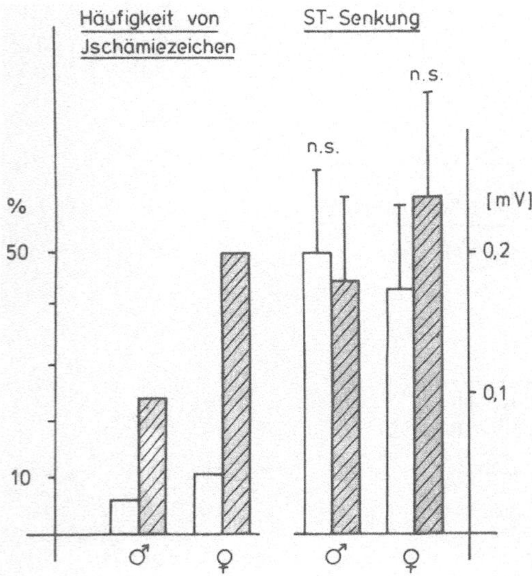

Abb. 4. Häufigkeit von elektrokardiographischen Ischämiezeichen bei männlichen und weiblichen Probanden ohne und mit (*schraffierte Säulen*) Koronarverkalkung. Ausmaß der maximalen ST-Streckensenkung im Belastungs-EKG bei Probanden mit und ohne Koronarverkalkung

maximale Herzfrequenzen (Abb. 5). Auch wiesen sie höhere systolische Blutdruckwerte in Ruhe, betroffene Frauen auch unter und nach Belastung auf (Abb. 6). Ebenso waren höhere LDL-Cholesterinspiegel, nur bei Frauen höhere Gesamtcholesterin- und Triglyceridwerte bei niedrigeren HDL-Cholesterinwerten zu beobachten (Abb. 7). In Harnsäure- und Glukosespiegeln ergaben sich keine Unterschiede.

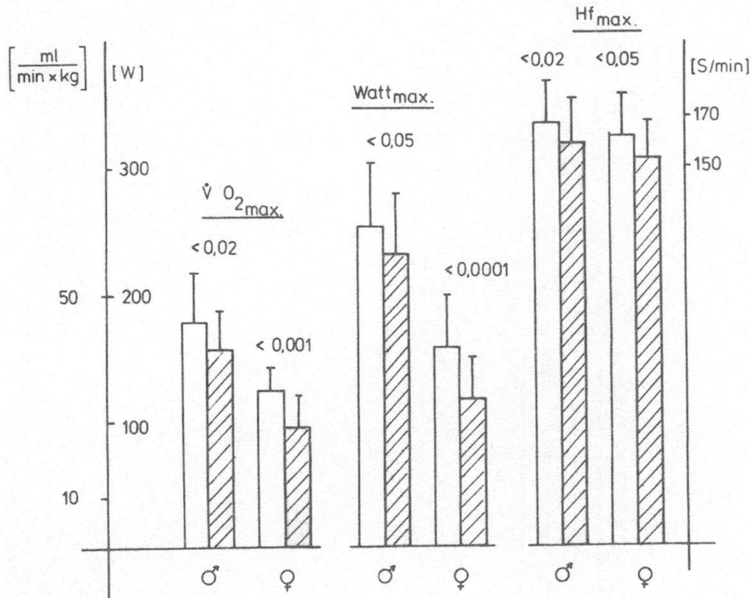

Abb. 5. Relative maximale Sauerstoffaufnahme, maximale Wattleistung und maximale Herzfrequenz bei Probanden ohne und mit Koronarverkalkung

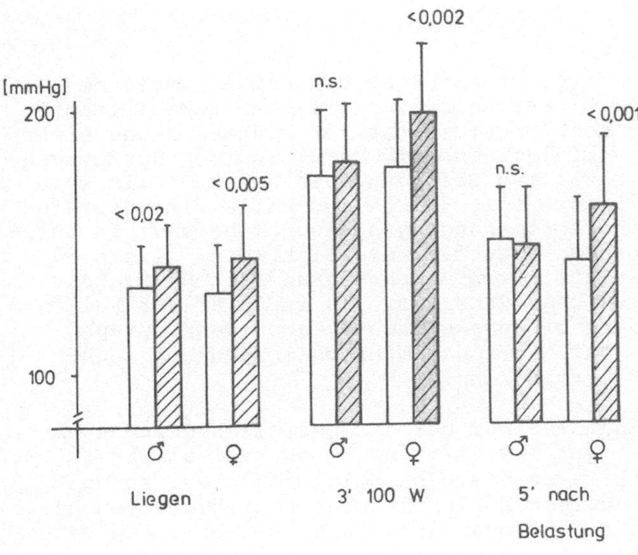

Abb. 6. Systolischer Blutdruckwert in Ruhe, 3. min bei 100 W Belastung und 5 min nach der Belastung bei den Probanden ohne und mit Koronarverkalkung

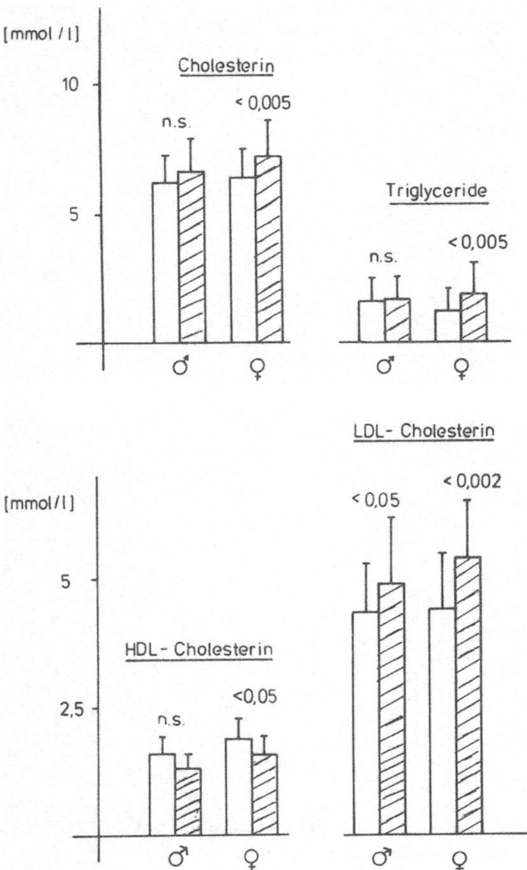

Abb. 7. Cholesterinspiegel, Triglyceride, HDL-/LDL-Cholesterinspiegel bei den Probanden ohne und mit Koronarverkalkung

Diskussion

Von Vorsorgeuntersuchungen wird gefordert, daß sie bei minimalstem Untersuchunsrisiko und geringem personellen, zeitlichen sowie finanziellen Aufwand eine möglichst hohe Sensitivität zur Früherkennung einer Erkrankung besitzen. In der Vorfelddiagnostik der koronaren Herzerkrankung kommt zweifellos einer gezielten Befragung ein hoher Stellenwert zu. Nach Grüntzig et al. [3] besteht in 60-80% der Fälle eine Übereinstimmung zwischen Anamnese und koronarangiographischem Befund. In unserem Kollektiv von Sporttreibenden aber fiel die Diskrepanz zwischen der nur in 3,5% der Probanden positiven Befragung und der Häufigkeit eindeutig pathologischer Belastungs-EKGs auf, die in 13,8% der Fälle für eine myokardiale Mangeldurchblutung sprachen, auch wenn daraus eine koronare Herzerkrankung nur mit hoher Wahrscheinlichkeit angenommen, aber nicht gesichert werden kann.

Im Vergleich zur positiven Anamnese war bei der gezielten Durchleuchtung des Herzens weitaus häufiger (19,4%) eine Koronarverkalkung feststellbar, wovon 34% dieser Fälle auch ein pathologisches Belastungs-EKG aufwiesen, während beim übrigen Kollektiv eine Häufigkeit von 8% bestand. Die Sporttreibenden mit Koronarverkalkung zeigten neben einer verminderten kardiovaskulären Leistungsfähigkeit auch häufiger koronare Risikofaktoren. Wie in kontrollierten klinischen und angiographischen Studien [1,2,4,7,8] gezeigt wurde, spricht eine in vivo nachweisbare Koronarverkalkung nicht nur für einen fortgeschrittenen arteriosklerotischen Prozeß, sondern auch für eine Mehrgefäßerkrankung besonders bei Patienten unter dem 60. Lebensjahr. Wenn es bei der sportmedizinischen Vorsorge gerade darum geht, derartige Risikcpatienten frühzeitig zu erfassen, sie im Hinblick auf ihre Belastbarkeit zu kontrollieren, um sie in ihren sportlichen Aktivitäten sinnvoll zu beraten, bietet sich die nur wenige Minuten dauernde, nur gering strahlenbelastende und finanziell vertrebare Thorax-Durchleutung als eine Suchmethode an, die breitere Verwendung finden sollte. In unserem Kollektiv von über 40jährigen Sporttreibenden konnten damit häufiger verdächtige Probanden erfaßt werden als mittels Belastungs-EKG oder gar einer gezielten Anamnese.

Literatur

1. Bierner M, Fleck E, Dirschinger J, Klein U, Rudolph W (1978) Die Bedeutung der Koronararterienverkalkung. Herz 3:336-343
2. Dietz A, Longin F (1976) Die Röntgendiagnostik der verkalkenden Koronarsklerose. Fortschr Röntengstr 125:13-18
3. Grüntzig A, Schönbeck M, Winzeler A, Lichtlen P. Rutishauser W (1972) Die Treffsicherheit einer Fragebogendiagnose bei koronarer Herzkrankheit mit der selektiven Coronarangiographie als Referenztest. Verh Dtsch Ges Inn Med 78:1017-1020
4. Lackner K, Janson R, Felix R, Simon H, Thurn P (1979) Koronarverkalkungen und Gefäßquerschnitt bei der koronaren Herzerkrankung. Fortschr Röntgenstr 130:19-26
5. Mönninghoff W, Gradaus D, Bender F (1977) Die Bedeutung der röntgenologisch sichtbaren Herzkranzgefäßverkalkungen. Z Kardiol 66:10-14
6. Munscheck H (1977) Die Ursachen des akuten Todes beim Sport in der Bundesrepublik Deutschland. Sportarzt Sportmed 28:133-137
7. Oliver MF, Samuel E, Morley P, Young GB, Kapur PL (1964) Detection of coronary-artery calcification during life. Lancet 891-895
8. Schulz W, Kober G, Hoyer B, Kaltenbach M (1981) Häufigkeit und Bedeutung von Koronarverkalkungen. Angiocardiology 3:128-134
9. Thomson PD, Stern MP, Williams P, Duncan K, Haskell WL, Wood PD (1979) Death during jogging and running. Jama 242:1265-1271

Zur Beurteilungsproblematik von zerebralen Schäden bei Tauchern

Cerebral Brain Injuries in Divers

W. Wolf, G. Wolf, M. Moser und P. Schmid

Summary

Disregard of emergence times causes decompression sickness, a consequence of nitrogen embolism. An increased nitrogen absorption coefficient of the CNS can lead to injuries particularly in the area of the brain stem. Twenty-four sport divers were examined using electronystagmography with a pendular test. In 29% central vestibular changes in the per-rotatory nystagmus reactions were observed, an indication of brain stem damage. Since divers often do not closely follow recommended emergence times, vestibular examinations should be done once a year.

Einleitung

Durch die ständig wachsende Zahl an Sporttauchern sieht sich der Arzt in zunehmendem Maße mit den Problemen des Tauchsports konfrontiert; so erreichte die Zahl der aktiven Sporttaucher schon vor einigen Jahren in Amerika und der Sowjetunion die Millionengrenze, in Frankreich und Italien rund 60000.

Beim Sporttauchen werden Preßlufttauchgeräte verwendet. Bei diesen Geräten wird Luft auf 200 atm komprimiert, in einer oder mehreren Stahlflaschen mitgeführt und über ein durch Wasserdruck und Atmung gesteuertes Regelsystem eingeatmet.

Während des Tauchabstiegs kommt es durch Erhöhung des Partialdrucks der Atemgase im Blut - abhängig von der Tauchzeit und der Tauchtiefe - zu vermehrter Lösung von Stickstoff im Blut.

Ihm kommt neben dem in der Atemluft enthaltenen O_2 und CO_2 als reaktionsfähigem Gas besondere Bedeutung zu. Die einzelnen Komponenten des Atemgases lösen sich im Blut nach dem Henry-Gesetz [1,2]: Die Konzentration eines mit seiner Lösung im Gleichgewicht stehenden Gases nimmt mit steigendem Druck zu [3].

$c = \alpha \cdot p$
c = Konzentration des Gases in der Lösung
α = Bunsenscher Absorptionskoeffizient
p = Druck des Gases.

Da der Stickstoff im Gegensatz zum Sauerstoff im Organismus keine chemischen Bindungen eingeht, wird er - abhängig von Tauchzeit und Tauchtiefe - im Körper insbesondere von Fetten und Lipoiden selektiv absorbiert. Die Absorptionsfähigkeit dieser, besonders in der weißen Substanz des Zentralnervensystems und im Fettgewebe enthaltenen Substanzen, ist etwa 6mal so groß wie die der übrigen Gewebe [4].

Beim Auftauchen nimmt der Umgebungsdruck ab, und es erfolgt die Rückdiffusion des Stickstoffs vom Gewebe ins Blut; von dort gelangt er in die Lungenalveolen und wird abgeatmet.

Bei zu schnellem Auftauchen in der Dekompressionsphase (Nichtbeachtung der Dekompressionszeiten!) kann durch das Druckgefälle der Stickstoff nicht mehr in Lösung gehalten werden und bildet Gasblasen im arteriellen und venösen System. Es kommt zu der erstmals 1878 von Bert beschriebenen Caisson-Krankheit [5]. Hierbei kann es 15-360 min nach dem Auftauchen - je nach Schweregrad - zu Hautjucken (Entweichen von N_2-Blasen durch die Hautporen), Gelenkschmerzen und zu Schäden des Cerebrums sowie des Rückenmarks kommen. Die Folgen sind spastische Lähmung, Menierscher Symptomenkomplex, Sehstörungen, Taubheit und Querschnittlähmung.

Da neben den Hemisphären auch der Hirnstamm von solchen N_2-Embolien betroffen sein kann, hat sich die Elektronystagmographie mit Pendelprüfung als Funktonsdiagnostikum bei funktionellen Schäden des Hirnstamms mit den darin befindlichen Gleichgewichtszentren bewährt [5,6].

Untersuchungsmethode

Bei der Pendelprüfung werden durch relativ schwache Drehreize in horizontaler Richtung die Labyrinthe und Gleichgewichtszentren rotatorisch erregt und dadurch ein Nystagmus provoziert. Dieser sog. perrotatorische Nystagmus wird elektronystagmographisch aufgezeichnet und ergibt bei normaler Funktion der Gleichgewichtszentren im Hirnstamm ein charakteristisches Schriftbild in Form eines gleichmäßigen Ablaufs aufeinanderfolgender Nystagmusschläge (Abb. 1).

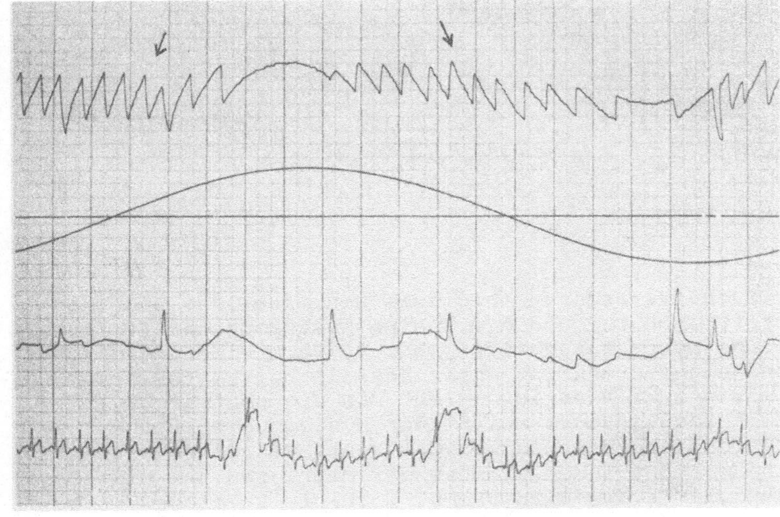

Abb. 1. Normales Nystagmogramm

In pathologischen Fällen ist dieser Nystagmusablauf (man spricht auch von Nystagmusschrift) gestört, und man kann aus einem pathologischen Nystagmogramm rückschließend die Ursache einer Gleichgewichtsstörung deuten.

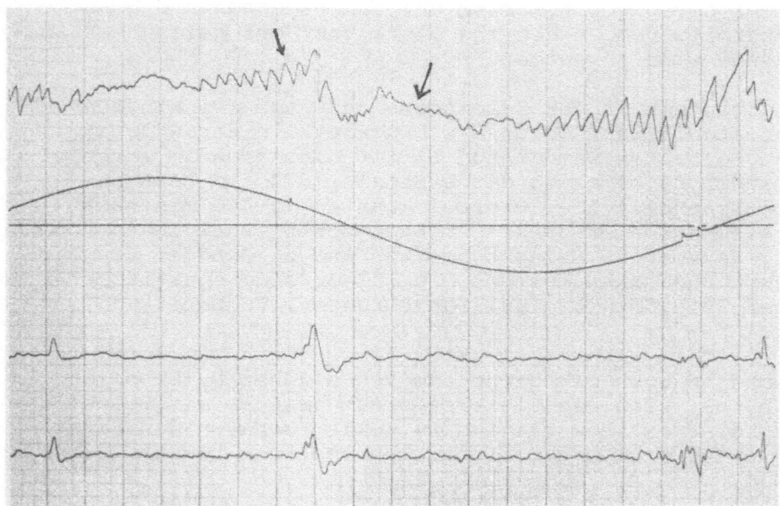

Abb. 2. Typische zentrale Nystagmusschrift

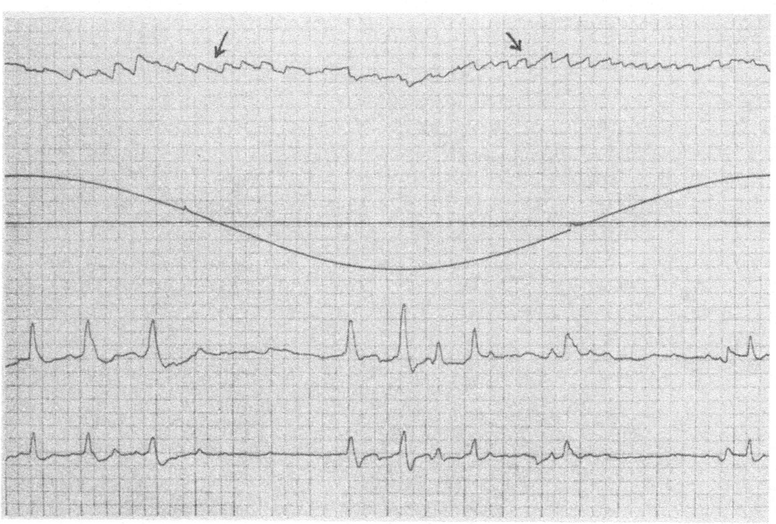

Abb. 3. Kleine Nystagmusschrift

So gibt es zwei typische Veränderungen dieses Schriftbilds: Die zentrale Nystagmusschrift (Abb. 2) und die kleine Nystagmusschrift (Abb. 3). Während die kleine Nystagmusschrift (Abb. 3, Verkleinerung der Nystagmusschläge und eine Vermehrung ihrer Anzahl) bei zentraler Mangeldurchblutung regelmäßig zu finden ist, sieht man die zentrale Nystagmusschrift (Abb. 2, unregelmäßiger Ablauf der Nystagmusreaktionen) bei funktionellen oder organischen Störungen der vestibulären Zentren im Hirnstamm (z.B. Schädelhirntraumen, Tumore der mittleren und hinteren Schädelgruppe, Enzephalitis des Hirnstamms, multiple Sklerose u.s.w.).

Aus dieser Erkenntnis wurden 24 Sporttaucher eines Tauchklubs, die alle mit Preßlufgeräten tauchten und jahrelange Taucherfahrung hatten, untersucht. Die 18 Männer und 6 Frauen waren durchschnittlich 39 Jahre alt und gesund. Taucher, bei denen anamnestisch ein vorangegangenes Schädelhirntrauma eruiert werden konnte, wurden von der Untersuchung ausgeschlossen.

Ergebnisse

Die Ergebnisse der Gleichgewichtsuntersuchung sind wie folgt:

Normale Gleichgewichtsuntersuchung	13 Fälle	54%
Spontannystagmus	6 Fälle	25%
Zentrale Nystagmusschrift	7 Fälle	29%
Untererregbarkeit	1 Fall	4%

Auffallendstes Ergebnis war, daß in 29% der Fälle Veränderungen im Elektronystagmogramm der Pendelprüfung im Sinne der zentralen Nystagmusschrift aufgetreten sind. Als Kontrollgruppe kann man Patienten nehmen, die wegen verschiedener neurootologischer Leiden stationär durchuntersucht wurden, und bei denen ebenfalls die Gleichgewichtsuntersuchung in der angeführten Weise vorgenommen wurde. Bei diesen 710 Patienten fand sich lediglich in 12% eine zentrale Nystagmusschrift.

Das signifikant höhere Auftreten von zentralen Veränderungen in der Nystagmusschrift bei Sporttauchern deutet darauf hin, daß doch gewisse Auswirkungen auf das zentrale Nervensystem vorhanden sind. Die Annahme liegt nahe, daß es im Rahmen der beschriebenen Mikroembolien zu umschriebenen Schädigungen im Bereich der vestibulären Kerngebiete gekommen ist.

Literatur

1. Badtke G (1972) Zu Problemen des Tieftauchens bei Apnoe. Med Sport 12:303
2. Badtke G, Wagner I (1970) Medizinische Probleme des Tauchsports. Med Sport 10:91
3. Badtke G, Krause P, Nilas A (1980) Der Lungenüberdruckunfall im Tauchsport - physiologische und pathophysiologische Aspekte. Med Sport 20:241
4. Lauten A (1970) Einige Aspekte der Dekompressionserkrankungen, der Hyperkapnie und der Oxydose beim Tauchsport. Med Sport 10:221
5. Moser M, Wolf G (1981) Zur Caisson-Krankheit bei Sporttauchern. Laryngol Rhinol Otol (Stuttg) 60:381
6. Moser M (1980) Die zentrale Nystagmusschrift und Irritation der vestibulären Zentren. Arch Otorhinolaryngol 226:135

Vorzeitige Aufgabe bei 100-km-Läufen

Causes of Premature Dropping out of 100-km-Races

K. Jung und J. Hamel

Summary

Long distance running gives rise to certain specific symptoms of a chronic nature and to injuries, in particular involving the lower extremities. As yet, few studies have been concerned with the reasons for failing to complete longer races.

During five international 100-kilometre events, 384 out of 2899 non-finishers were examined. In the course of a thorough clinical examination covering internal and orthopaedic aspects, both subjective symptoms and objective signs and findings were recorded. Analyses of blood sugar and urine were carried out, and where relevant an ECG was recorded and blood pressure was taken.

About half of the non-finishers suffer primarily from strictly localised symptoms, mostly orthopaedic problems involving the lower extremities. Symptoms involving muscles (thigh, calf) are more frequent than articular problems (knee joints, ankle joints). Beginners are often hampered by injuries to the skin of the feet caused by overstrain. In all, fewer than 10% of all non-finishers failed to complete the course because of diminished functional capacity or symptoms of an internal nature (gastro-intestinal tract; only very rarely heart and circulation).

Einleitung

Bei der Ausübung von Langlaufsport treten einige spezielle Beschwerdebilder chronischer Art und Verletzungen besonders der unteren Extremitäten auf, über die vielfach publiziert wurde. Wenige Untersuchungen beschäftigen sich bisher mit vorzeitigen Ausfallern.

Methode, Probandengut

Die Befragungs-, Untersuchungs- und Meßergebnisse wurden im Zeitraum von 1977-1978 anläßlich von 5 internationalen 100-km-Laufveranstaltungen erhalten (Biel, Unna, Hamm).

Die Untersuchung umfaßt einen kleineren Teil aller Ausgefallenen dieser Läufe, mit 384 von 2899 (etwa 30% aller Gestarteten) etwa 13% aller Aussteiger.

Für jeden Ausfaller wurde von ihm selbst bzw. vom Untersuchenden ein Erfassungsbogen ausgefüllt, der Angaben zu Name, Adresse, Alter, Länge, Gewicht, Sport- und Trainingsanamnese, chronisch bei der Sportausübung auftretende Beschwerden und Leistungsbegrenzungen, Informationen über den Grund der Aufgabe und zusätzliche Angaben über den Lauf selbst (Nahrungsaufnahme, Empfindungen vor dem Lauf, Erschöpfungsgrad und Laufmotivation) enthielt.

Die ärztliche Untersuchung umfaßte einen internistischen (Augen, Mundschleimhaut, Haut, Leber, Milz, Nierenlager, Lungen, Herz), einen neurologischen (Sensibilität, Reflexverhalten) und einen orthopädischen Teil (Beinachse; Muskelschmerzen getrennt nach Oberschenkel, Unterschenkel, Fußsohle; Gelenkschmerzen im Bereich von Hüfte, Knie, Fuß, Zehen; Druckstellen/Blasen).

Weiterhin wurden an Messungen/Bestimmungen durchgeführt: Blutdruck systolisch/diastolisch; Elektrokardiogramm; Urinstatus; Blutzucker.

Ergebnisse

Beschwerden und Symptome. Einen Überblick über die Häufigkeit der von Ausfallern angegebenen und beobachteten Beschwerdeformen und -lokalisationen gibt Tabelle 1 wieder, in der die Untersuchungs- und Befragungsergebnisse von 384 Ausfallern getrennt nach Laufveranstaltungen und als Durchschnittswerte zusammengefaßt sind.

Die weitaus größte Gruppe stellen die sich am Haltungs- und Bewegungsapparat sowie der Haut manifestierenden Beschwerden dar, nach ihrer Genese als Symptome mit mechanischer Komponente zusammengefaßt. Nur 12,5% der ausgefallenen Läufer wiesen keine Beeinträchtigung des Skelett- oder Hautsystems auf.

Die orthopädischen Symptome setzen sich vorwiegend aus muskulären (49,2%), zu einem etwas geringeren Anteil aus artikulären Symptomen (42,2%) zusammen.

Tabelle 1. Relative Häufigkeit der bei 384 vorzeitigen Ausfallern (anläßlich von 100-km-Läufen) betroffenen Funktionskreise, wie sie subjektiv empfunden und objektiviert werden konnten (Mehrfachnennungen möglich)

	Biel 1977	Biel 1978	Unna 1977	Unna 1978	Hamm 1977	Gesamt
n = 100%	119	134	64	49	18	384
Bew.-App. und Haut	96,7	81,3	86,0	85,8	83,4	87,5
- Muskeln, Sehnen	64,7	40,3	39,1	55,1	33,3	49,2
- Gelenke, Bänder	50,4	38,8	32,8	42,8	44,4	42,2
- Haut	41,2	23,1	21,9	34,7	11,1	32,0
Int.-neurol.	21,8	20,9	25,0	14,3	27,8	21,1
- Magen-Darm	6,7	11,9	12,5	10,2	22,2	10,4
- andere	15,9	9,0	12,5	6,1	11,1	11,4
Allg. Erschöpfung	10,9	9,7	9,4	8,2	11,1	9,9

Wesentlich seltener (in 21,1%) wurden Beschwerden nichtorthopädischer Art ermittelt, vor allem Magen-Darm-Störungen (10,4%).

Subjektive und objektive Symptome einer "allgemeinen Erschöpfung" wiesen eindeutig nur wenige Ausfaller auf, was im Hinblick auf die hohen Anstrengungen und Anforderungen eines 100-km-Laufs verwundert.

Außer von individuellen Konstitutionsfaktoren sind Auftreten und Häufigkeit der Beschwerden vom Alter, Trainiertheits- und Leistungsgrad sowie vom Relativgewicht abhängig, wobei die Altersabhängigkeit der auftretenden Symptome (relative Häufung orthopädischer Beschwerden bei jüngeren, vermehrtes Auftreten von Magen-Darm-Störungen bei den Älteren) besonders auffiel, wenngleich hier auch der unterschiedliche Trainiertheits- und Leistungsgrad ebenfalls widergespiegelt wird (Tabelle 2).

Tabelle 2. Relative Häufigkeit der bei 384 vorzeitigen Ausfallern (anläßlich von 100-km-Läufen) subjektiv empfundenen und objektivierten Beschwerden in Abhängigkeit vom Lebensalter und Vergleich mit der Gesamtgruppe (Mehrfachnennungen möglich)

Alter	bis 25	26-40	über 40	18-73
n = 100%	159	147	62	384
Bew.-App. und Haut	94,9	85,0	74,2	87,5
- Muskeln, Sehnen	55,3	47,6	37,1	49,2
- Gelenke, Bänder	46,5	42,2	30,6	42,4
- Haut	37,1	29,3	21,0	32,0
Int.-neurol.	15,1	25,2	24,2	21,1
- Magen-Darm	6,3	12,2	14,5	10,4
- andere	8,8	13,6	9,7	11,4
Allg. Erschöpfung	11,3	8,2	11,3	9,9

Hauptaufgabegrund. Passagere körperliche Beeinträchtigungen und Überbeanspruchungserscheinungen sind beim Ultralangstreckenlauf sehr häufig. Entscheidend für die Leistungsbegrenzung ist jedoch die Trennung der Symptome, mit denen der Läufer aufgab, von den Beschwerden, weswegen der Lauf vorzeitig beendet wurde. Eine nach Lebensalter differenzierte Zusammenstellung der zur Aufgabe führenden Hauptbeschwerden ist in Tabelle 3 wiedergegeben.

Hierbei muß allerdings die subjektive Einschätzung der Beschwerden durch den Läufer selbst mit den entsprechenden Fehlermöglichkeiten sowie die Möglichkeit der gegenseitigen Überlagerung und Beeinflussung

Tabelle 3. Darstellung von Hauptursachen (relative Häufigkeit), weswegen der Lauf vorzeitig beendet wurde, bei 384 vorzeitig ausgefallenen 100-km-Läufern

Alter	bis 25	26-40	über 40	18-73
n = 100%	159	147	62	384
Nicht angebbar, nicht klassifizierbar, ungenaue Angaben, "Motivation"	10,1	8,8	3,8	8,3
Mehreres ohne Gewichtung	33,3	32,7	19,4	30,4
Bew.-App. und Haut:	52,2	49,7	58,1	52,6
- Muskeln/Sehnen	22,6	20,4	19,4	21,1
- Gelenke/Bänder	20,1	23,1	24,2	22,4
- Haut	9,4	6,1	14,5	9,1
Internistisch:	1,3	6,8	12,9	5,3
- Magen-Darm	1,3	4,8	11,3	4,2
- andere	–	2,0	1,6	1,1
Allg. Erschöpfung	3,1	2,0	6,5	3,4

psychophysischer Abläufe berücksichtigt werden. So kann beispielsweise eine auf den ersten Blick eindeutige Aufgabeursache wie "Schmerzen im Sprunggelenk nach Umknicken" durchaus eine Folge von bereits vorher bestehenden allgemeinen Ermüdungserscheinungen oder gar Kreislauferscheinungen sein.

Von fast 40% der Ausfaller kann kein Hauptaufgabegrund angegeben werden, weil ihre Beschreibungen entweder zu ungenau blieben oder sie mehrere subjektiv gleichwertige, voneinander unabhängige Symptome äußerten. Auch bei den übrigen 60% dürften vor allem internistische (oft ohne lokalisierbare, konkret zu schildernde Symptome) und motivationale Ursachen (werden nicht gerne eingestanden) häufiger als genannt vorkommen.

Aus der Auflistung läßt sich ablesen, daß etwa je ein Fünftel der Ausfaller hauptsächlich unter Muskel- bzw. Gelenkbeschwerden litt. Hautbeschwerden wurden zwar selten als Hauptaufgabegrund angegeben, stellen jedoch für nahezu jeden 10. Ausfaller eine stärkere Leistungslimitierung dar. Ausschließlich internistische Gründe und auch das Auftreten eines nicht näher differenzierbaren Erschöpfungsgefühls sind relativ selten.

Symptom und Hauptaufgabegrund "allgemeine Erschöpfung". Die subjektive Einschätzung "allgemeine Erschöpfung" ist schwer zu definieren und zu erfassen; sie beruht auf einer körperlichen Gesamtbeeinträchtigung ohne lokalisierbare und/oder genauer einzugrenzende Störungen.

Wenngleich nur 9,9% der Ausfaller "allgemeine Erschöpfung" als Teilursache, 3,4% als Hauptaufgabegrund angaben, zeigt doch eine genauere und kontrollierte Erfassung dieses Symptoms in Biel 1977 eindeutig die Tendenz der Läufer, ihre Beschwerden bewußt auf organische Defekte zu projizieren und lokalisieren, obwohl von den 94 Befragten 42% psychisch wenig beeinträchtigt, 54% psychisch stark beeinträchtigt und 4% völlig demoralisiert waren.

Bei der klinischen Untersuchung wurden mehrfach verschieden stark ausgeprägte Bilder eines allgemeinen Erschöpfungszustands beobachtet, teilweise mit zentraler Symptomatik wie Sprachunkontrolliertheit, Strabismus und Tremor. Eine besondere Häufung solcher Befunde wurde in den frühen Morgenstunden des Laufes in Biel 1978 festgestellt, als nach dem Einsetzen eines kalten, starken Regens bei Kilometer 70 viele Sportler in teilweise sehr reduziertem Allgemeinzustand (z.B. auch Schüttelfrost) den Lauf beendeten.

Symptom und Hauptaufgabegrund "Bewegungsapparat und Haut". Stark überlastungsgefährdet im Ultramarathonlauf sind vor allem die Strukturen der Beine. Muskuläre Beschwerden nehmen der Häufigkeit nach von proximal nach distal, artikuläre Syndrome eher umgekehrt von distal nach proximal ab (Abb. 1).

Werden alle Aufgabegründe der Organsysteme "Bewegungsapparat und Haut" zusammengefaßt, ergibt sich eine Häufigkeitsliste vom Fuß (52,8%) über den Oberschenkel (29,4%), den Unterschenkel (26,3%), das Knie (24,7%) bis zur Hüfte (9,1%).

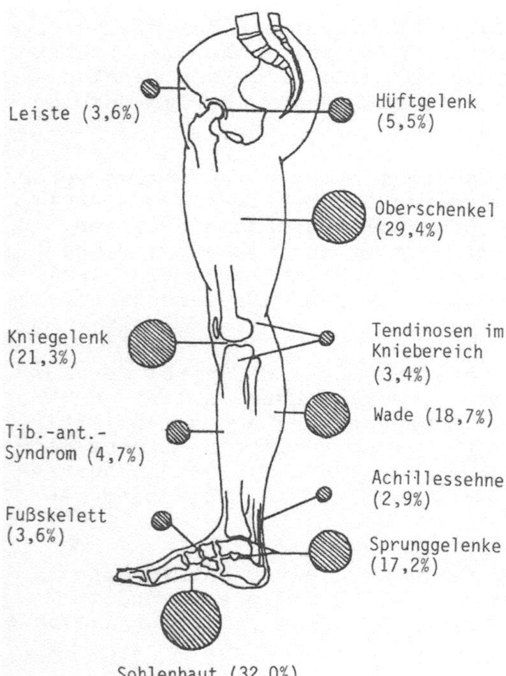

Abb. 1. Zusammenfassende Darstellung der relativen Häufigkeiten von subjektiv empfundenen und objektivierbaren Beschwerden an den Beinen nach Lokalisation und Strukturen bei 384 vorzeitigen Aussteigern anläßlich von 100-km-Läufen (Mehrfachnennungen möglich; Kreisfläche proportional der Häufigkeit)

Symptom und Hauptaufgabegrund "internistischer Bereich". 81 von 384 Ausfallern wiesen internistische Befunde präziser Art auf (21,1%) (Tabelle 4).

Tabelle 4. Absolute Häufigkeit von internistischen Symptomen und Befunden (n=122) bei 81 von 384 vorzeitigen Aussteigern (21,1%) anläßlich von 100-km-Läufen (Mehrfachnennungen möglich). Überlastungen innerer Organe mit Manifestation als Störung am Bewegungsapparat oder als allgemeine Erschöpfung sind darin nicht enthalten. Über 40% aller internistischen Symptome/Befunde beziehen sich auf das Abdomen, überwiegend den Magen-Darm-Trakt in Form von Übelkeit, Erbrechen und Magendruck

		Anzahl (n)
Abdomen (52)		
- Magen-Darm-Trakt (40)	Übelkeit	28
	Erbrechen	17
	Magen-(Druck-)Schmerz	17
	Seitenstiche	4
	Durchfall	2
	Unspezifisch	5
- Leber (7)	Druckschmerz	5
	deutl. Vergrößerung	3
- Andere (7)	Nierenklopfschmerz	5
	Unterleibsschmerz	1
	gespannte Bauchdecke	1
Thorax (9)	Herzschmerzen	4
	Atemgeräusch	4
	grippaler Infekt	3
Kopf (10)	Kopfschmerz	2
	Schwindel	2
	Zyanose/halonierte Augen	6
Allgemein (13)	starke Unterkühlung (Schüttelfrost)	11
	Kreislaufbeschwerden (Kollapsneigung)	2

Die hohe kardiopulmonale Arbeitsbelastung kommt in der klinischen Symptomatik nicht zum Ausdruck. Angina-pectoris-verdächtige Beschwerden und subjektiv unangenehm imponierende Rhythmusstörungen sind absolute Ausnahmeerscheinungen, trotz des teilweise weit fortgeschrittenen Lebensalters der Läufer.

Symptome wie Kopfschmerz und Schwindel, Lippenzyanose, leichte Bewußtseinstrübungen bis zu schweren kollaptischen Zuständen (alle vermutlich durch Blutleere im Kopfbereich bedingt) sind zusammengenommen etwas häufiger. Allerdings ist als auslösender Faktor weniger die Belastung selbst als vielmehr die zirkulatorische Umstellung bei Belastungsabbruch (vorzeitige Aufgabe, Zieleinlauf, Unterbrechung) anzusehen.

Als Hauptaufgabegrund spielen Zirkulationsstörungen ebenso wie kardiale Symptome eine sehr untergeordnete Rolle.

Bei 112 Ausfallern des Laufes in Biel 1977 wurde der Blutzuckerspiegel semiquantitativ mit Teststreifen bestimmt. Bei fast jedem zweiten Ausfaller wurde ein Wert von 60 mg/100 ml (3,3 mmol/l) und darunter bestimmt, entsprechend der unteren Normgrenze. Insgesamt wird damit die kritische Situation des Kohlenhydratstoffwechsels beim Ultralangstreckenlauf unterstrichen. Die Aufrechterhaltung des Blutglukosespiegels stellt eine leistungslimitierende Voraussetzung dar, wie auch die Häufung niedriger Blutzuckerwerte bei Aussteigern mit dem Hauptaufgabegrund "allgemeine Erschöpfung" bewies.

10,4% der Ausfaller wiesen Beschwerden von seiten des Magens, seltener des Darms auf, wobei diese für 4,2% aller Aussteiger der Hauptaufgabegrund waren. Gastrointestinalbeschwerden stehen somit an der Spitze internistischer Beschwerden und Symptome bei vorzeitigen Aussteigern. Die Beschwerden bestanden in Aufstoßen, Sodbrennen, Übelkeit bis hin zum Erbrechen, Druckschmerz und Krampf. Seitenstechen und Diarrhoe sind die häufigsten intestinalen Symptome.

Bei 105 Aussteigern konnten zur Bestimmung der Nierenbelastung und der möglichen objektiven Einflußnahme auf den vorzeitigen Abbruch zwei Urinparameter (pH-Wert, Proteingehalt) nach Laufabbruch bestimmt werden. Der Säuregrad des Urins lag danach überwiegend nahe am Konzentrationsmaximum der Niere für H^+-Ionen (pH 4,8). Lediglich 7,5% der Aussteiger wiesen einen pH von 7 oder darüber auf. Mit zunehmender Belastungsdauer sinkt der pH-Wert infolge der veränderten Säure-Basen-Verhältnisse und der starken Harnkonzentrierung bei erniedrigter Filtrationsrate weiter ab. Die bei jedem 5. Ausfaller festgestellte Proteinausscheidung mit dem Urin war im allgemeinen minimal (unter 25 mg/100 ml). Bei den meisten Ausfallern stellte sie sich erst nach langer Laufdauer ein.

Diskussion

Der 100-km-Lauf wird immer mehr zu einer Massenbewegung und damit auch zu einer Herausforderung an die medizinische Forschung. Erst wenige Untersuchungen wurden zu den psychologischen wie physiologischen, internistischen und orthopädischen Aspekten durchgeführt. Das Problem der vorzeitigen Ausfaller blieb bisher fast gänzlich unberücksichtigt.

Der Langstreckenlauf stellt eine Beanspruchung vorwiegend der allgemeinen und der lokalen aeroben dynamischen Ausdauer dar, von den übrigen motorischen Hauptbeanspruchungsformen hat zusätzlich die Koordination eine gewisse Bedeutung [3].

Aktiver und passiver Bewegungsapparat sind neben dem kardiopulmonalen System, dem Energiestoffwechsel, dem Wasserhaushalt und dem vegetativhormonalen System in besonderer Weise gefordert [1,2,4,5,6].

Nicht kardiopulmonale, metabolische oder hormonelle Gegebenheiten begrenzen jedoch in erster Linie die Ausdauerleistungsfähigkeit des Organismus beim Langstreckenlauf, sondern eher Dekompensationserscheinungen im Bindegewebe (passiven Bewegungsapparat).

Literatur

1. Buhl B, Buhl H, Neumann G, Gottschalk K (1978) Der extreme Dauerlauf - Fallstudie eines 24-Stunden- bzw. 100-km-Laufes. 3. Mitteilung: Veränderungen des Kammerendteils im EKG nach extremer Langzeitausdauerbelastung. Med Sport 12:365-368
2. James SL, Bates BT, Osternig LR (1978) Injuries to runners. Am J Sport Med 6:40-49
3. Koehler E, Scheibe J, Israel S (1976) Die Veränderungen von Stoffwechselgrößen während und nach einer extensiven Ausdauerbelastung. Med Sport 11:356-360
4. Maron MB, Horvath SM (1978) The marathon: a history and review of the literature. Med Sci Sports 10:137-150
5. Oberholzer F, Claassen H, Howald H, Moesch H (1976) Ultrastrukturelle, biochemische und energetische Analyse einer extremen Dauerleistung (100-km-Lauf). Schweiz Sportmed 24:71-98
6. Subotnick SJ (1977) A biomechanical approach to running injuries. In: Milvy P (ed) The marathon, physiological, medical, epidemiological, and psychologic studies. Ann Acad Sci 301:1-1090

C

Traumatologische Probleme

Traumatological Problems

Schultergelenknahe Sportschäden und -verletzungen

Shoulder Region Injury and Damage from Sports

W. Kneer und J. Eulert

Summary

Injuries of the shoulder region are relatively seldom compared to lesions of the lower extremities. However a rapid correct diagnosis is essential to prevent a painful shoulder syndrom or a long-lasting functional disability. The causes and diagnostic findings of direct and indirect injuries in athletes, especially the mechanisms of anterior and posterior dislocations of the glenohumeral joint are described. The importance of the subscapularis and infraspinatus muscles for the dynamic stability of the glenohumeral joint is brought out. Secondary changes in the glenoid cavity, head of the humerus and rotatory cuff are explained.

Chronic shoulder pain is due to repeated strain associated with specific sports activity and injuries not properly healed. Frequent diseases such as tendinitis of muscles and bursitis are described, especially in their relation to age and intensity of strain.

Einleitung

Sportbedingte Affektionen im Schultergürtelbereich sind, verglichen mit der Verletzungshäufigkeit der unteren Extremitäten, relativ selten. Ihre Häufigkeit bezogen auf alle Körperabschnitte liegt zwischen 2 und 7% (Tabelle 1). Jedoch ist der Schultergürtel bei bestimmten Sportarten stark belastet (Kunstturnen) oder stark verletzungsgefährdet (Judo, Ringen). Bei Nichtvorhandensein knöcherner Verletzungen besteht die Gefahr, daß ligamentäre und muskuläre Erkrankungen primär über-

Tabelle 1. Lokalisationshäufigkeit von Sportverletzungen des Schultergürtels in Prozent, bezogen auf alle Körperabschnitte

Autor	Gesamtanzahl [n]	Schulterläsionen [n]	Schulter [%]
Franke (1981)	Sammelstatistik	Sammelstatistik	2-7
Steinbrück (1980)	5504	291	6
Kneer u. Eulert (1983)	1050	55	5

sehen oder bagatellisiert werden, insbesondere wenn sie mukulär teilweise kompensiert sind.

Anatomische Besonderheiten des Schultergürtels

Das Schultergelenk ist als Kugelgelenk besonders verletzungsgefährdet. Es besitzt nur eine geringe Knochen- und Bandführung und wird überwiegend muskulär stabilisiert. Eine wichtige Rolle spielt hierbei die Rotatorenmanschette. Neben Rückwärtsneigung der Schultergelenkpfanne und Retrotorsion des Humerus bestimmen die Kräfte des M. subscapularis und des M. infraspinatus als "Steurer" in der Horizontalen nach Saha die dynamische Stabilität der Schulter. Dynamische Stabilität bedeutet Stabilität des Schultergelenkes in jedem Moment einer Bewegung in beliebiger Richtung. Um die dynamische Stabilität aufrechtzuerhalten, muß wenigstens ein Teil der korrespondierenden Gelenkflächen von Kopf und Pfanne miteinander in Kontakt und kongruent sein, wobei die Gelenkfläche an der Pfanne weniger als 1/3 der Fläche des Oberarmkopfes beträgt.

Wenn die Gelenkflächen zwar in Kontakt stehen, aber nicht kongruent sind, ist das Schultergelenk subluxiert. Es kommt zum Krankheitsbild der instabilen Schulter. Saha (1978) (Tabelle 2) gelang der experimentelle Nachweis einer Schulterluxation durch isolierte Nervenblokkaden der Nervenäste für die horizontalen Steuermuskeln (Mm. subscapularis, infraspinatus, teres minor, pectoralis major, latissimus dorsi und teres major). Bei Patienten mit vorangegangener rezidivierender Luxation konnte der Arm leicht durch Abduktion nach vorn luxiert werden, wenn die Mm. infraspinatus und subscapularis ausgeschaltet wurden. Bei Patienten mit verstärkter Retrotorsion und/oder Vorwärtsneigung der Pfanne konnte in der beschriebenen Weise experimentell eine Subluxation herbeigeführt werden.

Tabelle 2. Faktoren der dynamischen Instabilität. (Nach SAHA 1978)

Faktoren	Vergrößerung der Stabilität	Ursachen für die Instabilität
Kraft der horizontalen Steuerer (Mm. subscapularis, infraspinatus, oberer Teil des teres minor)	Mehr Kraft	Weniger Kraft
Retrotorsion des Humeruskopfes	Weniger Retrotorsion	Mehr Retrotorsion
Neigung der Gelenkpfanne	Optimale Rückwärtsneigung	Vorwärtsneigung

Die Anfälligkeit der Muskelsehnen und Gleitschichten der Rotatorenmanschette durch die enge topographische Beziehung zwischen Schulterdach und Humeruskopf werden von Eulert et al. (1981), Neer (1972), McNab (1981) und Krämer et al. (1983) hervorgehoben. Bei normaler Funktionsstellung des Armes in 30-45°-Innenrotation, leichter Abduktion und Anteversion kommt es zur Raumenge im Bereich des M. supraspinatus zwischen Humeruskopf und dem darüberliegenden Acromionanteil und dem Lig. coracoacromiale. Durch Zwischenschaltung einer Gleitschicht, der Bursa subacromialis, wird die entstehende Reibung vermindert. Jedoch führen schon geringe Schwellungszustände der Rotatorenmanschette zu Passagebehinderungen insbesondere unter dem Lig. coracoacromiale mit schmerzhaften Bursitiden und Auftreten von Supraspinatustendinosen. Das Entstehen solcher Veränderungen wird durch stereotyp wiederkehrende Bewegungsabläufe begünstigt. Bei langanhaltenden Schmerzzuständen kann ein operatives Vorgehen notwendig werden (Kneer u. Eulert 1983).

Um chronische Schmerzzustände zu verhüten und langandauernde Funktionseinbußen zu vermeiden, ist eine rasche und exakte Diagnosestellung unabdingbar. Wichtig ist die Kenntnis bestimmter Risikogruppen für bestimmte Erkrankungstypen.

Sportverletzungen

Ursache hierfür sind neben Stürzen und Würfen auch der Zusammenprall mit einem Gegner, z.B. der Bodycheck beim Eishockey und der direkte Kontakt mit dem Sportgerät, z.B. einer Slalomstange beim Skifahren oder einem Torpfosten.

Die *direkte Traumatisierung* des Schultergürtels führt zu *Frakturen* der *Clavicula* (Eishockey, Rugby, Reiten, Radfahren) und des *Schulterblatts* (Motorsport). Bei Krafteinwirkung auf das mittlere Drittel der Clavicula kann eine Fraktur am Übergang mittleres/distales Drittel auftreten. Dieser Anteil der Clavicula liegt zwischen dem Lig. costoclaviculare medial und coracoclaviculare lateral.

Krafteinwirkung auf die Schulteraußenseite bewirkt eine Spiralfraktur des mittleren Claviculadrittels, da die Clavicula an dieser Stelle auf die 1. Rippe gepreßt wird.

Scapulafrakturen entstehen durch heftige Gewalttraumata. Man unterscheidet Frakturen des Scapulakörpers, der Spina und des Acromions. Abb. 1 zeigt eine kombinierte Fraktur bei einem Reiter, der beim Training unter das stürzende Springpferd geraten war.

Acromioclaviculargelenkluxationen sind auf direkte Gewalteinwirkungen zurückzuführen. Gefährdet sind vor allem Judoka, Boxer, Handballer, Ringer, Reiter und Skifahrer. Kontusionen und Prellungen der Schulter können mit Rupturen der *Rotatorenmanschette* einhergehen (Abb. 2), wobei zusätzlich ein Abriß des Tuberculum majus des Humeruskopfes bestehen kann.

Indirekte Traumata entstehen durch Krafteinwirkung auf die Schulter über den Hebelarm des Armes, wobei das Schultergelenk nach Kölbel et al. (1980) als erstes Gelenk einer kinetischen Kette besonders gefährdet ist. Durch Sturz auf den zum Abfedern vorgestreckten und leicht gebeugten Arm entstehen häufig *Claviculafrakturen*. Durch die beim Aufprall auftretenden Kräfte kommt es typischerweise zu einer Spiralfraktur des mittleren Schlüsselbeindrittels. Durch Blockierung einer Bewegung, wie z.B. durch Festhalten des Armes bei Wurfbewegungen, durch Zug an der Schulter oder durch Abfedern eines Sturzes mit dem Arm entstehen Luxationen im AC- und Schultergelenkbereich. Eine besondere Luxationsgefährdung im Schultergelenkbereich liegt bei Ringern, Judoka und Wasserspringern vor. Häufig betroffen sind auch Skifahrer, Tennisspieler, Handballer und Rugbyspieler. Es handelt sich hierbei sowohl um erstmalige und rezidivierende *traumatische Luxationen* als auch um *habituelle* Luxationen.

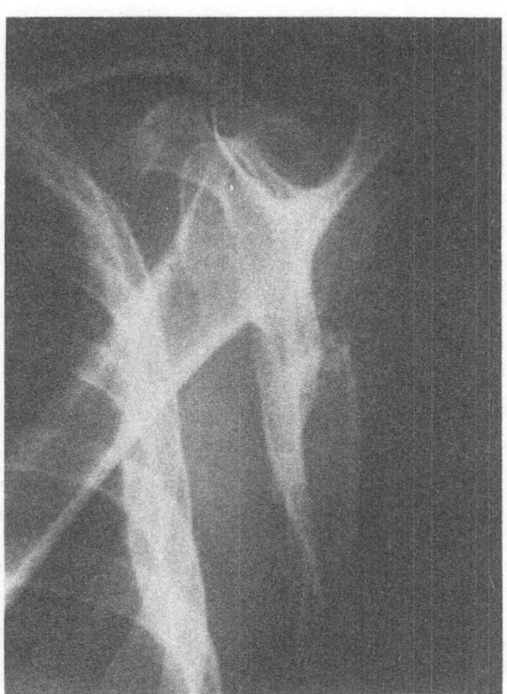

Abb. 1. Unter Stufenbildung verheilte, konservativ behandelte Scapulafraktur bei 60jährigem Reiter nach Reitunfall

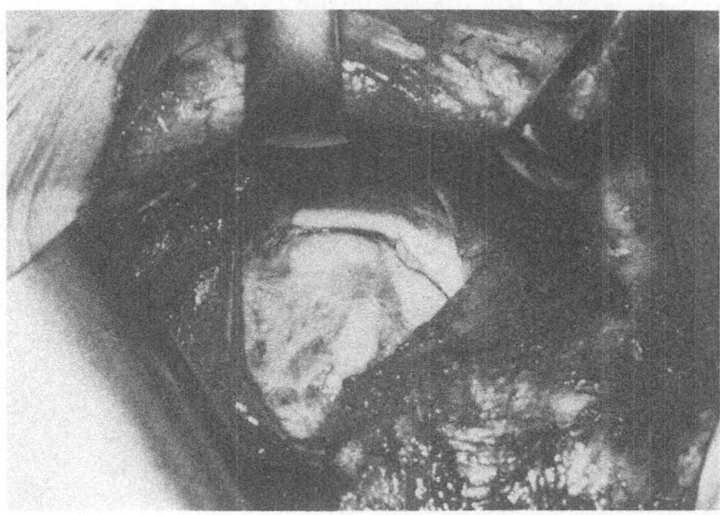

Abb. 2. Intraoperatives Bild einer großen Rotatorenmanschettenruptur, vom M. subscapularis bis zum M. teres minor reichend

Bei einem Sturz auf den abduzierten und ausgestreckten Arm luxiert der Humeruskopf durch einen Riß im unteren Anteil der Kapsel nach *vorn*. Seltener kann die Luxation durch eine direkte Gewalteinwirkung auf den Humeruskopf von hinten, beispielsweise durch einen Fall auf die Schulterrückseite erfolgen.

Nach Reposition einer Erstluxation soll durch die Behandlung mit adäquater Ruhigstellung das Rezidiv vermieden werden. Kommt es dennoch zum *Rezidiv* einer primär traumatischen Luxation, können, wie oben ausgeführt, zusätzliche *ätiologische Faktoren* vorliegen:

- Eine traumatische rezidivierende Luxation ist nach Saha auf eine latente dynamische Instabilität zurückzuführen.
- Spontan rezidivierende Luxationen sowie habituelle Luxationen können bei zusätzlichen anatomischen Variationen (Hypoplasie der Gelenkfläche oder seiner Labia glenoidalia und Überdehnung der vorderen Kapsel) auftreten. Zuweilen sind besondere sportliche Anstrengungen, z.B. Ausführung eines speziellen Schlages beim Tennis, Golf oder Volleyball oder bestimmte Grifftechniken beim Rugby, Ringen und Judo Auslöser der Luxation.
- Ein *instabiles* Gelenk benötigt für die erste Luxation und die folgenden Rezidive kein Trauma. Ein solches Gelenk kann allerdings als Ergebnis wiederholter Verrenkungen *sekundäre Veränderungen* zeigen.

Hierbei handelt es sich um a) Kapselrupturen und Einrisse der Rotatorenmanschette, b) Veränderungen am unteren Anteil des Pfannenrandes, wobei das Labium glenoidale abgelöst sein kann und der untere Pfannenrand frakturiert sein kann. Röntgenologisch erscheint dann der untere Pfannenrand abgeflacht, oder er stellt sich als isolierter Kalksalzschatten dar (Bankart-Läsion), c) sichelförmige Impressionen im oberen hinteren Humeruskopfanteil, welche nach Hill u. Sachs (1940) als Mitursachen für das Auftreten rezidivierender Luxationen angesehen werden.

Die traumatische *hintere Schulterluxation* ist selten. Meist handelt es sich um willkürliche und schmerzlose Luxationen, welche gewöhnlich bei jüngeren Erwachsenen vorkommen. Abb. 3 zeigt die Röntgenaufnahmen einer jungen Kunstturnerin. Sie konnte bei Abduktion, Horizontalflexion und

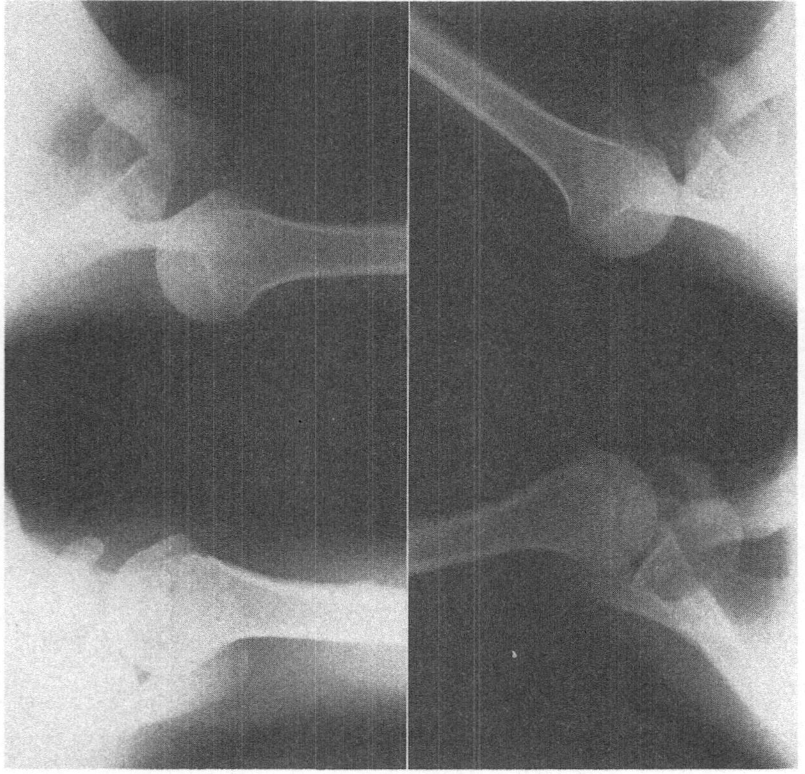

Abb. 3. Habituelle hintere Schulterluxation beidseits bei 17jähriger Kunstturnerin. Luxation und willkürliche spontane Reposition waren schmerzfrei

Innenrotation eine hintere Luxation beidseits provozieren. Sie führte ihren Trick der schmerzfreien Luxation immer wieder vor und konnte auch die Reposition willkürlich bewerkstelligen.

Auch indirekte Traumata des Schultergürtels können zu Verletzungen im Rotatorenmanschettenbereich und zu Rupturen der Rotatorenmanschette und der Bizepssehnen führen.

Sportschäden

Als Folge von in stereotyper Weise wiederkehrenden Bewegungsabläufen, Fehlbelastungen und Überlastungen durch sportartspezifische Bewegungsabläufe können *Insertionstendopathien* auftreten. Häufig ist die *Coracoiditis* des Speerwerfers und Handballspielers Folge der Überlastung der kurzen Bizepssehnen und des M. coracobrachialis.

Mannschaftssportarten und Einzeldisziplinen, welche mit in stereotyper Weise wiederkehrenden Bewegungsabläufen einhergehen, begünstigen die

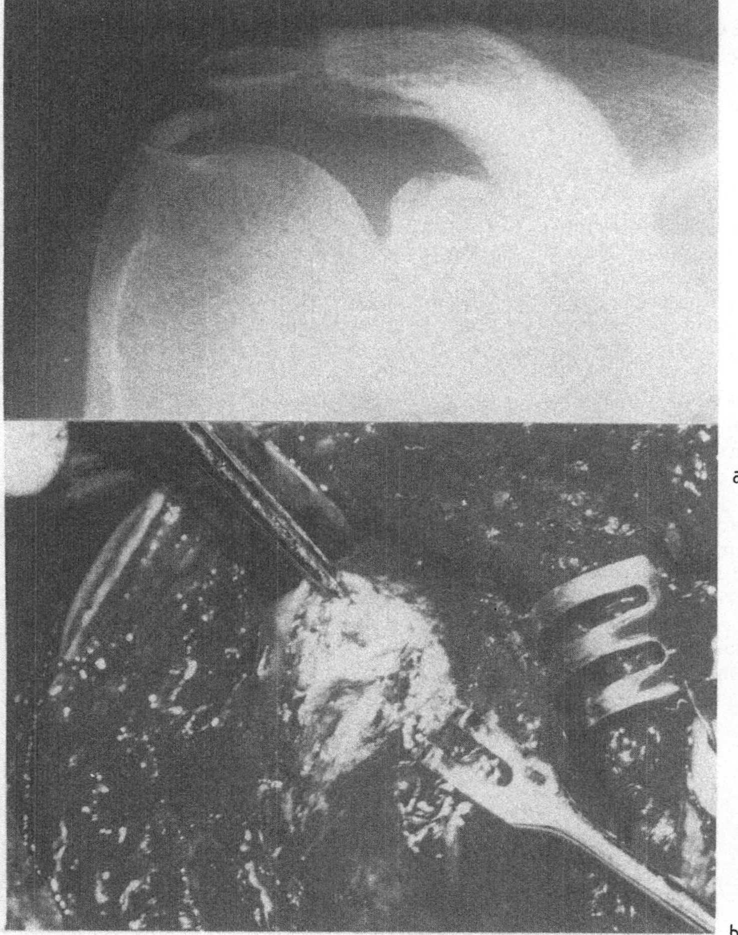

Abb. 4. (a) Kalksalzeinlagerung im Bereich der Rotatorenmanschette bei 57-jährigem Freizeitsportler. Klinisch: Supraspinatussyndrom. (b) Breitflächige Verkalkung und kleiner Einriß im Bereich des M. subscapularis

Entstehung von *Periarthritiden*. Hier ist insbesondere der ältere Sportler gefährdet, bei dem das Vorhandensein degenerativer Vorschäden der Rotatorenmanschette und der langen Bizepssehne die Entstehung einer PHS begünstigen (Rothmann u. Parke 1965) (Abb. 4). Bei forcierter Abduktion (Auswringphänomen nach Kennedy 1974) kann auch beim Schwimmen im Schmetterlings- und Kraulstil durch die funktionelle Enge unter dem Schulterdach eine Durchblutungsminderung bedingt sein. Hierdurch wird die Entstehung eines *Supraspinatussyndroms* begünstigt (swimmer's shoulder). O'Donoghue (1973) weist auf die Subluxationstendenz der *Bizepssehne* in Abhängigkeit von verschiedenen Varianten des Sulcus bicipitalis hin. Bei Drehbewegungen des hochgehaltenen Armes (z.B. bei Fechtern, Handballspielern, Schwimmern) hat die gespannte Bizepssehne die Tendenz, den Sulcus zu verlassen.

Unter den Begriff des *Impingement-Syndroms* fällt auch die schmerzhafte Bursitis subacromialis, deren Auftreten durch die funktionelle Enge zwischen Schulterdach und Humeruskopf bei leichter Innenroation, Abduktion und Anteversion begünstigt wird. Betroffen sind hier insbesondere Wurfdisziplinen.

Gerade bei Sportverletzungen der Schulter ist eine frühzeitige und exakte Diagnosestellung sowie eine umfassende konsequente Behandlung, welche auch bei gegebener Indikation das operative Vorgehen einschließt, erforderlich, da durch eine unvollständige Ausheilung nach Verletzungen die Sportfähigkeit stark beeinträchtigt ist und der Weg zum Sportschaden geebnet wird.

Literatur

Eulert J, Apoil A, Dautry P (1981) Zur Pathogenese und operativen Behandlung der sogenannten Periarthritis humeroscapularis. Z Orthop 119:25

Franke K (1980) Traumatologie des Sports. VEB-Verlag, Berlin

Hill HA, Sachs MD (1940) The grooved defect of the humeral head, a frequently unrecognized complication of dislocations of the shoulder joint. Radiology 35:690

Kennedy JC, Hawkins RJ (1974) Swimmer's shoulder. Sportmedicine 2:35

Kneer W, Euler J (1983) Operative Behandlung der Periarthritis humeroscapularis. Therapiewoche 33:588

Kölbel R, Lambiris E (1980) Verletzungen der Schulter beim Sport. Z Orthop 118:575

Krämer J, Seibel R (1983) Funktionell anatomische Grundlage zur operativen Behandlung der Periarthropathia humeroscapularis. Z Orthop 121:98

Mac Nab J (1981) Die pathologische Grundlage der sogenannten Rotatorenmanschetten-Tendinitis. Orthopädie 10:191

Neer DS (1972) Anterior acromioplasty for the chronic impingement syndrome in the shoulder. J Bone Jt Surg 54-A:41

O'Donoghue DH (1973) Subluxing biceps-tendon in the athlete. Sportmedicine 1:20

Rothmann RH, Parke W (1965) The vascular anatomy to the rotatory cuff. Clin Orthop 41:176

Saha AK (1978) Rezidivierende Schulterluxationen. Enke, Stuttgart

Steinbrück A, Rompe G (1980) Sportschäden und -verletzungen am Schultergelenk. Dtsch Ärztebl 8:443

Die operative Behandlung der frischen Kapselbandverletzung am Kniegelenk

Surgical Treatment of Fresh Ligament and Capsule Injuries of the Knee

K. Weise, E. Keller und A. Wentzensen

Summary

Through improvement of diagnosis with stress X-rays and arthroscopy an exact surgical treatment of fresh injuries of the capsule and ligaments of the knee joint is possible. Modern anatomical and physiological investigations allow operative treatment more appropriate for the specific injury. Based on the results from follow-up examinations of 160 surgically treated fresh lesions of knee joint ligaments, postoperative physiotherapy was revised and adapted to the individual patterns of injury. Most of patients were subjectively satisfied after the operation and the good results were verified radiologically and clinically .

Einleitung

Die in den letzten Jahren entwickelte Verfeinerung der Diagnostik von Kniegelenkverletzungen, insbesondere durch bessere Kenntnisse der Beziehungen zwischen anatomischer Struktur einerseits und physiologischer Beanspruchung andererseits, hat unter Berücksichtigung bestimmter Verletzungsmuster eine deutlich zunehmende Operationsfrequenz ergeben. Dabei muß vor allem auf die entscheidende Bedeutung der inzwischen weit verbreiteten Arthroskopie im Hinblick auf die Erkennung von Kniebinnenverletzungen hingewiesen werden. Die Zunahme des Breitensports, aber auch erhebliche Belastungen des Kniegelenks im Leistungssport sowie die Verschiebung der häufigsten Verletzungsmuster - z.B. im Skisport durch veränderte Ausrüstung - bringen eine Vielzahl von ligamentären Läsionen mit sich. Insbesondere die Wertigkeit von vorderen Kreuzbandläsionen im Hinblick auf die Führung des Kniegelenks hat durch die besseren diagnostischen Möglichkeiten bei der frischen Verletzung (Hämarthros!) die ihr zukommende Würdigung erfahren. Stamm u. Glinz [15] berichten über 1380 Arthroskopien aus 9 Jahren und stellen fest, daß 319 derartiger Untersuchungen nach Sportverletzungen durchgeführt wurden. Über 60% der Kniegelenkverletzungen entfielen auf Fußballspieler und Skifahrer, in 94% handelte es sich um Freizeitsportler, 25% der arthroskopierten Verletzungen waren Kapselbandläsionen.

Material und Methode

Die Instabilität bei der klinischen Untersuchung sowie der Hämarthros auch ohne nachweisbare Bandlockerung stellen eine klare Indikation zur operativen Behandlung, zunächst jedoch zur erweiterten Diagnostik mittels Arthroskopie dar.

Die Anzeige zur operativen Bandversorgung ergibt sich letztlich aus der Anamnese, dem Ergebnis der klinischen Untersuchung, dem Röntgenbild, einschließlich von Streßaufnahmen und ggf. der Kniegelenkspiegelung [10,11,13]. Die operative Versorgung der Bandverletzungen sollte möglichst innerhalb der 1. Woche, spätestens jedoch 12-14 Tage nach der Verletzung erfolgen. Schwere Kombinationsverletzungen mit erheblichen Instabilitäten bedürfen keiner vorherigen Spiegelung, sind jedoch röntgenologisch zu dokumentieren. In diesem Zusammenhang ist interessant, daß aus der Erstserie unserer Kniegelenkspiegelungen bei frischer Verletzung von 45 Patienten mit einem Hämarthros 24 eine arthroskopisch nachweisbare Ruptur des vorderen Kreuzbandes aufwiesen. [15]. Die große Zahl veralteter Kreuzbandrupturen, festgestellt anläßlich von Routinearthroskopien bei unklaren Kniegelenkbeschwerden, spricht im Hinblick auf die große Dunkelziffer solcher Verletzungen eine deutliche Sprache.

Der günstigste Zeitpunkt zur Versorgung frischer Kapselbandläsionen am Kniegelenk liegt innerhalb der ersten drei Tage. Nach 14 Tagen sind die rupturierten Strukturen bereits deutlich geschrumpft, so daß keine Naht mehr möglich und demzufolge eine Bandplastik erforderlich ist. Nachdem in Narkose nochmals die Bandverhältnisse überprüft wurden, wird als Zugang eine hockeyschlägerartige Inzision am gebeugten Kniegelenk sowohl für die mediale als auch die laterale Arthrotomie gewählt, da sie einerseits eine exakte Versorung der mehr dorsal gelegenen Strukturen, andererseits eine parapatellare Arthrotomie ermöglicht. Die Versorgung der verschiedenen Anteile des Kollateralbandapparats erfolgt nach exakter Darstellung bei interligamentären Rupturen mittels Naht, wobei resorbierbares Nahtmaterial Verwendung finden und das meist überdehnte Band unter leichter Raffung mittels U-Nähten wiedervereinigt werden sollte. Abrisse an Ursprung und Ansatz periostal sind mittels Schraube und Unterlegscheibe zu refixieren [4,6,7, 12].

Besonderes Augenmerk ist auf die dorsalen Kapselbandstrukturen zu richten, deren Nichtbeachtung bei der Versorung die häufigste Ursache für persistierende Instabilitäten ist [5,7,12]. Auch hier erfolgt die Naht im Sinne der anatomischen Rekonstruktion mit resorbierbarem Nahtmaterial, eventuell unter Anlegen transossärer Verankerungsnähte. Die bei Kombinationsverletzung häufiger beobachtete randständige Meniskusläsion stellt keinesfalls eine Indikation zur Meniskektomie vielmehr jedoch zur Refixation dar, weil sich durch Fehlen des Meniskus eine Verstärkung der ohnehin zu erwartenden leichten Restinstabilität ergeben würde.

Die häufigen Verletzungen des vorderen Kreuzbandes, solitär oder im Rahmen von Kombinationsverletzungen, zeigen meist femorale Abrisse, seltener Läsionen am tibialen Ansatz; intermediäre oder partielle Rupturen treten in der zahlenmäßigen Bedeutung ebenfalls zurück. Das hintere Kreuzband ist wegen seiner geringeren funktionellen Beanspruchung, seiner geschützteren anatomischen Lage sowie seiner besseren Durchblutung seltener total rupturiert. Die Versorgung der Kreuzbänder führen wir mittels Draht-Durchzugsnaht mit möglichst korrekter Wiederherstellung des Bandverlaufes unter Vermeidung von Torsion bzw. dystoper Refixation durch; dabei verwenden wir ein Zielgerät, das insbesondere die zu weit ventral gelegene Wiederanheftung des vorderen Kreuzbandes am lateralen Femurcondylus ausschließt.

Von entscheidender Bedeutung ist, daß die Nähte in der Kniebeugestellung unter weitestgehender Anspannung der Bänder angelegt werden, in der sie normalerweise die größtmögliche Entspannung aufweisen. Dies bedeutet für das vordere und hintere Kreuzband 60 bzw. 40°, für Innen- und Außenband mehr als 20 bzw. 40-50°. Einfache Instabilitäten werden im Gipstutor, Komplexinstabilitäten im Oberschenkelliegegips bei Kniebeugestellung von 30-40° und neutraler Rotationsstellung des Unterschenkels ruhiggestellt. Den Bewegungsgips nach Burri haben wir bisher nicht verwendet. Zur Nachbehandlung und Gipsabnahme werden die Patienten nochmals 2-3 Wochen stationär aufgenommen. Die anfängliche Streckhemmung wird durch die krankengymnastische Übungsbehandlung nicht forciert angegangen, um sekundäre Auslockerungen zu vermeiden. Die angewendeten krankengymnastischen Übungen sollen einerseits eine aktive dynamisierende Stabilisierung der dorsalen Kapselecke durch Kräftigung der Mm. semimembranosus und popliteus erbringen, andererseits Quadrizeps- und ischiocrurale Muskulatur stärken [9]. Anfänglich wird noch die Gipsschale getragen. Bewegungsbäder und Ergotherapie werden unter schrittweise erlaubter Mehrbelastung durchgeführt. Nach Entlassung wird eventuell noch ein Rezept über weitere ambulante Krankengymnastik mitgegeben. Bei Komplexverletzungen erstreckt sich die Arbeitsunfähigkeit über 10-12 Wochen. Sportfähigkeit mit stärkerer Beanspruchung des Kniegelenks wird frühestens nach 6 Monaten bei weitgehend auftrainierter Muskulatur und wiedererlangter Stabilität attestiert.

Ergebnisse

In den Jahren 1974-1980 sind in der Berufsgenossenschaftlichen Unfallklinik Tübingen insgesamt 160 frische Bandverletzungen am Kniegelenk operativ behandelt worden, die von Keller in einer ausgedehnten retrospektiven Studie ausgewertet worden sind [8]. Dabei konnte eine zunehmende Patientenzahl pro Jahr beobachtet werden, was vermutlich verfeinerter Diagnostik, erweiterter Operationsindikation und nicht zuletzt einer Verschiebung des Verletzungsmusters bei bestimmten Sportarten wie Skilauf zu verdanken ist. 54% der Fälle waren Sportverletzungen, die Hälfte davon entfielen auf Skifahrer. Die Aufschlüsselung der Bandläsionen erfolgte nach einfachen und komplexen Instabilitäten; dabei fällt auf, daß die isolierte mediale Seiten- und Kapselbandruptur sowie die antero-mediale Rotationsinstabilität mit gleicher Häufigkeit vorkommen und zusammen 2/3 der Fälle ausmachen. Kombinationsverletzungen wurden insgesamt häufiger beobachtet. Zusatzverletzungen wie Meniskusläsionen lagen in 29% der Fälle vor, wobei der Meniskus in 48,6% reinseriert wurde.

67 Fälle von Kombinationsverletzungen sowie 55 Patienten mit einfachen Instabilitäten wurden nachuntersucht. Diese Untersuchung fand durchschnittlich 44 Monate nach dem Unfallereignis statt. Hinsichtlich der subjektiven Beschwerdesymptomatik fällt das Ergebnis weniger gut aus, haben doch 44,3% der Patienten selten oder gelegentlich 19,5% häufig oder dauernd Beschwerden. Erstaunlich ist, daß von 67 Rotationsinstabilitäten immerhin 57% vollständig stabil waren. Jeweils 44% der Patienten nach Ruptur des medialen Kapselbandes bzw. des hinteren Kreuzbandes wiesen keinerlei Instabilität auf. Bei 56% der vorderen Kreuzbandrupturen war keine vordere Schublade mehr zu verzeichnen, aber nur 21% der lateralen Kapselbandrupturen waren vollkommen stabil.

48% der nachuntersuchten Kniegelenke wiesen keinerlei Bewegungseinschränkungen mehr auf, weitere 40% zeigten nur geringe Motilitätsverluste von 10-20° bei der Kniebeugung. Insgesamt waren jedoch 91 der 122 nachuntersuchten Patienten mit dem Behandlungsergebnis zufrieden. Von 26 regelmäßig Sport treibenden Patienten übten 14 wie vorher, 8 eingeschränkt diesen wieder aus. Von 19 Hochleistungssportlern trainierten 13 wie vorher, 4 eingeschränkt, 2 hatten ihre sportlichen Ambitionen aufgegeben. In der Gruppe der Hochleistungssportler fiel auf, daß die verbliebenen Restinstabilitäten durch Auftrainieren der Oberschenkelmuskulatur meist gut kompensiert werden konnten.

Diskussion

Nach unserer Ansicht zeigt die retrospektive Studie der operativen Behandlung frischer Kapselbandverletzungen auf, daß mittels sorgfältiger Diagnostik und gewissenhafter Indikationsstellung eventuell unter Einbeziehung der Arthroskopie durchaus akzeptable Ergebnisse selbst komplexer Kniebandinstabilitäten erzielt werden können [3,8, 10,13]. Neben sorgfältiger Operationstechnik unter Berücksichtigung raschestmöglicher anatomischer Rekonstruktion sowie 5-6wöchiger Gipsruhigstellung ist vor allem eine auf den Einzelfall abgestimmte Nachbehandlung unter schrittweiser Mehrbelastung der betroffenen Strukturen bei paralleler Kräftigung der das Knie "führenden" Muskulatur von entscheidender Bedeutung. Auf diese Weise ist in vielen Fällen eine Restitutio ad integrum, zumindest jedoch ein auch sportlich belastbares Kniegelenk zu erreichen.

Literatur

1. Abott LC et al. (1944) Injuries to the ligaments of knee joint. J Bone Jt Surg 27:No. 3
2. Balmer K, Gunst M, Ruedi T (1982) Die "unhappy triad". Schlagwort oder Realität bei frischen Knieverletzungen? Helv Chir Acta 49:675
3. Hemmrich H (1982) Funktionelle Ergebnisse nach operativer Behandlung von Bandverletzungen am Kniegelenk. Zentralbl Chir 107:576
4. Holz U, Weller S (1977) Diagnostik und Therapie frischer und veralteter Bandverletzungen am Kniegelenk. Chirurg 48:749
5. Hughston JC, Eiles AF (1973) The role of the posterior oblique ligaments in repairs of acute (medial) collateral ligaments tears of the knee. J Bone Jt Surg 55A:923
6. Hughston JC et al. (1973) Classification of knee ligament instabilities. Part I: The medial compartment and cruciate ligaments. J Bone Jt Surg 58A:159
7. Jäger M, Wirth CJ (1978) "Kapselbandläsionen" - Biomechanik, Diagnostik und Therapie. Thieme, Stuttgart
8. Keller E, Wentzensen A (1983) Erfahrungen bei der Versorgung frischer Kniebandverletzungen. Unfallchirurgie 9:44
9. Kern H, Wagner M (1982) Kapselbandverletzungen des Kniegelenkes - Neue Aspekte der physikalischen Therapie in Zusammenarbeit mit der Traumatologie. Z Physikal Med 11:72
10. Ludolph E, Gretenkord K (1982) Frische Kapselbandverletzungen am Kniegelenk. Unfallheilkunde 85:517
11. Meeder PJ (1981) Therapie der frischen und veralteten Bandinstabilität am Kniegelenk. Krankenhausarzt 54:458
12. Müller W (1982) "Das Knie" - Form, Funktion und ligamentäre Wiederherstellungschirurgie. Springer, Berlin Heidelberg New York
13. Schröder L, Havemann D, Egbers HJ (1982) Definitive Primärversorgung frischer Kapselbandverletzungen und ihre Ergebnisse. Zentralbl Chir 107:576
14. Stamm F, Glinz W (1983) Die Arthroskopie des Kniegelenkes bei der akuten Sportverletzung und beim chronischen Sportschaden. In: Chapchal G (Hrsg) Sportverletzungen und Sportschäden. Thieme, Stuttgart New York
15. Wentzensen A, Keller E, Weller S (1982) Zur Problematik des frischen vorderen Kreuzbandschadens. Akt Traumatol 12:217

Die Therapie der posttraumatischen Patellaluxation

Treatment of Posttraumatic Patella Luxation

O. Paar und P. Bernett

Summary

The causes of posttraumatic patella luxation are reviewed, and special attention is given to the importance of endogenous anomalies in the femoro-patellar joint related to the recurrent luxation.

As treatment, surgical revision of the knee joint is recommended. Most local operations on the cartilage and other corrective surgical procedures to stabilize the patella lead to good results.

Results from 53 patients are presented. The majority were operated on because of recurrence after posttraumatic patella luxation.

Einleitung

Die Unterteilung der Patellaluxation in eine permanente, habituelle und rezidivierende Form stellt den Versuch dar, eine einheitliche Nomenklatur für dieses Krankheitsbild zu finden. Systemische Veränderungen mit besonderer Betonung des Bewegungsapparats liegen der permanenten und z.T. auch der habituellen Form zugrunde [3,6]. Allerdings setzen wir für den Begriff "rezidivierend" die Bezeichnung "posttraumatisch" ein, um dadurch das traumatische Ereignis als Ursache für die Luxation besonders hervorzuheben.

Die posttraumatische Patellaluxation wird entweder durch eine direkte oder durch eine indirekte Gewalteinwirkung auf das Kniegelenk ausgelöst. Ein Schlag gegen den medialen Patellarand vermag in seltenen Fällen, beispielsweise bei leichter Beugung im Kniegelenk und bei entspannter Quadrizepsmuskulatur, die Patella auch aus einem normal konfigurierten Gleitlager herauszuhebeln. Die Mehrzahl der Luxationen ereignen sich jedoch aufgrund von indirekten Traumen, wenn Dysplasien und Positionsanomalien der Patella sowie Dysplasien der Trochlea femoris Patelladislokationen begünstigen (Abb. 1). In diesen Fällen genügen bereits plötzliche maximale Kontraktionen des M. quadriceps in der Endphase der Kniegelenkstreckung, um den Luxationsvorgang einzuleiten. In beiden Fällen ist die Erstluxation äußerst schmerzhaft und von deutlichen Gelenkreaktionen begleitet. Häufig kommt es schmerzbedingt zu einem plötzlichen Nachlassen des Muskeltonus, wodurch der Patient seinen Halt verliert und hinstürzt [1]. Mit einer Spontanreposition der Patella ist besonders bei Erstluxationen nicht zu rechnen. Hohe Anpreßdrücke im Femoropatellargelenk führen zusätzlich zu Binnenverletzungen, die bei inadäquater Behandlung nicht selten zum Ausgangspunkt von Rezidiven werden. Dabei handelt es sich vor allem um

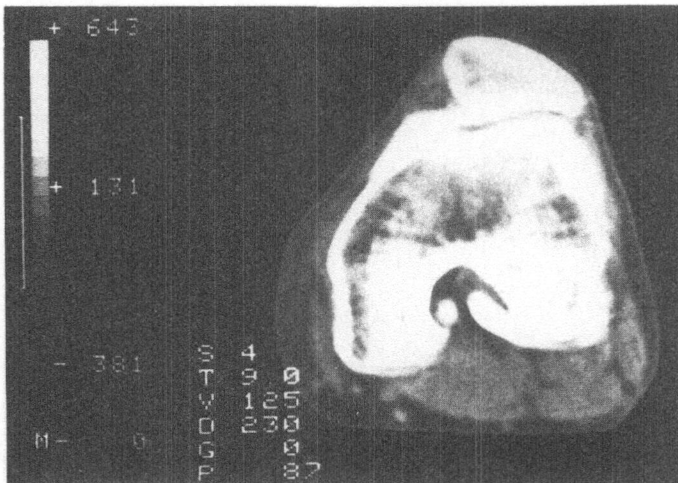

Abb. 1. Computertomographie - Arthrographie des Femoropatellargelenks. Die in 30°-Beugung des Kniegelenks durchgeführte Aufnahme zeigt eine dysplastische und lateroponierte Patella

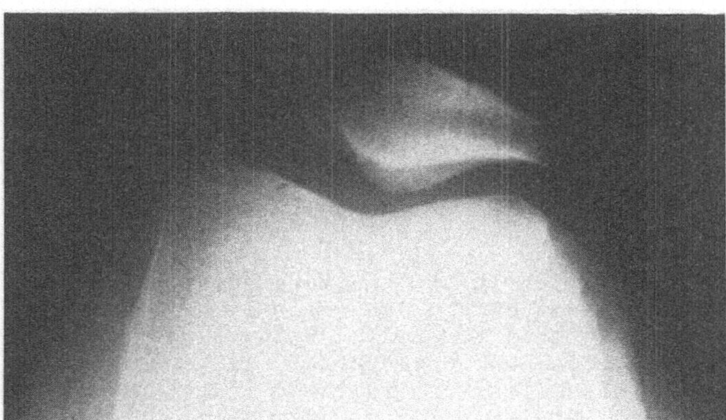

Abb. 2. Tangentialaufnahme der Patella nach posttraumatischer Patellaluxation. Abgesehen von der Lateroposition der Patella und der Trochleadysplasie ist am medialen Patellarand eine längliche Verschattung erkennbar. Diese entspricht einem knöchernen Ausriß der medialen Retinacula

- Rupturen der medialen Retinacula,
- Knorpel/Knochenverletzungen an der Patellarückfläche,
- Knorpel/Knochenverletzungen an der lateralen Femurkondylenkante (Abb. 2).

Verletzungen des Gelenkknorpels verstärken bereits vorhandene Gelenkflächeninkongruenzen und begünstigen über chondrosynoviale Rückkopplungsmechanismen die Entstehung eines Knorpelschadens. Einrisse der medialen Retinacula bzw. eine Teilablösung des M. vastus medialis von der Quadrizepssehne erhöhen neben anderen dispositionellen Faktoren zusätzlich die Rezidivbereitschaft [5]. Die konservative Behandlung führt zur Ausbildung einer mehr oder weniger breiten Narbenplatte an der Rupturstelle. Das Narbengewebe neigt jedoch unter Belastung zur Elongation, wodurch die zügelnde Wirkung der Retinacula auf die Patella aufgehoben wird. Ein Zeichen für den Stabilitätsverlust ist die lockere Kniescheibenführung, wobei eine leichte passive Verschieblichkeit der Patella nach lateral im Vergleich zur Gegenseite auffällt (Abb. 3).

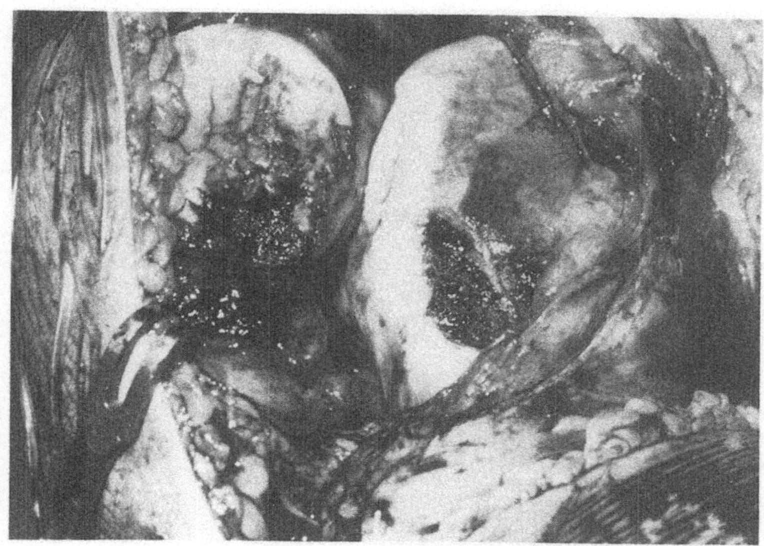

Abb. 3. Operationssitus nach Patellaluxation. Von der medialen Patellafacette ist ein osteochondrales Fragment ausgebrochen. Traumatische Veränderungen sind auch am Restknorpel erkennbar

Diagnose

Für die Diagnosestellung von Bedeutung ist neben einer klinischen, radiologischen und seit neuestem computertomographischen Untersuchung des Kniegelenks auch die Erhebung einer genauen Anamnese. Bei Erstluxationen wird in der Regel über das sog. Giving-way-Syndrom berichtet oder die Patienten erzählen, sie hätten die luxierte Kniescheibe bereits selbständig reponiert. Als Reaktion auf das schwere Trauma kommt es zu Schwellungen, zu zunehmenden Schmerzen, sowie zur Ausbildung eines Hämarthros.

Diagnostische Probleme treten gelegentlich bei der rezidivierenden Form der posttraumatischen Patellaluxation auf. Diese ist gekennzeichnet durch eine auch vom Patienten häufig unbemerkt erfolgte Spontanreposition und durch weniger stark ausgeprägte Gelenkreaktionen. Nicht selten führt dann das Luxationsereignis zur Verwechslung mit schweren Prelltraumen oder mit Meniskusverletzungen. Bei einer genauen Untersuchung gelingt jedoch häufig der Nachweis eines retropatellaren Knorpelschadens, der sowohl durch das bei der Erstluxation erlittene direkte Trauma als auch durch endogene Fehlanlagen im Femoropatellargelenk hervorgerufen wurde.

Therapie

Das Schicksal des verletzten Kniegelenks hängt zum Großteil davon ab, welche Behandlungsmaßnahmen ergriffen werden. Wir sind der Auffassung, daß eine posttraumatische Patellaluxation, besonders wenn sie erstmalig auftritt und unter den geschilderten dramatischen Ereignissen abläuft, operiert werden sollte. Es finden sich intraoperativ fast immer ausgedehnte Knorpelverletzungen an der Patellarückfläche und/oder am Rand des lateralen Femurkondylus, in Form von Knorpel/Knochenimpressionen oder glatten Abscherfrakturen. Einrisse der medialen

Retinacula vervollständigen das Bild des schwertraumatisierten Kniegelenks.

Die operative Therapie hat zum Ziel, eine fortschreitende Knorpeldestruktion zu verhindern und den Gleitweg der Patella zu stabilisieren. Dazu müssen Weichteileinrisse sorgfältig vernäht und verletzte sowie nekrotische Knorpelareale weitgehend entfernt werden. Abgelöste Knorpel/Knochenfragmente eignen sich im frischen Zustand der Verletzung besonders gut für eine Replantation mit Fibrinkleber. Diese Maßnahmen verhindern in der Mehrzahl der Fälle weitere Luxationen. Bei notwendigen Zusatzeingriffen kommt es vor allem darauf an, eine Patella alta et lateralisata - sie erhöht im besonderen Maße die Instabilität der patellaren Gleitbahn - zu korrigieren. Dazu wurden eine Reihe von Operationsmethoden beschrieben, deren Anwendbarkeit u.a. auch vom Alter des Patienten abhängt [2,3,8,9].

Im wesentlichen besteht unser therapeutisches Vorgehen in einer Knorpelglättung und Pridiebohrung sowie in der Wiederherstellung einer stabilen Patellaführung (Abb. 4).

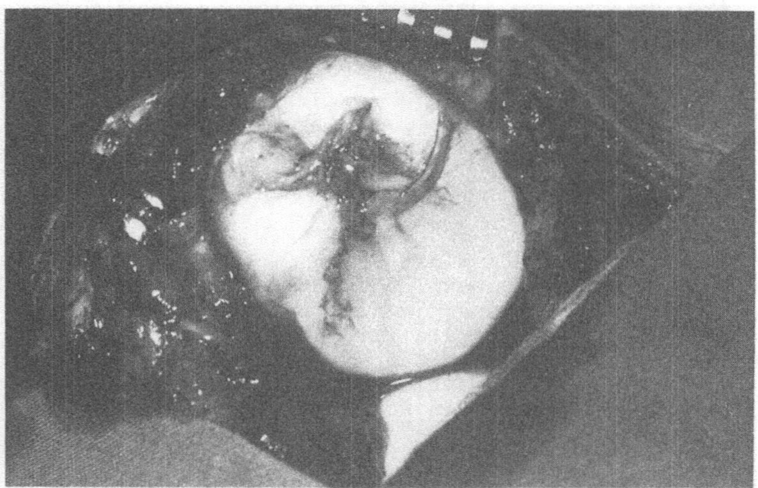

Abb. 4. Operationssitus einer 20jährigen Patientin 4 Jahre nach Erstluxation. An der medialen Patellafacette zeigen sich tiefe Knorpeldefekte mit z.T. unterminierten Rändern und blumenkohlartigen Knorpelwucherungen

Bei offenen Epiphysenfugen und nur geringem Hochstand der Patella bevorzugen wir die Weichteilfesselung. In allen anderen Fällen kommt die distale oder die kombinierte proximale und distale Korrektur der patellaren Gleitbahn zur Anwendung [2,9]. Bei Jugendlichen mit deutlichem Hochstand der Patella und noch offenen Epiphysenfugen verschieben wir zunächst den operativen Eingriff, um die Epiphysenfugen nicht zu verletzen.

Eigene Ergebnisse

In den Jahren von 1979-1982 wurden 53 Patienten, die Mehrzahl davon waren Sportler, wegen einer posttraumatischen Patellaluxation operiert. 9 Patienten kamen unmittelbar nach der Luxation in unsere Klinik, die anderen wurden uns wegen zunehmenden Kniegelenkbeschwerden oder nach mehrmaligen Rezidiven zugewiesen. 46 Patienten hatten eine unterschiedlich stark ausgeprägte Patella alta et lateralisata, und bei 14 Patienten fand sich zusätzlich eine verschieden stark ausgeprägte Abflachung der Trochlea femoris. Zeichen für chondropathische Veränderungen konnten klinisch bei allen Patienten festgestellt werden. In 51 Fällen zeigte sich intraoperativ die retropatellare Gelenkfläche schwer pathologisch verändert, wobei Knorpelschäden 2. und 3. Grades vorherrschten. 6mal war zudem ein osteochondrales Fragment abgelöst. Bei allen Patienten mußte der Knorpel geglättet und der subchondrale Knochen stellenweise perforiert werden. 4mal ließ sich das abgelöste Knorpelfragment ohne Schwierigkeiten replantieren, wobei sich Abscherfrakturen von der lateralen Femurkondylenkante besonders gut für eine Refixation eigneten. In 51 Fällen entfernten wir den pathologisch veränderten Knorpel und

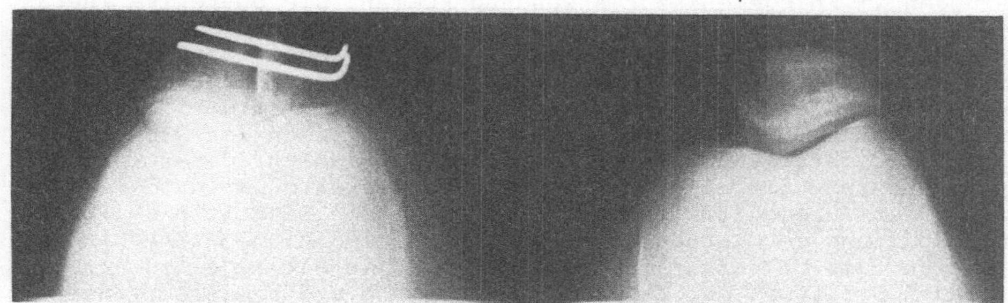

Abb. 5. Tangentialaufnahmen nach einseitiger Korrektur einer Patelladysplasie vom Typ Wiberg III. Die Patellaosteotomie mit Vergrößerung des Patellafacettenwinkels führt zu einer Zunahme der Gelenkflächenkongruenz im Femoropatellargelenk

Tabelle 1. Endogene Fehlanlagen im Femoropatellargelenk (n=53)

Patella alta et lateralisata	46
Patella alta	4
Trochleadysplasie (Hepp II-IV)	14
Patelladysplasie (Wiberg III)	8

Tabelle 2. Art der Knorpelveränderungen (n=53)

Chondropathie I	2
Chondropathie II	30
Chondropathie III	21
Osteochondrale Abscherfraktur	6
Knorpel/Knochenimpression	18

Tabelle 3. Operationsmethoden (n=53)

Chondrektomie und Pridiebohrung	51
Patellafesselung (Weichteilplastik)	11
Distale Korrektur der patellaren Gleitbahn	34
Distale und proximale Korrektur der patellaren Gleitbahn	8
Patellaosteotomie	6

perforierten in 39 Fällen den subchondralen Knochen, um das Vorwachsen von Narbengewebe in die z.T. tiefen Knorpeldefekte anzuregen. Fehlstellungen der Patella versuchten wir durch Spaltung der lateralen Retinacula und durch Versetzung der Tuberositas tibiae auszugleichen. Zur Verbesserung der Gelenkflächenkongruenz bei Patelladysplasie führten wir zusätzlich in 6 Fällen die Aufklapposteotomie der Patella durch (Abb. 5 sowie Tabellen 1-3).

Diskussion

Eine wichtige Voraussetzung für die erfolgreiche Therapie der posttraumatischen Patellaluxation ist unserer Meinung nach die gleichzeitige Anwendung mehrerer Operationsmethoden, die entsprechend den komplexen Veränderungen im Kniegelenk zur Anwendung kommen. Die operative Therapie gliedert sich in zwei Teile, in einen lokalen knorpelchirurgischen Eingriff und in Zusatzeingriffe, mit der Absicht, endogene Fehlanlagen im Femoropatellargelenk weitgehend auszugleichen. Korrekturoperationen bei Positionsanomalien der Patella - Patella alta et lateralisata - haben erfahrungsgemäß gute Aussichten auf Erfolg, wenn der Q-Winkel nicht übermäßig vergrößert ist und sich der Dysplasiegrad der Trochlea femoris in Grenzen hält. Distale Korrekturen der patellaren Gleitbahn - Verlagerung der Tuberositas tibiae - und proximale Eingriffe am Streckapparat - Spaltung der lateralen Doppelung der medialen Retinacula sowie Versetzung des M. vastus medialis - führen in der Regel zu einer ausreichenden Straffung der patellaren Gleitbahn und damit zu einer deutlichen Senkung der Rezidivhäufigkeit. Die damit erzielte Verbesserung der Gelenkflächenkongruenz und die zunehmende Normalisierung des retropatellaren Drucks wirken sich zudem günstig auf die Knorpelernährung aus.

Literatur

1. Brattström H (1964) Shape of the intercondylar groove normally and in recurrent dislocation of patella. Acta Orthop Scand [Suppl] 68
2. Hauser EW (1938) Total transplant of slipping patella. A new operation of recurrent dislocation of the patella. Surg Gynecol Obstet 66:199
3. Henke G (1970) Patellaluxationen. Arch Orthop Unfallchir 69:1
4. Hepp WR (1982) Zur Bestimmung der Dysplasie des Femoropatellar-Gelenkes. Z Orthop 120:259
5. Paar O, Riel KA (1982) Die Patellaluxation unter besonderer Berücksichtigung des Knorpelschadens. Chirurg 53:508
6. Rütt A (1972) Die Patellaluxation in ihren verschiedenen Formen und deren Pathomechanik. Z. Orthop 110:235
7. Rütt A (1967) Zur Pathogenese der Patellaluxation. Arch Orthop Unfallchir 61:353
8. Villinger KJ (1979) Technik der proximalen Medialisierung der Patella durch Einkerbeoperation. Chirurg 50:49
9. Villinger KJ (1980) Erfahrungen und Resultate bei 1300 Einkerbungs-Operationen zur proximalen Medialisierung der Patella. Chirurg 51:450

Behelfsorthesen nach Sporttraumen

Temporary Orthotic Devices After Sports Injuries

G. Aldinger

Summary

Even in sport injuries temporary orthotic devices simplify and optimize rehabilitation. A new method of manufacturing simple, temporary orthotic devices from polyurethan casts is described.

Ziel aller therapeutischer Maßnahmen nach einer Verletzung des Bewegungsapparats ist die Wiederherstellung der Funktion, im Falle der Sportverletzung die Wiederherstellung der vollen sportlichen Leistung.

Therapeutisches Prinzip

Die Sportverletzung trifft bevorzugt den Kapsel-Band-Apparat der Gelenke. Folge des Traumas ist häufig eine Zerreißung gelenkstabilisierender Strukturen. Die nachfolgenden Heilungsvorgänge können in 2 Phasen (Abb. 1) unterteilt werden: In der ersten Phase wird die Kontinuitätsunterbrechung überbrückt, es entsteht eine Narbe. Die anschließende zweite Phase dient der erforderlichen funktionellen Anpassung dieser Narbe an die statisch und dynamisch erforderlichen Belastungen.

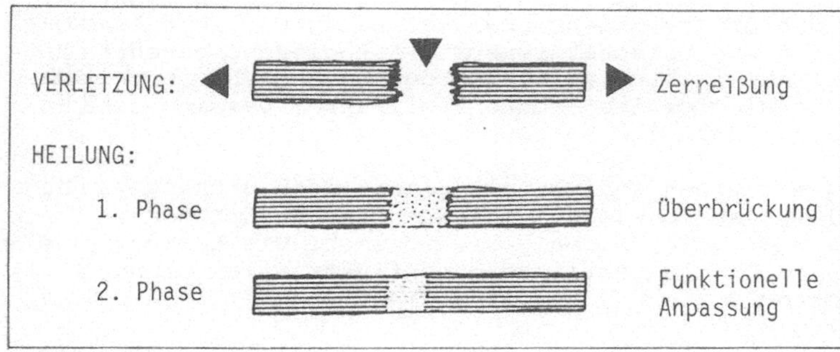

Abb. 1. Heilungsstadien nach einer Bandverletzung

In der Phase der *Überbrückung* hat sich die Immobilisation, also die Stabilisation des Gelenks bewährt. Hieran konnte auch die operative Wiederherstellung der anatomischen Situation nichts ändern.

Unser hochspezialisierter Bewegungsapparat ist ganz auf die Funktion ausgerichtet; die Immobilisation muß folglich als *unphysiologisch* empfunden werden. Sie führt zur Atrophie der gelenkstabilisierenden Muskulatur, der unverletzte Bandapparat wird geschwächt, die Gelenkkapsel schrumpft, der Knorpel degeneriert, Teilversteifungen können die Folge sein. Die mangelnde Muskeltätigkeit bedingt einen verminderten Blutrückstrom, die resultierende Verlangsamung des Blutumlaufs behindert die metabolischen Prozesse, der Ablauf der normalen Heilung wird dadurch verzögert.

Kurz gesagt: Die dauernde Immobilisation des Gelenks sollte sich auf das Notwendigste beschränken. Die erforderliche Immobilisation - oder besser Stabilisation des Gelenks - sollte dennoch nicht nur als Widerspruch, sondern vielmehr als Voraussetzung zur Funktion angesehen werden. *Weil* das Gelenk stabilisiert ist, kann und muß geübt werden.

In der Phase der *funktionellen Anpassung* der entstandenen Narbe bedarf es wohldosierter funktioneller Reize. Unsere therapeutischen Bemühungen sollten diesen physiologischen Ablauf unterstützen. Mit fortschreitender Heilung wird die dauernde Immobilisation eines Gelenks nicht nur unnötig, sondern geradezu schädlich. Die Immobilisation sollte sich in dieser Phase weitgehend auf die Stabilisierung des Gelenks während der Belastung beschränken.

Therapeutische Mittel

Zur reinen Immobilisation eignen sich die bekannten Stützverbände. Der am weitesten verbreitete zirkuläre Gipsverband läßt sich gut modellieren, ist jedoch schwer, starr, spröde, wasserempfindlich und meist auch dick. Um diese Nachteile zu vermeiden, sind in den letzten Jahren Kunststoffstützverbände entwickelt worden. Sie sind trotz ihrer erschwerten Modellierbarkeit und damit aufwendigeren - jedoch durchaus erlernbaren - Technik eine echte Alternative zum konventionellen Gipsverband. Die Gründe hierfür liegen in den Vorteilen: Kunststoffstützverbände sind leicht, schnell aushärtend, stabil, vielseitig, wasserfest und häufig röntgentransparent; der hervorstechendste und wesentlichste Unterschied zum spröden Gips ist jedoch seine Elastizität.

In der Phase der funktionellen Anpassung ist der zirkuläre Gipsverband überfordert, er kann nicht einfach ab- und wieder angelegt werden. Hier erlaubt der Bewegungsgips (Abb. 2) sowohl die erforderliche Funktion als auch die Stabilisation des Gelenks bei der Belastung. Das Ausmaß der Bewegung kann durch Spezialscharniere mit Arretierung beschränkt werden. Die erforderliche exakte Justierung der Gelenkachse bereitet jedoch gelegentlich Schwierigkeiten; unkontrollierte, passive, schädliche Zwangsbewegungen können die Folge sein.

Allein die Versorung mit einer individuell gefertigten Orthese gewährt die optimale Therapie entsprechend dem therapeutischen Grundsatz: Immobilisation, soviel wie nötig, sowenig wie möglich! Die konventionelle Orthese konnte sich jedoch aus zeitlichen und finanziellen Gründen bisher nicht durchsetzen.

In Kenntnis der Vorteile einer orthetischen Versorgung haben wir nach Wegen gesucht, diese einem breiten Patientengut zu ermöglichen. Das Verfahren sollte einfach, schnell, billig und überall anwendbar sein. Es hat sich uns die Vielseitigkeit des Kunststoffstützverbandes Baycast bewährt. In dieser Behandlungsmethode hat der Baycast seinen entscheidensten Vorteil gegenüber dem spröden Gips und auch den übrigen hochelastischen Kunststoffstützverbänden. Infolge seiner dosierten und dosierbaren elastischen Eigenschaften lassen sich durch einfaches Spalten oder Zurechtschneiden abnehmbare Stützverbände herstellen.
Die konventionelle Verbandanordnung wird damit zur einfachen Orthese, also zur Behelfs- oder Kurzzeitorthese, welche zur Inspektion, Kranken-

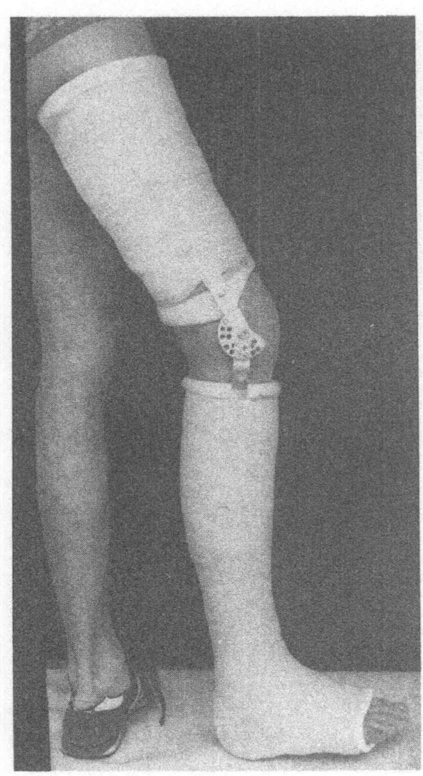

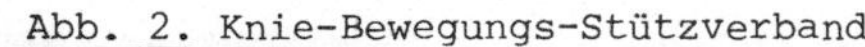

Abb. 2. Knie-Bewegungs-Stützverband

gymnastik, Funktion oder dergleichen abgenommen werden kann. Die Immobilisationsschäden werden dadurch vermindert, die Heilung und insbesondere die funktionelle Anpassung unterstützt.

Herstellung von Behelfsorthesen

Behelfsorthesen aus Baycast können aus bereits vorhandenen zirkulären Kunststoffstützverbänden gefertigt werden. Bei einer Neuanfertigung verzichten wir - abweichend vom konventionellen Orthesenbau - auf die aufwendigen Abgußverfahren. Unsere Zielvorstellung bleibt dennoch die glatte, individuelle, gut modellierte Ortheseninnenfläche. Dieses Ziel kann nur durch einen dünnen, straffen, festen Unterbau erreicht werden. Bewährt hat sich uns der Gips- wie auch der Papierunterbau. Beide dienen der Herstellung einer festen Form, gewissermaßen als Positiv zur Herstellung der Behelfsorthese.

Wenn immer möglich legen wir oberschenkellange Stützverbände im Stehen an. Zum Schutz der Haut verwenden wir einen dünnen Textilschlauchverband. Über diesen wickeln wir beim Papierunterbau ausreichend viele, straff und faltenfrei gewickelte Papierbindenunterlagen, beim Gipsunterbau eine möglichst breite Gipsbinde. Das Hohlpolstern der Behelfsorthese - im Falle einer oberschenkellangen Beinorthese, z.B. des Fibulaköpfchens, der Kniescheibe bzw. der späteren Schnittstelle - wird durch Zusatzpolsterung bzw. durch zusätzliches Auftragen von Gips erreicht.

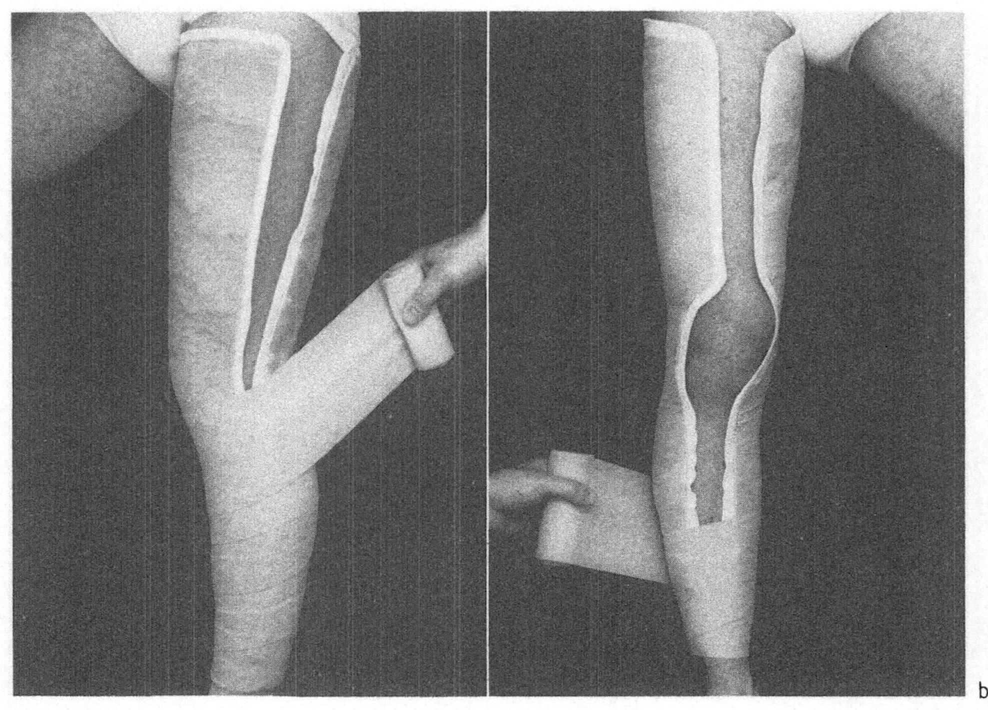

Δ

Abb. 3a,b. Knie-Behelfsorthese. (a) Gespaltene Oberschenkelhülse, (b) Umfassende Knierinne

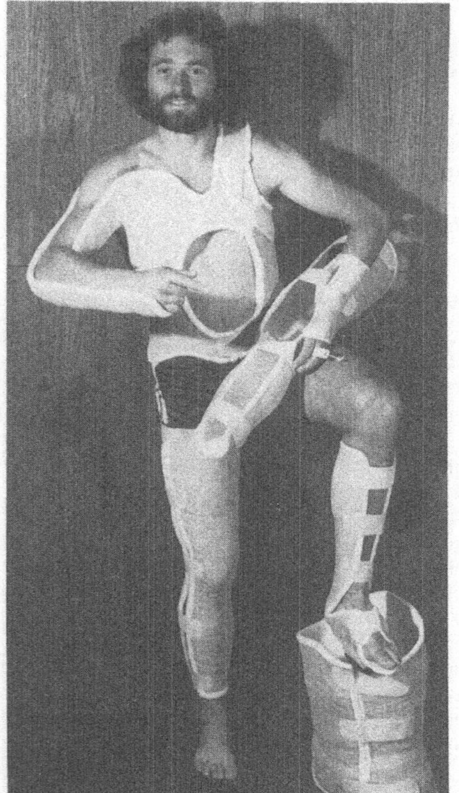

Abb. 4. Auswahl bewährter Behelfsorthesen

Zum Aufbau des eigentlichen Stützverbandes für die Herstellung einer Orthese wird zunächst eine möglichst breite Baycast-Plus-Binde gewickelt. Es folgen Longetten, je nach Anforderung, schließlich ein erneutes Zirkulieren mit breiten Baycastbinden.

Das folgende temporäre Umwickeln dieses Kunststoffstützverbandes mit alten, ausgewaschenen, nassen, elastischen Binden erhöht den Lagenverbund und erzielt eine glatte Oberfläche. Wesentlich ist der dauerhafte modellierende Druck mit der Hand bis zur Aushärtung, da - im Gegensatz zum plastischen Gips - das elastische Material versucht, eine zylindrische Form anzunehmen, also der Modellierung entgegenzuwirken.

Nach der Aushärtung des Verbandes werden nun die Schnittkanten und -linien am Verband angezeichnet, dieser nach herkömmlichen Methoden geöffnet, abgenommen, der Unterbau entfernt, die Orthese zurechtgeschnitten, kurz anprobiert und dann mit Filz, Molton oder dergleichen ausgepolstert.

Das Polstermaterial ersetzt gewissermaßen den entfernten Unterbau und sorgt wieder für eine individuell anatomische Paßform. Bei Verwendung enganliegender polsternder Kleidungsstücke, z.B. oberschenkellange Strümpfe, enganliegende Trikothemden oder dergleichen, kann u.U. auf eine Auspolsterung verzichtet werden.

Die Behelfsorthese (Abb. 3 und 4) wird schließlich mit elastischen Binden, Klebebinden, Klettverschlüssen oder dergleichen fixiert.

D

Orthopädische Probleme

Orthopedic Problems

Hochleistungstraining und gesundheitliches Risiko aus orthopädischer Sicht

Intensive Training and Health Risks from an Orthopedic Standpoint

G. Rompe und E. Neusel

Summary

Apart from nearly unavoidable traumatic sports injuries, individual cases of sports damage, such as tendopathy or spondylolysis, may depend exclusively on duration and intensity of high level training. Most sports damage, however, results from repeated injuries, which individually might have been almost insignificant, but which were ignored or neglected diagnostically and during the healing process.

Einleitung

Nicht nur mit der zeitlichen Zunahme des *Trainingsumfangs*, sondern vor allem mit der ungeheuren Steigerung der *Trainingsintensität* steigt das Risiko für Sportverletzungen und Sportschäden an den Haltungs- und Bewegungsorganen.

225 Trainingstage im Jahr mit täglich 70 Eiskunstsprüngen, 100 Wassersprüngen, 200 Speerwürfen, mehreren Tonnen Hanteltraining, 10 km Schwimmen, 30 km Langlauf oder 2 h Fußballtraining zeigen die Belastung in den verschiedenen Disziplinen.

Ein optimaler *Trainingsaufbau* bemüht sich, planmäßig die Grenzen der Leistungsfähigkeit der Haltungs- und Bewegungsorgane zu erreichen bzw. durch sorgfältigen Trainingsaufbau und Ausnutzung der Anpassungsreaktion des Körpers möglichst hinauszuschieben.

Selbst die *Anpassungsreaktionen* sind im Bereich der Gelenke nicht immer positiv, und für eine objektive Wertung der Trainingsrisiken kommt es entscheidend auf den Standpunkt des Beobachters an, ob er nämlich bereits in der Einschränkung der Leistungssporttauglichkeit (Prokop et al. 1980) oder erst in Beschwerden und Funktionseinbußen, die nach Sportaufgabe verbleiben, den Schaden sieht (Groher 1980).

Sportverletzungen im Training

Menschliche Tätigkeit ist ohne Unfallrisiko nicht möglich. Das gilt selbstverständlich auch für den Sport. Auch im Hochleistungstraining haben wir zu unterscheiden zwischen typischen und atypischen Sportverletzungen.

Atypische Verletzungen im sportlichen Hochleistungstraining sind solche Verletzungen, bei denen äußeren Umständen größere Bedeutung als der sportlichen Tätigkeit beikommt. Fahrlässigkeit und Sorgfaltspflichtverletzung sind oft mit im Spiel. Als Beispiele sind zu nennen:

- Hundebißverletzung beim Orientierungslauf, Waldlauf
- Verkehrsunfall beim Querfeldeinradfahrer
- Verletzung eines Kampfrichters beim Speerwurf

Die Grenzen zu den typischen Verletzungen sind fließend, wie z.B. Sprunggelenkdistorsionen bei Mattenfehlern im Judo oder bei Gymnastik zeigen.

Sportarttypische Verletzungen sind vor allem dann zu erwarten, wenn ein Großteil dieses Trainings unter wettkampfähnlichen Bedingungen stattfindet. Die Verletzungsmuster unterscheiden sich dann nicht von denen des Wettkampfs.

Als Beispiele sollen hier genannt werden:

- Ruptur des Kniestreckapparats beim Rennrodelunfall während des Trainings im Eiskanal
- Kopfverletzungen des planmäßigen Verlierers ("Fallobst" bei Aufbaukämpfen im Boxen)
- Knieverletzungen beim Kampf um den Fußball auch in Trainings- und Freundschaftsspielen

Diese Liste ließe sich über Springreiten und Radrennen beliebig verlängern.

Medizinische und sportphysiotherapeutische Betreuung sind bekanntlich nicht einmal bei allen Wettkämpfen hinreichend gewährleistet. Gerade bei gefahrgeneigtem, sportartspezifischen Leistungstraining fällt die *Erschwerung der Erstversorgung* für manchen Einzelfall schicksalhaft ins Gewicht.

Sportschäden

Während Sportverletzungen praktisch unvermeidbar sind, gilt dies nicht für die Sportschäden. Gerade weil die Mehrzahl der Sportschäden weit weniger die Folge optimal ausbalancierter, planmäßiger Belastung, sondern eher die Folge wiederholter, unphysiologischer, fehlgängiger Belastungen sind, die zudem vom Sportler und seinem Trainer bagatellisiert und nicht korrekt ausgeheilt sind, wäre ein großer Teil der Sportschäden vermeidbar, sofern das Problembewußtsein beim Athleten, Trainer und Betreuer genügend geweckt würde.

Hautschäden im Hochleistungstraining. Schäden an der Haut sind so häufig und heilen so oft folgenlos aus, daß ihnen eine besondere Bedeutung im allgemeinen nicht zukommt. In einer systematischen Darlegung darf ihre Erwähnung aber nicht fehlen.

1. Hautschäden durch *Aufweichen* (Mazeration, Waschfrauenhaut) wie sie bei Wassersportlern, insbesondere bei Schwimmern, zu finden sind, erhöhen das Risiko kleiner Hautverletzungen und verlangen regelmäßig sorgfältige Hautpflege, um nicht für eine Pilzinfektion den Weg zu bahnen.
2. Hautverletzungen durch Reiben bzw. *Wundscheuern* finden sich bei häufig wiederholten Bewegungen an Rändern der Kleidung bzw. am Gerät, bekannt z.B. als "Wolf" an der Innenseite der Oberschenkel und im "Schritt" des Radfahrers.
3. Hautveränderungen durch Druck und Verschiebung der Hautschichten führen zu verstärkter Verhornung und damit zur Einbuße an Weichteilgeschmeidigkeit und zur Verletzungsanfälligkeit an den Grenzen der *Schwiele* bis hin zum Schwielenabszeß. Werden die oberen Haut-

schichten gegeneinander verschoben, bilden sich *Blasen* bzw. Wasserblasen.
Druck und Verschiebung der Haut über wenig weichteilgedeckten, knöchernen Vorsprüngen führt zur *Schleimbeutelbildung*, z.B. über dem Schlüsselbein beim Umsetzen der Hantel des Gewichthebers, am Schienbeinkopf bei knieender Position des Schützen oder im Einer-Canadier, an der Rückseite der Ferse durch Schuhdruck beim Läufer.
4. Schließlich ist die *Verwringung* der Weichteile der Ohrmuschel und die Einblutung in den Ohrmuschelknorpel mit der Entwicklung des Blumenkohlohres des Ringers zu erwähnen.

Sportschäden am Knochen. Ermüdungsbrüche, d.h. Kontinuitätstrennungen des Knochens durch häufig wiederholte Erschütterungen ohne hinreichende Erholungszeit wurden früher vor allem bei untrainierten Personen am Beginn einer harten Ausbildung gesehen und sind so vor allem am II.-IV. Mittelfußknochen als *Marschfraktur* des Rekruten in die Literatur eingegangen. Der Befund wird auf der ersten Röntgenaufnahme leicht verkannt und bessert sich ohnehin rasch unter entsprechender Belastungsverringerung.

Ähnliche Befunde sind inzwischen sowohl am Mittelfuß als auch am Wadenbein, am Schienbein oder am Beckenring bei Sportlern bekannt geworden (Krahl u. Rompe 1973; Schuchardt 1981; Shoilew u. Milev 1983).

Problematischer sind *Ermüdungsbrüche* an durchblutungsgefährdeten und besonders belasteten Knochen. So waren Ermüdungsbrüche des Schenkelhalses bis vor kurzem nur bei Panzerschützen (Auf- und Absprungübungen) bekannt, werden jetzt aber auch bei 100 km wöchentlicher Laufbelastung beobachtet.

In diesen Rahmen gehört auch die als "Flopperfuß" bekannt gewordene Streßfraktur des Fußkahnbeins bei starker Einwärtskantung des Fußes (zur Einleitung der Körperdrehung) während der Absprungphase (Krahl u. Knebel 1978).

Sportschäden an den Gelenken. Sportschäden an den Gelenken stehen im Mittelpunkt der Diskussion, denn es muß davon ausgegangen werden, daß ein Schaden am Gelenkknorpel (z.B. nach Einblutung in das Gelenk oder nach Knorpelprellung) und Knorpelfehlbeanspruchung in Folge mangelnder Bandführung und wiederholter Traumen zu vorzeitigen Verschleißerscheinungen (Arthrose) führen. Eine solche *Arthrose* kann die Leistungsfähigkeit im Sport, aber auch die Funktionsfähigkeit im Alltagsleben erheblich beeinträchtigen.

Die Mikroverletzungen im Sport werden entweder durch unphysiologische Bewegungsrichtungen oder durch übermäßige Bewegung in einer vorgegebenen Bewegungsbahn hervorgerufen.

Als Beispiel für eine *unphysiologische Bewegung*, d.h. für eine Beanspruchung in einer Bewegungsrichtung, die in dem entsprechenden Gelenk nicht vorgesehen ist, gilt der Werferellenbogen, insbesondere beim Speerwerfer. Durch die Schwerkraft des Speers kommt es bei Beugestellung des Ellenbogengelenks zu einer Hebelung nach daumenwärts, also zu einer X-Beanspruchung, die in diesem Scharniergelenk nicht vorgesehen ist.

Als Beispiel der *überphysiologischen Bewegung* ist die Umknickverletzung des Sprunggelenks (Hebung des inneren Fußrands, Supinationsdistorsion) als besonders häufiges Vorkommnis bei Bodenunebenheiten (Fußball), Aufkommen auf den Füßen eines Mitspielers (Basketball), Fehltritt an der Mattenkante (Judo) zu erwähnen. Selbst in modernen Skischuhen sind Verkantungsbewegungen der Sprunggelenke nicht ausgeschlossen.

Die Beuge-Dreh-Beanspruchung des Kniegelenks ist mit den Namen Fußballerknie, Skipunkt, Brustschwimmerknie verbunden. Überdehnung von Fingergelenken bis hin zur Verrenkung wird bei Ballspielen, insbesondere beim Volleyball beobachtet (Rosemeyer 1983).

Den Übergang zu den Schäden an *Muskeln und Sehnen* stellen die Schultergelenkbeschwerden dar, denn nur in der Schulter durchlaufen Muskeln und Sehnen das Gelenk und werden mit zunehmender Auswärtsdrehung bei der Armvorhebung beeinträchtigt. Dementsprechend findet sich das Risiko hier nicht beim Doppelstockschub des Skilangläufers, sondern beim Armzug der Schwimmdisziplinen Delphin, Rücken und Rückenkraul, beim Turnen an Reck und Ringen und bei Bogengängen.

Schäden an Sehnen und Sehnenansätzen. Zwar kommt es in seltenen Fällen nach wiederholten kleinen Verletzungen - oft unter Einfluß schmerzausschaltender, aber auch heilungsverzögernder Nebennierenrindenhormonpräparate (Kortikosteroide) - bzw. nach vorausgegangenem übermäßigen Muskeltraining (z.B. unter Anabolikaeinfluß) zu *Zerreißungen* von Sehnen. Die typische zweiseitige Ruptur des Kniestreckapparats beim jugendlichen Athleten (Titze 1983), auf die eingangs bereits hingewiesen wurde, und die Ruptur der Achillessehne erlauben aber nach operativer Versorgung mit anschließender Rehabilitationsphase eine Wiederaufnahme des Hochleistungstrainings.

Den spektakulären Sehnenzerreißungen steht eine weitaus größere Zahl von *Überlastungserscheinungen* der Sehnen und Sehnenansätze gegenüber.

Als Paradebeispiel mag der Tennisellenbogen dienen: Auf kleinstem Raum am daumenseitigen Höcker (Epicondylus radialis) des Oberarmknochens entspringt ein großer Teil der Fingerstrecker und Handheber. Diese Muskeln, deren Ansatz sich breitflächig auf die Hand verteilt, entspringen auf schmalem Raum, so daß Varianten der Hand- und Fingerbelastung (wie wir sie z.B. als Verbrennungsschutz beim Tragen eines sehr heißen Gegenstands anwenden) nicht zu einer Entlastung des gemeinsamen Muskelursprungs führen. Neben der mangelnden Erholung des Muskelursprungs (durch ungewohntes verkrampftes Halten des Schlägers mit unnötig großem Kraftaufwand) sind auch plötzliche Überdehnungen ("verrissener" Schlag, harte Bespannung, Metallschläger, falsche Rückhandtechnik) als Ursache bekannt. Die erforderliche Schonung des anfänglich harmlosen Befunds scheitert oft daran, daß ja die Haupthand betroffen wird, die im Alltag kaum geschont werden kann. Auch isolierter Druck (häufiges Betasten oder Anschlagen) des Ellenbogenhöckers kann diese Beschwerden hervorrufen, und sie werden nicht selten dadurch unterhalten, daß dieser Ellenbogenanteil während des Schlafs belastet wird.

Während beim Adduktorensyndrom (oder Gracilis-Syndrom) beim Fußball und Turnen biomechanische Vorstellungen Platz greifen, beruhen Achillessehnenbeschwerden (Achillodynie, Paratendonitis achillea) auf der Notwendigkeit zu ungewohnter Schwingungsdämpfung (Wechsel von Schwingboden oder Aschenbahn auf Kunststoffboden), auf untrainierter Überdehnung (Training auf Sandboden, ungewohnt niedrige Absatzhöhe, Tiefschuhe) oder auf Fehlstellungen des Fersenbeins (schräg abgelaufene Sportschuhe).

Zur Behandlung von Sehnenüberlastungsschäden empfehlen sich durchblutungsfördernde Maßnahmen, z.B. Wechselbäder (nicht aber Hauteinreibungen), Bewegungen ohne Belastung mit reichlichen Pausen, dann Dehnungsübungen und schließlich entspannt-lockere Bewegungen ("Traben" unter Belastung mit genügenden Erholungspausen).

Sportschäden an der Muskulatur treten offensichtlich bei kunstgerechtem Trainingsaufbau nicht auf, denn der Muskel gehört zu den besttrainierbaren Körpergeweben.

Nach unzureichend behandelten Verletzungen kommt es zwar gelegentlich zu *Muskelfaserrissen*, Muskelbündelrissen, ja sogar zum Riß eines ganzen Muskelbauchs.

Schäden an der Muskulatur sind denkbar als Stoffwechselmangelsituation bei einseitig isometrischem Training, d.h. ohne die mit dynamischem Training verbundene Verbesserung der Gefäßversorgung (Kapillarisierung), weshalb das Krafttraining bekanntlich wenig Vorteile für die Entwicklung der lokalen Muskelausdauer bietet.

Gefahren sind auch vorstellbar durch übermäßige (unter Anabolikaeinnahme gesteigerte) Muskelumfangsvermehrung und zwar sowohl von seiten der Muskelernährung (Zunahme der Transitstrecke) als auch durch übermäßige Sehnenbeanspruchung.

Ob darüber hinaus die "Definition" von einzelnen Muskeln (oder sogar einzelnen Muskelsträngen) Gefahren in sich bergen (wie sie beim Bodybuilding durch planmäßige Fettabmagerung trainiert wird - Strzeletz 1981) ist noch nicht absehbar.

Wirbelsäulenschäden beim Leistungstraining. Wegen der besonders starken Verknüpfung von Muskeln, Bändern, Gelenken, Bandscheiben und Wirbeln bedarf das Organ Wirbelsäule einer besonderen Besprechung. Es wurde oft befürchtet, daß *einseitige Tätigkeiten* (Werfen, Fechten, Schießen) zu einseitiger Rumpfverlagerung und damit zur Wirbelsäulenverbiegung (Skoliose) führen können. Zweifellos kommen auch leichte Verbiegungen vor (Rompe u. Steinbrück 1980, Menge 1981), doch sind durch Sport hervorgerufene *Seitenausbiegungen* von Krankheitswert bisher nicht beobachtet worden. Die entsprechenden Befürchtungen sind wohl in erster Linie darauf zurückzuführen, daß Röntgenreihenuntersuchungen der Wirbelsäule im Stehen außerhalb des Leistungssports bisher fehlen.

Anders verhält es sich mit dem *Wirbelgleiten.* Die Anlage dazu, d.h. eine Verknöcherungsstörung an der Wurzel der Wirbelbogengelenke (Spondylolyse) findet sich bei 5% der Bevölkerung. Bei bestimmten Sportarten, die mit ruckartiger Rückneigung und gleichzeitiger Rumpfdrehung verbunden sind, kommt es zu einer kneifzangenartigen Beeinflussung der Nachbarwirbelgelenke aufeinander. Die starke Häufigkeit von Spondylolyseträgern bei bestimmten Leistungssportdisziplinen mit derartigen Belastungen (Delphinschwimmen, Speerwurf, Wassersprung, Gewichtheben) auf bis zu 80% der Kaderangehörigen läßt vermuten, daß diese sportlichen Beanspruchungen eine wesentliche Rolle spielen (Groher 1975; Steinbrück u. Rompe 1981).

Besonderheiten in bestimmten Lebensaltern

Zur Vorstellung, daß *Senioren im Hochleistungssport* nicht vorkommen, weil sich die Leistungsbreite trotz besonderer Erfahrung mit nachlassender Elastizität der Körpergewebe und Koordinationsfähigkeit des zentralen Nervensystems verringert, muß daran erinnert werden, daß die Segnungen der Medizin nicht nur eine längere Lebenserwartung, sondern auch die Befriedigung der Erlebniserwartung älterer Mitbürger möglich gemacht hat. Auf die besonderen Risiken im Hochleistungstraining zum Weltmeister im Steinstoßen oder beim Rasenkraftsport soll nur hingedeutet werden.

Auch das Kindesalter hat seine besonderen psychologischen und pädagogischen Probleme. Ein entscheidender Diskussionsbeitrag zur Frage des *Leistungssports im Kindesalter* wird aber von den Wachstumsbesonderheiten der Stützgewebe abgeleitet. So ist einerseits durch besonders einseitige Beanspruchung eine einseitige Überentwicklung erzielbar, wie sie z.B. für den Schlagarm des jugendlichen Tennisspielers nachgewiesen wurde (Krahl et al. 1981). Andererseits sind Wachstumsstörungen an den Wachstumskernen beobachtet worden. Besonders bekannt geworden sind knöcherne Ausrisse von Muskelansätzen an wachsenden Knochenvorsprüngen (Apophysen), z.B. am Becken als Sprinterfraktur oder auch nur als störende Überentwicklung eines solchen Knochenvorsprungs (z.B. an der Schienbeinrauhigkeit als Schlatter-Syndrom). Während es sich bei diesen Sport"schäden" u.U. um erwünschte Anpassungsreaktionen des wachsenden Körpers handelt, werden bei Sportverletzungen oft erhebliche (sekundäre) Sportschäden durch die Schädigung der Wachstumsfugen von Knochen in Kauf genommen.

Konsequenzen

Mit diesen Ausführungen sollte dargelegt werden, daß jedes Training, insbesondere aber das Hochleistungstraining, nicht nur mit dem Risiko sportarttypischer Verletzungen, sondern auch mit dem Risiko von Sportschäden behaftet ist.

Die Mehrzahl der aufgezeigten Sportschäden ist nicht die Folge planmäßig gesteigerter, physiologischer Belastung, sondern die Folge von oft nur wenig behindernden Fehlbelastungen (Bagatellverletzungen), die vom Sportler und seinen Betreuern verharmlost und in ihrer Bedeutung heruntergespielt werden. Erfolgt keine Behandlung und kommt es durch die zeitliche Ausdehnung des Trainings und die Intensivierung der Trainingsbelastung zur Wiederholung solcher geringer Verletzungen (Mikrotraumen), resultieren daraus länger anhaltende Beschwerdesyndrome an Muskeln und Sehnen oder bleibende Funktionseinschränkungen, die insbesondere an den Gelenken durch vorzeitigen Verschleiß nicht nur zur Beeinträchtigung im Leistungssport, sondern u.U. auch zu stärkeren Beeinträchtigungen bei Alltagstätigkeiten führen können. Die Gefahr liegt also nicht so sehr in der *kleinen Verletzung*, sondern in deren *unbefriedigender Diagnostik und Behandlung*.

Durch die unverzügliche Hinzuziehung eines Sportarztes ließen sich diese Risiken mindern. Segesser hat (1982) mit Beispielen belegt, wieviel besser ein verletzter Sportler unmittelbar nach einer Verletzung den Ereignisablauf schildern kann und wie die Qualität einer solchen Aussage in kurzer Zeit sinkt.

Literatur

Cotta H, Krahl H, Steinbrück K (1980) Die Belastungstoleranz des Bewegungsapparates. Thieme, Stuttgart

Groher W (1975) Auswirkungen des Hochleistungssports auf die Lendenwirbelsäule. Hofmann, Schorndorf

Groher W (1980) Belastung und Belastungsfähigkeit des Leistungssportlers aus medizinischer Sicht. In: Andresen R, Falak H, Gieseler K, Pieper H, Starischka S (Hrsg) Schneller, höher, stärker ... Schors, Niedernhausen

Groher W, Lenhart P (1982) Die Orthopädie in ihrer Beziehung zum Sport. In: Löcken M, Dietze R (Hrsg) Das Betreuungssystem im modernen Hochleistungssport. Philippka, Münster S 34-42

Howald H (1980) Pharmakologisch-medizinische Leistungsbeeinflussung im Spitzensport. In: Andresen R, Falak H, Gieseler K, Pieper H, Starischka S (Hrsg) Schneller, höher, stärker ... Schors, Niedernhausen, S 119-124
Krahl H, Graff KH (1983) Sportspezifische Überlastungsschäden am Fuß aus der Sicht des Klinikers. In: Chapchal G (Hrsg) Sportverletzungen und Sportschäden. Thieme, Stuttgart New York, S 239-240
Krahl H, Knebel KP, Steinbrück K (1981) Die Belastungstoleranz und Ermüdungsfraktur. In: Rieckert H (Hrsg) Sport an der Grenze menschlicher Leistungsfähigkeit. Springer, Berlin Heidelberg New York, S 94-98
Krahl H, Rompe G (1973) Ermüdungsbruch der Pars symphysica des Schambeins. Beitrag zur Differentialdiagnose der Überlastungsschäden am vorderen Beckenring. Z Orthop 111:216-221
Krahl H, Sommer HM, Correll J (1981) Hochleistungssport im Wachstumsalter - Reaktionsformen am Haltungs- und Bewegungsapparat. In: Rieckert H (Hrsg) Sport an der Grenze menschlicher Leisungsfähigkeit. Springer, Berlin Heidelberg New York, S 99-103
Menge M (1981) Sportartspezifische Belastungsauswirkungen an der Wirbelsäule. In: Rieckert H (Hrsg) Sport an der Grenze menschlicher Leistungsfähigkeit. Springer, Berlin Heidelberg New York, S 201-209
Pförringer W (1983) Sportverletzungen am oberen Sprunggelenk. In: Chapchal G (Hrsg) Sportverletzungen und Sportschäden. Thieme, Stuttgart New York, S 201-205
Pförringer W, Keyl W (1983) Traumatologie im Racket-Sport. In: Chapchal G (Hrsg) Sportverletzungen und Sportschäden. Thieme, Stuttgart New York, S 50-58
Rompe G, Steinbrück K (1980) Wirbelsäulenschäden durch Sport. In: Cotta H, Krahl H, Steinbrück K (Hrsg) Die Belastungstoleranz des Bewegungsapparates. Thieme, Stuttgart New York, S 215-224
Rompe G, Steinbrück K, Güssbächer A (1982) Sportorthopädische Betreuung im Judo. In: Löcken M, Dietze R (1982) Das Betreuungssystem im modernen Hochleistungssport. Philippka, Münster, S 131-139
Rosemeyer B (1983) Sportverletzungen an der Hand. In: Chapchal G (Hrsg) Sportverletzungen und Sportschäden. Thieme, Stuttgart New York, S 126-131
Schneider PG (1982) Möglichkeiten und Grenzen einer orthopädischen Leistungsdiagnostik beim Hochleistungssportler. In: Löcken M, Dietze R (Hrsg) Das Betreuungssystem im modernen Hochleistungssport. Philippka, Münster, S 53-62
Schuchardt E (1982) Streßfrakturen der unteren Extremität. In: Rieckert H (Hrsg) Sport an der Grenze menschlicher Leistungsfähigkeit. Springer, Berlin Heidelberg New York, S 104-113
Segesser B (1983) Knietrauma: Sofort auf dem Sportplatz helfen? Praxiskurier 11:33
Shoilev D, Milev N (1983) Jones-Fraktur - eine typische Ermüdungsfraktur bei Sportlern. In: Chapchal G (Hrsg) Sportverletzungen und Sportschäden. Thieme, Stuttgart New York, S 240-242
Steinbrück K, Rompe G (1982) Extrembelastungen der Wirbelsäule. In: Rieckert H (Hrsg) Sport an der Grenze menschlicher Leistungsfähigkeit. Springer, Berlin Heidelberg New York, S 104-112
Steinbrück K, Rompe G, Krahl H (1983) 10 Jahre Sportorthopädische Ambulanz (1972-1981) - Analysen - Perspektiven. In: Chapchal G (Hrsg) Sportverletzungen und Sportschäden. Thieme, Stuttgart New York, S 18-20
Stiftung Deutsche Sporthilfe (1980) Moskva - Lake Placid. Sport und Kultur, München
Strzeletz J (1981/82) Richtig trainieren (Bodybuilding, Körperfitness). Strzeletz, Düsseldorf
Titze A (1983) Der zweizeitige Riß des Kniegelenkstreckapparates bei Jugendlichen. In: Chapchal G (Hrsg) Sportverletzungen und Sportschäden. Thieme, Stuttgart New York, S 145-146

Analyse einer sportorthopädischen Ambulanz

Analysis of a Sports-Orthopedic Outpatient Department

K. Steinbrück

Summary

In a 10 year period (1972-1981) 8204 athletes with a total of 8974 injuries were treated in the sports outpatient department of the Heidelberg University Orthopedics Hospital. The highest sports injury rates occurred in athletes participating in football (soccer), skiing, European handball, and track and field. As diagnoses, distorsions (35.9%) were in the foreground, followed by serious injuries such as fractures, dislocations and torn ligaments (28.3%). The lower extremities with 62.2% were mainly involved, followed by the arms with 26.7%, and the spinal column with 7.0%.

The 20-29 year old age group was most frequently involved, followed by the 10-19 year old group.

Einführung

1982 waren im Deutschen Sportbund (DSB) 17,5 Mio. Sportler organisiert. Die Fußballer standen mit 4,5 Mio. an der Spitze, gefolgt von den Turnern mit 3 Mio., den Tennisspielern mit 1,5 Mio. und den Schützen.

Die Gesamtzahl der jährlichen Sportunfälle soll bis zu 1 Mio. betragen, wobei etwa 250000 in ärztliche Behandlung kommen. Die Zahlen sind jedoch sehr widersprüchlich - 1981 gingen insgesamt 117000 Schadensmeldungen bei den Landessportverbänden ein. Die durch Sportunfälle verursachten Kosten werden mit über 5 Mrd. DM jährlich angegeben. Insgesamt schätzt man, daß etwa 10-15% der Gesamtunfälle durch den Sport bedingt sind. Franke (1980) schätzt die Zahl der klinisch behandelten Patienten durch Sport- und Spielunfälle auf 18%. Weitere Angaben über die Epidemiologie stammen von Heiss (1971), Kvist (1980) sowie Segesser (1982).

Eigene Untersuchungen

Die 10jährige Analyse unserer sportmedizinischen Ambulanz (1972-1981) ergab 8974 Verletzungen bei 8204 Sportlern. Fußballer waren 2364mal (36,1%) betroffen und führten mit Abstand die *Verletzungsskala* an. Es folgen Skiläufer mit 747, Handballer mit 584, Leichtathleten mit 574, Turner mit 488 sowie Volleyballer mit 463 und Basketballer mit 452 Verletzungen (Tabelle 1). Bemerkenswert war in den letzten Jahren eine deutliche Zunahme vor allem der Verletzungen beim Volleyball, aber auch beim Tennisspiel, Reiten und Judo.

Tabelle 1. Sportarten und Behandlungen in der Orthopädischen Univ.-Klinik Heidelberg

8204 Sportler mit 8924 Verletzungen (Orthop. Univ. Klinik Heidelberg 1972-1981)

Sportart	Anzahl	%	% Organ. Sportler Nordbaden
1. Fußball	2964	36,1	25,6
2. Skilauf	747	9,1	3,1
3. Handball	584	7,1	6,4
4. Leichtathletik gesamt	574	7,0	4,5
5. Turnen (+ Schulsport)	488	5,9	23,1
6. Volleyball	463	5,6	1,6
7. Basketball	452	5,5	1,0
8. Tennis	319	3,9	9,5
9. Sportstudenten	195	2,4	-
10. Reiten	174	2,1	2,9
11. Rugby	159	1,9	0,5
12. Schwimmen	132	1,6	2,7
13. Judo	104	1,3	1,2
⋮			
64. Joga	1	0,01	-

Im Hinblick auf die *Lokalisation* waren die unteren Extremitäten mit 5585 Fällen (62,6%) überwiegend betroffen. Vor allem in Sportarten wie Badminton, Tanzen, Skilaufen oder in der Gymnastik war hier das größte Risiko gegeben. Dabei waren die Kniegelenke 2334mal (24,9%) und die Sprunggelenke 1707mal (19,5%) vorwiegend beteiligt. Während bei ersteren Skilaufen, Rudern, Karate, Rugby und Gewichtheben als häufigste Ursachen angegeben wurden, fanden wir bei letzteren vor allem die Ballsportarten wie Badminton oder Volleyball und Basketball. An den oberen Extremitäten ergaben sich 2401 (26,7%) Verletzungen. Hier herrschen die Sturzverletzungen beim Schlitt- oder Rollschuhlaufen vor. Aber auch in den Kampfsportarten wie Rugby, Ringen oder Judo kam es zu Läsionen der Schulter- und Ellbogengelenke. Die Finger waren in den Ballsportarten betroffen. Eine genauere Übersicht ergibt die Betrachtung der Verletzungen an den großen Gelenken (Abb. 1).

625mal (7,0%) wurden Befunde an der Wirbelsäule registriert. Hierbei handelte es sich einerseits um die Verletzungen in den Wurfdisziplinen der Leichtathletik, andererseits um Sturzfolgen beim Wasser- und Trampolinspringen und beim Reiten. Die Be- und Überlastungsschäden beim Kraft- und Hanteltraining gehen hierbei ebenso ein (Abb. 2).

An *Diagnosen* war die "Distorsion" mit 35,9% weit überwiegend (Abb. 3). Sicherlich sind in dieser Zahl auch eine Reihe von Bänderrissen enthalten. Die schweren Verletzungen wie Frakturen, Luxationen oder Bänderrisse traten in 28,3% auf. Während die Anzahl der Kontusionen (14,7%) im Lauf der letzten Jahre in der Ambulanz rückgängig war, mußten wir ein deutliches Ansteigen der Muskel- und Sehnenverletzungen (11,7%) beobachten. Der zunehmend größere Trainingsaufwand, z.T. un-

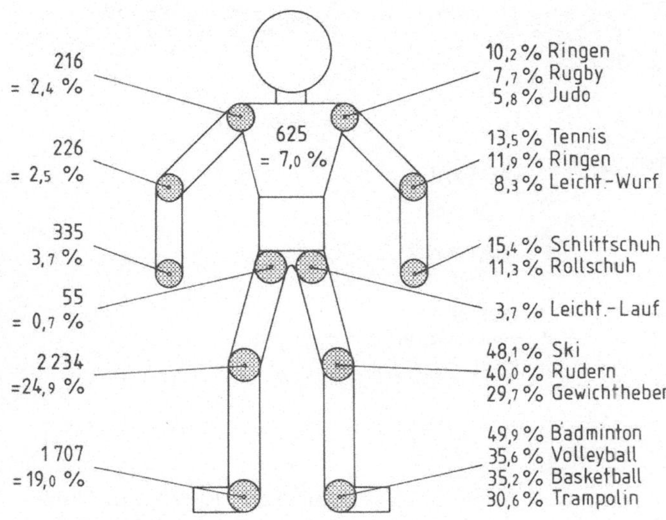

Abb. 1. Verteilungsmuster der Verletzungen auf die großen Gelenke. Relativprozentuale Häufigkeit in den einzelnen Disziplinen

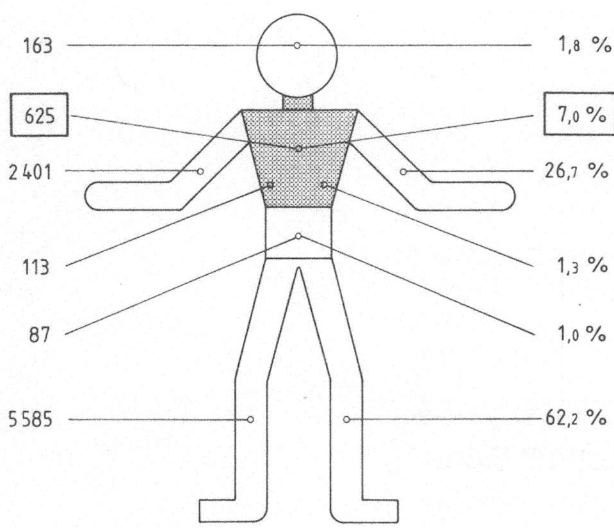

Abb. 2. Lokalisation der Verletzungen an den einzelnen Körperregionen

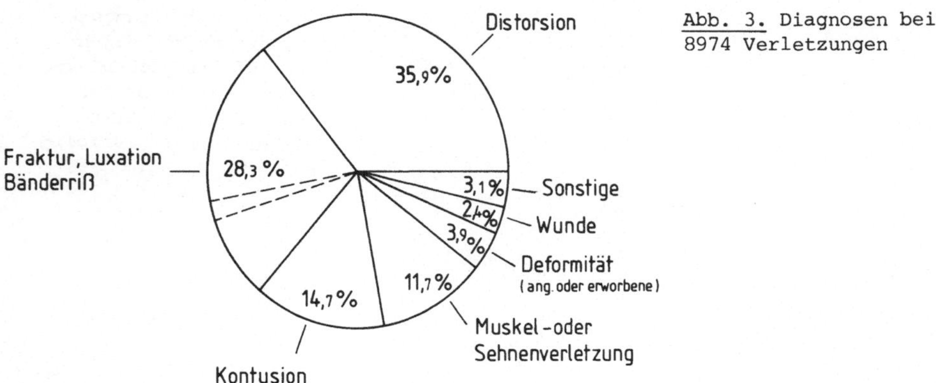

Abb. 3. Diagnosen bei 8974 Verletzungen

günstigen Bodenverhältnissen oder auch unzureichendes Schuhwerk sind einige Gründe dafür.

Die *Altersverteilung* ergab ein deutliches Überwiegen der 20-29jährigen mit 3340 Fällen (40,7%). Es folgen die Jugendlichen zwischen 10 und 19 Jahren mit 2881 Unfällen (35,1%). In den Grenzbereichen waren 200 Patienten unter 10 Jahre und etwa ebensoviele über 50 Jahre alt. Während Kinder und Jugendliche ihre Verletzung vor allem beim Fußballspielen, Skilaufen und Turnen erlitten, zogen sich die Älteren ihre Läsionen beim Skilaufen, Reiten, Tennisspielen und beim Trimm-Dich zu (Abb. 4).

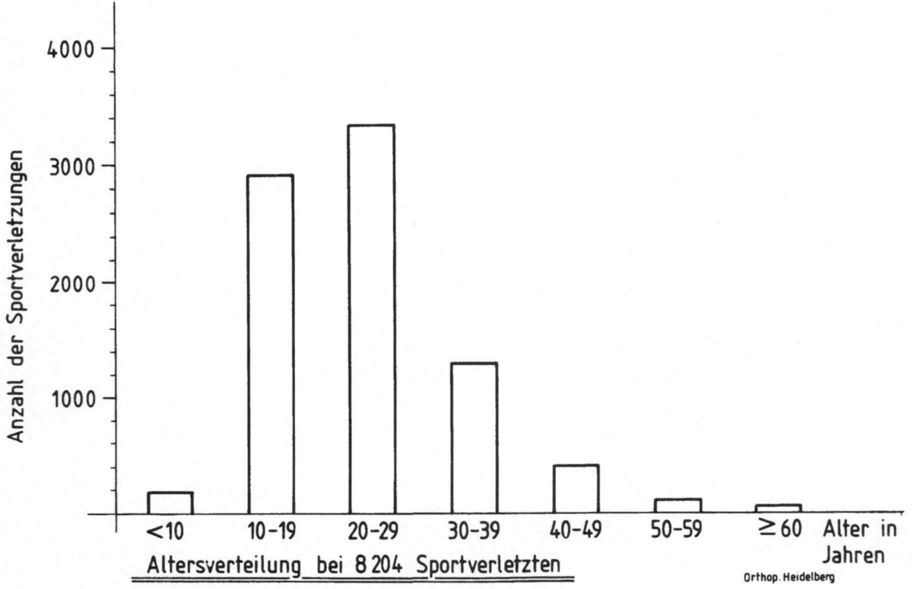

Abb. 4. Altersverteilung bei 8974 Verletzungen

Von Interesse ist eine Beziehung zwischen den *Diagnosen* und den *einzelnen Altersgruppen*. Bei Kindern und Jugendlichen waren die Frakturen mit Abstand die häufigste Verletzung. Unvorsichtiges Verhalten, hoher Bewegungsdrang einerseits und eine geringere Knochenfestigkeit sowie ein schwächerer Muskelmantel andererseits sind einige der Ursachen. Bei der Gruppe der 20- bis 29jährigen hatte diese Diagnose dann ihren Tiefpunkt erreicht und ist mit zunehmendem Alter wieder deutlich angestiegen. Hier sind es vor allem die abnehmende Knochenfestigkeit und das z.T. ungünstigere Reflexverhalten, das zu Knochenbrüchen führt.

Im Gegensatz hierzu stehen die Distorsionen. Sie haben vor allem in der sehr aktiven sportlichen Phase zwischen 10 und 19, aber insbesondere zwischen 20 und 29 Jahren ihr Maximum. Die zahlreichen Sprunggelenkverletzungen in den Ballspielen sowie die Zerrungen der Knieseitenbänder sind hier zu nennen. Die Muskel- und Sehnenverletzungen hingegen haben einen linearen Anstieg mit zunehmendem Alter. Während in der Altersgruppe der 20- bis 29jährigen vor allem die Tendopathien eine große Zahl ausmachen, sind es später die Muskel- und Sehnenrisse infolge schlechterem Elastizitätsverhalten (Abb. 5).

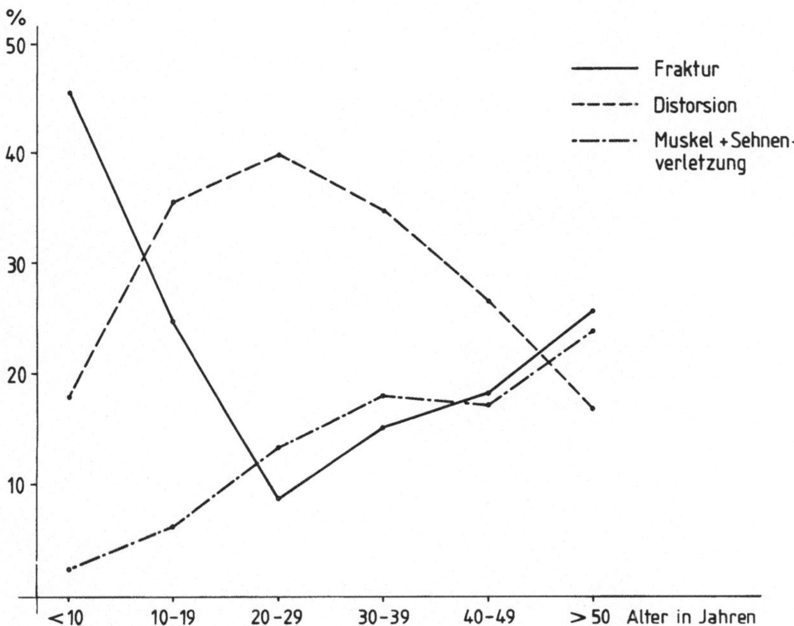

Abb. 5. Relation zwischen Diagnose und Alter in den verschiedenen Gruppen

Aus den Verletzungsmustern in den einzelnen Sportarten konnten wir in den letzten Jahren sehr umfangreiche Maßnahmen zur Unfallprophylaxe erarbeiten. Gerade im Fachgebiet der Orthopädie gilt es, neben der Diagnose und Behandlung von Verletzungen ein Hauptaugenmerk auf die Überlastungsschäden zu richten. Da Beratungen im Hinblick auf Training und Wettkampf nur aus einer genauen Kenntnis der sportartspezifischen Bewegungsabläufe möglich sind, ist hier ein eingehendes Studium in Literatur und Praxis zu empfehlen.

Literatur

Franke K (1980) Traumatologie des Sports. VEB Verlag, Berlin

Heiss F (1971) Unfallverhütung beim Sport. Praxis der Leibeserzeihung, Bd 57. Hofmann, Schorndorf

Krahl H, Steinbrück K (1980) Traumatologie des Sports. In: Cotta H, Krahl H, Steinbrück K (Hrsg) Die Belastungstoleranz des Bewegungsapparates. Thieme, Stuttgart
Segesser B (1982) Praxis-Klinik für Orthopädie und Traumatologie. Basel-Rennbahn, Jahresbericht 1982
Steinbrück K, Stein W (1980) Sportverletzungen und ihre Prophylaxe aus orthopädischer Sicht. Z Krankengymnastik 32:317
Steinbrück K (1982) Sportverletzungen an Knie- und Sprunggelenken. pmi-Verlag, Frankfurt Zürich
Steinbrück K, Cotta C (1983) Epidemiologie von Sportverletzungen. Dtsch Z Sportmed 34:173

Subjektive Relevanz orthopädisch krankhafter Befunde bei Freizeitsportlern ab 40 Jahren

Subjective Relevance of Pathological Orthopedic Findings from Amateur Athletes over the Age of Forty

A. Berenfeld und N. Becker

Summary

On examinig 300 amateur or leisure-time athletes older than 40, clinical and radiological findings were obtained, which objectively showed a number of pathological changes that did not elicit the normally expected subjective symptomatology of complaints. It was found that athletes from the different age groups possessed a strong will to participate in physical activity and that they tried to compensate for pathological orthopedic changes with motivation. Many amateur athletes first began regular physical exercise at an advanced age and in doing so observed a reduction of former complaints of their functional musculo-skeletal system. An important positive result of leisure-time sport for people over 40 is that, especially when older, they have a higher tolerance for pain and can, through a relatively well developed muscular system, better compensate for pathological changes in the spinal column and the joints, than non-active peers.

The positive effects of sports and exercise are especially noticeable in persons older than 60, who discovered new fields of physical activity after retirement.

Bei medizinischen Untersuchungen findet sich zwischen dem objektiven Befund des Untersuchers und dem subjektiven Empfinden des Untersuchten häufig eine große Diskrepanz. Eine solche stellten wir auch bei unserer Untersuchung von 300 Freizeitsportlern fest, die wir in zwei Gruppen einteilten:

In Sportler zwischen 40 und 60 Jahren und Sportler über 60 Jahren. In der ersten Gruppe wurden 116 männliche Sportler mit einem Durchschnittsalter von 49 Jahren und 72 weibliche Sportler mit einem Durchschnittsalter von 50 Jahren untersucht. In der zweiten Gruppe untersuchten wir jeweils 56 männliche und weibliche Sportler mit einem Durchschnittsalter von 67 bzw. 66 Jahren, der älteste Sportler war 84 Jahre alt (Tabelle 1).

In der Anamnese hatte etwa jeder 10. Sportler einen Sportunfall, der zu einer Unterbrechung der Sportausübung von mindestens 4 Wochen führte. Im Vordergrund standen dabei distale Tibia- und Fibulafrakturen sowie Bandverletzungen im Kniegelenkbereich und oberen Sprunggelenk. 20% der verunfallten Sportler hatten bei der Untersuchung Beschwerden, die auf den ehemaligen Unfall zurückzuführen waren, die restlichen 80% waren vollkommen beschwerdefrei (Tabelle 2).

Bei der Frage nach den ausgeübten Sportarten fiel auf, daß in der Gruppe der 40- bis 60jährigen Männer die Ausübung nur einer Sportart überwiegt, wogegen bei den Frauen die Ausübung von einer oder mehreren Sportarten in etwa ausgeglichen ist. Bei den 60jährigen Männern nimmt die Ausübung von 3 und mehr Sportarten stark zu, so daß davon ausge-

Tabelle 1. Untersuchungsgruppe

40-60 Jahre		
116 Sportler	♂	Durchschnittsalter 49 Jahre
72 Sportler	♀	Durchschnittsalter 50 Jahre
>60 Jahre		
56 Sportler	♂	Durchschnittsalter 67 Jahre
56 Sportler	♀	Durchschnittsalter 66 Jahre

Tabelle 2. Häufigkeit der Sportunfälle

	40-60 Jahre		>60 Jahre	
Sportunfälle	Männer n=116	Frauen n=72	Männer n=56	Frauen n=56
Unfälle	10=9%	9=12,5%	2=4%	7=12%
- Frakturen	5	4	1	6
- Bandruptur	3	2	1	0
- Sonst. Weichteilverletzungen	2	3	0	1

gangen werden kann, daß der Austritt aus dem Berufsleben bei den Männern ein verstärktes Engagement im Sport ermöglicht. Den Beginn der sportlichen Betätigung datiert die überwiegende Mehrheit vor das 40. Lebensjahr. Die meisten betreiben Sport sogar ununterbrochen seit ihrer Schulzeit. Auffällig ist, daß in der Gruppe der 40- bis 60jährigen lediglich 9,5% der Männer nach dem 40. Lebensjahr mit Sport begonnen haben, in der Gruppe der über 60jährigen jedoch 23% den Beginn ihrer Sportausübung nach dem 40. Lebensjahr datieren. Dies weist erneut darauf hin, daß der Austritt aus dem Berufsleben bei den Männern zu einem verstärkten sportlichen Engagement führt. Bei den Frauen ist dieser Zuwachs nicht so stark ausgeprägt. Nichtsdestoweniger ist es auffällig, daß ein Drittel der untersuchten Frauen zwischen 40 und 60 den Beginn ihrer sportlichen Tätigkeit nach dem 40. Lebensjahr datieren. Dies ist wohl auf die großen Anstrengungen des Deutschen Sportbundes in den letzten Jahren zurückzuführen, die breite Masse der Bevölkerung für den Sport zu begeistern. Ich weise nur auf die sog. Joggingwelle und jetzige Aerobicwelle hin, die sicherlich erneut einen beträchtlichen Teil der bisherigen Nichtsportler zur sportlichen Tätigkeit animieren (Tabelle 3).

Listet man die angegebenen Sportarten auf, so überwiegt in der Gruppe der 40- bis 60jährigen und über 60jährigen männlichen Sportler das Laufen, gefolgt vom Schwimmen. Bei den Frauen überwiegt in beiden Gruppen die Gymnastik, wobei in der jüngeren Gruppe das Laufen an zweiter Stelle und das Schwimmen an dritter Stelle steht. Bei der älteren Gruppe tauschen diese zwei Sportarten die Plätze: das Schwimmen

Tabelle 3. Beginn der Sportausübung

Alter	40-60 Jahre		>60 Jahre	
	Männer n=116	Frauen n=72	Männer n=56	Frauen n=56
Vor dem 40. Lebensjahr	105	49	43	34
Zwischen dem 40.-50. Lebensjahr	8	11	3	6
Zwischen dem 50.-60. Lebensjahr	3	12	5	7
Nach dem 60. Lebensjahr	0	0	5	9
Nach dem 40. Lebensjahr	11=9,5%	23=32%	13=23%	22=39%

Tabelle 4. Anzahl der ausgeübten Sportarten

	40-60 Jahre		>60 Jahre	
	Männer n=116	Frauen n=72	Männer n=56	Frauen n=56
1 Sportart	47	23	15	15
2 Sportarten	30	22	11	16
3 und mehr Sportarten	35	27	30	25

Ausgeübter Sport (Sportler über 60 Jahre)	Männer n=56	Frauen n=56	Ausgeübter Sport (Sportler zwischen 40-60 Jahren)	Männer n=116	Frauen n=72
Laufen	43	13	Laufen	75	31
Schwimmen	23	15	Schwimmen	26	20
Gymnastik	12	38	Tennis	23	10
Wandern	12	7	Radfahren	16	7
Radfahren	7	5	Skilanglauf	14	10
Leichtathletik	7	0	Leichtathletik	13	6
Skilanglauf	5	5	Gymnastik	12	35
			Ballspiele	11	2
			Wandern	10	5

steht an zweiter Stelle und das Laufen an dritter Stelle. Auffällig ist, daß der Skilanglauf als Ausdauersportart für den Winter relativ selten angegeben wird (Tabelle 4).

40% der männlichen Sportler zwischen 40 und 60 Jahren gaben an unter Beschwerden zu leiden. Bei den Frauen waren es lediglich 30%. In der Gruppe der über 60jährigen glichen sich beide Gruppen an; bei den Männern klagten 32% über Beschwerden, bei den Frauen 36%. Unter den 41 40- bis 60jährigen Männern, die unter sportlicher Belastung über Beschwerden klagten, fanden sich 5, die ständig Beschwerden hatten; das waren 3 Sportler mit Wirbelsäulenbeschwerden mit Ausstrahlung in die Beine und 2 Sportler mit Coxarthrosen. Bei weiteren 5 traten die geklagten Beschwerden nur in Ruhe auf, vornehmlich beim längeren Sitzen vor dem Fernsehapparat bzw. bei längeren Autofahrten. Diese verschwanden bei sportlicher Tätigkeit und traten erst wieder nach längeren Ruhepausen auf. Bei der Auflistung der angegebenen Beschwerden dominieren die Kniegelenkbeschwerden in allen Untersuchungsgruppen, gefolgt von den Rückenschmerzen im lumbosakralen Übergangsbereich (Tabellen 5 und 6).

Tabelle 5. Häufigkeit der Beschwerden

	40-60 Jahre		>60 Jahre	
	Männer	Frauen	Männer	Frauen
Ohne Beschwerden	70=60%	50=69%	38=68%	36=64%
Mit Beschwerden	46=40%	22=31%	18=32%	20=36%
Unter Belastung	41	19	14	18
Ständig	5	7	0	8
Nur in Ruhe	5	3	4	2

Tabelle 6. Lokalisation der Beschwerden

	40-60 Jahre		>60 Jahre	
	46 Männer n=116	22 Frauen n=72	18 Männer n=56	20 Frauen n=56
Rückenschmerzen	11	9	4	11
Rückenschmerzen m.A.	3	1	1	3
Hüftgelenke	8	3	2	3
Oberschenkel	5	2	1	0
Kniegelenke	21	12	9	10
Unterschenkel	7	2	0	1
OSG	2	3	1	1
Füße und Zehen	4	1	1	0

Bei der Untersuchung der Wirbelsäule fanden sich in der jüngeren Gruppe bei den Männern 62% fixierte bzw. teilfixierte Kyphosen, die nicht mehr ausgleichbar waren. Von den 72 fixierten bzw. teilfixierten Kyphosen hatten 26 eine über 40^{0} hinausgehende Kyphosierung - gemessen mit dem Kyphometer - in aufrechter Haltung. Die Frauen schnitten günstiger ab mit nur 46% fixierten bzw. teilfixierten Kyphosen, von denen lediglich 7 über 40° in Neutralhaltung hinausgingen. Bei den über 60jährigen fand sich erwartungsgemäß eine Zunahme der fixierten Kyphosen um 11%. Die nicht ausgleichbaren Lordosen waren relativ selten (Tabelle 7).

Tabelle 7. Klinische Befunde an der Wirbelsäule

	40-60 Jahre		>60 Jahre	
	Männer n=116	Frauen n=72	Männer n=56	Frauen n=56
Fix. + teilfix. Kyphose	72=62%	33=46%	41=73%	32=57%
Davon >40°	26	7	13	12
Fix. + teilfix. Lordose	3	2	5	3
Davon >40°	0	1	2	2
Flachrücken	8	8	7	2

Ein Druckschmerz und Klopfschmerz über den Dornfortsätzen der Lendenwirbelsäule fand sich bei den 40- bis 60jährigen lediglich bei 13 Sportlern und 9 Sportlerinnen, bei den über 60jährigen lediglich bei 4 Sportlern und 12 Sportlerinnen mit Punktum maximum über L5/S1. Bei einer Sportlerin der jüngeren Gruppe, die über Schmerzen an der gesamten Wirbelsäule klagte, lag eine rheumatoide Arthritis vor.

Von allen untersuchten Sportlern wurden Röntgenbilder der Lendenwirbelsäule angefertigt. Bei der Auswertung fand sich bei den 40- bis 60jährigen männlichen Sportlern 70mal ein einseitiger Beckentiefstand, bei den Frauen 36mal. 34mal bzw. 19mal war eine Seitabweichung der Lendenwirbelsäule von mehr als 10° vorhanden. Weiterhin fanden sich multiple degenerative und anlagebedingte Veränderungen (Tabelle 8).

Tabelle 8. Rö-Befunde an der LWS

	40-60 Jahre Männer n=116	Sportler Frauen n=72	>60 Jahre Männer n=56	Sportler Frauen n=56
Beckentiefstand	70	36	26	27
1-1,9 cm	23	15	11	13
2 cm und mehr	7	3	2	2
Seitabweichung	34	19	23	19
Arthrose d. WG	37	32	33	42
Osteochondrose	38	29	18	31
Spondylolyse	13	11	6	7
M. Scheuermann	7	2	1	1
Lumbosacr. Assim.	16	10	6	6

Ein 81jähriger Sportler, der regelmäßig an der Gymnastik einer Seniorengruppe teilnimmt, wöchentlich 2 × 1000 m schwimmt und regelmäßig an Volkswanderungen mit Strecken von ca. 30 km teilnimmt, hat von seiten der Wirbelsäule keinerlei Beschwerden, obwohl das Röntgenbild ausgedehnte degenerative Veränderungen aufweist. Anamnestisch gab er lediglich im Bereich des linken Kniegelenks diskret ziehende Schmerzen gegen Ende einer solchen Wanderung an. Bei der weiteren klinischen Untersuchung fand sich eine Einschränkung der Innenrotationsfähigkeit der linken Hüfte mit diskret beginnender Arthrose. Im Bereich des Kniegelenks waren das Röntgenbild sowie der klinische Befund weitgehend unauffällig.

Bei den über 60jährigen Sportlern fanden sich erwartungsgemäß häufiger degenerative Veränderungen der Lendenwirbelsäule, was aber nicht zwangsweise zu erhöhter Schmerzhaftigkeit führen muß. Ein 84jähriger Sportler, im übrigen der Älteste des untersuchten Kollektivs, läuft trotz ausgedehnter Veränderungen an der Wirbelsäule täglich 8-10 km beschwerdefrei. An weiteren Befunden fanden sich lediglich eine diskrete Einschränkung der oberen Sprunggelenke unter 50° Gesamtbeweglichkeit sowie beschwerdefreie Senk-Spreiz-Füße beidseits.

Im Bereich der Hüftgelenke waren nur wenige Sportler auffällig. Bei den jüngeren Männern fand sich bei klinisch eingeschränkter Beweglichkeit 2mal eine Arthrose, wobei 1mal gleichzeitig eine Pfannendysplasie bestand; bei 2 jüngeren Frauen mit eingeschränkter Beweglichkeit fand sich auch 2mal eine Arthrose. Weitere 2 Frauen gaben im Bereich der Hüftgelenke Bewegungsschmerzen an, hatten jedoch röntgenologisch keine Auffälligkeiten. Von den Männern über 60 Jahren klagten 6 über eingeschränkte Beweglichkeit der Hüfte, aber lediglich 1 über Schmerzen; röntgenologisch fand sich hier jedoch 3mal eine Arthrose, wobei ebenfalls 1mal gleichzeitig eine Pfannendysplasie bestand. Bei den älteren Sportlerinnen fanden sich 5mal eingeschränkte Beweglichkeit der Hüftgelenke, wobei 3mal über Schmerzen geklagt wurde und sich röntgenologisch bei allen 5 eine Arthrose zeigte. Ein Sportler mit weit fortgeschrittener Coxarthrose klagte seit 6 Monaten über zunehmende Schmerzen in beiden Hüftgelenken beim Langlauf; ihm wurde von uns empfohlen, das Laufen einzuschränken und häufiger Schwimmen zu gehen (Tabelle 9).

Tabelle 9. Hüftgelenke

	40-60 Jahre		>60 Jahre	
	Männer n=116	Frauen n=72	Männer n=56	Frauen n=56
Auffällig	5	4	6	5
- Schmerzen	4	4	1	3
- eingeschr. Bew.	5	2	6	5
- Arthrose	2	2	3	5
- Dysplasie	1	0	1	0

Die weitaus häufigsten Beschwerden wurden von seiten der Kniegelenke geklagt. Bei den jüngeren Sportlern zwischen 40 und 60 Jahren waren 25 Kniegelenke auffällig, wovon 23 eine lockere Bandführung aufwiesen,

2 eine eingeschränkte Beweglichkeit und 10 einen degenerativen Knorpelschaden. Bei der Untersuchung der 72 Sportlerinnen zwischen 40 und 60 Jahren fanden sich 14mal Auffälligkeiten der Kniegelenke. Acht, die auch gleichzeitig einen degenerativen Knorpelschaden aufwiesen, klagten über Schmerzen, bei 2 fand sich eine eingeschränkte Beweglichkeit der Kniegelenke, 5 wiesen eine lockere Bandführung auf. Bei den Männern über 60 Jahren waren 6 Kniegelenke auffällig, die allesamt schmerzhaft waren, alle eine lockere Bandführung aufwiesen, und 5 hatten einen degenerativen Knorpelschaden. Bei den über 60jährigen Frauen waren 11 Kniegelenke auffällig; es klagten jedoch nur 6 über Schmerzen, 2 wiesen eine eingeschränkte Beweglichkeit der Knieglenke auf. Bei 9 Kniegelenken fand sich eine lockere Bandführung, 5 hatten einen degenerativen Knorpelschaden (Tabelle 10).

Als extremes Beispiel einer subjektiven Indolenz sei ein 67jähriger Bergsteiger erwähnt, der eine ausgeprägte Retropatellararthrose mit beginnender Pangonarthrose aufweist, jedoch nur bei extremer Belastung über Beschwerden im Kniegelenk klagt.

Bei der Untersuchung der Füße waren von 116 Männern der Gruppe zwischen 40 und 60 Jahren 67 auffällig, bei den Frauen von 72 Sportlerinnen 50, bei den über 60jährigen von 56 Sportlern 38 und von 56 Sportlerinnen 49. Fast alle waren ohne Beschwerden und nur wenige trugen regelmäßig Einlagen (Tabelle 11).

Ein Marathonläufer hatte trotz Senk-Spreiz-Füßen mit extremer Hallux-valgus-Fehlstellung bisher überhaupt keine Beschwerden geklagt.

Tabelle 10. Kniegelenke

	40-60 Jahre		>60 Jahre	
	Männer n=116	Frauen n=72	Männer n=56	Frauen n=56
Auffällig	25	14	6	11
- Schmerzen	15	8	6	6
- Eingeschr. Bew.	2	2	0	2
- Lockere Bandf.	23	5	6	9
- Deg. Knorpelsch.	10	8	5	5

Tabelle 11. Füße

	40-60 Jahre		>60 Jahre	
	Männer n=116	Frauen n=72	Männer n=56	Frauen n=56
Auffällig	67	50	38	49
Ohne Beschw.	66	49	36	49
Mit Beschw.	1	1	2	0

Diskussion

Bei der Untersuchung von 300 Freizeitsportlern über 40 Jahren wurden klinische und röntgenologische Befunde erhoben, die objektiven Krankheitswert besitzen können, subjektiv aber selten eine Beschwerdesymptomatik hervorrufen. In der Untersuchung haben wir festgestellt, daß auch Sportler der fortgeschrittenen Altersgruppen einen ausgeprägten Willen zur körperlichen Betätigung besitzen und orthopädisch krankhafte Befunde durch entsprechende Motivation und gut trainierte Muskulatur kompensieren können. Eine Reihe von Freizeitsportlern haben erst im fortgeschrittenen Alter eine sportliche Betätigung aufgenommen und dabei eine Reduktion vorangegangener Beschwerden am Bewegungs- und Stützapparat erfahren. Die Unfall- und Schadenshäufigkeit ist bei Älteren kaum höher als im jugendlichen Alter, vorausgesetzt, es werden nicht plötzlich hohe Leistungen vom noch untrainierten Körper verlangt. Zusätzlich trägt die bessere Koordination zur Unfallprophylaxe bei. Ganz besonders heben sich bei unserer Untersuchung die Sportler ab 60 heraus, die im Ruhestand im Sport ein neues Betätigungsfeld gefunden haben.

Hypermobilität der Gelenke - Vorteil oder Risiko?

Hypermobility of Joints - Advantage or Risk?

J. Gekeler, J. Wirbitzky und D. Gruner

Summary

Hypermobility means that the natural norm variants of passive joint motion are exceeded.

One differentiates between primarily constitutional variants with general or local joint hypermobility, as seen for example in children, young girls or circus artists, and pathological form variants with definitely morbid clinical presentations.

The transition between the two, however, is continuous. Physiological hypermobility can change to pathological instability. Typical physiological signs of hypermobility include hyperextension of the large joints, the distal joint of the little finger and the metacarpophalangeal joints, excessive mobility of the patella, and increased flexibility of the spine.

The specific connective-tissue constitution of the hypermobile individual, however, is apparently also associated with certain formal variants in joint-forming elements of the skeletal system.

Accordingly, hypermobility cannot be considered only a constitutional competitive advantage improving physical performance limits, but must also be considered an increased risk factor. In hypermobility, the course of unphysiological motions not infrequently causes intolerable functional demands on the musculo-skeletal system.

Einleitung

Sportliche Leistungsfähigkeit setzt Gelenkigkeit bis hin zur überdurchschnittlichen Beweglichkeit (Hypermobilität) voraus. Es ist deshalb naheliegend, daß entsprechend veranlagte Kinder und Jugendliche in Richtung ihrer Begabung gefördert werden. Dies gilt nicht nur für die Wettkampfgymnastik und das Turnen, sondern auch für viele andere Sportarten, wie z.B. das Schwimmen, Ringen, Stabhochspringen, Speerwerfen, Hürdenlaufen, wo zumindest in Teilbereichen des Körpers eine Hypermobilität erarbeitet werden muß. Für alle hochqualitativen koordinativen Leistungen im Sport gilt somit die Hypermobilität als selbstverständliche Voraussetzung (Rieder 1980). Andererseits liegt es nahe, daß bei hypermobilen Gelenken die Grenzen des Normalen zum Pathologischen leichter überschritten werden. Die Hypermobilität kann in die Instabilität abgleiten und zur Fehlbeanspruchung der Gelenke führen, damit aber auch Beschwerden und Veränderungen von Krankheitswert auslösen.

Definitionen und Formen der Hypermobilität

Vom Begriff der Hypermobilität streng zu trennen ist der Begriff der Instabilität. Hypermobilität bedeutet das Überschreiten einer von Natur aus vorgegebenen normalen Gelenkbeweglichkeit (Lewit 1977). Im Falle der Instabilität kommt es dagegen auch zu Gelenkbewegungen in unphysiologischen Ebenen (Ruckelshausen u. Schmitt 1980). Die Übergänge sind fließend. Hinsichtlich der Hypermobilität unterscheidet Sachse (1969) drei Formen:

1. konstitutionelle Hypermobilität als physiologische Normvariante,
2. pathologisch-generalisierte Hypermobilität bei bestehender Grundkrankheit und
3. lokale pathologische Hypermobilität als quantitative Überbeweglichlichkeit (Lockerung und qualitative Änderung der Bewegung in einzelnen Bewegungssegmenten).

Die generalisierte Hypermobilität eindeutig pathologischer Prägung (2) gehört zum Bild verschiedener kongenitaler Systemerkrankungen mit generalisierter Laxität des Bindegewebes, wie sie z.B. bei der Achondroplasie, beim Down-Syndrom, Ehlers-Danlos-Syndrom, Ellis-van-Creveld-Syndrom, Marfan-Syndrom und andren Systemerkrankungen (vgl. Rütt 1976; Janssen 1978) anzutreffen ist.

Klinisch ohne Krankheitswert, jedoch evtl. als Krankheitspotential tritt eine generalisierte Hypermobilität häufiger bei Kindern und jungen Mädchen, aber auch bei prädisponierten Familien in Erscheinung (z.B. bei Artistenfamilien), wobei mehr oder weniger alle Gelenke einschließlich der Wirbelsäule eine überdurchschnittliche passive Beweglichkeit erkennen lassen. Am häufigsten handelt es sich um eine lokalisierte Hypermobilität bestimmter Gelenke und Skelettabschnitte. Es gibt somit hinsichtlich der Qualität als auch der Quantität in Abhängigkeit vom Alter, Geschlecht, der individuellen Konstitution und den Trainingsanstrengungen fließende Übergänge vom Normalen über das Grenzwertige bis zur eindeutigen Instabilität mit Subluxations- und Luxationsneigung der Gelenke. Die folgenden Beobachtungen und Überlegungen beziehen sich nicht auf eindeutig pathologische Formen der Hypermobilität, wie sie im Rahmen der genannten Krankheitssyndrome vorkommen, sondern auf die grenzwertigen Erscheinungsbilder der generalisierten oder lokalisierten Laxität einzelner oder mehrerer Gelenke.

Klinische Beobachtungen

Interessante Rückschlüsse ergeben sich aus den Untersuchungen von Rosemeyer u. Paulig (1980), die bei 1000 Patienten die Überstreckbarkeit der Metakarpophalangealgelenke gemessen haben und zeigen konnten, daß sich um das 15. Lebensjahr die Hyperextensionsfähigkeit reduziert, das weibliche Geschlecht erwartungsgemäß in größerem Umfange überstrekken kann und die linke Hand bei Rechtshändern beweglicher erscheint. Die Autoren beobachten, daß in Verbindung mit einem hohen Metakarpophalangealindex vermehrt Hüftluxationen und -dysplasien, aber auch habituelle Luxationen im Schulter- und Kniegelenkbereich beobachtet werden können. Auch stellen diese Autoren fest, daß Kapsel-Band-Verletzungen in dieser Gruppe häufiger vorkommen.

Nach eigenen Beobachtungen (vgl. Gekeler et al. 1980) finden sich die Zeichen einer Gelenkhypermobilität bis -instabilität mit und ohne Beschwerden besonders häufig auch am patello-femoralen Gelenk. Im Rahmen der genannten Untersuchung wurde die maximal mögliche passive Seitverschieblichkeit der Kniescheibe in einem Kniehaltegerät bei voller Streckung des Kniegelenks ermittelt (Abb. 1). Hierbei zeigte sich bei gesunden erwachsenen Probanden beiderlei Geschlechts (n=100) eine durchschnittliche Verschieblichkeit der Kniescheibe nach medial um 16,5 mm (s = ± 3,5) und nach lateral um 12,5 mm (s = ± 3,2). Eine weitaus größere passive Verschieblichkeit der Kniescheibe ergab sich dagegen erwartungsgemäß bei Patienten mit eindeutiger Symptomatik im Sinne einer rezidivierenden oder habituellen Patellaluxation. Hier erreichte die Querverschieblichkeit z.T. den doppelten Betrag. In einer weiteren Vergleichsgruppe von Patienten mit den Beschwerden einer Chondropathia patellae ohne Luxationszeichen fand sich bei 64 von 100 Patienten eine hypermobile Patella. In diesen Fällen ließ sich die Kniescheibe im Durchschnitt um 21,2 mm (s = ± 3,3) nach medial und um 21,5 mm (s = ± 2,3) nach lateral aus ihrer Mittellage verdrängen.

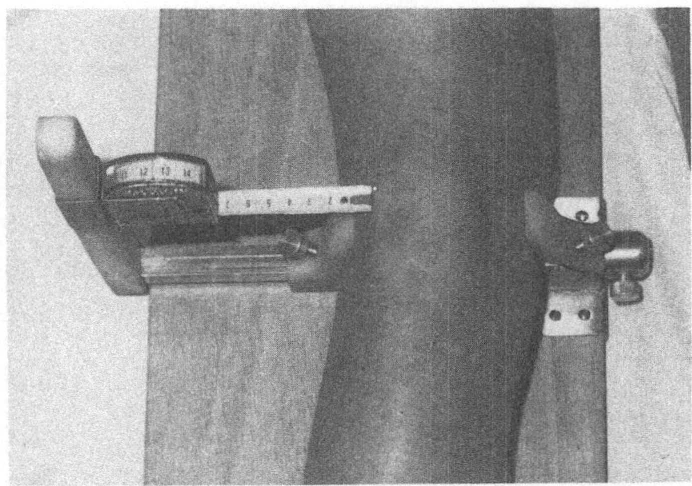

Abb. 1. Messung der maximal möglichen passiven Verschieblichkeit der Kniescheibe bei voller Streckung und entspannter Muskulatur im Kniehaltegerät

Als charakteristische Merkmale dieser Patienten mit hypermobiler Patella erwiesen sich die auffällige Hypoplasie des Vastus medialis, die Lateralisation des gesamten Streckerzuges, die einwärtsschielenden Kniescheiben bei Innentorsion des distalen Femurs und die angedeutet bajonettförmige Deformierung der Achsen im Kniegelenkbereich, die häufig schon eine Diagnose auf den ersten Blick erlaubten (vgl. Insall et al. 1976; Fox 1975 sowie Abb. 2). Wie sich bei diesen Untersuchten außerdem herausstellte, war die hypermobile Kniescheibe häufig Ausdruck einer mehr oder weniger generalisierten Laxität des Bindegewebes, die z.T. in voller Ausprägung, z.T. auch in verschiedenen Kombinationen und Varianten vorkam. So fanden sich bei diesen Probanden eindeutig gehäuft ein überstreckbares Kleinfingerendgelenk links, überstreckbare Kniegelenke und Ellbogengelenke, ein verkleinerter bis aufgehobener Daumen-Unterarm-Abstand (Abb. 3) und in geringerer, statistisch nichtsignifikanter Häufung auch eine überdurchschnittlich hohe Metakarpophalangeal-Überstreckbarkeit. Röntgenologisch ergibt sich nahezu regelmäßig bei Hypermobilität der Patella eine entsprechende Dysplasie des patello-femoralen Gleitwegs, wenn man die neuerdings erarbeiteten Grundlagen der Dysplasie nach Hepp (1982) zum Ver-

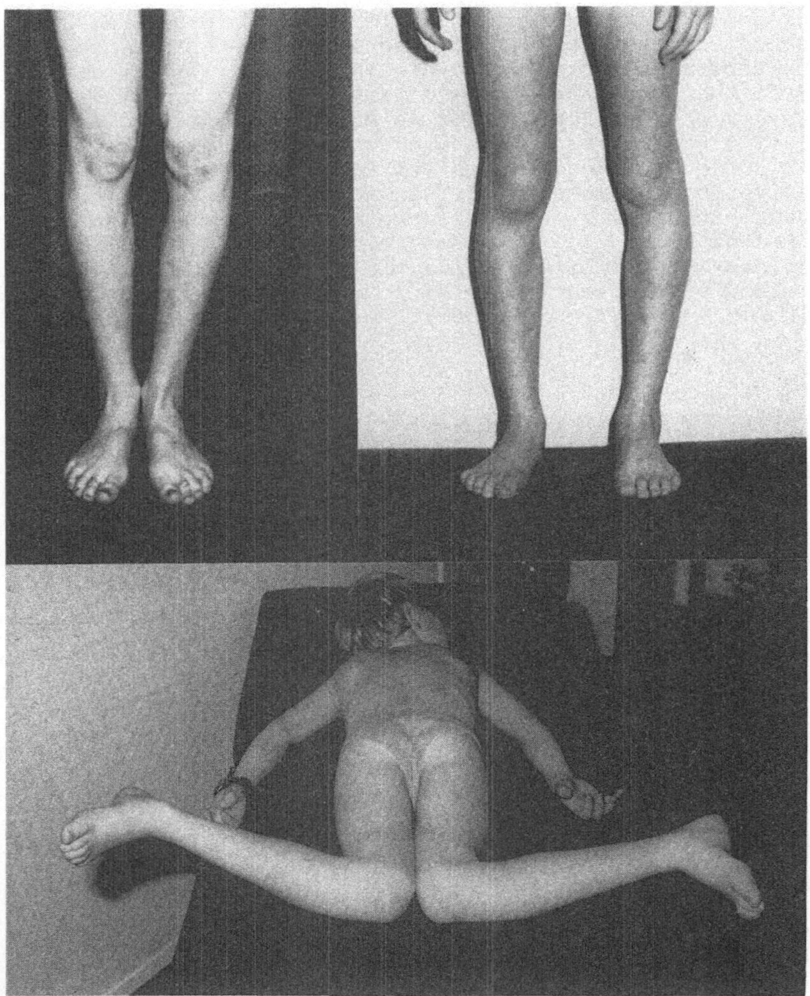

Abb. 2. "Einwärtsschielende" hypermobile Kniescheiben beim Erwachsenen und Kind. Beachte Torsionsfehler des Femur

gleich heranzieht (Abb. 4). In drei Fällen konnten computertomographische Vermessungen der unteren Extremität vorgenommen werden. Hier zeigte sich jeweils eine deutliche Verstärkung der Torsion des Femurs und leichteren Grades auch des Unterschenkels. Offensichtlich bildet sich bei hypermobilen Patienten während des Wachstums die Torsion nicht auf die Normalwerte zurück, so daß eine vermehrte Antetorsion des Schenkelhalses und Innentorsion des distalen Femurs verbleibt.

Den klinischen Symptomen der Hypermobilität begegnet man im Rahmen orthopädischer und sportärztlicher Untersuchungen sehr häufig. Da die meisten dieser Symptome jedoch keinen Krankheitswert besitzen, besteht normalerweise auch keine Veranlassung zur Röntgenaufnahme. Wie sich jedoch am Beispiel des patello-femoralen Gelenks zeigt, gehört zum Bild der anlagebedingten Hypermobilität offenbar gesetzmäßig die skelettäre Dysplasie. Gezielte Röntgenaufnahmen sollten deshalb auch im Rah-

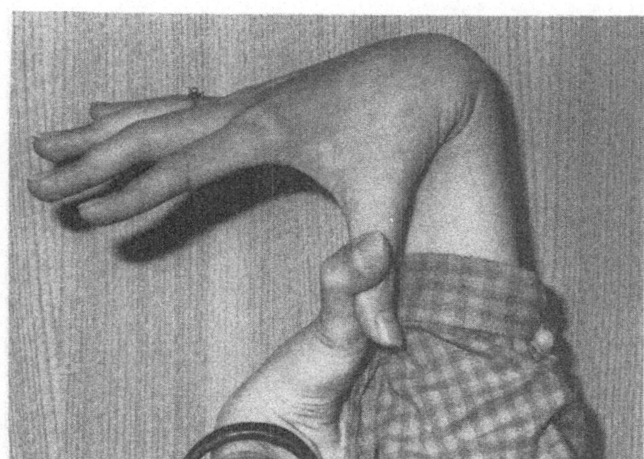

Abb. 3. Aufgehobener Unterarm-Daumen-Abstand rechts und hypermobiles Daumengrundgelenk links

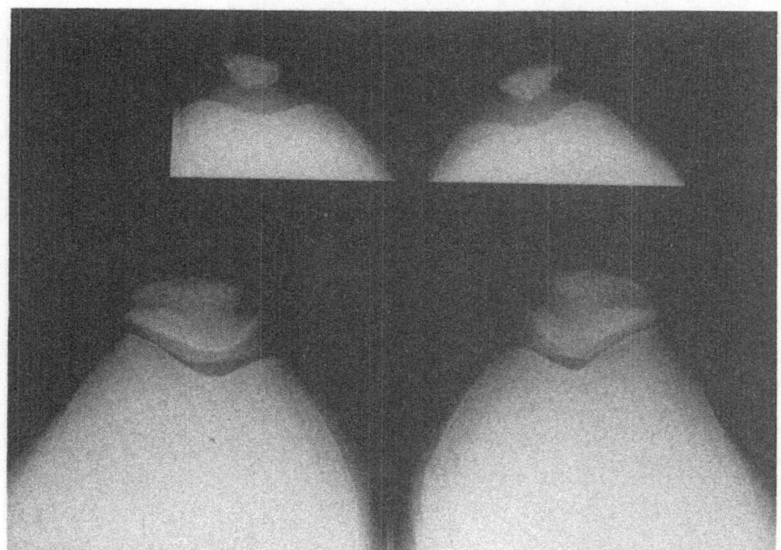

Abb. 4. Dysplasie des patello-femoralen Gleitweges im Kindes- und Erwachsenenalter bei Hypermobilität der Patella

men reiner Vorsorgeuntersuchungen nicht fehlen, wenn es darum geht, Symptome der Hypermobilität im Hinblick auf ihr Krankheitspotential weiter abzuklären. Auch wenn z.Zt. mangels entsprechender Röntgenaufnahmen noch keine statistische Auswertung dieser Zusammenhänge möglich ist, dürften die folgenden Einzelbetrachtungen das Gesagte bereits ausreichend verdeutlichen.

Fall 1 (Sch., G., 12.08.60 - Abb. 5): 23jährige Volleyballspielerin stellt sich wegen häufiger Distorsionsverletzungen in den Sprunggelenken vor. Äußerlich kräftiges und sportliches Erscheinungsbild. Überstreckbare Ellbogengelenke, keine Hypermobilität im Bereich der Hand- und Fingergelenke, weiches Kreuz mit ausgeprägter Hyperlordose ohne Beschwerden, hypermobile Patella beidseits ohne Beschwerden und instabile Sprunggelenke beidseits. Gezieltes Suchen ergibt röntgenologisch neben der Instabilität der Sprunggelenke eine klinisch stumme Spondylolyse und computertomographisch eine vermehrte Femurtorsion im Sinne der vermehrten Antetorsion des Schenkelhalses und vermehrten Einwärtsdrehung des distalen Femurs.

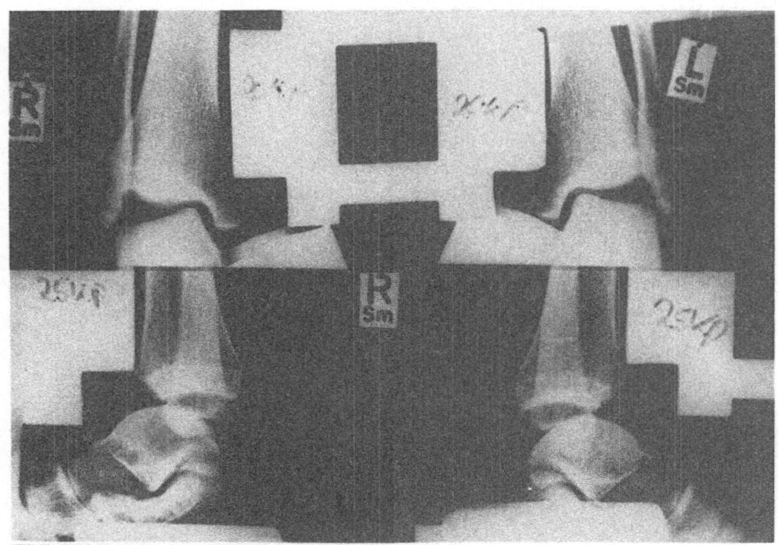

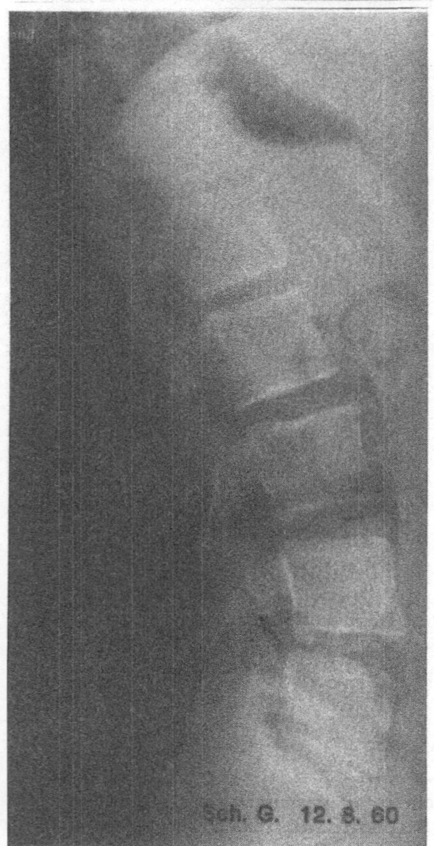

Abb. 5. Spondylolyse LWK 4 und Sprunggelenkinstabilität beidseits bei lokal umschriebener Hypermobilität der Ellbogen-, Hand- und Patellofemoralgelenke (Fall 1)

Fall 2 (B., P., 22.08.65 - Abb. 6): 17jährige sportliche Schülerin mit neuerdings rezidivierender Schultergelenkluxation links. Eine rezidivierende Patellaluxation wurde vor 2 Jahren bereits operativ versorgt. Als Nebenbefund ohne klinische Beschwerdesymptomatik besteht eine Daumensattelgelenksubluxation, eine beginnende Spondylolisthese und eine leichte Pfannendysplasie der Hüftgelenke. Ellbogengelenke überstreckbar, ferner eine starke Metakarpophalangeal-Überstreckbarkeit und eine Kleinfingerendgelenk-Überstreckbarkeit.

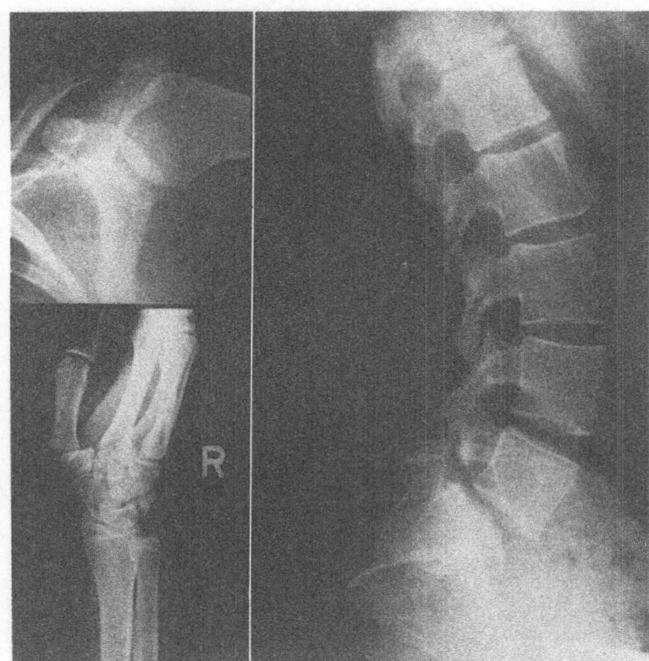

Abb. 6. Beginnende Spondylolisthese L5/S1 bei operativ versorgter rezidivierender Patellaluxation, rezidivierender Schultergelenkluxation, leichter Hüftdysplasie und Subluxationstendenz der Daumensattelgelenke. Ellbogengelenke, Fingergrundgelenke und Kleinfingerendgelenke deutlich überstreckbar (Fall 2)

Fall 3 (M., D., 12.05.68 - Abb. 7): 15jährige Schülerin mit chronisch-rezidivierenden retropatellaren Beschwerden. Patella deutlich vermehrt querverschieblich, Ellbogen- und Kniegelenke überstreckbar. Einwärtsdrehgang. Röntgenologisch Coxa valga et antetorta mit mäßiger Pfannendysplasie.

Fall 4 (W., J., 2.02.71 - Abb. 2): 7jähriger Schüler mit Einwärtsdrehgang und leichten retropatellaren Beschwerden. Aufgehobener Daumen-Unterarm-Abstand, Metacarpophalangeal-Überstreckbarkeit, hypermobile Patella und charakteristische Torsionsstörung der unteren Extremitäten.

Fall 5 (B., S., 7.04.55 - Abb. 8): 27jährige sporttreibende Journalistin mit willkürlicher dorsaler Schultergelenkluxation, dadurch Behinderung beim Tennisspielen und beim Geräteturnen. Aufgehobener Unterarm-Daumen-Abstand, Metakarpophalangealgelenke stark überstreckbar, sonst keine weiteren Hypermobilitätszeichen. Röntgenologisch an der Schulter eine deutliche Dysplasie der Schulterpfanne mit Retroversionsstellung. Operative Korrektur der Pfannendysplasie und dorsale Weichteilraffung.

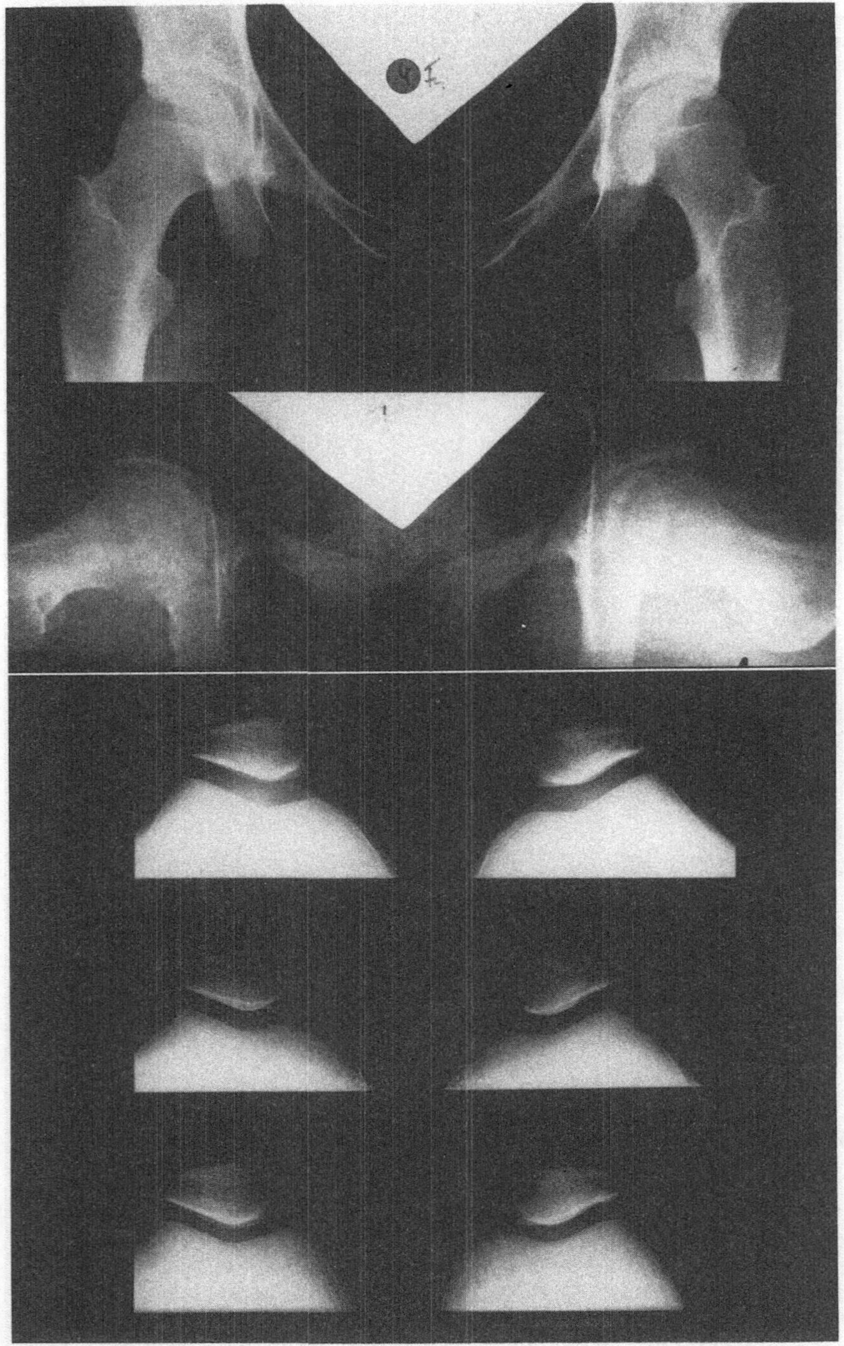

Abb. 7. Coxa valga et antetorta mit Hüftdysplasie, Dysplasie des patellofemoralen Gleitweges (Défilée-Aufnahme bei 30^{0}, 60^{0} und 90^{0}-Beugung). Klinisch Chondropathia patellae, hypermobile Kniescheiben, Einwärtsdrehgang, überstreckbare Ellbogen- und Kniegelenke (Fall 3)

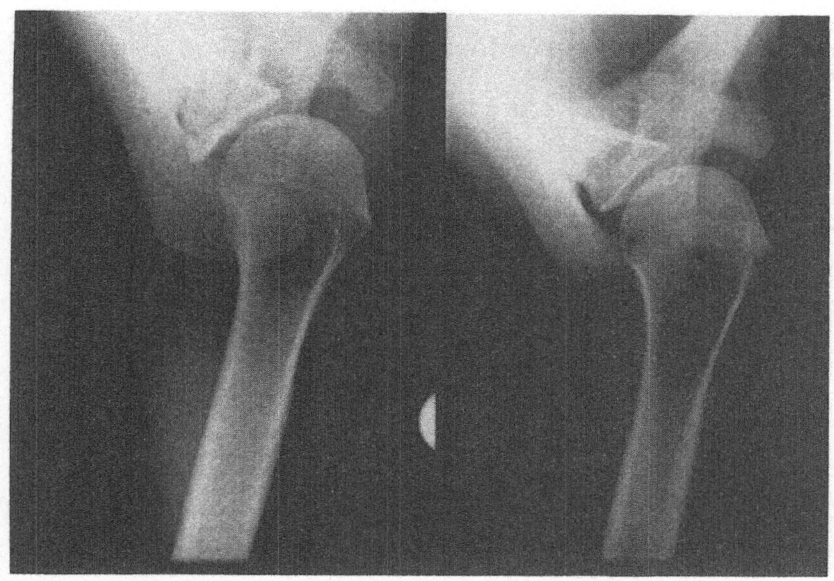

Abb. 8. Willkürliche dorsale Schulterluxation bei Dysplasie und Retroversion der Schultergelenkpfanne (*links* vor der Operation und *rechts* nach operativer Anhebung der Gelenkfläche - Fall 5)

Diskussion

Diese Beobachtungen machen deutlich, daß zwischen eindeutig pathologischer Hypermobilität und durchschnittlicher Gelenkbeweglichkeit fließende Übergänge aller Gradabstufungen vorkommen. Hypermobilität äußert sich entweder generalisiert oder auch lokalisiert in unterschiedlichen Kombinationen. Sie ist eindeutig abhängig vom Alter, Geschlecht und genetisch fixierten familiären bzw. rassischen Eigenschaften. Auch kann die Gelenkbeweglichkeit durch entsprechende Trainingsanstrengungen in allen Lebensabschnitten, speziell in den frühen Lebensabschnitten, wesentlich gesteigert werden. Steinbrück u. Springorum (1980) beschreiben Extremformen der erworbenen Hypermobilität am Beispiel der Kontorsionisten und Wettkampfgymnasten. In diesem Zusammenhang erhebt sich allerdings die Frage, ob diese Hypermobilität wirklich nur erworben oder nicht doch eher Ausdruck einer besonders kultivierten Veranlagung ist. Beispiele entsprechender Veranlagungen bzw. Begabungen im artistischen, künstlerischen und sportlichen Bereich gibt es ja in großer Zahl (vgl. auch Beighton et al. 1983).

Bindegewebsforscher vertreten heute die Auffassung, daß die Veranlagung zur Hypermobilität auf eine Störung im Kollagenstoffwechsel zurückzuführen sein dürfte. Es ist allerdings noch nicht bekannt, welcher Mechanismus letztlich für die Produktion fehlerhaften Kollagens und damit auch für die Ausbildung eines geschwächten und überdehnungsfähigen Bindegewebes verantwortlich zu machen ist. So bleiben z.Zt. noch viele Fragen offen, speziell die Kardinalfrage nach der Ursache und Wirkung, d.h. nach dem Zusammenspiel zwischen den endogenen und exogenen Ursachen der Hypermobilität wie Bindegewebsschwäche und skelettäre Dysplasie einerseits sowie neurogene Störungen und Störungen der funktionellen Anpassung andererseits (Beighton et al. 1983). Offenbar hat jedoch der alte Begriff der "Bindegewebsschwäche" noch nicht völlig ausgedient. In Ermangelung genauerer Begriffe für die

Übergangsformen erscheint diese Beschreibung eines quantitativen und evtl. auch qualitativen Defizits nach wie vor passend für die geschilderten Beispiele der konstitutionell verankerten Hypermobilität.

Auch wenn Gelenkigkeit grundsätzlich die Gefahr einer Verletzung verringert, muß doch davon ausgegangen werden, daß laxe Gelenke mit geschwächtem passiven Halteapparat in muskulär schlecht kontrollierten Momenten verletzungsanfälliger sind. Darin liegt die erste Gefahr einer muskulär nicht ausreichend kompensierten Hypermobilität. Eine weitere Gefahr besteht darin, daß nach Aufgabe einer die Überbeweglichkeit fördernden Sportart die muskuläre Kompensation z.B. der Wirbelsäule oder des patello-femoralen Gelenks verlorengeht und damit typische hypermobilitätsbedingte Beschwerden und krankhafte Veränderungen einsetzen können. Es ist immer wieder erstaunlich, wie trotz eindeutig objektivierbarer Kapsel-Band-Laxität bei entsprechend kräftig trainierter Muskulatur aus dieser Situation keinerlei Beschwerden erwachsen. Auch die Dysplasie des Skelettsystems macht sich ebenfalls klinisch erst in einer Phase der Dekompensation bemerkbar, wie sie durch Aufgabe des Sports, fortschreitendes Alter oder hormonelle Umstellungen eintreten kann. Die physiologische Mehrbeanspruchung auch eines dysplastischen Gelenks bedeutet in jungen Jahren noch nicht die Voraussetzung für eine vorzeitige Arthroseentwicklung, zumal ja die Dysplasien im Zusammenhang mit der Hyperlaxität vielfach grenzwertig in Erscheinung treten und nur bei eindeutiger Instabilität (vgl. Patellaluxation) pathologische Ausprägungsgrade erreichen. Sobald jedoch Instabilitätsphänomene im Sinne der habituellen Subluxation oder Luxation zur Fehlbeanspruchung des Gelenks führen, ist geradezu gesetzmäßig mit der Entstehung einer Arthrose zu rechnen.

Damit ist die einleitend gestellte Frage sowohl positiv als auch negativ zu beantworten. Eine muskulär gut kompensierte Flexibilität bzw. Hypermobilität ist unabdingbare Voraussetzung für die meisten überdurchschnittlichen Leistungen im Sport. Erworbene Hypermobilität gibt es wahrscheinlich nur selten in reiner Form, in der Mehrzahl der Fälle dürfte sie vielmehr Ausdruck einer regelmäßig trainierten Veranlagung sein. Konstitutionelle Varianten der Hypermobilität gehen jedoch mit typischen skelettären Veränderungen einher und bergen somit auch Risiken in sich. Neben der erhöhten Verletzungsanfälligkeit besteht vor allem die Gefahr des Abgleitens in die muskuläre Dekompensation und Instabilität, die später fast gesetzmäßig zur Arthroseentwicklung führt. Es gehört deshalb zu den wichtigsten Aufgaben des Sportarztes, die genannten Veranlagungen rechtzeitig zu erkennen und entsprechende Weichen zu stellen. Distorsionen und sog. Bagatellverletzungen müssen konsequent behandelt und zur Ausheilung gebracht werden, wobei funktionelle Behandlungsmethoden durchaus geeignet erscheinen, solange Dehnungsübungen unterbleiben. Der Schwerpunkt jeder Behandlung liegt in der Verbesserung der muskulären Stabilisation. Grundsätzlich sollte die Veranlagung zur Hypermobilität nicht noch durch ein extremes Lockerungs- und Dehnungsprogramm gesteigert, sondern vielmehr durch gezielte Muskelkräftigung kompensiert werden. Es ist offenbar zu wenig bekannt, daß auch Hochleistungssportler sog. Bindegewebsschwächlinge sein können. Eine gut entwickelte Muskulatur schließt diese Veranlagung ja keineswegs aus, sie bietet jedoch den besten Schutz vor hypermobilitätsbedingten Beschwerden und Schäden.

Literatur

Beighton P, Grahame R, Bird H (1983) Hypermobility of joints. Springer, Berlin Heidelberg New York

Fox, TA (1975) Dysplasia of the quadriceps mechanism. Hypoplasia of the vastus medialis muscle as related to the hypermobile patella syndrome. Surg Clin North Am 55:199

Gekeler J, Eulert J, Beck E (1980) Die hypermobile Patella. Orthop Prax 2:93

Hepp WR (1982) Zur Bestimmung der Dysplasie des Femoro-Patellargelenkes. Z Orthop 120:259

Insall J, Falvo KA, Wise DW (1976) Chondromalacia patellae. J Bone Jt Surg 58-A:1

Janssen G (1978) Zur Ätiologie der Patellaluxation.Z Orthop 116:656

Lewit K (1977) Manuelle Medizin. Urban & Schwarzenberg, München

Rieder H (1980) Beweglichkeit und Beweglichkeitsverbesserung aus der Sicht der Sportwissenschaft. Orthop Prax 2:120

Rosemeyer B, Paulig R (1980) Der Metakarpophalangealindex. Orthop Prax 2:89

Ruckelshausen D, Schmitt E (1980) Zum Bild der Lockerungssymptomatik und der Hypermobilität. Orthop Prax 2:104

Rütt A (1976) Die Patellaluxation, auch ein Symptom einer Grundkrankheit bzw. Folge lokaler primärer Skelettveränderungen. Z Orthop 114:342

Sachse J (1969) Die Hypermobilität des Bewegungsapparates. Man Med 7:77

Steinbrück K, Springorum HW (1980) Kontorsionisten und Wettkampfgymnasten - erworbene Hypermobilität. Z Orthop 118:751

Muskuläre Ungleichgewichte im Bereich der unteren Extremitäten als Ursache für Leistungsverlust und Überbelastung

Muscular Imbalances in the Area of the Lower Extremities as a Cause of Decreased Performance and Excessive Strain

H. M. Sommer

Summary

Muscular imbalances result from training methods which do not take into account the special differences in lever relationships especially in the regions of the pelvic girdle and lower extremities. Consequent stabilization problems with muscular short n-ening tendencies can be observed. Bone lever mechanisms cannot function in an optimal manner and non-physiological compensatory movements occur particularly in the frontal plane. This leads to decreased performance and to extreme stress during compensatory movements.

Die Erfahrung mit zahlreichen Leistungs- und Hochleistungssportlern, die sich in der Sportambulanz der Orthopädischen Universitätsklinik Heidelberg betreuen ließen, Längsschnittuntersuchungen mit jugendlichen Spitzensportlern des Deutschen Tennisverbandes sowie Bewegungsanalysen von Basketballern der 1. deutschen Spielklassen führen zu der Erkenntnis, daß Leistungsverlust und Überbelastungsprobleme insbesondere im Bereich der unteren Extremitäten nicht nur in ursächlichem Zusammenhang stehen, sondern geradezu vorprogrammiert werden.

Die zu erwartenden Belastungsprobleme lassen sich bereits aus der Phylogenese des Menschen und aus der posturalen Entwicklung des Kleinkindes ableiten: Die Vertikalisierung des Menschen erfolgt über den Vierfüßlerstand zum Kniestand erst nachdem eine ausreichende Stabilisierung des Beckengürtels möglich ist. Die weitere Aufrichtung entscheidet sich mit der Stabilisierungsfähigkeit der Kniegelenke und Füße. Da die maximale aktive Streckung des gesamten Haltungs- und Bewegungsapparats bereits sofort nach der Geburt abzurufen ist, müssen weniger eine primäre mangelhafte Koordination als vielmehr ungünstige Hebelverhältnisse einzelner Skelettabschnitte für eine nicht ausreichende Stabilisierung in der Vertikalen angeführt werden. Diese Stabilisierungsprobleme finden wir in sämtlichen Wachstumsphasen, aber auch im Erwachsenenalter. Auf die unteren Extremitäten bezogen, bedeuten ungünstige Hebelverhältnisse des Beckengürtels, des Fußes, aber auch des Kniegelenks eine bevorzugte Belastung entsprechender Muskeln.

Der Beckengürtel ist gekennzeichnet durch seine Tendenz ventral abzukippen (Abb. 1). Die Ursache muß mit einem ungünstigen Wirkungsgrad der Glutealmuskulatur begründet werden. Er ist nicht dazu in der Lage, dem "übermächtigen" M. iliopsoas entgegenzuwirken. Folgerichtig kommt es zu der Hüftbeuge-, Innenrotations-Adduktionskontraktur, die sich auch im Extremfall bei zerebralparetischen Patienten immer wieder demonstrieren läßt. Im Leistungssport läßt sich selbstverständlich nur relativ eine vergleichbare Komponente nachweisen. Sie manifestiert sich in der Regel in der Phase des Aufbautrainings mit entsprechend extremer Kraftarbeit und im Zustand der maximalen Ermüdung sowohl in

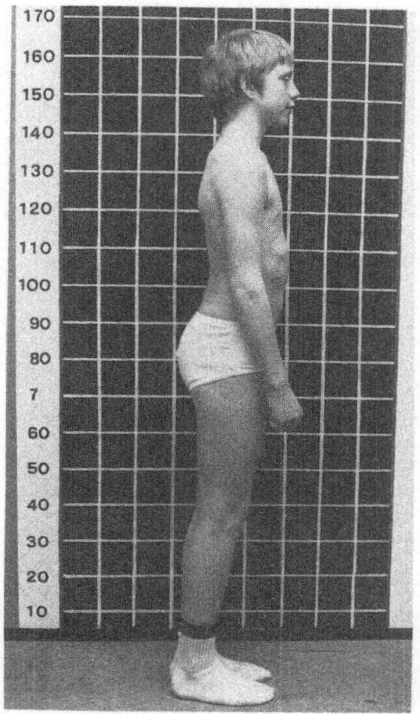

Abb. 1. Ventrale Beckenabkippung mit Hohlkreuz bei einem jugendlichen Tennisspieler

der Laufbewegung als auch beim Springen. Die Sportler sind nicht mehr dazu in der Lage, die Hüfte zu überstrecken und weichen nahezu folgerichtig in eine leichte Innenrotation und Adduktion des Hüftgelenks aus (Abb. 2). Damit wird der Vorwärts- und Aufwärtstrieb entscheidend gestört; denn sich verkürzende Muskeln bedeuten ungünstige Kraftübertragung mit Überbelastungsreaktionen insbesondere im Bereich der Sehnen

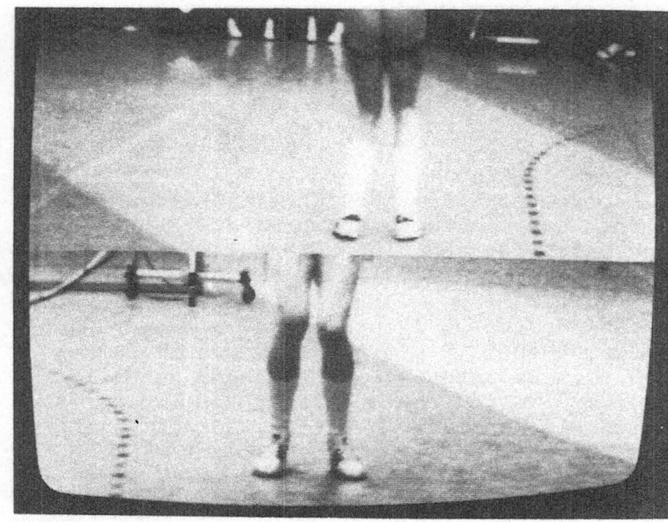

Abb. 2. Ausholbewegung eines Basketballspielers zum Strecksprung

und Sehnenansätze sowie Muskelverletzungen. Davon sind die Oberschenkeladduktorenmuskeln, die Glutealmuskulatur und auch die ischiocrurale Muskulatur besonders betroffen. Beschwerden im Bereich der Sehnen und Sehnenansätze treten insbesondere im Bereich des Trochanter major, im Bereich der Spina iliaca anterior und im Bereich des Os pubis auf.

Die Belastung des Fußes ist gekennzeichnet durch seine schlechte seitliche Führung, aber auch durch seine extreme Belastbarkeit über die Brückenkonstruktion der Längs- und Quergewölbe. Die seitliche Stabilisierung erfolgt insbesondere über die Mm. peroneus lateralseitig und M. tibialis posterior medialseitig. Die Fußrandheber sind dabei deutlich benachteiligt und führen insbesondere bei maximaler Fußstreckung in die Supinationsstellung (Abb. 3). Sie sind in dieser Phase nicht dazu in der Lage, der Verkürzungstendenz des M. tibialis posterior entgegenzuwirken, um somit auch bei einer Landung einen möglichst plantigraden Auftritt zu garantieren. Die Wahrscheinlichkeit einer Sprunggelenksdistorsion im Sinne eines Supinationstraumas wird dabei offensichtlich. Der relativ starke M. tibialis posterior verliert allerdings auch an Wirkung mit zunehmender Dorsalflexion des Fußes. Dabei weicht der Rückfuß in die Valgusposition aus, der Mittel- und Vorfuß wird in der Regel außenrotiert und das Längsgewölbe sinkt folgerichtig ab (Abb. 2).

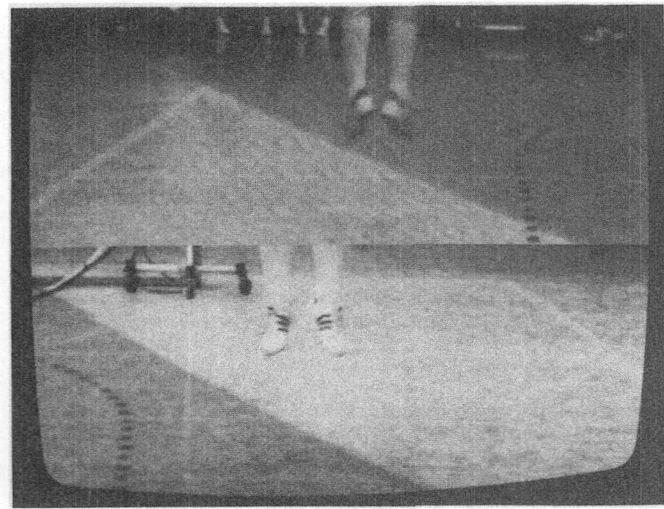

Abb. 3. Flugphase eines Strecksprunges

Vom Absprung bis zur Landung beschreibt der Rückfuß eine Bewegung mit maximal möglicher Valgus- und Varusstellung. Entsprechend kann auch keine gleichmäßige Belastung des Groß- und Kleinzehenballens und damit des gesamten Vorfußes insbesondere in der 1. Phase der Landung und in der Endphase des Absprungs erwartet werden (Abb. 4). Folgerichtig kommt es zu einem Ausweichen aus der Hauptbewegungsebene und zu einem ungünstigen Ausnützen der vorhandenen Hebel. Die mit diesen geschilderten Ausweichbewegungen einhergehenden Belastungsspitzen führen zu Überbelastungsreaktionen insbesondere durch Scherkräfte im Bereich der Achillessehne sowie im Bereich des Kapselbandapparats und der Gelenkflächen vor allem des oberen und unteren Sprunggelenks.

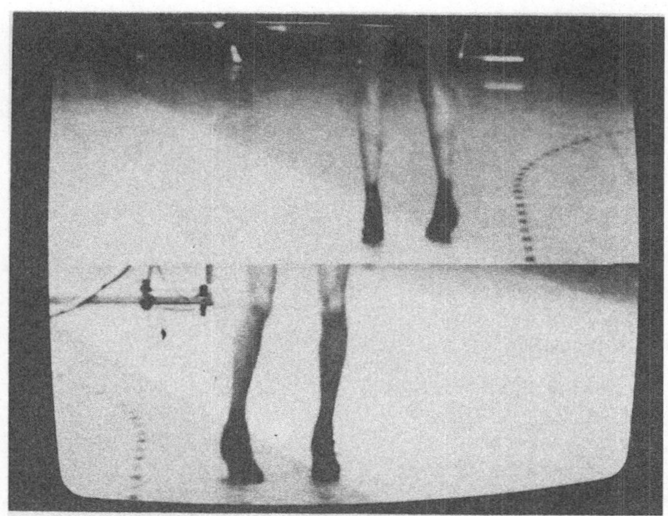

Abb. 4. 1. Bodenkontakt nach einem Strecksprung

Die bisher beschriebenen Glieder der Funktionskette "untere Extremität" beeinflussen zwangsläufig auch das Kniegelenk. Als Folge der unzureichenden aktiven Überstreckfähigkeit und der schlechten Stabilisierung des Hüftgelenks in der Rotationsebene sowie der unzureichenden medialseitigen Stabilisierung des Fußes in der Endphase der Landung und in der 1. Phase des Absprungs kommt es zu einem Ausweichen des Kniegelenks nach medial (Abb. 2). Die für die aktive Hüftstreckung ebenfalls wichtige Ischiocruralmuskulatur, die nahezu regelmäßig insuffizient ist, führt darüber hinaus zu einer unzureichenden aktiven dorsalen Abstützung des Kniegelenks. In der Ermüdung kommt es folgerichtig zu einer Überstrecktendenz, die durch einen in der Regel kräftig ausgebildeten M. quadriceps femoris begünstigt wird (Abb. 5). Bei diesen Bewegungsabläufen muß darüber hinaus erwartet werden, daß der M. vastus medialis hypertrophiert und eine Verkürzungstendenz des ganzen M. quadriceps femoris besteht. Ein Leistungsverlust im Bereich des Kniegelenks tritt durch das Ausweichen des Kniegelenks nach medial auf, indem die knöchernen Hebel auch hier nur unzureichend ausgenützt werden. Es kommt zusätzlich zu Belastungsspitzen in Form von Scherkräften im Bereich der Patella- und Quadricepssehne und des femoro-patellaren Gleitlagers. Bei diesem Bewegungsablauf sind aber auch Überbelastungsbeschwerden des medialseitigen Kapselbandapparats und Kompressionsbeschwerden im Bereich des ventralen Kniegelenkanteils zu erwarten.

Die beschriebenen hebelbedingten Stabilisierungsprobleme der unteren Extremität erfordern somit ein Training, das insbesondere bereits privilegierte Muskeln, wie z.B. den M. iliopsoas, M. quadricpes femoris und M. tibialis posterior nicht in die Verkürzung hineinführt. Demgegenüber werden selbst bei Hochleistungssportlern gerade diese Muskeln bevorzugt trainiert und die angesprochenen schwachen Muskeln nur unzureichend berücksichtigt. Dieses vorprogrammierte, offensichtlich ungünstige Muskelungleichgewicht hat seine Ursache weniger in der mangelnden Bereitschaft sie zu vermeiden, sondern vielmehr in der unzureichenden Kenntnis von Trainern und Athleten, um die mehr oder weniger günstigen Hebelverhältnisse des menschlichen Haltungs- und Bewegungsapparats. Individuell verschiedene anatomische Gegebenheiten werden dabei durch stereotyp angewandte Trainingsmethoden zu wenig berücksichtigt.

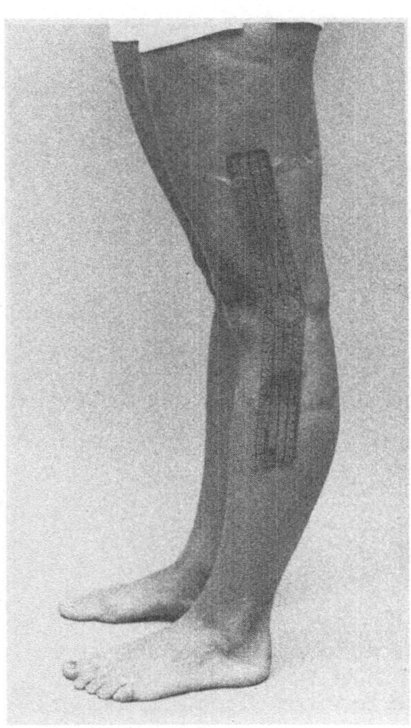

Abb. 5. Kniegelenküberstreckung, die auch in geringerem Umfang zu Überbelastungsreaktionen Anlaß gibt

Das Verlangen nach maximaler Leistungsfähigkeit, insbesondere im Hochleistungssport, sollte dazu führen, daß durch ein individuelles und subtil durchgeführtes Aufbautraining das muskuläre Gleichgewicht angestrebt wird. Das Erreichen dieses Ziels wäre nicht nur gleichbedeutend mit Leistungsoptimierung, sondern auch mit einer Reduzierung von Überbelastungsproblemen.

Literatur

Sommer HM (1982) Ursache und Behandlung von Tendopathien als Ergebnis experimenteller Untersuchungen. Orthop Praxis 12:937-939

Sommer HM (1983) Dispositionen zur Sprunggelenksverletzung beim Basketball. Dtsch Z Sportmed 8:255-257

Sommer HM, Steinbrück K (1982) Anklejoint sprain in basketball. Causes and possibilities of prophylaxis. In: Bachl N, Prokop L, Suckert R (eds) Current topics in sports medicine. Urban & Schwarzenberg, Wien München Baltimore, pp 970-975

Spondylolyse und Überbeanspruchung der Wirbelsäule. Ein Problemleiden im Leistungssport?

Spondylolysis and Overstrain of the Spinal Column. A Problem Condition in Competitive Sports?

H. P. Schwerdtner

Summary

The increased physical strain placed on the human musculo-skeletal system, especially on the axial skeleton, in competitive and highly competitive sports requires more biomechanical knowledge concerning relevant coordinated movements and resultant forces or moments (torque). The most significant bionegative adaptive response is without doubt spondylolysis.

Based on our own longitudinal and cross-sectional studies, a survey of the literature concerning relevant statistical data,and recent biomechanical research (Farfan and coworkers; Niethard, etc.), the significance of spondylolysis in competitive sports must be emphasized. The disease potential of morphological and functional anomalies in the lumbosacral transitional area attains new significance, when viewed from the aspect of the extreme physical demands of highly competitive athletics. This accentuates its significance in the sports medical examination.

Der Hochleistungssport stellt den menschlichen Organismus in zunehmendem Maß vor erhebliche biologische Anpassungsprobleme.

Die Überschreitung der Belastungstoleranzschwelle des Stütz- und Bewegungsapparats hat negative Anpassungsreaktionen mit pathologisch-morphologischen Veränderungen zur Folge. Wir sprechen dann von Sportschäden, wenn neben der Struktur auch die Funktion irreversibel gestört ist (Krahl u. Steinbrück 1980); hierbei wird der Sportschaden als Krankheitsbild nicht in Erscheinung treten, solange die belastungsabhängige Manifestationsschwelle - Auftreten von Belastungsschmerzen - nicht überschritten wird.

Die Trennung zwischen primärem und sekundärem Sportschaden, oft nicht leicht möglich, ist dennoch sehr entscheidend für die sportmedizinische Einflußnahme auf das Sportgeschehen im allgemeinen und im Einzelfall für die Optimierung nicht nur therapeutischer Begleitmaßnahmen, sondern auch für die Steuerung der Trainingsbelastung zur Vermeidung eben dieser negativen Anpassungsreaktionen.

Im modernen Sportgeschehen - unter dem Blickwinkel eines angestrebten Ziels im internationalen Vergleich - spielt die zunehmende quantitative und qualitative Trainingsgesamtbelastung eine erhebliche Rolle, wenn man sich vor Augen halten muß, daß für diesen Konkurrenzkampf schon 6 wöchentliche Trainingseinheiten nicht mehr ausreichen,und eine wöchentliche Trainingszeit von 24 h oft zu wenig ist, um überhaupt national noch schritthalten zu können. In zunehmendem Maße werden die Erholungsphasen für das bradytrophe Gewebe von 18-24 h so verkürzt, daß bei der Belastung die Schwelle von der positiven zur negativen Anpassungsreaktion überschritten wird. Hier sind dringend Gedanken über die physischen Belastungen im Hochleistungssport und die Belastungsgrenzen und die dazu notwendigen physiotherapeutischen begleitenden Maßnahmen zur Regeneration der belastenden Struktur notwendig.

Die Kenntnis der Sportschäden an der Wirbelsäule ist, wenn man die bisherige, im deutschsprachigen Raum zugängige Literatur überblickt, nicht sehr umfangreich, weil zum einen die Materie "Achsenorgan" sehr kompliziert und die notwendigen Testmöglichkeiten zur Erforschung der Belastbarkeitsgrenze kaum oder nur unter großen Schwierigkeiten möglich sind.

Die biomechanische Wissenschaft vermag in bescheidenen Anfängen durch Kraftflußmessungen uns physikalische Belastungswerte an die Hand zu geben, wobei jedoch die Korrelation zu den biologischen Reaktionen bzw. deren Relevanz als belastungslimitierender Faktor jetzt und auch in naher Zukunft kaum möglich ist. Es bleiben also nur die klinischen Verlaufskontrolluntersuchungen über einen längeren Zeitraum die, mit der notwendigen Akribie durchgeführt, uns hinreichend Erkenntnisse über die Problematik der leistungs- und hochleistungssportlichen Belastung und deren biologische Anpassungsreaktionen ermöglichen.

Auf Grund von klinischen und röntgenologischen Untersuchungen von Spitzensportlern kann heute schon gesagt werden, daß die Wirbelsäule in bestimmten Sportarten überbeansprucht wird. Wenn wir auch noch Schwierigkeiten haben mit einer allgemeingültigen Zuordnung pathomorphologischer Veränderungen an dem Achsenorgan zu der sportlichen Überbelastung und dementsprechend deren Deutung als primärer oder sekundärer Sportschaden, so scheint dies nicht für die Spondylolyse und Spondylolisthese zu gelten, die zumindest gehäuft bei Sportlern bestimmter Sportarten gefunden wird.

So wird eine Häufung bei Speerwerfern (Rompe 1971), bei Kunst- und Turmspringern (Groher 1969), bei Gewichthebern (Ichikawa et al. 1972; Krämer u. Brenner 1977) und bei Kunstturnern und -turnerinnen (Jäger 1969; Knobling 1971; Tütsch u. Ulrich 1973; Luther 1974; Schwerdtner u. Fohler 1974 u.a.) gefunden.

Besondere Beachtung sollten auch die Beobachtungen von Steinbrück (1979) finden, der bei einer Längsschnittuntersuchung eines Kollektivs von Speerwerfern eine Steigerungsrate der Spondylolysefälle von 30% fand.

Wir selbst konnten in einer Längsschnittuntersuchung bei 47 Kunstturnern und Kunstturnerinnen während einer 5- bis 6jährigen Beobachtungszeit eine Zunahme der Spondylolyse um 8% feststellen (Schwerdtner et al. 1980).

Wenn sich aus der Literaturübersicht der vergangenen Jahre eine Spondylolyserate (und -listhese) bei Kunstturnerinnen von 15-20% ergibt, und die geschätzte Häufigkeit an Spondylolysefällen in der Gesamtbevölkerung bei 6-7% beschrieben wird, dann wird es berechtigt sein, hier von der Spondylolyse als Problemleiden zu sprechen, zumindest was den Leistungssport auf höherer Ebene oder den Hochleistungssport betrifft.

Die klinischen Beobachtungen, die Untersuchungen verschiedener Autoren wie Wyss, Ulrich u. Krayenbühl, Mattiash, Groh u. Baumann u.a., sowie die experimentellen Studien von Groher (1975) und Niethard (1981) geben einige bedeutende Hinweise für die Bewertung der mechanischen Beanspruchung der Lendenwirbelsäule durch sportartspezifische Bewegunsabläufe im Kunstturnen, wie auch in den anderen, oben genannten Sportarten.

Groher sieht die pathogenetische Kausalität der Spondylolyseentwicklung in der sportlichen Fehl- bzw. Überbelastung, die mit ruckartiger Hyperlordosierung zur Irritierung der Vasa nutritia und damit zur Zirkulationsstörung im Wirbelbogenbereich führt, wodurch sich Veränderungen der knöchernen Struktur im Sinne der aseptischen Knochennekrose entwickeln können.

Auf Grund seiner sehr eingehenden Untersuchungen sind für Niethard die Fehlbelastungen und der Kraftflußwechsel zwischen Stauchung und Dehnung in der Interartikularportion bedeutsam. Er konnte feststellen, daß der Kraftfluß in der Pars interarticularis statistisch signifikant modifiziert wird durch die Stellung der Gelenkfacetten der kleinen Wirbelbogengelenke. Niethard konnte nachweisen, daß bei der Flexion und Extension der unteren Lendenwirbelsäule die Interartikularportion weniger stark belastet wird bei einer frontalen Einstellung dieser Wirbelgelenke; hingegen führt die saggitale Einstellung der Gelenkfacetten zu einer erheblichen Mehrbelastung dieser Wirbelbogenstrukturen.

Dies wird als Beteiligung endogener Faktoren an der Entwicklung der Spondylolyse bewertet. Eine erhebliche Mehrbelastung der Interartikularportion ergab sich auch durch verschiedene Kombinationsbewegungen, so durch axiale Belastung des Achsenorgans und gleichzeitiger Torsion, aber auch bei Torsion der Lendenwirbelsäule in Abhängigkeit von der Ausgangsstellung in Flexion oder Extension.

Bemerkenswert ist auch das Ergebnis, daß nicht nur die Stauchung der Interartikularportion durch reklinierende Bewegungsabläufe, sondern auch die Flexion durch die ligamentäre Verspannung im Bewegungssegment zu einer Dehnung der Interartikularportion führt.

Zu ähnlichen Ergebnissen kamen auch schon Farfan et al., die hingegen in der verminderten Widerstandskraft der kindlichen Wirbelsäule gegen Torsionsbeanspruchung die kausale Genese der Spondylolyse sahen.

Man kann also davon ausgehen, daß als exogener Faktor bei der Spondylolyseentwicklung der Kraftflußwechsel zwischen Stauchung und Dehnung des Zwischenbogenanteils anzusehen ist, wobei hohe Kraftflußwerte nicht nur bei bestimmten Kombinationsbewegungen im Lendenbereich auftreten, sondern auch in Abhängigkeit von morphologischen Gegebenheiten - Stellung der Gelenkfacetten im Bewegungssegment - zu messen sind.

Diese Ergebnisse bestätigen auch unsere Auffassung vom Vorliegen eines prädisponierenden morphologischen Faktors bei der Spondylolyseentwicklung, wenn wir einmal von der genetischen Disposition (Francillon 1958; Brocher 1970) absehen. In unserer Längsschnittuntersuchung konnten wir beobachten, daß sich die Spondylolyse vornehmlich bei denjenigen Sportlern entwickelte, bei welchen morphologische lumbosakrale Anomalien - Elongation des Wirbelbogens, asymmetrische Gelenkfacettenstellung, asymmetrische Übergangswirbel - schon vor der Lyse festzustellen waren. Diese Beobachtungen sollten durch eine auch statistisch akzeptable Fallzahl bestätigt werden.

Wenn die Wertigkeit des exogenen Faktors beim Vorliegen einer prädisponierenden, morphologischen und damit endogenen Strukturanomalie in der kausalen Genese der Spondylolyseentwicklung so herausgestellt wird, dann gewinnt die zunehmende Trainingsintensität mit dem Mißverhältnis zwischen Belastung und Beanspruchung, aber auch nach Rompe u. Steinbrück (1980) die Vorverlagerung des Leistungstrainingsbeginns in das Kindesalter, eine enorme Bedeutung. Hier ergibt sich eine besondere Gefährdung des heranwachsenden Stütz- und Bewegungsapparats durch falsche oder überstarke Trainingsbeanspruchung, wie diese beispielsweise besonders in der Sportart Kunstturnen mit der Zulassung schon 11jähriger Turnerinnen zu den Deutschen Kunstturnmeisterschaften gegeben ist, ohne daß eine, nach bestimmten Kautelen festzustellende, medizinische Unbedenklichkeit obligat auch bei den Wettkämpfen auf Bundesebene gefordert wird.

Aus dem bisher Gesagtem ergeben sich verschiedene Gesichtspunkte, deren Nichtbeachtung eine erhebliche Gefährdung eines jeden jugendlichen Leistungssportlers darstellt.

Der Sport in verschiedenen Sportarten und in unterschiedlicher Ausprägung muß sich die Feststellung gefallen lassen, daß eine Vielzahl von Bewegungsabläufen (mit überstarker Flexion und Extension, Torsion der Lendenwirbelsäule und axialer Stauchung sowie die Kombination dieser Einzelbewegungen) bei hochleistungssportlicher Belastung die Wirbelsäule bis zur und über die Grenze der Materialtoleranz beansprucht. Hierdurch werden sich in besonderem Maße Wirbelsäulenveränderungen im Sinne negativer Anpassungserscheinungen einstellen, wobei, zugegebenermaßen, diese in dieser Deutlichkeit bisher nur für die exogene Spondylolyseentwicklung bekannt ist.

An dieser Stelle soll jedoch auch mit der Aussage verschiedener Autoren wie Schoberth, Groh, Schneider, Schmidt, Rompe u.a. darauf hingewiesen werden, daß ein röntgenologisch erhobener Zufallsbefund ohne Krankheitswert - und als solcher wäre eine belastungsstabile und beschwerdefreie Spondylolyse anzusehen - nicht überbewertet werden soll. Bei der Diskussion hierüber darf aber auch das Krankheitspotential der Spondylolyse nicht unberücksichtigt bleiben, welches bekanntermaßen häufig erst nach Beendigung der sportlichen Karriere, dann mitunter sehr abrupt, manifest wird und zur Spondylolysekrankheit führt.

Es ergibt sich aber auch eine besondere Verantwortung aller am und im Sport Verantwortlichen gegenüber der gesundheitlichen Integrität eines jeden Sportlers, insbesondere aber gegenüber den leistungssporttreibenden Kindern und Jugendlichen.

Die Ausführungen machen aber auch deutlich, und hierauf haben wir schon wiederholt hingewiesen, daß die sportmedizinische Diagnostik bei der Eignungsuntersuchung die zu erwartende Beanspruchungsminderung morphologischer Anomalien in der Lumbosakralregion und damit deren funktionelle Insuffizienz erkennen muß und in verantwortlicher Konsequenz beim Bestehen dieser Belastungsgefährdung die leistungs- oder hochleistungssportliche Betätigung vorübergehend oder auf Dauer unterbricht, bzw. deren Gestaltung so steuert, daß eine Verschlimmerung eines bestehenden Krankheitspotentials vermieden werden kann. Daß hierbei die röntgenologische Diagnostik nicht fehlen darf, braucht nicht besonders hervorgehoben zu werden.

Eine klinische und röntgenologische C-Kader-Eignungsuntersuchung, die wir vom Bundesausschuß für Leistungssport als Verantwortlichen im Sinne der Grundsatzerklärung des Deutschen Sportbundes zum Leistungssport der Kinder erwarten, muß mit einer Unbedenklichkeitsbescheinigung dringend vor Eintritt in den Nachwuchskader gefordert werden.

Die größten Probleme sehe ich jedoch in einer Grauzone unterhalb der C-Kader, also im Bereich der Landeskader und der vereinssportlichen Betätigung, wo oft unter maximaler Beanspruchung trainiert wird, ohne daß die notwendigen medizinischen Voruntersuchungen durchgeführt oder die erforderlichen physiotherapeutischen Begleitmaßnahmen ermöglicht werden.

Aus dem bisher Gesagten muß sich aber auch ein notwendiges Umdenken vieler Trainer ergeben, die häufig um eines kurzzeitigen Erfolges willen, wichtige Trainingsprinzipien im Aufbau des kindlichen und jugendlichen Leistungssportlers vernachlässigen oder ganz außer acht lassen, auf die zuletzt Tittel auf dem Symposium des FIG 1980 in Tübingen in anschaulicher Weise hingewiesen hat.

Dies sind unsere gemeinsamen Aufgaben, die zu erfüllen dringend notwendig sind, um die Spondylolyse, hier als Beispiel eines Sportschadens dargestellt, nicht zu einem ernsthaften Problemleiden werden zu lassen.

Literatur

Brocher, JEW (1970) Die Wirbelsäulenleiden und ihre Differentialdiagnosen. Thieme, Stuttgart

Francillon MR (1958) Wirbelverschiebung in der Lumbalgegend. Handbuch der Orthopädie, Band II. Thieme, Stuttgart

Groher W (1975) Auswirkungen des Hochleistungssports auf die Wirbelsäule. In: Wissenschaftliche Schriftenreihe des Deutschen Sportbundes, Bd. XII. Hofmann, Schorndorf

Ichikawa N (1973) Spinal injuries in athletes. - Especially referring to the athletes who practices a lifting-up style. In: Grupe O et al. (Hrsg) Sport in unserer Welt - Chancen und Probleme. Springer, Berlin Heidelberg New York, S 564

Jäger K (1969) Geräteturnen und Wirbelsäule bei Leistungssportlern. Sportarzt Sportmed 20:110

Knobling M (1971) Über Grenzbelastungen und Überbelastungsschäden der unteren Wirbelsäule beim Hochleistungssport. Bundesausschuß zur Förderung des Leistungssports. Informationsheft zum Training 6:70

Krahl H, Steinbrück K (1980) Traumatologie des Sports. In: Cotta H et al. (Hrsg) Die Belastungstoleranz des Bewegungsapparates. Thieme, Stuttgart New York. S 166

Krämer J, Brenner H (1978) Gefahren für die Wirbelsäule beim Gewichtheben. Orthop Praxis 14:43

Luther R, Legal H (1975) Spondylolyse durch Leistungssport? Orthop Praxis 11:50

Niethard FU (1981) Die Form-Funktionsproblematik des lumbo-sacralen Überganges. In: Junghanns H (Hrsg) Die Wirbelsäule in Forschung und Praxis, Bd. 90. Hippokrates, Stuttgart

Rompe G, Krahl H (1972) Sportschäden und Sportverletzungen an Wirbelsäule und Becken. Z* Orthop 110:100

Rompe G, Steinbrück K (1980) Wirbelsäulenschäden durch Sport. In: Cotta H (Hrsg) Die Belastungstoleranz des Bewegungsapparates. Thieme, Stuttgart New York

Steinbrück K, Krahl H (1978) Sportschäden und Sportverletzungen an der Wirbelsäule. Dtsch Ärztebl 75:1139

Schwerdtner HP et al. (1976) Vorschädigung oder Sportschaden der Wirbelsäule bei Hochleistungssportlern im Kunstturnen? Sportarzt Sportmed 27:155

Schwerdtner HP et al (1981) Röntgenologische Verlaufskontrolle der Wirbelsäule bei Kunstturnern und -turnerinnen nach langjährigem Hochleistungstraining. In: Kindermann W, Hort H (Hrsg) Sportmedizin für Breiten- und Leistungssport. Demeter, Gräfelfing, S 435

Tittel K (1982) Die Belastbarkeit der Wirbelsäule aus funktionell-anatomischer Sicht. In: Göhner U (Hrsg) Verletzungsrisiken und Belastungen im Kunstturnen. Schriftenreihe des Bundesinstituts für Sportwissenschaften, Bd 44. Hofmann, Schorndorf

Rekonstruktionsmöglichkeiten bei veralteten Kapselbandläsionen am Kniegelenk

Possibilities for Reconstruction of Older Capsular Ligament Lesions of the Knee Joint

K. Weise, A. Wentzensen und E. Keller

Summary

Following accurate diagnosis of chronic ligamentous instability of the knee joint a number of syndesmoplastic operations are possible. Especially anteromedial and anterolateral instabilities can be operated on with success, if careful postoperative management includes adequate physiotherapy and the repaired ligaments are properly immobilized during the first weeks. In some cases of ligament instabilitites in athletes, use of an orthotic device is unavoidable.

Einleitung

Chronische posttraumatische Instabilitäten am Kniegelenk sind das Resultat primär nicht erkannter Kapselbandverletzungen bzw. beruhen auf fehlerhafter intraoperativer Einschätzung bestimmter Verletzungsmuster mit dem Versäumnis ihrer Reparation. Insbesondere beim Sportler bedeuten belassene Schäden am Kapselbandapparat des Kniegelenks eine erhebliche Einschränkung der Belastbarkeit bis hin zur völligen Sportuntauglichkeit. Die operative Behandlung solcher chronischer Instabilitäten ist erheblich aufwendiger als diejenige der frischen Verletzung und bedarf daher einer exakten präoperativen Diagnostik, sorgfältigen und engen Indikationsstellung sowie umfangreichen Nachbehandlung. Nur so können Fehlschläge im Hinblick auf rasche Wiederauslockerung der ersetzten Bandstruktur, jedoch auch auf falsche Erwartungshaltung des Patienten, speziell des Sportlers, vermieden werden.

Die Einteilung der Kniegelenkinstabilitäten erfolgt sinnvollerweise in Anlehnung an die Arbeiten von Slocum, Hughston, Nicholas and Mac Intosh [2,3,9,10], die zwischen der einfachen Instabilität in einer Ebene, den Rotationsinstabilitäten und den kombinierten Instabilitäten unterscheiden. Zur ersteren Gruppe gehören die mediale und laterale Seitenbandinstabilität sowie die vordere und hintere Schublade, wobei deren solitäres Vorkommen eher selten zu sein scheint. Sehr viel häufiger sind anteromediale bzw. -laterale Rotationsinstabilitäten, seltener wiederum die hinteren Instabilitäten unter Miteinbeziehung des medialen oder lateralen Kapselbandapparats [1,7,8].

Kombinierte Bandlockerungen stellen ausgedehnte Läsionen mit erheblichen Instabilitäten dar, welche vor einer Bandplastik im Hinblick auf das therapeutische Konzept einer differenzierten Klassifikation bedürfen.

Material und Methode

Die klinische Prüfung veralteter Kapselbandverletzungen am Kniegelenk ist in der Regel schmerzarm und kann daher ohne Narkose reproduziert und unter exakter Abklärung der Instabilitätsform vorgenommen werden. Bei Kapselbandschäden mit deutlicher seitlicher Aufklappbarkeit des Gelenks sind in aller Regel neben dem Kollateralband auch die mediale bzw. laterale dorsale Kapselschale bzw. vorderes oder hinteres Kreuzband mitbeteiligt. Für die Diagnostik ist die Rotation des Tibiakopfes bei gebeugtem Kniegelenk entscheidend, läßt sich doch durch Verlagerung des Drehpunkts eine eindeutige Aussage zur Art der Instabilität machen. Die häufigste Kombination stellt die anteromediale Rotationsinstabilität mit Verletzung des medialen Seitenbands, der dorsomedialen Kapselschale und des vorderen Kreuzbands dar. Weniger häufig sind antero- und posterolaterale, ganz selten posteromediale Rotationsinstabilitäten. Zur Indikationsstellung sind Umfang der Instabilität, Alter des Patienten, Beschwerdebild und Ausmaß eventueller Abnützungserscheinungen von Bedeutung. Patienten über 50 Jahre ohne sportliche Ambitionen sowie geringen, eventuell muskulär kompensierbaren Instabilitäten sollten keinen bandplastischen Maßnahmen zugeführt werden. Hier kommt in geeigneten Fällen bei ausgeprägter Instabilität die Versorgung mit einer Orthese in Frage.

Besteht präoperativ eine Muskelatrophie im Bereich des Oberschenkels, sollte vor dem geplanten Eingriff eine ambulante krankengymnastische Übungsbehandlung durchgeführt werden. Dadurch vermeidet man zu großen Muskelschwund durch die Gipsruhigstellung, und der Patient kennt bereits einzelne Übungen, die er nach der Operation durchführen muß. Zahlreiche Autoren haben sich mit den Möglichkeiten des auto-, homo- und heterologen sowie des alloplastischen Ersatzes einzelner Bandstrukturen am Kniegelenk beschäftigt. Als Beispiel hierfür soll eine kleine Auswahl von bandplastischen Operationsmethoden dienen, wie sie im Handbuch von Jäger u. Wirth über "Kapselbandläsionen" abgebildet sind [4]. Die große Auswahl teilweise auch heute noch gebräuchlicher Verfahren deutet darauf hin, daß es eine allgemein anerkannte Methode nicht gibt, deren Langzeitergebnisse weit über dem Durchschnitt aller anderen Bandplastiken liegen [5].

In der Berufsgenossenschaftlichen Unfallklinik Tübingen sind bei einer Gesamtzahl von 600 Kniegelenkarthroskopien zwischen 1978 und 1980 100 alte, primär nicht erkannte Rupturen des vorderen Kreuzbandes festgestellt worden [11]. Hastings gibt an, daß bis zu 80% der frischen vorderen Kreuzbandrupturen primär nicht erkannt werden. Ursachen hierfür sind neben einer nicht ausreichenden präoperativen Diagnostik vor allem Unachtsamkeit bei Arthroskopien mit Beschränkung des Interesses auf eine möglicherweise vorhandene Meniskusläsion.

46 der alten vorderen Kreuzbandschäden unseres bisher ausgewerteten Krankenguts wiesen Instabilitäten im Sinne einer Schublade bzw. des medialen oder lateralen Kapselbandapparats auf, 67mal bestand eine Meniskusläsion, 53mal ein Knorpelschaden.

Die plastische Rekonstruktion des vorderen Kreuzbands ist schwierig, da seine diversen Anteile mit unterschiedlicher Spannung bei jeweiligen Beugegraden des Kniegelenks kaum imitiert werden können. Außerdem ist nachteilig, daß das Transplantat ohne Synoviaüberzug frei durch das Gelenk zieht und in den Bohrlöchern durch Kondylen bzw. Tibiakopf hohe Ansprüche an die dauerhafte Einheilung stellt [4,5,11].
Wir verwenden wegen des Fehlens von Abstoßungsreaktionen und der besseren Heilungstendenz autogenes ortsständiges Gewebe aus den folgenden Bereichen:

1. Transplantate aus der Pes-anserinus-Gruppe (z.B. Lindemann, Viernstein-Keyl),
2. distal gestieltes, mediales oder zentrales Drittel des Lig. patellae (z.B. Brückner, Jones),
3. Plastiken mit Fascia-lata-Streifen (z.B. MacIntosh, Hey-Groves).

Beschränkt haben wir uns in den letzten Jahren vor allem auf die Gracilisplastik nach Lindemann, die Brückner-Plastik mit mittlerem Patellastreifen sowie proximaler und distaler Knochenschuppe und die Fascia-lata-Plastik "over-the-top" nach MacIntosch.

Das mediale Seitenband wird, wie auch bei der frischen Verletzung, mittels Gracilisplastik nach McMurray verstärkt. Bei allen veralteten Instabilitäten ist besonderes Augenmerk auf die dorsalen Kapselanteile zu richten, deren Refixierung bzw. Straffung mit ggf. intraossärer Nahtverankerung unabdingbar zur Erreichung einer ausreichenden Stabilität ist. Die hinteren Instabilitäten sind eher selten und haben hinsichtlich der Ergebnisse nach Bandplastiken eine schlechte Prognose.

Wegen mangelnder Geschlossenheit des Patientenkollektivs nach Kapselbandplastiken am Kniegelenk infolge Anwendung zu vieler verschiedener Operationsmethoden war bisher eine Nachuntersuchung mit entsprechendem Aussagewert im Hinblick auf die Ergebnisse und damit die Wertigkeit einzelner Verfahren nicht möglich.

Ergebnisse

Von 1974-1979 haben wir 80 rekonstruktive Eingriffe am Kapselbandapparat des Kniegelenks durchgeführt, wobei 34mal das vordere Kreuzband durch gestielte Transplantate plastisch ersetzt wurde. 15 dieser Patienten sind durchschnittlich 22 Monate nach dem Eingriff arthroskopisch untersucht worden [11]. In der Mehrzahl der Fälle zeigte sich bei der Prüfung mit dem Häkchen eine ausreichende Spannung des Kreuzbandersatzes; eine deutliche Lockerung in allen Gelenkstellungen sowie eine Zerstörung des Transplantats nach neuerlichem Trauma konnte in 3 bzw. 2 Fällen nachgewiesen werden. Aufgrund der geringen Fallzahl konnten keine Schlüsse im Hinblick auf die Beziehung zwischen Operationsmethode und erreichtem Ergebnis gezogen werden. Deutlich zeigte sich jedoch eine Korrelation zwischen klinisch nachweisbarer Instabilität und morphologischem Befund bei Arthroskopie.

Diskussion

Unter Zugrundelegung unserer zwischenzeitlich gewonnenen Erfahrungen mit höherer Fallzahl sind wir der Ansicht, daß der plastische Ersatz des vorderen Kreuzbands, wenn korrekt ausgeführt, im Hinblick auf die zentrale Führung des Kniegelenks wertvoll ist. Um ein gutes Ergebnis zu erzielen, bedarf es jedoch einer sorgfältigen Operationstechnik mit exakter anatomischer Rekonstruktion, dauerhafter Fixierung des Transplantats und, nach ausreichend langer Gipsruhigstellung, schrittweise aufbauender Krankengymnastik unter Vermeidung forcierten Bewegungstrainings bei noch nicht genügend aufgebauter Muskulatur. Bandplastische Maßnahmen bei Rotationsinstabilitäten unter Beteiligung der dorsalen Kapselschale sowie des medialen, weniger des lateralen Kollateralbands zeigen, unter den o.g. Bedingungen, teilweise akzeptable Ergebnisse mit spürbarer Verbesserung des präoperativen Zustands. Man muß jedoch mit Nachdruck darauf hinweisen, daß vor allem durch die Verbesserung der präoperativen Diagnostik frischer Kapselbandverletzungen chronische Instabilitäten vermieden werden können und sollten, da die Resultate plastischer Maßnahmen im Vergleich deutlich schlechter sind.

Ein für einen Leistungs- oder Hochleistungssportler akzeptables Ergebnis ist jedoch nur unter Berücksichtigung der o.g. Kautelen zu erzielen, wobei der krankengymnastischen Begleit- und Nachbehandlung mit allmählicher Heranführung an größere Belastungen entscheidende Beachtung zu schenken ist, da in aller Regel Sportfähigkeit nach bandplastischen Operationen frühestens nach Ablauf eines 3/4 Jahres eintritt.

Literatur

1. Holz U, Wentzensen A (1980) Einteilung und klinische Diagnostik der Kapselbandverletzungen am Kniegelenk. Unfallchirurgie 6:86-93
2. Hughston JC, Eilers AF (1973) The role of the posterior oblique ligament in repairs of acute medial (collateral) ligament tears of knee. J Bone Jt Surg A 55:923-940
3. Hughston JC et al (1976) Classification of knee ligament instabilities. Part I: The medial compartment and cruciate ligaments. Part II: The lateral compartment. J Bone Jt Surg A 58:159-179
4. Jäger M, Wirth CJ (1978) "Kapselbandläsionen" - Biomechanik, Diagnostik und Therapie. Thieme, Stuttgart
5. Müller W (1982) "Das Knie" - Form, Funktion und ligamentäre Wiederherstellungschirurgie. Springer, Berlin Heidelberg New York
6. Muhr G, Tscherne H (1980) Therapeutische Möglichkeiten bei veralteten lateralen Instabilitäten am Kniegelenk. Unfallchirurgie 6:123-133
7. O'Donoghue, DHO (1978) Diagnosis of different instabilities. In: Late reconstructions of injured ligaments of the knee. Springer, Berlin Heidelberg New York
8. Schulitz KP (1980) Therapeutische Möglichkeiten bei veralteten medialen Instabilitäten am Kniegelenk. Unfallchirurgie 6:111-122
9. Slocum DB, Larson RL (1968) Rotatory instability of the knee. J Bone Jt Surg A50:211-225
10. Trillat A (1978) Posterolateral instability. In: Late reconstructions of injured ligaments of the knee. Springer, Berlin Heidelberg New York
11. Wentzensen A, Weller S (1982) Arthroskopische Untersuchungen von gestielten autogenen Sehnentransplantaten zum Ersatz des vorderen Kreuzbandes. Chirurg 53:225-228

Sport nach Bandscheibenoperationen

Sports After Spinal Disc Prolapse Surgery

D. Rinker

Summary

After consideration of the specific pathophysiological and biomechanical changes in the so-called mobile segments of the vertebral column following disc prolapse, there is a brief discussion of the significance of physical training for patients suffering from degenerative disc disease.

With respect to the frequently major changes of biomechanical conditions within the individual mobile segment after surgery and consequent functional defects in the total spinal column following nucleotomy, the necessity of an intensive physiotherapeutical program and even moderate physical training is brought out and emphasized. Whether or when and to what extent an athlete should resume training, as well as the advisability of certain sports, are considered. The goal should be restoration or amelioration of the impaired muscular stabilization and control of the axial skeleton by training and strengthening the lumbodorsal, abdominal and hamstring muscles.

Die plötzliche, meist ohne besonderen äußeren Anlaß auftretende Erkrankung an einem Bandscheibenvorfall bedeutet für den Betroffenen einen einschneidenden und sozial wie psychisch belastenden Eingriff in sein gewohntes Leben. Die schmerzhafte Bewegungseinschränkung in nur einem Bewegungssegment der Wirbelsäule zieht bei der engen funktionellen Vernetzung der Steuerungsmechanismen des gesamten Achsenskeletts weitreichende Einschränkungen der Beweglichkeit des gesamten Körpers nach sich. Bei degenerativen, schmerzhaften peripheren Gelenkerkrankungen sind mehr oder weniger leichte Schonhaltungen und Trickbewegungen zur Schmerzentlastung möglich; bei gleichartigen Erkrankungen der Wirbelsäule zumal mit Nervenwurzelkompression, sind Ausweichbewegungen nur begrenzt wirksam; es resultieren also immer wieder groteske Fehlhaltungen und massive Einschränkungen der gesamten körperlichen Mobilität bis hin zur völligen Bettlägerigkeit. Hinzu kommen die eventuellen Behinderungen durch periphere sensible und motorische Lähmungserscheinungen auf Grund des Nervenwurzelschadens. Das überwältigende Gefühl der plötzlichen Leistungsunfähigkeit, die Einengung des Erlebens auf den alles überschattenden Dauerschmerz führen leicht mit zunehmender Dauer der Erkrankung zu depressiven Stimmungsänderungen sowie zur fortschreitenden sozialen Isolation des Erkrankten. Ein zusätzliches Problem bedeuten die häufig unumgängliche Behandlung mit stark wirksamen Analgetika und die damit einhergehende Gefahr der Abhängigkeit. Im besonderen Maße gilt die Beeinträchtigung der Lebensqualität für regelmäßig an körperliche Bewegung gewohnte und dadurch geprägte Patienten, somit alle intensiv körperlich Arbeitenden sowie Breiten- und Leistungssportler. Geradezu kennzeichnend ist in der anhaltenden Schmerzphase der Erkrankung die Aufgabe jeglicher Eigenaktivität und die weitgehende Fixierung auf von außen kommende Hilfe, somit letzten Endes auch auf die operative Behandlung.

Zum besseren Verständnis des Krankheitsverlaufs und auch des Aufbaus und der Planung einer Rehabilitationsbehandlung nach erfolgter Bandscheibenvorfallentfernung soll eine kurze Rekapitulation der Pathologie und Pathophysiologie des Bandscheibenvorfalls dienen. Nach Junghans ist das Bewegungssegment der Wirbelsäule mit seinen knöchernen, ligamentären, nervalen und muskulären Anteilen als enggefaßte funktionelle Einheit zu betrachten. Die schicksalhaft ablaufenden Umbauvorgänge der eigentlich besser als Zwischenwirbelsynchondrose zu bezeichnenden Bandscheibe mit Fragmentation des Nucleus pulposus und Auflockerung der Faserarchitektur des Anulus fibrosus können belastungsabhängig zur Vorwölbung des Bandscheibengewebes in Richtung auf den Wirbelkanal führen. Bereits bei minimalen Überdehnungen der reichlich sensibel innervierten hinteren Anteile des Anulus fibrosus und des hinteren Längsbandes treten sehr schnell nachhaltige Tonusstörungen der segmentalen und benachbarten autochthonen Rückenmuskulatur, vor allem im Sinne der Tonussteigerung auf; es resultiert ein schmerzhafter Hartspann, der sog. "Hexenschuß". Mit dem Fortschreiten der raumfordernden Wirkung der Bandscheibenvorwölbung im Wirbelkanal und zunehmender Druckentwicklung auf die Nervenwurzel können schwere, schmerzbedingte Fehlhaltungen des betroffenen Wirbelsäulenabschnitts eintreten. In dieser Phase der Erkrankung treten gewöhnlich bereits auch fortgeleitete, dem Versorgungsgebiet der betroffenen Nervenwurzel zuzuordnende Schmerzen und Funktionsausfälle auf. Die mit der Bandscheibendegeneration früher oder später einhergehende Höhenminderung des Zwischenwirbelraums mit vermehrter axialer Belastung der Wirbelgelenke und Veränderung von deren Bewegungsfreiheit bedingt eine verminderte Toleranz gegenüber Druck- und Scherbelastungen des Bewegungssegments. Bereits alltägliche Haltungen und Bewegungen können früher oder später zum Riß des Faserrings und zum Austreten sequestrierter Bandscheibenanteile führen. Vor einem solchen Ereignis werden erfahrungsgemäß Verschleißerscheinungen der Bandscheibe und die hierdurch bedingten funktionellen Einbußen von körperlich Trainierten wegen der besseren muskulären Führung der Wirbelsäule länger toleriert. Diese Möglichkeit der Kompensation manifester morphologischer Veränderungen ist für die Wiederherstellung der Patienten nach notwendiger operativer Entfernung eines Vorfalls von herausragender Bedeutung. Aus diesem Grund wird der krankengymnastischen Übungsbehandlung schon in der Phase vor einem eventuellen notwendigen Eingriff entsprechend großes Gewicht beigemessen. Beim Fehlschlag aller konservativer Behandlungsmaßnahmen und anhaltenden bzw. sogar zunehmenden Schmerzen sowie neurologischen Ausfällen bleibt schließlich als einzig erfolgversprechende Behandlungsmaßnahme die operative Revision des erkrankten Wirbelsäulensegments, zu deren endgültiger Planung heute in jedem Fall eine eingehende radiologische Untersuchung mit Computertomogramm oder Myelogramm unabdingbar ist.

Bei einer Diskrepanz zwischen klinischer Symptomatik und radiologischen Befunden entscheiden letzten Endes das klinische Bild und der Verlauf.

Das operative Vorgehen, gewöhnlich in Form der Fensterung oder der Halbbogenentfernung im erkrankten Segment, mit Entfernung frei vorgefallener Bandscheibenanteile aus dem Wirbelkanal und ggf. Ausräumung weiteren aufgelockerten Materials aus dem Zwischenwirbelraum setzt zusätzliche Veränderungen im Segment. Zum einen kommt es durch Muskelablösung und dem mehr oder weniger langen Druck auf die Muskulatur zu nachgewiesenermaßen langanhaltenden Tonusstörungen, zum anderen durch die Ablösung von Bändern, ggf. sogar Resektion von Wirbelgelenkanteilen zu Störungen der ligamentären und gelenkigen Führung des Segments, ferner zur weiteren Beeinträchtigung der Stabilität im Zwischenwirbelraum durch die weitere Entfernung von Bandscheibengewebe und die notwendige Inzision des stabilisierenden hinteren Längsbandes. In vielen Fällen bleibt ein zunächst ausgedehnterer Defekt im hinteren Längsband und im Faserring bestehen, welcher sich erst auf Grund langsam ablaufender narbiger Reparationsvorgänge verschließen kann.

In der postoperativen Betreuung der Patienten ist also nicht nur den bereits abgelaufenen Funktionsstörungen, sondern auch den operativ bedingten Rechnung zu tragen. Wesentlich bei der ärztlichen Führung der Erkankten ist der ständige Hinweis darauf, daß durch den operativen Eingriff zwar Folgen der Bandscheibendegeneration, nicht aber deren Ursache, nämlich die systematische Erkrankung des Bindegewebes, behoben werden konnte.

In dieser Phase steht die Anregung zur aktiven Teilnahme am Gesundungsprozeß ganz im Vordergrund aller Bemühungen. Die Langzeiterfolge nach Bandscheibenausräumungen sind letzten Endes von der Intensität der unmittelbar postoperativen krankengymnastischen Schulung und Übung des Patienten und von dessen persönlicher Motivation zur Genesung abhängig. Es erscheint einleuchtend, daß der Sportler mit seinem Bedürfnis nach körperlicher Aktivität und bei ausgereiftem Körperschema wesentlich kooperativer und lernfähiger in bezug auf die Wiederherstellung der körperlichen Beweglichkeit sein kann als der untrainierte, passiv eingestellte Patient. Die bewußte Beteiligung des Kranken an seiner Wiederherstellung muß vor allem mit Rücksicht auf die zu beobachtenden erheblichen sozialmedizinischen Auswirkungen der zugrunde liegenden Erkrankung vorrangiges Ziel der ärztlichen Führung des Patienten sein. Es sollte in jedem Fall der Versuch unternommen werden, auch dem sportlich bis zur Erkrankung Inaktiven die Notwendigkeit einer körperbetonten Lebensführung klarzumachen. Die Aufnahme eines angemessenen und wohldosierten allgemeinen Trainings zur Verbesserung des Muskelkorsetts und zur Hebung der allgemeinen Leistungsfähigkeit sollte grundsätzlich jedem Patienten in der Rehabilitationsphase nahegelegt werden. Eine sicher notwendige Schonung bis zum Abschluß aller reparativen Vorgänge im operierten Abschnitt der Wirbelsäule ist nach folgenden zeitlichen Richtlinien zu begrenzen: In den ersten 6 Wochen nach dem erfolgten Eingriff sind allein krankengymnastische Übungen, vor allem zur Kräftigung der Bauch- und Rückenmuskulatur sowie der ischiocruralen Muskelgruppe und eine zunehmende Belastung durch Spaziergänge, möglichst auf weichem Untergrund, gestattet. Je nach Ausmaß und Rückbildung pathologischer Bewegungsmuster und neurologischer Ausfälle kann nach Ablauf dieser Frist ein gemäßigtes sportliches Training aufgenommen werden. Vorrang haben hier wie im gesamten rehabilitativen Sport Ausdauersportarten, Übungen wie Dauerläufe, das Schwimmen sowie gymnastische Übungen mit Betonung einer sich steigernden Kreislaufbelastung. Ausgehend von den Erfahrungen in der Rehabilitation Infarktgeschädigter und sonstiger Behinderter kann sicher auch bei dieser Patientengruppe die sportliche Betätigung in einer speziellen Trainingsgruppe einer rascheren körperlichen psychischen und sozialen Wiederherstellung dienlich sein.

Die Wiederaufnahme eines regelmäßigen sportlichen Trainings kann mit gutem Gewissen erst im Abstand von 3 Monaten nach Operation befürwortet werden. Leistungssportler, vor allem aus Risikosportarten mit starkem Kraftaufwand, raschen Rumpfbewegungen sowie starken axialen Belastungen der Wirbelsäule, wie etwa Gewichtheben, Kampfsportarten, Ballspielen, Geräteturnen, Leichtathletik, Sprung- und Wurfübungen sowie Trampolin- und Kunstspringen, kann nur behutsam beigebracht werden, daß weitere Betätigungen in diesen Disziplinen mit Rücksicht auf die Art der durchgemachten Erkrankung und die bleibenden funktionellen Einbußen der Wirbelsäule ärztlicherseits nur mit Vorbehalten unterstützt werden können. Letzten Endes ausschlaggebend für die Entscheidung hinsichtlich Fortführung oder Aufgabe eines so gearteten Trainings bleiben nur die Ergebnisse der Operation im Hinblick auf die Rückbildung etwaiger neurologischer Ausfälle und die Wiederherstellung der Funktionsfähigkeit des Achsenskeletts.

Zusammenfassend wollen wir betonen, daß in der Rehabilitation bandscheibengeschädigter Patienten zum einen die psychische Führung mit Überwindung von Behinderungsängsten, zum anderen mit der Hinführung zu einer körperbetont orientierten Lebensweise von allergrößter Bedeutung zur Prophylaxe lang anhaltender, häufig irreparabel psychosomatisch fixierter Defektzustände ist.

Literatur

Braun W (1972) Sport und lumbaler Bandscheibenvorfall. Sportarzt Sportmed 23:238-242

Cotta H, Krahl H (1977) Degenerative Veränderungen der Wirbelsäule und sportliche Belastung. Sportarzt Sportmed 28:114-118

Fischer H (1975) Sport und Wirbelsäule (Literaturübersicht). Sportarzt Sportmed 26:10-17 und 35-40

Groher W (1975) Sporttauglichkeit bei Leistungsminderung der Wirbelsäule. Prakt Orthop 7:199-202

Krause W (1975) Degenerative orthopädische Erkrankungen und Sport. In: Rausch F (Hrsg) Orthopädie und Sport. Med. Lit. Nürnberg

Lübs ED (1983) Chronische Erkrankungen und Sport - ein Beitrag zur Patientenberatung. In: Lübs ED (Hrsg) Chronische Erkrankungen und Sport. Perimed, Erlangen, S 9-14

Oldenkott P (1977) Ärztlicher Rat für Patienten mit Bandscheibenschäden. Thieme, Stuttgart

Rompe G, Steinbrück K (1981) Wirbelsäulenschäden durch Sport. In: Cotta H, Krahl H, Steinbrück K (Hrsg) Die Belastungstoleranz des Bewegungsapparates. Thieme, Stuttgart New York, S 215

IX

Rehabilitation und Sport
Rehabilitation and Sports

A

Stellenwert von Übung und Training
Position of Practice and Training

Therapeutischer Sport und der niedergelassene Arzt

Therapeutic Sports and the Physician in Private Practice

E. Gossner

Summary

Epidemiology, social structure and environmental changes have altered and expanded the spectrum of responsibility of the medical profession. Many diseases and pathological conditions, especially those most important and significant in social medicine, begin 20 years before their manifestation and require lifelong medical care. This active long-term treatment is supported by 4 pillars: "Drug therapy, dietetics, physical therapy and kinetotherapy." The doctor in charge is challenged in the prescription, dosage and supervision of kinetotherapy (the "green prescription"). The booklet *Therapeutischer Sport in Augsburg* contains a registry of 40 conditions of health impairment, disability, and/or risk factors, for which sports can play a positive role in a long-term therapy or rehabilitation. In addition to the sport groups for the physically handicapped, which have existed for years, newer groups for many other health problem areas have been founded: rheumatism, heart and circulation, respiration (lungs and bronchi), diabetes, ancylosing spondylitis (Bechterew), gout, psychosomatic illnesses, and addiction; in the area of preventive medicine: exercise/sport groups for expectant mothers, mothers and children, and senior citizens.

Therapeutic sports is a newer often-neglected area worthy of much more research, study, instruction courses and application in practice.

1. Der Sport hat im medizinischen Bereich eine wichtige, wegen der modernen Seuchen (Epidemiologie) sich steigernde Aufgabe: Prävention, kurative Medizin, aktive Langzeittherapie, Rehabilitation (mit dem Schaden leben).
2. Die Medizin bekommt im Sport (Freizeit-, Breiten-, Leistungs-, Gesundheits- und therapeutischer Sport) wichtige, in manchen Bereichen entscheidende Hilfen zur Bewältigung ihres Auftrags.
3. Die Sportmedizin ist im sozialmedizinischen und gesellschaftspolitischen Bereich (Gesundheitserziehung, Suchtkrankheiten, Umweltschäden, psychosomatische Konfliktzustände) nicht mehr zu entbehren.

Diese Aufgaben stellen an die Wissenschaft und die zuständigen Institutionen in der Aus-, Weiter- und Fortbildung des Arztes, insbesondere aber an den Arzt vor Ort, eine hohe Herausforderung dar.

Alles muß unter dem Gesichtspunkt des Nutzens für den Bürger unserer Gesellschaft in seiner Region gesehen und praktiziert werden.

Der direkte und primäre *Partner des Bürgers* ist im außerklinischen Bereich der *niedergelassene Arzt.*

Der niedergelassene Arzt mit der Zusatzbezeichnung "Sportmedizin" hat spezielle Aufgaben, auf die ich in diesem Referat nicht eingehen kann und soll.

Der niedergelassene Arzt kann allein in seiner Praxis die Möglichkeiten und die ganze Fülle der Sportmedizin nur selten ausschöpfen. Wie weit und in welchem Zusammenhang und mit welchen Partnern wird z.Zt. in verschiedenen Modellen (Heidelberg, Hamburg, Biebertal u.a.) erforscht. Der Hausarzt wird immer der Mittelpunkt bleiben müssen.

Wir können heute schon einige Vorschläge machen:

Der *1.* ist das Heft "*Therapeutischer Sport in Augsburg*"

Zusammengestellt von einer Gruppe schwäbischer Ärzte wurde es vom Gesundheitsamt der Stadt und dem Sportbeirat gefördert und gedruckt. Das Heft wurde über den ärztlichen Kreisverband den Ärzten und Kliniken zur Verfügung gestellt, vom Gesundheitsamt den Sozialstationen, Sozialarbeitern, den Assistenzberufen und den Selbsthilfegruppen weitergegeben.

44 Indikationsgruppen, bei denen Sport in der Langzeittherapie oder Rehabilitation eine Rolle spielen, sind aufgeführt. Die wichtigsten seien erwähnt: geistig und körperlich behinderte Jugendliche und Erwachsene, Herz-, Kreislauf- und Atemgeschädigte, Stoffwechselkranke und solche mit Schäden an den Sinnesorganen. Dazu auch Präventivgruppen wie Mutter und Kind und "psychische Fehlhaltungen".

Zum Technischen sei gesagt, daß wir die Kontaktadressen und Telefonnummern aufgeführt haben, nicht aber Übungsort und Zeit. Letztere wechseln je nach Jahreszeit. Eine Neuauflage ist im nächsten Jahr vorgesehen.

Der niedergelassene, der Hausarzt wird dadurch in die Lage versetzt, einen Überblick über die verschiedenen Möglichkeiten in seiner Region zu bekommen, sich selbst von deren Effektivität und Arbeit zu überzeugen und so seine Patienten zu beraten.

Die *Langzeittherapie* mit ihren fünf Grundelementen:

- Psychische Führung (Motivation, Information, Kommunikation),
- Medikamente (weißes, passives Rezept),
- Bewegungstherapie (indiziert, dosiert, kontrolliert, das grüne Rezept),
- Diätetik,
- physikalische Maßnahmen.

Sie wird so umfassender und effektiver, entsprechend den medizinischen Erkenntnissen, der Möglichkeiten am Ort, der Kenntnis von den Einrichtungen in der Region.

Der Hausarzt bleibt immer Mittel- und Angelpunkt aller Maßnahmen der Therapie. Der Übungsarzt hat die Aufgabe, den Überweisungsschein des Hausarztes zu lesen, eine Gruppeneinteilung vorzunehmen und die Übungen zu überwachen, abgesehen von einer eventuellen Erste-Hilfe-Leistung. Beobachtungen bei dem einzelnen Patienten wird er dem Hausarzt weitergeben.

Die Zusammenstellung der Möglichkeiten des therapeutischen Sports sollte in jeder Region möglich sein.

Der Hausarzt im Dorf oder in der Kleinstadt kann je nach Gegebenheiten auch gemischte Gruppen in der Praxis führen oder mit dem örtlichen Verein in dieser Richtung zusammenarbeiten.

2. Eine weitere Möglichkeit ist die *Zusammenarbeit mit dem ärztlichen Kreisverband*

Im Rahmen seiner Fortbildungsveranstaltungen sollte zu jedem passenden Thema mindestens eine Diskussionsbemerkung über die Hilfen durch die Sportmedizin vorgesehen sein. Je nach Häufigkeit sollte einmal in 1 oder 2 Jahren die Sportmedizin mit Demonstrationen im Mittelpunkt stehen.

Bei den beiden Kongressen in Augsburg bitten wir Klinikchefs oder bekannte Sportärzte zu einem sportmedizinischen Nachmittag bzw. Referat mit einem Thema, das im Rahmen der Veranstaltung liegt und insbesondere die Nichtsportärzte anspricht.

3. Zusammenarbeit mit der Standes- und der örtlichen Presse

Hier sollten von Zeit zu Zeit Informationshinweise erscheinen und geeignete Gruppen vorgestellt werden. In der örtlichen Tagespresse werden unter der Rubrik "Wohin heute" oder "Veranstaltungen heute" ständig die geeigneten Gruppen aufgeführt und eventuelle Sonderveranstaltungen, wie z.B. "Sie fragen - Sportärzte antworten", besonders hervorgehoben.

So wird die Sportmedizin entsprechend ihrer Bedeutung in der Öffentlichkeit dargestellt, denn eine aktive Therapie bedingt die Mitarbeit des Bürgers, der Information auf allen Ebenen, vor allem des Einbaus in die tägliche Praxis. Dem niedergelassenen Arzt als dem Therapeuten, aber auch in seiner Eigenschaft als Berater des Bürgers in allen Lebensphasen und -situationen müssen wir alle Hilfen geben. Obige Maßnahmen, insbesondere aber das Heft "Therapeutischer Sport in Augsburg" sollen dazu beitragen.

Sport- und Bewegungstherapie unter kurativem Aspekt

Sports and Physical Therapy from the Aspect of Rehabilitation

G. Volck, O. Grupe und D. Jeschke

Summary

The current state of physiotherapy and sports in rehabilitation was considered based on empirical research begun in 1978. The research was carried out with regard to special diseases in twenty-nine rehabilitation clinics in the Federal Republic of Germany.

As the sample test shows, the application of physiotherapy and sports in rehabilitation clinics is non-uniform in quality as well as quantity (even in clinics with patients in the same disease state).

A general concept concerning the third phase of rehabilitation could not be ascertained from the research at this date.

Ausgangspunkt und zugleich Leitmotiv dieses Vortrags ist die Frage nach dem Stellenwert von Sport- und bewegungstherapeutischen Maßnahmen in Kur- und Rehabilitationseinrichtungen. Anknüpfungspunkt ist eine von der Landesversicherungsanstalt Württemberg in Auftrag gegebene und in den Jahren 1978/79 durchgeführte empirische Untersuchung zum genannten Themenkomplex.

Auch auf die Gefahr hin, vieles aus dieser Studie hier nur oberflächlich ansprechen zu können, vermeintlich Wesentliches unhinterfragt oder gar unerwähnt zu lassen, sollen hier einige Ergebnisse eines noch laufenden Projekts auszugsweise vorgestellt und einer vorläufigen Interpretation unterzogen werden.

Forschungsgegenstand und -interesse des hier angesprochenen Projekts waren zunächst das Aufspüren und Verstehen eines auf Sport- und Bewegungstherapie ausgerichteten Handlungsfelds in einem sehr komplexen Rehabilitationsgefüge und Rehabilitationswesen. Über eine Bestandserhebung sollten dabei zunächst folgende Erkenntnisse gewonnen werden:

1. Wie sehen Zielsetzung, Art, Umfang und Organisation der jeweiligen sport- und bewegungstherapeutischen Angebote in den verschiedenartigen Kur- und Rehabilitationseinrichtungen aus?
2. Welches sind die aktuellen Probleme und Schwierigkeiten, die sich im Zusammenhang mit der Sport- und Bewegungstherapie ergeben?

Bevor ich nun zur auszugsweisen Beantwortung der hier angeschnittenen Fragen komme, lassen Sie mich einige wenige Anmerkungen zu den Erhebungsmethoden machen.

Die durchgeführte Untersuchung erhebt nicht Anspruch auf Repräsentativität. Gleichwohl wurde bei der Auswahl der insgesamt 29 Rehabilitationseinrichtungen auf eine möglichst breite Streuung geachtet. Drei Auswahlkriterien wurden zugrunde gelegt:

- die geographische Lage der Kliniken,
- die Größe der Kliniken und
- die Art der Einrichtungen, aufgeschlüsselt nach vier Typen:

  Kur- bzw. Rehabilitationskliniken mit vorrangig Infarktpatienten,
  Kur- bzw. Rehabilitationskliniken mit vorrangig herz-kreislaufgeschädigten Patienten,
  Kur- bzw. Rehabilitationskliniken mit vorrangig Rheumapatienten,
  Kur- bzw. Rehabilitationskliniken mit gemischten Patientengruppen (Stoffwechselerkrankungen, chronische Bronchitis, orthopädische Schäden usw.)

Im einzelnen wurden folgende Untersuchungsverfahren angewandt: 29 halbstandardisierte Interviews mit leitenden Ärzten und Bewegungstherapeuten, standardisierte schriftliche Befragung von Patienten mit zusätzlichen Einzelinterviews und Beobachtungsmaßnahmen einzelner Angebote sowie die quantitative als auch qualitative Erfassung der sport- und bewegungstherapeutischen Anlagen. Von den 1840 ausgegebenen Patientenfragebögen kamen 847 (46,03%) in auswertbarer Form zurück.

Ich komme zu einigen, uns wesentlich erscheinenden Teilergebnissen der Untersuchung.

1. Zielsetzungen, Art, Umfang und Organisation von Sport- und Bewegungstherapie in Rehabilitationseinrichtungen

Der Untersuchung lag die Ausgangshypothese zugrunde, daß für den Bereich der Sport- und Bewegungstherapie innerhalb des stationären Rehabilitationswesens zwar kein übergeordnetes Gesamtkonzept vorliegt, daß sehr wohl aber entsprechende Teilkonzepte und Programme für die verschiedenen Krankheitsbilder in den einzelnen Rehabilitationseinrichtungen vorhanden sind. Während die erste Annahme zutreffend war, konnte die zweite Vermutung kaum bestätigt werden. Keine der erfaßten Kliniken konnte ein entsprechendes Rahmenkonzept vorlegen. Die Zielangaben der leitenden Ärzte und Therapeuten zu den sport- und bewegungstherapeutischen Maßnahmen waren nicht nur insgesamt sehr unterschiedlich gewichtet, sondern auch bei ähnlich gelagerten Patientengruppen sehr verschieden interpretiert. So reichten die Zielangaben der Sport- und Bewegungstherapie - etwa am Beispiel von Infarktpatienten - von der Berufsintegration, bzw. der Wiederherstellung der Arbeitskraft, von allgemeiner Fitness, allgemeiner Mobilisation, bis hin zum Aufbau eines neuen Gesundheitsbewußtseins, zur Entängstigung, zum Körperaufbau oder zur Vermittlung einer positiven Lebenseinstellung. Mehrfachnennungen bewegten sich ebenfalls in diesen Zielbereichen.

Entsprechend ähnlich verhielt es sich mit der Angebotspalette, dem Angebotsumfang und dem Organisationsrahmen. Wie die Stichprobe ergab, dominieren zwar mit weitem Abstand in allen einbezogenen Kliniken Einzel- und Gruppengymnastik mit durchaus spezifischer Ausrichtung, gefolgt von Schwimmen (einschl. Wassergymnastik), Ergometertraining und Wandern. Dennoch konnte die Ergebnisvorlage nicht darüber hinwegtäuschen, daß die Angebotsfrage vielerorts eher zufällig - mehr von wirtschaftlich-ökonomischen Gesichtspunkten - und weniger von sachbezogenen, therapeutisch notwendigen Erfordernissen geleitet war. So differierte die Therapeuten-Patienten-Relation von 1:20 bis 1:200, differierte die Angebotsvielfalt von lediglich einem Standardangebot bis hin zu 14 Angebotsformen. Ähnlich verhielt es sich mit den sport-

und bewegungstherapeutischen Anlagen und Räumen. Zum Zeitpunkt der Untersuchung hieß dies im Minimalbereich eine ausgediente Garage oder ein umfunktionierter Kellerraum - im Maximalbereich hielten die Anlagen jedem Vergleich mit einem modernen Sportzentrum stand.

Angebotsinhalte, Angebotsumfang und -organisation wiesen nicht nur ein sehr uneinheitliches Gesamtbild, sondern auch eine sehr unterschiedliche Einschätzung auf. In einigen Einrichtungen gleichen Typs und ähnlich gelagertem Patientengut wurden Spiele ganz untersagt, in anderen Einrichtungen wurden sie als wichtiger Bestandteil der Bewegungstherapie angesehen. Bei den Entspannungstechniken, wie sie verschiedenenorts angeboten wurden, gingen die Auffassungen der angesprochenen Therapeuten hinsichtlich der unterschiedlichen Techniken, als auch hinsichtlich der Wirkung und der angestrebten Erlernbarkeit teilweise erheblich auseinander. Bezogen auf den einzelnen Patienten differierte die Angebotshäufigkeit von insgesamt wöchentlich 1 h bis zu wöchentlich 10 h. Die aus therapeutischer und vor allem trainingswissenschaftlicher Sicht erhobene Forderung nach individuell dosierten und systematisch aufbauenden Sport- und Bewegungsprogrammen wurde in jenen Kliniktypen mit überwiegend Herzinfarktpatienten insgesamt eingelöst. Weitaus seltener oder auch gar nicht wurden aufbauende Programme in den anderen Einrichtungen für das Patientengut entwickelt. Hinzu kam, daß in einigen Kliniken infolge täglich an- und abreisender Patienten und den daraus entstandenen Gruppenvermischungen (aus der Sicht der Sport- und Bewegungstherapeuten) eine kontinuierliche und aufbauende Bewegungsarbeit nur in Einzelfällen möglich war.

Die Ergebnisse der Patientenbefragung erbrachten keinerlei sonderliche Überraschungen. Da hier Detailergebnisse nur verzerrt wiedergegeben werden können, soll darauf verzichtet werden und anstelle dessen die Gesamttendenz aufgezeigt werden.

Insgesamt wurde die Wichtigkeit der sport- und bewegungstherapeutischen Maßnahmen von seiten der Patienten eingesehen, die Angebote wurden auf breiter Ebene bereitwillig und gern angenommen - dies über alle Altersgruppen und Krankheitsbilder hinweg. Die verschiedenen Aktivitäten erleichterten dem Großteil der Patienten den Aufenthalt und vermittelten ihnen nach eigenen Angaben Selbstvertrauen. Die überwiegende Mehrheit der Patienten (n=847) anerkannte die Notwendigkeit von Sport- und Bewegungstherapie für den Genesungsprozeß, bevorzugte mehr die Arbeit in Gruppen, sah eine direkte ärztliche Anwesenheit als nicht notwendig an und fand die unterschiedlichen Altersgruppen als keineswegs störend - wie dies zunächst vermutet wurde. Die Mehrheit der befragten Patienten bekundete die Absicht, die in der Rehabilitationsklinik begonnenen Aktivitäten zu Hause fortzusetzen - selbst dann, wenn keine fachliche Betreuung zur Verfügung stünde.

2. Probleme und Schwierigkeiten im Zusammenhang mit der Sport- und Bewegungstherapie

Zwei wesentliche Problemkreise kristallisierten sich in der erhobenen Stichprobe heraus: Zunächst wurde in der Gesamttendenz von seiten der leitenden Ärzte wie von seiten der leitenden Therapeuten die mangelnde Mitarbeit und Motivation an der Mitarbeit - vorrangig in den unteren Sozialschichten - hervorgehoben. Weiterhin - und dies erwies sich sehr bald als ein zentrales Problem - wurde übereinstimmend von allen Befragten das Überleitungsproblem gesehen - die Frage, wie läßt es sich erreichen, daß Patienten nach der Entlassung auch am Wohnort die in den Rehabilitationseinrichtungen begonnenen Aktivitäten fortsetzen.

Da eine befriedigende Antwort in diesem Zusammenhang nicht geleistet werden kann, seien lediglich einige und zugleich abschließende Anmerkungen erlaubt. Die Überlegungen, die in dieser Richtung anzustellen sind, erweisen sich als mehr grundsätzlicher Art. Sie beziehen sich einmal auf ein nicht erkennbares sport- und bewegungstherapeutisches Gesamtprogramm der II. und III. Rehabilitationsphase. Wie die Untersuchung erkennen ließ, wurde vieles von dem, was Bewegung dem Menschen alles vermitteln kann, wie Bewegung an den Menschen heranzutragen ist, wie er mit seinem Körper (anders) umgehen kann, welche Erkenntnisse daraus für das Alltagshandeln zu ziehen sind und wie diese Erkenntnisse für eine verstärkte Eigenaktivität auch im sportlichen Bereich umgesetzt werden können entweder nicht hinreichend genutzt, möglicherweise aber auch in dieser Bedeutung (noch) nicht erkannt.

Die anzustellenden Überlegungen beziehen sich ferner auf alternative Organisationsformen des institutionalisierten stationären Systems, auf die Frage: stationäre und/oder ambulante Rehabilitation. Selbst wenn in der Bundesrepublik Deutschland insbesondere für den Bereich der kardiologischen Rehabilitation organisatorische Bemühungen zu beobachten sind mit der Zielsetzung, eine nahtlose institutionelle Rehabilitationskette für möglichst viele Infarktpatienten auf- und auszubauen, darf dabei nicht übersehen werden, daß auch hier Auffassungen wie Konzepte der beteiligten Experten und Institutionen sowohl in Hinblick auf die jeweilige Behandlungsform als auch hinsichtlich ihrer Organisation z.T. erheblich voneinander abweichen. Möglicherweise wird unterschätzt, daß die Vielzahl der praktizierten Modelle, wie auch die unterschiedlichen Ausrichtungen der Rehabilitationsmaßnahmen, vorrangig für den Patienten, wohl aber auch für den Arzt eine gewisse Unsicherheit und/oder Undurchsichtigkeit herbeiführen. Die Diskussion über das Für und Wider dieses oder jenes Modells verdeckt möglicherweise ein weit wesentlicheres Problem: auf der einen Seite die Schaffung eines immer aufwendigeren medizinischen Behandlungssystems in der Gefahr eines noch stärkeren Abhängigkeitsverhältnisses Patient - Arzt, auf der anderen Seite den mündigen Patienten - der Patient als gewünschter selbstverantwortlicher Rehabilitationspartner. Wenn die mehrheitliche Lehrmeinung dahingehend zu interpretieren ist, daß ein Rehabilitationserfolg wesentlich von der aktiven Mitarbeit der Patienten abhängig ist, sollte nicht dann diese Mitarbeit im Sinne einer Selbstverantwortung des Rehabilitanden verstärkt und unterstützt werden?

Hier verkehren sich offenkundig Anspruch und Alltagswirklichkeit stationärer Rehabilitationseinrichtungen.

Patienten werden von einer Institution vereinnahmt, einer Institution, die oft nur wenig Raum für die Selbstverantwortung beläßt, einer Institution, die Patienten ein Programm durchlaufen läßt, Patienten z.T. hochtechnisierten Apparaten aussetzt, sie einbindet in eine feste Organisationsstruktur, sie ökonomischen und betrieblichen Zwängen unterwirft.

Anhaltspunkte für Maßnahmen, die den Patienten helfen könnten, den Genesungsprozeß zu ihrer eigenen Sache zu machen - und eben nicht nur dem Arzt und Therapeuten überlassen - Anhaltspunkte, wie Patienten mit ihrer Krankheit "alltäglicher" umgehen können, und wie sie ihren späteren Alltag besser, ja überhaupt bewältigen können. Anhaltspunkte dafür gab es nur sehr wenige.

Sporttherapie im Bereich stationärer Heilbehandlungen

Sports as a Therapeutical Method in Hospital Treatment

G. Wydra, K. Bös und G. Karisch

Summary

Clinical sport has become an essential part of medical rehabilitation in hospital treatment. The presented paper reports an attempt to develop a didactical concept of therapeutic clinical sport. The didactical concept starts from the primary leading aim 'health' and analyses the hierarchical structure of the secondary aims, which are the prerequisites for achieving the leading aim.

Einleitung

Die Sporttherapie hat sich im Laufe der letzten Jahrzehnte zu einem festen Bestandteil stationärer Heilbehandlungen entwickelt. Über die positiven Auswirkungen der Sporttherapie vor allem im Bereich der körperlichen Leistungsfähigkeit liegen zahlreiche Befunde vor. Ob aber tatsächlich alle Möglichkeiten der Sporttherapie derzeit auch genutzt werden, muß aufgrund des Theoriedefizits der Sportwissenschaft im Bereich des Behindertensports bezweifelt werden [10].

Wir wollen versuchen, ein theoretisches Konzept der Sporttherapie zu entwickeln. Bei der Modellbildung gehen wir von einer Analyse der Ziele aus, um anschließend relevante Übungs- und Trainingsinhalte zu bestimmen.

Bei dieser Makroanalyse geht man von einem übergeordneten, definierten Ziel aus und fragt nach den Voraussetzungen, die der Patient erwerben muß, um dieses Ziel zu erreichen. Daraus ergeben sich dann ein oder mehrere untergeordnete Ziel(e), so daß am Ende eine Hierarchie von Zielen entsteht, bei der die untergeordneten Ziele notwendige Voraussetzung für die übergeordneten Ziele darstellen [11]. Entsprechend der Stellung der Ziele innerhalb der Hierarchie spricht man von Leitzielen, Richtzielen, Grob- und Feinzielen [12].

Leitziele stationärer Heilbehandlungen

Als übergeordnetes Ziel oder *Leitziel* jeder Therapie ist die Gesundheit des Patienten anzusehen. Aber was ist Gesundheit? Schon die Definition der Weltgesundheitsbehörde sagt, daß dies nicht nur das Freisein von Krankheit sein kann. Affemann bezeichnet Gesundheit als "die Fähigkeit, trotz eines gewissen Maßes an Mängeln, Störungen, Schäden leben, arbeiten, genießen und zufrieden sein zu können" [1]. Unter pädagogischen Gesichtspunkten kommt der Erziehung zum Wohlbefinden eine besondere Bedeutung zu [7]. Wohlbefinden als eine von somatischen, psychischen und sozialen Faktoren abhängige Variable kann in der heutigen Zeit vielfach nicht mehr auf natürliche Weise erlebt werden.

Gesundheit und Wohlbefinden unterliegen einer ständigen Veränderung. Dieser dynamische Charakter der Variable Gesundheit kommt in den kurativen, rehabilitativen und präventiven Aspekten zum Ausdruck, unter denen wir in einem ersten Deduktionsschritt zu den *Leitzielen 2. Ordnung* kommen. Unter kurativer Zielstellung kann die Wiederherstellung oder Verbesserung der Gesundheit als Leitziel angesehen werden. Unter rehabilitativem Aspekt steht die bestmögliche Personalisation und Resozialisation des Individuums im Vordergrund. Die präventive Zielstellung verfolgt eine Veränderung des Verhaltens im Sinne einer gesunden Lebensführung.

Aus einem weiteren Deduktionsschritt ergeben sich die *Leitziele 3. Ordnung*:

- Beseitigung oder Kompensation von Gebrechen und Behinderungen,
- Vermittlung von Handlungsstrategien, um mit der Krankheit leben zu können,
- Vermittlung von Einstellungen und Motiven als steuernde Variablen des Verhaltens.

Während die Schwerpunkte der Krankengymnastik eindeutig auf der Beseitigung und/oder Kompensation von Gebrechen oder Behinderungen liegen, liegt der Schwerpunkt der Sporttherapie - zumindest im Bereich stationärer Heilbehandlungen - auf der Prävention, vor allem im Sinne der Sekundär- und Tertiärprävention. Verhaltensänderungen vollziehen sich vor allem auf der Grundlage von veränderten Einstellungen und Motiven. Diese wiederum entwickeln sich aufgrund von Handlungserfahrungen. Die Veränderung von sportspezifischen Einstellungen, Motiven und Verhaltensweisen setzt die sportpraktische Tätigkeit voraus [15, 16].

Richtziele der Sporttherapie (Abb. 1)

Aus den übergeordneten, allgemeingültigen Leitzielen lassen sich fachspezifische Richtziele ableiten. Im Bereich des Sports spricht man i. allg. von motorischen, affektiven, sozialen und kognitiven Richtzielen.

Zentrales *motorisches Ziel* der Bewegungstherapie ist die motorische Handlungsfähigkeit des Individuums. Aufgrund des dialektischen Zusammenhangs zwischen den Leistungsvoraussetzungen energetischer und informationeller Natur einerseits und dem motorischen Handlungsvollzug andererseits besteht ein Zusammenhang zwischen der Art und Schwere einer Erkrankung und der motorischen Handlungsfähigkeit [2,6,9].

Dieser Zusammenhang beschränkt sich nicht nur auf die Reduktion einzelner motorischer Fähigkeiten, die in einem ursächlich logischen Zusammenhang mit der Erkrankung aufgrund physiologischer Gesetzmäßigkeiten stehen, sondern erstreckt sich aufgrund der verringerten motorischen Aktivität auf den Gesamtbereich der konditionellen und koordinativen Fähigkeiten (Abb. 2). Der Verlust motorischer Fähigkeiten und Fertigkeiten kann u.U. einen größeren Einfluß auf das allgemeine Wohlbefinden ausüben als die direkt krankheitsbedingten Symptome.

Während die Krankengymnastik symptomorientiert an der Verbesserung einzelner motorischer Fähigkeiten und Fertigkeiten ansetzt, versucht die Sporttherapie die Gesamtheit der motorischen Fähigkeiten und Fer-

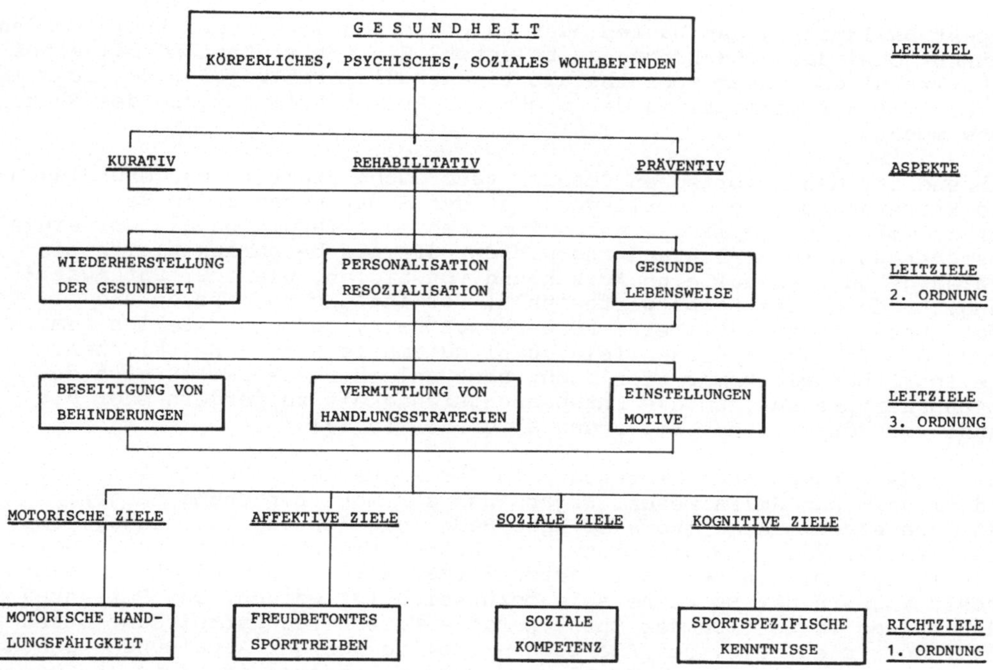

Abb. 1. Makroanalyse sporttherapeutischer Ziele

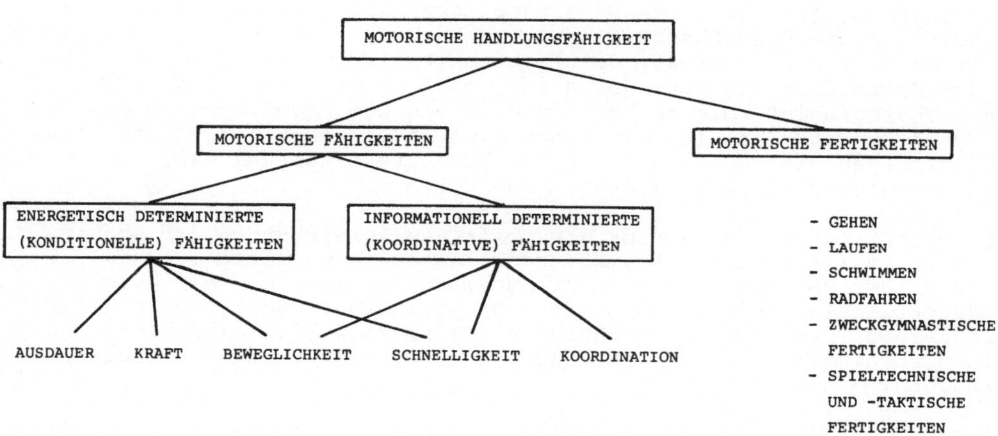

Abb. 2. Die motorische Handlungsfähigkeit als dialektische Einheit von Fähigkeiten und Fertigkeiten

tigkeiten zu entwickeln. Als Beispiel für die unterschiedliche Vorgehensweise in der Krankengymnastik und Sporttherapie sei die Therapie beim LWS-Syndrom genannt. Krankengymnastisch intendierte Therapieformen finden sich in nahezu jeder Kurklinik. Zweckgymnastische Übungen zur Kräftigung der Rumpfmuskulatur stehen dabei im Vordergrund [4,17]. Unter sporttherapeutischen Gesichtspunkten ist das gesamte Spektrum des Sports auf seine Anwendbarkeit hin zu analysieren und eventuell für diesen Patientenkreis zu modifizieren. So sind methodische Wege zu entwickeln, wie diesem Patientenkreis vor allem unter präventivem

Aspekt Ballspiele, das Laufen oder auch das Kegeln so vermittelt werden können, ohne das Achsenorgan zu belasten. Ein fester Bestandteil eines "LWS-Trainings" unter sporttherapeutischer Zielstellung ist der Schwimmunterricht zur Vermittlung des richtigen Brustschwimmens und des Rückenschwimmens.

Während für den motorischen Bereich zahlreiche theoretische Grundlagen und Erfahrungsberichte vorliegen, ist der Sporttherapeut im Bereich der *affektiven oder psychoemotionellen Ziele* mehr auf Intuition als auf einen gesicherten Erkenntnisstand angewiesen. Oftmals beschränken sich einschlägige Quellen auf eine Aufzählung von Zielen, wie z.B. Entängstigung, Erhöhung des Selbstwertgefühls, Vermittlung von Freude und Spaß, Entspannungsfähigkeit, Körperbewußtsein, und unterstellen dem Sport die Fähigkeit, diese Ziele quasi automatisch zu verwirklichen. Die Sporttherapie kommt hier nicht ohne Anleihen aus dem Bereich der Psychotherapie aus, um die Entspannungsfähigkeit zu fördern oder die Angst vor körperlicher Belastung abzubauen [5,19].

Soziale Ziele haben ihre Begründung in der Doppelnatur des Menschen als Individual- und Sozialwesen. Ergebnisse der Motivforschung zeigen, daß gerade soziale Motive eine hohe Bedeutung für das Sportengagement besitzen [8,18]. Kommunikations- und Kooperationsfähigkeit sowie Selbständigkeit sollten verstärkt durch Formen selbstgesteuerter Gruppenarbeit auch in der Sporttherapie berücksichtigt werden. Dem Patienten müssen auch im Bereich der Sporttherapie Entscheidungsfreiräume offengehalten werden, d.h. der Sportlehrer sollte weniger Anweisungen geben, sondern durch Impulse und Handlungsaufgaben Prozesse der Interaktion initiieren.

Kognitive Ziele werden i. allg. mit dem Begriff der Gesundheitserziehung in Verbindung gebracht. Gesundheitserzieherische Inhalte haben ihre Relevanz in der Sporttherapie sowohl unter kurativem als auch präventivem Aspekt. Der Grundsatz der Bewußtheit als durchgängiges Prinzip in der Gesamttherapie geht davon aus, daß der über Sinn und Zweck einer Therapie informierte Patient eine bessere Compliance zeigt. Des weiteren stellen die gewonnenen Einsichten neben den veränderten Einstellungen eine weitere Säule der Verhaltensänderung dar, die in der Kur angestrebt wird [13].

Der Patient ist zunächst über die positiven Auswirkungen der Sporttherapie zu informieren. Elementare Belastungsgrundsätze sind zu vermitteln. Der Patient sollte nicht nur wissen, wie hoch sein Puls beim Ausdauertraining sein soll, sondern er sollte auch selbständig jederzeit seinen Ist-Puls ohne technische Hilfsmittel bestimmen können und seine Trainingsintensität entsprechend des vorgegebenen Soll-Pulses verändern.

Informationen über die negativen Auswirkungen von Bewegungsmangel sind für die angestrebte Verhaltensänderung von untergeordneter Bedeutung. Wichtig erscheint es uns, die Informationen nicht ausschließlich in Form von Vorträgen zu vermitteln, sondern ständig begleitend in den Sportunterricht einfließen zu lassen.

Wir hoffen mit den vorliegenden Ausführungen einen kleinen Einblick in die Schwierigkeit der Konstruktion didaktischer Modelle für den Bereich der Sporttherapie schaffen zu können.

In einem nächsten Arbeitsschritt soll das Modell an einer Rehabilitationsklinik evaluiert werden. Erste Ergebnisse über die Veränderung der sportlichen Aktivität durch die Kur liegen bereits vor [3].

Literatur

1. Affemann R (1979) Durch Gesundheitserziehung zur Gesundheitsbildung. Dtsch Ärztebl 76:33
2. Bös K, Mechling H (1980) Dimensionen der Motorik. Dissertation, Heidelberg
3. Bös K, Wydra G (1983) Zur Effektivität bewegungstherapeutisch ausgerichteter stationärer Heilbehandlungen. Dtsch Z Sportmed 34:218-228
4. Ewald W (1982) Orthopädische Aspekte der Wirbelsäule. Krankengymnastik 34/7:520-523
5. Frester R (1980) Psychoregulative Verfahren und ihre Anwendung im Sport. Med Sport 20/10:297-300
6. Gropler H, Thieß G (1976) Elemente der körperlichen Leistungsfähigkeit. Theorie Prax Körperkult 25:2
7. Grupe O (1976) Leibeserziehung und Erziehung zum Wohlbefinden. Sportunterricht 6:355-374
8. Heinemann K (1976) Soziale Determinanten des Sportengagements. Sportwissenschaft 6:374-383
9. Israel S (1979) Körperliche Leistungsfähigkeit und Gesundheit. Med Sport 19:267-269
10. Jochheim K-A, van der Schoot P (Hrsg) (1981) Behindertensport und Rehabilitation. Hofmann, Schorndorf
11. Klauer KJ (1974) Methodik der Lehrzieldefinition und Lehrstoffanalyse. Schwann, Düsseldorf
12. Kruber D (1976) Die Sportstunde. Bartels & Wernitz, Berlin
13. Saurbier B (1981) Didaktische Grundsätze in der Gesundheitserziehung. Dtsch Ärztebl 78:943-949
14. Schaefer H, Blohmke M (1978) Sozialmedizin. Thieme, Stuttgart
15. Six B (1975) Die Relation von Einstellung und Verhalten. Z Sozialpsychol 6:270-296
16. Steiner H (1979) Einstellungsforschung und Handlungserfahrung. Sportwissenschaft 9:261-280
17. Tittel K (1981) Die Belastbarkeit der Wirbelsäule aus funktionell-anatomischer und biomechanischer Sicht. Med Sport 21:3-10
18. Weber A (1982) Laufen - Motive und Wirkungen. Sportwissenschaft 12:174-184
19. Willke E (1976) Psychotherapie durch Bewegung. Sportunterricht 25:72-77

B

Kardiale Rehabilitation

Cardiac Rehabilitation

Hämodynamik, Plasmakatecholamine und β-Adrenorezeptoren bei Trainierten, Untrainierten und linksventrikulärer Funktionsstörung des Herzens

Hemodynamics, Plasma Catecholamines, and β-Adrenoreceptor Density in Trained Subjects, Untrained Volunteers, and Left Ventricular Failure

M. Lehmann, P. Schmid und J. Keul

Summary

Hemodynamic values and plasma catecholamine levels were determined in endurance-trained subjects, untrained healthy volunteers, and post-infarction patients. Sensitivity to isoproterenol and β-adrenoreceptor density on intact polymorphonuclear leucocytes were also determined in subgroups. At rest as well as at identical exercise loads, negative correlation was observed between plasma catecholamine levels and cardiac pumping capacity. Plasma catecholamines may be seen as biochemical indicators of general sympathetic activity, health-risk free performance, performance capacity, and hemodynamic status. The isoproterenol-stimulated increased stroke volume responses in trained subjects may be indicative of a higher training-dependent sensitivity to catecholamines. β-receptor density was increased in trained subjects and was decreased in patients, correlating with cardiac pumping capacity. β-receptor density is seen as an indicator of sensitivity to catecholamines. The question of applicability of these results for other cells such as the myocardial cell however remains open at this time.

Einleitung

Das sympathische System stellt einen wesentlichen extrakardialen Mechanismus zur Modulation der Herzförderleistung dar. Mit der vorliegenden Arbeit werden mögliche quantitative Beziehungen zwischen linksventrikulärer Funktion des Herzens und dem Verhalten von Noradrenalin und Adrenalin im Plasma - als sympathische Indikatoren - bei Ausdauertrainierten, Nichtausdauertrainierten und Patienten mit koronarer Herzkrankheit (KHK) untersucht. In Subkollektiven wird zusätzlich die Empfindlichkeit gegenüber Isoproterenol, die β-Rezeptorendichte und der Einfluß der Bewegungstherapie auf die Plasmakatecholamine geprüft.

Methode

Probanden: s. Tabelle 1.

Untersuchungsgang: Stufenweise Laufbandergometrie, Plasmakatecholaminbestimmung, Isoproterenoltest und β-Rezeptorenbestimmung an polymorphkernigen Leukozyten erfolgten bei *Marathonläufern und Sportstudenten* (Tabelle 1). Hämodynamik, Plasmakatecholamine und β-Rezeptorendichte wurden bei *Alterssportlern, Untrainierten und Patienten mit KHK* ermittelt; die β-Rezeptorendichte nur bei 5 Trainierten, 5 Untrainierten, bei 3 Patienten mit Belastungsherzinsuffizienz und 3 mit Ruheherzinsuffizienz.

Methoden: Einteilung der hämodynamischen Funktionsstörung [16], Bestimmung der Herzförderleistung überwiegend nach dem Fickschen Prinzip,

Tabelle 1. Probanden

Probanden	n		Stadium[a]	Alter (Jahre)	HV/kg[b] (ml/kg)	Schlagvolumen (ml)
Marathonläufer	6	$\bar{x}$	-	32	14-15	90[c]
		s		5		17
Sportstudenten	6	$\bar{x}$	-	27	10-11	75[c]
		s		1		9
Alterssportler	6	$\bar{x}$	-	51	14,4	118[d]
		s		5	1,6	14
Normalpersonen	7	$\bar{x}$	-	47	11,4	106
		s	-	6	0,8	26
K H K	16	$\bar{x}$	I	56	11,8	92
		s		8	2,0	22
K H K	14	$\bar{x}$	II/III	50	17,2	74
		s		7	5,3	18
K H K	5	$\bar{x}$	IV	60	24,2	33
		s		10	5,8	6

[a] Stadium der linksventrikulären Funktionsstörung [16]

[b] Relative Herzgröße [15]

[c] Echokardiographisch bestimmt [7]

[d] Nach dem Fickschen Prinzp ermittelt

der peripheren Drücke nach Riva-Rocci, der Sauerstoffaufnahme mittels offenem System (Oxycon, Hellige, Freiburg), des Schlagvolumens während Isoproterenolgabe echokardiographisch [7], der Herzgröße röntgenologisch [15], der Plasmakatecholamine radioenzymatisch [6]. Isolierung der intakten polymorphkernigen Leukozyten nach Böyum [3], Bestimmung der β-Rezeptorendichte nach Dulis u. Wilson [9].

Statistik: Mittelwerte, Standardabweichungen, Vorzeichentest und Rangordnungstest (Wilcoxon-Test) beim Vergleich innerhalb einer Gruppe bzw. zwischen zwei Gruppen; Varianzanalyse und Schefé-Test beim Vergleich zwischen mehreren Gruppen (Signifikanzniveau $p < 0{,}05$).

Ergebnisse und Diskussion

Marathonläufer und Sportstudenten: Die Marathonläufer zeigen während stufenweiser Laufbandergometrie auf gleichen, höheren Belastungsstufen signifikant niedrigere Plasmakatecholaminspiegel (Noradrenalin und Adrenalin) als die Sportstudenten (Abb.1). Dieses trainingsbedingte Verhalten wurde bereits mehrfach beobachtet [10,12,19]. Es wird als Indikator eines verminderten sympathischen Antriebs gedeutet. Die *β-Rezeptorendichte* an intakten polymorphkernigen Leukozyten ist trainingsbedingt deutlich gesteigert (Abb. 1). Dies wird übereinstimmend auch von Bieger et al. [2] berichtet, ist jedoch an Membranpräparationen von Lym-

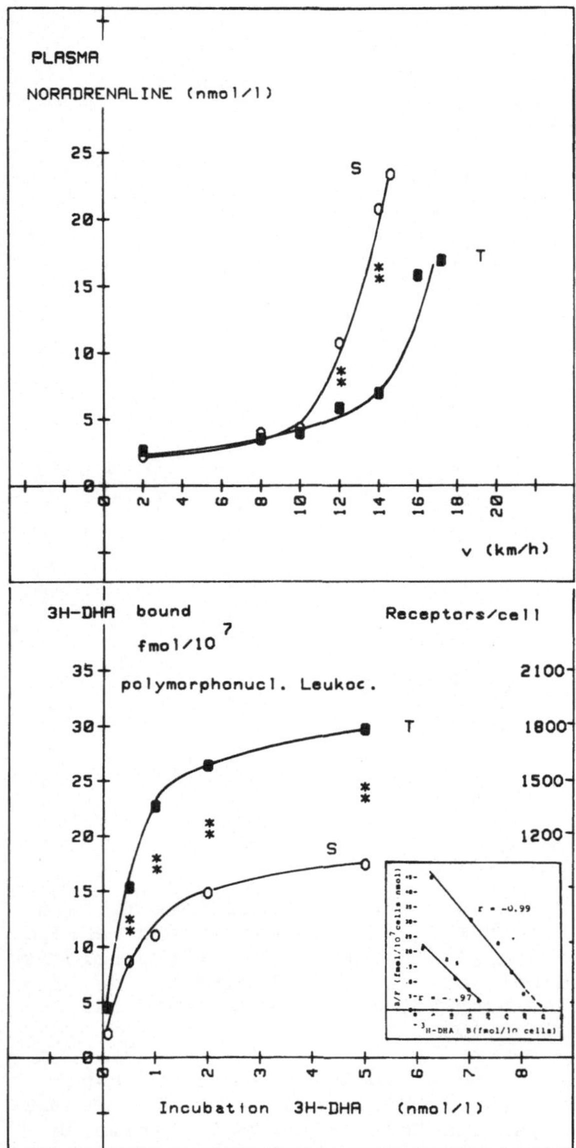

Abb. 1. Verhalten des Plasmanoradrenalins bei Marathonläufern und Sportstudenten während stufenweiser Laufbandergometrie (*oberer Teil*); ferner Rezeptorendichte (β-Rezeptoren) an polymorphkernigen, intakten Leukozyten (*unterer Teil*)

phozyten nicht nachweisbar [5]. Eine gesteigerte β-Rezeptorendichte kann eine höhere Empfindlichkeit gegenüber Katecholaminen beinhalten als eine Modulation der Neurotransmitter- und Hormonwirkung auf zellulärer Ebene. Unter *Isoproterenolgabe* (2 und 4 µg/min über je 12 min) steigern die Marathonläufer signifikant das Schlagvolumen, bei den Sportstudenten bleibt es im Mittel konstant. Die Herzförderleistung ist bei beiden Gruppen ebenso wie die relative Zunahme der Herzfrequenz vergleichbar [13]. Das trainingsabhängige Verhalten des Schlagvolumens dürfte auf dem vergrößerten kardialen Hubraum, der vagalen Zügelung der Sinusfrequenz und einer vermuteten gesteigerten Empfindlichkeit (β-Rezeptorendichte) gegenüber Katecholaminen beruhen. Die Übertragbarkeit der Rezeptorbefunde von Leukozyten auf die Herzmuskelfaser ist allerdings offen.

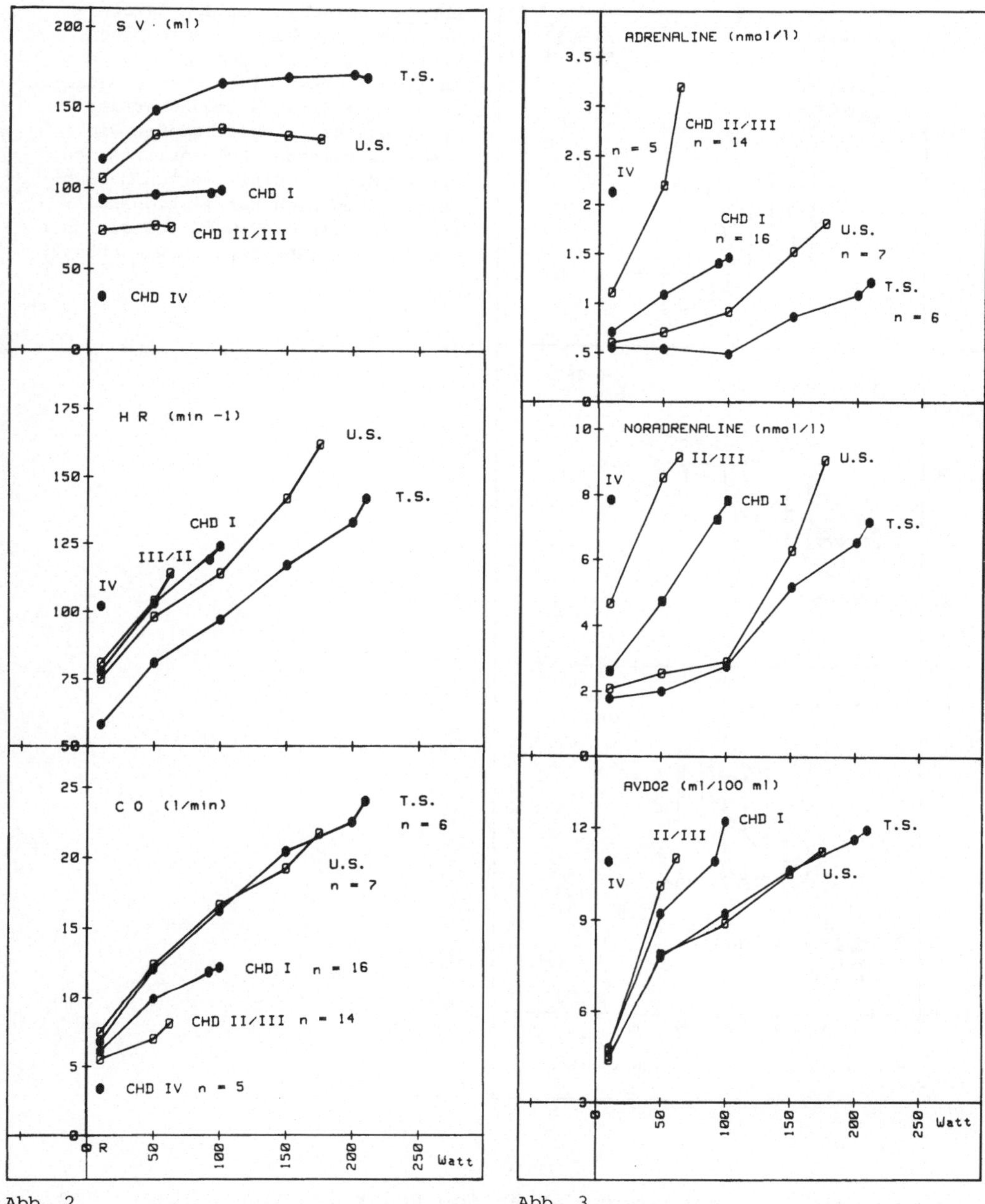

Abb. 2 Abb. 3

Abb. 2. Verhalten von Schlagvolumen, Herzfrequenz und Herzförderleistung (von oben nach unten) bei den Probanden nach Tabelle 1; (*T.S.* Alterssportler, *U.S.* Normalpersonen, *CHD I-IV* Patienten mit KHK I-IV der hämodynamischen Funktionsstörung)

Abb. 3. Verhalten von Adrenalin, Noradrenalin und der arteriovenösen Sauerstoffdifferenz (Abkürzungen wie Abb. 2)

Alterssportler, Normalpersonen, Patienten mit KHK: Während stufenweiser Fahrradergometrie und Einschwemmkatheter zeigen die Alterssportler ein höheres Schlagvolumen als die Normalpersonen bei Ruhe- und Arbeitsbradykardie und gleicher Förderleistung auf submaximalen Stufen (Abb. 2). Die Pa-

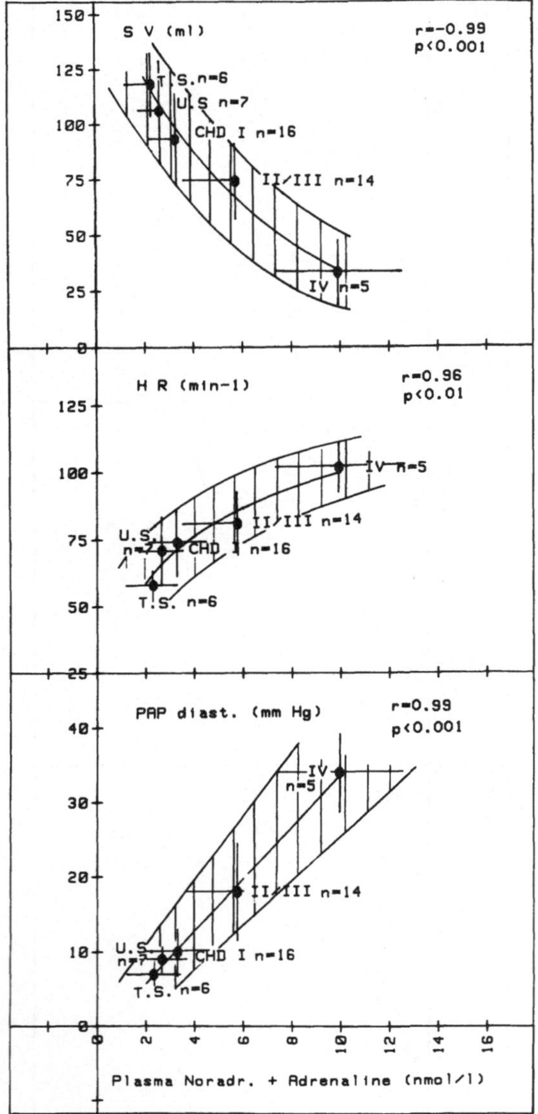

Abb. 4. Zwischen dem Schlagvolumen und dem Plasmakatecholaminspiegel besteht im Mittel über alle untersuchten Gruppen eine inverse Beziehung, eine direkte gegenüber der Herzfrequenz und Druckgrößen wie dem diastolischen Pulmonalarteriendruck. Mit den Einzelwerten berechnet ergeben sich Korrelationskoeffizienten von 0,40-0,60 bei gleicher Signifikanz (Abkürzungen wie Abb. 2)

tienten lassen eine schweregradabhängige Reduktion von Schlagvolumen und Förderleistung bei kompensatorischer Tachykardie und gesteigerter arteriovenöser Sauerstoffdifferenz erkennen (Abb. 2 und 3). Der quantitative Beitrag von Narbe nach Herzinfarkt, Belastungskoronarinsuffizienz und einer vermuteten Abnahme der Empfindlichkeit gegenüber Katecholaminen an der Verminderung des Schlavolumens kann mit der vorliegenden Untersuchung nicht aufgeschlüsselt werden. Das trainingsbedingte Verhalten wird als ökonomische, das schädigungsabhängige Verhalten als unökonomische Arbeitsweise des Herzens gedeutet. Die unökonomische Arbeitsweise läßt einen gesteigerten myokardialen Sauerstoffverbrauch erwarten [11,17]. Patienten mit deutlichen Angina-pectoris-Beschwerden waren ausgeschlossen worden.

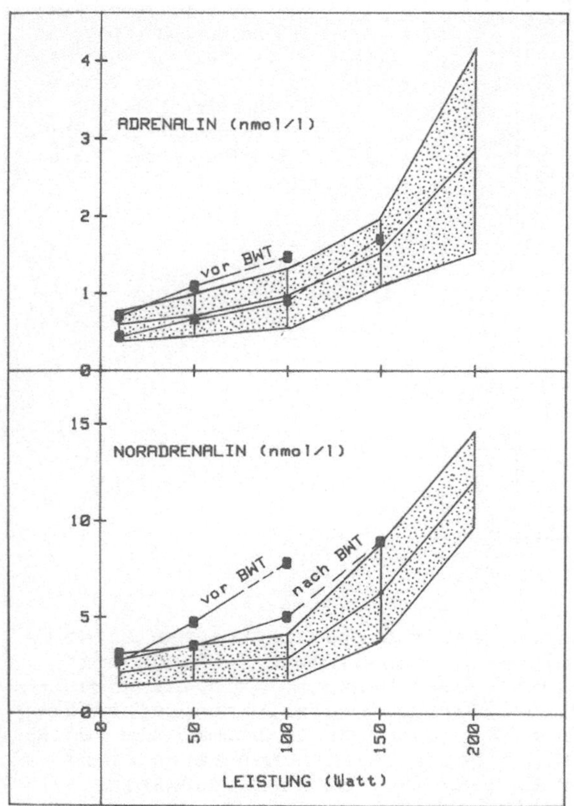

Abb. 5. Nach 1 Jahr Bewegungstherapie findet sich bei Patienten mit hämodynamischer Funktionsstörung Stadium I und II (n=15) eine tendenzielle Reduktion des Plasmanoradrenalins ($p < 0{,}10$). *BWT* Bewegungstherapie

In Übereinstimmung mit der Literatur [10,12,19] sind die Plasmakatecholaminspiegel der Alterssportler, wie auch bei den Marathonläufern, signifikant niedriger bei höhergradiger Körperarbeit als bei den Normalpersonen (Abb. 3). Mögliche, trainingsabhängige Unterschiede sind allerdings bei der Körperarbeit im Liegen unschärfer als während sportartspezifischer Beanspruchungen [8]. Bei den Patienten findet sich eine schweregradabhängige Zunahme zirkulierender, freier Katecholamine (Abb. 3). Diese wird als kompensatorisch gesteigerte sympathische Aktivität gedeutet. Neben einer erhöhten Freisetzung erscheint auch eine gestörte Wiederaufnahme ursächlich denkbar [14]. Zwischen der Ökonomisierung der Herzarbeit und dem Plasmakatecholaminverhalten besteht offensichtlich ebenso eine inverse Verbundenheit wie zwischen kardialer Leistungsfähigkeit (Belastbarkeit) und der sympathischen Aktivität. Dieses Verhalten wird deutlich an der inversen Beziehung zwischen dem Schlagvolumen und der Plasmakatecholaminkonzentration (Abb. 4).

Die Plasmakatecholamine können folglich als ein Ökonomieindikator gelten. Als ein ökonomisierendes therapeutisches Prinzip bei Herzinsuffizienten darf die Gabe von Digitalis angesehen werden, da bei Verbesserung der kardialen Funktion eine Reduktion des sympathischen Antriebs zu beobachten ist [18]. Auch die Bewegungstherapie kann, kenntlich am Verhalten der Plasmakatecholamine, ein ökonomisierendes Prinzip darstellen. So zeigen 15 Patienten der linksventrikulären, hämodynamischen Störung, Stadium I und II nach Roskamm u. Reindell [16], eine tendenzielle Abnahme ($p < 0{,}10$) des Plasmanoradrenalins nach 1 Jahr Bewegungstherapie (Abb. 5). Dieser günstige Effekt dürfte mehr durch periphere Anpassungsmechanismen zu erklären sein.

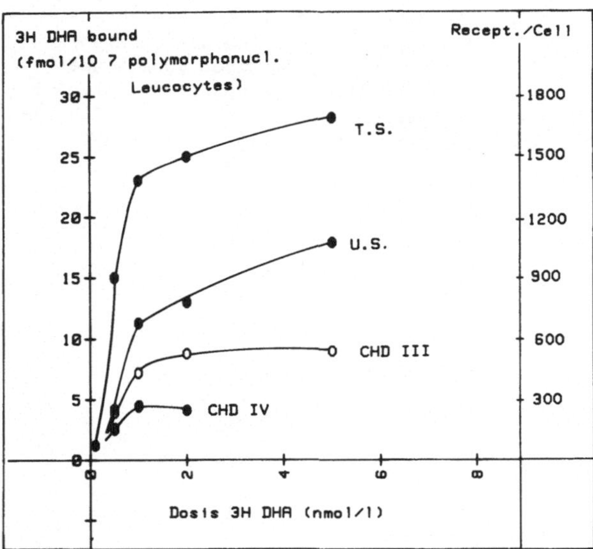

Abb. 6. Die β-Rezeptorendichte an intakten polymorphkernigen Leukozyten ist bei Ausdauertrainierten gesteigert, bei Patienten mit Ruheherzinsuffizienz (*IV*) und Belastungsherzinsuffizienz (*III*) auf dem Boden einer KHK reduziert

Die β-*Rezeptorendichte* an polymorphkernigen, intakten Leukozyten zeigt im Gegensatz zu den Plasmakatecholaminen eine direkte Verbundenheit mit der kardialen Leistungsfähigkeit (Belastbarkeit); sie ist gesteigert bei den Alterssportlern und reduziert bei Belastungsherzinsuffizienz und Ruheherzinsuffizienz (Abb. 6). Quantitativ stimmt die Reduktion der Rezeptoren an Leukozyten mit der beschriebenen Veränderung der Dichte an der Herzmuskelfaser überein [4]. Da aber eine Reihe methodischer Fragen nicht geklärt sind, und auch keine Studie mit simultaner Bestimmung an Leukozyten und Myokardiozyten vorliegt, muß die Übertragbarkeit des vorgelegten Befunds offen bleiben. Tierexperimentell besteht jedoch an der These einer abnehmenden Rezeptorendichte an Herzmuskelzellen in Abhängigkeit von schädigungsbedingt überhöhten Katecholaminspiegeln kein Zweifel [1]. Dieser Beobachtung kann ein zunehmender Stellenwert in der Therapie der chronischen Herzinsuffizienz zukommen.

Literatur

1. Baumann G, Rieß G (1982) Verhalten kardialer β-Rezeptoren bei akutem Myokardinfarkt und chronischem Herzversagen. Mögliche Rolle von H_2-Rezeptor-Agonisten im katecholamin-refraktären Myokard. Herz Kreisl 14:169-178
2. Bieger W, Zittel R, Zappe H, Weicker H (1982) Einfluß körperlicher Aktivität auf Katecholamin-Rezeptoraktivität. Dtsch Z Sportmed 33:249
3. Böyum A (1967) Isolation of mononuclear cells and granulocytes from human blood. Scand J Clin Lab Invest 97 [Suppl]:77-89
4. Bristow MR, Ginsburg R, Minobe W, Cubicciotti RS, Sageman WS, Lurie K, Billingham M, Harrison DC, Stinson EB (1982) Decreased catecholamine sensitivity and β-adrenergic receptor density in failing human hearts. N Engl J Med 307:205-211
5. Butler J, O'Brien M, O'Malley K, Kelle JG (1982) Relationship of β-adrenoreceptor density to fitness in athletes. Nature 298:60-61
6. DaPrada M, Zürcher G (1979) Radioenzymatic assay of plasma and urinary catecholamines in men and various animal species. Physiological and pharmacological applications. In: Albertini A, DaPrada M, Pescar A (eds) Radioimmuno assay of drugs and hormones in cardiovascular medicine. Biochemical Press Elsevier North Holland, Amsterdam, pp 112-119

7. Dickhuth HH, Simon G, Nause A, Korsten-Reck U, Staiger A, Keul J (1980) Linksventrikuläre Größenverhältnisse und Schlagvolumenbestimmung mit dem zweidimensionalen Echokardiogramm bei Sportlern und Untrainierten. In: Kindermann W, Hort W (Hrsg) Sportmedizin für Breiten- und Leistungssport. Demeter, Gräfelfing, S. 209-212
8. Dickhuth HH, Lehmann M, Abel R, Keul J (1983) Zweidimensionale Belastungsechokardiographie und Plasmakatecholamin-Bestimmung zur Beurteilung des physiologisch hypertrophierten Herzens. Z Kardiol 72:268-276
9. Dulis BH, Wilson IB (1980) The β-adrenergic receptor of live human polymorphonuclear leukocytes. J Biol Chem 255:1043-1048
10. Hartley LH, Mason JW, Hogan RP, Jones LG, Kotchen TA, Mougey EH, Wherry FE, Pennington LL, Ricketts PT (1972) Multiple hormonal response to graded exercise in relation to physical training. J Appl Physiol 33:602-606
11. Heiss HW, Barmeyer J, Wink K, Huber G, Hageman G, Beiter G, Keul J, Reindell H (1975) Durchblutung und Substratumsatz des gesunden menschlichen Herzens in Abhängigkeit vom Trainingszustand. Verh Dtsch Ges Herz Kreislaufforsch 41:247-252
12. Lehmann M, Keul J, Huber G, DaPrada M (1981) Plasma catecholamines in trained and untrained volunteers during graduated exercise. Int J Sports Med 2:143-147
13. Lehmann M, Dickhuth HH, Stamer S, Spielberger B, Keul J (1983) Unterschiedliche kardiale und metabolische Isoproterenoleffekte in Abhängigkeit vom Trainingszustand. Klin Wochenschr 61:567-575
14. Mäurer W, Ablasser A, Saggau W, Storch H, Hausen M, Helmus G, Kübler W (1981) Veränderungen des myolardialen Katecholamin-Stoffwechsels und Verhalten der Plasma-Katecholamine bei Patienten mit chronischer Aorteninsuffizienz. Z Kardiol 70:540-546
15. Musshoff K, Reindell H (1956) Die Röntgenuntersuchung des Herzens in horizontaler und vertikaler Körperstellung. Dtsch Med Wochenschr 81:1001-1006
16. Roskamm H, Reindell H (1977) Versuch einer klinischen Stadieneinteilung. In: Reindell H, Roskamm H (Hrsg) Herzkrankheiten. Springer, Berlin Heidelberg New York, S 383-387
17. Sarnoff SJ, Braunwald E, Welch jr GH, Case RB, Stainsby WN, Macruz R (1958) Hemodynamic determinants of oxygen consumption of the heart with special reference to the tension-time-index. Am J Physiol 192:148-158
18. Valori C, Pinchi G, Fiorini E (1979) Adreno-sympathetic system in congestive heart failure. In: Albertini A, DaPrada M, Peskar BA (eds) Radioimmunoassay of drugs and hormones in cardiovascular medicine. Biochemical Press Elsevier North Holland, Amsterdam, pp 161-174
19. Winder WW, Hickson RC, Hagberg JM, Ehsani AA, McLane JA (1979) Training induced changes in hormonal and metabolic responses to submaximal exercise. J Appl Physiol 46:766-771

Der Einfluß körperlicher Leistung auf die Antithrombin-III-Aktivität im Plasma

The Influence of Physical Exercise on Antithrombin III Activity in Plasma

L. Röcker, B. Stiege-Quast, H.-J. Schwandt und J. Quast

Summary

Many investigations have demonstrated that physical exercise leads to an activation of the blood clotting system. Fewer investigations have been done concerning the inhibitory system of coagulation. The present investigation was undertaken to determine whether alterations in antithrombin-III- (AT-III-) activity (primary inhibitor of coagulation) could be seen during and after physical exercise.

The study was performed with 12 endurance-trained and 13 untrained healthy male subjects, 18-38 years old. They exercised on a bicycle ergometer according to the method of Franz. Blood samples were taken before (A), in the 30th minute under steady state conditions (B), at maximal exercise (C), and 60 minutes (D) and in some subjects 24 hours after exercise.

The resting value (A) in untrained subjects was 12,1 IU/ml. During exercise (B and C) significant changes where not found. Sixty minutes after exercise a significant decrease ($p < 0,05$) of 1,0 IU/ml in AT-III-activity was found. Even 24 hours after exercise the AT-III-activity remained decreased.

The resting value (A) in trained subjects was 11,8 IU/ml. During the exercise period AT-III-activity increased significantly ($p < 0,05$) by 0,5 IU/ml (B) and by 0,7 IU/ml (C), respectively. Sixty minutes after exercise (D) AT-III was significantly decreased by 0,7 IU/ml ($p < 0,05$). Twenty-four hours after exercise (E) the AT-III-activity remained decreased.

Einleitung

Körperliche Aktivität verändert die Homöostase des plasmatischen Gerinnungssystems in Richtung einer erhöhten Gerinnungsbereitschaft [2,3,4,8,9,10,16]. In eigenen Untersuchungen und aus Literaturmitteilungen konnte festgestellt werden, daß sich besonders stark die Faktoren VIII und XII des endogenen Systems veränderten [2,3,4,8,11,12,16].

Dem plasmatischen Gerinnungssystem stehen als Gegenspieler hemmende Komponenten gegenüber, die dafür sorgen, daß die Gerinnung lokal und zeitlich begrenzt abläuft [5]. Von den bekannten Inhibitoren (Antithrombin I-VI) spielt Antithrombin III (AT III) die wichtigste Rolle, da es fast alle am Ablauf der Hämostase beteiligten Faktoren zu hemmen vermag, indem es einen inaktiven Komplex mit den entsprechenden aktivierten Faktoren bildet [5]. Eine intravaskuläre Gerinnung kann deshalb durch den Verbrauch von AT III mit der gleichzeitig auftretenden Aktivitätsverminderung erkannt werden. Von erheblicher klinischer Relevanz ist die Tatsache, daß ein Absinken von AT III auf nur 75% der Norm schon zu einem hohen Thromboserisiko führt [5].

Während der Zusammenhang zwischen der Blutgerinnung und körperlichen Leistungen durch zahlreiche Untersuchungen hinreichend bekannt ist, gibt es nur ganz wenige Mitteilungen über das Verhalten des Inhibitorpotentials, insbesondere über die AT-III-Aktivität [6,7].

Ziel der vorliegenden Untersuchung war es deshalb, das Verhalten der AT-III-Aktivität während und nach körperlichen Leistungen zu beobachten.

Methode

An dem Versuch beteiligten sich 13 untrainierte und 12 ausdauertrainierte gesunde Männer im Alter von 18-38 Jahren.

Nach einer Ruhepause von 30 min im Liegen wurden die Versuchspersonen auf einem Fahrradergometer zunächst submaximal bis zu einem Steady state von HF=120/min belastet. Anschließend wurde die Leistung um jeweils 50 W/min bis zur Auslastung gesteigert. Blutabnahmen erfolgten vor, in der 30. min der submaximalen, zum Zeitpunkt der maximalen Leistung und 60 min nach der Leistung. Bei einem Teil der Versuchspersonen wurde 24 h nach der Leistung noch einmal Blut entnommen. Die Bestimmung der AT-III-Aktivität erfolge mit Hilfe des chromogenen Substrats "Chromozym TH" (Boehringer).

Die statistischen Analysen wurden mit nichtparametrischen Methoden durchgeführt [13].

Ergebnisse und Diskussion

In Abb. 1 sind die Aktivitäten von AT III vor, während und nach der ergometrischen Leistung von untrainierten und ausdauertrainierten Versuchsteilnehmern vergleichend dargestellt. Die Ruhewerte beider Gruppen unterschieden sich nicht signifikant voneinander und lagen innerhalb des Referenzbereichs von AT III (10-15 IU/ml). Die AT-III-Aktivität veränderte sich bei den Untrainierten während der Leistung nicht. 60 min nach der Leistung war die AT-III-Aktivität jedoch signifikant ($p < 0,05$) vermindert. Diese Verminderung war noch bis zu 24 h nach der Leistung zu finden.

Ein ähnliches Verhalten zeigte die AT-III-Aktivität bei den Trainierten. Es fanden sich leichte Erhöhungen während der Leistung. Eine Stunde nach der Leistung war die AT-III-Aktivität ebenfalls signifikant ($p < 0,01$) vermindert. Auch diese Verminderung war bis zu 24 h nach der Leistung nachweisbar.

Aufgrund der vorliegenden Befunde möchten wir die Ergebnisse folgendermaßen zusammenfassen und interpretieren:

1. Zwischen Trainierten und Untrainierten konnte in bezug auf die AT-III-Aktivität in Ruhe kein signifikanter Unterschied nachgewiesen werden.
2. Im Gegensatz zu den Untrainierten zeigten die Trainierten während der Leistung einen leichten, jedoch signifikanten Anstieg der AT-III-Aktivität.
3. Die vorliegenden Ergebnisse weisen darauf hin, daß AT III während der Leistung und besonders nach der Leistung verbraucht wird. Dies ist ein Hinweis für eine Thrombinwirkung in vivo.

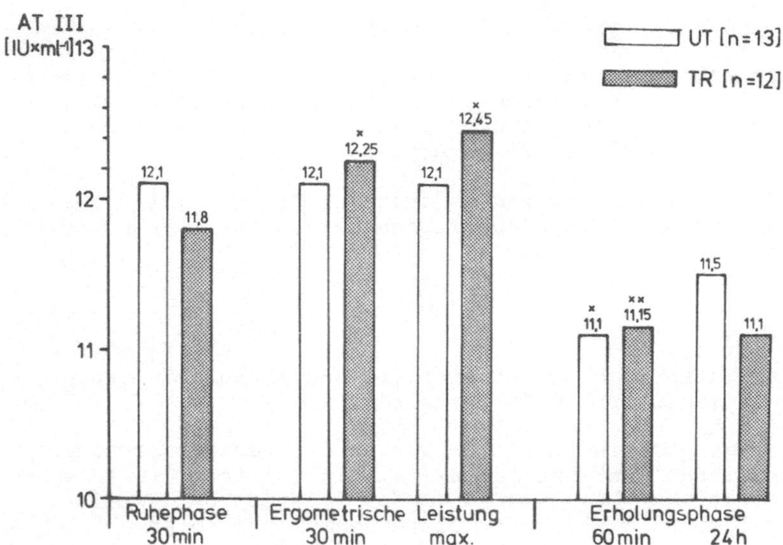

Abb. 1. Verhalten der Antithrombin-III- (AT III) Aktivität vor, während und nach einer körperlichen Leistung bei Untrainierten (*UT*) und Ausdauertrainierten (*TR*). Die Höhe der Säulen entspricht dem jeweiligen Medianwert. Signifikante Ergebnisse in bezug auf den Ruhewert sind folgendermaßen gekennzeichnet: * $0{,}05 > p \geq 0{,}01$; ** $p < 0{,}01$

Die Mehrzahl der älteren Untersuchungen haben lediglich gezeigt, daß eine körperliche Leistung zu signifikanten Veränderungen von In-vitro-Parametern des Gerinnungssystems führen, die sich z.B. in einer Verkürzung der PTT darstellten. Bärtsch et al. [1] sowie Vogt et al. [15] fanden bei körperlichen Leistungen trotz einer Verkürzung der Gerinnungszeit und einer erhöhten Faktor-VIII-Aktivität keinen Hinweis auf eine intravaskuläre Thrombinwirkung, gemessen am Nachweis von Fibrinopeptid A. Andererseits fanden Hyers et al. [7] erhöhte Fibrinopeptid-A-Werte nach einer körperlichen Leistung.

Unsere Ergebnisse sprechen ebenfalls für eine in-vivo Aktivierung der Hämostase bei körperlichen Leistungen.

4. Der leistungsbedingte Abfall der AT-III-Aktivität blieb immer innerhalb der physiologischen Grenzen und dürfte deshalb unter normalen Bedingungen zu keinem vergrößerten Thromboserisiko führen.
5. Inwiefern die vorliegenden Ergebnisse bei anderen Kollektiven (z.B. Risikopatienten) klinische Relevanz haben, kann aus den vorliegenden Ergebnissen nicht beurteilt werden. Zur Klärung dieser Fragestellung sind bereits Untersuchungen an Risikopatienten geplant.

Von besonderem Interesse erscheinen in diesem Zusammenhang auch Befunde von Stormorken u. Erikssen [14], nach denen bei Patienten mit angiographisch gesicherten Koronarerkrankungen signifikant niedrigere AT-III-Werte gefunden wurden als bei einer normalen Kontrollgruppe.

Literatur

1. Bärtsch P, Schmidt EK, Straub PW (1982) Fibrinopeptide A after strenuous physical exercise at high altitude. J Appl Physiol 53:40-43
2. Davis GL, Abildgaard CF, Bernauer EM, Britton M (1976) Fibrinolytic and hemostatic changes during and after maximal exercise in males. J Appl Physiol 40:287-292

3. Egeberg O (1963) The effect of exercise on the blood clotting system. Scand J Clin Lab Invest 15:8-13
4. Ferguson EW, Barr CF, Bernier LL (1979) Fibrinogenolysis and fibrinolysis with strenuous exercise. J Appl Physiol 47:1157-1161
5. Heimburger N (1982) Blutgerinnung: die Interaktion von Plasma-Proteinen. Die gelben Hefte 22:97-103
6. Huisveld IA, Hospers AJH, Bernink MJE, Biersteker MWA, Erich WBM, Bouma BN (1982) Oral contraceptives and fibrinolysis among female cyclists before and after exercise. J Appl Physiol 53:330-334
7. Hyers TM, Martin BJ, Pratt DS, Dreisin RB, Franks JJ (1980) Enhanced thrombin and plasmin activity with exercise in man. J Appl Physiol 48:821-825
8. Iatridis SG, Ferguson JH (1963) Effect of physical exercise on blood clotting and fibrinolysis. J Appl Physiol 18:337-344
9. Kesseler K, Egli H, Wachholder K (1957) Über die Einwirkung körperlicher Arbeit auf die Blutgerinnung. Klin Wochenschr 35:1088-1089
10. Mandalaki T, Dessypris A, Louizou C, Bossinakou I, Panayotopoulou C, Antonopoulou A (1977) Marathon run I: Effects on blood coagulation and fibrinolysis. Thrombos Haemostas (Stuttg) 37:444-450
11. Röcker L (1979) Der Einfluß des Sportes auf das Gerinnungs- und Fibrinolyse-system. Fortbildungsveranstaltung der DSB, 1.-2.12.1979, Bad Salzuflen
12. Röcker L (1983) Der Einfluß körperlicher Leistungen auf Laborbefunde. Der Kassenarzt 23:35-45
13. Sachs L (1974) Angewandte Statistik, Planung und Auswertung. Methoden und Modelle. 4. Aufl. Springer, Berlin Heidelberg New York
14. Stormorken H, Erikssen J (1977) Plasma antithrombin III and factor VIII antigen in relation to angiographic findings, angina and blood groups in middle-aged men. Thrombos Haemostas (Stuttg) 38:874-880
15. Vogt A, Hofmann V, Straub PW (1978) Fehlende Thrombinämie bei der sogenannten Hyperkoagulabilität nach körperlicher Anstrengung. Schweiz Med Wochenschr 108:1599-1600
16. Winckelmann G, Meyer G, Roskamm H (1968) Der Einfluß körperlicher Belastung auf Blutgerinnung und Fibrinolyse bei untrainierten Personen und Hochleistungs-sportlern. Klin Wochenschr 46:712-716

Hämoglobin-Sauerstoff-Affinität bei Patienten mit arterieller Verschlußkrankheit (AVK) der Beine

Hemoglobin Oxygen Affinity in Patients with Arterial Occlusive Disease of the Legs

K.-M. Braumann, U. Martens, W. Kleemann, N. Maassen, D. Böning und U. Maass

Summary

Popliteal venous blood was taken from 12 patients with arterial occlusive disease of the legs, clinically graded IIa in severity according to Fontaine. Oxygen dissociation curves were constructed for resting conditions (37°, pH 7,40) and after artificial acidification with lactic acid. Bohr coefficients were calculated for the oxyhemoglobin saturation range of 10-80%.

The resting dissociation curves have a slope (Hill's "n") of 2.79 ± 0.26, almost exactly halfway between normal untrained persons and highly trained athletes, for whom we determined "n"-values of 2.60 and 2.96, respectively. The patients' Bohr coefficients after acidification with lactic acid were especially high in the lower range of saturation, just as with the highly trained athletes, when compared to normal persons.

The changes found in Hb-O_2-affinity mean that about 7% more oxygen can be extracted from a defined volume of blood in the area of hypoxic muscle tissue (pH 7.0) without a change in blood flow.

The causes of these phenomena can be explained only partially by age shifts in the erythrocyte population.

Einleitung

Die Sauerstoffbindungskurve stellt die Beziehung dar zwischen der Sauerstoffsättigung des Hämoglobins und dem jeweiligen Sauerstoffpartialdruck (pO_2). Der bekannte S-förmige Kurvenverlauf erlaubt besonders im Bereich mittlerer Sättigungsstufen eine starke Sauerstoffabgabe ohne einen wesentlichen Abfall des pO_2. Der pO_2 ist für die Sauerstoffversorgung des Gewebes von besonderer Bedeutung; bei Abfall unter einen - für verschiedene Organe unterschiedlichen - sog. "kritischen Wert" kommt es vermehrt zu anaerober Energiebereitstellung. Beim Muskel liegt dieser "kritische" Druck bei ca. 22 Torr [4]; beim Unterschreiten dieses Wertes steigt die Laktatkonzentration im venösen Blut des Muskels an.

Unter dem Einfluß verschiedener sog. "Effektoren" ändert sich die geometrische räumliche Struktur des Hämoglobinmoleküls; es kommt dadurch zu einer Zu- oder Abnahme der Affinität zum Sauerstoff, kenntlich an einer Links- bzw. Rechtsverschiebung der Bindungskurve.

Eine Affinitätsabnahme, also eine Rechtsverschiebung der Kurve, wird bekanntermaßen durch eine Zunahme der Wasserstoffionenkonzentration, des CO_2-Drucks, der Temperatur sowie der Konzentration von 2,3-Diphosphoglycerat (DPG), einem Intermediärprodukt des intraerythrozytären Glukosestoffwechsels, bewirkt.

Die Größe der durch pH-Abfall bedingten Rechtsverschiebung der Bindungskurve wird nach ihrem Entdecker als Bohr-Effekt bezeichnet; der Betrag - O_2 Druckerhöhung/pH-Änderung - galt lange als konstant. In jüngerer Zeit konnte gezeigt werden, daß dieser Betrag unterschiedlich groß ist, je nachdem, ob die Ansäuerung des Blutes durch fixe Säuren (wie z.B. Milchsäure) oder flüchtige Säuren (CO_2) entsteht, und daß er außerdem abhängig ist von der Sauerstoffsättigung des Hämoglobins [5,7].

In früheren Arbeiten konnten wir einige bislang nicht eindeutig erklärbare Veränderungen der Hämoglobin-Sauerstoff-Affinität bei Hochleistungssportlern nachweisen; eine veränderte Lage der Bindungskurve sowie eine Vergrößerung des Bohr-Effekts [1,2,3]. Wir haben damals u.a. die Möglichkeit diskutiert, daß ein Metabolit aus dem Muskelstoffwechsel, der bei Trainierten vermehrt gebildet wird, zur Modulation der Hämoglobin-Sauerstoff-Affinität imstande sein könnte.

Zur Überprüfung dieser Hypothese haben wir die HB-O_2-Affinität bei Patienten mit arterieller Verschlußkrankheit (AVK) der Beine gemessen, bei denen es ja auch - ähnlich wie bei trainierenden Sportlern - häufig zu hypoxischen Stoffwechselsituationen in relativ großen Muskelgruppen kommt.

Methode

Bei 12 Patienten mit arterieller Verschlußkrankheit von Becken- bzw. Oberschenkeltyp des klinischen Schweregrads IIa nach Fontaine, mittleres Alter 57 Jahre, wurde unter Ruhebedingungen poplitealvenöses Blut entnommen und mittels einer Mischtechnik eine Sauerstoffbindungskurve erstellt: Nach Äquilibrierung jeweils einer Teilmenge von Blut mit Gasen, die 0% bzw. 22% Sauerstoff und jeweils 5% CO_2 enthielten, wurden durch Mischung verschiedener Volumina von desoxygeniertem und oxygeniertem Blut insgesamt 5-7 Mischpunkte gewonnen. Auf jeder Mischungsstufe wurden pO_2 und pH (BGA 3, Radiometer Copenhagen) sowie die Sauerstoffsättigung (OSM 2, Radiometer Copenhagen) gemessen und danach eine Bindungskurve im Bereich von ca. 10-80% Sättigung erstellt. Zusätzlich wurden die Hämoglobinkonzentration (Cyanmethämoglobinmethode), der Hämatokritwert (Mikrohämatokritzentrifugation), der intraerythrozytäre pH (nach Gefrier-Tau-Hämolyse), die Milchsäurekonzentration (Test Kit Fa. Boehringer), sowie die Konzentration der intraerythrozytären organischen Phosphate ATP (Testkit Fa. Boehringer) sowie DPG (Testkit Fa. Sigma) bestimmt. Nach Ansäuerung des Blutes mit 1,0 n Milchsäure (0,015 ml pro ml Vollblut) wurde dann nach der gleichen Methode eine zweite Bindungskurve erstellt, die rechts von der Ruhekurve lag. Bei bekanntem Sauerstoffdruck und pH war es somit möglich, für jede Sättigungsstufe die Größe des Bohr-Koeffizienten (BC) nach der Formel

$$BC = \frac{\Delta \log pO_2}{\Delta pH}$$

zu berechnen.

Statistische Signifikanzen wurden durch t-Test (Student) bzw. Varianzanalyse ermittelt [14].

Ergebnisse

Abb. 1 zeigt die Ruhebindungskurven der AVK-Patienten (37°C, pH 7,40) in der logarithmischen Darstellungsart nach Hill, durch die der S-förmige Kurvenverlauf nahezu linearisiert wird. Zum Vergleich dargestellt sind die Bindungskurven von Normalpersonen und hochtrainierten Leistungssportlern aus einer früheren Arbeit [2]. Im Bereich des Halbsättigungsdrucks P_{50} ist der Wert "n" für die Steigung der Kurve bei Trainierten 2,96; die Kurven der Untrainierten weisen eine Steigung von 2,60 auf ($p < 0,001$). Die Kurven der Patienten mit AVK haben einen "n"-Wert von 2,79; dieser Betrag liegt genau zwischen den "n"-Werten von Untrainierten und Trainierten.

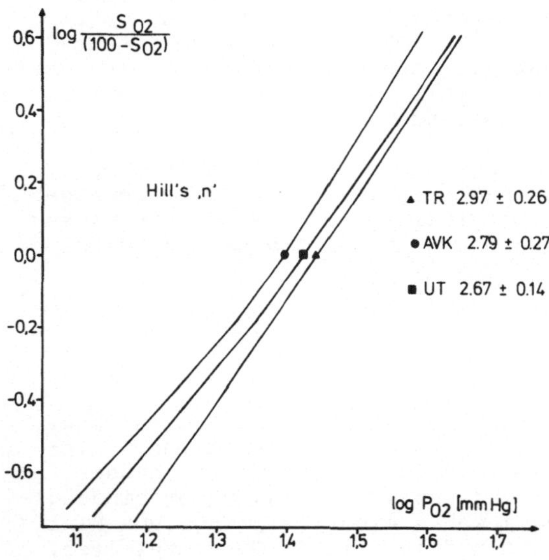

Abb. 1. Sauerstoffbindungskurven unter Ruhebedingungen (37°C, pH 7,40) von Normalpersonen (*UT*), hochtrainierten Leistungssportlern (*TR*) und Patienten mit *AVK* der Beine. Darstellung nach Hill

Die Ruhekurven der AVK-Patienten liegen im Vergleich zu Normalpersonen relativ weit links (P_{50} 24,8 mm Hg), obwohl die Konzentration der intraerythrozytären organischen Phosphate erhöht ist (Abb. 2).

Abb. 3 zeigt den sättigungsabhängigen Verlauf des nach Ansäuerung mit Milchsäure errechneten Bohr-Koeffizienten von Normalpersonen, von hochtrainierten Leistungssportlern (beide aus [3]) sowie von AVK-Patienten. Bei Sportlern besteht ebenso wie bei AVK-Patienten keine Sättigungsabhängigkeit mehr; die Größe der Bohr-Koeffizienten ist über den gesamten Sättigungsbereich nahezu konstant. Die Differenz zu Normalpersonen ist im Bereich von 10-30% Sättigung mit $p < 0,05$ signifikant.

Diskussion

Die Rechtsverschiebung der Bindungskurve stellt eine für die O_2-Versorgung der Peripherie günstige Situation dar, steigt doch der O_2-Druck auf die gleichen Sättigungsstufen an bzw. läßt sich bis zum Erreichen gleicher Drücke die arteriovenöse Sauerstoffdifferenz erhöhen. Der für die Peripherie günstige Effekt der Rechtsverschiebung wird jedoch von einer gewissen Größenordnung an dadurch relativiert, daß

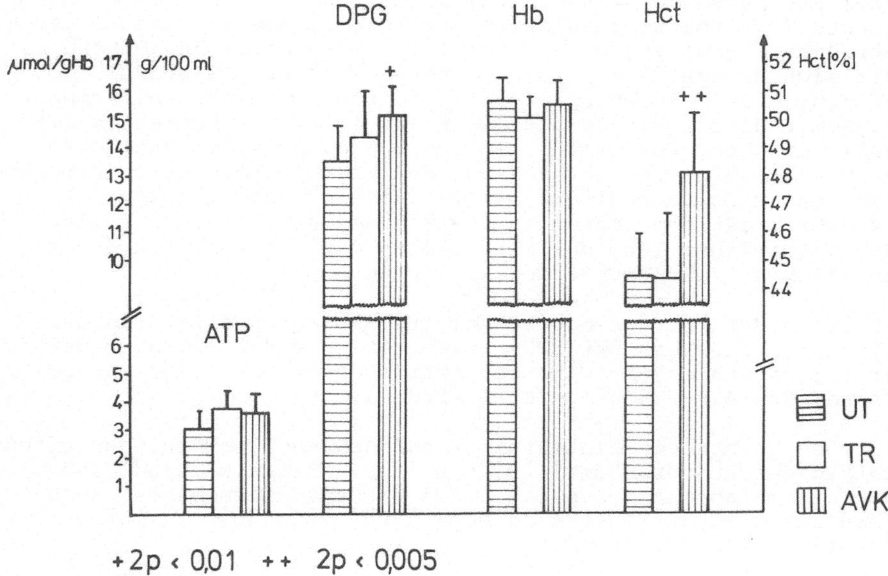

Abb. 2. Blutparameter unter Ruhebedingungen von Normalpersonen (*UT*), hochtrainierten Leistungssportlern (*TR*) sowie Patienten mit *AVK* der Beine

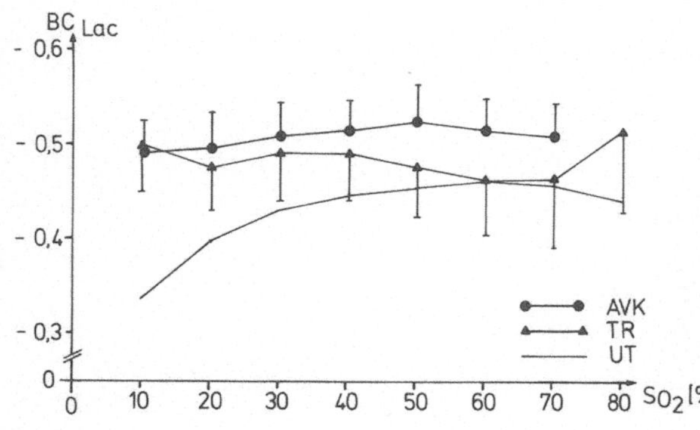

Abb. 3. Verlauf der Milchsäure-Bohr-Koeffizienten in Abhängigkeit von der Sauerstoffsättigung des Hämoglobins bei Normalpersonen (*UT*), hochtrainierten Leistungssportlern (*TR*) und Patienten mit *AVK* der Beine

die Aufsättigung in der Lunge gestört wird, und es nicht mehr zur vollständigen Beladung der Hämoglobinmoleküle mit Sauerstoff kommen kann. Daraus geht hervor, daß eine günstige Adaptation in einer Versteilerung der Bindungskurve liegen müßte, wie bereits früher in theoretischen Berechnungen nachgewiesen werden konnte [13].

Der positive Effekt der Kurvenversteilerung findet sich deutlich bei hochtrainierten Sportlern. Der "n"-Wert der AVK-Patienten liegt mit 2,79 genau in der Mitte zwischen Untrainierten und Trainierten. Statistisch läßt sich diese Differenz zwar nicht sichern, gegenüber Untrainierten wie Trainierten werden die Signifikanzgrenzen knapp verfehlt; dennoch glauben wir, daß sich hier erste Anzeichen im Sinne einer Adaptation zeigen. Der relativ niedrige P_{50} von nur 24,8 mm Hg dürfte dadurch verursacht sein, daß alle Patienten noch mehr oder weniger starke Raucher waren und somit einen erhöhten Gehalt von CO-Hb aufwiesen; durch CO-Hb wird der Halbsättigungsdruck jedoch erniedrigt [9].

Die versteilerte Kurve der Trainierten wurde von uns durch eine insgesamt verjüngte Erythrozytenpopulation erklärt, da häufige trainingsbedingte intravasale Hämolyse eine vermehrte kompensatorische Blutneubildung mit sich bringt [10]. Die erhöhten Werte für DPG und ATP deuten darauf hin, daß diese Phosphate in jüngeren Erythrozyten vermehrt sind [11]. Somit dürfte die versteilerte Kurve der AVK-Patienten mit den ebenfalls erhöhten Werten für ATP und DPG durch einen ähnlichen Effekt verursacht sein; bei der Passage der Erythrozyten durch hypoxisches Gewebe und dadurch bedingte Osmolaritätsschwankungen kann es durchaus zu kurzfristigem Schwellen und Schrumpfen von roten Zellen kommen [6]. Vorstellbar ist, daß alte Zellen durch diese Volumenveränderungen leichter zerstört werden als junge.

Die Vergrößerung der Beträge des BC bei AVK-Patienten läßt sich nur geringfügig durch eine erhöhte DPG-Konzentration erklären. Auch der Betrag der intraerythrozytären Wasserstoffionenkonzentration war bei Normalpersonen und AVK-Patienten annähernd gleich.

Bei Goldfischen konnte ein Plasmafaktor nachgewiesen werden, der offenbar den Betrag des BC vergrößert [8]. Ob eine ähnlich wirkende Substanz (z.B. ein Metabolit des hypoxischen Muskelstoffwechsels) auch bei Menschen die Hb-O_2-Affinität zu verändern imstande ist, muß vorerst Spekulation bleiben.

Die physiologische Bedeutung dieser Befunde wird in Abb. 4 deutlich: Bei Annahme einer laktatbedingten Azidose in der hypoxischen Muskulatur der schlecht durchbluteten Extremität mit Abfall des pH auf 7,0 errechnet sich für den Verlauf der Bindungskurve bei Benutzung der

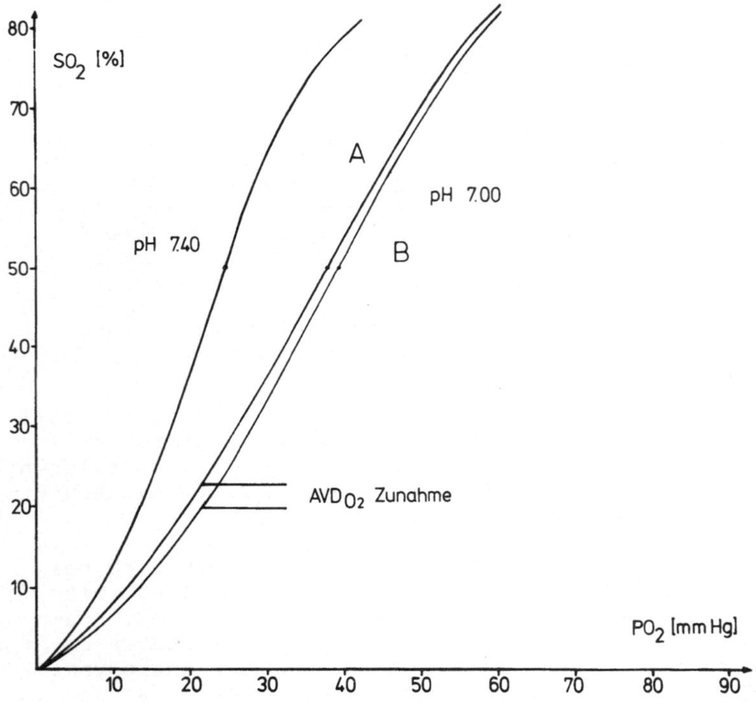

Abb. 4. Physiologische Bedeutung der veränderten Hämoglobin-Sauerstoff-Affinität bei Patienten mit AVK der Beine (Erklärung s. "Diskussion")

Normalwerte für den Bohr-Koeffizienten der Verlauf der Kurve "A". Bei Anwendung der hier mitgeteilten Beträge für BC stellt sich der Verlauf "B" dar. Es zeigt sich dabei im Bereich des "kritischen" Sauerstoffdrucks eine Zunahme der $AVDO_2$ von etwas mehr als 5 Sättigungsprozenten; bei der Annahme einer Gesamt-$AVDO_2$ von ca. 80% bedeutet das, daß die Sauerstoffmenge, die in einem definierten Volumen Blut transportiert werden kann, um 6-8% lediglich durch eine Veränderung der Hämoglobin-Sauerstoff-Affinität zunimmt, ohne Veränderung der Muskeldurchblutung.

Schlußfolgerung

Patienten mit AVK zeigen teilweise gleiche, für die periphere O_2-Versorgung günstige Veränderungen der Hb-O_2-Affinität, wie sie in ausgeprägter Form bei hochtrainierten Leistungssportlern nachgewiesen werden konnte. Die Ursachen dieser Effekte lassen sich nur zu einem Teil, z.B. durch eine verjüngte Erythrozytenpopulation und eine dadurch bedingte Erhöhung der Konzentration von 2,3-DPG, erklären. Da sowohl bei Sportlern als auch bei Patienten mit AVK häufig hypoxische Stoffwechselsituationen in relativ großen Anteilen der Muskulatur bestehen, könnte eine in dieser Eigenschaft bislang noch nicht bekannte Substanz des Muskelstoffwechsels die Hb-O_2-Affinität zu modulieren imstande sein.

Da die beschriebenen Effekte offensichtlich durch regelmäßiges körperliches Training noch zu steigern sind, dürften unsere Ergebnisse als ein weiterer Hinweis auf die positive Wirkung eines regelmäßigen Gehtrainings bei der Behandlung der AVK der Beine anzusehen sein. Gleichzeitig erklären sie - zumindest teilweise - die Beobachtung, daß es nach einem Gehtraining zwar zu einer Zunahme der Gehstrecke, nicht aber der Muskeldurchblutung kommt (z.B. [12]).

Literatur

1. Böning D, Schweigart U, Tibes U, Hemmer B (1975) Influences of exercise and endurance training on the oxygen dissociation curve of blood under in vivo and in vitro conditions. Eur J Appl Physiol 34:1-10
2. Braumann K-M, Böning D, Trost F (1979) Oxygen dissociation curves in trained and untrained subjects. Eur J Appl Physiol 42:51-60
3. Braumann K-M, Böning D, Trost F (1982) Bohr effect and slope of the oxygen dissociation curve after physical training. J Appl Physiol 52:1524-1530
4. Cain SM (1965) Appearance of excess lactate in anesthetized dogs during anemia and hypoxic hypoxia. Am J Physiol 209:604-610
5. Hlastala MP, Woodson RD (1975) Saturation dependency of the Bohr-effect: Interactions among H^+, CO_2 and DPG. J Appl Physiol 38:1126-1131
6. Maassen N (1983) Exercise hemoconcentration and osmolality. Naunyn-Schmiedebergs Arch Pharmacol [Suppl] 322:R79
7. Meier U, Böning D, Rubenstein HJ (1974) Oxygenation dependent variations of the Bohr coefficient related to whole blood and erythrocyte pH. Pflügers Arch 349:203-213
8. Morpurgo G, Vaccaro M, Raschetti R, Occionero C, Sartor P, Benucci AM (1973) A factor which regulates Bohr-effect in poikilotherm animals and man. Separatum Experientia 29:1475-1477
9. Roughton FJW, Darling RC (1944) The effect of carbon monoxide on the oxyhemoglobin dissociation curve. Am J Physiol 144:17-31
10. Schmidt W, Maassen N, Trost F, Böning D (1981) Influences of physical training on hematological quantities and oxygen affinity of hemoglobin. Pflügers Arch [Suppl] 391:R54

11. Shojania AM, Israels LG, Zipursky A (1968) The relationship of ATP concentration to erythrocyte aging. J Lab Clin Med 71:41-47
12. Sörlie D, Myrhe K (1978) Effects of physical training in intermittant claudication. Scand J Clin Lab Invest 38:217-222
13. Turek Z, Kreuzer T, Hoofd LJC (1973) Advantage or disadvantage of a decrease of blood oxygen affinity for tissue oxygen supply at hypoxia. Pflügers Arch 342:185-197
14. Winer BJ (1971) Statistical principles in experimental design. International Student edition McGraw-Hill Kogakusha Ltd., Tokyo

Ergometrie bei Patienten mit koronarer Herzkrankheit. Einfluß der Belastungsart auf verschiedene Leistungsfunktionsgrößen

Ergometric Testing of Coronary Heart Disease Patients. Influence of Test-Design on Measurements in Exercise Testing

A. Berg, H. Köllner, J. Staiger, J. Stippig und J. Keul

Summary

In 20 patients after myocardial infarction (53.1 ± 9.7 y, 11.6 ± 2.5 ml/kg HV/BW) usual performance diagnostic parameters (heart rate, blood pressure, HR × BP product, oxygen uptake per body weight, lactic acid, lactic acid per oxygen uptake, blood glucose level) were examined in 3 stepwise exercise stress tests: bicycle ergometer supine position (BE_l), bicycle ergometer sitting position (BE_s), treadmill (TM) (constant speed, variable incline). The data measured were expressed relative to the respective ergometric work and compared according to the corresponding oxygen uptake per body weight. At maximum symptom-limited work-loads, different maximum heart rates and oxygen-uptake values were reached with different exercise forms (HR, 1/min: BE_l = 124.5 ± 19.9, BE_s = 143.5 ± 24.5, TM = 145.5 ± 22.7; $\dot{V}O_2$/BW, ml/(kg•min): BE_l = 24.3 ± 5.17, BE_s = 30.2 ± 6.10, TM = 30.4 ± 5.12). In spite of the lower exercise intensity higher ST-segment depressions were measured during BE_l (-ST, mV: BE_l = 0.15 ± 0.10, BE_s = 0.12 ± 0.12, TM = 13.0 ± 0.11) without any correlation to the HR × BP product (RR•HR/1000: BE_l = 22.2 ± 6.7, BE_s = 28.1 ± 6.3, TM = 27.4 ± 4.9).

The results point out the necessity of differentiating between coronary diagnostic procedure results and cardiovascular performance during normal daily activity with familiar forms of movement.

Einleitung

Zur Voruntersuchung von Patienten mit koronarer Herzkrankheit stellt das Belastungs-EKG die wichtigste Untersuchungsmethode zur Beurteilung der myokardialen Sauerstoffversorgung dar [17]. Neben den typischen, an die gewählte Belastungsart gestellten Bedingungen (Güte der EKG-Registrierung, Reproduzierbarkeit und physikalische Definierbarkeit, Ausbelastung im individuellen maximalen Leistungsbereich bei weitgehend aerober Belastung) [9] stellt die befriedigende, praxisorientierte Beurteilung der Belastbarkeit zur richtigen Auswahl und Dosierung einer Trainingstherapie eine zusätzliche wünschenswerte Anforderung dar [4,7]. Dies erscheint um so notwendiger, da im Rahmen einer ambulanten Bewegungstherapie mit Infarktpatienten die individuell angesetzte Trainingsintensität als wesentliche Größe für die Ausbildung kardiozirkulatorischer und metabolischer Anpassungseffekte angesehen werden kann [2,15]. Infolge der zu erwartenden kardialen Ausbelastung auch muskelschwacher, untrainierter oder primär leistungslimitierter Personen erscheint deshalb ein definierter Laufbandsteigeversuch zur Bewegungstherapie-Einstellung und weiteren Beurteilung des Therapieverlaufs im Rahmen von ambulanten Koronargruppen besonders geeignet [1]. In diesem Sinne sollen nach vorausgegangener Untersuchung männlicher Normalpersonen unterschiedlicher Altersgruppen [4] nunmehr Patienten mit koronarer Herzkrankheit auf ihre belastungsbedingten Veränderungen spiroergometrischer Funktionsgrößen sowie ischämischer ST-Streckenveränderungen während eines Laufbandsteigetests im Vergleich zur herkömmlichen Fahrradsitzend- und -liegendergometrie beobachtet werden.

Methode

Dazu wurden innerhalb eines Zeitraums von jeweils maximal 3 Wochen unter gleichen äußeren Bedingungen, zur gleichen Tageszeit (vormittags zwischen 10 und 13 Uhr) sowie unter unveränderter Medikation 20 Patienten mit Zustand nach Myokardinfarkt im Rahmen von Aufnahme- oder Kontrolluntersuchungen für Teilnehmer an ambulanter Bewegungstherapie (koronare Trainingsgruppen) untersucht. Die persönlichen Daten der untersuchten Patienten sind in Tabelle 1 zusammengestellt.

Tabelle 1. Angaben zu den untersuchten Patienten mit KHK zum Vergleich unterschiedlicher Ergometrieformen (n=20) ($x \pm s$)

Alter (Jahre)	53,1 ± 9,71
Körpergewicht (kg)	74,9 ± 8,43
Körpergröße (cm)	175 ± 7,0
Abs. Herzvolumen (ml)	867 ± 102
Rel. Herzvolumen (ml/kg)	11,6 ± 1,28
Zustand nach	
Hinterwandinfarkt	10
Vorderwandinfarkt	9
Intramuralinfarkt (3-GKH)	1
Mittleres Infarktalter	2,5 J

In den drei definierten Untersuchungsarten [1,4]

- Fahrradliegendergometrie (3-min-Belastungsstufen à 25 W, Ausgangsleistung 50 W)
- Fahrradsitzendergometrie (3-min-Belastungsstufen à 25 W, Ausgangsleistung 50 W)
- Laufband-Steigetest (3-min-Belastungsstufen à 2,5% Steigungszuwachs, konstante Ganggeschwindigkeit 4 km/h, Ausgangsleistung 5,0% Steigung)

wurden als klinische Routineparameter [3,4] die absolute und körpergewichtsbezogene Sauerstoffaufnahme, die Herzfrequenz, der systolische und diastolische Blutdruck, das Blutdruckfrequenzprodukt, die Blutglukose- und -laktatspiegel, der Laktatäquivalentwert sowie die ST-Senkung im registrierten EKG als leistungsbezogene und maximale Größe bestimmt. Die graphische Darstellung der einzelnen Parameter erfolgte nach bereits beschriebenen Funktionsgleichungen [4].

Die erhobenen Werte wurden im multiplen Vergleich mit dem Scheffè-Test sowie im paarigen Vergleich mit dem Student-t-Test auf signifikante Unterschiede überprüft [6].

Ergebnisse

Die in den unterschiedlichen Belastungsformen unter symptomlimitierter Ausbelastung gemessenen Maximalwerte sind in Tabelle 2 zusammengestellt. Bezogen auf die physikalische Leistung am Fahrradergometer im Liegen wird in der Sitzendergometrie eine um 40 W (+31%, $p < 0{,}001$) bzw. 5,8 ml/kg•min $\dot{V}O_2$ (+24%, $p < 0{,}001$) und in der Laufbandergometrie eine um 6,1 ml/kg•min $\dot{V}O_2$ (+25%, $p < 0{,}001$) höhere Intensität erreicht.

Tabelle 2. Einfluß der Belastungsart auf die erreichten Maximalwerte der untersuchten Funktionsgrößen bei unterschiedlicher Ergometrieform (n=20) ($\bar{x} \pm s$)

	Fahrrad-Lgd.	Fahrrad-Stzd.	Laufband
Max. Leistung (W, %)	129 ± 33,7	169 ± 43,2	19,5 ± 4,5
$\dot{V}O_2$ (ml/min)	1811 ± 403	2242 ± 434**	2266 ± 456**
$\dot{V}O_2$/KG (ml/kg•min)	24,3 ± 5,1	30,1 ± 6,1**	30,4 ± 5,1**
Herzfrequenz (1/min)	124 ± 20,0	144 ± 24,5**	146 ± 22,7**
RR_{syst} (mm Hg)	192 ± 19,9	195 ± 16,7	188 ± 23,1
RR_{diast} (mm Hg)	98 ± 9,6	92 ± 14,5	86 ± 8,4*
Blutdruckfrequenzprodukt (RR_s•Hf/1000)	22,1 ± 6,6	28,1 ± 6,2*	27,4 ± 4,9*
Blutglukose (mmol/l)	5,7 ± 0,63	5,4 ± 0,97	5,2 ± 0,88
Blutlaktat (mmol/l)	5,4 ± 2,03	6,8 ± 2,30	5,8 ± 2,49
Laktatäquivalentwert (Laktat/$\dot{V}O_2$KG)	0,218 ± 0,061	0,224 ± 0,063	0,186 ± 0,058
Positive ST-Senkung (n)	15	10**	11**

Mult. Vergleich *0,05 **0,01 vs Fahrradergometrie (liegend)

Bei nur geringen Unterschieden im systolischen Blutdruck (F_s vs Lfd $p < 0{,}05$) und meßbar höheren diastolischen Blutdruckwerten für die Liegendergometrie (F_s vs F_l $p < 0{,}025$; Lfd vs F_l $p < 0{,}001$) weist die Fahrradliegendergometrie bei deutlich niedrigeren mittleren Herzfrequenzen (F_s vs F_l und Lfd vs F_l $p < 0{,}001$) ein entsprechend verringertes Doppelprodukt auf (-27%, F_s vs F_l und F_s vs Lfd $p < 0{,}005$).

Trotz deutlich im Vergleich zur Laufbandbelastung niederer kardialer Ausbelastung im Liegen und vergleichbarer kardialer Ausbelastung im Sitzen wird ein nahezu identischer (Lfd vs F_l) bzw. signifikant geringerer (Lfd vs F_s $p < 0{,}01$) mittlerer Laktatwert und deutlich niederer Laktatäquivalentwert (Lfd vs F_l und Lfd vs F_s $p < 0{,}025$) für die Laufbandergometrie gemessen.

Die Anzahl der ST-positiven EKG-Befunde nimmt gegenüber 15/20 in der Fahrradliegendergometrie auf 10/20 in der Fahrradsitzendergometrie bzw. 11/20 in der Laufbandergometrie trotz höherer erreichter Ausbelastung ab. Vergleichbar wurde der subjektive Erschöpfungsgrad in allen Fällen für die Fahrradliegendergometrie am weitgehensten angegeben. Entsprechend der bereits beschriebenen Belastungsfunktionen [4] lassen sich für die einzelnen Parameter enge signifikante Korrelationen zur Belastungsintensität berechnen.

Die unterschiedliche Reaktionsform gemessener Funktionsgrößen auf den einzelnen Belastungsstufen verdeutlichen die zusammengestellten Mittelwertsfunktionen (Herzfrequenzverhalten Abb. 1; Laktatäquivalentwertverhalten Abb. 2; ST-Senkungsreaktion Abb. 3).

Der Vergleich der Fahrrad- und Laufbandergometrie über die biologische Eichung mittels der körpergewichtsbezogenen Sauerstoffaufnahme ermöglicht das Diagramm der Abb. 4.

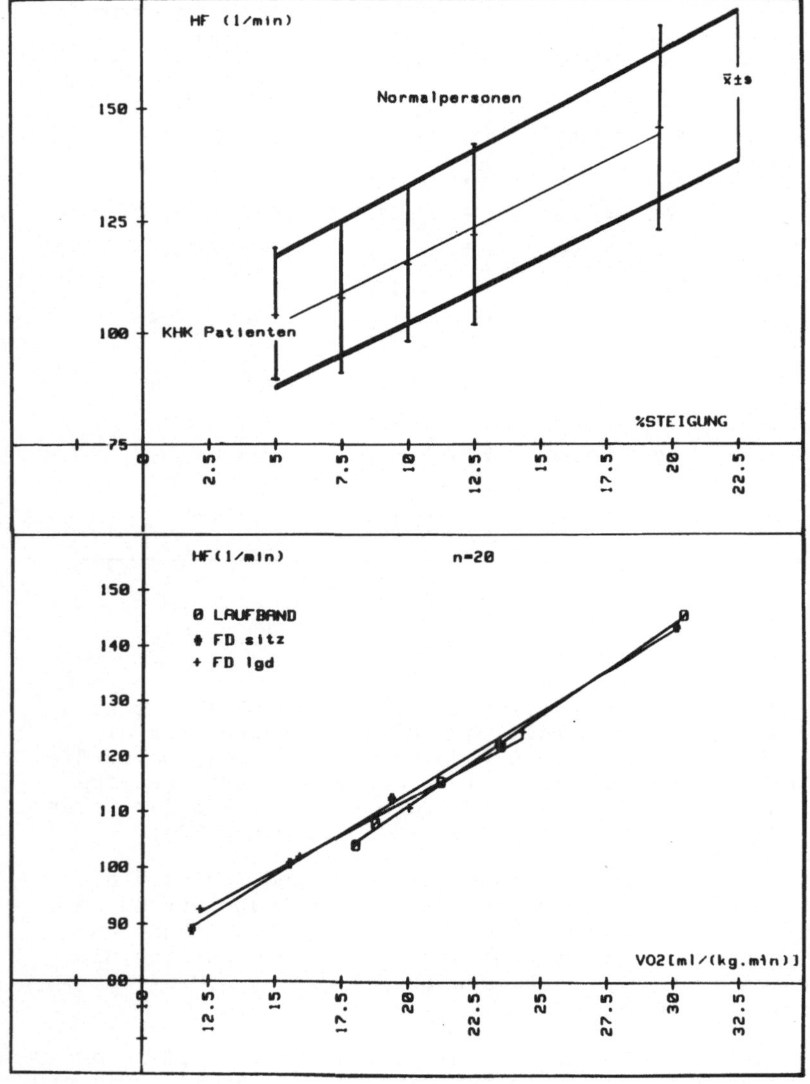

Abb. 1. Herzfrequenzleistungsfunktion bei KHK-Patienten mit unterschiedlicher Belastung (Fahrrad liegend, Fahrrad sitzend, Laufband) sowie im Vergleich zur Laufbandergometrie von Normalpersonen [4]

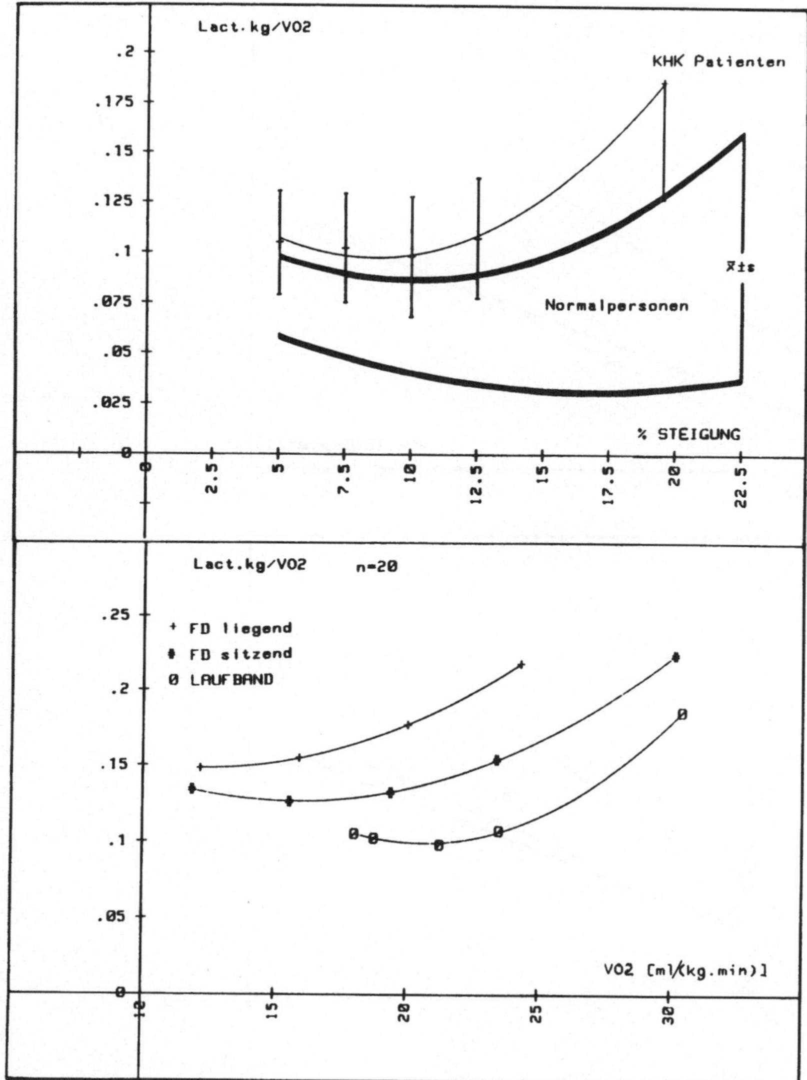

Abb. 2. Verhalten des Laktatäquivalentwerts bei KHK-Patienten mit unterschiedlicher Belastung (Fahrrad liegend, Fahrrad sitzend, Laufband) sowie im Vergleich zur Laufbandergometrie von Normalpersonen [4]

Diskussion

Werden die Funktionsgrößen Herzfrequenz, Blutdruck und Blutdruckfrequenzprodukt sowie körpergewichtsbezogene Sauerstoffaufnahme betrachtet, so kann für alle Belastungsformen eine direkte Beziehung zur Belastungsintensität nachgewiesen werden, die sowohl die notwendige Reproduzierbarkeit als auch die einfache Intrapolierbarkeit dieser Funktionsgrößen bestätigt. Verglichen mit den Laufbandergebnissen bei Normalpersonen unterschiedlicher Altersgruppen [4] können für diese Funktionsgrößen keine patientenspezifische Unterschiede (Teilnehmer koronarer Trainingsgruppen) berechnet werden. Die Herzfrequenzleistungsfunktion (Abb. 2) wird durch die jeweilige Belastungsart nicht beeinflußt; das

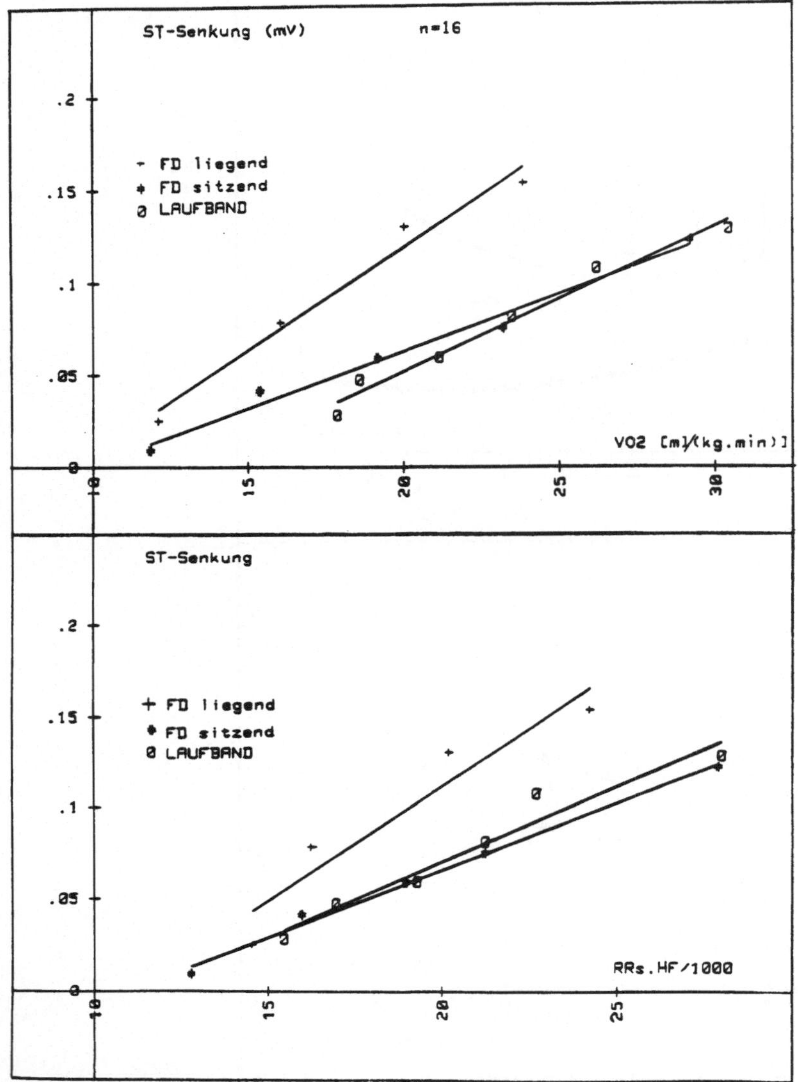

Abb. 3. ST-Strecken-Verhalten bei KHK-Patienten mit unterschiedlicher Belastung in Abhängigkeit zum korrespondierenden Doppelprodukt und der physikalischen Arbeitsleistung

Verhalten der Herzfrequenz zur körpergewichtsbezogenen Sauerstoffaufnahme bleibt unabhängig von der jeweiligen Belastungsart und Körperhaltung annähernd konstant, so daß die Herzfrequenz durchaus zur Steuerung und Dosierung der individuellen Trainingsintensität während ambulanter Bewegungstherapie herangezogen werden kann.

Eine positive Eigenschaft der Laufbandergometrie kommt in den auf den jeweiligen Belastungsstufen gemessenen Laktat- und abgeleiteten Laktatäquivalentwerten [Laktat/($\dot{V}O_2$/kg)] zum Ausdruck. Ausgehend von dem spezifischen Charakter dieser Parameter [3,4,10] kann die Laufband-

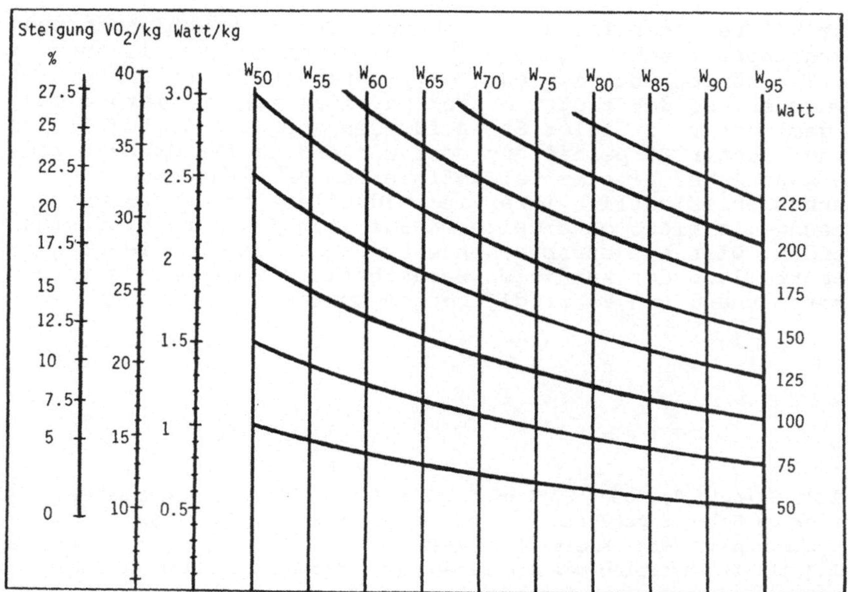

Abb. 4. Vergleich der erreichten Leistung für KHK-Patienten bei Fahrrad- und Laufbandergometrie mittels biologischer Eichung über die körpergewichtsbezogene Sauerstoffaufnahme

ergometrie in der hier als Steigeversuch durchgeführten Form als überwiegend aerobe Belastungsart mit primär kardiozirkulatorischer im Gegensatz zur peripher-metabolisch limitierten Ausbelastung beschrieben werden [4,12]. Dieser Vorteil der dynamisch-zirkulatorischen Beanspruchungsform mit gleichbleibend niederfrequenter Kontraktionsfolge [12,13] sollte gerade für die Belastbarkeitsbeurteilung von Bewegungstherapiepatienten vermehrt genutzt werden [1]. Zur Verständlichkeit und Übertragbarkeit der erhobenen Laufbandergometrieergebnisse sollte jedoch auf keinen Fall auf die Angabe der Leistungsfähigkeit in Watt/KG [bzw. ml/(kg·min) $\dot{V}O_2$] verzichtet werden (Abb. 4).

Entgegen der für Normalpersonen und auch KHK-Patienten bekannten höchsten ergometrischen Ausbelastung im Laufbandtest [5,8,11,12] können für die hier untersuchten Patienten mit Zustand nach Herzinfarkt keine sicheren Unterschiede in den Maximalwerten der Herzfrequenzen und Sauerstoffaufnahmen bei Laufband- und Fahrradsitzendergometrie beobachtet werden. Der Vorteil des Laufbandsteigetests liegt damit weniger in einer zu erwartenden höheren kardiozirkulatorischen Ausbelastung als vielmehr in einer subjektiv wie objektiv bestätigten geringeren peripheren Ermüdung. Dies erscheint für die Beurteilung des Adaptations- und Therapieverlaufs um so bedeutender, da entgegen der angegebenen Kreislauffunktionsgrößen für das Laktat- und Laktatäquivalentwertverhalten deutliche Unterschiede zwischen gesunden Normalpersonen und den hier untersuchten Personen bestehen.

Deutliche spezifische Unterschiede können im ST-Streckenverhalten für die unterschiedlichen Belastungsergometrieformen aufgezeigt werden. Trotz vorliegender Angaben über eine vergleichbare methodische Empfindlichkeit von Laufband- und Fahrradergometrie [9] muß, bezogen auf ein Kriterium von ≥ 0,05 mV-ST-Senkung, eine signifikant geringere Ischämiereaktion trotz höherer Ausbelastung angegeben werden. Sowohl aufgrund der belastungsartspezifischen muskulären Beanspruchung [8] als auch der Lagerung [16] können unterschiedliche Reaktionen in der Hämodynamik erwartet werden, so daß trotz höherer physikalischer Leistung und $\dot{V}O_2$ max. ein geringerer kardialer Streß für den vorgeschädigten linken Ventrikel in aufrechter Körperhaltung oder während Laufbandarbeit gegeben ist. So kann (Abb. 4) eine bei definiertem Belastungsmodus erreichte ST-Senkung hinsichtlich ihrer individuellen Leistungs- und Doppelproduktschwelle nicht ohne weiteres auf andere Belastungsformen übertragen werden. Dies hat entsprechende Konsequenzen für die praxisorientierte Beurteilung der kardialen Belastbarkeit von Bewegungstherapieteilnehmern anhand von Fahrradliegendergometrie.

Literatur

1. Berg A, Keul J, Stippig J, Huber G, Kindermann W (1980) Die Bedeutung eines praxisorientierten Belastungstestes (Laufbandergometrie) für Patienten mit koronarer Herzkrankheit. Herz-Kreisl 12:252-257
2. Berg A, Keul J (1981) Physiological and metabolic resonses of female athletes during laboratory and field exercise. In: Borms J, Hebbelinck M, Venerando A (eds) Women and sport. Karger, Basel New York, pp 77-96
3. Berg A, Keul J, Ringwald G, Stippig J, Deus B (1981) Serum lipoprotein cholesterol in sedentary and trained male patients with coronary heart disease. Clin Cardiol 4:233-237
4. Berg A, Köllner H, Stippig J, Keul J (1983) Ein definierter Laufbandtest (Steigeversuch) bei gesunden Männern unterschiedlicher Altersgruppen. Herz-Kreisl 15:124-130
5. Blomquist G (1971) Use of exercise testing for diagnostic and functional evaluation of patients with atherosclerotic heart disease. Circulation 44:1120-1136
6. Boardman TJ (1979) General statistics. Hewlett-Packard Desktop Computer Division. Fort Collins, Colorado, HP-Company
7. Drews A, Drews S (1983) Ergometrische Methodik zur Bestimmung der Trainingsdosierung von Postinfarktpatienten. In: Mellerowicz H, Franz IW (Hrsg) Standardisierung, Kalibrierung und Methodik in der Ergometrie. Perimed-Verlag, Erlangen, S 95-102
8. Hermanssen L, Ekblom B, Saltin B (1970) Cardiac output during submaximal and maximal treadmill and bicycle exercise. J Appl Physiol 29:82-86
9. Kaltenbach M, Samek L (1980) Belastungs-EKG. In: Kaltenbach M, Roskamm H et al. (Hrsg) Vom Belastungs-EKG zur Koronarangiographie. Springer, Berlin Heidelberg New York, S 37-82
10. Keul J, Dickhuth HH, Berg A, Lehmann M, Huber G (1981) Allgemeine und sportartspezifische Leistungsdiagnostik im Hochleistungssport - Labortests und Feldversuche. Leistungssport 11:382-398
11. Kindermann W, Schramm M, Keul J (1980) Aerobic performance diagnostics with different experimental settings. Intern J Sports Med 1:110-114
12. Lehmann M, Keul J, Wybitul K (1981) Einfluß einer stufenweisen Laufband- und Fahrradergometrie auf die Plasmakatecholamine, energiereichen Substrate, aerobe und anaerobe Kapazität. Klin Wochenschr 59:553-449
13. Matsui H, Kitamara K, Miyamura M (1978) Oxygen uptake and blood flow of the lower limb in maximal treadmill and bicycle exercise. Eur J Appl Physiol 40:57-62
14. Niederberger M, Bruce RA, Kusumi F, Whitkanack S (1974) Disparities in ventilatory and circulatory responses to bicycle and treadmill exercise. Br Heart J 36:377-382
15. Paterson DH, Shephard RJ, Cunningham D, Jones NL, Andrew G (1979) Effects of physical training on cardiovascular functions following myocardial infarction. J Appl Physiol 47:482-489

16. Roskamm H, Wink K, Lesch A, Skinner J, Schwendel V, Lösel E, Reindell H (1972) Die Kontraktilitätsreserve des gesunden linken Ventrikels bei körperlicher Belastung. Z Kreislaufforsch 61:673-686
17. Samek L (1981) Voruntersuchungen zur Auswahl von Patienten für koronare Trainingsgruppen. In: Hopf R, Kaltenbach M (Hrsg) Bewegungstherapie für Herzkranke. Urban & Schwarzenberg, München Wien Baltimore, S 63-81

Beurteilungskriterien für Patienten mit koronarer Herzkrankheit und ambulanter Bewegungstherapie. Bedeutung für Betreuung und Prognose

Parameters in Assessment of CHD-Patients Participating in a Physical Training Program. Importance for Supervision and Prognosis

A. Berg, J. Staiger, F. Schaub, J. Stippig und J. Keul

Summary

112 CHD-patients were thoroughly examined before starting a physical training program and observed over a mean period of 42 months with regard to predetermined risk criteria and factors. As risk-criteria, parameters of myocardial function (heart volume per body weight, resting ECG, infarct size, aneurysm, cardiac insufficiency in ref. to Roskamm and Reindell, shortening fraction), coronary function (chest pain and ST-segment depression during stress testing, coronary angiography, and of ventricular ectopic activity, as well as the standard CHD risk factors, were taken into account. According to the individual parameter distribution three classes based on level of risk were distinguished (R1:low, R2:moderate, R3:high). In spite of multivariable distribution there was a strong correlation between the functional parameters and risk-group classification. In contrast to a mortality-rate of 3.6% per annum and a 3.6% p.a. rate of acute heart attacks in all 112 patients observed, significantly increased rates were observed in the R3-group (7.2% p.a. mortality, 7.2% p.a. acute heart attacks). - These results point out the necessity of competent supervision and differential classification of CHD-patients participating in a physical training program.

Einleitung

Die Bestimmung und Überwachung der individuellen kardialen Belastbarkeit des Patienten mit koronarer Herzkrankheit hat für die Beurteilung des Krankheitsverlaufs wie zur Dosierung gezielter körperlicher Aktivität im Rahmen ambulanter Bewegungstherapieprogramme eine herausragende Bedeutung [2,12,18]. Ausgerichtet auf die drei wesentlichen Problemkreise der koronaren Herzkrankheit [18]

- den Koronargefäßzustand (hämodynamisch wirksame Koronargefäßstenosen),
- den Myokardzustand (Verlust an Myokardmasse oder herabgesetzte Dehnbarkeit des linken Ventrikels durch die Infarktnarbe),
- die Neigung zu bedeutsamen Rhythmusstörungen (ventrikuläre Tachykardien, gehäufte oder multiforme VES, VES in Ketten)

wird mit der Auswahl von Patienten für eine ambulante Bewegungstherapie und deren Zuteilung zu Koronargruppen unterschiedlicher Aktivitätsdosierung entsprechend der erhobenen diagnostischen Kriterien eine entscheidende prognostische Aussage impliziert [4,6,10,11,13]. Bei der Teilnahme von Patienten an Koronargruppen müssen deshalb diese Kriterien dem betreuenden Arzt bekannt sein, damit durch eine gezielte begleitende Diagnostik das Risiko einer akuten oder chronischen belastungsinduzierten Schädigung ausgeschaltet und die körperliche Aktivität ohne Gefährdung des Patienten angeboten werden kann. Dabei kann letztlich nur retrospektiv sicher entschieden werden, ob die Komplikationsrate während oder im Anschluß an vermehrte körperliche Aktivität von objektiven Belastbarkeitskriterien weitgehend unabhängig bleibt [14] oder von diesen determiniert wird.

Aus diesem Grunde wurde der Krankheitsverlauf der Patienten mit koronarer Herzkrankheit, die als Teilnehmer für ambulante Koronargruppen im Zeitraum von Januar 1974 bis Juni 1982 in der Abteilung Sport- und Leistungsmedizin an der Medizinischen Universitätsklinik erstmals untersucht wurden, in Abhängigkeit von einer definierten Risikobewertung verfolgt.

Untersuchungsgang und Methode

Es wurden insgesamt 112, vorwiegend männliche Patienten mit einem mittleren Alter von 55,5 ± 9,9 Jahre über eine mittlere Beobachtungszeit von 42 Monaten untersucht. Von diesen nahmen 66 regelmäßig, 24 unregelmäßig an einem koronaren Trainingsprogramm teil. 22 wurden einer koronaren Übungsgruppe zugeteilt. Die Geschlechtsverteilung, die anthropometrischen Daten sowie das Alter oder der Beobachtungszeitraum wurden durch diese Verteilung nicht signifikant beeinflußt.

Zur Risikobewertung wurden die folgenden Kriterien herangezogen:

- Zur Beurteilung des Myokardzustands das körpergewichtbezogene Herzvolumen [15], die Anzahl der infarkttypischen Ableitungen im Ruhe-EKG, die Ausdehnung eines möglichen Herzwandaneurysmas [7], die Herzinsuffizienzstadien nach Roskamm u. Reindell [16] sowie die echokardiographische Verkürzungsfraktion [7].
- Zur Beurteilung des Koronargefäßzustands die Angina-pectoris-Symptomatik unter Belastung, die ST-Senkung im Belastungs-EKG sowie das koronarangiographisch beurteilte Ausmaß bei Gefäßkrankheit.
- Zur Beurteilung der Arrhythmieneigung das Ausmaß an Rhythmusstörungen im Belastungs- bzw. 24-h-Speicher-EKG [3].
- Die Beurteilung begleitender Risikofaktoren (Hypertonie, Dyslipoproteinämie, Nikotin, Hyperurikämie, Diabetes mellitus, Adipositas) sowie die Rekonvaleszenzzeiten nach abgelaufenem Herzinfarkt.

Die Zuteilung der Patienten zu 3 Gruppen unterschiedlicher Risikobewertung erfolgte nach der Rangordnung des zweitschlechtesten Kriteriums (Tabelle 1).

Bei nicht regelmäßig durchgeführten Untersuchungen gibt in den einzelnen Tabellen der Index am Kriterium die jeweilige Anzahl der durchgeführten Untersuchungen an.

Ergebnisse

Tabelle 2 gibt für die Gesamtpatienten sowie die drei Risikogruppen die untersuchten Parameter zur Beurteilung des Myokardzustands wieder. Für sämtliche Kriterien wird der Übergang zu deutlich ungünstigeren bzw. pathologischen Werten für die R_3-Gruppe deutlich.

Tabelle 3 stellt die herangezogenen Parameter zur Beurteilung des Koronargefäßzustands dar. Bei deutlich günstigeren Befunden in der R_1-Gruppe können im Vergleich der R_2- und R_3-Befunde nur fließende Übergänge beobachtet werden. Sichtbare Unterschiede lassen sich für die Verteilung der Rhythmusstörungen in den einzelnen Risikogruppen auf-

Tabelle 1. Einteilungskriterien für KHK-Patienten in Risikogruppen unter ambulanter Bewegungstherapie (n=112)

Kriterium:	Risikobewertung 1	2	3
Körpergewicht bez. Herzvolumen (ml/kg)	≤11,7	11,8-12,7	>12,7
Anzahl infarkttyp. Abltg. im Ruhe-EKG	0-1	2	>2
Beurteilung Herzwandaneurysma-Diagnose [a]	∅	+	++
Herzinsuffizienzstadium nach Roskamm-Reindell	0-1	2	3-4
Echokardiographische Verkürzungsfraktion (%)	≥3o	25-29	<25
AP-Symptomatik (Schwelle) unter Belastung	∅, ≥1ooW	≥75W	<75W
ST-Senkung im Belastungs-EKG (mV)	0,1	o,1-o,2	>0,2
Koronarangiographie-Beurteilung (GKH)	0-1	2	3
Arrhythmie-Neigung [b]	∅	Thrp(-)	Thrp(+)
Vorhandene zusätzliche Risikofaktoren	0-1	2-3	>3
Rekonvalenszenzzeit (Monate)	≥6	7-12	>12

[a] Bezug auf ventralen Segmentbefund, + <1/5< ++

[b] Thrp(+) ab LOWN III sowie bei VES >6/min bzw. ≥10%/Herzaktionen

Tabelle 2. Parameter zur Beurteilung des myokardialen Funktionszustands in den untersuchten KHK-Patienten

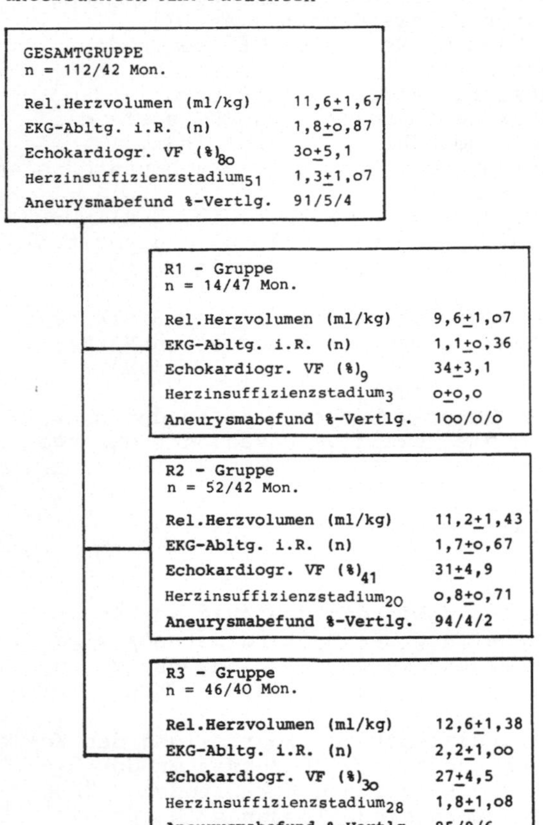

Tabelle 3. Parameter zur Beurteilung des koronaren Gefäßzustandes in den untersuchten KHK-Patienten

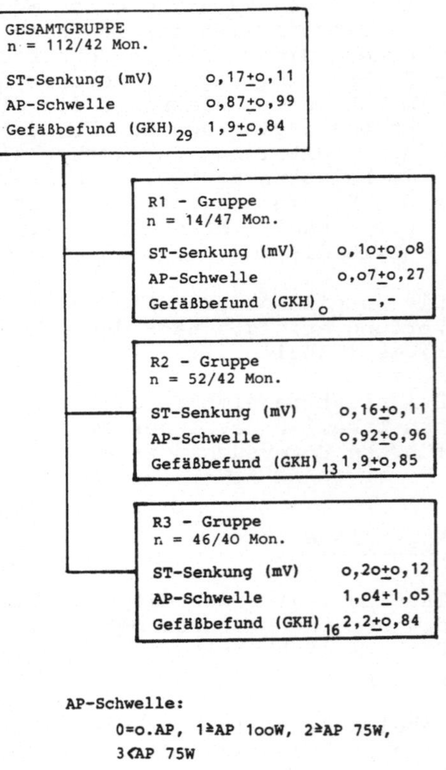

AP-Schwelle:
0=o.AP, 1≥AP 1ooW, 2≥AP 75W, 3<AP 75W

Freiburger Koronargruppen 1.74/6.82

zeigen. So nimmt die Anzahl der bedeutsamen, therapiebedürftigen Rhythmusstörungen in der R_3-Gruppe drastisch zu (Tabelle 4). Die enge Korrelation dieser Arrhythmieform zur individuellen körpergewichtsbezogenen Herzgröße dokumentiert die Abb. 1.

Tabelle 4. Verteilung der Arrhythmieneigung in den untersuchten KHK-Patienten

Tabelle 5. Beurteilung der begleitenden Risikofaktoren in den untersuchten KHK-Patienten

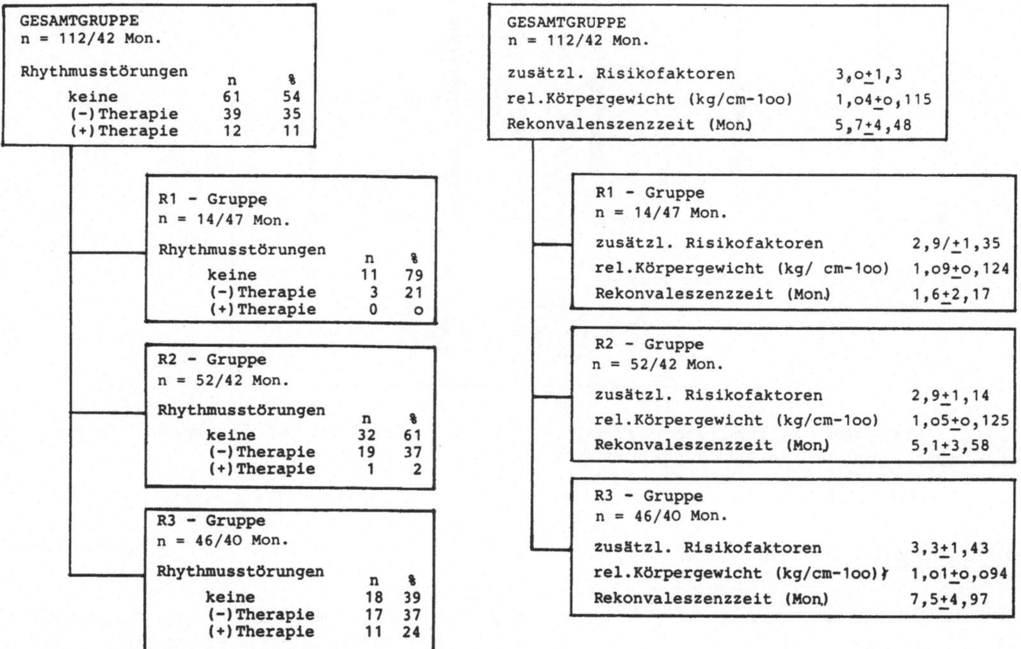

Tabelle 4:

Gruppe	Rhythmusstörungen	n	%
GESAMTGRUPPE n = 112/42 Mon.	keine	61	54
	(-)Therapie	39	35
	(+)Therapie	12	11
R1 - Gruppe n = 14/47 Mon.	keine	11	79
	(-)Therapie	3	21
	(+)Therapie	0	o
R2 - Gruppe n = 52/42 Mon.	keine	32	61
	(-)Therapie	19	37
	(+)Therapie	1	2
R3 - Gruppe n = 46/40 Mon.	keine	18	39
	(-)Therapie	17	37
	(+)Therapie	11	24

Tabelle 5:

Gruppe	zusätzl. Risikofaktoren	rel.Körpergewicht (kg/cm-1oo)	Rekonvaleszenzzeit (Mon.)
GESAMTGRUPPE n = 112/42 Mon.	3,o±1,3	1,o4±o,115	5,7±4,48
R1 - Gruppe n = 14/47 Mon.	2,9/±1,35	1,o9±o,124	1,6±2,17
R2 - Gruppe n = 52/42 Mon.	2,9±1,14	1,o5±o,125	5,1±3,58
R3 - Gruppe n = 46/40 Mon.	3,3±1,43	1,o1±o,o94	7,5±4,97

Gegenüber den kardialen Kriterien kann für zusätzliche begleitende Faktoren (allgemeine Risikofaktoren der koronaren Herzkrankheit, relatives Körpergewicht; Tabelle 5) die risikogruppenspezifische Veränderung zu ungünstigeren Befunden nicht bestätigt werden. Die Rekonvaleszenzzeit in der R_1-Gruppe ist aufgrund des Krankheitsverlaufs (gehäuft stumme oder intramurale Infarkte) verständlicherweise erniedrigt.

Werden die akuten Herzereignisse (akuter Herztod, Reinfarkt) auf die Risikogruppen aufgeschlüsselt, so muß die Häufung der Ereignisse sowie der akuten Herztodesfälle (Tabelle 6) in der R_3-Gruppe hervorgehoben werden. Bei Sichtung der Beurteilungskriterien für die Patienten mit akutem Herzereignis muß bei teilweise nur geringen Unterschieden in den koronaren und myokardialen Funktionsgrößen die deutliche Zunahme an therapiebedürftigen Rhythmusstörungen betont werden (Tabelle 7). Wird die Gruppenzuordnung (Übungs-, Trainingsgruppe) berücksichtigt, so muß der hohe Anteil an Übungsgruppenteilnehmern in der R_3-Gruppe vermerkt werden (über 90% aller Übungsgruppenteilnehmer; ca. 45% der R_3-Gruppe insgesamt). Entsprechend ist der Anteil der Übungsgruppenteilnehmer an der Zahl der akuten Herzereignisse gegenüber den Trainingsgruppenpatienten nahezu verdoppelt (11 gegenüber 18%).

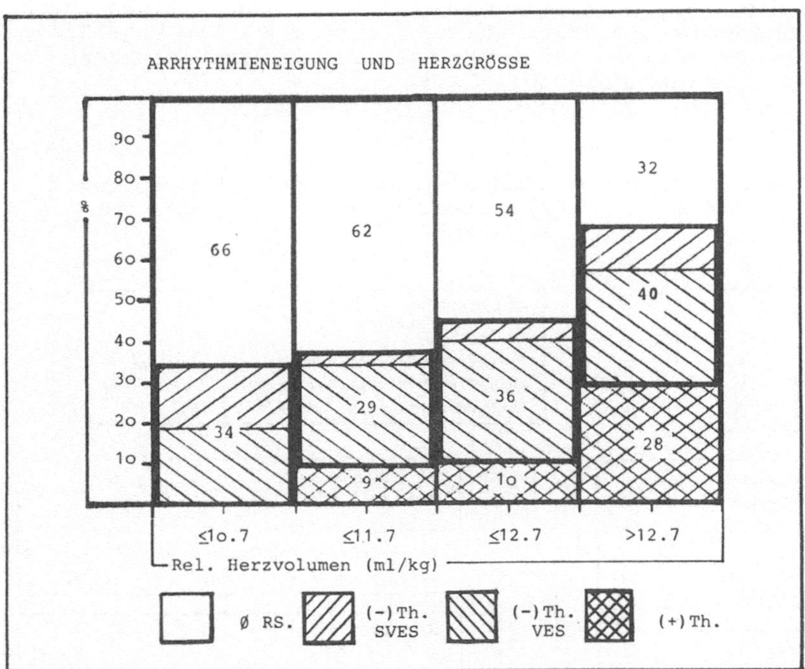

Abb. 1. Arrhythmieneigung und Herzgröße in den untersuchten KHK-Patienten vor Beginn einer ambulanten Bewegungstherapie (n=112)

Diskussion

Zur Beurteilung der individuellen Belastbarkeit wie auch der Prognose der koronaren Herzkrankheit stellen die nichtinvasiven Parameter (Belastungs-EKG, röntgenologische Herzgrößenbestimmung, echokardiographische Beurteilung der Ventrikelfunktion) sowie der zusätzliche Einschwemmkatheterbefund (PCP, HZV) gute und reproduzierbare Indikatoren dar [4,10,11,13]. Mit der Koronarangiographie und Ventrikulographie bestehen zwar statistisch aussagekräftigere Methoden zum prognostischen Verlauf einer koronaren Herzkrankheit [1,5], doch liegen entsprechende Befunde für die Voruntersuchung zur Auswahl von Patienten für ambulante Koronargruppen in der Regel nicht vor; zur Festlegung der Belastbarkeit werden sie primär auch nicht herangezogen [18]. Eine zusätzliche Gefährdung bedeutet die durch die elektrische Instabilität des geschädigen Ventrikelmyokards bestehende Bereitschaft zu bedrohlichen Rhythmusstörungen. Da diese bei gestörter linksventrikulärer Funktion bevorzugt nachzuweisen sind [17], werden sie einerseits als Nebenbefund bei primär veränderter Hämodynamik [6], andererseits aber auch aufgrund aufgezeigter Varianzanalytik als eigenständige, von der Ventrikelfunktion unabhängige Risikogröße behandelt [20]. Die bekannte Beziehung zwischen der Neigung zu bedrohlichen Rhythmusstörungen und dem akuten Herztod wird dadurch untermauert [3,8,19].

Werden die untersuchten Patienten der ambulanten Bewegungstherapie entsprechend der vorgestellten Kriterienbeurteilung drei Gruppen mit steigendem Risikograd zugeteilt (R1: geringes, R2: mäßiges, R3: hohes

Tabelle 6. Verteilung der kardialen Todesfälle, akuten Herzereignisse und nichtkardialen Todesfälle auf die untersuchten KHK-Patienten in Abhängigkeit ihrer Risikogruppenzuteilung

GESAMTGRUPPE n = 112/42 Mon.	n	%p.a.
Reinfarkte o.Tdf.	7	1,8
Akut.Herzereign. ges.	14	3,6
Akut.Herz-Tdf.	7	1,8
Nicht kard. Tdf.	7	1,8
Todesfälle ges.	14	3,6

R1 - Gruppe n = 14/47 Mon.	n	%p.a.
Reinfarkte o.Tdf.	-	-
Akut.Herzereign. ges.	-	-
Akut.Herz-Tdf.	-	-
Nicht kard. Tdf.	1	1,8
Todesfälle ges.	1	1,8

R2 - Gruppe n = 52/42 Mon.	n	%p.a.
Reinfarkte o.Tdf.	3	1,6
Akut.Herzereign. ges.	3	1,6
Akut-Herz-Tdf.	-	-
Nicht kard. Tdf.	2	1,1
Todesfälle ges.	2	1,1

R3 - Gruppe n = 46/40 Mon.	n	%p.a.
Reinfarkte o.Tdf.	4	2,6
Akut.Herzereign. ges.	11	7,2
Akut.Herz-Tdf.	7	4,6
Nicht kard. Tdf.	4	2,6
Todesfälle ges.	11	7,2

Risiko), so kann trotz der multivariablen Gruppenzuteilung eine deutliche Abhängigkeit aller Funktionsgrößen mit Ausnahme der begleitenden Risikofaktoren von der Risikogruppenzuordnung aufgezeigt werden. Diese Abhängigkeit unterstreicht die Komplexität der koronaren Herzkrankheit und die Einheit von Morphologie, Funktion und Klinik, die eine exakte Differenzierung zwischen ischämischer und myokardialer Funktionsstörung oftmals nicht zuläßt. Mit der Beurteilung der Belastbarkeit und der Zuteilung von KHK-Patienten zu Koronargruppen mit unterschiedlicher Zielsetzung und Trainingsdosierung [2,12] ist die Aussage über die Prognose dieser Patienten eingeschlossen. Der Anteil der Übungsgruppenteilnehmer an der Zahl der akuten Herzereignisse erscheint meßbar höher. Weitere Langzeitbeobachtungen bei entsprechender Fallzahl von Koronargruppenteilnehmern sind zur sicheren Beantwortung der Fragen notwendig, ob

- die körperliche Mehraktivität über eine mögliche Induktion vermehrter ventrikulärer Rhythmusstörungen [9] für eine selektive Patientengruppe mit koronarer Herzkrankheit eine zusätzliche Risikogröße darstellt und ob
- die Prognose des Verlaufs der bestehenden koronaren Herzkrankheit durch die regelmäßige Teilnahme an der ambulanten Koronargruppentherapie verändert werden kann.

Tabelle 7. Beobachtete Funktionsparameter in Abhängigkeit des Krankheitsverlaufs in den untersuchten Patienten mit KHK

	GESAMTGRUPPE n=112 Alter (J) 55,5±9,86 Beob.-Zeit (Mon.) 42±24,7			
	./. Kard.Ereignis ./. Todesfall AHT n=91 Alter 55±1o,o Beob.-Zeit 43±24,9		(+) Kard.Ereignis (+) Todesfall AHT n=14 Alter 56± 8,7 Beob.-Zeit 39±19,7	
Rel. Herzvolumen (ml/kg)	11,4±1,68		12,3±1,29	
Inf.typ.EKG-Abltg. (n)	1,7±0,82		2,3±o,73	
Echokard. VF (%)	3o±4,9	*8o	27±5,3	*9
Herzinsuff.stadium	1,3±4,9	*41	1,1±o,93	*9
Aneurysmabefund %-Vertlg.	91/6/3		86/7/7	
ST-Senkung (-mV)	o,16±o,12		o,19±o,1o	
AP-Schwellen-Bewertung	0,76±o,91		1,36±1.28	
Gefäßbefund (GKH)	1,9±o,85	*24	2.2±o,84	*5
Arrhythmieneigung %Vertlg.	58/34/8		29/35,5/35,5	
Rekonvaleszenzzeit (Mon.)	5,5±4,59		6,8±4,oo	
Zusätzl. Risikofaktoren	3,o±1,37		3,7±4,83	

* n bei nicht routinemäßig durchgeführten Untersuchungen

Literatur

1. Bachmann K, Niederer W (1982) Prognosis of CHD-patients evaluated by data obtained by invasive and non-invasive methods. Intern. Symp. Prognosis of CHD - progression of coronary arteriosclerosis, Bad Krozingen, 22.-23.10.1982
2. Berg A, Samek L, Keul J (1982) Die Belastbarkeit des Koronarpatienten - Kriterien für die Teilnahme an ambulanten Koronargruppen. Dtsch Ärztebl 79:31-36
3. Bethge KP, Lichtlen PR (1981) Die Beurteilung der antiarrhythmischen Therapie durch Langzeitelektrokardiographie. In: Lüderitz B (Hrsg) Ventrikuläre Herzrhythmusstörungen. Springer, Berlin Heidelberg New York, S 170-187
4. Buchwalsky R (1983) Prognostischer Stellenwert der Einschwemmkatheteruntersuchung bei koronarer Herzkrankheit. Herz-Kreisl 15:111-116
5. Burgraf GW, Parker JO (1975) Prognosis in coronary artery disease. Angiographic, hemodynamic and clinical factors. Circulation 51:146-156
6. Califf RM, McKinnis RA, Burks J, Lee KL, Harell FE, Behar VS, Pryor DB, Wagner GS, Rosaki RA (1982) Prognostic implications of ventricular arrhythmias during 24 hour ambulatory monitoring in patients undergoing cardiac catheterization for coronary artery disease. Am J Cardiol 50:23-31
7. Feigenbaum H (1981) Echokardiographie. Lea & Febinger, Philadelphia
8. Greene HL, Reid PR, Schaeffer AH (1978) The repetitive ventricular response in man. A predictor of sudden death. N Engl J Med 299:729-734
9. Huber G, Berg A,Keul J (1981) Heart-rate- und ECG-behaviour in CHD-patients during exercise-therapy controlled by Holter-monitoring. Jerusalem, II. World Congress on Cardiac Rehabilitation, 30.11.-3.12.1981
10. Kaltenbach M, Bussmann WD, Giebeler B (1982) Prognostic relevance of invasive and noninvasive findings in patients with coronary heart disease. Intern. Symp. Prognosis of CHD - progression of coronary arteriosclerosis, Bad Krozingen, 22.-23.10.1982
11. Kannel WB, Feinlieb M (1972) Natural history of angina pectoris in the Framingham Study. Prognosis and survival. Am J Cardiol 29:154-163
12. Kindermann W (1983) Körperliche Aktivität bei koronarer Herzkrankheit - Belastbarkeit und geeignete Belastungsformen. Dtsch Ärztebl 80/15:37-42

13. Mannebach H (1983) Der Stellenwert nicht-invasiver kardiologischer Untersuchungsverfahren in der Diagnostik der koronaren Herzkrankheit. In: Kardiologische Aspekte, Bd 15. Boehringer, Mannheim
14. Matschuk E, Rost R (1982) Retrospektive Untersuchungen hinsichtlich der Wertigkeit klinischer Indikatoren bezüglich der Voraussagbarkeit von kardialen Zwischenfällen bei Teilnehmern an ambulanten Koronarsportgruppen. Dtsch Z Sportmed 33:223-224
15. Mushoff K, Reindell H (1969) Herzmaße. In: Diethelm L, Heuck F, Olsson O, Strnad F, Vieten H, Zuppinger A (Hrsg) Handbuch der medizinischen Radiologie, Bd X/1. Springer, Berlin Heidelberg New York, pp 34-115
16. Roskamm H, Reindell H (1977) Definition der Herzinsuffizienz, Versuch einer klinischen Stadieneinteilung. In: Reindell H, Roskamm H (Hrsg) Herzkrankheiten. Springer, Berlin Heidelberg New York, S 383-387
17. Samek L, Bischofsberger K, Roskamm H, Stürzenhofecker P, Petersen J, Prokoph J (1978) Rhythmusstörungen im chronischen Infarktstadium. Therapiewoche 28:3237-3240
18. Samek L (1981) Voruntersuchungen zur Auswahl von Patienten für koronare Trainingsgruppen. In: Hopf R, Kaltenbach M (Hrsg) Bewegungstherapie für Herzkranke. Urban und Schwarzenberg, Wien München Baltimore, S 63-81
19. Seipel L, Breithardt G, Borggrefe M (1983) Prognostische Bedeutung von Arrhythmien bei Herzerkrankungen mit und ohne Herzinsuffizienz. Intern. Symp. Herzinsuffizienz - Pathophysiologie, Klinik und Therapie. Hinterzarten 28.-30.4.1983
20. Weld FM, Bigger JT, Coromilas J, Rolnitzky LM, DeTurk WD: The prognosis significance of ventricular arrhythmias after acute myocardial infarction: Is it independent of left ventricular function? Intern. Symp. Prognosis of CHD - progression of coronary arteriosclerosis. Bad Krozingen 22-23.10.1982

Energieumsatz bei Übungs- und Trainingstherapie in ambulanten Koronargruppen

Energy Metabolism During Exercise and Training Therapy in Outpatient Coronary Groups

S. Schuberth, D. Jeschke und G. Brühl

Summary

Fifteen patients with coronary heart disease took part in a standardized therapeutic training program, during which heart rate and oxygen uptake were measured continously, while systolic blood pressure and lactate level were recorded at regular intervals. During dynamic exercise segments heart rate increased linearly in proportion to aerobic energy expenditure. During calisthenic exercise segments heart rate and blood pressure were disproportionately high in relation to oxygen consumption. Lactate level increased continuously during the entire training unit, but did not exceed 4 mmol/l. Based on subjective and objective criteria for myocardial ischemia, the defined exercise tolerance level was exceeded only briefly during running. The program fulfilled the basic requirements for producing positive training effects, especially in regard to aerobic endurance improvement.

Einleitung

Durch Übung und Training in ambulanten Koronargruppen soll einerseits die physische Leistungsfähigkeit der Patienten für Alltag und Beruf erhalten bzw. verbessert, andererseits über Trainingsadaptationen ein Beitrag zur Zweitprävention der koronaren Herzerkrankung geleistet werden [4]. Für letztere sind aerob ausdauernde Belastungen die qualitativen Grundforderungen. Berufs- und Alltagsbeanspruchungen verlangen aber auch spezifische Verbesserung von Koordination, Kraft und Beweglichkeit. Aus diesen Überlegungen muß ein Übungsprogramm komplex aufgebaut werden und die Gewähr bieten, daß einerseits Reizschwellen überschritten, andererseits aber die kardialen Belastbarkeitsgrenzen berücksichtigt werden. Zur Frage der Belastungen im Rahmen eines komplexen Übungsprogramms wurde bisher nur anhand von kontinuierlichen Registrierungen der Herzfrequenz und intermittierenden Laktatspiegelanalysen Stellung genommen [1,2,5,6,7,9]. Nur vereinzelt wurden abgrenzbare motorische Handlungen auch energetisch untersucht [3,8,10]. Uns interessierte deshalb, in welchem Ausmaß Koronarkranke durch ein komplexes Übungsprogramm sowohl kardial wie auch im Hinblick auf aeroben und anaeroben Energiestoffwechsel belastet werden.

Patienten und Methode

Mit Hilfe telemetrischer Meßtechnik (Glonner Electronic) untersuchten wir kontinuierlich das Verhalten von Herzfrequenz, Atemminutenvolumen, inspiratorisch-exspiratorischer Sauerstoffdifferenz (Oxycon-P, Fa. Mijnhardt) sowie intermittierend Blutdruckwerte und Laktat während eines standardisierten Übungsprogramms. Dies bestand aus 5 Phasen (Tabelle 1) mit einer Gesamtdauer von 32 min. Nach einer

Tabelle 1. Phasen des Trainingsprogramms

Nr.	Art	Dauer
1	Ruhe	
2	Gehen	8 min
3	Federn, Hüpfen	3 min
4	Gymnastik im Stehen	6 min
5	Gymnastik auf der Matte	7 min
6	Laufen	4 min
+1,+3,+5	Erholung	5 min

Ruheperiode wurden in Phase 2 über 8 min Gehübungen in verschiedenen Richtungen und langsam sich steigerndem Tempo durchgeführt. Es diente vor allem der Aufwärmung. In Phase 3 schlossen sich Federn und Hüpfen mit Richtungsänderungen und Raumgewinn an. Ziele von Phase 2 und 3 waren es, in erster Linie die lokale Ausdauer und Kraft der Beinmuskulaturen und den Bewegungsablauf für den Alltagsbereich zu schulen. Nach der 3minütigen Phase 3 folgten die Phasen 4 und 5 mit gymnastischen Übungen zunächst im Stehen, anschließend auf der Matte über 6 bzw. 7 min zur Kräftigung der Rumpf- und Rückenmuskulaturen sowie Beweglichkeitsverbesserung im Arm-, Schulter-, Wirbelsäulen-, Hüftgelenk-, Kniegelenk- und Fußbereich. In diesen beiden Phasen, besonders in Phase 5, waren neben dynamischen Bewegungen auch statische Übungskomponenten enthalten. Die anschließende Phase 6 war der allgemeinen aeroben Ausdauerverbesserung durch Laufbelastungen gewidmet.

Dieses Gesamtprogramm stellte aus meßtechnischen Gründen das zeitlich proportional verkleinerte Abbild einer Übungsstunde dar, wie sie in unserer ambulanten Koronargruppe seit 2 Jahren praktiziert wird.

Die Untersuchungen wurden an insgesamt 15 Patienten männlichen Geschlechts im Durchschnittsalter von 55 ± 7 Jahren durchgeführt, von denen 9 Patienten einen Vorderwandinfarkt und 6 Patienten einen Hinterwandinfarkt erlitten hatten. Bei 6 Patienten bestand ein Zustand nach einer Bypass-Operation. Der Besuch der ambulanten Koronargruppe erfolgte durchscnittlich seit 2 Jahren regelmäßig 2×/Woche.

In engem zeitlichen Zusammenhang mit den telemetrischen Untersuchungen führten wir bei den Patienten eine eingehende klinische und spiroergometrische Diagnostik sowohl auf dem Fahrrad- als auch auf dem Laufbandergometer mit ansteigenden Belastungsintensitäten bis zum Auftreten der bekannten eindeutigen subjektiven und objektiven Abbruchkriterien durch. Sämtliche Patienten waren kardial in ihrer Leistungsfähigkeit limitiert.

Aus den subjektiven Angaben der Patienten während der Ergometerbelastung und EKG-Kriterien wurde eine symptomorientierte Belastbarkeitsgrenze definiert, deren Kriterien die Tabelle 2 zeigt.

Tabelle 2. Kriterien der symptomorientierten Belastbarkeitsgrenze

1. Beginn typischer Angina pectoris
2. EKG-Veränderungen
   a) ST-Senkung (horizontal/descendierend)
      ≧ 0,05 mV Extremitätenableitungen
      ≧ 0,1 mV Brustwandableitungen
      ≧ 0,2 mV Junction Typ 0,08s nach J
   b) ST-Hebung ≧ 0,1 mV
   c) Auftreten/Häufigkeitszunahme von Herzrhythmusstörungen

Ergebnisse

Das typische Verhalten von Herzfrequenz und Sauerstoffaufnahme bei kontinuierlicher Messung sowie systolischen Blutdruck- und Laktatwerten bei intermittierender Bestimmung am Ende jeder Phase geht aus dem Einzelbeispiel in Abb. 1 hervor. Die bei den Patienten errechneten mittleren Herzfrequenzwerte während eines Programmteils und die in jeder Phase beobachteten Maximalwerte zeigt Abb. 2. Ein kontinuierlicher Anstieg während der Übungsphasen 2 und 3, ein anschließender Abfall bis Phase 5 und ein Wiederanstieg in der letzten Phase wurden wie beim Einzelfall deutlich. Nur in der Laufbelastung treten Herzfrequenzspitzen auf, die über der symptomorientierten Belastbarkeitsgrenze, jedoch deutlich unter den ergometrisch ermittelten Maximalgrenzen lagen.

Entsprechend der Herzfrequenz verhielt sich der aerobe Energieumsatz, der sich schon beim Gehen und Hüpfen auf das 5- bis 6fache erhöhte und beim Laufen nur noch unwesentlich anstieg (Abb. 3).

Der Laktatspiegel erhöhte sich kontinuierlich von Übungsteil zu Übungsteil (Abb. 4). Im Durchschnitt wurden Laktatwerte von 4 mmol/l nicht überschritten.

Weiterhin wurde untersucht, ob zwischen der Frequenzbelastung des Herzens und dem aeroben Energieumsatz bei den einzelnen Übungsphasen ähnlich lineare Beziehungen bestanden wie bei einer Laufbandbelastung im Gehen (Abb. 5). Erwartungsgemäß stiegen bei den dynamischen Programmteilen 2, 3 und 6 die Herzfrequenzen mit dem Sauerstoffverbrauch an, während bei den gymnastischen Übungsteilen überhöhte Herzfrequenzen in Relation zum aeroben Energieumsatz vorlagen.

Außerdem wurde das auf den Energieumsatz bezogene relative "RR syst. × Herzfrequenz"-Produkt am Ende der einzelnen Übungsteile gebildet (Abb. 6). Hierbei fiel der sich von den anderen Phasen deutlich abhebende Wert bei Programmteil 5 auf.

Diskussion

Die Ergebnisse belegen, daß das von uns konzipierte Übungsprogramm zu 50% aus aeroben Ausdauerbelastungen mit ansteigender Intensität besteht, wobei Reizschwellen überschritten, Belastbarkeitsgrenzen jedoch

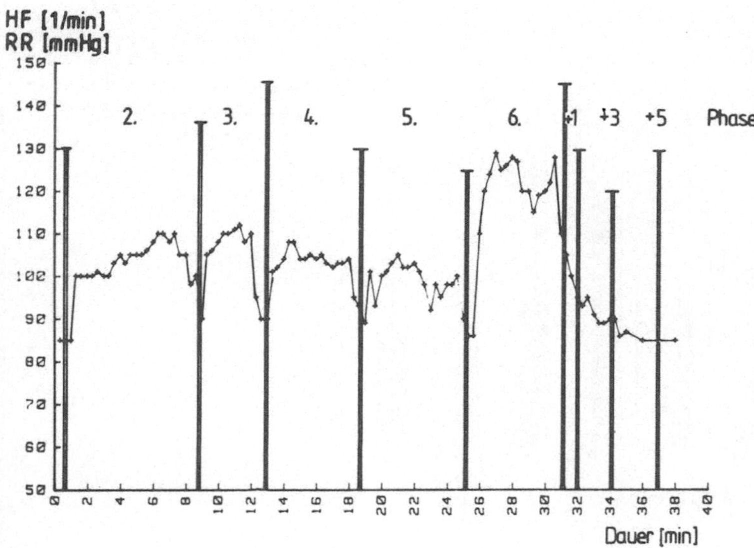

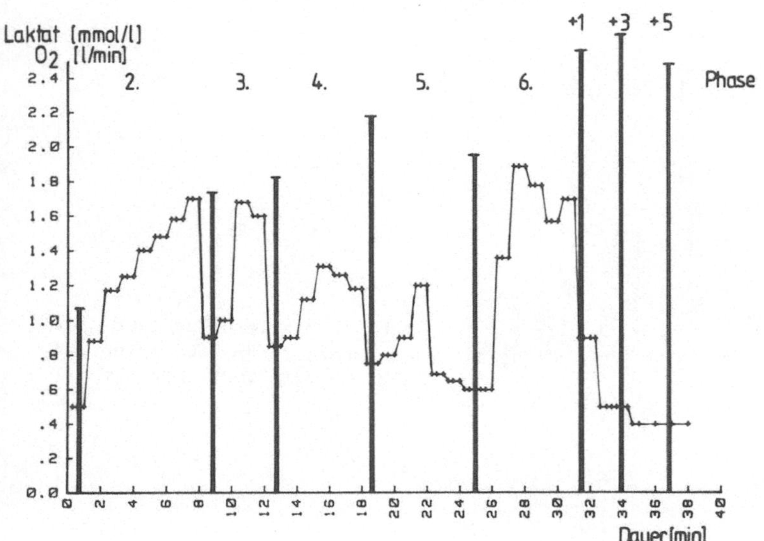

Abb. 1. Einzelbeispiel von kontinuierlich bestimmter Herzfrequenz und den systolischen Blutdruckwerten (*Säulen*) - *oben* - und kontinuierlich bestimmter Sauerstoffaufnahme sowie intermittierend am Ende der Belastungsphasen ermittelten Laktatwerte (*Säulen*) - *unten* - während des Trainingsprogramms

eingehalten werden. Problematisch sind Laufbelastungen, wie aus den auftretenden Herzfrequenzspitzen ersichtlich ist. Wesentlich erscheint, daß in Relation zum Energieumsatz starke Frequenz- und Druckbelastungen des Herzens bei gymnastischen Übungsteilen auftreten, deren Ursache vermutlich in einem hohen Anteil statischer Übungsmomente zu sehen ist, die der Kraft- und Beweglichkeitsschulung dienen sollen. Hier wird es in Zukunft notwendig sein, die statischen Übungskomponenten durch dynamische zu ersetzen.

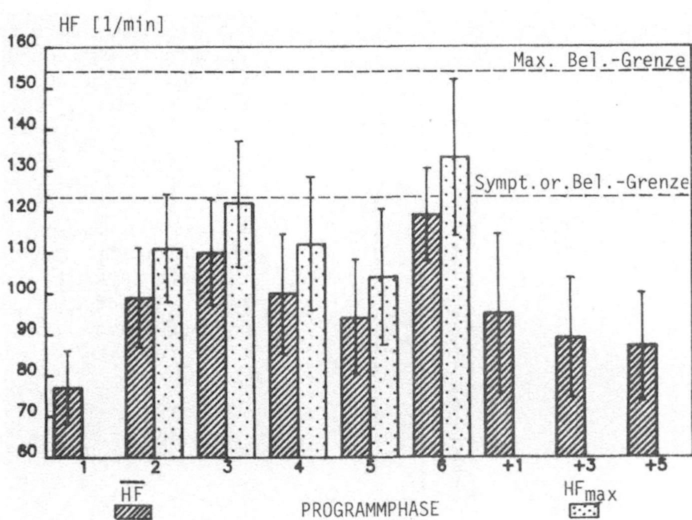

Abb. 2. Mittlere (*schraffierte Säule*) und maximale (*punktierte Säule*) Herzfrequenzwerte bei allen Patienten während der Programmphasen

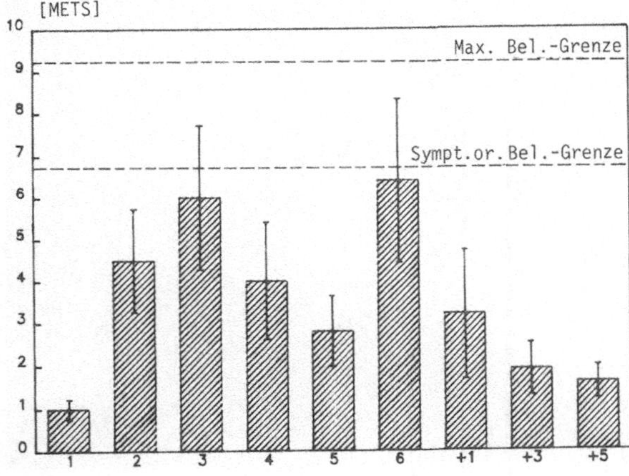

Abb. 3. Mittlerer aerober Energieumsatz in "metabolic units" während der Programmphasen

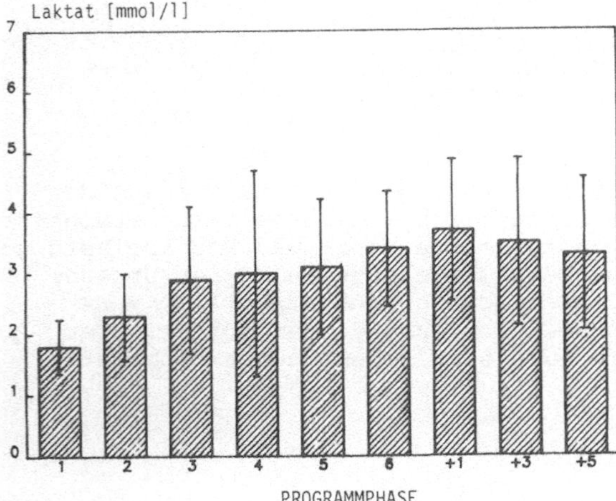

Abb. 4. Laktatspiegel am Ende der einzelnen Programmphasen

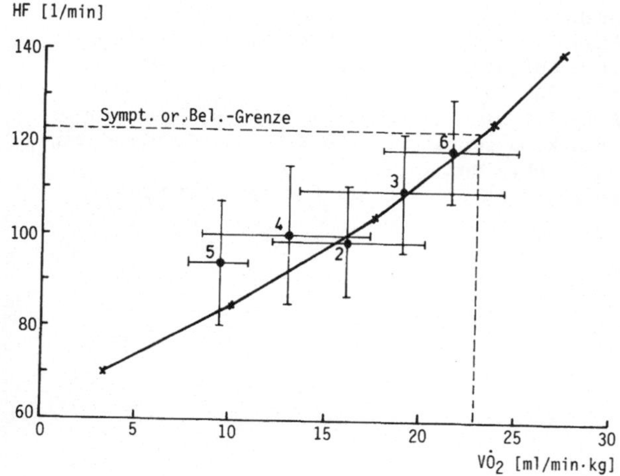

Abb. 5. Mittlere Herzfrequenzwerte in Relation zur mittleren Sauerstoffaufnahme bei den einzelnen Programmphasen (Zahlen) im Vergleich zum Herzfrequenzverhalten und aeroben Energieumsatz bei standardisierter Laufbandergometrie mit Gehbelastungen (*ausgezogene Linie*)

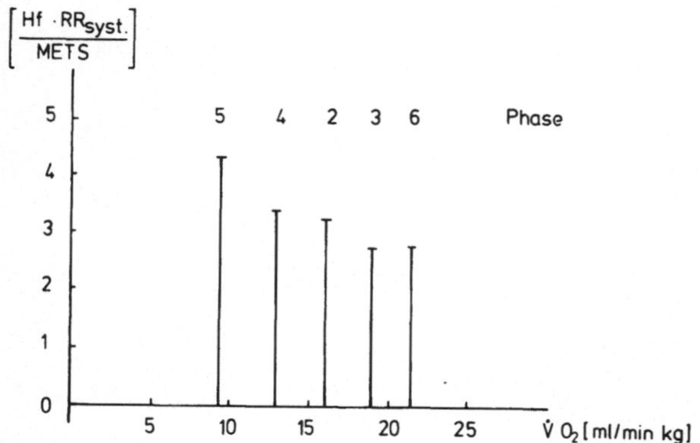

Abb. 6. Auf den Energieumsatz bezogenes "Herzfrequenz × systolischer Blutdruck"-Produkt in Relation zur Sauerstoffaufnahme am Ende der Trainingsprogrammteile

Literatur

1. Berg A, Keul J, Stippig L, Stippig I, Huber G (1979) Effekte eines ambulanten Trainingsprogramms auf Herz, Kreislauf und Stoffwechsel bei Patienten mit koronarer Herzkrankheit. Herz-Kreislauf 11:236-242
2. Buchwalsky R (1981) Somatische Gesichtspunkte der Bewegungstherapie. In: Hopf R, Kaltenbach M (Hrsg) Bewegungstherapie bei Herzkranken. Urban & Schwarzenberg, München, S 150-164
3. Groh H, Drasche H (1967) Kann Krankengymnastik eine bedenkliche Belastung des Kranken bedeuten? MMW 109:570-573
4. Halhuber M (1982) Rehabilitation des Koronarkranken. Perimed, Erlangen
5. Jetter HG (1982) Über die Auswirkungen der organischen Herzinfarktrehabilitation auf die körperliche Leistungsfähigkeit. In: Krasemann EO, Donat K (Hrsg) Zehn Jahre Herzinfarkt - Rehabilitation - Hamburger Modell. Symposion 1982, S 58-65
6. Jeschke D, Caesar K, Haasis R (1972) Verhalten der maximalen Herzfrequenz bei Herzinfarktkranken unter frühzeitiger dosierter Körperbelastung. Med Welt 23:1135-1138
7. Stein G (1975) Vergleichende telemetrische Untersuchungen an Herzinfarktpatienten beim Schwimmen, Gehen und Laufen. Z Phys Med 1:15-22

8. Streich HE, Jeschke D (1980) Aerober Energieumsatz bei einer standardisierten Bewegungstherapie zur Frühmobilisation von Herzinfarktpatienten. In: Nowacki PE, Böhmer D (Hrsg) Sportmedizin - Aufgaben und Bedeutung für den Menschen in unserer Zeit. Thieme, Stuttgart, S 305-309
9. Weidemann H, Miess A, Miess KA (1977) Die Überwachung der Bewegungstherapie in der Rehabilitation von Herzinfarktpatienten mittels EKG- und Herzfrequenz-Speicher- und Telemetriesystemen. Z Phys Med 4:131-137
10. Weiss RA, Karpovich PV (1947) Energy cost of exercise for convalescents. Arch Phys Med 28:447-450

Der Einfluß verschiedener Kraftübungen am RK-Trainer auf Herzfrequenz und Blutdruck während eines 4wöchigen Heilverfahrens

Influence of Different Exercises with an RK-Strength Trainer on Heart Rate and Blood Pressure During a Four-Week Treatment Program

A. Kirov, B. Tschirdewahn und G. Christmann

Summary

1) Patients with low back pain showed an increase in dynamic strength during 4 weeks training with an RK strength trainer.
2) The recorded blood pressure before and after training remained almost constant. The median value of heart rate however was significantly lower nearly in all the submaximal work loads.
3) The investigations concerning the percentage of individual maximum work capacity of our training-group showed a rapid increase at first, and thereafter it remained constant near 80%.

Einleitung

Als wesentliche Grundlage der Rehabilitation rheumatischer Erkrankungen ist die Bewegungstherapie anerkannt. Sie muß dem einzelnen Krankheitsbild und dem jeweiligen Krankheitsstadium desselben entsprechen. Da im Rahmen des Heilverfahrens auch Patienten zur Aufnahme kommen, die sich in einem chronischen Krankheitsstadium befinden, kann ihnen neben Krankengymnastik und Ergotherapie auch Heilsport verschrieben werden [4]. Heilsport enthält Übungsteile, welche vorwiegend die Flexibilität, die Kraft, die Koordination und die allgemeine aerobe Ausdauer fördern sollen. Um dieses Ziel zu erreichen, werden verschiedenste Trainingsgeräte angeboten.

In diesem Zusammenhang wurden wir auf den RK-Trainer aufmerksam, welcher an 8 Stationen Kraftübungen für die Extremitäten und Rumpfmuskulatur durchzuführen erlaubt. Uns interessierte, welche "Kreislaufbelastung" durch die vorgeschriebenen Übungen verursacht wird und inwieweit Patienten für Arbeiten an diesem Gerät motiviert werden können. Bisher haben wir eine Gruppe von Patienten mit chronischer Lumbago am RK-Trainer beobachtet. Über die Ergebnisse wird im folgenden berichtet.

Methoden

36 untrainierte männliche Patienten mit chronischer Lumbago nahmen freiwillig während eines 4wöchigen Kuraufenthalts an dieser Studie teil. Sie konnte von ihnen jederzeit abgebrochen werden. Vor Aufnahme waren Patienten zur Rehabilitation nach Operationen sowie mit entzündlich-rheumatischen Erkrankungen oder Krankheiten des Herz-Kreislauf-Systems auszuschließen. (Daten von Alter, Gewicht, Körpergröße s. Abb. 1).

	ANZAHL	ALTER (J)	GRÖßE (CM)	GEWICHT (KG)
VORHER	N = 36	38,6 ± 8,5	173,6 ± 6,4	80,0 ± 10,2
NACHHER	N = 26	38,0 ± 8,4	173,3 ± 6,3	78,2 ± 8,5

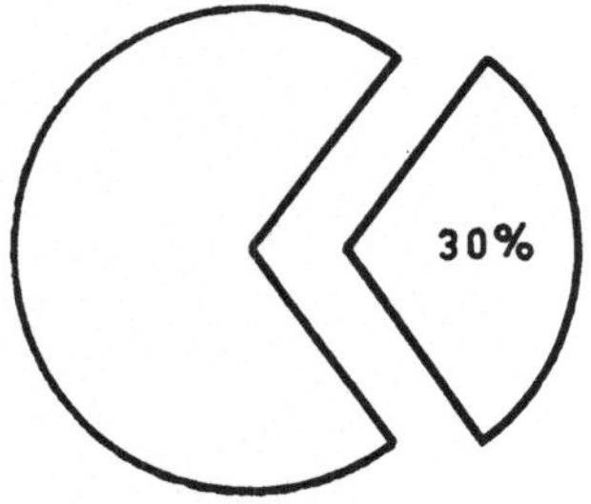

Abb. 1. Anthropometrische Daten der Trainingsgruppe vor und nach dem Training als Mittelwerte mit Standardabweichung

Die Krafteinstellungen des RK-Trainers lagen bei ungefähr 30% der Maximalkraft von Normalpersonen. Die Patienten führten 15-18 Trainingseinheiten am RK-Trainer durch, nachdem sie mit der geforderten Arbeitsweise vertraut gemacht waren. Jede Trainingseinheit bestand aus 2 Zirkeln an 8 Stationen. Der 1. und letzte Durchgang der gesamten Trainingsperiode wurde zur Registrierung der Herzfrequenz (mittels telemetrischer Übertragung des EKGs) und des Blutdrucks (unblutig nach Riva-Rocci) genutzt. Dabei wurde die Herzfrequenz in Ruhe, jeweils während der letzten 15 s der Arbeit an jeder Station und in den letzten 15 s der dazwischenliegenden Pause sowie 15 s nach Beendigung der letzten Station aufgezeichnet. Der Blutdruck wurde als Ruhewert und unmittelbar nach der letzten Übung gemessen. Die an der jeweiligen Station erreichte Anzahl der Bewegungen während der 1. Untersuchung wurde protokolliert und bei der Abschlußuntersuchung als vorgegebene Maßzahl eingesetzt.

Um über das tägliche Training (bei 5 Tagen pro Woche) eine Aussage machen zu können, hielt der Patient die geleistete Anzahl von Bewegungen an jeder Station auf einem Trainingsblatt fest. Die freiwillige Abgabe des Trainingbogens nach der Abschlußuntersuchung war dem Patienten vorher nicht bekannt. Es wurde die mittlere Anzahl von Bewegungen an den einzelnen Stationen berechnet. Für eine Untersuchung des durchschnittlichen Leistungsverhaltens aller Patienten an den einzelnen Tagen und Stationen wurde die maximal erreichte Anzahl von Bewegungen jedes Patienten prozentual ausgedrückt und hierüber die Mittelwerte aller gebildet.

Da wir bei den gemessenen Herzfrequenz- und Blutdruckwerten sowie beim Blutdruckfrequenzprodukt keine Normalverteilung voraussetzten, wurden zu ihrem Vergleich aus diesem jeweils der Median mit den dazugehörigen Quartilen bestimmt und bei der Prüfung auf Unterschiede der verteilungsfreie zweiseitige Rangtest auf dem 5%-Niveau herangezogen [1].

Ergebnisse

Von den 36 untersuchten Patienten schieden während des Trainings aus verschiedensten Gründen 10 Personen aus. Dieser Ausfall von 30% entstammt nicht einer besonderen Altersgruppe (Abb. 1).

Von den verbleibenden 26 Patienten erhielten wir alle Trainingsbögen zurück. Von diesen waren 24 auswertbar. Die mittlere Anzahl von Bewegungen an den einzelnen Stationen wurde während jeder Trainingsstunde bestimmt (Abb. 2a,b). Wir finden bei allen Stationen eine anfängliche Steigerung von Bewegungen bis zur 5. Trainingseinheit. Danach nimmt die Zuwachsrate von Bewegungen stark ab.

Wie in der Methode beschrieben, wurde auch das mittlere prozentuale Leistungsverhalten der Trainingsgruppe untersucht. Hierbei zeigt sich, daß sich nach einer anfänglichen Steigerung die Trainingsgruppe durchschnittlich auf etwa 80% ihrer maximalen Leistungsfähigkeit hält (Abb. 3a,b).

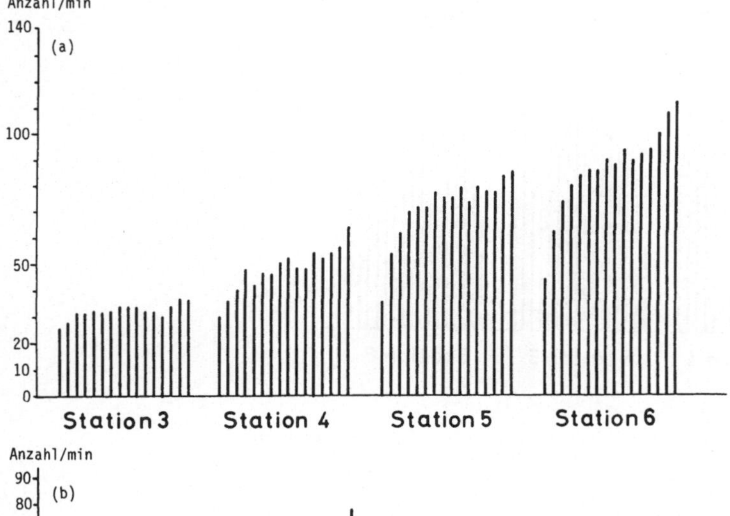

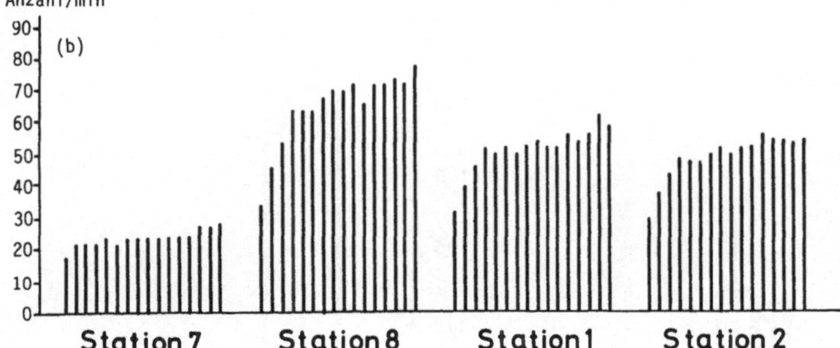

Abb. 2a,b. Mittlere Anzahl von Bewegungen an den einzelnen Stationen des RK-Trainers, die an 16 Trainingsstunden von den Patienten (n=24) in 1 min geleistet wurden

Da bei Vor- und Nachuntersuchung die Krafteinstellung an den jeweiligen Stationen und die individuelle Anzahl der Bewegungen für den jeweiligen Patienten konstant waren, zeigt die Herzfrequenz im Vergleich zur Voruntersuchung spiegelbildlich den jeweiligen Grad der Leistungsfähigkeit. In Abb. 3 wird, ausgehend von einer jeweils gleichen Ruhefrequenz, ein signifikanter Unterschied der 15 s nach Beendigung der letzten Station gemessenen Frequenz deutlich.

Die Mediane des systolischen Blutdrucks vor und nach der Belastung zeigen keine signifikanten Unterschiede (Tabelle 1). Nach dem Training besteht aber eine Tendenz zu niedrigeren systolischen Blutdruckwerten (Abb. 5).

Die aus systolischem Blutdruck und dazugehöriger Herzfrequenz gebildeten Produkte jeweils nach der Belastung bei Vor- und Abschlußuntersuchung unterscheiden sich signifikant (Abb. 6).

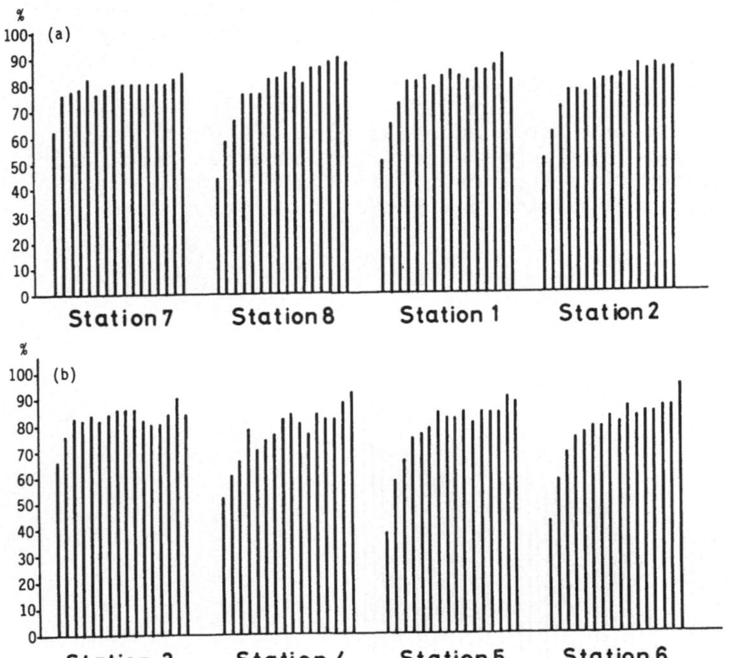

Abb. 3a,b. Mittlere prozentuale Leistung, bezogen auf die maximale Anzahl von Bewegungen jedes Patienten an den einzelnen Stationen des RK-Trainers, über 16 Trainingsstunden

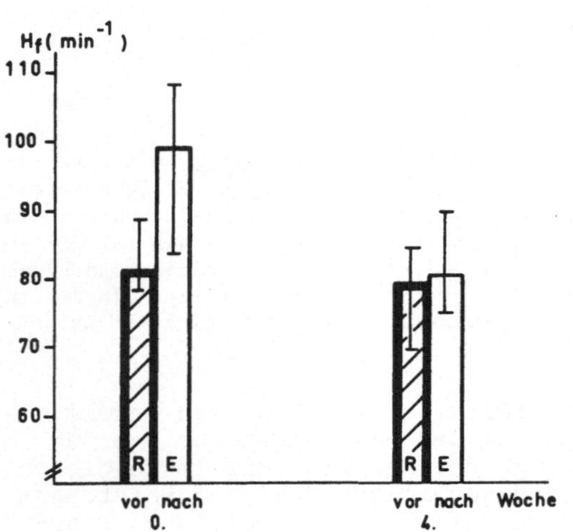

Abb. 4

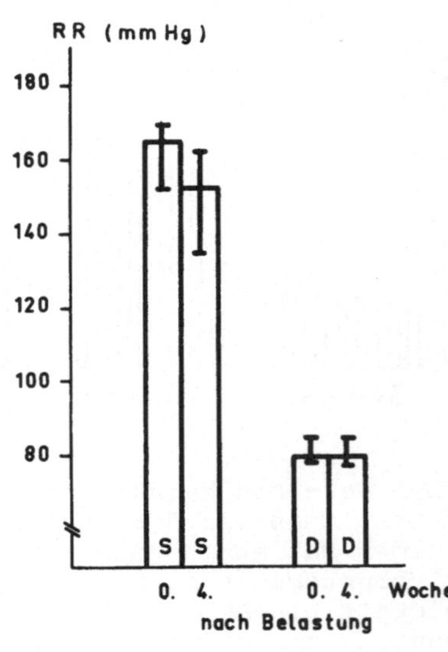

Abb. 5

Abb. 4. Verhalten der Herzfrequenz (*Hf*) vor (*R* Ruhe) und 15 s nach (*E* Erholung) einem Durchgang an allen Stationen des RK-Trainers bei einem Training von 4 Wochen. Die als Median mit Quartilen dargestellten Erholungsherzfrequenzen (*E*) unterscheiden sich signifikant ($p > 0{,}05$)

Abb. 5. Systolischer (*S*) und diastolischer (*D*) Blutdruck, gemessen 15 s nach einem Durchgang am RK-Trainer jeweils bei der Vor- (0. Woche) und Abschlußuntersuchung (4. Woche). Die als Mediane mit Quartilen dargestellten Werte unterschieden sich nicht auf dem 5%-Niveau

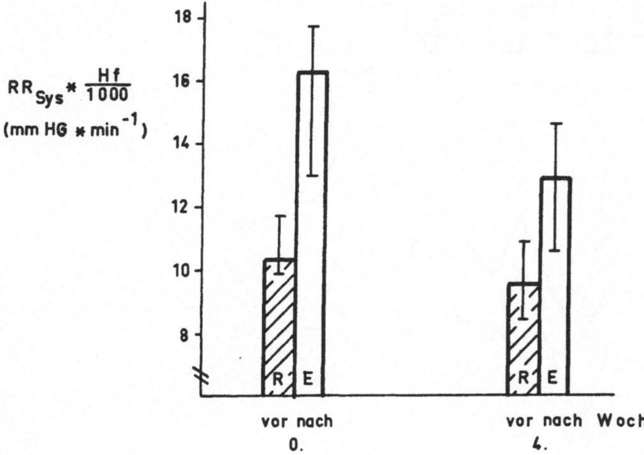

Abb. 6. Blutdruckfrequenzprodukte (gebildet aus systolischem Blutdruck und Herzfrequenz) vor (*R* Ruhe) und 15 s nach (*E* Erholung) einem Durchgang am RK-Trainer bei einem 4wöchigen Training. Die Werte bei der Erholung unterscheiden sich signifikant ($p > 0{,}05$)

Tabelle 1. Blutdruckverhalten vor und nach Belastung bei der Vor- und Abschlußuntersuchung als Mediane mit ihren Quartilen (Q_{25},Q_{75}) von 26 Patienten

RR (mm Hg)		Systole			Diastole		
		Q_{25}	Median	Q_{75}	Q_{25}	Median	Q_{75}
Ruhe	vorher	125	130	140	80	85	90
	nach 4 Wochen	120	125	135	80	82,5	85
Erholung	vorher	152,5	165	170	80	80	85
	nach 4 Wochen	135	152,5	162,5	77,5	80	85

Die telemetrisch gemessenen Herzfrequenzen während eines Durchgangs an den Stationen zeigen bei der Abschlußuntersuchung bei gleicher Belastung in allen Stufen deutlich niedrigere Werte (Abb. 7).

Bis auf die Meßwerte von Station 4 ließ sich bei allen übrigen Stufen ein signifikanter Unterschied der Belastungsfrequenz sichern.

Diskussion

Bei der Rehabilitation rheumatischer Erkrankungen nimmt die Bewegungstherapie eine hervorragende Stellung ein. Dieses gilt auch für die Behandlung chronischer Wirbelsäulenerkrankungen. Dabei gilt für das chronische Lumbalsyndrom, daß Flexibilität, Kraft und Ausdauer gleichermaßen geübt werden sollen [6]. Der Rehabilitationskrafttrainer als Ergänzung zu therapeutischen Maßnahmen erscheint uns einsatzwert, da hierbei individuell abgestuft eine Steigerung der Flexibilität, der groben Koordination und damit der Kraft erreicht wird. Die Art des von unseren Patienten durchgeführten Trainings kommt dem dynamischen Intervalltraining sehr nahe [7]. Damit ist anzunehmen, daß auch die aerobe Ausdauer gefördert wurde [2]. Die Arbeit von Patienten mit chronischer Lumbago an dem Krafttrainer unterstützt die wichtige Maß-

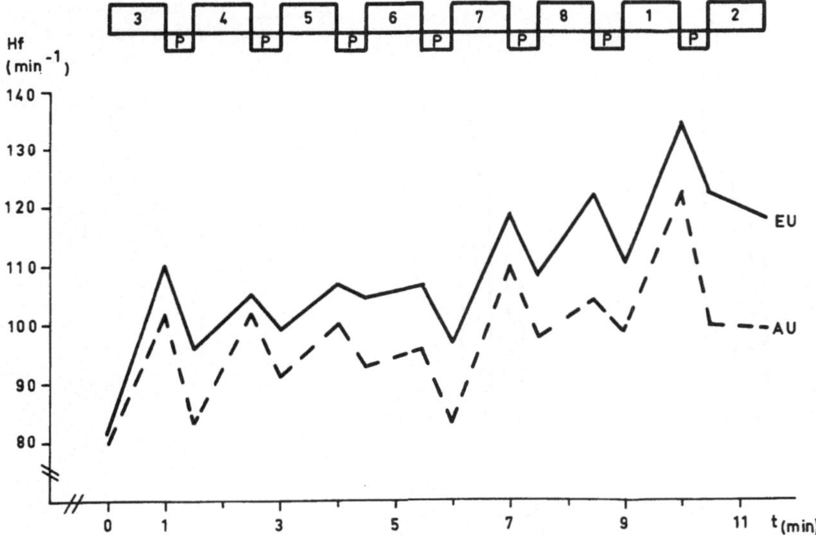

Abb. 7. Telemetrisch gemessene Herzfrequenzen während eines Durchgangs am RK-Trainer bei der Eingangsuntersuchung (*EU*) und Abschlußuntersuchung (*AU*). Das Training an den einzelnen Stationen war jeweils 1 min lang gefolgt von einer 1/2minütigen Erholungsphase (*P* Pause). Bis auf die Belastungsfrequenz bei Station 4 waren alle übrigen Belastungsfrequenzen vor und nach dem Training von 4 Wochen signifikant verschieden ($p > 0{,}05$)

nahme einer Muskelkräftigung zur Rehabilitation und Rezidivprophylaxe. Durch Kräftigung der Muskeln im Lumbalbereich wird wesentlich zur Wirbelsäulenstabilität beigetragen [3].

Zur Erreichung einer größeren Flexibilität und einer besseren Koordination der einzelnen Bewegungen eignet sich der Krafttrainer in unseren Augen deshalb, weil durch seine besondere Anordnung von Hebel- und Kraftwirkung abrupte Bewegungen im allgemeinen vermieden werden. Nach Schoberth [5] treten deshalb Muskelzerrungen am Krafttrainingsgerät extrem selten auf.

In der hier vorliegenden Untersuchung interessierte uns zunächst, ob sich Patienten mit chronischer Lumbago für ein Training an dem Krafttrainer motivieren lassen. Trotz eines Ausfalls von 30% der Patienten während des Trainingsverlaufs (Schmerzzunahme, Interesselosigkeit) können wir eine allgemeine Steigerung der Bewegungsabläufe an jeder Station auf ungefähr das Doppelte nachweisen (Abb. 2). Die prozentuale Leistungsfähigkeit unserer Trainingsgruppe, bezogen auf die maximale Leistung jedes Patienten, bleibt nach einem anfänglichen Anstieg auf ca. 80% bestehen.

Gemessen an der Herzfrequenz ist die geleistete Arbeit auf dem submaximalen Niveau anzusiedeln. Damit entfällt weitgehend eine Gefährdung der Patienten durch Überlastung des Herz-Kreislauf-Systems, insbesondere durch Überforderung der individuellen Koronarreserve.

Die signifikante Verbesserung der gemessenen Herzfrequenz am Ende des Trainings läßt auf eine Steigerung der aeroben Ausdauer schließen, muß aber in erster Linie dem Übungseffekt am Gerät zugeschrieben werden [2].

Die Blutdruckwerte nach Ende des Trainings überstiegen einen Wert von 190 mm Hg nicht. Sie sind vor und nach der Trainingsperiode nicht signifikant unterschiedlich. Auch hier zeigt sich, daß maximale Kraftanstrengungen nicht erfolgten. Allerdings können wir keine Angaben zu dem Blutdruckverhalten während eines Trainingsverlaufs machen. Hierzu sind noch Messungen in Arbeit.

Wir glauben, daß der Einsatz des Krafttrainers als Ergänzung zur Rehabilitation eine sinnvolle und lohnenswerte therapeutische Maßnahme ist, weil hieran die Patienten einerseits ihren Leistungsfortschritt unmittelbar erkennen, eingeschränkte Bewegungsabläufe reaktivieren und möglicherweise durch Steigerung der aeroben Ausdauer zu einer Leistungssteigerung kommen.

Literatur

1. Geigy JR AG (Hrsg) (1968) Wissenschaftliche Tabellen, 7. Aufl.
2. Hollmann W, Hettinger T (1976) (Hrsg) Sportmedizin - Arbeits- und Trainingsgrundlagen. Schattauer, Stuttgart
3. Krämer, J (1978) (Hrsg) Bandscheibenbedingte Erkrankungen. Thieme, Stuttgart
4. Lekszas G (1981) Heilsport in der Orthopädie, 2. Aufl. Enke, Stuttgart
5. Schoberth H (1978) Modernes Krafttraining als Ergänzung zur Rehabilitation. Welge, Stadthagen
6. Senn E (1981) Physiotherapeutische Behandlungsmöglichkeiten bei Lumboischialgie. In: Kaganas G, Müller W, Wagenhäuser FJ (Hrsg) Fortbildungskongreß Rheumatologie: Die Lumboischialgie, Bd 6, S 205-211. Karger, Basel
7. Weineck J (1980) Optimales Training. Perimed, Erlangen

Das „Siegener Modell“ - praktische Erfahrungen in ambulanter Koronargruppentherapie

The “Siegen Model” – Experiences in Ambulant Coronary Group Therapy

K. E. Lubkowitz

Summary

Ambulant coronary group therapy takes place, depending on its proposed aims and applied methods, between physical sports activity on the one hand, and psychological or psychosocial activities, on the other. Up to this date, there has been no uniformity of standards in practice in this area. The question of whether such standardization will occur or is desirable remains open. What is desired, however, is a homogenous, causal-oriented longterm therapy affecting the patients as a whole in his given life situation. The model practiced at Siegen is derived from the concept that coronary heart disease in modern industrialized society germinates in an unfavorable behavior pattern which develops from constraints in the psychosocial realm (family, professional life) and leads via substitutive gratification to primary and secondary risk factors caused by stress, as well as to the disease itself. Distress, in connection with failure, and disturbed processes of both self-realization and group-integration are primarily culpable. Given these premises, a purely physical sports therapy seems just as ineffective, from a symptom-directed point of view, as a therapy exclusively based on drug treatment of the existing metabolic problems and other risk factors. Closest to causal-oriented treatment would therefore be a therapy which concentrates on correcting the unfavorable behavior patterns. Ambulant coronary group therapy according to the model practiced at Siegen has succesfully applied psycho-motor activities, group discussions and related communication programs (group evenings, walks, etc.) in the social realm as educational means for improving the individual and group behavior of the patient within the existing social constellation. In both the physical and the psychosocial areas of the therapy, a 3 component approach, comprising

1) apperception (individual, social, situational),
2) evaluation,
3) behavior modification,

has produced positive effects. While evaluation of the effectiveness of the model appears quite favourable, measurement of behavioral changes is extremely difficult compared to a purely ergometric evaluation in terms of "watt". It must be emphasized that the therapy's first and foremost goal is consideration of the human being in his entirety in view of improving his health through educational means.

Die ambulante Koronargruppentherapie stellt ein Modell moderner interdisziplinärer Gruppentherapie dar. Der Wild- und Gesundwuchs beschäftigt alle darin Engagierten, zumindest seitdem sich diese Behandlungsform so in der Breite etablierte. Unterschiedliche Modellversuche laufen seit Jahren, und zwischen rein sportmotorischer Trainingstherapie - evtl. noch je nach ausgetesteter Belastbarkeit unterteilt in Trainings- und Übungsgruppen - und alleiniger oder vorwiegender psychosozialer Gruppenarbeit unter der als "conditio sine qua non" geforderten ärztlichen Überwachung liegt ein weites Betätigungsfeld für den Sporttherapeuten wie Gruppenarzt und Psychologen. Hierbei wird dem persönlichen Engagement der Therapeuten und ihrer Hautnähe am Patienten etwa gleiche Bedeutung beizumessen sein wie den sachlichen und erzieherischen Inhalten ihrer Arbeit; letztere stehen und fallen mit der vertretenen Meinung über die Ursachen der koronaren Herzkrankheit einschließlich des Herzinfarkts und der Bewertung gegebener diagnostischer Voruntersuchungen.

Für Bewegungstherapie im engeren Sinne des Begriffs ist eine möglichst exakte Untersuchung des Ischämie-, Myokard- und Arrhythmiefaktors in der koronaren Herzkrankheit notwendig, um das Risiko von Sport mit krankem Herzen und Gefäßsystem, noch dazu in meist vorgeschrittenem Alter, möglichst klein zu halten. Die allgmeine Annahme der Risikofaktoren I. und II. Ordnung für die Entstehung der "killerdisease" ergibt neben der medikamentösen Therapie dieser Einzelfakten, wie der resultierenden Herz- und Gefäßerkrankung, für den betreuenden Sportarzt den Einsatz sportmotorischer Aktivitäten, vorwiegend aus dem Ausdauerbereich, aber auch, unter Einbeziehung sozialer Elemente, von Spielen, wie Volleyball u.ä. sowie, zur Förderung der Flexibilität und Koordination, von gymnastischen Übungen, während von seiten der Psychologie und Soziologie das Gruppen- und Einzelgespräch wie Rollenspiel bzw. Beratung im sozialmedizinischen Bereich im Vordergrund stehen.

Das Siegener Modell grenzt sich von anderen Modellvorstellungen, in welchen aus unserer Sicht von medizinischen Institutionen getragene vorwiegend sportmotorische oder wissenschaftliche Aktivitäten treibende Kräfte sind, ab. Es erhebt dabei den Anspruch, basisnahe der subjektiven Gesundheit und den zwischenmenschlichen Beziehungen mehr Aufmerksamkeit zu widmen als objektivierbaren Kriterien institutionalisierter Medizin.

Unser Siegener Modell besteht seit nunmehr 3 Jahren und hat sich mittlerweile auf 4 Gruppen ausgedehnt; wir haben keine Trennung nach Alter, Geschlecht oder Schwere der Erkrankung sowie möglicher orthopädischer Zusatzkrankheiten vorgenommen. Unsere über 80 Mitglieder haben in diesem Jahr einen eigenen Verein gegründet. Das Modell basiert auf meiner Anschauung, daß die koronare Herzerkrankung als Krankheit der modernen Industriegesellschaft in Fehlverhalten aus Zwängen familiären, beruflichen, schlechthin psychosozialen Zusammenlebens entsteht und über streßbedinge Ersatzbefriedigungen (Rauchen, Essen, Trinken, Drogenkonsum etc.) zu den hinreichend bekannten Risikofaktoren und der eigentlichen Krankheit führt. Hierbei wird insbesondere dem vom Mißerfolg bedachten Dauerstreß mit der Störung der Personalisation und Sozialisation des einzelnen die Hauptschuld gegeben. Unter dieser Annahme erscheint die rein sportmotorische Therapie - auch unter Differenzierung in Trainings- und Übungsgruppen - ebenso einzelsymptombezogen falsch wie die Einzel- oder Kombinationstherapie der Fett-, Eiweiß- oder Kohlenhydratstoffwechselstörung, des Bluthochdrucks, der Fließeigenschaften des Bluts u.a.m. Da die Umweltfaktoren der Koronarkranken kaum veränderbar erscheinen, bedarf es ihrer Verhaltensänderung, welche auch in fortgeschrittenem Alter für noch möglich gehalten wird, insbesondere unter kombiniertem Einsatz sportmotorischer, genauer gesagt: psychomotorischer Aktivitäten und psychosozialer Elemente. Damit wird der Mensch, der hinsichtlich seiner chronischen Herzkrankheit in seinen Grundgegebenheiten getroffen, körperlich verletzt, behindert und psychosozial erschüttert und verängstigt ist, nicht über kritisch anzweifelbare Wattwerte für seine alten krankheitspotentiellen Wertbegriffe (Leistung, familiäre und berufliche Zwänge und Tabus) von fremder Hand wieder "fit" gemacht, sondern zu Selbsterfahrung und -bewertung und Selbstveränderung erzogen: auf ein ganzheitlicheres Menschenbild angesetzt. Das Siegener Modell verwirklicht so mit gutem Erfolg den Einsatz der Psychomotorik zur Befreiung von Ängsten und Zwängen als Erziehungsmittel zu besserem Verhalten gegen sich selbst und die Lebensgruppe und das psychosoziale Einzel- und Gruppengespräch zur neugefundenen Ortsbestimmung im zwischenmenschlichen Bereich.

Weitere Sozialkontakte, wie sportliche Trainingsmöglichkeiten, ergeben sich aus den zahlreichen Gemeinschaftsabenden und Gruppenwanderungen. Die spontane Kreativität der Gruppen beweist sich hierbei immer wieder aufs Neue eindrucksvoll (Gesang, Tanz, Stegreiftheater, Einzel- und Gruppenvorführungen usw.). Sowohl im sportlichen Bereich als auch dem psychosozialen Anteil hat sich die Dreiteilung nach

1) Wahrnehmen (sich selbst, den anderen, die Situation),
2) Bewerten - und
3) Verändern - als gut erwiesen.

Der Erfolg unserer Arbeit wird nicht in Watt gemessen; das Einzelverhalten der Gruppenmitglieder wie das Verhalten untereinander, die fröhliche Ungezwungenheit, Entängstigung und treue Anhänglichkeit werden als weitaus höherwertiger eingeschätzt als alle physikalisch nachgewiesenen Verbesserungen anderenorts. Wiederholt ergaben sich bei diagnostischen Zwischenuntersuchungen auf kardiologischen Abteilungen einschließlich Kathetergebrauch und Ergometrie deutliche Diskrepanzen der "exakt" festgestellten Leistungsfähigkeit und dem in der Gruppe gezeigten tatsächlichen Befinden - zu unseren Gunsten.

Aus einer etwa immer gleichen Gruppenmitgliederzahl von um 80 erlitten 2 Männer einen Reinfarkt - nicht in Zusammenhang mit unseren Aktivitäten - davon endete der eine im Krankenhaus tödlich; eine Person starb an zwischenzeitlich akqueriertem Lungenkrebs - ein früherer starker Raucher. Ich besuchte ihn 3 Wochen vor seinem Ableben im Krankenhaus; körperlich vom nahen Tode gezeichnet und kachektisch, kurzluftig und heiser, war er ohne Einsatz von Hypnotika außerordentlich gefaßt, geradezu fast von heiterer Gelassenheit und dabei im Vollbesitz des Wissens um seine Krankheiten: möglicher Behandlungserfolg vieler gemeinsamer Vorgespräche über Gott und die Welt!

Während unserer Gruppenaktivitäten kamen zweimalige harmlose Kreislaufstörungen zur Beobachtung; sie wurden vorsorglich stationär eingewiesen, jedoch alsbald ohne Besonderheiten wieder entlassen. Aus orthopädischer Sicht imponierten zweimalige Sprunggelenkdistorsionen und ein Muskelteilriß; sie erbrachten kurze Schonzeiten.

Alles in allem sind wir Therapeuten, Sportlehrerin und Arzt, von der Arbeit mit den Gruppen und die Gruppen bei dieser Arbeit mit uns recht zufrieden; es berechtigt uns zur Fortführung der begonnenen Arbeit im gleichen Sinne. Inwieweit eine zu fordernde lebenslange ambulante Koronargruppenbetreuung nach dem Siegener Modell auch nachhaltige Sekundärprävention bedeutet, kann noch nicht beurteilt werden. Wir Therapeuten sehen als oberstes Behandlungsziel eine ganzheitliche Therapie an, welche den kranken Menschen - gleiches gälte auch für den gesunden von heute und potentiell gefährdeten von morgen - in allen möglichen Teilbereichen seines Menschseins erfaßt, wie z.B. Körperlichkeit, Triebhaftigkeit, Sexualität, Emotionalität, Religiosität, Kreativität, Erkenntnisdrang, Geistigkeit, Freiheit, Psyche, Sozialverhalten. Hierbei erscheint die zwischenmenschliche Zuwendung zueinander nach der vorvollzogenen Annahme der eigenen Persönlichkeit einschließlich der chronischen Herzerkrankung als das Wichtigste. Wer mit sich selbst, seinem Du, der Welt und Gott im Reinen ist, bedarf nicht des autoaggressiven Herzinfarkts, um sich darzustellen!

Aus einer Vielzahl noch offener Fragen ergibt sich aus dem Thema und der Darstellung u.a. die wichtige Frage, ob das Siegener Modell ohne seine Therapeuten als Methode weitergabefähig ist - der Nachahmung wert ist es sicher!

C

Kardiale Pharmaka und Sport

Cardio-active Drugs and Sports

Der dosisabhängige Einfluß kardioselektiver und nichtkardioselektiver β-Rezeptorenblocker auf Stoffwechsel- und Kreislaufparameter während körperlicher Belastung

Dose-Dependent Influence of Cardio-Selective and Non-Selective β-Receptor Blockers on Metabolic and Cardiovascular Parameters During Physical Exercise

P. Koebe, A. Reinke, R. Rost, R. Nicolai und U. Schwan

Summary

In 30 healthy, male students the influence of beta-adrenoceptor blocking drugs with different pharmacological properties (acebutolol, metoprolol, penbutolol, pindolol, propranolol) on heart rate and metabolism was investigated during prolonged physical exercise after acute (4 different doses increasing by factor 2) and chronic application as compared to controls.

Heart rate was significantly reduced during exercise at the lowest dose of each betablocker. Betablockers with intrinsic sympathomimetic activity (ISA) showed a smaller reduction in heart rate than betablockers without ISA.

Beta-adrenoceptor blockade during exercise effected a reduction of blood glucose concentration of about 10-20% as compared to control. There were no remarkable differences between the different betablockers and the applied doses, respectively.

Cholesterol, HDL-cholesterol and triglycerides differed from controls to a small extent only. The concentrations of the free fatty acids were reduced before as well as after exercise as compared to controls. A significant dose-dependence and a difference between the investigated betablockers were not observed.

Einleitung

β-Rezeptorenblocker werden bekanntlich aufgrund ihrer unterschiedlichen pharmakologischen Eigenschaften, wie intrinsische sympathomimetische Aktivität, Kardioselektivität und membranstabilisierende Wirkung, klassifiziert.

In der Diskussion um die klinische Bedeutung wurden in letzter Zeit die unterschiedlichen Auswirkungen auf den Kohlenhydrat- und Fettstoffwechsel unter Belastungsbedingungen betont.

Insbesondere nach den Untersuchungen von Franz u. Lohmann [2,3] ist unter nichtkardioselektiven β-Blockern eine verstärkte Hypoglykämietendenz zu beobachten. Diese Befunde sind in der Literatur keineswegs unumstritten. Zur weiteren Abklärung erschienen uns daher Belastungsuntersuchungen mit unterschiedlichen β-Rezeptorenblockern mit und ohne Kardioselektivität in unterschiedlicher, abgestufter Dosierung erforderlich, da eine Dosisabhängigkeit verschiedener β-Blocker auf die Belastungsreaktion bisher in entsprechenden Untersuchungen nicht berücksichtigt worden war. Dieser Gesichtspunkt ist wesentlich für die Auswahl äquivalenter Dosierungen. Im Regelfall wird die Äquivalenz nach der Herzfrequenzreduktion festgelegt, obwohl bekannt ist, daß gerade unter Belastungsbedingungen insbesondere β-Blocker mit ISA eine ganz andere Dosiswirkungsbeziehung der Herzfrequenz aufweisen als β-Blocker ohne ISA.

Methode

Die Untersuchungen wurden an gesunden, männlichen Sportstudenten morgens im nüchternen Zustand mit Fahrradergometrie im Sitzen durchgeführt. Belastet wurde mit 50% der maximalen Leistungsfähigkeit über 1 h. Die Blutabnahmen zur Bestimmung der Parameter des Fettstoffwechsels erfolgten vor und nach Belastung. Die Herzfrequenz und die Blutglukosekonzentration aus dem Kapillarblut wurden in Ruhe und während Belastung alle 10 min ermittelt. Pro β-Rezeptorenblocker standen uns 6 Probanden zur Verfügung. In Tabelle 1 sind die untersuchten β-Blokker, ihre pharmakologischen Eigenschaften sowie das verwendete Dosierungsschema aufgeführt.

Tabelle 1. Pharmakologische Eigenschaften und Dosierungsschema für die akute und chronische Gabe der untersuchten β-Rezeptorenblocker

	Pharmakologische Eigenschaften		Dosierung (mg)	
	Kardioselektiv	ISA	Akut	Chronisch
Penbutolol	-	(+)	5, 10, 20, 40	1 × 40
Propranolol	-	-	10, 20, 40, 80	2 × 40
Pindolol	-	+ +	1,25, 2,5 5, 10	3 × 5
Acebutolol	+	+	50, 100, 200, 400	2 × 200
Metoprolol	+	-	12,5, 25, 50, 100	2 × 50

Ergebnisse und Diskussion

Für den Einfluß der β-Rezeptorenblocker auf die Herzfrequenz läßt sich allgemein folgendes feststellen: Bereits bei der niedrigsten Dosierung tritt bei allen untersuchten β-Rezeptorenblockern eine deutliche, hochsignifikante Senkung der Herzfrequenz im Vergleich zur Kontrolle ein. Vergleicht man den Dauerversuch mit dem dosisentsprechenden Versuch nach Akutgabe, so findet man in allen Fällen einen mehr oder weniger stark ausgeprägten Wiederanstieg der Herzfrequenz nach der chronischen Gabe, möglicherweise eine gewisse Toleranzentwicklung.

Die deutlichste Dosisabhängigkeit zeigt sich beim Propranolol (Abb. 1), während das Penbutolol (Abb. 2) und Pindolol (Abb. 3) nahezu keinen Einfluß bei weiterer Dosissteigerung aufweisen. Eine geringere Abhängigkeit von der Höhe der Dosierung als Propranolol zeigen die beiden kardioselektiven β-Blocker Acebutolol (Abb. 4) und Metoprolol (Abb. 5).

Diese unterschiedlichen Effekte der Dosierungen auf die Herzfrequenz könnten sich mit den unterschiedlichen Wirkqualitäten der β-Rezeptorenblocker erklären lassen. Es läßt sich deutlich differenzieren zwischen den Blockern mit ISA und ohne ISA. Bei den β-Blockern ohne ISA zeigt

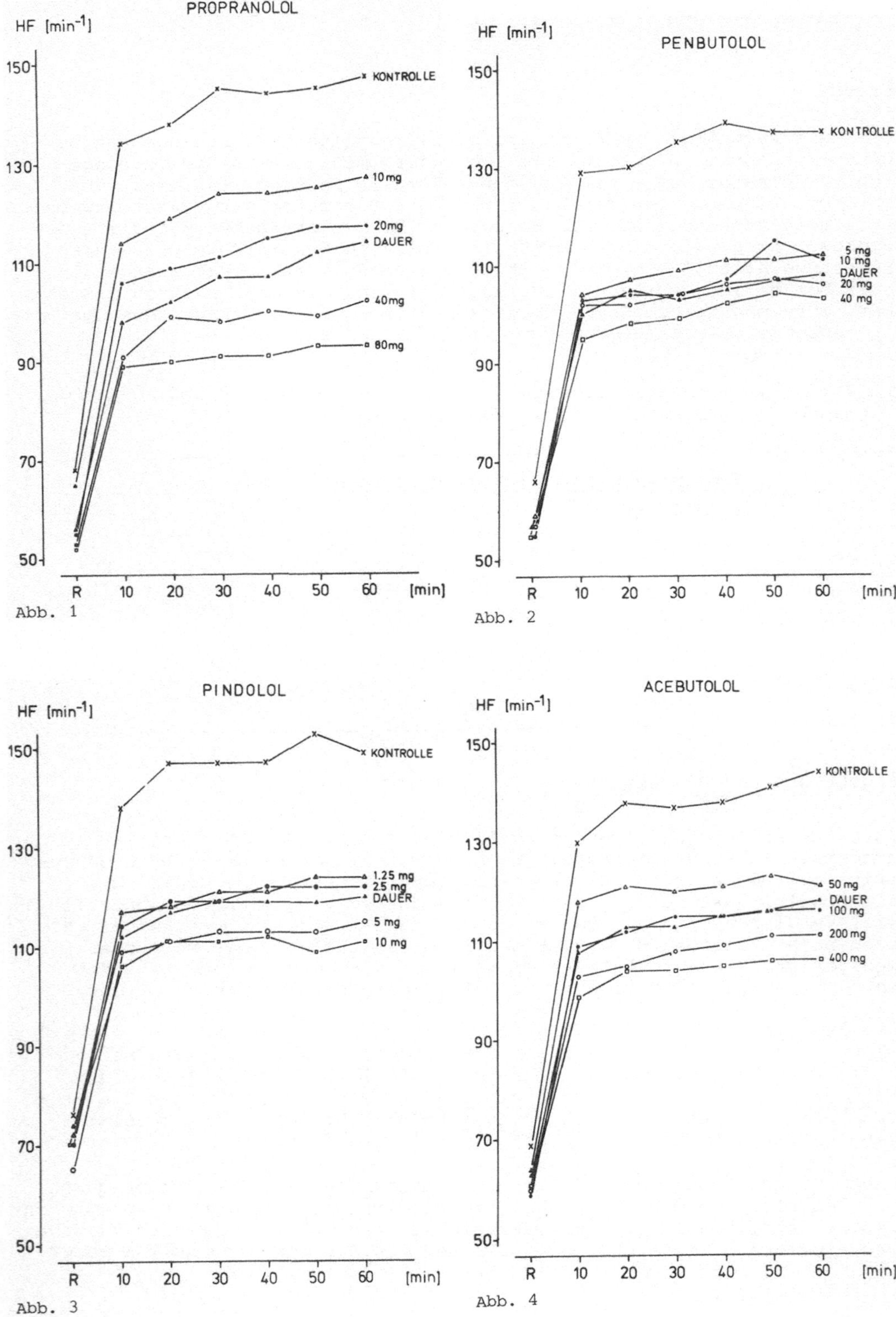

PROPRANOLOL
HF [min^{-1}]
150
130
110
90
70
50
KONTROLLE
10 mg
20mg
DAUER
40mg
80mg
R
10
20
30
40
50
60
[min]

Abb. 1

HF [min^{-1}]
PENBUTOLOL
150
130
110
90
70
50
KONTROLLE
5 mg
10 mg
DAUER
20 mg
40 mg
R
10
20
30
40
50
60
[min]

Abb. 2

PINDOLOL
HF [min^{-1}]
150
130
110
90
70
50
KONTROLLE
1.25 mg
2.5 mg
DAUER
5 mg
10 mg
R
10
20
30
40
50
60
[min]

Abb. 3

ACEBUTOLOL
HF [min^{-1}]
150
130
110
90
70
50
KONTROLLE
50 mg
DAUER
100 mg
200 mg
400 mg
R
10
20
30
40
50
60
[min]

Abb. 4

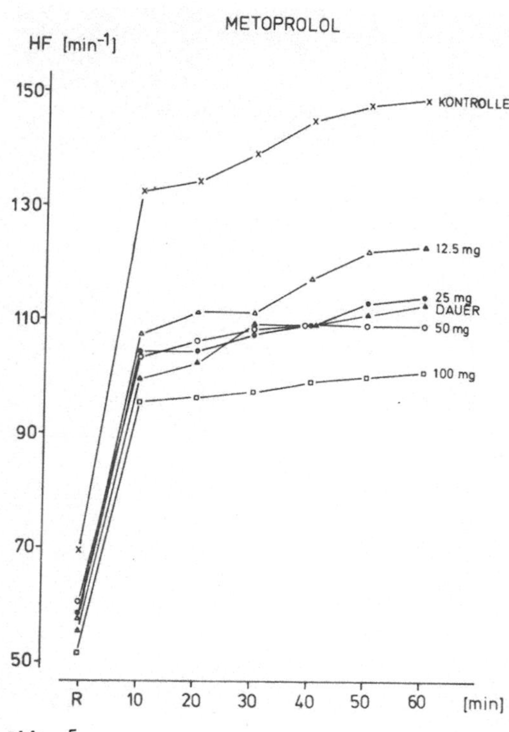

Abb. 5

Abb. 1-5. Abb. 1 = Propranolol, 2 = Penbutolol, 3 = Pindolol, 4 = Acebutolol, 5 = Metoprolol. Die Herzfrequenzreaktion in Ruhe und unter Belastung bei den Kontroll- und den Akutversuchen sowie nach 4wöchiger Dauergabe bei den einzelnen untersuchten Betarezeptorenblockern

das Propranolol eine ausgeprägtere Dosiswirkungsbeziehung als das Metoprolol. Diese Beobachtung trifft nicht für die β-Blocker Penbutolol, Pindolol und Acebutolol zu. Als Erklärung hierfür bietet sich die intrinsische Aktivität dieser β-Blocker an. Demnach besitzt Pindolol die stärkste ISA, gefolgt von Penbutolol und Acebutolol.

Die durch die 1stündige Belastung hervorgerufene Blutzuckersenkung wurde durch die β-Rezeptorenblockade im Vergleich zur Kontrolle etwas verstärkt. Bei keinem der untersuchten Probanden sank die Glukosekonzentration während der Belastung in den hypoglykämischen Bereich (2,22 mmol/l bzw. 40 mg/dl).

Bei prozentualer Darstellung der Veränderung der Glukosekonzentration unter Belastung ergibt sich für die β-Rezeptorenblocker Metoprolol, Pindolol und Propranolol eine gleichartige, geringfügige Abnahme um 10-20% im Vergleich zur Kontrolle. Dabei betrugen die Glukoseausgangskonzentrationen unter Kontrollbedingungen 4,3-4,7 mmol/l (Abb. 6).

Die Ergebnisse zeigen, daß die pharmakologischen Eigenschaften Kardioselektivität, intrinsische Aktivität und membranstabilisierende Eigenwirkung keinen Einfluß auf das Ausmaß der Glukosesenkung haben. Ebensowenig besteht für die relativ geringfügige Glukosesenkung eine Dosisabhängigkeit bei den verschiedenen β-Rezeptorenblockern.

Die Veränderung der Konzentration der freien Fettsäuren unter Belastung zeigt für alle β-Blocker die bekannte deutliche Reduktion ihrer Aktivierung im Vergleich zur Kontrolle. Für diesen Parameter ist weder eine Dosisabhängigkeit erkennbar, noch unterscheiden sich die verschiedenen untersuchten β-Rezeptorenblocker voneinander wesentlich (Abb. 7).

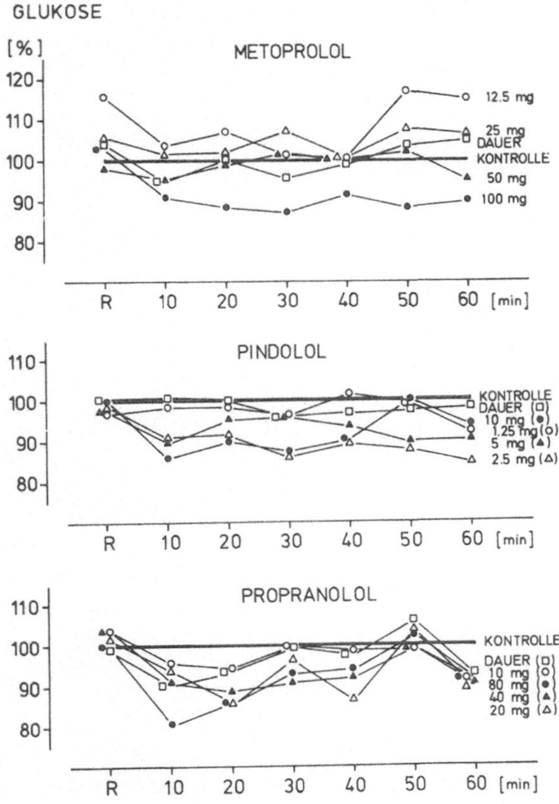

Abb. 6. Prozentuale Darstellung der Blutglukosekonzentrationssenkung während Belastung unter Betablockade (Metoprolol Pindolol, Propranolol). Die jeweiligen Kontrollmeßwerte wurden gleich 100% gesetzt

Eine wesentliche Änderung für das Gesamtcholesterin und das HDL-Cholesterin unter β-Rezeptorenblockade im Vergleich zur Kontrolle stellten wir weder für die Akut- noch nach der chronischen Gabe fest (Abb. 8 und 9).

Bei den Triglyceridkonzentrationen konnte ebenfalls kein Effekt durch die Betarezeptorenblockade für alle 5 Betablocker gesichert werden (Abb. 10).

Zusammenfassend läßt sich festhalten, daß in Abhängigkeit von den unterschiedlichen pharmakologischen Eigenschaften der 5 untersuchten β-Rezeptorenblocker der Effekt auf die Reduktion der Herzfrequenz von der ISA abhängig zu sein scheint.

Die durch die β-Blockade erzeugte zusätzliche Blutzuckersenkung ist dosisunabhängig und nur geringfügig stärker als die durch die Belastung hervorgerufene Reduzierung der Glukose im Kontrollversuch. Diese Ergebnisse bei Kreislauf- und Stoffwechselgesunden stehen im Widerspruch zu denen von Franz et al. [2,3], die bei Hypertonikern für Pindolol im Gegensatz zu Acebutolol bzw. Metoprolol eine signifikante Blutzuckersenkung unter Belastung fanden. Sie sind dagegen übereinstimmend mit den Ergebnissen von Dorow [1], der bei gesunden Probanden mit Pindolol und Metoprolol keinen signifikanten Unterschied fand.

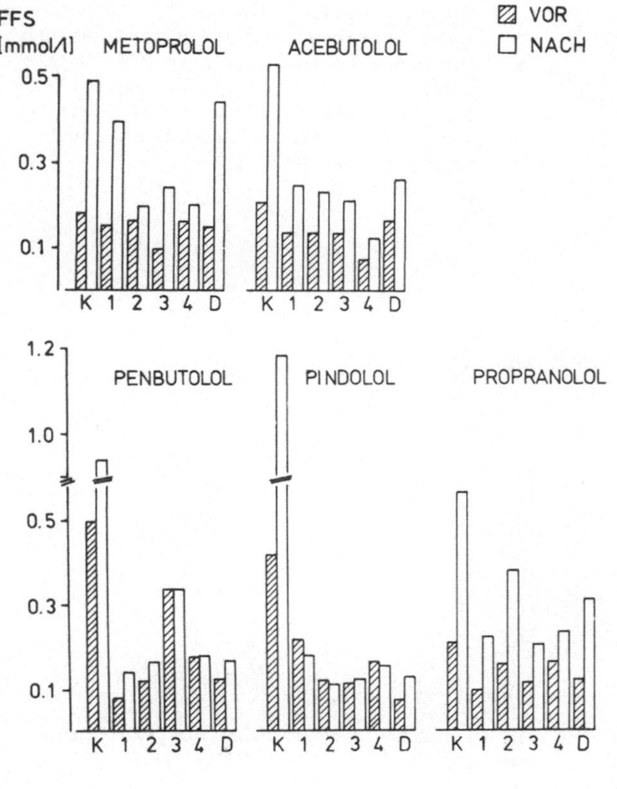

Abb. 7. Konzentration der freien Fettsäuren vor und nach Belastung für den Kontroll- (*K*) und die Akutversuche (*1,2,3,4*; Dosierung s. Abb. 1) sowie nach Dauermedikation (*D*) bei den verschiedenen Betarezeptorenblockern

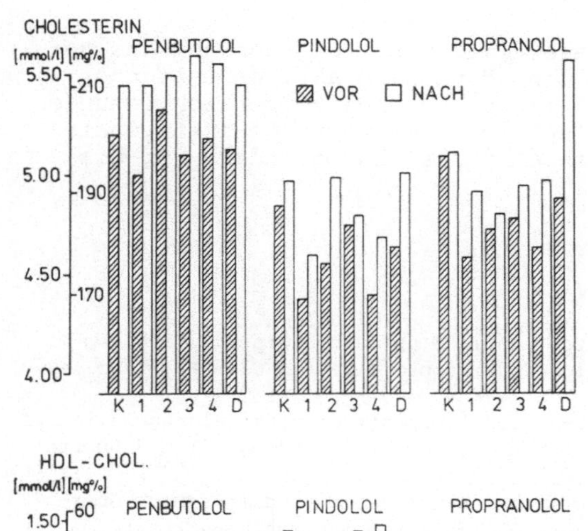

Abb. 8

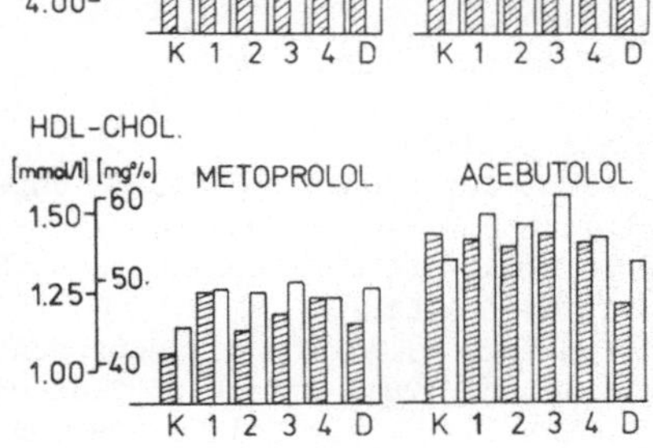

Abb. 9

Abb. 8 und 9. Darstellung der Gesamt- und HDL-Cholesterinkonzentrationen vor und nach Belastung der verschiedenen Betarezeptorenblocker mit dem jeweiligen Kontrollversuch (*K*) und den ansteigenden Dosierungen (*1,2,3,4*; Dosierung s. Abb. 1) sowie nach Dauergabe (*D*)

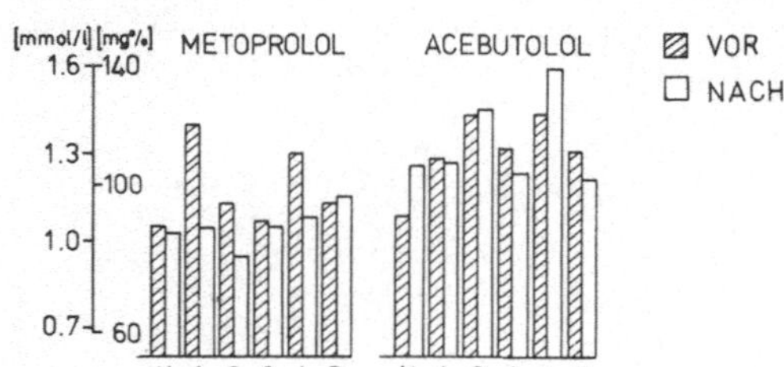

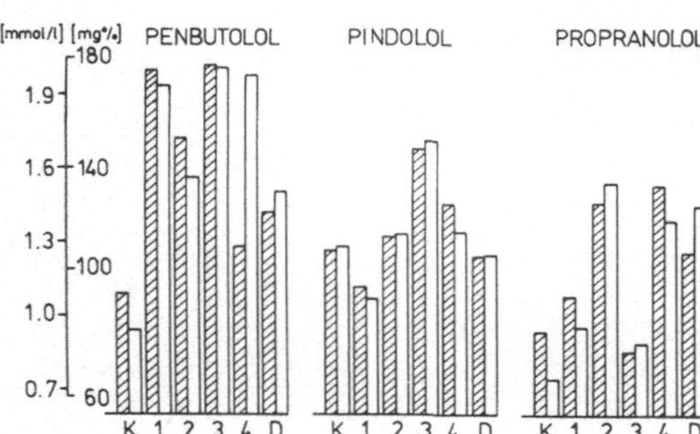

Abb. 10. Darstellung der Triglyceridkonzentrationen vor und nach Belastung für die einzelnen, untersuchten Betablocker mit den jeweiligen Kontroll- (*K*) und Akutuntersuchungen (*1*,*2*,*3*,*4*; Dosierung s. Abb. 1) und dem Versuch nach 4-Wochen-Gabe (*D*)

Eine eindeutige Verschiebung des Verhältnisses von HDL- zu LDL-Cholesterin konnte weder nach Akut- noch nach 4wöchiger Dauergabe gesichert werden.

Die Bedeutung des Faktors Kardioselektivität bei der Auswahl des geeigneten β-Rezeptorenblockers für den körperlich aktiven Patienten sollte nicht überbewertet werden. Sie scheint bei körperlich Gesunden nach 1 h Belastung keine Rolle zu spielen. Besondere Gesichtspunkte gelten wahrscheinlich für Stoffwechselkranke, insbesondere für Diabetiker.

Literatur

1. Dorow P (1982) Effects of β-adrenoceptor blockade on carbohydrate metabolism during exercise - Comparison of pindolol and metoprolol. Br J Clin Pharmacol 13:429-430
2. Franz IW, Lohmann FW, Koch G, Quabbe H-J (1983) Aspects of hormonal regulation of lipolysis during exercise: Effects of chronic β-receptor blockade. Int J Sports Med 4:14-20
3. Franz IW, Lohmann FW (1980) Unterschiedlicher Einfluß einer chronischen, überwiegend β_1-selektiven und β_1-β_2-Rezeptorenblockade auf den Kohlenhydratstoffwechsel. Ergometrische Untersuchungen bei Hochdruckkranken. Klin Wochenschr 58:1155-1161
4. Lundborg P, Aström H, Bengtsson C, Fellenius E, Schenck Von H, Svensson L, Smith U (1981) Effect of β-adrenoceptor blockade on exercise performance and metabolism. Clin Sci 61:299-305

Echokardiographische Untersuchungen zum Einfluß kardioselektiver und nichtselektiver β-Rezeptorenblocker auf die Herzfunktion in Ruhe und unter Belastung

Echocardiographic Examinations Concerning the Influence of Cardio-Selective and Non-Selective β-Receptor Blockers on Cardiac Function at Rest and During Exercise

A. Reinke, P. Koebe und R. Rost

Summary

The effects of beta-adrenoceptor blocking drugs with different pharmacological properties on parameters of contractility measured by echocardiography were studied.

We investigated the influence of cardioselective and non-selective blockers with and without intrinsic sympathomimetic activity (ISA) on cardiac parameters measured echocardiographically at rest and during exercise on a bicycle-ergometer. The effects of four different doses were compared to the results under control conditions. To investigate the results of long-time treatment the task was repeated after receiving a medium dose over a period of four weeks. Each task was carried out by 6 subjects.

For evaluation heart rate, dimensional parameters and parameters of contractility were taken into account. Heart rate showed a strong dependence on dose and pharmacological properties.

On dimensional parameters and parameters of contractility there was only an effect by the ISA of the betablockers. We found clearly decreased contractility after taking beta-adrenoceptor blocking drugs without ISA compared to controls. Conversely there was neither a difference between cardioselective and non-selective blockers nor a dose-dependent effect on the parameters of contractility.

Einleitung

In der Diskussion um die Wirkungsweise von β-Rezeptorenblockern mit verschiedenen pharmakologischen Eigenschaften liegen zahlreiche Veröffentlichungen vor, die das Verhalten hämodynamischer Größen wie Pulsfrequenz, Blutdruck, Schlagvolumen und peripheren Widerstand beschreiben. Wesentlich weniger Aussagen liegen über echokardiographisch ermittelte Kontraktilitätsparameter unter β-Rezeptorenblockern vor. Soweit solche Untersuchungen durchgeführt wurden, blieb eine mögliche Dosisabhängigkeit der Ergebnisse weitgehend unberücksichtigt [2,3].

Wir stellten uns daher die Frage, welchen Einfluß kardioselektive β-Rezeptorenblocker (Metoprolol), sowie nichtselektive β-Rezeptorenblokker mit (Pindolol) und ohne ISA (Penbutolol) auf echokardiographische Herzfunktionsgrößen in Abhängigkeit von der Dosierung in Ruhe und unter Belastung zeigen.

Methode

In einer vergleichenden Untersuchung wurden hierzu in Akutversuchen mit unterschiedlichen Dosierungen und nach einem Langzeitversuch mit mittlerer Dosierung über 4 Wochen von jeweils 6 Probanden (Sportstudenten) Echokardiogramme in Ruhe und bei 50 W Fahrradergometerbelastung im Liegen aufgezeichnet. Die angegebenen Dosierungen sollten näherungsweise Äquivalenzdosierungen entsprechen (Tabelle 1).

Tabelle 1. Zusammenstellung der Dosierungen der β-Rezeptorenblocker bei den Akutversuchen und dem Dauerversuch

		Metoprolol	Pindolol	Penbutolol
Kardioselektivität		+	-	-
ISA		-	+ +	(+)
Dosierung (mg)	1	12.5	1.25	5.0
	2	25.0	2.5	10.0
	3	50.0	5.0	20.0
	4	100.0	10.0	40.0
	D	2 × 50.0	3 × 5.0	1 × 40.0

Zur Auswertung wurden neben der Pulsfrequenz einerseits dimensionale Größen (systolischer, diastolischer linksventrikulärer Innendurchmesser), andererseits Kontraktilitätsparameter (Verkürzungsfraktion, mittlere zirkumferentielle Faserverkürzungsgeschwindigkeit) herangezogen.

Ergebnisse und Diskussion

Unter Ruhebedingungen zeigten sich bei den β-Blockern ohne wesentliche ISA (Metoprolol, Penbutolol) signifikant niedrigere Pulsfrequenzen zwischen allen Akutdosierungen sowie der Dauerdosierung und dem Leerversuch (Abb. 1). Bei beiden Rezeptorenblockern lag ein nahezu gradliniges dosisabhängiges Absinken der Pulsfrequenz für die niedrigen

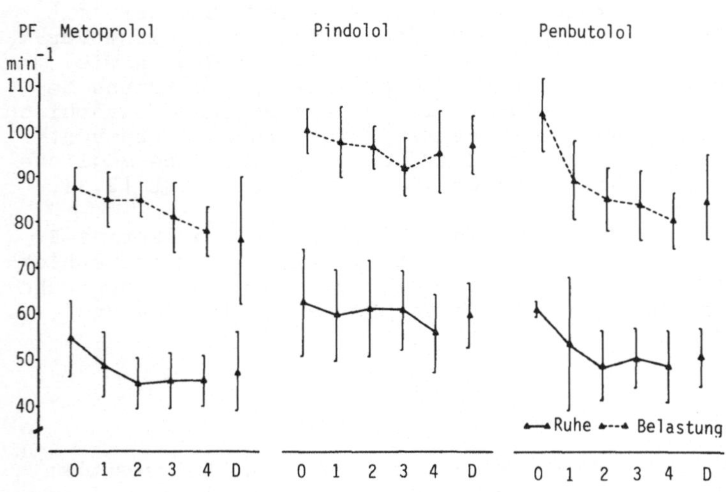

Abb. 1. Pulsfrequenz in Ruhe und unter Belastung bei unterschiedlichen Dosierungen von β-Rezeptorenblockern mit verschiedenen pharmakologischen Eigenschaften

Dosierungen vor, während sich bei höheren Dosierungen dieser Einfluß nicht weiter verstärkte. Erwartungsgemäß ergab sich in Ruhe für den β-Rezeptorenblocker mit ISA (Pindolol) keine Dosisabhängigkeit in bezug auf die Herzfrequenz. Auch unter Belastung lagen die Pulsfrequenzen hier nahezu auf einem Niveau.

Bei Verabfolgung von Penbutolol zeigte sich, ähnlich dem Verhalten unter Ruhebedingungen, ein hochsignifikantes Absinken der Belastungsfrequenz schon bei niedrigster Dosierung. Bei Steigerung der Dosen waren jedoch keine weiteren wesentlichen dosisabhängigen Einflüsse nachweisbar. Hingegen ließ sich für Metoprolol durch eine nahezu kontinuierliche Abnahme der Pulsfrequenz bei steigender Dosierung ein wesentlich stärkerer dosisabhängiger Einfluß auf die Belastungspulsfrequenz nachweisen.

Die Pulsfrequenz wies also in Ruhe und unter Belastung eine direkte Abhängigkeit sowohl von der intrinsischen Aktivität des β-Blockers, als auch von der Höhe der Dosierung auf.

Die dimensionalen diastolischen und systolischen Parameter der echokardiographischen Untersuchung zeigten keine nennenswerten Unterschiede (Abb. 2). Die im Leerversuch unter Belastung tendenziell nachweisbare Vergrößerung des enddiastolischen und Verkleinerung des endsystolischen Durchmessers gegenüber den Ruhewerten wurde schon in mehreren Veröffentlichungen beschrieben [1,4]. Diese Tendenz hebt sich jedoch durch Einfluß von β-Rezeptorenblockern dahingehend auf, daß unter Belastung bei vergrößerten enddiastolischen Durchmessern auch die endsystolischen Durchmesser über den entsprechenden Ruhewerten liegen. Die systolische Verkleinerung unter Belastung, auch als Maß für eine verstärkte Kontraktiliät zu werten, ließ sich somit unter β-Rezeptorenblockade nicht gesichert nachweisen, wobei jedoch weder eine Dosisabhängigkeit noch eine Abhängigkeit von den pharmakologischen Eigenschaften eindeutig erkennbar wird.

Die Verkürzungsfraktion, welche bekanntlich in enger Korrelation zu der angiographisch ermittelten Auswurffraktion steht, zeigte unter β-Blockade keine belastungsabhängigen Unterschiede gegenüber den Ruhewerten (Abb. 3). Während die Belastungswerte des Leerversuchs deutlich über den Ruhewerten lagen, ergaben sich lediglich geringfügige Unterschiede zwischen den Ruhe- und den Belastungswerten unter den einzel-

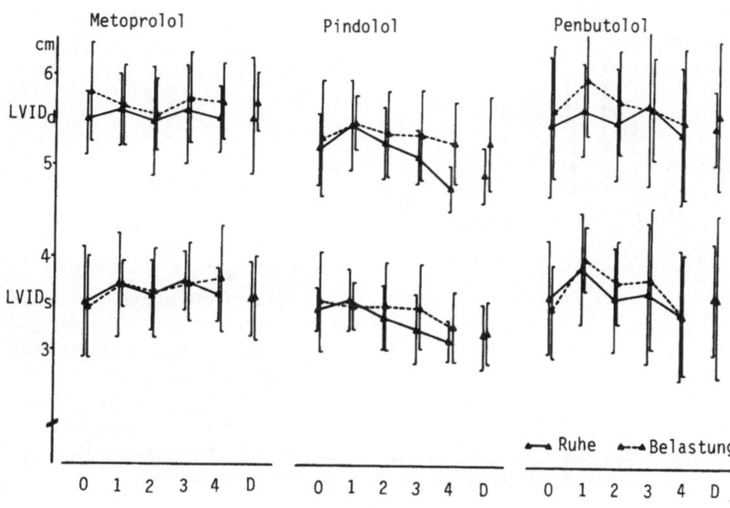

Abb. 2. Echokardiographisch bestimmte enddiastolische und endsystolische linksventrikuläre Innendurchmesser bei unterschiedlichen Dosierungen von β-Rezeptorenblockern mit verschiedenen pharmakologischen Eigenschaften

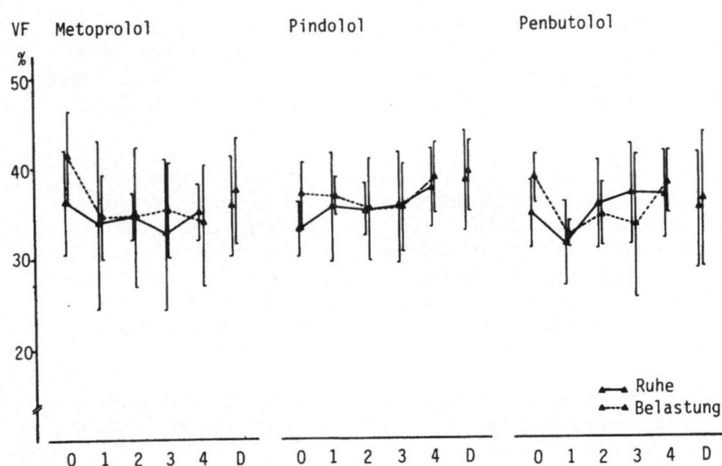

Abb. 3. Echokardiographisch bestimmte Verkürzungsfraktion bei unterschiedlichen Dosierungen von β-Rezeptorenblockern mit verschiedenen pharmakologischen Eigenschaften

nen β-Rezeptorenblockern. Eine Abhängigkeit von den pharmakologischen Eigenschaften oder der Höhe der Dosierung ließ sich auch hier nicht aufzeigen.

Soweit aus dem eindimensionalen Echokardiogramm eine qualitative Aussage über das Verhalten des Schlagvolumens möglich ist, ließ sich feststellen, daß das Ausbleiben der Vergrößerung der Verkürzungsfraktion unter β-Blockade bei körperlicher Belastung bei gleichzeitig im wesentlichen unveränderten Absolutdurchmessern auf ein verkleinertes Belastungsschlagvolumen hinweist. Dies galt insbesondere für das Metoprolol (ohne ISA) bzw. Penbutolol (mit geringer ISA). Beim Pindolol mit deutlicher ISA ließ sich kein wesentlicher Effekt auf das Schlagvolumen feststellen, wie dies aus invasiv bestimmten hämodynamischen Daten gleichfalls belegt werden kann.

Die zirkumferentielle Faserverkürzungsgeschwindigkeit, als wichtigstes echokardiographisches Maß der Kontraktilität, wies im Leerversuch teils stark signifikante Unterschiede zwischen den Ruhe- und den Belastungswerten auf (Abb. 4). Diese Unterschiede waren unter den einzelnen Dosierungen der β-Blocker nicht nachweisbar. Es zeigte sich ein

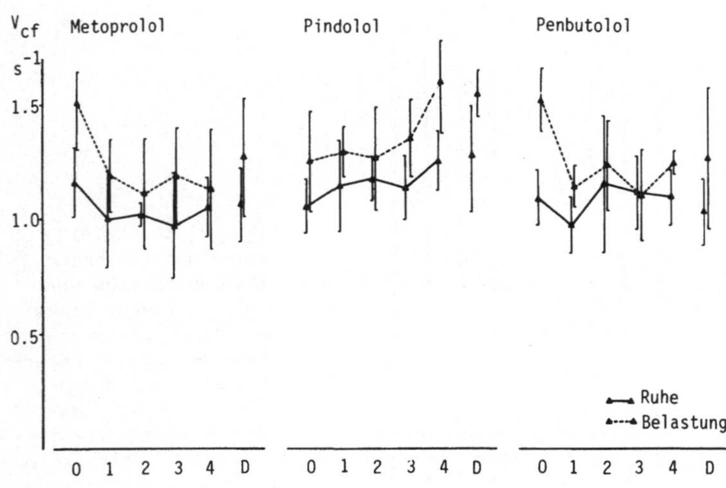

Abb. 4. Echokardiographisch bestimmte zirkumferentielle Faserverkürzungsgeschwindigkeit bei unterschiedlichen Dosierungen von β-Rezeptorenblockern mit verschiedenen pharmakologischen Eigenschaften

signifikantes Absinken zum Leerwert unter Belastung für das Metoprolol und das Penbutolol. Für die Ruhewerte ließen sich keine eindeutigen Ergebnisse aufzeigen. Für das Pindolol war eher ein gegenläufiges Verhalten zu beobachten.

Zusammenfassend kann gesagt werden, daß die Pulsfrequenz ein von den pharmakologischen Eigenschaften der β-Rezeptorenblocker und von deren Dosierung abhängiges Verhalten zeigte. Mittels echokardiographischer Untersuchungen ließen sich für die Kontraktilitätsparameter Abhängigkeiten lediglich von der intrinsischen sympathomimetischen Aktivität nachweisen. Hier zeigten β-Blocker ohne ISA eine deutlich verminderte Kontraktilität gegenüber den Leerversuchen. Dagegen war kein Einfluß der Dosis bzw. der Eigenschaft Kardioselektivität auf die Kontraktilitätsparameter zu finden. Einschränkend muß jedoch festgestellt werden, daß diese Aussage lediglich für vergleichsweise geringe Belastungswerte von 50 W gilt, da die echokardiographischen Messungen bei hohen Belastungsstufen technisch problematisch wurden.

Literatur

1. Bubenheimer P, Roskamm H, Samek L, Schmeisser HJ (1977) Echokardiographie zur Beurteilung der Arbeitsweise des linken Ventrikels unter dynamischer körperlicher Belastung. Sportarzt Sportmed 12:346
2. Crawford M, Lindenfeld J, O'Rourke RA (1980) Effects of oral propranolol on left ventricular size and performance during exercise and acute pressure loading. Circulation 61:549
3. Le Winter M, Crawford M, Karliner J, O'Rourke RA (1975) Effects of oral propranolol in normal subjects. Clin Pharmacol Ther 17:709
4. Simon G, Dickhuth H, Keul J (1980) Auswirkungen der β-Rezeptorenblockaden auf invasiv und echokardiographisch ermittelte hämodynamische Größen. Z Kardiol 69:75

Akuteffekte von Kalziumantagonisten auf die körperliche Leistungsfähigkeit[1]

Acute Effects of Calcium-Antagonists on Physical Performance

W. Schmitt, O. Salas-Fraire, E. Stengele und W. Kindermann

Summary

In a triple cross-over, placebo-controlled double-blind study, 15 healthy physical education students (25,7 ± 2,6 years of age) performed graded (5% grade, increase in velocity every 3 min) treadmill exercise until subjective exhaustion after a single oral administration of diltiazem (90 mg), nifedipine (20 mg) and placebo.

Under acute administration of the calcium antagonists diltiazem and nifedipine the effects on physical work capacity are the following:

1. Neither the maximal nor the endurance capacity are influenced by the calcium-antagonists.
2. We find no significant changes in submaximal or maximal serum lactate, glucose and catecholamine concentrations.
3. In contrast to diltiazem and placebo, the submaximal heart rates under nifedipine show a statistically significant increase, whereas the maximal heart rates show no significant differences.

Einleitung

Da Kalziumantagonisten heute einen festen Platz in der Therapie verschiedener Herz-Kreislauf-Erkrankungen eingenommen haben, ist die Frage von Bedeutung, inwieweit sich eine Akuteinnahme auf die körperliche Leistungsfähigkeit auswirkt. Dies wird in der vorliegenden Studie untersucht.

Material und Methode

Bei 15 gesunden Sportstudenten im Alter von 25,7 ± 2,6 Jahren (Gewicht 71,2 ± 7,8 kg; Größe 177,5 ± 6,4 cm) wurden im Rahmen einer 3fach crossover, placebo-kontrollierten Doppelblindstudie im Abstand von je 1 Woche insgesamt 3 stufenweise ansteigende Laufbandbelastungen (5%ige Steigung, 3minütige Dauer je Belastungsstufe) bis zur subjektiven Erschöpfung durchgeführt.

Eine Stunde vor Belastungsbeginn erfolgte in randomisierter Reihenfolge die orale Einnahme von jeweils 90 mg Diltiazem, 20 mg Nifedipin bzw. Placebo in Double-dummy-Technik.

---

1 Diese Arbeit enthält Teile der Dissertation von Herrn W. Schmitt

In Ruhe, nach jeder Belastungsstufe sowie in der 3., 6., 10. und 15. min der Erholungsphase wurde jeweils Kapillarblut aus dem hyperämisierten Ohrläppchen zur enzymatischen Bestimmung von Laktat [3] und Glukose [6] entnommen. Die Sauerstoffaufnahme wurde mit einem offenen System gemessen (Oxyscreen, Fa. Jaeger, Würzburg); die Herzfrequenzen wurden am Ende jeder Belastungsstufe aus dem mitgeschriebenen EKG bestimmt.

Zusätzlich erfolgte nach 30minütiger Ruhe im Liegen, kurz vor Belastungsbeginn im Sitzen, bei 10 km/h sowie direkt am Belastungsende die venöse Blutentnahme zur radioenzymatischen Bestimmung von Adrenalin und Noradrenalin [2].

Für die einzelnen Parameter wurden Mittelwerte und Standardabweichungen bestimmt. Die Prüfung auf statistische Signifikanz erfolgte mittels des Student-t-Tests bzw. der Varianzanalyse.

Ergebnisse

Sowohl die maximale Laufbandgeschwindigkeit als Kriterium der maximalen Leistungsfähigkeit als auch die maximale Sauerstoffaufnahme zeigen keine signifikanten Unterschiede (Abb. 1). Bei den Herzfrequenzen in Ruhe und auf submaximalen Belastungsstufen zeigt sich eine signifikante Erhöhung für Nifedipin gegenüber Diltiazem und Placebo, während zwischen Diltiazem und Placebo keine Unterschiede nachweisbar sind (Abb. 2).

Im Gegensatz dazu bestehen bei den maximalen Herzfrequenzen keine signifikanten Unterschiede.

Ebenso wenig werden die submaximalen und maximalen Laktat- und Glukosewerte unter der Akutgabe von Kalziumantagonisten signifikant beeinflußt (Abb. 1).

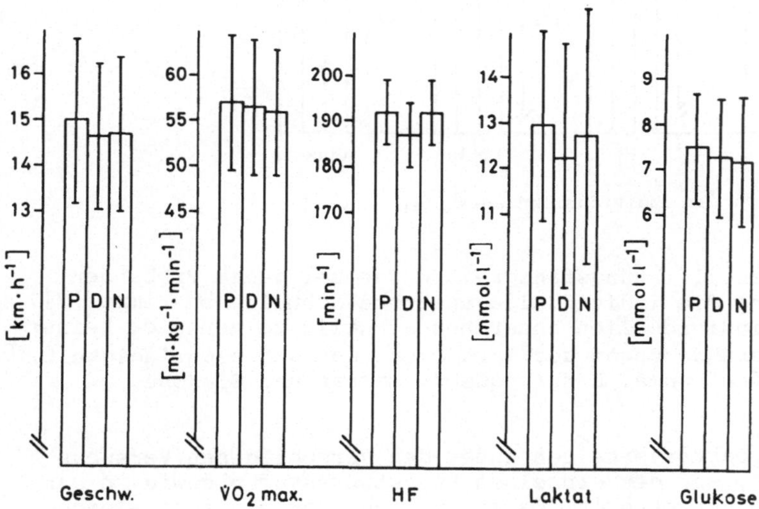

Abb. 1. Maximalwerte bei stufenweiser Laufbandbelastung. P = Placebo, D = Diltiazem, N = Nifedipin

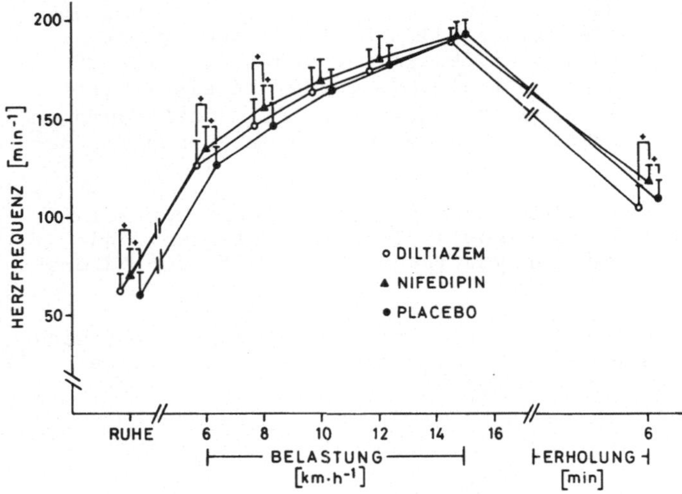

Abb. 2. Herzfrequenzverhalten bei stufenweiser Laufbandbelastung

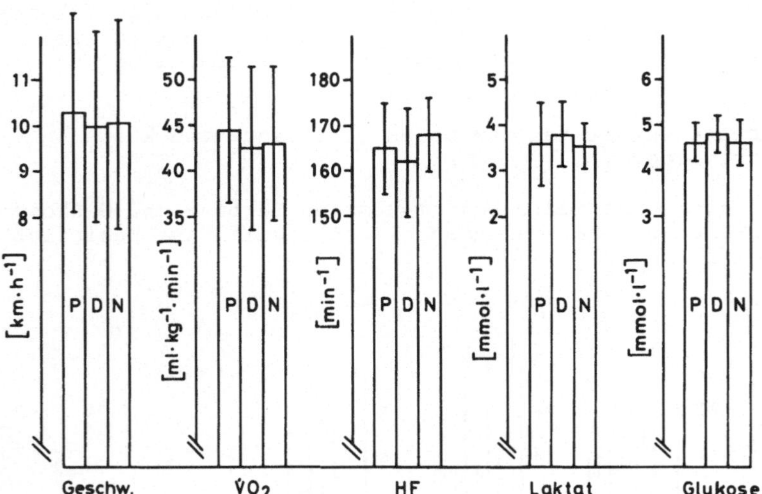

Abb. 3. Werte im Bereich der individuellen anaeroben Schwelle

Zur Frage der Ausdauerleistungsfähigkeit wurde bei jedem Probanden nach jeder Belastung die individuelle anaerobe Schwelle bestimmt [7]. Im Vergleich der individuellen anaeroben Schwelle zeigen sich keinerlei signifikante Veränderungen der Parameter Laufbandgeschwindigkeit, relative Sauerstoffaufnahme, Herzfrequenz, Laktat und Glukose (Abb. 3).

In Abb. 4 wird das Laktatverhalten unter den verschiedenen Versuchsbedingungen in Ruhe, auf den einzelnen Belastungsstufen sowie in der Nachbelastungsphase dargestellt. Es zeigt sich, daß bei fast gleichen Ruhewerten der Laktatanstieg unter der Belastung als auch der Laktatabfall in der Erholungsphase bei allen 3 Versuchsbedingungen nahezu identisch verläuft.

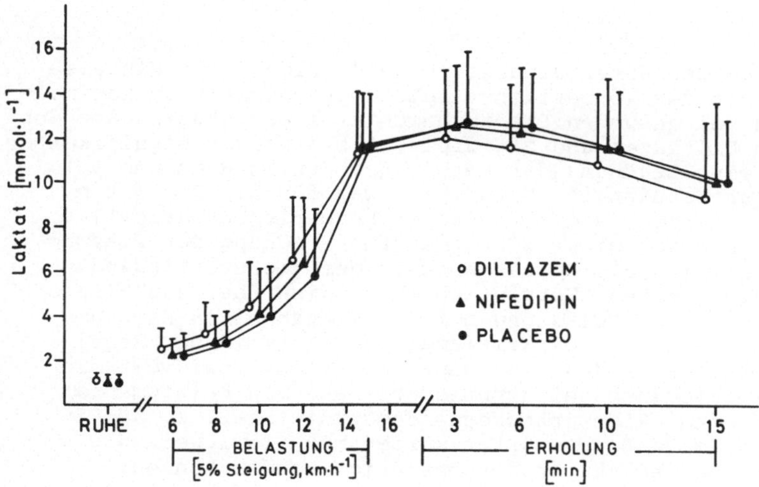

Abb. 4. Lactatverhalten bei stufenweiser Laufbandbelastung

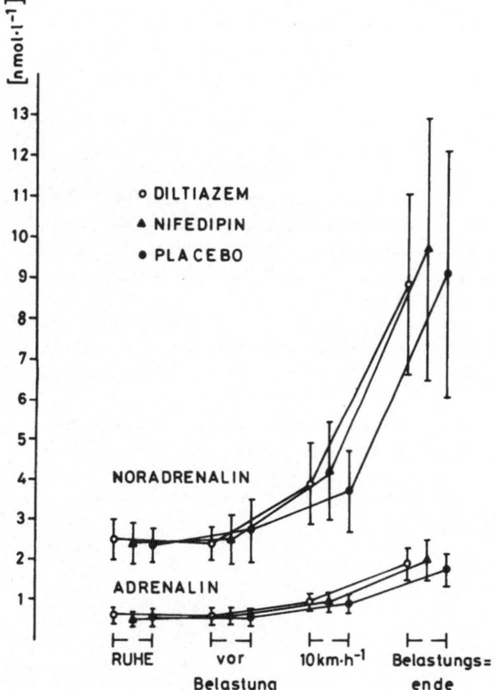

Abb. 5. Plasmakatecholaminverhalten bei stufenweiser Laufbandbelastung

Als Audruck einer erhöhten sympathischen Aktivität kommt es unter der Belastung zum erwarteten Anstieg der Plasmakatecholamine Adrenalin und Noradrenalin, wobei der Anstieg das Mehrfache des Ausgangswerts beträgt. Statistisch signifikante Unterschiede bestehen nicht (Abb. 5).

Diskussion

Aufgrund der vorliegenden Untersuchungen ergeben sich keine Hinweise für eine Beeinflussung der körperlichen Leistungsfähigkeit im Maximal- und Ausdauerbereich bei gesunden Probanden unter einer akuten Gabe der Kalziumantagonisten Diltiazem und Nifedipin. Als einziger signifikanter Befund findet sich eine Erhöhung der Herzfrequenzen in Ruhe und auf submaximalen Belastungsstufen für Nifedipin, was für die Ruhewerte bereits in früheren Arbeiten anderer Autoren beschrieben wurde [1,4, 5]. Diese sprechen auch von einer signifikanten Erhöhung der Plasmakatecholamine in Ruhe [1,4,5]. Dies konnte in der hier vorliegenden Studie nicht bestätigt werden. Vergleichbare Studien über das Plasmakatecholaminverhalten unter Belastung bei Akuteinnahme von Kalziumantagonisten liegen nicht vor. Da Kalziumantagonisten in der Regel längerfristig verabreicht werden, muß geprüft werden, inwieweit die Ergebnisse dieser Studie auch bei chronischer Gabe von Kalziumantagonisten zutreffend sind. Eine entsprechende Studie läuft z. Zt. in unserem Arbeitskreis, so daß abgewartet werden muß, inwieweit die vorliegenden Ergebnisse der Akutstudie bestätigt werden können.

Literatur

1. Corea L, Miele N, Bentivoglio M, Boschetti E, Agabiti Rosei E, Muisean G (1979) Acute and chronic effects of nifedipine on plasma renin activity and plasma adrenaline and noradrenaline in controls and hypertensive patients. Clin Sci 57:115-117
2. Da Prada M, Zürcher G (1976) Simultaneous radioenzymatic determination of plasma and tissue adrenaline, noradrenaline and dopamine within the femtomole range. Life Sci 19:1161-1174
3. Hohorst HJ (1962) L-(+) Lactat, Bestimmung mit Lactatdehydrogenase and DPN. In: Bergmeyer HU (Hrsg) Methoden der enzymatischen Analyse. Verlag Chemie, Weinheim
4. Lederballe Pedersen O, Mikkelsen E, Christensen NJ, Kornerup HJ, Pedersen EB (1979) Effect of nifedipine on plasma renin, aldosterone and catecholamines in arterial hypertension. Eur J Clin Pharmacol 15:235-240
5. Leonetti G, Cuspidi C, Sampieri L, Terzoli L, Zanchetti A (1982) Comparison of cardiovascular, renal and humoral effects of acute administration of two calcium channel blockers in normotensive and hypertensive subjects. J Cardiol Pharmacol 4 [Suppl 3]:319-324
6. Slein MW (1962) D-Glucose, Bestimmung mit Hexokinase und Glucose-6-Phosphatdehydrogenase. In: Bergmeyer HU (Hrsg) Methoden der enzymatischen Analyse. Verlag Chemie, Weinheim
7. Stegmann H, Kindermann W, Schnabel A (1981) Lactate kinetics and individual anaerobic threshold. Int. J. Sports Med 2:160-165

D

Orthopädische Rehabilitation

Orthopedic Rehabilitation

Heilsport bei Patienten mit chronischer Lumbago

Therapeutic Sports for Patients with Chronic Low Back Pain

B. Tschirdewahn, A. Kirov und G. Christmann

Summary

The influence of sports on patients who suffered from low back pain was studied. Spinal flexibility measured by Schober's distance was significantly improved in the group of participants in sports. No statistically significant difference could be measured for the PWC 150. In both groups (control and sports) a higher PWC 150 was found at the end of the clinic stay.

Einleitung

In der Rehabilitation von Erkrankungen des rheumatischen Formenkreises besitzt die Bewegungstherapie einen herausragenden Stellenwert. Sie kann in Form der Krankengymnastik, der Ergotherapie und des Heilsports erfolgen. Die positiven Auswirkungen der Krankengymnastik und der Ergotherapie werden nicht bestritten. Diesen zwei Disziplinen gegenüber ist der Wert oder Unwert von Betätigungen im Sinne von Heilsport, d.h. von sportlichen Aktivitäten, welche der zugrunde liegenden Krankheit bzw. Behinderung angepaßt sind, noch nicht hinreichend zu beurteilen. Dieses gilt auch für die Einbeziehung von Sport in die Rehabilitation der chronisch rezidivierenden Lumbago. Krämer [8] weist im Zusammenhang bandscheibenbedingter Erkrankungen darauf hin, daß die meisten Sportarten Körperhaltungen und Bewegungsabläufe aufweisen, die eher zu einer Verschlechterung als zu einer Verbesserung des geschädigten Bewegungssegments führen können. Lekszas [9] hingegen empfiehlt als "Belastungsnormative" bei nichtentzündlichen Wirbelsäulenerkrankungen bis zu 2 h Sport täglich als Gymnastik, Training an und mit verschiedenen Sportgeräten und in Form von Heilspielen und Heilschwimmen. Auf Grund dieser kontroversen Darstellungen stellte sich die Aufgabe, die Auswirkungen der an unserer Klinik angebotenen Sporttherapie in bezug auf die Flexibilität und die allgemeine aerobe Ausdauerkapazität bei Patienten mit chronischer Lumbago zu untersuchen.

Untersuchungsgut

54 männliche Patienten im Alter zwischen 25 und 60 Jahren, die wegen einer chronischen Lumbago ein 4 Wochen dauerndes Heilverfahren in der Federsee-Klinik durchführten, wurden unter dem Prinzip der Freiwilligkeit in die Studie aufgenommen. Die klinischen und labortechnischen Untersuchungen ließen bei ihnen neurologische Begleitsymptome sowie entzündliche und nichtentzündliche Gelenkerkrankungen der Extremitäten ausschließen. Erkrankungen der Atemwege und des Herz-Kreislauf-Systems bestanden nicht (Tabelle 1).

Tabelle 1. Alter, Größe und Gewicht der Probanden in der Kontrollgruppe (*K*) und in der Sportgruppe (*S*). Angegeben ist der Mittelwert ($\bar{X}$) und die Standardabweichung (*S.D.*). Das Gewicht bezieht sich auf die 1. und 2. Untersuchung

		Gruppe K (n=24)	Gruppe S (n=29)
Alter/Jahre	$\bar{X}$	43,7	40,4
	S.D.	± 9,0	± 8,3
Größe/cm	$\bar{X}$	172,0	171,0
	S.D.	± 5,4	± 7,5
Gewicht/kg			
1.	$\bar{X}$	76,2	78,0
	S.D.	± 9,6	± 11,5
2.	$\bar{X}$	75,0	77,1
	S.D.	± 7,7	± 10,9

Methode

Die Probanden wurden nach Kriterien der Zufälligkeit entweder der Kontrollgruppe (K) oder der Sportgruppe (S) zugeordnet. In Gruppe K befanden sich ursprünglich 25 Patienten. Ein Patient wollte im Verlauf des Heilverfahrens unbedingt an Sport teilnehmen, weshalb er in der Auswertung nicht berücksichtigt werden konnte. Die 29 der Sportgruppe zugeordneten Patienten beendeten alle die Studie.

Die Patienten beider Gruppen hatten innerhalb des 4wöchigen Heilverfahrens als physikalische Standardtherapie 8-12 Moorvollbäder, 0-6 medizinische Bäder, 9-12 klassische Muskelmassagen sowie 8-12 Einheiten Krankengymnastik in der Gruppe (1 Einheit = 30 min). Gegenüber der Kontrollgruppe nahmen die Patienten der Sportgruppe zusätzlich an 20 Sportstunden teil. Das Programm dieses Heilsports beinhaltete: 5 h Gymnastik und Spiele, 5 h Lauf- und Zirkeltraining sowie Übungen am RK-Trainer, 10 h Schwimmen, Spiele und Gymnastik im Wasser.

Vor (1. Untersuchung) und nach (2. Untersuchung) Beendigung der Therapiezeit wurden gemessen:

1. Die Flexibilität mittels Distanz nach Schober, des Finger-Fußbodenabstands (FBA) in cm sowie der Rumpfseitneigung in Winkelgraden;
2. die allgemeine aerobe Ausdauerkapazität als PWC_{150} ("pulse working capacity"). Die Belastung hierzu erfolgte in 3 Stufen zu je 3 min auf dem Laufbandergometer der Firma Jäger. Die Laufbandgeschwindigkeit betrug konstant 4 km/h. Die Steigung lag zwischen 0 und 25%. Zur Erhöhung des Steigungswinkels wurde das Laufband für jeweils 2 min angehalten. Die Herzfrequenz wurde in den letzten 15 s jeder Belastungsstufe mit dem Elektrokardiogramm registriert.

Innerhalb der Kontrollgruppe bzw. Sportgruppe wurden für die verschiedenen Parameter die Differenzen zwischen der 1. und 2. Untersuchung bestimmt. Die erhaltenen Werte für die 2 Gruppen wurden miteinander verglichen und dem Wilcoxon-Test als zweiseitigem Test unterworfen. Ein Signifikanzunterschied wurde auf dem 5%-Niveau untersucht.

Ergebnisse

1. Messung der Flexibilität

a) Die Distanzen nach Schober für die Kontroll- und Sportgruppe vor und nach Behandlung gehen aus Tabelle 2 hervor. Die Differenzen der Kontrollgruppe zwischen 1. und 2. Untersuchung betrugen -2,5 bis +0,5 cm (M = 0, Q_{25} = -0,5 cm, Q_{75} = 0 cm).

Die Differenzen der Sportgruppe betrugen -1,5 bis +1,5 cm (M = 0, Q_{25} = 0, Q_{75} = +0,5 cm).

Der Vergleich der Differenz zwischen der 1. und 2. Untersuchung der Kontrollgruppe ergibt signifikante Werte.

Tabelle 2. Distanz nach Schober in cm. *K* Kontrolle, *S* Sport, *M* Median, Q_{25} 1. Quartil, Q_{75} 3. Quartil. (*1.* = 1. Untersuchung, *2.* = 2. Untersuchung)

	Gruppe K (n=24)			Gruppe S (n=29)		
	Q_{25}	M	Q_{75}	Q_{25}	M	Q_{75}
1.	14,0	16,0	16,25	14,5	15,0	16,0
2.	14,0	15,5	16,0	14,5	15,5	16,0

b) Der Finger-Fußboden-Abstand (Tabelle 3) in der Kontrollgruppe und in der Sportgruppe zeigte zwischen der 1. und 2. Untersuchung keinen signifikanten Unterschied.

Tabelle 3. Fingerfußbodenabstand in cm. (Abk. s. Tabelle 2)

	Gruppe K (n=24)			Gruppe S (n=29)		
	Q_{25}	M	Q_{75}	Q_{25}	M	Q_{75}
1.	0	12	19	0	4	10
2.	0	8,5	19	0	2	7

c) Bei der Rumpfseitneigung (Tabelle 4) ergaben sich nur in der Kontrollgruppe, nicht aber in der Sportgruppe Differenzen. Es besteht kein signifikanter Unterschied.

Tabelle 4. Rumpfseitneigung in Winkelgraden.
(Abk. s. Tabelle 2)

	Gruppe K (n=24)			Gruppe S (n=29)		
	Q_{25}	M	Q_{75}	Q_{25}	M	Q_{75}
Nach rechts						
1.	22,5	25,0	32,5	20,0	25,0	30,0
2.	23,5	25,5	30,0	20,0	25,0	30,0
Nach links						
1.	20,0	25,0	30,0	20,0	25,0	30,0
2.	24,0	25,0	30,0	20,0	25,0	30,0

2. PWC 150

Die PWC 150 (Tabelle 5) stieg von der 1. zur 2. Untersuchung in der Kontrollgruppe und in der Sportgruppe an.

Die Differenzen zwischen beiden Gruppen sind nicht signifikant.

Tabelle 5. PWC 150 in Watt. (Abk. s. Tabelle 2)

	Gruppe K (n=24)			Gruppe S (n=29)		
	Q_{25}	M	Q_{75}	Q_{25}	M	Q_{75}
1.	207	234	338	199	253	302
2.	235	295	344	234	296	371

Tabelle 6. PWC 150/kg. (Abk. s. Tabelle 2)

	Gruppe K (n=24)			Gruppe S (n=29)		
	Q_{25}	M	Q_{75}	Q_{25}	M	Q_{75}
1.	2,5	3,1	4,1	2,2	3,1	3,9
2.	3,2	3,8	4,6	3,1	3,9	4,7

Diskussion

Degenerative Veränderungen der lumbalen Bandscheibe sind die häufigste Ursache der rezidivierenden Lumbago bzw. chronisch-rezidivierender Kreuzschmerzen. Die Beschwerden können als "Belastungskreuzschmerz" und als "Entlastungskreuzschmerz" in Erscheinung treten [8], wobei im Einzelfalle von Patienten meistens beide Auslösemechanismen angegeben werden. Die Belastungsschmerzen werden nicht selten durch eine Haltungsschwäche bzw. durch Ermüdung der Rumpf- und der rumpfnahen Extremitätenmuskulatur verursacht. Die Flexibilität der Lendenwirbelsäule ist vermindert. Während bei akuten Schmerzzuständen die Lendenwirbelsäule entlastende Lagerung, die Verabreichung von Schmerzmitteln sowie physikalisch-therapeutische Maßnahmen (Wärmeapplikation, Massage, niederfrequente Ströme) indiziert sind, beinhaltet die Therapie im Intervall der Schmerzattacken bzw. bei leichten chronischen Kreuzschmerzen aktivierende Maßnahmen im Sinne der Bewegungstherapie [4,6, 7,10,13,15,16].

Die Bewegungstherapie ist gegliedert in Krankengymnastik, Ergotherapie und Heilsport. Die Krankengymnastik, auf welcher die 2 anderen Disziplinen aufbauen, zielt auf eine Verbesserung der Haltefunktion der Rumpf- und Hüftmuskulatur sowie auf eine Optimierung der Gelenkigkeit. Unterstützt wird dieses Ziel von der Ergotherapie durch eine Schulung des Patienten, wie er mit richtiger Haltung und richtigem Bewegungsablauf bei den verschiedensten Verrichtungen des täglichen Lebens eine möglichst geringe Bandscheibenbelastung der Lendenwirbelsäule erreicht.

Der Heilsport kann die gezielten Bemühungen der Krankengymanstik zur Verbesserung von Kraft und Flexibilität unterstützen. Neben den der Stabilisation und der aufrechten Haltung dienenden Übungen müssen aber auch solche Trainingsreize vermittelt werden, welche die geforderte Ausdauerleistung der angesprochenen Muskelgruppen garantieren [11]. Diese Aufgabe kann dem Heilsport zugeordnet werden. Verbesserung der allgemeinen aeroben Ausdauerkapazität dient darüber hinaus auch der Primärprophylaxe der Arteriosklerose. Zu Recht weist Krämer [8] darauf hin, daß bei Ausübung von Sport durch Patienten mit lokalem Lumbalsyndrom auch Gefahren für die Lendenwirbelsäule drohen. Insbesondere Sportarten, die starke Erschütterungen der Wirbelsäule verursachen (u.a. verschiedene Sprungdisziplinen, Korb-, Volley-, Hand- und Fußball) oder zu starken Verdrehungen des Achsenorgans führen (z.B. Skiabfahrtslauf), können zu einer Verschlechterung der Krankheit führen.

Ziel der vorliegenden Studie war, in Erfahrung zu bringen, ob im Rahmen eines 4wöchigen Heilverfahrens ein der Krankheit weitgehend angepaßtes Sportangebot zusätzlich zu der herkömmlichen physikalischen Therapie mit Wärmeapplikation, Massagen und Krankengymnastik die Flexibilität der Lendenwirbelsäule fördert oder nicht und eine Verbesserung der allgemeinen aeroben Kapazität bewirken kann.

Die Kontrollgruppe und die Sportgruppe unterschieden sich hinsichtlich der anthropometrischen Daten nicht voneinander. Die Auswirkungen der Rehabilitationsmaßnahmen auf die Flexibilität wurden entsprechend der Neutral-O-Methode [3,12] erfaßt. Dabei zeigte sich, daß eine Verbesserung der Distanz nach Schober mit 31% der Fälle der Sportgruppe häufiger als in der Kontrollgruppe (12,5% der Fälle) zu erreichen war (Abb. 1). Umgekehrt wurde eine Verschlechterung der Schober-Distanz häufiger (in 45,8% der Fälle) in der Kontrollgruppe als in der Sportgruppe (24% der Fälle) gefunden. Gemessen am FBA, in welchem neben der Flexibilität der Wirbelsäule auch diejenige der Hüftgelenke mit eingeht, waren Unterschiede nicht vorhanden. Auch die Seitneigung des Rumpfes nach links und rechts wies in bezug auf die Absolutwerte der gemessenen Winkelgrade, wie auch in bezug auf vor und nach Behandlung vorhandener Seitdifferenzen einen Unterschied zwischen den zwei Gruppen nicht auf.

Die allgemeine aerobe Ausdauerkapazität läßt sich mittels der "pulse working capacity" abschätzen [5,14]. Die hierzu notwendige Arbeit lie-

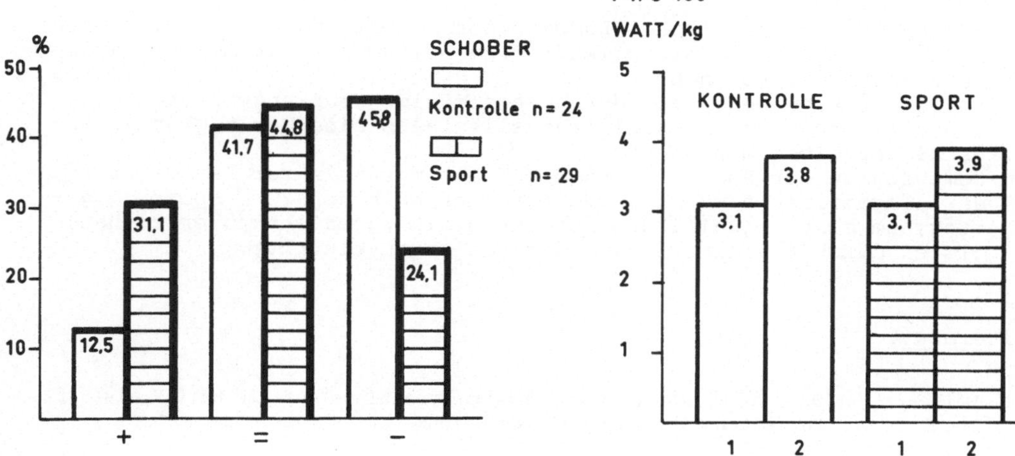

Abb. 1. Verbesserung (+), Gleichbleiben (=) und Verschlechterung (-) der Distanz nach Schober nach 4wöchigem Heilverfahren in der Kontrollgruppe und Sportgruppe in Prozent der Fälle

Abb. 2. Veränderung der PCW 150 in Watt/kg nach 4wöchigem Heilverfahren in der Kontroll- und Sportgruppe. (*1* = vor, *2* = nach Therapie)

ßen wir auf dem Laufbandergometer bei fixer Geschwindigkeit von 4 km/h und Steigungen zwischen 0 und 25% verrichten. Diese Belastungsart wird von den meisten Patienten mit rheumatischen Erkrankungen des Stütz- und Bewegungsapparats nach unserer Erfahrung besser toleriert als Arbeit auf dem Fahrradergometer. Die Laufbandergometrie ist allgemein als praxisorientierter Belastungstest anerkannt [2]. Als Nachteil gilt, daß eine exakte Berechnung der individuell geleisteten Arbeit nicht möglich ist. Aus diesem Grunde sind auch die von uns nach der Formel: Leistung = G × v × Sinussteigungswinkel (α) errechneten Werte nicht als absolute Leistung zu interpretieren. Vielmehr soll lediglich die Differenz zur Ausgangslage erörtert werden.

Hinsichtlich der Ausgangsleistung unterschieden sich die zwei Stichproben nicht voneinander. Nach Abschluß der Rehabilitationsmaßnahmen wiesen Kontroll- und Sportgruppe einen etwa gleich großen Zuwachs an Leistungsfähigkeit auf. Bezogen auf das Körpergewicht beträgt der Zuwachs des Medianwerts gegenüber der Ausgangslage in der Sportgruppe 0,8 W/kg, in der Kontrollgruppe 0,7 W/kg (Abb. 2). In beiden Gruppen übersteigt der Zuwachs die üblicherweise mit 10% als "Übungseffekt" am Ergometer in Rechnung zu stellende Größenordnung. Wie schon Beilharz [1] an Patienten unserer Klinik zeigen konnte, läßt sich innerhalb eines 4wöchigen Heilverfahrens auch die allgemeine aerobe Ausdauer in der Tendenz verbessern. Dabei wirken nicht nur die im Heilsport angebotenen Übungsdisziplinen in positivem Sinne. Auch Übungsteile der Krankengymnastik wirken fördernd auf die Ausdauerkapazität. Im wesentlichen gehen aber die Trainingseffekte von freiwillig durchgeführten sportlichen Aktivitäten der Patienten mit in die Ergebnisse ein. Seitdem wir uns mit der Objektivierung der Auswirkungen von Heilsport auf die verschiedenen Erkrankungen der Patienten beschäftigen, erfahren wir, daß Patienten, die dem Kontrollkollektiv zugeordnet werden und damit nicht am Sportprogramm teilnehmen können, eher enttäuscht reagieren. Insofern ist nicht auszuschließen, daß sie Sport, z.B. als Fahrradfahren oder Jogging in der sog. anwendungsfreien Zeit betreiben.

Aus unseren Untersuchungen lassen sich folgende Schlüsse ziehen:

1. Patienten mit chronischer Lumbago können während eines Heilverfahrens an einem krankheitsorientierten Heilsportprogramm ohne erkennbare Nachteile teilnehmen.
2. Heilsport kann neben der durch regelmäßige Krankengymnastik erreichten Steigerung der Flexibilität allenfalls eine geringgradige Zunahme derselben bewirken.
3. Gemessen an der PWC 150 sind die Trainingsreize zur Verbesserung der allgemeinen aeroben Kapazität innerhalb der 20 h Sport zu gering, um einen signifikant höheren Trainingseffekt zu erreichen, als er durch Eigeninitiative des Patienten eintritt.

Literatur

1. Beilharz E (1982) Auswirkungen eines Ausdauertrainings auf die Herz-Kreislauf-Funktion von Patienten mit degenerativen Gelenkerkrankungen. Inaug.-Diss., Tübingen
2. Berg A, Köllner H, Stippig J, Keul J (1983) Ein definierter Laufbandtest (Steigeversuch) bei gesunden Männern unterschiedlicher Altersgruppen. Herz/Kreisl 15:124-130
3. Debrunner HU (1971) Gelenkmessung (Neutral-O-Methode), Längenmessung, Umfangmessung. Bull. d. AG f. Osteosynthesefragen
4. Fossgreen J (1977) Physiotherapie bei Kreuzschmerz. MMW 119:1255-1256
5. Franz I (1972) Vergleichende Untersuchungen zur Messung der PWC 170. 3. Int. Seminar f. Ergometrie. Berlin 1972
6. Gschwend N (1978) Die degenerativen Erkrankungen der Wirbelsäule: Klinische Bedeutung, Ursachen und Therapie. Ther Umsch 35:165-175
7. Jayson MJV (1978) Back pain, spondylosis and disc disorders. In: Scott JT (ed) Copeman's textbook of the rheumatic diseases. Churchill Livingstone, Edinburgh London New York, pp 960-985
8. Krämer J (ed) (1978) Bandscheibenbedingte Erkrankungen. Thieme, Stuttgart
9. Lekszas G (ed) (1981) Heilsport in der Orthopädie. Enke, Stuttgart
10. Rosenthal M (1977) Die lumbale Diskushernie. Med Klin 72:564-569
11. Senn E (1981) Physiotherapeutische Behandlungsmöglichkeiten bei Lumboischialgien. In: Kaganas G, Müller W, Wagenhäuser FJ (eds) Die Lumboischialgie. Karger, Basel
12. Tillmann K (1978) Wirbelsäule. In: Josenhans G (Hrsg) Funktionsprüfungen und Befunddokumentation des Bewegungsapparates. Thieme, Stuttgart, S 29-34
13. Trief PM (1983) Chronic back pain: A tripartite model of outcome. Arch Phys Med Rehabil 64:53-56
14. Wahlund H (1984) Determination of the physical working capacity. Acta Med Scand 132 [Suppl 215]
15. Williams JGP, Sperryn PN (eds) (1976) Sports medicine. Arnold, London
16. Wilson PD jr, Levine DB (1974) Low back pain and sciatica. In: Hollander JL, McCarty DJ jr (eds) Arthritis and allied conditions. Lea & Febiger, Philadelphia, S 1511-1560

Hippotherapie bei Wirbelsäulenerkrankungen

Hippotherapy in Diseases of the Spinal Column

A. Gottwald und N. Biewald

Summary

In orthopedic practice, exercise is not only a measure of rehabilitation. Some areas of sports are also used for prevention and therapy of orthopedic diseases. According to our own experiences a remarkable number of pathologic abnormalities in the vertebral region belong to this group of orthopedic indications, particularly in athletes and top level athletes in whom preexisting lesions may be aggravated by extreme physical stress. This is especially true for adolescents in such cases. Within general orthotherapy, our team has concentrated on investigating the influences of a hippotherapeutic training on such preexisting lesions in adolescents (e.g. impending or manifest postural damage; Scheuermann's Disease). The course of spinal column movement changes during pace riding was observed in 14 subjects over a period of 1 year. Three typical cases are presented in order to demonstrate that gradual and guided increase of hippotherapy is able to compensate for the stress which initially occurs due to the limited riding ability of the subjects and their false posture on horseback. With increase riding skill there is evidence of positive therapeutic effects.

Einleitung

Neben der Rehabilitation kommt einigen Sportarten, unter anderem dem Reiten, in der orthopädischen Praxis zumindest auch Präventiv- und Therapiecharakter zu. Da nach unserer Erfahrung oftmals Bedenken einer positiven Beeinflussung bestehender Wirbelsäulenerkrankungen durch die Hippotherapie bestehen und diese somit nur zögernd angeordnet wird, haben wir uns über einen Zeitraum von 1 Jahr mit der Frage beschäftigt, ob die Einflüsse der Hippotherapie auf Vorschäden der Wirbelsäule einen Therapieerfolg verhindern bzw. die Vorschäden vergrößern. Dabei interessierte uns vor allem, inwieweit die Belastungen des Reitens toleriert werden bzw. in welchen Größenanordnungen die Belastungen beim Reiten zu suchen sind. Daneben stellt die Frage nach dem Erfolg der Hippotherapie einen weiteren wichtigen Parameter für die durchgeführte Untersuchung dar.

Material und Methode

Es wurden 14 Reiter über einen Zeitraum von 1 Jahr während der Hippotherapie und in der orthopädischen Praxis untersucht. Die 14 Probanden setzen sich aus guten bzw. ungeübten Reitern mit pathologischen Wirbelsäulenveränderungen und guten bzw. ungeübten gesunden Reitern zusammen.

Von den 14 Probanden wurden 3 Patienten ausgewählt:

Reiter 1: 8jähriger Junge mit ausgeprägter Haltungsschwäche ohne Reiterfahrung.
Reiter 2: 10jähriger Junge mit Haltungsschwäche, partieller Blockierung einer vermehrten Rundrückenbildung ohne wesentliche vorausgehende Reiterfahrung.
Reiter 3: 14jähriger Junge mit einem Haltungsschaden bei kompletter Blockierung der BWS-Kyphose mit Entwicklungsstörungen des M. Scheuermann an den Wirbeln D 6, D 7 und D 8. Zu Beginn bestanden bereits Reitkenntnisse.

Reiter und Pferd wurden an bestimmten uns interessierenden Punkten gekennzeichnet und die Bewegungsabfolge beim Reiten im Schritt mit einer 16-mm-Filmkamera aufgezeichnet. Die Auswertung wurde mit Hilfe eines Einzelbild-Wiedergabeprojektors durchgeführt. Ausgewertet wurden mindestens 5 Bewegungszyklen des Pferdes. Ein Zyklus wurde in 8 Bewegungsphasen unterteilt [3]. Aus den erhaltenen Rohwerten wurden dann mittels verschiedener Umrechnungen die tatsächlichen Bewegungskurven und Winkel bestimmt. Eine Analyse der Vertikalbewegungen des Reiters erlaubte eine, wenn auch sicher nicht exakte, Abschätzung von auftretenden Druckveränderungen für die Zwischenwirbelscheiben im Lumbosakralbereich. Der klinische Verlauf wurde durch Inspektion und funktionelle Beurteilung der Wirbelsäule festgehalten, indem neben den Bewegungsgraden auch Wert auf Blockierungszeichen, gemessen nach Ott und Schober, sowie Muskelzustand nach Matthias verglichen wurden. Daneben wurden vergleichende Röntgenaufnahmen der Wirbelsäule im Stand angefertigt.

Ergebnisse und Schlußfolgerungen

In der Abb. 1 sind die vertikalen Bewegungskurven des Probanden 1 zu Beginn der Untersuchung (a) und am Versuchsende (b) dargestellt. Zu Versuchsbeginn zeigte der Reiter, wie aus der Kurve a zu entnehmen ist, einen relativ unregelmäßigen Bewegungsrhythmus. Er war kaum in der Lage, sich mit seinem ungeübten Reitfertigkeiten den Bewegungen des Pferdes anzupassen und so die auftretenden Belastungen zu kompensieren. Die maximalen Bewegungsauslenkungen lagen dabei auch deutlich über den Werten zum Versuchsende. Mit wachsender Reitfertigkeit und einer regelmäßigen Teilnahme an der Hippotherapie 2mal wöchentlich wurden die Bewegungskurven im Versuchsverlauf harmonischer und glichen sich immer mehr dem Pferderhythmus an (b).

Ähnliches läßt sich auch für Reiter 2 feststellen. Amplituden und Rhythmus der Bewegungen fallen extremer aus bzw. sind unregelmäßiger zu Versuchsbeginn als zum Abschluß des Versuchs (Abb. 2a,b). Im Gegensatz zu den erstgenannten Reitern weisen die Bewegungsabläufe des 3. Probanden nicht diese Unregelmäßigkeiten und Extremwerte auf. Der Reiter paßt sich bereits zu Versuchsbeginn dem Rhythmus des Pferdes an und konnte bereits zu diesem Zeitpunkt die vom Pferd übertragenen Bewegungen in Grenzen halten (Abb. 3a,b). Dieser Reiter war bereits zu Beginn der Therapie mit Pferden vertraut und als relativ guter Reiter zu bezeichnen.

Die Auswertung der Bewegungskurven ergab keine Hinweise auf die Abhängigkeit der Bewegungen vom Ausmaß der pathologischen Wirbelsäulenverhältnisse. Alle Kurven weisen gegen Versuchsende ein relativ gleichförmiges Bewegungsmuster auf, obwohl einer der Reiter (Nr. 3) neben dem Haltungsschaden röntgenologische Veränderungen in Form des M. Scheuermann aufwies. Untersuchungen ergaben, daß sich die Haltung normalisierte, sich die Fixationen lockerten und die strukturellen Veränderungen des M. Scheuermann unverändert, jedoch nicht progredient waren. Dies wurde auch schon im Rahmen eigener früherer

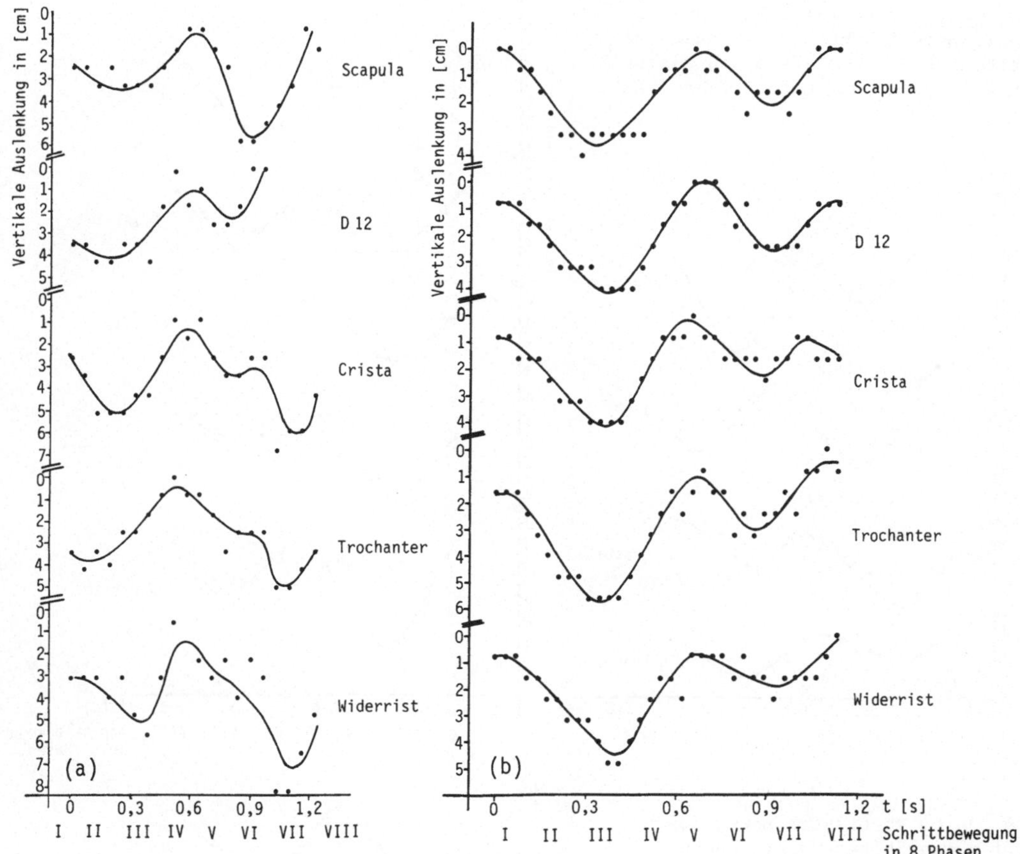

Abb. 1a,b. Vertikaler Bewegungsablauf ausgewählter Markierungen der rechten Seite von Pferd und Reiter 1 zu Beginn (*a*) und nach 1 Jahr (*b*)

Untersuchungen regelmäßig beobachtet [2]. Beim Reiter 2 besserte sich die Rundrückenbildung und die Beweglichkeit bei gleichzeitiger Kräftigung der wirbelsäulenbegleitenden Muskulatur. Beim Reiter 1 kam es im Rahmen des Verlaufs zu einer wesentlichen Kräftigung der wirbelsäulenbegleitenden Muskulatur mit Aufrichtung der hier ursprünglich nichtfixierten Brustkyphose. Auch eine anfängliche Seitverbiegung ohne Torsionszeichen stellte sich bei der radiologischen Kontrolle als Lotrechte dar.

Obwohl demnach zu Versuchsbeginn bei diesen 3 Patienten unterschiedliche pathologische Veränderungen vorlagen, waren die Bewegungskurven mit Sicherheit deutlicher von den Reitfähigkeiten der Reiter geprägt, als vom Grad der entsprechenden Veränderungen. Weitere Auswertungen haben gezeigt, daß mit besserer Reitfertigkeit die Belastung an der Zwischenwirbelscheibe und den lumbosakralen Übergängen verringert wird. Es wurden maximale Neigungswinkel der Wirbelsäule gegenüber dem Beckenkamm (seitliche Kippung der Wirbelsäule) von 17°, maximale Kippwinkel in der Sagittalebene in Höhe L 5 von ca. 8° zu Versuchsbeginn festgestellt. Dabei zeichnete sich Reiter 3 durch die geringsten Werte aus. Zu Versuchsende hatten sich die Winkel von Reiter 3 nur unwesentlich verändert, die beiden anderen Reiter zeigten deutlich niedrigere Kipp- bzw. Neigungsbewegungen. Wenn man davon ausgeht, daß nach Farfan [1] Winkelveränderungen bis 20° von der Zwischenwirbelscheibe toleriert

Abb. 2a,b. Vertikaler Bewegungsablauf ausgewählter Markierungen der rechten Seite von Pferd und Reiter 2 zu Beginn (*a*) und nach 1 Jahr (*b*)

Abb. 3a,b. Vertikaler Bewegungsablauf ausgewählter Markierungen der rechten Seite von Pferd und Reiter 3 zu Beginn (*a*) und nach 1 Jahr (*b*)

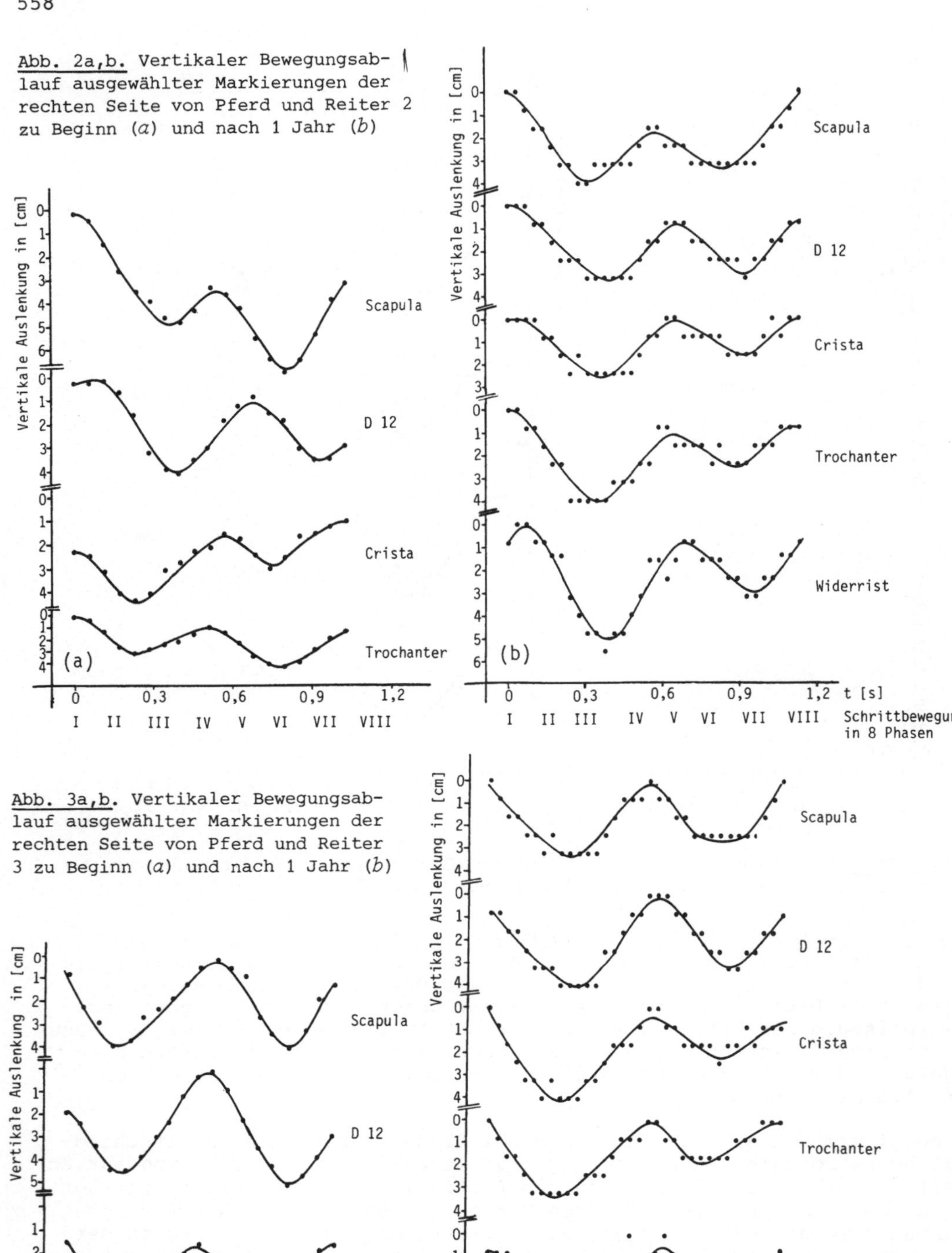

werden, kann man feststellen, daß diese Werte beim Reiten im Schritt auch zu Beginn der Therapie nicht erreicht wurden. Druckabschätzungen über das Gewicht der Reiter und dem freien Fall ergaben Belastungen von ca. 60 N/Wirbelfläche. Dieser Wert liegt ebenfalls unter dem von Krämer [4] als schädlich für die Stoffwechselversorgung bezeichneten kontinuierlichen Druck von 80 kp. Des weiteren kann davon ausgegangen werden, daß extreme Druckwerte bei der Hippotherapie nur kurzfristig und in keinem Fall kontinuierlich einwirken.

Es bleibt festzustellen, daß bei vernünftiger Durchführung der Hippotherapie keine Schäden im Wirbelsäulenbereich auftreten [5], vorhandene Vorschäden gebessert, bzw. nicht verschlechtert werden und den Patienten über die Therapie hinaus neue Möglichkeiten zur Integration, Rehabilitation und auch zur weiteren sportlichen Betätigung gegeben werden können.

Literatur

1. Farfan HS (1979) Biomechanik der Wirbelsäule. In: Junghans H (Hrsg) Wirbelsäule in Forschung und Praxis, Bd 80. Hippokrates, Stuttgart, S 46
2. Gottwald A (1978) Therapie auf dem Pferderücken. Helyas, Beromünster, S 106-115
3. Heipertz W (1977) Therapeutisches Reiten, Medizin, Pädagogik, Sport. 1. Aufl. Franckh, Stuttgart
4. Krämer J (1973) Zum Stoff- und Flüssigkeitsaustausch in der Bandscheibe. Z Orthop 111:557-560
5. Riede D (1983) Beschleunigungs- und Schwingungsmessungen auf dem Pferderücken am Reiter. Krankengymnastik 35:10-13

Die Bedeutung des Sports in der Rehabilitation querschnittgelähmter Patienten

The Significance of Sports in Rehabilitation of Paraplegics

N. Schicker und H. Bilow

Summary

For 4000 years paraplegic patients were left to their own fate. It was not until 1943 that Prof. Guttmann integrated sports into the therapy and rehabilitation of paraplegics. Today sport in the rehabilitative treatment plays the major role in the total program of therapy. Through sport the remaining intact functions of the muscular system can be strengthened and typical complications of the disease can be prevented. Furthermore the integration of the disabled into society can be made easier. The self-confidence of the injured individual can be decisively improved by the positive experiences through sports achievements. The varieties and degrees of paralysis require the classification of paraplegic patients into certain groups, depending on the level of the lesion of the spinal cord and the remaining function of the muscular system. By considering this classification system various types of sports were created which correspond to the particular therapeutic requirements and which have been integrated into the "Olympic Games for the Disabled". Spirometric and ergometric examinations of paraplegic patients form the basis for training programs for high-performance sports for the disabled. Out of the once hopeless patients, we have now produced athletes for whom leisure sport has become a regular activity and high-performance sports a worthwile aspiration in the realm of possibility.

Man findet den Patienten ohne Bewußtsein seiner beiden Arme und Beine, sein Penis ist erigiert und Harn träufelt aus seinem Gliede, ohne daß er es spürt. Das ist ein Leiden, das nicht behandelt werden kann. Man muß den Kranken seinem Schicksal überlassen.

Dies ist eine auch heute noch zutreffende Beschreibung der Querschnittlähmung überliefert von einem ägyptischen Militärarzt im Jahre 2600 v. Chr.

Über mehr als 4000 Jahre hinweg hat sich an dieser fatalen Einstellung zur Behandlung der Querschnittlähmung nichts geändert. Als hoffnungslose Krüppel, ausgezehrt von ihren Druckgeschwüren, geschüttelt von septischen Temperaturen, dahindämmernd unter urämischen Zuständen und mitleidig verabreichten Opiaten mußten diese Patienten den Tod erwarten.

Der Aufschwung in der Therapie der Querschnittlähmung kam 1944 mit Prof. Guttmann, der vor allem den Sport in die Behandlung der Querschnittlähmung eingebracht hat.

Damit wurden die Prinzipien der rein kurativen Medizin durchbrochen: Aus dem Patiens, der behandelt wird, entwickelt sich ein Agens, der an seiner Wiederherstellung selbst mitarbeitet. Heute ist der Sport in allen Querschnittgelähmtenzentren Deutschlands der herausragende Teil der Gesamttherapie.

Die Hauptaufgabe im Querschnittgelähmtensport sehen wir im Training der erhaltenen Muskulatur, die zur Kompensation ausgefallener Partien herangezogen und notwendigerweise vermehrt eingesetzt wird. Neue statische und kinetische Gleichgewichtsfunktionen müssen eingeübt werden, da die Lähmung hier erhebliche Störungen im altgewohnten System ausgelöst hat. Mit dem Sport muß die vollständige Beherrschung des Körpers und des Rollstuhls als eine in sich geschlossene Einheit erreicht werden. Die mitunter stark beeinträchtigten Kreislauf- und Atemfunktionen müssen an körperliche Leistungen unter erschwerten Bedingungen adaptiert werden. Ferner ist der Sport geeignet, typische Komplikationen der Querschnittlähmung vermeiden oder lindern zu helfen. Als typische Komplikationen gelten bei der hohen Querschnittlähmung der Ausfall der Interkostalmuskulatur, dadurch steht der Thorax in maximaler Exspirationsstellung. Die peripheren Alveolen kollabieren und bilden so die Grundlage für die Entstehung von Atelektasen. Gleichzeitig verringert sich die Vitalkapazität um ein Drittel und das Reservevolumen um die Hälfte, da als einzig funktionierender Atemmuskel das aus C4 innervierte Zwerchfell verbleibt. Die Hilfsatemmuskulatur wie M. sternocleidomastoideus, M. scalenus und M. subclavius sind intakt. Diese Muskelgruppen gilt es durch das Training zu kräftigen, um die Ventilation der Lungenflügel zu verbessern.

Auch bei tieferen Läsionen des Rückenmarks besteht eine Blasen-Mastdarmlähmung. Die größte Komplikationsrate geht von der Blasenlähmung aus. Sie und die verminderte Durchblutung der Blasenschleimhaut verhindern den physiologischen Selbstreinigungsmechanismus. Die rezidivierende Blaseninfektion breitet sich aufsteigend zur Nierenbeckenentzündung mit Nierenfunktionsstörungen aus und induziert die Steinbildung. Bewegungsloses Verharren im Rollstuhl, gestörter Urinabschluß, vermehrte Ausscheidung von Phosphaten, Infektionen mit Eiweißausschwitzungen und erregerabhängiger pH-Verschiebung ins alkalische Milieu sind die pathogenetischen Möglichkeiten für die Steinbildung in den ableitenden Harnwegen. Infektion und Steine wiederum führen zu narbigen Veränderungen der Schleimhaut und leisten damit weiteren Infektionsmöglichkeiten Vorschub. Die bewegungsreiche sportliche Betätigung zur Anregung der Peristaltik und zur Durchmischung des intraureteralen Urins bietet hier nur eine von vielen Möglichkeiten der Prophylaxe. Weiter führt die motorische Lähmung zur Schrumpfung der kontraktilen Elemente der Muskulatur. Die schlaffen Bezirke der Gelenkkapsel verkleben und engen das Bewegungsausmaß empfindlich ein. Dem vermögen bis zu diesem Stadium, sofern vorhanden, eigene Muskelleistung noch entgegenzuwirken. Darüber hinausgehende Kontrakturen in Form von Pseudoankylosen können immer nur fremdtätig gelöst werden.

Der Ausfall der Muskelpumpe und Abflußstörung der Beckenvenen bei gefüllter Blase oder bei Obstipation lassen den Venendruck ansteigen. Ohne regelmäßige Körperverlagerung und damit Umverteilung des Blutes im venösen System droht die Gefahr des thrombotischen Gefäßverschlusses und der Thromboembolie. Die Häufigkeit der Thrombosen wird in der Literatur mit 50-60% angegeben.

Die Vasomotorenlähmung verhindert eine effekte Vasokonstriktion. Die Strömungsgeschwindigkeit des Blutes verringert sich, und der Gewebsdruck der Haut fällt ab. Gleichzeitig sinkt der Antransport von Sauerstoff. Schon daraus resultiert eine akute Gefährdung der Haut. Daneben fehlt die warnende Sensibilität, die normalerweise bei einer Minderdurchblutung durch Kribbeln und Taubheitsgefühl aufmerken läßt und uns zur Umverteilung der Hautbelastung veranlaßt. Es entstehen bei Rückenmarkverletzten zunächst Hautverfärbungen und Verhärtungen bis hin zum Druckgeschwür, welches oft erhebliche Ausmaße annehmen kann.

Als Prädilektionsstellen gelten alle vorspringenden Knochenpartien wie Schultern, Ellbogengelenke, Dornfortsätze, Kreuz-Steißbein, Beckenkämme, Hüften, Kniegelenke, Knöchel und Fersen.

Aus der Vielzahl der Komplikationsmöglichkeiten bei Rückenmarkverletzungen ist erkennbar, wie wichtig die sportliche Betätigung bei dieser Art von Verletzungen ist. Es gibt gar keinen Zweifel, daß die körperliche Anpassung des Querschnittgelähmten durch die Methoden des Sports ganz entscheidend beschleunigt, verbessert und damit seine physiche Situation wirksam stabilisiert werden kann. Es zeigt sich aber ebenso, daß nur ein stetiges Training, wozu alle regelmäßig betriebenen Sportarten gehören, die Leistungsfähigkeit erhalten und möglicherweise auch noch steigern kann. Deshalb muß das Ziel sein, gleichmäßig ein gemischtes Sportprogramm zu absolvieren (Tabelle 1). Regelmäßiger Sport in der klinischen Behandlung Rückenmarkverletzter ist nicht etwa eine begrüßenswerte Freizeitgestaltung, sondern eine unverzichtbare Notwendigkeit. Diese Forderung läßt sich ohne Abstriche auf das Alltagsleben nach der Klinikentlassung übertragen.

Tabelle 1. Sportarten für Querschnittgelähmte

Kugelstoßen	Billard
Keulenwerfen	Bowling
Diskuswerfen	Kleinkaliberschießen
Speerweitwurf	Schwimmen (Rücken, Brust, Kraul)
Speerzielwurf	Fechten (Säbel, Degen, Florett)
Rollstuhl-Zeitfahren	Bogenschießen
Rollstuhl-Staffelfahren	Basketball
Rollstuhl-Langstreckenfahren	Gewichtheben
Rollstuhl-Hindernisfahren	Kegeln
Tischtennis	

Seelische Wirkungen sind nicht meßbar, sie sind sicht- und spürbar und lassen sich wohl auch mit speziellen Tests erfassen. Ein Querschnittgelähmter gerät verständlicherweise fast ausnahmslos in einen verzweifelten seelischen Zustand, wenn er das ganze Ausmaß des Schicksals, das ihn ereilte, wirklich erfaßt. Das kann oft Wochen und Monate dauern. Aber die Überwindung dieses Zustands erfordert viel Zeit, nicht zuletzt auch abhängig von der Gesamtsituation des Behinderten. Er hat keinerlei Vorstellungen von den ihm verbliebenen Leistungsmöglichkeiten, er sieht nur den Verlust. Hier setzt die psychologische Führung vom Einlieferungstage an ein, damit Fehlentwicklungen vom Grunde her möglichst gering gehalten werden können. Dazu ist der Sport, vorbereitet durch Übungen im Rahmen der Krankengymnastik, eine ideale Therapie. Der Sport fördert zunächst in der Klinik die Wiedereingliederung des Querschnittgelähmten in der Gruppe gleichartig Behinderter. Hier erfährt er wertvolle Informationen über die Behinderung und kann notwendige Kontakte aufnehmen. Das Selbstwertgefühl eines Behinderten hat in der Regel durch den Unfall eine Minderung erlitten, deren vollständige Tragweite durch Außenstehende kaum erfaßt werden kann. Der Sport vermittelt ihm innerhalb der Gruppe erste Leistungserlebnisse zur Förderung der Selbstbestätigung. Nach der Entlassung aus dem Krankenhaus bietet der Sport die Möglichkeit, in der Interaktion Behinderter-Nichtbehinderter Vorurteile abzubauen. Nichtbehinderte müssen in einem Lernprozeß erfahren, daß unübliche Normausfüllungen akzeptiert und aktiv unterstützt werden können.

Die Gruppe der Querschnittlähmungen bietet eine bunte Palette der verschiedensten Behinderungen, entsprechend der Höhe der Läsion im Rückenmark. Wie im allgemeinen Versehrtensport üblich, wurden für die Querschnittgelähmten Schadensklassen aufgestellt, deren Einteilung sich nach der Segmenthöhe und bei tieferen Läsionen auch nach der Muskelkraft richtet. Tabelle 2 zeigt eine vereinfachte Darstellung der Schadensklassen bei Querschnittlähmungen.

Tabelle 2. Schadensklassen bei Querschnittlähmungen (vereinfacht)

Halsmarklähmungen	
IA	Obere Halsmarklähmungen ohne funktionell brauchbaren Trizeps
IB	Untere Halsmarklähmungen mit gutem oder normalem Trizeps, Handgelenkbeweglichkeit ohne Fingerbewegungen
IC	Untere Halsmarklähmungen wie IB mit guter Fingerbeugung und -streckung ohne funktionell brauchbare Interossei und Lumbricales (D 1)
Brust- und Lendenmarklähmungen	
II	Obere Brustmarklähmungen unterhalb D 1 bis einschließlich D 5 ohne brauchbare Sitzbalance
III	Mittlere Brustmarklähmungen unterhalb D 5 bis D 10 einschließlich mit guter Sitzbalance, ohne funktionell brauchbare untere Bauchmuskelanteile
IV	Untere Brust- und obere Lendenmarklähmungen unterhalb D 10 bis L 3 einschließlich ohne funktionell brauchbare Oberschenkelstreckmuskulatur
V	Untere Lendenmark- und Teillähmungen mit funktionell brauchbarer Oberschenkelstreckmuskulatur und funktionell nicht brauchbarer übriger Beinmuskulatur
VI	Teillähmungen, die jedoch zur Fortbewegung wesentlich auf den Gebrauch des Rollstuhls angewiesen sind

Zur Differenzierung der Gruppen IV bis VI dient der internationale Muskelkrafttest (Daniels et al.)

Gewisse Sportarten setzen geringe Abweichungen von dieser Einteilung voraus

Es haben sich 15 Sportdisziplinen herauskristallisiert, die speziell den Anforderungen bei Querschnittgelähmten gerecht werden. Manche sind einander in der Zielsetzung ähnlich. Die Disziplinen lassen sich grob in drei Gruppen aufteilen:

a) Training der Schultergürtel-Armmuskulatur,
b) Training aller noch vorhandenen Muskelgruppen,
c) Geschicklichkeits- und Ausdauertraining mit dem Rollstuhl.

Eine scharfe Trennung läßt sich jedoch nicht ziehen.

Bogenschießen ist bei den Querschnittgelähmten beliebt und beinhaltet einen großen therapeutischen Nutzen. Die Übung vereint isotonisches und isometrisches Krafttraining beim Spannen der Sehne. Zum Einsatz kommen insbesondere Schultergürtel- und Armmuskulatur (a). Daneben fordert das Spannen und Ziehen eine sichere Sitzbalance. Bogenschießen eignet sich selbst für Tetraplegiker, sofern die Lähmung unterhalb von C5 liegt. Die ausgefallene Muskelfunktion wird durch Trickbewegungen und Hilfsmittel ersetzt.

Tischtennis erfordert in abgeschwächter Form den gleichen Muskeleinsatz. Zusätzlich kommt der meist intakte M. biceps beim Vorhandschlag zum Einsatz. Im Vordergrund steht das Training schneller Bewegungsabläufe. Ein Paraplegiker vermag durchaus den Leistungsstandard eines Unbehinderten zu erreichen.

Fechten und leichtathletische Disziplinen wie Diskus-, Speer- und Keulenwurf sowie Kugelstoßen leiten schon zur Gruppe b) über, da bei ausgefeilter Technik auch der Rollstuhlfahrer die Rumpf- und Hüftbeugemuskulatur voll einsetzt.

Beim Schwimmtraining sollte die Vitalkapazität insbesondere mit Tetraplegikern schon vor Aufnahme durch Atemübungen erhöht werden. Zur Minderung der Spastizität empfiehlt sich, die Wassertemperatur nicht unter 30-32°C absinken zu lassen. Für den Querschnittgelähmten eignen sich sämtliche Schwimmtechniken, bei denen die Arme als Hauptkraftspender dienen.

Die Gruppe c) enthält Disziplinen, welche vollen Einsatz der erhaltenen Muskulatur und große Geschicklichkeit im Umgang mit dem Rollstuhl erfordern. Die beim Hindernisfahren verlangte Übungen sind nicht willkürliche, schauähnliche Darbietungen, sondern werden dem Rollstuhlfahrer auch im täglichen Leben abverlangt. Das Kippen des Rollstuhls auf die Hinterräder dient einer Umverteilung des Auflagedrucks und damit der Verhütung von Druckgeschwüren. Zum anderen wird das Kippen des Rollstuhls zum Überwinden von Hindernissen wie Schwellen oder Bordsteinen notwendig. Geschickte Rollstuhlfahrer überwinden auf diese Art ganze Treppenabgänge, was allerdings wegen der erhöhten Unfallgefahr nicht gefordert werden soll.

Basketball vereinigt alle Erfordernisse, die an einen Rollstuhlfahrer sportlich gestellt werden können. Das therapeutische Training der Einzeldisziplin findet hier im Spiel volle Erfüllung.

Die klinische Behandlung führt den Querschnittgelähmten systematisch an den Sport heran, er nimmt einen festen Platz im Tagesablauf des Rollstuhlfahrers ein. Über den Breitensport wird der Querschnittgelähmte an den Leistungssport herangeführt. Dabei heißt Leistungssport transponiert auf den Querschnittgelähmten die Steigerung verbliebener körperlicher Möglichkeiten unter Vermeidung weiterer körperlicher Schäden.

Die ersten sportmedizinisch-wissenschaftlichen Untersuchungen wurden zur Aufstellung der Schadensklassen erforderlich. Man ging rein empirisch vor und stellte an den Leistungsergebnissen orientierte Grundsätze auf. Seit einigen Jahren versucht man auch unter Einsatz moderner technischer Hilfsmittel wie EMG, Telemetrie, Spiroergometrie wissenschaftliche Grundlagen, insbesondere bei Querschnittgelähmten, zu erarbeiten. Entsprechende Untersuchungen zeigen dabei, daß Geschwindigkeits- und Krafttraining keinerlei meßbaren Effekt auf die inneren Organe haben. Bei Rückenmarkverletzten ist ein tägliches Dauertraining von mindestens 10 min erforderlich, um einen Trainingseffekt zu erzielen. Hierfür eignen sich besonders Rollstuhllangstreckenfahren, Schwimmen oder Dauerkraftübungen mit dem Baligerät. Als gleichwertig ist auch Basketball anzusehen. Leichtathletik, Fechten, Bogenschießen und Tischtennis können in ihrem Trainingswert damit nicht verglichen werden.

Jeder sportlichen Leistung, also auch der beim Behinderten, liegen die Trainingsprinzipien Koordination, Schnelligkeit, Ausdauer und Kraft zugrunde. Die Zurückgewinnung seines Selbstwertes durch Überwindung der Behinderung gewinnt im Sport und wird durch Leistung noch gesteigert. Leistungsstreben kann und darf dem Behinderten nicht verweigert werden, wenn die psychologischen Ziele des Sports ihre Gültigkeit behalten sollen. Die Breitenarbeit wird durch den Leistungsgedanken nicht behindert. Sie ist allein ein organisatorisches Problem, zu dessen Überwindung wir schließlich aufgefordert sind.

Literatur

Engel P, Hildebrandt G (1973) Long-term spiroergometric studies of paraplegics during the clinical period of rehabilitation. Paraplegia 11:105-110

Guttmann L, Mehra NC (1973) Experimental studies on the value of archery in paraplegia. Paraplegia 11:159-165

Hüllemann K-D, Wiese G, List M, Matthes D, Zika D (1974) Olympiade der Gelähmten 1972. Durchführbarkeit von Kreislaufuntersuchungen. Rehabilitation 13:30-36

Hüllemann K-D, List M, Matthes D, Wiese G, Zika D (1975) Spiroergometric and telemetric investigations during the XXI International Stoke Mandeville Games 1972 in Heidelberg. Paraplegia 13:109-123

Jochheim KA, Stronkendl H (1973) The value of particular sports of the wheelchair-disabled in maintaining health of the paraplegic. Paraplegia 11:173-178

Meinecke F-W (1967) Die Bedeutung des Sports für die Rehabilitation Querschnittgelähmter. Rehabilitation 6:70-73

Meinecke F-W (1976) Welche körperlichen und seelischen Erfolge erzielt der Sport mit Querschnittgelähmten? Therapiewoche 26:1432-1443

Rolf G, Witt H (1972) Der klinische Sport in der Rehabilitation Querschnittgelähmter. Kohlhammer, Stuttgart

Zanthier R von, Jochheim KA (1970) Zum Problem der krankengymnastischen Behandlung Querschnittgelähmter. Krankengymanstik 22:348-352

Technische Hilfen für körperbehinderte Skisportler

Technical Help for Physically Handicapped Skiers

G. Neff

Summary

According to the classification of the German Sports Association for the Handicapped technical aids and devices to be used for skiing by the severely physically handicapped are described. Bilateral above-knee amputees as well as paraplegics utilize the recently developed and improved "monoski-mini" or "monoski-maxi", respectively, whereas disabled victims of cerebral palsy, muscle-dystrophy or severe scoliosis are able to take part in winter sports with individually adapted skisleds.

Entsprechend der Vielfalt von Körperbehinderungen sind unterschiedliche technische Hilfen erforderlich, damit Körperbehinderte sich skisportlich betätigen können [2,3,4,5,6]. Als Orientierung bietet sich die Schadensklasseneinteilung an, die auf den Erfahrungen der Versehrtensportverbände basierend im Laufe der letzten Jahrzehnte erarbeitet wurde [4].

Als der klassische behinderte Skisportler gilt der *einseitig oberschenkelamputierte* Krückenskifahrer, welcher auf einem Ski fährt und sich dabei anstelle der Stöcke mit 2 Krücken behilft, an deren Ende jeweils ein kurzer, federnd beweglich gelagerter Ski angebracht ist.

Schwierigkeiten bestehen vor allem für den Anfänger beim Schwung zur nichtamputierten Seite, der dem Innenskischwung vergleichbar ist. Gefährlich kann auch das Unterschneiden mit dem Krückenski im Schnee außerhalb der gebahnten Piste werden; im allgemeinen erreicht ein routinierter Krückenskifahrer jedoch gleiche Sicherheit und Schnelligkeit wie ein Nichtbehinderter. Geübte Rennläufer stehen an Eleganz ihren zweibeinigen Kollegen in nichts nach. Die Krückenski werden dabei nur noch bedarfsweise auf dem Schnee aufgesetzt.

Problematisch ist der Anstieg, der ausschließlich im kraftraubenden Treppenschritt erfolgen kann, desgleichen der Übergang von der Piste auf den festen Boden, da hierzu die üblichen Krückenski untauglich sind; als ein gefährlicher Behelf erweist sich das Aushängen der Feder, um den kurzen Ski an der Krücke hochzuklappen und so das Skiende beim Abstützen zu belasten.

Nach den Angaben eines oberschenkelamputierten Kollegen fertigten wir deshalb in unserer Forschungswerkstatt ein auf der Krücke verschiebliches, arretierbares, bajonettförmig verschweißtes Rohr, das - mit dem Gummipuffer zum Fahren auf dem Ski eingerastet (Abb. 1) - zum Gehen herausgeschwenkt und nach unten verschoben benutzt wird [4].

Wem das Krückenskifahren zu anstrengend oder zu gefährlich ist, kann als Alternative einen Skibob benutzen - entweder ohne oder mit Prothese.

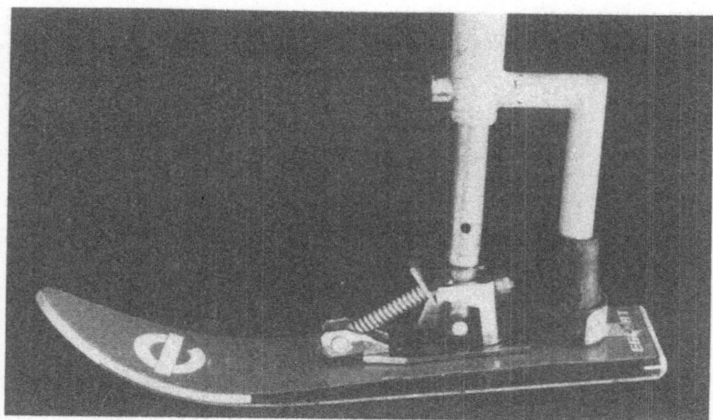

Abb. 1. Krückenski mit Gummipuffer, der zum Gehen seitlich herausgeschwenkt nach unten verschoben wird

Neuerdings ist ein verstärkter Trend jüngerer Amputierter zu beobachten, lieber mit Prothese als mit Krückenski zu fahren, da sie das erkennbare "Zur-Schau-Stellen" ihres Amputationsstumpfes als eine Form von "Exhibitionismus" ablehnen [1]. Es ist erstaunlich, wie sicher einzelne Amputierte mit Oberschenkelprothese und zweitem Ski Abfahrten meistern, wobei Prothese mit Ski weitgehend entlastet mitgeführt werden.

Einseitig Gelähmte - z.B. nach Poliomyelitis mit erheblicher Verkürzung des Beines - fahren ebenfalls mit einem Ski und Krückenski. Dazu wird die verkürzte gelähmte Extremität am einfachsten an dem erhaltenen Bein festgebunden. Als Alternative kann der Fuß des gelähmten Beines auf einer mit dem Ski verschraubten Konsole fixiert werden - allerdings mit dem Nachteil, daß bei Torsionsbeanspruchungen die Auslösung der Sicherheitsbindung in dieser Richtung blockiert wird (Abb. 2). Eine bessere Lösung wäre hier die Verschraubung mit einer Plattenbindung, die sich dann als Ganzes vom Ski löst.

Der einseitig Oberschenkelamputierte kann sich auch auf Langlaufski betätigen, wenngleich nicht mit dem üblichen weiten Diagonalschritt. Viele, vor allem auch rennsportlich engagierte Oberschenkelamputierte, benutzen hierzu eine um 3-4 cm verkürzte Prothese mit steifem Knie und leicht in Spitzfuß eingestelltem Fuß. Prothesenbein und Ski werden ausschließlich als Gleitski in einer leichten Schrittstellung vor

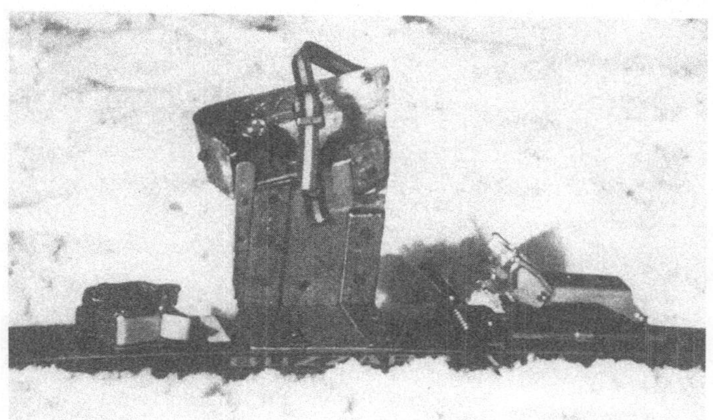

Abb. 2. Mit Ski verschraubte Konsole zum Festschnallen des verkürzten gelähmten rechten Beines. (Die Sicherheitsbindung ist bei Drehsturz nach rechts blockiert!)

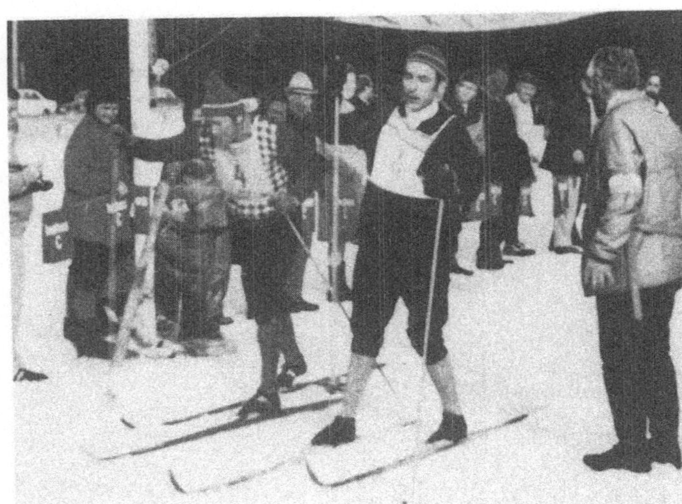

Abb. 3. Wechsel beim Staffellanglauf: Im Vordergrund rechtsseitig oberschenkelamputierter Langläufer mit im Kniegelenk gesperrter Prothese und Spitzfußeinstellung: Der Läufer schiebt die Prothese mit dem Ski vor sich her; überlange Stöcke für den Doppelstockschub. Dahinter linksseitig unterschenkelamputierter Langläufer

sich hergeschoben, während das erhaltene Bein durch Schwungholen, vor allem aber der Oberkörper und die Arme mit überlangen Stöcken für eine zügige Vorwärtsbewegung sorgen (Abb. 3).

Ein anderer Weg wurde mit der nur teilweisen Blockierung eines beweglichen Kniegelenks durch eine mühelos ein- und ausklinkbare Haken-Ring-Verbindung vorgegeben (Abb. 4); damit läßt sich ein wenn auch limitier-

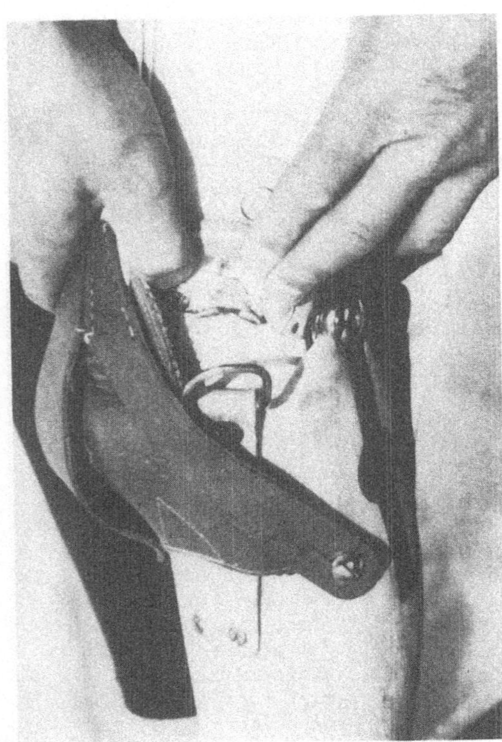

Abb. 4. Teilsperrung des Prothesenkniegelenks mit Haken und Ring; die Hände halten einen queren Gummizug zur Sicherung der Haken-Ring-Verbindung zurück

ter Diagonalschritt ausführen; beim Gleiten wird der Ski wie beschrieben nach vorne geführt gehalten; Bremsen gelingt aus einer Halbpflugstellung mit dem gesunden Bein.

Fersenkeile sollen den Abstoß verbessern; ein Zügel um den Prothesenknöchel verhindert das Überschlagen des Skis beim Vorschwingen des Beines.

Einseitig und *doppelseitig Unterschenkelamputierte* fahren mit Prothesen. Nach unseren Erfahrungen ist hierzu keineswegs und unbedingt eine konventionelle Prothese mit Oberschenkelmanschette und Kniegelenkschienen erforderlich; eine sog. Kurzprothese mit formschlüssiger Einbettung des Stumpfes ist viel vorteilhafter, da gerade das freie Kniespiel, aber auch die unbehinderte Kraftentfaltung der Oberschenkelmuskulatur für ein sicheres Skifahren und die Beherrschung der Technik von äußerster Wichtigkeit sind.

Gleiches gilt für den Langlauf dieser Versehrtenklasse.

Einseitig Armamputierte bzw. *Gelähmte* fahren nach dem Reglement im Wettkampf nur mit einem Stock auf der gesunden Seite - unabhängig vom Ausmaß der Lähmung oder der Amputationshöhe. Für distale Amputationsstümpfe gibt es aber durchaus Hilfen zur Benutzung eines zweiten Stocks.

Eine junge Skifahrerin mit einer peripheren Hypoplasie bzw. angeborenen Karpalstumpfbildung der linken Hand versorgten wir mit einer individuellen Stockhalterung. Der durch Klettverschluß am Arm fixierte selbsttragende Gießharzschaft ist mit dem Skistock über die Sicherheitsmechanik eines Pkw-Innenspiegels verbunden (Abb. 5a), damit beim Sturz oder übermäßiger Beanspruchung der Skistock vom Schaft getrennt wird, bevor ernsthafte Verletzungen entstehen [4]. Wie die Praxis zeigt, wird diese Stockhilfe nicht nur gerne benutzt, sondern von der sportlichen Fahrerin auch regelrecht zum Stockeinsatz verwendet. Die Stockhalterung ist äußerlich unauffällig - ein wesentlicher Gesichtspunkt für die Akzeptierung eines derartigen Hilfsmittels (Abb. 5b).

Ohnarmer - meist von Geburt an auf ein Leben ohne Arme eingestellt - entwickeln ebenfalls erstaunliche Leistungen als Alpin- bzw. Skilangläufer [2]. Zu empfehlen sind auf jeden Fall ein Sturzhelm und die Erlernung spezieller Sturztechniken, da bei in dieser Sportart unvermeidlichen Stürzen Hände und Arme zum Abstützen vor dem Aufprall fehlen.

Doppelseitig oder *diagonal Amputierten*, aber auch vielen *komplexgeschädigten Körperbehinderten*, wie teilweise Gelähmten, Muskeldystrophikern, Multiple-Sklerose-Kranken oder schweren Skoliotikern, steht mit dem ursprünglich für die Allgemeinheit konzipierten Skischlitten ein wenig bekanntes Sportgerät zur aktiven Bewegung in der winterlichen Natur zur Verfügung [4,5,6].

Als Aufstiegshilfe ist ein Schlepplift erforderlich. Der Bügel wird - ohne daß der Liftbetrieb unterbrochen werden muß - in eine wegklappbare Halterung am Skischlitten eingehängt; der Fahrer muß den Bügel selbst am Ende der Liftfahrt ausklinken und sicher zur Seite herausfahren können (Abb. 6).

Die Steuerung erfolgt über einen Hebelmechanismus, der den rechten bzw. linken Ski bei Zug oder ggf. ummontiert bei Druck aufkantet und so eine präzise Richtungsänderung ermöglicht. Zusätzlich verfügt der Skischlitten über je eine rechts und links unabhängig zu betätigende Schaufelbremse.

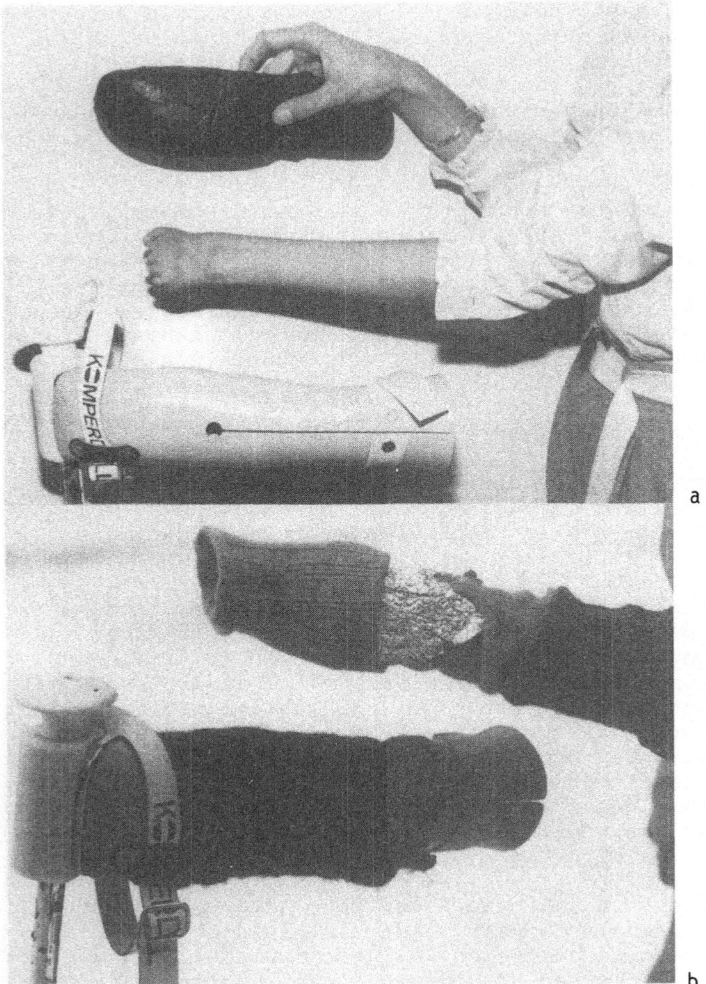

Abb. 5. (a) Periphere Hypoplasie der linken Hand. Gießharzhülse, die durch Pkw-Sicherheits-Innenspiegelhalterung mit dem Stock verbunden ist: Bei Sturz Freigabe des Skistocks. (b) Verwendung dieses Hilfsmittels beim Skifahren: Der Handschuh (Abb. 5a) ist durch 2 Wollsocken mit reflektierender Aluminiumfolie als Zwischenschicht ersetzt

Eine eingehende Schulung im Gebrauch dieses wegen seines Gewichts nicht ungefährlichen Gefährts - anfangs mit Sicherung am Seil - ist dringend zu empfehlen. Sobald jedoch eine gewisse Fertigkeit im Umgang mit dem Skischlitten erreicht worden ist, können damit mäßig geneigte Hänge auch von diesen schwerbehinderten Menschen gefahrlos mit Genuß und viel Freude gemeistert werden (Abb. 7).

Seit einigen Jahren gibt es auch für *Doppeloberschenkelamputierte* und *beidseits Beingelähmte* eine Möglichkeit, sich unabhängig von anderen skifahrerisch zu betätigen - mit dem "Monoski-Mini" bzw. dem "Monoski-Maxi" [3,4,6].

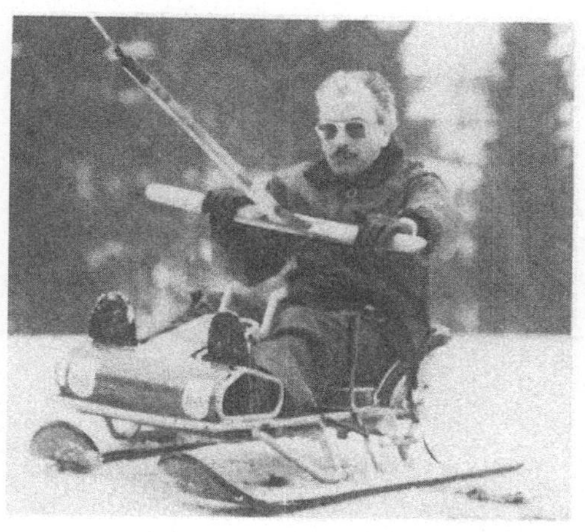

Abb. 6

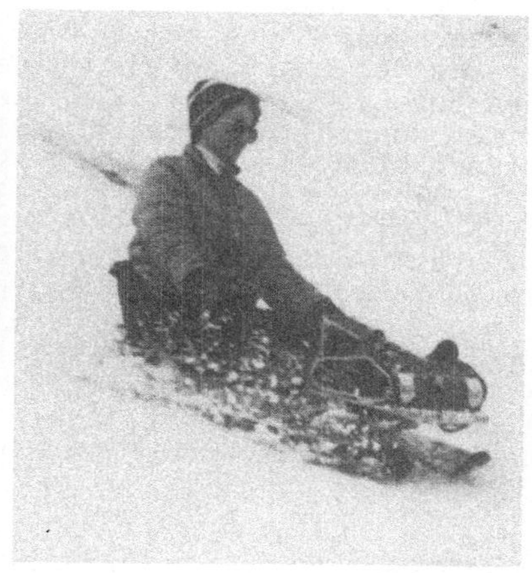

Abb. 7

Abb. 6. Selbständige Benutzung des Schlepplifts mit dem Skischlitten: Am Liftende wird der Schleppliftbügel aus dem wegklappbaren Zughaken des Skischlittens (zwischen den Knien) ausgehängt und mit dem Schlitten zur Seite herausgefahren

Abb. 7. Rasante Fahrt mit dem Skischlitten in steilerem Gelände

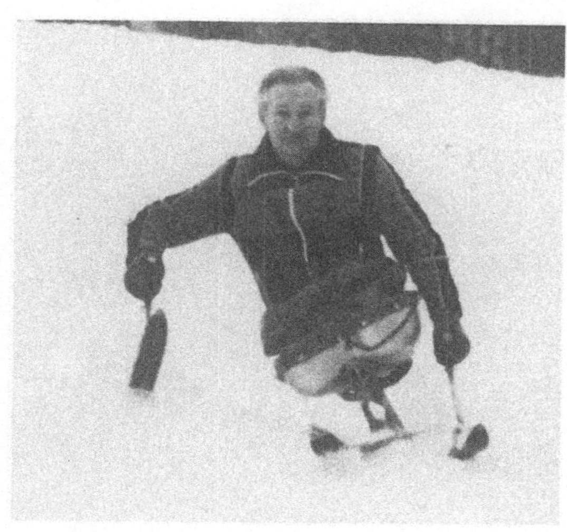

Abb. 8. "Monoski-Mini" für Doppeloberschenkelamputierte mit auf Konsole federnd montierter Kunststoffschale, Spritzdecke und Schleppleine. Schwungeinleitung und -steuerung durch Rumpfbewegungen und Krückenskiunterstützung

Dem Kajakfahrer ähnlich sitzen Doppeloberschenkelamputierte in einer paßgerechten Kunststoffschale und stützen sich mit zwei entsprechend der Höhe über dem Boden verkürzten Krückenski auf der Unterlage ab. Die Schale ist federnd über eine Konsole mit einem Ski - deshalb "Monoski" - fest verbunden; ein Stoßdämpfer reduziert die Schwingungen der Federung (Abb. 8).

Der Übergang vom Fahrzeug auf den Ski ist dort optimal möglich, wo mit einem hinten zu öffnenden Pkw direkt an den Rand der Piste gefahren werden kann.

Die Liftbenutzung ist ebenfalls unproblematisch: Der Bügel wird in eine Reepschnur eingehängt, die jederzeit mit leichtem Fingerdruck am Sitz ausgeklinkt werden kann.

Beim Fahren können Schwünge - ähnlich wie auf zwei Skiern - durch Bewegungen aus dem Rumpf heraus ausgeführt werden. Kommt es tatsächlich zum Sturz zur Seite - wegen des tiefen Schwerpunkts ohnehin selten - so kann der Monoskifahrer sich ähnlich wie bei einer "Eskimorolle" um die Skilängsachse wieder auf den Ski stellen.

In einer neu geschaffenen Schadensklasse ist dieses Sportgerät seit kurzem zu Wettkämpfen zugelassen. Die Teilnehmer fahren dabei denselben Kurs wie ihre anderweitig behinderten Sportkameraden.

Für Querschnittgelähmte mit einem tiefen Lähmungsniveau wurde der "Monoski-Maxi" entwickelt, bei dem die Füße auf einem in der Länge verstellbaren Vorbau sicher lagern (Abb. 9). Im übrigen ist die Abfahrtstechnik dieselbe wie beim Doppeloberschenkelamputierten.

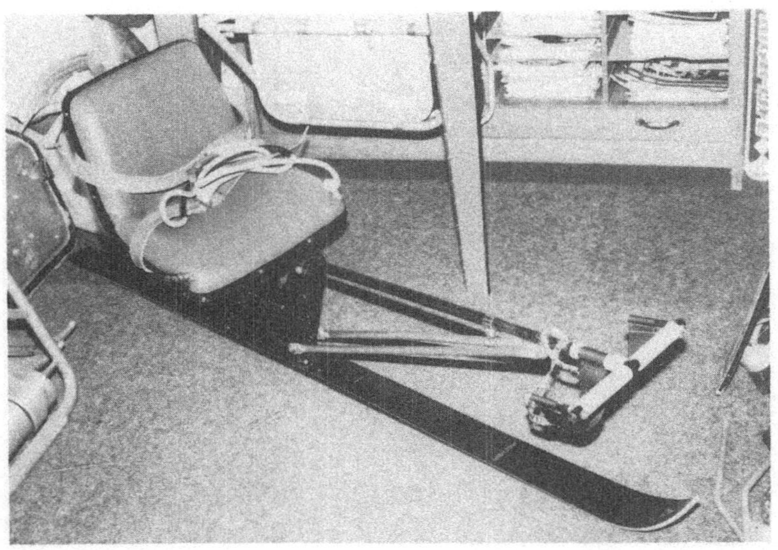

Abb. 9. "Monoski-Maxi" für Querschnittgelähmte mit Rasenmähersitz, Gurten zum Festschnallen und Schleppleine (auf dem Sitz liegend); verstellbare Lagerungsvorrichtung für die gelähmten Beine

Neuerdings wird in der Schweiz ein Langlaufskischlitten von diesen Behinderten verwendet: Er besteht aus einer Kunststoffschale mit Rükkenlehne, darunter sind zwei Langlaufski in Breite der Loipenspur montiert. Der "Skiläufer" sitzt in der Schale und stößt sich mit verkürzten Stöcken ab. Eine mechanische Bremse, ähnlich der im Skischlitten verwendeten, ist für alle Fälle zu empfehlen; das höhere Gewicht kann durch die Verwendung von Carbonfasermaterial für die Schalenherstellung verringert werden.

Diese Zusammenstellung zeigt, daß die Ausübung des Skisports mit individuell adaptiertem bzw. neuartigem Sportgerät für komplexgeschädigte Körperbehinderte durchaus möglich ist, wobei jederzeit und unabhängig von der Körperbehinderung die *Sicherheit* als oberstes Gebot gilt!

Der Rehabilitationserfolg - im allgemeinen zuerst an der Wiederaufnahme einer beruflichen Tätigkeit gemessen - gewinnt neue Dimensionen, wenn das Mehr an Lebensqualität durch Freude und Zufriedenheit vermittelnde Betätigungen - wie beispielsweise das Skifahren - bestätigt wird.

Literatur

1. Baumgartner R (persönliche Mitteilung)
2. Kosel H (1980) Zweite Olympische Winterspiele für Behinderte in Norwegen 1980. Behindertensport 29:33-41
3. Müller S, Bauer F, Stöger F (1977) Ein Skifahrbehelf für beidseitig Oberschenkelamputierte. Orthop Techn 28:164-165
4. Neff G (1982) Probleme der Skisportfähigkeit bei Exo- und Endo-Prothesenträgern. In: Jäger M, Ulmrich E (Hrsg) Medizinische Probleme des Skisports, DSV-Schriftenreihe, Bd 13. DSV, München
5. Schüle K (1981) Wintersport mit Spina-bifida-Kindern und -Jugendlichen. In: Informations-Jahrbuch 6/1979/1980. Hrsg: Arbeitsgemeinschaft Spina bifida und Hydrocephalus, Menden
6. Straub R (1982) Behindertensport und Skilauf. MMW 124:187-188

X

Sportartspezifische Fragestellungen

Discipline-Specific Questions in Sports

A

Spezifische Leistungsdiagnostik

Specific Performance Analysis

Zur Frage der Talentsuche bei Radrennfahrern durch Bestimmung der anaeroben Kapazität

Talent Assessment of Competitive Cyclists by Determination of the Anaerobic Capacity

A. Szögy, D. Böhmer, P. Ambrus und S. Brune

Summary

The anaerobic work capacity of 19 competitive cyclists (7 track and 12 road specialists) with an average age of 16.9 years was determined in a 2-phase test using a bicycle ergometer with an rpm-dependent workload. The first phase lasted 20 s, the second 1 min, during each the subject had to strive for a maximum possible performance. Between the two phases was a recovery period of 30 min. After each phase the blood lactate values were determined. In the first 5 s of the 20 s phase the "maximum anaerobic power" was noted as "watt max.", in the 20th second the "predominantly alactacid phase" was noted as "watt $\bar{x}$ 20 s" and the end of the 1 min phase the "global anaerobic capacity" was noted as "watt $\bar{x}$ 1 min".

By means of the alactacid quotient,

$$\text{Al.Q.} = \frac{\%\ \text{total work performed 20 s / total work performed 1 min (kpm)}}{\%\ \text{lactate 20 s / lactate 1 min (mmol/l)}}$$

the alactacid energy reserves of the athletes were evaluated.

As expected, the track specialists showed higher anaerobic work capacity and higher alactacid energy reserves as well as a greater power decrease during the test, compared with the road specialists.

From the average data obtained, it can be concluded that young talented track cyclists should achieve a maximal anaerobic power higher than 900 W or higher than 13 W/kg, an alactacid quotient higher than 0.80 and a power decrease quotient (W max./W $\bar{x}$ 1 min) higher than 1.75.

Einleitung

Die Talentsuche gehört, neben der Leistungsdiagnostik und Leistungssteuerung, zu den Hauptaufgaben der modernen Sportmedizin. Bestimmungen von leistungsentscheidenden Parametern bei Spitzensportlern ermöglichen die Ausarbeitung der zur Talentsuche notwendigen Richtwerte in der betreffenden Sportart. Die anaerobe Kapazität stellt einen solchen Parameter dar. Bei den Radrennfahrern, insbesondere den Bahnrennfahrern, übt sie eine entscheidende Wirkung auf die sportlichen Leistungen aus. Sie beeinflußt aber auch die Leistungen der Straßenrennfahrer, insbesondere in den ersten Minuten der Belastung und in Phasen höherer Belastungsintensitäten wie z.B. bei Bergstrecken oder Zwischen- und Endspurts.

Weit entfernt von jeglicher Standardisierungstendenz erörtert z.Zt. die Untersuchungsmethodik der anaeroben Kapazität meistens folgende Aspekte:

- Bestimmung der anaeroben Leistung, Gesamtarbeit oder des Stehvermögens bei einer gegebenen anaeroben Belastung [2,4,5,6,7,8,10,11,12, 13,14,15];
- Bestimmung biochemischer Größen während anaerober Belastung, wie: Laktat, pH, Base Excess usw. [1,3,10,15];
- Bestimmung respiratorischer Parameter während anaerober Belastung, wie: O_2-Schuld, O_2-Defizit, RQ usw. [3,14].

Um bei der Bestimmung der anaeroben Kapazität weiterkommen zu können, führten wir vor Jahren einen einfachen Minutentest auf einem drehzahlabhängigen Fahrradergometer ein, der eine nützliche Aussage über die globale anaerobe Kapazität ermöglichte [14]. Um aber ein vollständiges Bild der anaeroben Kapazität zu gewinnen - zur Bestimmung der maximalen anaeroben Kapazität in den ersten Sekunden der Belastung und der Einschätzung der alaktaziden Energiereserven - wurde der Minutentest inzwischen in einen 2-Phasen-Test umgewandelt, wobei die erste Phase 20 s und die zweite 1 min dauert. Ein Quotient, der das Verhältnis der Laktatproduktion zur Gesamtarbeit in den beiden Belastungsphasen ausdrückt, ermöglicht die alaktaziden Reserven der untersuchten Probanden einzuschätzen.

Untersuchungsgut und Methode

Die Untersuchungen wurden an 19 Radrennfahrern durchgeführt. Davon waren 7 Bahnrennfahrer und 12 Straßenrennfahrer. Das durchschnittliche Lebensalter der Probanden betrug 16,9 Jahre, ihre Körpergröße 179,8 cm und ihr Körpergewicht 70,0 kg.

Die Probanden wurden auf dem Fahrradergometer UEM der Fa. Mijnhardt, Odijk, im drehzahlabhängigen Bereich in 2 Phasen ausbelastet. Die erste Phase dauerte 20 s, die zweite 1 min. Zwischen den beiden Belastungsphasen wurde eine Erholungspause von 30 min eingeschaltet. Während der Belastung mußten die Probanden eine möglichst hohe Umdrehungszahl, d.h. eine möglichst hohe Leistung anstreben. Dabei wurde der Belastungswahlschalter auf Quote 600 gestellt (d.h. daß bei 100 r.p.m. ca. 600 W geleistet wurden). Während der Belastung wurde in 5-s-Abstand am Wattsekundenzähler die jeweils geleistete Arbeit abgelesen und notiert. In der 20 s dauernden Belastungsphase wurde in den ersten 5 s die höchste Wattleistung bestimmt und als "maximale anaerobe Kapazität" (Watt max.) notiert. Am Ende der 20-s-Phase sowie auch der 1-min-Phase wurde die Gesamtarbeit in kpm sowie auch die durchschnittliche Wattleistung als "vorwiegend alaktazide Phase" (Watt $\bar{x}$ 20 s) bzw. "globale anaerobe Kapazität" (Watt $\bar{x}$ 1 min) notiert.

In der 1. und 3. Minute nach Beendigung jeder Belastungsphase wurde aus dem hyperämisierten Ohrläppchen je eine Blutprobe entnommen und das Laktat unter Verwendung der Laktat-Test-Kombination der Fa. Boehringer Mannheim photometrisch bestimmt, wobei der jeweils höhere Laktatwert zur Auswertung gelangte. Die alaktaziden Energiereserven wurden anhand des "alaktaziden Quotienten" bestimmt:

$$\text{Al.Q.} = \frac{\text{\% Gesamtarbeit 20 s / Gesamtarbeit 1 min (kpm)}}{\text{\% Laktatbildung 20 s / Laktatbildung 1 min (mmol/l)}}$$

Ein höherer alaktazider Quotient läßt größere alaktazide Energiereserven einschätzen.

Die verschiedenen Parameter der anaeroben Kapazität bei den Bahnrennfahrern wurden mit denen der Straßenrennfahrer verglichen. Die Korrela-

Tabelle 1. Einzel- und Mittelwerte des Alters, der Körpermaße und einiger Parameter der anaeroben Kapazität bei Radrennfahrern

Prob. Nr.	Disziplin	Alter (J)	KH (cm)	KG (kg)	Max.anaer.Kap.		Vorwieg.alakt.Phase		Globale anaer.Kap.		Quotient	
					Watt max.	W/kg max.	Watt $\bar{x}$ 2o s	W/kg $\bar{x}$ 2o s	Watt $\bar{x}$ 1 min	W/kg $\bar{x}$ 1 min	Alaktazider	Leistungsabfall
1	Bahnrennen	17	176	74,8	1ooo	13,4	77o	1o,3	6o2	8,o	o,82	1,66
2	Bahnrennen	16	175	63,4	8oo	12,6	725	11,4	458	7,2	o,84	1,75
3	Bahnrennen	16	187	76,4	94o	12,3	8o5	1o,5	54o	7,1	o,86	1,74
4	Bahnrennen	17	183	71,5	98o	13,7	71o	9,9	515	7,2	o,86	1,9o
5	Bahnrennen	17	183	71,4	84o	11,8	67o	9,4	495	6,9	o,9o	1,7o
6	Bahnrennen	17	172	71,4	96o	13,4	75o	1o,5	467	6,5	o,74	2,o6
7	Bahnrennen	16	184	81,5	114o	14,o	94o	11,5	568	7,o	o,77	2,o1
8	Straßenrennen	27	187	82,5	9oo	1o,9	745	9,o	552	6,7	o,57	1,63
9	Straßenrennen	17	189	71,o	96o	13,5	84o	11,8	588	8,3	o,68	1,63
1o	Straßenrennen	17	174	63,5	82o	12,9	7oo	11,o	5oo	7,9	o,63	1,64
11	Straßenrennen	17	187	76,5	8oo	1o,4	725	9,5	55o	7,2	o,63	1,45
12	Straßenrennen	17	166	61,9	82o	13,2	72o	11,6	468	7,5	o,76	1,75
13	Straßenrennen	15	18o	68,4	86o	12,6	74o	1o,8	535	7,8	o,59	1,61
14	Straßenrennen	15	174	7o,5	84o	11,9	755	1o,7	5o8	7,2	o,6o	1,65
15	Straßenrennen	14	174	57,2	52o	9,1	49o	8,6	338	5,9	o,59	1,54
16	Straßenrennen	17	178	68,5	76o	11,1	595	8,7	442	6,4	o,61	1,72
17	Straßenrennen	16	172	65,1	82o	12,6	595	9,1	425	6,5	o,63	1,93
18	Straßenrennen	16	189	71,9	86o	12,o	765	1o,6	497	6,9	o,7o	1,73
19	Straßenrennen	17	186	63,3	62o	9,8	595	9,4	435	6,9	o,65	1,42
	$\bar{x}$	16,9	179,8	7o,o	854,7	12,2	717,6	1o,2	499,1	7,1	o,71	1,71
	s	±2,6	±6,9	±6,6	±136,6	±1,4	±1oo,5	±1,2	±64,3	±o,6	±o,11	±o,17

tion des alaktaziden Quotienten mit anderen rein ergometrischen Größen wie Watt max., W/kg max. und einem Quotienten des Leistungsabfalls während des Tests (Watt max./Watt $\bar{x}$ 1 min) wurden anhand des linearen Korrelationskoeffizienten "r" nach Bravais-Pearson geprüft.

Ergebnisse

Die Mittelwerte der maximalen anaeroben Kapazität (Watt max., Watt/kg max.) betrugen 854,7 W bzw. 12,2 W/kg. Die in der 20-s-Phase gemessenen Mittelwerte (Watt $\bar{x}$ 20 s) erreichten 716,6 W bzw. 10,2 W/kg. Dies entspricht einem Leistungsabfall von 16,1%. Die Mittelwerte der globalen anaeroben Kapazität in der 1-min-Phase (Watt $\bar{x}$ 1 min) betrugen 499,1 W bzw. 7,1 W/kg (Tabelle 1). Dies entspricht einem Leistungsabfall von 41,6% gegenüber dem Watt-max.-Wert und von 30,3% gegenüber dem 20-s.-Wert. Die mittlere Höhe des alaktaziden Quotienten betrug 0,71 und die des Quotienten des Leistungsabfalls 1,71.

Es besteht eine positive Korrelation zwischen dem alaktaziden Quotienten und dem Watt max. mit einem r=0,448 ($p < 0,05$), dem Watt/kg max. mit einem r=0,563 ($p < 0,02$) und dem Quotienten des Leistungsabfalls (Watt max./Watt × 1 min) mit einem r=0,469 ($p < 0,05$) (Tabelle 2).

Tabelle 2. Korrelationen zwischen einigen Parametern der anaeroben Kapazität bei 19 Radrennfahrern

Parameter	Korrelation			Regressionsgleichung
	r	t	p	
Alaktazider Quotient - Watt max.	0,448	2,31	<0,05	y = 556,3 x + 459,7
Alaktazider Quotient - Watt/kg max.	0,563	2,81	<0,02	y = 7,01 x + 7,22
Alaktazider Quotient - Quotient des Leistungsabfalls	0,469	2,19	<0,05	y = 0,64 x + 1,25

Die Bahnrennfahrer erzielten im Test erwartungsgemäß höhere Werte der anaeroben Kapazität als die Straßenrennfahrer (Tabelle 3). Der prozentuale Leistungsabfall war bei den Bahnrennfahrern ebenfalls größer als bei den Straßenrennfahrern (Tabelle 4).

Diskussion

Unseres Erachtens bleibt die Leistungs- oder Gesamtarbeitsmessung - in Watt oder kpm ausgedrückt - der aufschlußreichste Parameter einer anaeroben Kapazität. Indirekte Parameter, wie z.B. die Laktatbildung, erlauben nur Einschätzungen der Größe einer globalen anaeroben Kapazität, da in den ersten Sekunden der Belastung die Energiefreisetzung von den energiereichen Phosphaten bestritten wird. Unterschiedliche Größen dieser Energiereserven führen zu einem früher oder später in Funktion tretenden anaeroben Glykolysemechanismus, was die Höhe der Laktatproduktion am Ende der anaeroben Belastung entscheidend beeinflußt. Hingegen ermöglicht das Verhältnis der Laktatproduktion zur

Tabelle 3. Mittelwerte des Alters, der Körpermaße und einiger Parameter der anaeroben Kapazität bei 2 unterschiedlichen Gruppen von Radrennfahrern

Disziplin	n		Alter (J)	KH (cm)	KG (kg)	Max. anaer. Kap. Watt max.	Max. anaer. Kap. W/kg max.	Vorwieg. alakt. Phase Watt $\bar{x}$ 20 s	Vorwieg. alakt. Phase W/kg 20 s	Globale anaer. Kap. Watt $\bar{x}$ 1 min	Globale anaer. Kap. W/kg $\bar{x}$ 1 min	Quotient Alaktazider	Quotient Leistungsabfall
Bahnrennen	7	$\bar{x}$	16,6	180,0	72,9	951,4	13,0	767,1	10,5	520,7	7,1	0,83	1,83
		s	±0,5	±5,6	±5,6	±111,3	±0,8	±56,5	±0,7	±52,8	±0,4	±0,05	±0,16
Straßenrennen	12	x	17,1	179,7	68,4	798,3	11,7	688,7	10,0	486,5	7,1	0,64	1,64
		s	±3,3	±7,8	±6,8	±119,8	±1,4	±130,1	±1,1	±69,1	±0,7	±0,05	±0,14
Differenz		t	0,39	0,09	1,47	1,59	2,22	1,50	1,03	1,13	∅	7,25	2,75
		p	>0,05	>0,05	>0,05	>0,05	<0,05	>0,05	>0,05	>0,05		<0,001	<0,02

Tabelle 4. Mittelwerte des prozentuellen Leistungsabfalls in verschiedenen Phasen eines anaeroben Tests bei 2 unterschiedlichen Gruppen von Radrennfahrern

Disziplin	n		Prozentueller Leistungsabfall Watt max./ W $\bar{x}$ 20 s (-%)	Watt max./ W $\bar{x}$ 1 min (-%)	Watt $\bar{x}$ 20 s/ W $\bar{x}$ 1 min (-%)
Bahnrennfahrer	7	$\bar{x}$	19,1	45,0	31,8
		s	± 8,3	± 4,6	± 6,7
Straßenrennfahrer	12	$\bar{x}$	13,7	38,8	29,3
		s	± 6,5	± 5,0	± 3,6
Differenz		t	1,70	2,67	1,06
		p	>0,05	<0,02	>0,05

Gesamtarbeit nach zwei unterschiedlichen anaeroben Belastungen die Einschätzung der alaktaziden Reserven.

Der Treppentest nach Margaria [11] oder der Sprungtest nach Georgescu [7] ermöglichen die Bestimmung der maximalen anaeroben Kapazität ("maximal anaerobic power"). Dieser Parameter kann aber auch auf einem drehzahlabhängigen Fahrradergometer in den ersten Sekunden der Belastung bestimmt werden. Durch eine Fortsetzung der Belastung werden auch andere Parameter der anaeroben Kapazität meßbar.

Erwartungsgemäß weisen die Bahnrennfahrer, den Straßenfahrern gegenüber, höhere Werte der anaeroben Kapazität, insbesondere der maximalen anaeroben Kapazität, auf. Es ist zu erwarten, daß die Höhe dieses Parameters von der Größe der alaktaziden Energiereserven abhängig ist. Der hochsignifikant größere alaktazide Quotient der Bahnfahrer scheint dies zu bestätigen. Diese Hypothese wird auch durch den größeren prozentualen Leistungsabfall im anaeroben Test bei den Bahnfahrern sowie auch durch die positiven Korrelationen zwischen den alaktaziden Quotienten einerseits und den anderen, rein ergometrischen Parametern, erhärtet. Diese Korrelationen ermöglichen auch, die alaktaziden Reserven eines Sportlers rein ergometrisch, ohne die mit Zeitaufwand verbundene Laktatbestimmung, in einem befriedigenden Maße einzuschätzen.

Bestimmungen der anaeroben Kapazität bei Leistungssportlern bieten wertvolle Richtwerte für die Talentsuche an. Sie könnten auch einen Ersatz für die aufwendige Muskelbiopsie darstellen. Untersuchungen von Inbar et al. [9], die eine hochsignifikante Korrelation zwischen dem Prozentsatz der "fast twitch fibers" und Größen des Wingate-anaerobic-Tests bei 29 Probanden fanden, sprechen dafür.

Dushkov [5] fand bei bulgarischen jugendlichen Sportlern und Sportlerinnen in Längsschnittuntersuchungen, daß bei einem ständigen Zuwachs der Gesamtarbeitsmenge im Minutentest der von 10 zu 10 s bestimmte prozentuale Leistungsabfall unverändert blieb. Dies führte zur Schlußfolgerung, daß der Leistungsabfall auf dem am drehzahlabhängigen Fahrradergometer durchgeführten Minutentest von der genetisch bedingten Muskelfaserzusammensetzung abhängig ist. Deshalb wurde auch der Minutentest zur Bestimmung der anaeroben Kapazität in das zur Talentsuche bestimmte Testbesteck der bulgarischen Spitzensportler eingegliedert.

Obwohl die von uns untersuchten Radrennsportler nicht der absoluten Spitzenklasse angehören, ist aus den analysierten Daten dennoch ersichtlich, daß ein talentierter Bahnrennfahrer eine Watt-max.-Leistung von über 900 W, bzw. von über 13 W/kg, einen alaktaziden Quotienten von über 0,80 und einen Quotienten des Leistungsabfalls von über 1,75 vorweisen müßte.

Literatur

1. Bachl N, Iwanoff H (1980) Erste Erahrungen mit anaeroben laktaziden Tests unter Laborbedingungen. Int. Symposium: Neue Aspekte in der Leistungsmedizin, Graz
2. Bar-Or O, Inbar O (1978) Relationship among anaerobic capacity, sprint and middle distance running of school children. In: Shepard RJ, Lavalée H (eds) Physical fitness assessment - Principles, practice and application. Thomas, Springfield/Ill.
3. Cermak J, Böswart J (1978) Unsere Erfahrungen mit dem Minutentest auf dem Fahrradergometer zur Feststellung der anaeroben Kapazität. Dtsch Z Sportmed 29:361-367
4. De Bruyn-Prevost P (1975) Essai de mise au point d'une épreuve anaérobique sur biciclette ergométrique. Méd Sport 49:202-205
5. Dushkov V (persönliche Mitteilung)
6. Dransfeld B, Mellerowicz H (1958) Untersuchungen über Leistungsfähigkeit und Herzschlagfrequenz von Untrainierten bei Maximalbedingungen am Handkurbelergometer. Int Z Angew Physiol 17:207-215
7. Georgescu M (1969) Eine Methode zur Messung der Leistungsfähigkeit und einiger Parameter der Motorik bei harten und kurzdauernden Belastungen. Sportarzt Sportmed 20:25-31 und 62-67
8. Hebbelinck M (1969) Ergometry in physical training research. J Sports Med Phys Fitness 9:69-79
9. Inbar O, Kaiser P, Tesch P (1981) Relationships between leg muscle fiber type distribution and leg exercise performance. Int J Sports Med 2:154-169
10. Kindermann W, Keul J (1977) Anaerobe Energiebereitstellung im Hochleistungssport. Hofmann, Schorndorf
11. Margaria R (1966) Assessment of physical activity in oxidative and anaerobic maximal exercise. Int Z Angew Physiol 22:115-124
12. Pirnay F, Crielaard JM (1979) Mesure de la puissance anaérobie alactique. Méd Sport 53:13-16
13. Rosetti A (1982) Bestimmungen der anaeroben Kapazität auf dem Fahrradergometer bei Leistungssportlern. 8. Wiss. Session Zentrum f. Sportmedizin, Bukarest

14. Szögy A, Cherebetiu G (1974) Minutentest auf dem Fahrradergometer zur Bestimmung der anaeroben Kapazität. Europ J Appl Physiol 33:171-176
15. Tsarouchas E, Tsopanakis A, Klissouras V (1983) Ergometric evaluation of maximum anaerobic capacity. In: Mellerowicz H, Franz J-W (eds) Standardisierung, Kalibrierung und Methodik in der Ergometrie. Perimed, Erlangen, S 200-206

Zur Leistungsdiagnostik in Ballsportarten[1]

Performance Diagnosis in Ball Sport Disciplines

P. Schmid, H.-H. Dickhuth, M. Lehmann, G. Huber, A. Berg und J. Keul

Summary

Fifty-nine soccer players, 14 European-handball players, and 7 tennis players, all national or international top athletes, were investigated in a maximal treadmill test (heart rate, oxygen intake, blood lactate level), to get further information about endurance characteristics in field athletes.

The soccer players surpassed the anaerobic threshold (4 mmol/l lactate) in relation to their field position (offense, middlefield, defense) at speeds ranging from 11.5 to 13.5 km/h (5% grade for all tests), handball players at 12.2 km/h and tennis players at 11.2 km/h. The maximal running speeds amounted to 15.2 to 16.5 km/h for the soccer players, 15.8 km/h for the handball players and 15.0 for the tennis players. The maximal heart rate of the soccer players ranged from 180 to 190 beats/min, that of the handball players from 186 to 196 beats/min and that of the tennis players from 188 to 200 beats/min. The maximum oxygen intake amounted to between 54.9 and 58.6 ml/kg per min for the soccer players, 58.0 ml/kg per min for the handball players and 55.8 ml/kg per min for the tennis players. The maximal lactate levels lay between 8.7 and 12.5 mmol/l for the soccer, 10.9 mmol/l for the handball and about 9.1 mmol/l for the tennis players.

On the basis of the present experiment the performance diagnostic data could be acquired (endurance capacity, maximal performance capacity), which a soccer player must have in order to be a top rank national or international athlete.

Einleitung

Labordiagnostische Bestimmungen der Ausdauer- und der maximalen Leistungsfähigkeit mittels Laufbandergometrie zeichnen sich in Ballsportarten wie Fußball, Handball und Tennis durch eine hohe Sportartspezifität aus. Der Stellenwert einer Labordiagnostik ist in diesen Disziplinen, bei denen alle anderen motorischen Grundeigenschaften ebenfalls eine wichtige Rolle spielen, jedoch noch nicht endgültig geklärt. Ziel der vorliegenden Untersuchung ist es daher, die Bedeutung einer Leistungsfunktionsdiagnostik bei den oben erwähnten Ballsportarten abzuschätzen und ihre Aussagefähigkeit unter Berücksichtigung des unterschiedlichen Leistungsniveaus der untersuchten Athleten bzw. Mannschaften näher zu erläutern.

---

1 Mit Unterstützung des Bundesinstitutes für Sportwissenschaft, Köln-Lövenich

Material und Methode

59 Fußballer und 14 Handballer (Feldspieler) sowie 7 Tennisspieler wurden in die Studie einbezogen. 38 Fußballer spielten in der 1. Bundesliga, 12 in der 2. und 9 in der Schweizer Nationalliga. Die Fußballer der 1. deutschen Bundesliga gehörten zwei Vereinen an, wobei ein Verein einmal (n=19, Gruppe 3), der andere dagegen zweimal in 12monatigem Abstand untersucht wurde (1. Untersuchung: n=14, Gruppe 1; 2. Untersuchung: n=11, Gruppe2). Von letzteren 25 Athleten (Gruppe 1 und Gruppe 2) wurden 6 Spieler bei beiden Untersuchungen, also zweimal, erfaßt. Die Spieler der 2. deutschen Bundesliga (n=12, Gruppe 4) waren ebenso wie die Schweizer Fußballer (n=9, Gruppe 5) Angehörige eines Vereins. Alle Handballer waren Mitglieder der deutschen Nationalmannschaft (Gruppe 6), die Tennisspieler Angehörige des deutschen Davis-Cup-Teams (Gruppe 7).

Alle Sportler wurden einer subjektiv erschöpfenden Laufbandergometrie (Laufergotest, Fa. Jaeger, Würzburg), beginnend bei 8 km/h, Geschwindigkeitserhöhung alle 3 min um 2 km/h (Laufbandsteigung konstant 5%) unterzogen. Zur Laktatbestimmung aus dem Kapillarblut eines hyperämisierten Ohrläppchens [3] wurde das Laufband am Ende jeder Belastungsstufe für 30 s angehalten. Die Herzfrequenz wurde aus dem mitlaufenden EKG ermittelt (Multiscriptor EK-22, Fa. Hellige, Freiburg), Messungen der Sauerstoffaufnahme erfolgten über ein offenes System (Ergopneumotest, Fa. Jaeger, Würzburg). Das Herzvolumen wurde im Liegen röntgenologisch bestimmt [9].

Die Meßergebnisse in Text und Tabellen wurden in Form von Mittelwerten mit einfacher Standardabweichung ($\bar{x} \pm s$) angegeben. Die statistische Überprüfung erfolgte mit dem Scheffè-Test. Als Signifikanzniveau wurde eine Irrtumswahrscheinlichkeit von unter 5% ($p < 0{,}05$) angenommen.

Ergebnisse

Die Altersunterschiede zwischen den einzelnen Fußballteams und der Handball-Nationalmannschaft sind nur gering, die Tennisspieler sind wesentlich jünger (Gruppe 2 gegen Gruppe 7: $p < 0{,}05$). Bezüglich der Körpergröße und des Körpergewichts differieren Fußball- und Tennisspieler nur wenig (Tabelle 1), die Werte der Handballer liegen dagegen signifikant über allen anderen Gruppen (Körpergewicht und Körpergröße: $p < 0{,}05$). Beim absoluten Herzvolumen (HV) lassen sich bei allen Mannschaften keine statistisch sicherbaren Unterschiede nachweisen, das relative Herzvolumen (HV/kg) der Gruppen 2 und 7 liegen dagegen signifikant ($p < 0{,}05$) über den Werten der Gruppe 6 (Tabelle 1).

Die Herzfrequenzen (HF) an der anaeroben Schwelle bei 4 mmol/l Laktat unterscheiden sich im Gegensatz zur relativen Sauerstoffaufnahme ($\dot{V}O_2$/kg) oder zur Laufgeschwindigkeit (v in km/h) bei den untersuchten Kollektiven nicht signifikant (Abb. 1). Die Spieler der 2. Bundesliga (Gruppe 4) zeigen dabei in allen drei Bereichen die höchsten Werte. Die Ausdauerleistungsfähigkeit in Prozent der maximalen Leistungsfähigkeit ist bei den Vertretern der 2. Bundesliga am höchsten (Gruppe 4, 84,7%), gefolgt von Gruppe 2 (83,7%), Gruppe 5 (80,6%), Gruppe 6 (79,3%), Gruppe 3 (78,6%), Gruppe 1 (77,2%) und Gruppe 7 (74,7%).

Die Herzfrequenzen im maximalen Leistungsbereich streuen bei den einzelnen Teams relativ stark, die Tennisspieler (Gruppe 7) erreichen die höchsten Werte (Abb. 2). Die maximale Sauerstoffaufnahme zeigt

Tabelle 1. Anthropometrische Daten, absolutes und relatives Herzvolumen sowie Ruhe-Herzfrequenz der untersuchten Fußball-, Handball- und Tennisspieler

Gruppen	Alter (Jahre)	Größe (cm)	Gewicht (kg)	HV (ml)	HV/kg (ml/kg)	HF (1/min)
Gruppe 1 (n=14)	25,2 ± 3,1	178,0 ± 4,8	74,8 ± 5,6	965,7 ± 107,6	12,9 ± 1,2	76,4 ± 14,9
Gruppe 2 (n=11)	26,4 ± 4,3	177,9 ± 4,3	73,3 ± 4,3	990,8 ± 87,8	13,5 ± 0,9	54,6 ± 4,4
Gruppe 3 (n=19)	25,7 ± 3,6	179,1 ± 5,3	75,3 ± 6,0	962,7 ± 71,0	12,7 ± 1,0	74,1 ± 16,4
Gruppe 4 (n=12)	23,7 ± 3,5	179,5 ± 5,7	74,7 ± 3,3	954,2 ± 137,7	12,6 ± 1,7	55,9 ± 6,7
Gruppe 5 (n=9)	23,6 ± 3,2	181,3 ± 2,5	74,0 ± 4,0	945,2 ± 72,2	12,8 ± 1,3	60,6 ± 14,5
Gruppe 6 (n=14)	23,6 ± 4,5	190,7 ± 7,7	89,9 ± 7,5	1014,8 ± 100,5	11,3 ± 1,1	59,3 ± 12,2
Gruppe 7 (n= 7)	20,8 ± 2,2	177,0 ± 3,8	72,8 ± 7,8	999.0 ± 78,1	13,9 ± 2,3	62,2 ± 10,6

ebenso wie die maximale Laufgeschwindigkeit bei allen Teams keine signifikanten Unterschiede (Abb. 2). Führend nach der Laufgeschwindigkeit sind die Spieler der 2. Bundesliga (Gruppe 4, Abb.2), die dabei die mit Abstand niedrigsten maximalen Laktatspiegel aufweisen (Abb. 2). den höchsten Laktatspiegel zeigt Gruppe 1, die Unterschiede zwischen den einzelnen Mannschaften sind beträchtlich.

Diskussion

Die Bestimmung der anaeroben Schwelle bei 4 mmol/l Blutlaktat hat in den letzten Jahren für die Ermittlung der Ausdauerleistungsfähigkeit zunehmend an Bedeutung gewonnen. Sie erlaubt eine wesentlich empfindlichere Erfassung des Ausdauertrainingszustands als die Messung der maximalen Sauerstoffaufnahme oder die röntgenologische Herzvolumenbestimmung [8]. Publikationen über die Ausdauerleistungsfähigkeit von Fußball-, Handball- und Tennisspielern, gemessen an der anaeroben Schwelle, liegen in der Literatur nur vereinzelt vor. Hollmann et al. [4,5] berichten über Laufbandergometerbelastungen von 17 Feldspielern der Deutschen Fußball-Nationalmannschaft während der WM-Vorbereitung 1978. Die an der anaeroben Schwelle erreichte Laufgeschwindigkeit betrug 14,9 km/h, lag also deutlich über allen von uns ermittelten

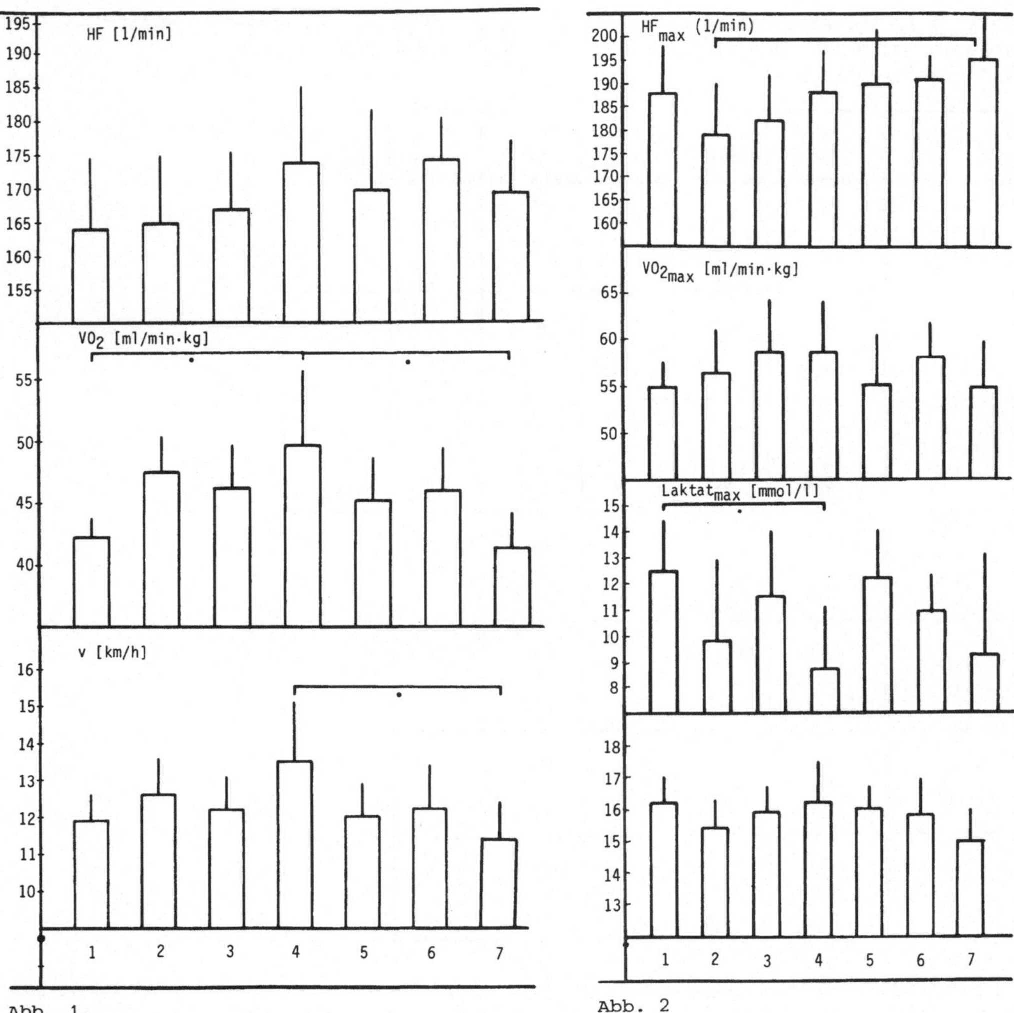

Abb. 1. Herzfrequenz (HF/min), Sauerstoffaufnahme ($\dot{V}O_2$ in ml/kg • min) und Laufbandgeschwindigkeit (v in km/h) der untersuchten Gruppen an der anaeroben Schwelle bei 4 mmol/l Laktat

Abb. 2. Maximale Herzfrequenzen (HF/min), maximale Sauerstoffaufnahme ($\dot{V}O_2$ in ml/kg • min), maximale Laufgeschwindigkeit (v in km/h) und maximale Laktatspiegel (in mmol/l) der untersuchten Fußball-, Handball- und Tennisspieler

Werten. Diese Unterschiede sind jedoch nicht nur auf leistungsmäßige Unterschiede, sondern auch auf eine andere Untersuchungsmethodik zurückzuführen: das Laufbandergometer wurde nämlich bei vergleichbaren Geschwindigkeitserhöhungen mit ebenfalls 3minütiger Stufendauer nach jeder Stufe für 60 s angehalten. In dieser Zeit kann mehr Laktat utilisiert werden als in knapp 30 s wie bei vorliegender Methodik, die Laktatakkumulation ist daher geringer und die 4-mmol-Schwelle wird später bzw. bei einer höheren Laufgeschwindigkeit erreicht. Außerdem lag der Anstellwinkel des Laufbandes bei 1,5% und nicht wie in vorliegender Untersuchung bei 5%. Anstrengungsgrad und Laktatspiegel sind daher bei vergleichbaren Belastungsstufen niedriger, die Ausdauerleistungsfähigkeit wird dementsprechend bei einer höheren Geschwindigkeit gefunden. Schnabel et al. [11] untersuchten Fußballspieler der 2. Bundesliga, eine Amateur-Landesauswahl, Angehörige der DFB-Jugendnationalmannschaft sowie eine Landesauswahl der C-Jugend. Die Methode der Laufbandergometrie entsprach der unseren. Die Spieler der 2. Bundesliga erreichten an der anaeroben Schwelle eine Geschwindigkeit von 12,1 km/h, gefolgt von der Amateur-Landesauswahl und der DFB-Jugendnationalmannschaft mit jeweils 11,4 km/h. Die Geschwindigkeit der C-Jugendlandesauswahl betrug 10,6 km/h. Damit entspricht die Ausdauerleistungsfähigkeit des oben erwähnten 2. Bundesligateams unseren Gruppen 2, 3 und 5, blieb aber deutlich unter Gruppe 4 (Abb. 1). Die Amateur-Landesauswahl und die DFB-Jugendnationalmannschaft liegen damit leistungsmäßig zwischen Gruppe 1 und Gruppe 5. Bei früheren Untersuchungen an Spielern der 1. und 2. Bundesliga [2] werden bei identischem Belastungsverfahren Schwellengeschwindigkeiten von 11,5 km/h (1. Bundesliga) bzw. 11,1 km/h (2. Bundesliga) entsprechend der Geschwindigkeit der Gruppen 1 und 5 angegeben. Die deutsche Handball-Nationalmannschaft übertrifft mit einer Geschwindigkeit von 12,24 km/h im Bereich der anaeroben Schwelle mit Ausnahme der Gruppe 4 die Werte aller Bundesliga-Fußballteams und auch die der Tennisspieler und zeigt damit gegenüber einer Handball-Landesauswahl mit 10,6 km/h Schwellengeschwindigkeit [11] eine weit höhere Ausdauerleistungsfähigkeit als dies z.B. im Unterschied zwischen einigen Fußballspitzenteams (Gruppe 2, 3, 5) gegenüber der oben erwähnten Amateur-Fußball-Landesauswahl deutlich wird.

Intensives Ausdauertraining führt zu einer harmonischen, volumeninduzierten physiologischen Herzvergrößerung. Alle Fußballer und auch die Tennisspieler zeigen, gemessen an ihren absoluten und relativen Herzvolumina, eine beginnende Herzvergrößerung im Sinne eines Sportherzens. Die Handballer liegen bezüglich ihrer relativen Herzgröße im oberen Normbereich untrainierter Normalpersonen (Tabelle 1). Hollmann et al. [4] berichten bei deutschen Fußball-WM-Spielern über ein HV/kg von 13,36 ml und befinden sich damit im oberen Bereich unserer Fußballerkollektive. Die von Schnabel et al. [11] untersuchten Mannschaften entsprechen bezüglich ihrer Herzgröße in Abhängigkeit von ihrer maximalen Leistungsfähigkeit unseren Fußballern (2. Bundesligaspieler: 13,0 ml HV/kg) oder liegen etwas darunter. Die von uns in einer früheren Untersuchung gefundenen Herzgrößen entsprechen mit 12,9 ml HV/kg (1. Bundesliga) bzw. 13,0 ml HV/kg (2. Bundesliga) den nunmehr ermittelten Werten. Damit liegen die Herzvolumina der Fußballer und Tennisspieler, teilweise auch der Handballspieler, wesentlich unter den Herzvolumina von Mittel- und Langstreckenläufern [2].

Die maximalen Herzfrequenzen und die maximalen Laktatspiegel aller Teams sprechen bei Belastungsabbruch für eine körperliche Ausbelastung (Abb. 2). Die maximalen Herzfrequenzen liegen dabei größenordungsmäßig in den von anderen Untersuchern bei Fußballspielern im Ausbelastungsbereich gefundenen Werten [2,4,5,11].

Die maximale relative Sauerstoffaufnahme ($\dot{V}O_2max/kg$) als Bruttokriterium der kardiopulmonalen Leistungsfähigkeit, wurde im Fußball von vielen Arbeitsgruppen untersucht. Die Ergebnisse sind divergierend (Übersicht bei [2]), die Ursachen sind weniger sportartspezifischer, sondern vor allem methodischer Natur. Ihre Vergleichbarkeit mit den vorliegenden Kollektiven ist dementsprechend schwierig. Daher sollen aufgrund der gleichen Methodik für die Beurteilung der maximalen relativen Sauerstoffaufnahmewerte lediglich unsere früheren und die von Schnabel et al. [11]ermittelten Untersuchungsergebnisse herangezogen werden: Dabei ist festzustellen, daß sich die $\dot{V}O_2max/kg$ in den vorliegenden Fußballerkollektiven gegenüber eigenen früheren Beobachtungen mit 58,0 ml (1. Bundesliga) bzw. 55,0 ml (2. Bundesliga) nicht wesentlich verändert hat. Die Werte von Schnabel et al. liegen, beginnend mit 52,1 ml $\dot{V}O_2max$/kg (2. Bundesliga), alle etwas tiefer. Die maximale $\dot{V}O_2$/kg einer Handball-Landesauswahl beträgt mit rund 55 ml/min um ca. 3 ml weniger als die der Handball-Nationalmannschaft [11]. Damit zeigen Fußballer, Handballer und Tennisspieler bezüglich ihrer maximalen Sauerstoffaufnahme tiefere Werte als kanadische Eishockeyspieler [7].

Über die maximale, ergometrisch bestimmte Laufgeschwindigkeit von Fußball- und Handballspielern liegen nur wenige Mitteilungen vor. So berichten Hollmann et al. [4] über Maximalwerte der deutschen WM-Spieler 1978 von 17,8 km/h. Diese Werte liegen weit über unseren Untersuchungsergebnissen, was jedoch vor allem auf methodische Unterschiede zurückzuführen ist (s. oben). Bei den von Schnabel et al. untersuchten Fußballern lag die Mannschaft der 2. Bundesliga mit 15,6 km/h Maximalgeschwindigkeit im unteren Bereich der von uns untersuchten Gruppen (Abb. 2). Alle anderen Teams waren langsamer. Die maximale Laufgeschwindigkeit der Handball-Landesauswahl [11] betrug rund 14,3 km/h und liegt damit um 1,3 km/h unter den Werten der Handball-Nationalmannschaft (Abb. 2). Somit sind Fußballer, Handballer und Tennisspieler geschwindigkeitsmäßig wesentlich langsamer als z.B. Skilangläufer, die am Laufbandergometer über 17 km/h Endgeschwindigkeit erreichen [13].

Die maximalen Laktatspiegel der Fußballer divergieren bis zu 30% (Abb. 2, Gruppe 1 gegenüber Gruppe 4). Untersuchungen an gleichaltrigen Fußballspielern der 2. Bundesliga, von Landesliga-Amateuren und von der DFB-Jugendnationalmannschaft zeigen Laktatwerte zwischen 10 und 11,3 mmol/l und unterscheiden sich somit nur um etwa 10% [11]. Frühere eigene Beobachtungen ergaben Mittelwerte von 13,2 (1. Bundesliga) bzw. 11,5 (2. Bundesliga) mmol/l Laktat. Auch hier ist der Unterschied im Laktatverhalten wesentlich geringer als bei dieser Untersuchung. Die maximalen Laktatspiegel in der Gruppe 4 entsprechen in ihrer Höhe den Werten von Langstreckenläufern, die einen hohen Prozentsatz ihrer maximalen Leistungsfähigkeit mit Hilfe einer rein aeroben Energiebereitstellung bestreiten. Dementsprechend ist ihre Ausdauerleistungsfähigkeit (= Leistungsfähigkeit an der anaeroben Schwelle) in Prozent der maximalen Leistungsfähigkeit z.B. gegenüber Mittelstreckenläufern relativ hoch.

Da die aerobe und anaerobe Energiebereitstellung im peripheren Skelettmuskel nicht gleichzeitig und in demselben Ausmaß nach oben hin trainierbar ist, stellt sich vor allem für den Fußballtrainer bezüglich der Gestaltung seines Trainings die Frage nach der Wertigkeit dieser beiden Formen der Energiebereitstellung bzw. ihrer Bedeutung für den Spieler: Da Fußballer in einem 90minütigen Spiel Wegstrecken von ca. 12 km mit mittleren Herzfrequenzen von 155-165 Schlägen/min zurücklegen [6,12], müssen sie über eine gute Ausdauerleistungsfähigkeit verfügen, um ein hohes Spieltempo aufrecht erhalten zu können. Durch eine gute Ausdauerleistungsfähigkeit ist es möglich, der gegnerischen Mannschaft ein so hohes Spieltempo aufzuzwingen, daß diese nur unter Einbeziehung der anaeroben Energiebereitstellung mithalten kann, was mit einer erhöhten Laktatazidose einhergeht. Das führt zu einer Reduktion des muskulären Endplattenpotentials [1]. Da es außerdem bei Anstieg der Laktatkonzentration zu einer Erhöhung der Muskelspannung kommt [10], ist unter Azidosebedingungen mit einer Verschlechterung der neuromuskulären Funktion und Koordination, sprich Balltechnik, zu rechnen. Eine extrem nach diesen Gesichtspunkten aufgebaute Mannschaft, nämlich hohe Ausdauerleistungsfähigkeit (= hohe aerobe Energiebereitstellung) und geringe anaerobe-laktazide Leistungsfähigkeit, stellt Gruppe 4 dar [1,2].

Eine gute anaerobe Kapazität wirkt sich bei schnellen Sprints und hohen Laufgeschwindigkeiten, z.B. bei Zweikämpfen, leistungspositiv aus. Eine Mannschaft, die gut anaerob trainiert ist, wird bei schnellen Kontern aufgrund ihrer Spurtschnelligkeit den eher ausdauerorientiert trainierten Gegner überlaufen und ihm somit die Zeit zum Aufbau eines organisierten Verteidigungsspiels nehmen.

Aufgrund dieser Ausführungen sollte eine Fußball- wie Handballspitzenmannschaft über eine gute Ausdauerleistungsfähigkeit und eine hohe maximale Leistungsfähigkeit, jeweils beurteilt nach der Laufgeschwindigkeit, gekoppelt mit einer guten anaeroben Leistungsfähigkeit, z.B. meßbar in einem anaeroben Test, verfügen, Bedingungen, die in den vorliegenden Kollektiven nur von Gruppe 3 erfüllt werden (Abb. 1 und 2). Dies gilt prinzipiell auch für Tennisspieler, bei denen eine gute anaerobe Leistungsfähigkeit vor allem bei schnellen und längeren laufintensiven Ballwechseln wichtig ist, während sich eine hohe Ausdauerleistungsfähigkeit in erster Linie bei langdauernden Spielen z.B. über fünf Sätze leistungspositiv auswirken wird.

Literatur

1. Del Castillo J, Nelson TE jr, Sanchez V (1962) Mechanism of the increased acethylcholine sensitivity of skeletal muscle in low ph-solutions. J Cell Comp Physiol 59:35-39
2. Dickhut H-H, Simon G, Bachl N, Lehmann M, Keul J (1981) Zur Höchst- und Dauerleistungsfähigkeit von Bundesliga-Fußballern. Leistungssport 11:148-152
3. Hohorst HJ (1962) L-(+)-Lactat, Bestimmung mit Lactat-Dehydrogenase und DPN. In: Bergmeyer HU (Hrsg) Methoden der enzymatischen Analyse. Verlag Chemie, Weinheim, S 266-269
4. Hollmann W, Liesen H, Mader A, Heck H, Rost R, Dufaux B, Schürch P, Lagerström D, Föhrenbach R (1981) Zur Höchst- und Dauerleistungsfähigkeit der Deutschen Fußball-Spitzenspieler. Dtsch Z Sportmed 32:113-120
5. Hollmann W, Rost R, Liesen H, Mader A (1978) Physiologisch-internistische Aspekte im Fußballsport. Dtsch Z Sportmed 29:29-34
6. Kastner KA, Heck H, Schmücker B, Hollmann W (1970) Pulsfrequenzregistrierungen bei Sportlern verschiedener Disziplinen. Biotelemetrie. Thieme, Stuttgart
7. Leger L, Seliger V, Brassard L (1979) Comparisons among $\dot{V}O_2max$. values for hockey players and runners. Canad J Appl Sports Sci 4:4-12
8. Mader A, Liesen H, Heck H, Philippi H, Rost R, Schürch P, Hollmann W (1976) Zur Beurteilung der sportartspezifischen Ausdauerleistungsfähigkeit im Labor. Sportarzt Sportmed 27:80-88 und 109-112
9. Musshoff K, Reindell H (1956) Zur Röntgenuntersuchung des Herzens in horizontaler und vertikaler Körperstellung, I. Mitt.: Der Einfluß der Körperstellung auf das Herzvolumen. Dtsch Med Wochenschr 81:1001-1015
10. Pannier J, Weyne J, Leusen I (1970) Effects of PCO_2, bicorbonate and lactate on the isometric contraction of isolated soleus muscle of the rat. Pflügers Arch 320:120-127
11. Schnabel A, Kindermann W, Schmitt WM (1981) Aerobe Kapazität von Fußballspielern unterschiedlicher Spielstärke. Dtsch Z Sportmed 32:120-127
12. Seliger V, Novara M, Pachlopnikowa J (1970) Der energetische Metabolismus im Verlaufe des Fußballspieles. Sportarzt Sportmed 21:114-118
13. Simon G, Huber G, Kindermann W, Dickhut H-H, Richter H, Keul J (1979) Herzfrequenz- und Stoffwechselverhalten bei spiroergometrischer und wettkampfspezifischer Belastung. Deutsch Z Sportmed 30:11-122

Der Feldtest im Hallenhandball

Field Tests in European Handball

H. Urbanek, H. Holdhaus, G. Simml und K. Tögel

Summary

Fourteen members of the Austrian national handball team as well as 34 handball players from two first division teams underwent ergospirometric tests to evaluate their aerobic endurance and aerobic-anaerobic threshold. In addition field tests were conducted twice, constituting of a defined run of about 50 seconds (sprints, side-steps) and blood lactate analysis before the run, immediately after the run and at 3, 6, 10 and 15 minutes at rest afterwards.

Unspecific endurance was found to be good on the average with a rather wide range; the measurements of sport-specific endurance with the field tests showed significant deficiencies in certain parts of the training programme: sprinting abilities were somewhat below average, only two out of 48 handball players had running times better than 50 seconds; maximum blood lactate was higher than 20 mmol/l in some cases, indicating rather good anaerobic capacities; lactate output was too slow in most cases, regeneration was delayed because of insufficient aerobic capacities.

In addition to standardized cardio-pulmonary measurements in the laboratory to evaluate basic and unspecific endurance, field tests provide an important supplement to the methods of modern sports medicine, enabling us to check sprinting abilities, specific endurance and movement coordination, which are very important in handball, as well as in other sports.

Einleitung

Das österreichische Institut für Sportmedizin (ÖISM) in Krems a.d. Donau besteht seit dem Jahre 1978 und konnte in dieser Zeit mehr als 1200 Sportler der verschiedensten Sportarten, teils mehrmals, untersuchen.

Im Rahmen der Zuteilung einzelner Sportdisziplinen an einzelne Untersuchungszentren in Österreich durch die Bundessportorganisation kommt dem ÖISM Krems seit etwa 3 Jahren die Aufgabe zu, nebst einer in Krems selbst ansässigen Mannschaft der Staatsliga A auch die Herren- und Junioren-Handball-Nationalmannschaft regelmäßig zu betreuen.

Dem kürzlich neu eingerichteten Institut stehen selbstverständlich sämtliche für die moderne Sportmedizin heute wichtigen Geräte und Labormethoden zur Verfügung. Der Schwerpunkt der Untersuchungsmethoden lag bisher in der Spirographie, Ergometrie und Ergospirometrie mit Bestimmung sämtlicher Lungenfunktions- und Kreislaufparameter in Ruhe und Belastung. Allerdings kamen uns in zunehmendem Maße Zweifel an der Effektivität einer ausschließlich auf Untersuchungen im Funktionslabor basierenden Betreuung, insbesondere im Bereich des Spitzensports. Diese Skepsis hat verschiedene Ursachen:

Aufgrund der hochsensiblen und komplizierten Untersuchungsanlage besteht erfahrungsgemäß eine nicht zu unterschätzende systemimmanente Fehlerquote.

Der aufzuarbeitende Datenanfall ist doch recht beträchtlich und zeigt, besonders im Rahmen von Longitudinalstudien, oft deutlich abweichende und gelegentlich nicht ganz glaubwürdige Werte.

Vor allem führt dieser große materielle, zeitliche und personelle Aufwand letztlich doch nur zu sportart-unspezifischen Aussagen hinsichtlich der allgemeinen Ausdauerleistungsfähigkeit der Untersuchten.

Es stellte sich uns also die Frage: Sind die bei der herkömmlichen Laboruntersuchung gewonnenen Werte für eine suffiziente Beratung von Sportler und Trainer wirklich interessant und aussagekräftig, insbesondere unter Berücksichtigung des großen Aufwands?

Diese Frage stellte sich um so mehr, als die von uns betreuten Handballer, trotz regelmäßiger sportmedizinischer Untersuchung und anscheinend ausreichenden Trainings, in den letzten Jahren eine auffallende Leistungsstagnation, ja sogar einen Leistungsrückgang zeigten, wie der Abstieg der österreichischen Herren-Handball-Nationalmannschaft in die C-Gruppe beweist. Es war nun sehr reizvoll für uns, auch von seiten der Sportmedizin nach Erklärungen für diesen Leistungsabfall zu suchen und dem Trainer neue Entscheidungsgrundlagen für den Trainingsaufbau anzubieten.

Betrachtet man eine Disziplinanalyse des Hallenhandballsports, so bedarf es natürlich einer ausreichenden aeroben Ausdauerleistungsfähigkeit bei gleichzeitig gutem Regenerationsvermögen nach intensiver anaerober Belastung. Diese allgemeine oder Grundlagenausdauer ist vor allem im Funktionslabor sehr gut zu bestimmen. Vorrangig sind in dieser Sportart aber sicherlich Schnelligkeit und Schnellkraft; darüberhinaus ist in Anbetracht der vielen Sprints bei einer Spielzeit von 2 × 30 min ein hohes Maß an Schnelligkeitsausdauer wünschenswert. Die anspruchsvolle Technik muß auf einer guten Entwicklung von Gewandtheit, Sprung- und Wurfkraft basieren.

Es bedarf also sportmedizinischer Testmethoden, die möglichst vielen dieser leistungslimitierenden Parameter gerecht werden.

Methode

Ausgehend von den guten Erfahrungen mit Feldtests in anderen Spielsportarten, wie Fußball oder Eishockey, wurde von Herrn Holdhaus in Zusammenarbeit mit dem ÖHB-Teamchef R. Schnetzer ein speziell auf den Handballsport zugeschnittener Feldtest erarbeitet, den auch wir, etwas modifiziert, anwenden.

Der Test besteht aus einer definierten Laufleistung, die in der ersten Hälfte Sprints sowie Rückwärtslaufen mit raschen Richtunswechseln beinhaltet. In der zweiten Hälfte wird ausschließlich mit Nachstellschritten (side-steps) gelaufen, wobei der exakten Einhaltung der Technik ein besonderes Augenmerk gilt. Durch die Festlegung der Laufzeit mit etwa 50 s bei einer Laufstrecke von etwa 200 m wird eine maximale Beanspruchung des anaerob-laktaziden Stoffwechsels erreicht. Die Blutabnahmen zur Laktatbestimmung erfolgen aus dem hyperämisierten Ohrläppchen nach dem Aufwärmen, also vor Beginn des ersten Testlaufs, unmittelbar nach Beendigung desselben sowie in der 3., 6., 10. und 15. min der Erholungsphase. Nach der letzten Blutabnahme hat der Spieler den Testlauf nochmals zu absolvieren. Der Test soll auf dem gewohnten Hallenhandballfeld durchgeführt werden.

Unmittelbar nach Auswertung der Zeiten und Blutlaktate kann dem Trainer, oft schon an Ort und Stelle im Sinne einer Sofortinformation, spätestens aber innerhalb der nächsten 1-2 Tage, das Untersuchungsergebnis mit den daraus abgeleiteten Trainingsempfehlungen mitgeteilt werden.

Dieser Feldtest erlaubt die Beurteilung folgender konditioneller Faktoren:

Schnelligkeit und speziell Schnellkraft der Spieler können anhand der Zwischenzeiten bewertet werden, da in der ersten Laufhälfte keine koordinativen Probleme auftreten sollten.

In der zweiten Hälfte des Laufs kommt es bei erschwerter Koordinationsarbeit, wie sie ja auch besonders für die Abwehr am Kreis typisch ist, in erster Linie zu einer Bewertung der Schnelligkeitsausdauer, in gewissem Maße auch der Gewandtheit.

Die Höhe der maximalen Laktatwerte erlaubt Rückschlüsse über das Niveau der anaeroben Energiebereitstellung. Der Zeitpunkt der maximalen Laktatausschüttung gibt Aufschluß über die Leistungsfähigkeit der Muskulatur hinsichtlich ihrer allgemeinen und lokalen Ausdauer.

Anhand des Laktatabbaues innerhalb der 15minütigen Erholungsphase sind Aufschlüsse über die anaerobe Wiederherstellung möglich; durch die Wiederholung des Tests ist eine Aussage über die Laktattoleranz möglich.

Ergebnisse und Diskussion

Nun zu den ersten Ergebnissen, die wir an 48 Sportlern dreier Mannschaften, zum Teil mehrmals, gewinnen konnten.

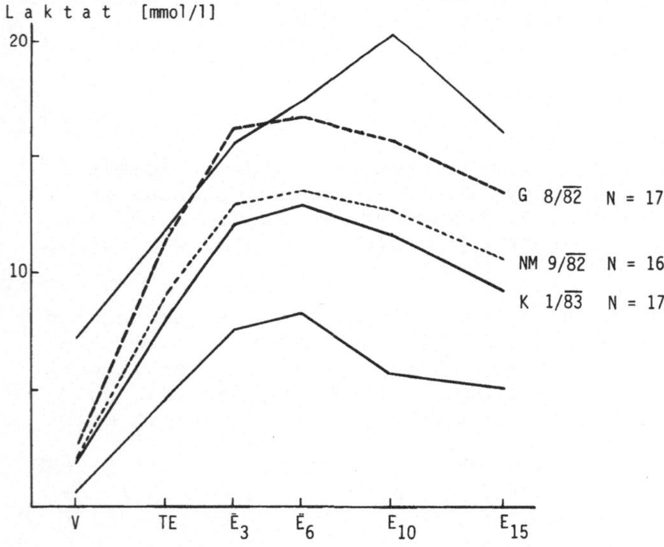

Abb. 1. Legende s. Text

Die Laufzeiten lagen im Schnitt bei 52,47 s, was einem eher unterdurchschnittlichen Schnelligkeitsniveau der Spieler entspricht. Von 17 Spielern der Kremser Mannschaft liefen nur zwei den ersten Lauf unter 50 s; die langsamste Laufzeit betrug sogar 57,2 s. Gleichzeitig konnte bei mehreren Spielern eine Laufkoordinationsstörung bereits im ersten Lauf festgestellt werden.

Das Schnelligkeitsausdauerniveau ist im Vergleich zu Schnelligkeit und Schnellkraft günstiger ausgeprägt.

Die Höhe der maximalen Laktatausschüttung ist, von einzelnen Ausnahmen abgesehen, im Kollektiv sicher nur als durchschnittlich zu bewerten. Abb. 1 zeigt die Durchschnittswerte der drei untersuchten Mannschaften, zart gezeichnet die Maxima und Minima der Kremser Mannschaft. Wie zu ersehen sit, werden die maximalen Laktatwerte erst um die 6. min nach Belastungsende erreicht, was sicherlich als verzögert zu werten ist. Auch die Wiederherstellung ist nur durchschnittlich bis leicht verzögert, die Laktattoleranz, gemessen an der zweiten Laufzeit gut bis durchschnittlich.

Aufgrund dieser ersten Ergebnisse - die ersten Tests wurden bereits in der Vorbereitungsphase der laufenden Meisterschaften durchgeführt - konnten wir dem Trainer folgende Empfehlungen geben:

- Durchführung von Antrittsübungen aus verschiedenen Lagen zur Verbesserung von Schnelligkeit und Schnellkraft
- Liniensprints nach der Wiederholungsmethode bis zur Dauer von 1 min zur Anhebung des Schnelligkeitsausdauerniveaus
- Anhebung der Laktattoleranz durch Intervalltraining
- Zusätzlich flankierende Maßnahmen zur Verbesserung der allgemeinen und lokalen Muskelausdauer, beispielsweise durch Waldläufe einmal wöchentlich, auch in der Wettkampfperiode.

Außer diesen generellen, für die gesamte Mannschaft geltenden Empfehlungen, erfolgte eine Beurteilung der einzelnen Spieler mit Vorschlägen für ein individuelles Training.

Abb. 2 soll illustrieren, wie auf Grund dieser Trainingsumstellung schon relativ kurzfristig deutliche Verbesserungen zu erzielen sind.

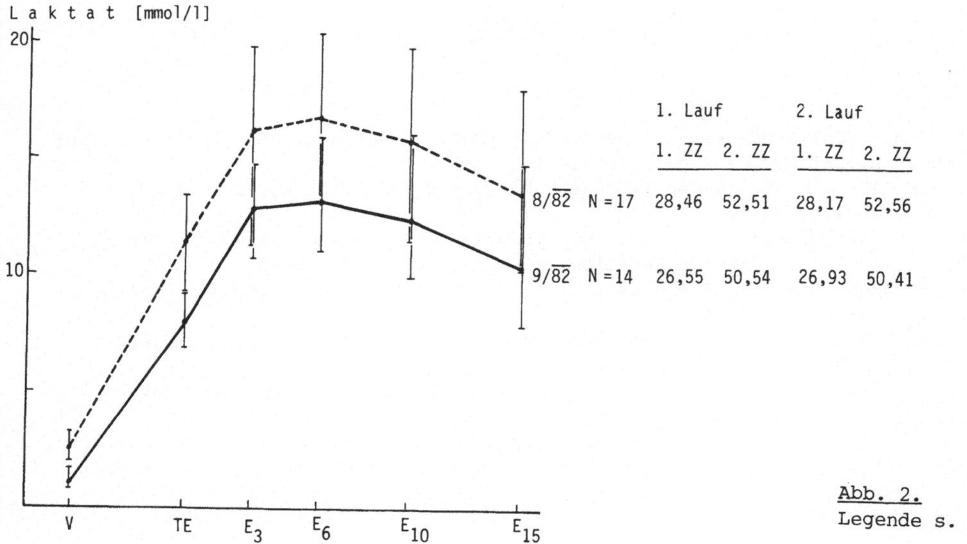

Abb. 2.
Legende s. Text

Wie aus dem Verlauf der beiden Blutlaktatkurven im Abstand von 6 Wochen ersichtlich ist, kam es grundsätzlich zu einer Anhebung des Niveaus; die Laufzeiten sind deutlich schneller, die maximalen Laktatwerte niedriger, was für einen ökonomischeren Muskelstoffwechsel bei deutlich besserer Schnelligkeit und Schnellkraft spricht. Das Schnelligkeitsausdauerniveau ist zwar besser als das Schnelligkeitsniveau entwickelt, entspricht aber noch nicht unseren Vorstellungen. Der Grund dafür liegt sicher in der zu geringen Anzahl von nur 3 bis maximal 4 Trainingseinheiten pro Woche.

Wiederherstellung und Laktattoleranz sind weitgehend unverändert, waren aber bereits bei der Erstuntersuchung zufriedenstellend. Auch das Aufwärmprogramm war beim 2. Test günstiger gestaltet, der Ausgangslaktatspiegel deutlich niedriger.

Absicht unseres Beitrages sollte es sein, einen ersten Überblick über unsere Überlegungen und Ergebnisse zu geben; wir sehen dabei folgende Vorteile in der Durchführung von Feldtests:

1. Im Verlauf eines ganzjährigen Trainings- und Wettkampfprogramms sind mit dieser Methode kurzfristig Kontrollen möglich.
2. Die günstige psychologische Situation - der Untersucher kommt zum Sportler, dieser wird unter Trainings-/Wettkampfbedingungen, zumindest aber auf gewohntem Terrain, untersucht - ist nicht außer acht zu lassen.
3. Der materielle und personelle Aufwand ist im Vergleich zur hochwertigen Laboruntersuchung gering; bei guter Organisation ist ein kleines Team von Untersuchern in der Lage, innerhalb 1 h etwa 10-12 Sportler zu untersuchen.
4. Bei der von uns gewählten Testmethode sind auch sportmotorische Fähigkeiten, wie Gewandtheit und Koordinationsfähigkeit, gut zu überprüfen.

Selbstverständlich muß eine gründliche Basisuntersuchung, die klinische, orthopädische und kardiopulmonale Parameter erfaßt, immer das Fundament einer jeden sportmedizinischen Untersuchungsserie darstellen. Wir sind aber der Meinung, daß gerade im Spitzensport die Methode des *Feldtests*, sei es als Ergänzung zur Laboruntersuchung, aber insbesondere zur kurzfristigen und raschen Überprüfung des Leistungsstandards und der Effizienz des Trainings, auch für sich allein, unabdingbar geworden ist.

Literatur

Bachl N (1980) Über Einflüsse auf den Laktatabbau. In: Nowacki PE, Böhmer D (Hrsg) Sportmedizin. Thieme, Stuttgart, S 136-139

Baumgartl P (1982) Trainingsbegleitende Maßnahmen durch Feldtests beim Ausdauersport. Ö J Sportmed 3/82

Holdhaus H (1982) Modell einer sportmedizinischen Trainingsbetreuung am Beispiel der österreichischen Judo-Damennationalmannschaft. Ö J Sportmed 1/82

Holdhaus H, Bachl N (1982) Trainingslehre -Sportmedizin, Grundlagen der Leistungsdiagnostik. BSO-Eigenverlag

Hollmann W, Hettinger T (1981) Sportmedizin - Arbeits- und Trainingsgrundlagen. Schattauer, Stuttgart

Iwanoff I et al. (1980) Vergleichende methodische Bestimmungen der Laktatdynamik im Vollblut. Ö J Sportmed 2/80

Roth N, Pansold N (1981) Zum Informationsgehalt leistungsdiagnostischer Parameter in Abhängigkeit von der Zunahme der Leistungsfähigkeit bei Sportlern. Med Sport 21:326-336

Schwaberger G et al. (1981) Der Einsatz der Blutgasanalyse in der sportmedizinischen Leistungsdiagnostik. Ö J Sportmed 1/81

Stegemann H, Kindermann W (1981) Bestimmung der individuellen anaeroben Schwelle bei unterschiedlich Ausdauertrainierten auf Grund des Verhaltens der Laktatkinetik während der Arbeits- und Erholungsphase. Dtsch Z Sportmed 32:213-231

Entwicklung des biologischen Leistungsprofils der Deutschen Fußballnationalmannschaften, 1974–1982

Development of the Biological Performance Profile of German National Soccer Teams, 1974–1982

P. E. Nowacki, P. Hafermann und J.-H. Psiorz

Summary

The report covers the development of the biological performance capacity of the German national soccer teams from 1974 to 1981.

A significant increase in cardiorespiratory performance capacity, measured in maximum relative oxygen uptake, from 53.8 ± 5.7 ml in 1974 to 59.5 ± 5.4 ml $\dot{V}O_2$/kg in 1981/82 was determined in players nominated for the world championship tournament. Furthermore, the reaction of CPK and lactic acid production following exhaustive bicycle-ergometry (watt/kg-method) were observed. The results were compared with those of soccer teams from other nations (Austria) and with those of different teams in national leagues.

Einleitung

Über das körperliche und kardiorespiratorische Leistungsvermögen von national und international erfolgreichen Fußballspielern erschienen erst in den letzten Jahren im sportmedizinischen Schrifttum einzelne Mitteilungen [1,3,4,5,6,7,8,11,12,13,14,15,20,24,25,26].

Gemessen an der großen Anzahl von Fußballspielern auf der ganzen Welt (in USA, Kanada, Australien = Soccer) kann man jedoch in Übereinstimmung mit Bachl u. Prokop [1] von einem Defizit der leistungsmedizinischen Erforschung, besonders des Profifußballsports, sprechen.

Im Vergleich zu anderen Sportarten wurden die Fußballer bezüglich ihrer aeroben Kapazität ($\dot{V}O_2$ max. und max. $\dot{V}O_2$/kg) nach den Untersuchungen von Hollmann et al. [6] beim Fußball-WM-Kader 1962 (Chile-Mannschaft) mit 5,1 l $\dot{V}O_2$ absolut bzw. 70 ml $\dot{V}O_2$/kg zu hoch eingestuft. Diese Werte des westdeutschen Spitzenfußballs wurden auch bei neueren Vergleichsuntersuchungen mit dem internationalen Spitzenfußball [1,8,26] noch herangezogen.

Eine solch hohe aerobe Kapazität konnten wir bei der erschöpfenden fahrradergometrischen Belastung der Spieler des Fußballweltmeisters 1974 (Deutschland) und des WM-Kaders 1981/82 nicht bestätigen [11,12, 13,16,17]. Dies war überraschend, da die Dynamik und das Tempo im modernen Fußballspiel und somit die Anforderungen an die Ausdauerleistungsfähigkeit der Spieler gegenwärtig sicher höher als vor 20 Jahren einzuschätzen sind.

In einer neueren Veröffentlichung haben Hollmann et al. [5] diese hohen Sauerstoffaufnahmen der Fußballspieler von 1962, die damals nicht gemessen, sondern nach der Methode von Åstrand geschätzt wurden, auf 4,3 bzw. 4,6 l $\dot{V}O_2$max. und 57 bis 58 ml $\dot{V}O_2$/kg korrigiert.

Methode

Nach einer umfassenden internistisch-orthopädischen Untersuchung (einschließlich Ruhe-EKG, Lungenfunktion, Routinelabor, Fettbestimmung etc.) wurden alle Fußballspieler einheitlich fahrradergometrisch im Sitzen in steigenden Wattstufen (Watt/kg-Körpergewicht = Gießener-Belastungsverfahren nach Nowacki) erschöpfend auf dem elektrisch gebremsten, drehzahlenunabhängigen Universalergometer "Ergotest" der Fa. E. Jaeger/Würzburg (Dynamometerprinzip) belastet. Der Wert des Verfahrens liegt in einer scharfen Trennung zwischen dem untrainierten und trainierten Bereich beim Übergang von 3 auf 4 W/kg KG. Es ist deshalb besonders für die Untersuchung von Fußballspielern mit unterschiedlichem Körpergewicht innerhalb der jeweiligen Mannschaften geeignet. Die Herzschlagfrequenz wurde elektrokardiographisch mit dem Dreifachschreiber "Cardiomat" der Fa. Hellige, Freiburg i.Br. registriert und zusätzlich mit einem 1-Kanal-Oszilloskop der gleichen Firma beobachtet. Die spiroergometrischen Leistungsdaten wurden mit dem kompletten Meßplatz zur kardiorespiratorischen Diagnostik im offenen System der Fa. E. Jaeger/Würzburg fortlaufend pneumotachographisch registriert und über einen Computer zur Sofortdokumentation ausgedruckt. Die Untersuchung 1974 erfolgte an 25 Nationalspielern im WM-Trainingslager Malente in der Zeit vom 28.-30.4.74. Nach dieser Untersuchung wurden 3 Spieler aus dem engeren Kreis der Nationalmannschaft ausgeschlossen. Nach dem Verlauf des WM-Turniers wurden die übrigen Spieler noch einmal in folgende Untergruppen unterteilt:

1. Erweiterter WM-Kader 1974 (n=25)
2. WM-Kader (n=21)
3. Eingesetzte Spieler (n=17)
4. Weltmeister (Spieler im Finale, n=10).

Anthropometrische Werte 1974 (n=10; Alter 26,6 ± 3,2 J., Größe 177 ± 4 cm, Gewicht 74,9 ± 3,5 kg).

Der WM-Kader 1982 wurde im Trainingslager Frankfurt-Gravenbruch am 5.10.81, also wenige Tage vor dem WM-Qualifikationsspiel Österreich-Bundesrepublik Deutschland am 14.10.81 im Wiener Praterstadion (Ergebnis: 1:3), untersucht.

Anthropometrische Werte WM-Kader 1981 (n=15; Alter 25,5 ± 3,1 J., Größe 180 ± 5 cm, Gewicht 79,2 ± 3 kg). Bei diesem Gewicht betrug der Fettanteil, bestimmt nach der Hautfaltenmeßmethode nach Faulkner, 10,1 ± 0,9%. Beim WM-Turnier 1982 in Spanien wurde diese Mannschaft Vizeweltmeister.

Zum Vergleich wurden weitere Mannschaften der Deutschen Profi- und Amateurligen in Gießen nach der gleichen Methode untersucht.

Eine Mannschaft (VfB Gießen) wurde zusätzlich auch noch auf dem Laufband nach der Gießener körpergewichtsbezogenen Laufbandergometrie (methodische Einzelheiten s. Nowacki [18]) erschöpfend ausbelastet.

Ergebnisse und Diskussion

Die körperliche Leistungsfähigkeit der Fußballspieler, bestimmt als die fahrradergometrisch gemessene Gesamtarbeit in Wattminuten, ist signifikant ($p < 0,01$) von 1480 auf 1727 Wattminuten seit 1974 angestiegen.

Dies wird zusätzlich dadurch unterstützt, daß 1981 noch 7 Spieler für 1' bei 5 W/kg und 1 Spieler (Abwehrspieler K.H. F.) noch für 1 1/2' bei 5 W/kg = 375 W belastet werden konnten.

1974 erreichte nur 1 Spieler (P. B.) diese Wattstufe. Mit 1' bei 5 W/kg = 400 W erzielte der Kapitän der Nationalmannschaft 1982 (K.H. R.) die höchste Gesamtleistung (2000 Wattminuten).

Die kardiozirkulatorische Reaktion ist bei den Nationalmannschaften 1974 und 1981 praktisch identisch. Bemerkenswert ist, daß die max. Hf mit 173 bzw. 176 relativ niedrig ist. Die Spieler waren jedoch objektiv und subjektiv voll ausbelastet. Andere Autoren (Schleusing [24], Bachl u. Prokop [1]) fanden bei erschöpfender Fahrradergometrie (verschiedene Belastungsverfahren) ähnlich niedrige Werte.

Bei erschöpfender Belastung auf dem Laufband fanden Hollmann et al. [5] beim WM-Kader 1978 (Argentinien-Mannschaft) eine max. Hf von 194 ± 10; Bachl u. Prokop [1] beim österreichischen Nationalteam 194 ± 6. Dies kann durch eigene veröffentlichte Untersuchungen, nach denen bei maximaler kardiozirkulatorischer Ausbelastung von Fußballspielern auf dem Laufband nach der Watt/kg-Methode [18,23] die max. Hf durchschnittlich um 10 Schläge/min höher liegt, bestätigt werden.

Die kardiozirkulatorische Erholungsfähigkeit (Hf nach 5' Erholung) ist für beide Mannschaften mit einer Hf von 101 bzw. 104/min als sehr gut zu beurteilen.

Die kardiozirkulatorische Leistungsfähigkeit der Fußballnationalmannschaften 1974 und 1981 wird durch die Verlaufskurven der relativen Sauerstoffaufnahme dokumentiert (Abb. 1).

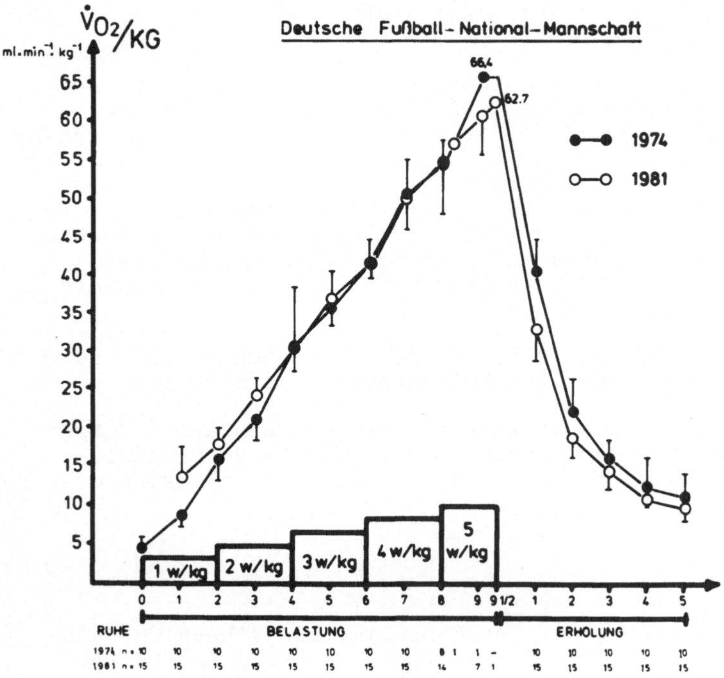

Abb. 1. Verhalten der relativen Sauerstoffaufnahme während und nach erschöpfender Fahrradergometrie beim Fußballweltmeister 1974 und Vizeweltmeister 1982 Bundesrepublik Deutschland

Im submaximalen Bereich verlaufen die Kurven praktisch identisch, was auch für die Güte der Meßmethoden spricht. Die 1981 etwas höheren Werte für die relative Sauerstoffaufnahme $\dot{V}O_2$/kg nach der ersten Belastungsminute sind methodisch bedingt. 1974 wurden noch die Ruhewerte beim "Stillsitzen" registriert, während 1981 die Belastung nach einer 1- bis 2minütigen "Leertretphase" mit 1 W/kg begann.

Der Anstieg der durchschnittlichen max. kardiorespiratorischen Leistungsparameter der Fußballauswahlmannschaften von 1974 (n=25) bis 1981 (n=15) konnte statistisch gesichert werden.

Das max. AMV stieg von 101 auf 158 l BTPS ($p < 0{,}001$), die absolute Sauerstoffaufnahme von 4,1 auf 4,7 l STPD ($p < 0{,}01$), die relative max. O_2-Aufnahme von 53,8 auf 59,5 ml VO_2/kg STPD ($p < 0{,}005$). Der max. Sauerstoffpuls stieg von 24,0 auf 26,7 ml O_2/Hf ebenfalls schwach signifikant an ($p < 0{,}02$). Abb. 2 (relative max. Sauerstoffaufnahme) und Abb. 3 (max. Sauerstoffpuls) zeigen die Werte des Fußballweltmeisters 1974 (n=10) und des Vizeweltmeisters 1982 (n=15) im Vergleich zur Nationalmannschaft Österreichs 1975 (Laufband-U. Prokop u. Mitarb.) und zu verschiedenen Mannschaften der Bundesliga und des Amateurspitzenbereichs.

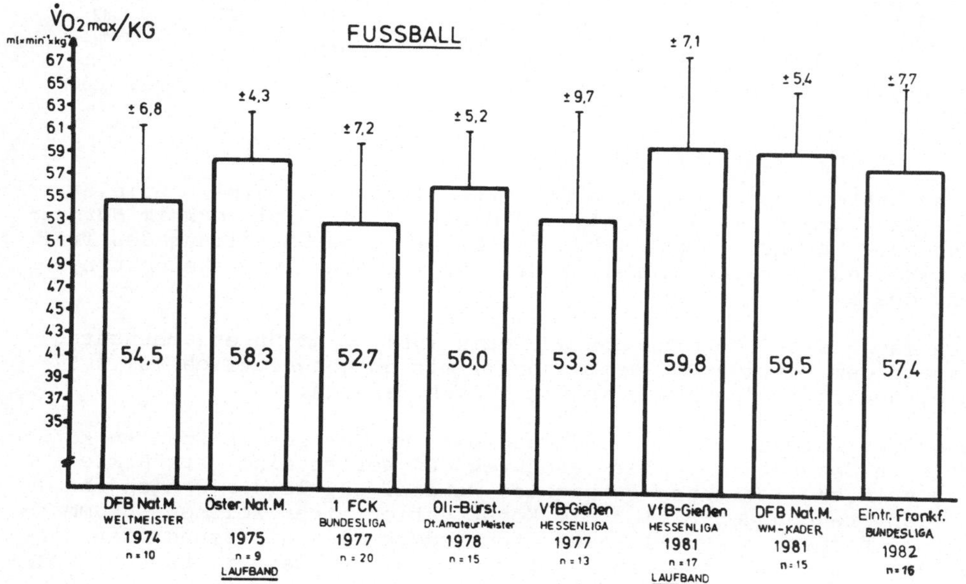

Abb. 2. Verhalten der maximalen relativen Sauerstoffaufnahme ($\dot{V}O_2$/kg ml STPD) bei verschiedenen Fußballmannschaften

Dieser Vergleich der max. biologischen Leistungsdaten der deutschen Nationalmannschaften mit denen erfolgreicher Amateur- und Profimannschaften (Bundesliga) erbrachte für diese überraschenderweise kaum schlechtere Ergebnisse. Zu dem gleichen Ergebnis kamen Bachl und Prokop beim Vergleich von österreichischen Fußballmannschaften aus der Unterklasse über die 1. und 2. Bundesliga bis zur Nationalmannschaft [1] (Abb. 3).

Bei der sportmedizinischen Überwachung von Fußballmannschaften sollte verstärkt auch das Verhalten der Kreatinphosphokinase (CPK mU/ml) nach Trainings- und Wettkampfbelastungen beobachtet werden. Bei deutlich

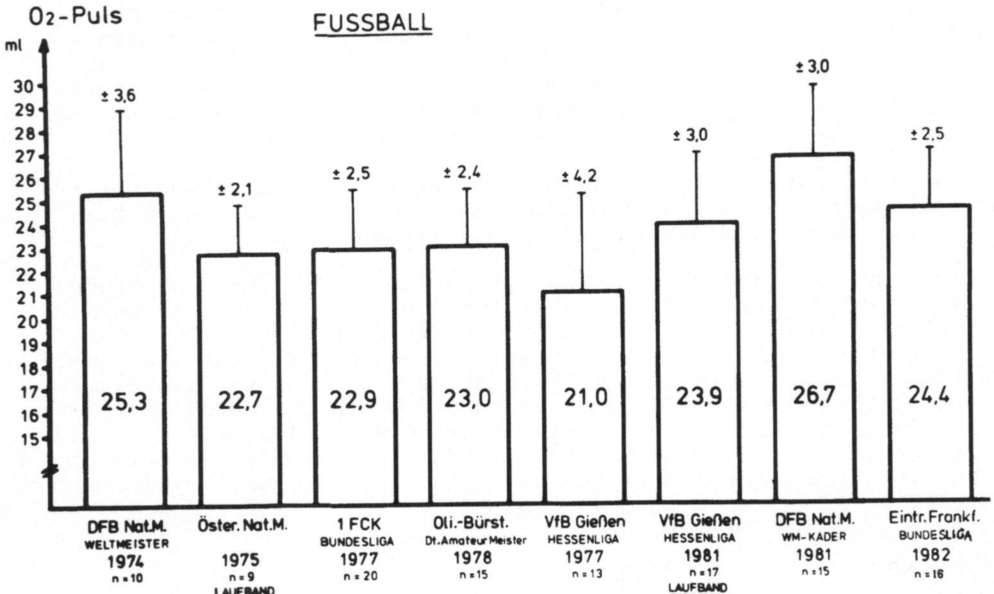

Abb. 3. Verhalten des maximalen Sauerstoffpulses ($\dot{V}O_2$/Hf ml STPD) bei verschiedenen Fußballmannschaften

erhöhten Werten fanden wir eine stärkere Disposition dieser Spieler zu Muskelzerrungen. 1974 lag die CPK mit 56 ± 34 mU/ml noch im Normalbereich oder war nur leicht erhöht (Abb. 4). Eine Umstellung des Trainings war nicht notwendig, keiner der Spieler litt an Muskelzerrungen während des WM-Turnier.

Dagegen lagen die CPK-Werte des WM-Teams 1981/82 am Untersuchungstag (45 h nach dem letzten Bundesligaspiel) mit durchscnittlich 101 ±· 57 mU/ml eindeutig im "pathologisch" erhöhten Bereich.

Während der laufenden Saison und auch beim WM-Turnier in Spanien konnte bei einigen Spielern mit stark erhöhten CPK-Werten eine verstärkte Neigung zu Muskelzerrungen beobachtet werden. Bei leider fehlenden Kontrolluntersuchungen bleibt die Konstruktion eines solchen Zusammenhangs jedoch spekulativ. Wir vertreten jedoch die Auffassung, daß eine regelmäßige Kontrolle des Enzymstoffwechsels eine bessere Beurteilung der Erholungsfähigkeit eines Spielers ermöglicht [22].

Die relativ hohen Laktatazidosen nach erschöpfender Belastung auf dem Fahrradergometer sprechen für eine gut entwickelte anaerobe Kapazität der Fußballspieler (Abb. 5).

Auf der anderen Seite wird man bei den Spielern, die bei der gleichen Wattstufe niedrigere Laktatwerte haben, vielleicht noch "Reserven" vermuten können. Diese Frage wäre jedoch nur durch vergleichende Feldstudien beim Training und Wettkampf der Fußballspieler zu klären.

Die Bestimmung der aerob/anaeroben Schwelle eines Fußballspielers kann zu einer weiteren Differenzierung des Trainingszustands innerhalb einer Mannschaft beitragen. Abb. 6 zeigt das Laktatverhalten bei einem sehr gut trainierten Mittelfeldspieler in bezug zum Verhalten des Ven-

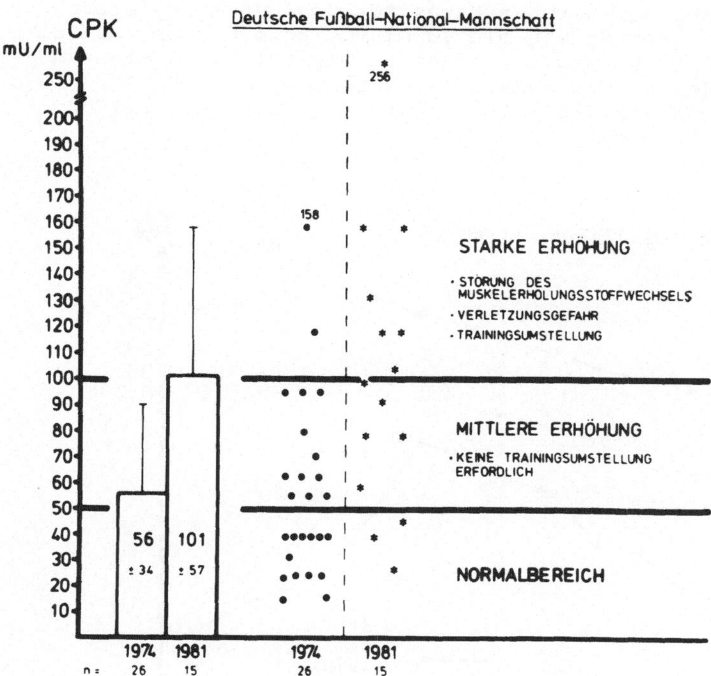

Abb. 4. Verhalten der Kreatinphosphokinase beim Fußball-WM-Kader der Bundesrepublik Deutschland 1974 und 1981

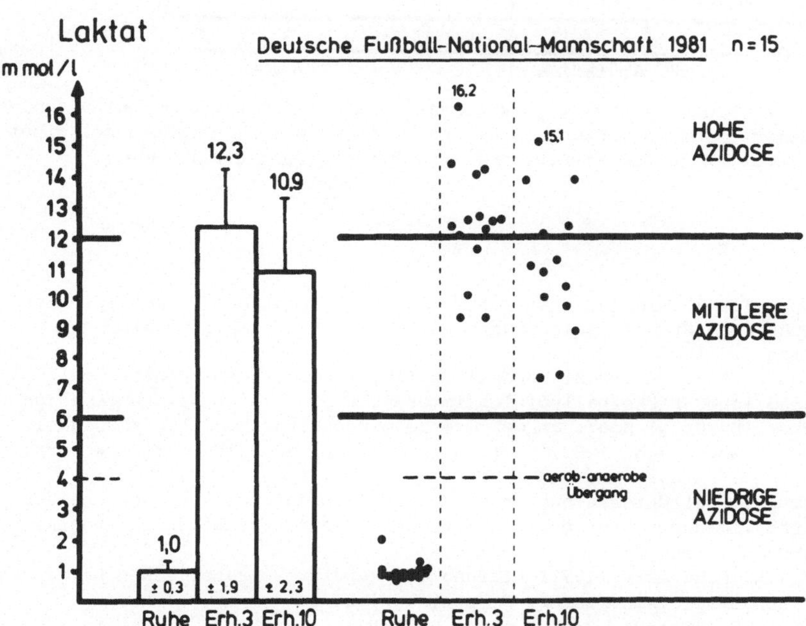

Abb. 5. Laktatverhalten in Ruhe und nach erschöpfender Fahrradergometrie beim Fußball-WM-Kader 1981 der Bundesrepublik Deutschland

tilations-RQ von bei erschöpfender Fahrradspiroergometrie. Erst mit Erreichen eines $\hat{V}RQ$ von 1,00 steigen die Laktatwerte exponentiell an.

Eine weitere Steigerung der aeroben Kapazität von Fußballspielern auf das Niveau von Weltklasseruderern mit 70 ml $\dot{V}O_2$/kg oder gar von Skilangläufern mit 85-90 ml $\dot{V}O_2$/kg ist nicht zu empfehlen, da eine so extreme Entwicklung der Kraft-Ausdauer sicher zu einem Verlust der sportartspezifischen Fähigkeiten (Schnelligkeit, Technik u.a.) des Fußballspielers führen würde.

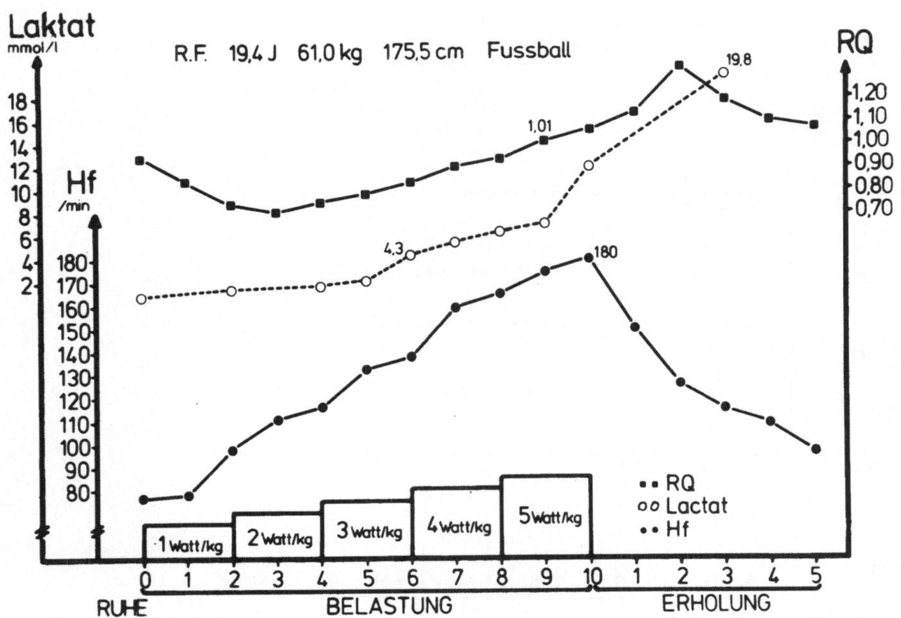

Abb. 6. Verhalten des Ventilations-RQ, des Laktats und der Herzfrequenz bei erschöpfender fahrradergometrischer Belastung im Sitzen nach der Watt/kg-Methode bei einem Bundesliga-Fußballspieler (Junioreneuropameister, Nationalmannschaftskader)

Literatur

1. Bachl N, Prokop L (1977) Wie gut trainiert sind österreichische Fußballspieler? Leistungsdiagnostische Standortbestimmung aus der Sicht des Sportphysiologen. Österr J Sportmed 7:3-10
2. de Castro P, Von-Eiff E, Tröger M, Nowacki PE (1981) Kardiorespiratorische Reaktionen jugendlicher Basketballspieler im Grenzbereich ihrer Leistungsfähigkeit. In: Rieckert H (Hrsg) Sport an der Grenze menschlicher Leistungsfähigkeit. Kongreßband Kieler Woche Juni 1980, Kiel. Springer, Berlin Heidelberg New York, S 251-259
3. Grubich W, Arky F (1966) Untersuchungen über Leistungsfähigkeit und Abschneiden jugendlicher Fußballmannschaften bei den nationalen Meisterschaften in Ungarn. Sportarzt Sportmed 17:528-534
4. Holle J, Schlick W, Schürer V (1971) Prüfung der kardiorespiratorischen Leistungsfähigkeit von Fußballspielern. Österr J Sportmed 1:25-31
5. Hollmann W, Liesen H, Mader A, Heck H, Rost R, Dufaux B, Schürch P, Lagerström D, Föhrenbach R (1981) Zur Höchst- und Dauerleistungsfähigkeit der deutschen Fußballspitzenspieler. Dtsch Z Sportmed 32:113-120
6. Hollmann W, Venrath H, Bonnekoh A, Nöcker J (1962) Untersuchungen zur Höchst- und Dauerleistungsfähigkeit deutscher Fußball-Spitzenspieler. Der Sportarzt 13:172-183
7. Knapp E, Raas E, Aigner A, Baumgartl P (1974) Kardiorespiratorisches Leistungsprofil einer österreichischen Spitzenfußballmannschaft während eines Meisterschaftsjahres. Öterr J Sportmed 4:15-20

8. Mulac C, Passl R, Schmid P, Schlick W (1976) Die kardiopulmonale Leistungsfähigkeit österreichischer Bundesliga-Fußballsportler im Vergleich mit Amateurmannschaftssportlern im Lichte internationaler Werte. Österr J Sportmed 6:10-15
9. Nöcker J (1976) Physiologie der Leibesübungen, 3. Aufl., Enke, Stuttgart
10. Nowacki PE (1974) Die Objektivierung der körperlichen und kardiopulmonalen Leistungsfähigkeit mit einfachen und komplizierten Methoden. Physiotherapie 65:663-666; 727-795
11. Nowacki PE (1975) Möglichkeiten der medizinischen Leistungsdiagnostik. In: DSB, Bundesausschuß Leistungssport (Hrsg) Beiheft zu Leistungssport 3:77-119
12. Nowacki PE (1975) Kardio-pulmonale Leistungsprüfung. In: DSB, Bundesauschuß Leistungssport (Hrsg) Informationen zum Training. Das Sportmedizinische Untersuchungssystem. Beiheft zu Leistungssport 4:65-85
13. Nowacki PE (1977) Sportmedizinische und leistungsphysiologische Aspekte des Ruderns (Kap. 1-18). In: Adam K, Lenk H, Nowacki PE, Rulffs M, Schröder W (1977) Rudertraining. Limpert, Bad Homburg v.d.H., S 251-646
14. Nowacki PE (1978) Beurteilung körperlicher und biologischer Leistungsfähigkeit bei Schülerinnen und Schülern mit unterschiedlicher schulsportlicher Aktivität. Therapiewoche 28:5402-5424
15. Nowacki PE (1978) Die Bedeutung der modernen kardio-respiratorischen Funktionsdiagnostik für jugendliche Leistungssportler und ihre Trainer. In: Clauss A (Hrsg) Sportärztliche und sportpädagogische Betreuung. Beiträge zur Sportmedizin, Bd 8. Perimed, Erlangen, S 153-178
16. Nowacki PE (1981) The ventilatory equivalent in ergometric performance. In: Mellerowicz H, Smodlaka VN (eds) Ergometry: Basics of medical exercise testing. Urban & Schwarzenberg, München Baltimore, pp 229-242
17. Nowacki PE (1981) CO_2 production and respiratory quotient in ergometric performance. In: Mellerowicz H, Smodlaka VN (eds) Ergometry: Basis of medical exercise testing. Urban & Schwarzenberg, München Baltimore, pp 243-258
18. Nowacki PE (1981) Neue Aspekte der körpergewichtsbezogenen Fahrrad- und Laufbandergometrie für den Leistungs-, Breiten- und Rehabilitationssport. In: Kindermann W, Hort W (Hrsg) Sportmedizin für Breiten- und Leistungssport. Demeter, Gräfelfing, S 255-267
19. Nowacki PE, Adam K, Krause R, Ritter U (1971) Die Spiroergometrie im neuen Untersuchungssystem für den Spitzensport (Vergleichende Darstellung biologischer Leistungsdaten bei Hochleistungssportlern in Relation zur spezifischen sportlichen Leistungsfähigkeit). Leistungssport 2:37-51
20. Nowacki PE, Fandrey KD (1978) Maximal oxygen consumption and oxygen debt in well trained athletes. In: International Federation of Sports Medicine. Brasilian Congress Executive Commitee (eds) Kongreßband XXI World Congress on Sports Medicine Brasilia (Brasilien) 7.-12.9.1978, p 209
21. Nowacki PE, Helbing G (1966) Die maximale Sauerstoffschuld als Leistungskriterium. In: Hahnekopf G (Hrsg) Kongreßbericht 16. Weltkongreß für Sportmedizin "Funktionsminderung und Funktionsertüchtigung im modernen Leben" 12.-16.6.1966, Hannover. Deutscher Ärzte-Verlag, Köln Berlin, S 253-256
22. Nowacki PE, Küstner W, Haag H (1975) The influence of exhaustive effort at high altitude (2040 m) on serum enzymes (CPK, CPK act., LDH, SGOT, SGPT) in well trained athletes. In: Howald H, Poortmans JR (eds) Metabolic Adaption to Prolonged Physical Exercise. Birkhäuser, Basel, S 78-84
23. Nowacki PE, Rosenthal P, Völpel HJ (1980) Vergleichende kardiorespiratorische Funktionsprüfungen bei erfolgreichen jugendlichen Handballspielern und Wettkampfruderern bei maximaler Ausbelastung auf dem Laufband und Fahrradergometer nach der Watt/kg-Methode. In: Nowacki PE, Böhmer D (Hrsg) Sportmedizin - Aufgaben und Bedeutung für den Menschen in unserer Zeit. Thieme, Stuttgart New York, S 479-481
24. Schleusing G (1965) Trainingsanpassungserscheinungen von Herz und Kreislauf bei Fußball- und Handballspielern im Vergleich zu anderen Sportarten. Med Sport 5:101-104
25. Schnabel A, Kindermann W, Schmitt WM (1981) Aerobe Kapazität von Fußballspielern unterschiedlicher Spielstärke. Dtsch Z Sportmed 32:120-127
26. Smodlaka VN (1978) Cardiovascular aspects of soccer. The Physician and Sportmedicine 6 (Nr. 7)

Intervallergometrie - eine Möglichkeit der Leistungsdiagnostik im Tennis

Interval Ergometry - A Possibility for Assessment of Performance in Tennis

M. Weiss, R. Schönborn, H. Kasperl und H. Rieder

Summary

In the project "talent research in juvenile tennis players" we studied spiroergometric parameters over a 4 year period. Physiological and ergometric parameters are necessary when assessing physical performance and health. Since we did not find enough correlations between sport-specific performance and results of standard ergometric tests, we tried tests with tennis-specific modifications. Twenty-seven tennis players aged 12 to 18 years underwent stepwise increasing bicycle ergometer tests to exhaustion (5 min 1 watt/kg, 5 min 2 watt/kg, then increasing 0,5 watt/kg each minute). The next day an interval test was done with 90% of watt max 10 x 30 sec , interrupted by 30 sec active regeneration at 1 watt/kg. Spiroergometric parameters and lactate concentrations were measured every 2 min. Parameters rose until 6 min, then reached an approximate steady state with values of 3.9 ± 1.3 mmol/l lactate, 155 ± 11 b/min HR, 38.8 ± 5.1 ml, O_2/kg = 76% $\dot{V}O_2$ max, 58.0 ± 14.9 l/min pulmonary ventilation. Motor and sportspecific control parameters were derived from motor tests and tennis rank lists using a comprehensive rating scale.

There was no significant correlation between rating skales and physiological parameters. Dividing the collective into groups who reached steady states in lactate concentration and heart rate or not, who had high and low %$\dot{V}O_2$ max., and whose heart rates in the interval test exceeded the heart rates at anaerobic threshold or not, showed significant correlations: better ranked tennis players had HR more than 15 beats below the HR at anaerobic threshold, steady state is dependent on better physiological and motor preconditions. To improve interval testing methods, standardization is necessary. From our experiences, we recommend intervals of 30 sec with a load of 4 W/kg lean body weight.

Einleitung

Die Rolle der Ergometrie in der sportmedizinischen Untersuchungstechnik ist unumstritten, da sie reproduzierbar und vergleichbar jederzeit und an jedem Ort Daten liefern kann und Aussagen zur gesamtkörperlichen Leistungsfähigkeit sowie zum allgemeinen Trainingszustand erlaubt. Die physiologisch-organischen Meßparameter ermöglichen die Beurteilung des Gesundheitszustands, der allgemeinen Leistungsfähigkeit, insbesondere der Ausdauer, und im Rahmen der Talentsuche des organischen Ausgangszustands, auf dem in einem Trainingsprozeß aufgebaut werden kann.

Gerade hinsichtlich der Talentsuche spielt die organische Voraussetzung sicher eine große Rolle, ist aber nur ein einzelner Stein im Gesamtmosaik aller Fähigkeiten, die innerhalb einer Sportart das Talent darstellen. Im Rahmen des Projekts der Untersuchung jugendlicher Tennistalente haben wir über 4 Jahre die organischen Parameter von jugendlichen Tennistalenten erfaßt. Dabei ergaben sich zwischen den ergometrisch-physiologischen Parametern und der Gesamteinschätzung als

Talent nur wenig Zusammenhänge. Nur bei den männlichen und jüngeren weiblichen Tennistalenten fanden sich Korrelationen zwischen sportartspezifischer Leistung (Ranglistenplatz) und $\dot{V}O_2max.$ und O_2-Puls, bei älteren und jüngeren männlichen Tennisspielern auch zwischen absoluter und relativer Wattleistung und Ranglistenplatz, jedoch nicht bei weiblichen. Auch die Korrelation mit sportlichen Tests ergab nur andeutungsweise Signifikanzen.

Deshalb wollten wir im 5. Jahr der Längsschnittstudie versuchen, eine ergometrische Testform zu entwickeln, die eine höhere sportartspezifische Aussagekraft hat und trotzdem die organische Leistungskraft und den Gesundheitszustand charakterisieren kann. In der Diskussion der bisherigen Ergebnisse stand die Überlegung im Vordergrund, daß Tennis zwar eine langdauernde Belastung darstellt mit hoher Ausdauerkomponente, jedoch in intervallartiger Form durchgeführt wird. Somit müßte sich ein Talent im Tennissport physiologisch-organisch dadurch auszeichnen, daß es die Fähigkeit besitzt, zwischen hoher Belastung und Pause umzuschalten und im Rahmen des Trainingsprozesses sich spezifisch an intervallartige Belastungen anpaßt, und zwar an eine Belastungshöhe, die sich an seiner Maximalleistung orientiert, die wiederum eine Kombination von anaerober und aerober Kapazität darstellt.

Material und Methode

Es wurde deshalb zunächst eine Ergometrie mit steigender Belastung zur Ermittlung der maximalen Arbeitskapazität durchgeführt, in einem Schema, das Steady-state-Belastung zur Ermittlung der laktaziden anaeroben Schwelle und rasche Vita-maxima-Belastung kombiniert (je 5 min 1 W/kg und 2 W/kg mit anschließender Laktatbestimmung, anschließend Steigerung um 0,5 W/kg jede Minute bis zur Erschöpfung, maximales Laktat 3 min nach Belastungsende). Spirometrische Messungen (O_2-Aufnahme, AMV, RQ) erfolgten mit Siemens Siregnost FD 85 bzw. 85 S, Herzfrequenz aus dem EKG, Laktat mit Boehringer Monotest aus dem hyperämisierten Ohrläppchen.

Zur Intervallbelastung wurden 90% der maximalen Wattleistung benutzt, als Aufwärm, Pausen- und Erholungsbelastung dienten 1 W/kg. Belastet wurde 10 × 30 s mit 30 s Pausendauer. Zur Auswertung wurden spirometrische Kriterien und Laktatwerte alle 2 min in der Pause herangezogen. Die Zusammensetzung des Kollektivs nach Alter, Größe, Gewicht und Leistungsfähigkeit sowie die Höhe der Intervallbelastung ist in Tabelle 1 zusammengestellt. Zur Validitätsprüfung der medizinisch-physiologischen Parameter aus maximaler Belastung und Intervalltestung wurden als Außenkriterien herangezogen: die Ergebnisse sportmotorischer Tests (30 m-Sprintzeit, Zahl Sit-ups, Zahl an Fächerausdauerläufen und Fächersprints, Pendelsprünge am Netz als Schlagreaktion auf Schüsse aus der Ballmaschine), sportartspezifische Tennisrangliste, die vom Bundestrainer über die Altersklassen hinweg aufgestellt wurde. Um über Geschlecht und Alter hinweg vergleichen zu können, wurden die numerischen Zahlen der Außenkriterien und die maximalen physiologischen Leistungsparameter in Ranglistenplätze umgewandelt.

Ergebnisse

Keiner der Teilnehmer fühlte sich am Ende der Intervalltestung überfordert, alle regenerierten zwischen den Belastungen so, daß 10 Intervalle durchgehalten werden konnten, und alle gaben an, daß dies der Tennis-

Tabelle 1. Charakterisierung des Kollektivs

n=27	m 16	w 11
Alter 14,3 ± 1,7 J (12-18)	Gewicht 53,6 ± 11,7 kg (38-81)	
Watt max.	4,7 ± 0,6 (3,3-5,9) W/kg	
$\dot{V}O_2$ max.	50,9 ± 6,8 (38-65) ml/kg min	
Laktat	7,6 ± 2,0 (4-10) mmol/l	
Watt AT	3,3 ± 0,6 (2,2-4,4) W/kg	
Intervall-Test:		
	4,2 ± 0,6 W/kg KG Belastung	
	1 W/kg KG Aufwärmen u. Erholung	

belastung ähnlicher sei als die kontinuierlich ansteigende Belastungsform. Im Mittel wurde mit 4,2 ± 0,6 W/kg belastet. Sauerstoffaufnahme und Herzfrequenz schienen bei der Mehrzahl der Probanden zwischen der 6. und 10. min in ein Gleichgewicht einzupendeln, nur wenige zeigten ein weiteres Ansteigen, einige abfallende Tendenz zwischen 4. und 6. min und Ende der Intervallbelastung. Nur bei wenigen war tendenziell ein Einpendeln auf Gleichgewichtsbedingungen bei Laktat, Atemminutenvolumen und Atemäquivalent zu erkennen. Der Anstieg bei allen Parametern dauerte mehr als 4 min. Daher wurden die Mittelwerte aus den Messungen der 6., 8. und 10. min gebildet. Das Verhalten der spirometrischen Meßgröße, der Herzfrequenz und des Laktats geht aus den Abb. 2, 3 und 4 hervor. Die Herzfrequenz stieg dabei im Mittel der letzten Minuten auf 155 ± 11 Schläge pro Minute an (Abb. 1), das Laktat auf 3,9 ± 1,3 mmol/l (Abb. 1). Damit bewegen sich diese Größen in Bereichen, wie sie in Feldstudien ermittelt wurden. Im Einzelfall ergaben sich jedoch Laktatspiegel bis 8 mmol/l und Herzfrequenzen über 180/min, also Werte oberhalb der anaeroben Schwelle. Die O_2-Aufnahme ergab im Mittel gegen Ende des Belastungstests 38,9 ± 5,1 ml O_2/kg × min, entsprechend 76% $\dot{V}O_2$ max. (Abb. 2), das AMV 58,0 ± 14,9 l/min (Abb. 3).

Die Korrelationsmatrix ergab signifikante Zusammenhänge nur innerhalb der physiologischen Parameter Intervalltest-Maximaltest, innerhalb der motorischen Tests, jedoch keine übergreifenden Zusammenhänge zwischen motorischen Tests und physiologischen Tests, keine Korrelation zwischen Tennisrangliste und physiologischen wie motorischen Parametern.

Diskussion

Die Abb. 1-3 zeigen, daß Intervallbelastung wie steigende Belastung ansteigende Werte der organischen Leistungsparameter ergeben. Daß dabei nicht die maximalen Werte erreicht werden, liegt auf der Hand. Daß die Maximalwerte nicht von sportartspezifischer Bedeutung sind, wissen wir jedoch durch die Voruntersuchungen. Die Aussagen der Probanden und die dargestellten Ergebnisse belegen die Durchführbarkeit eines Intervalltestes mit 90% der maximalen Leistungsfähigkeit und die größere Annäherung an die Tennisbelastung.

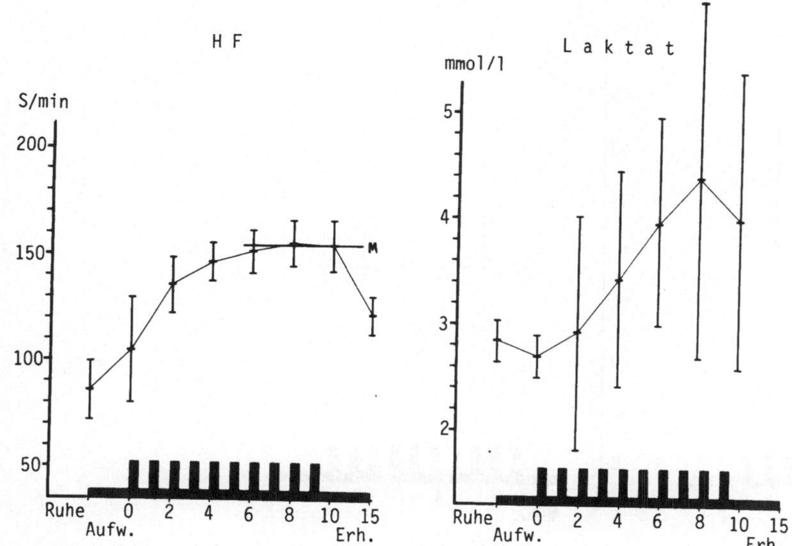

Abb. 1. Verhalten von Herzfrequenz und Laktat unter Intervallbelastung

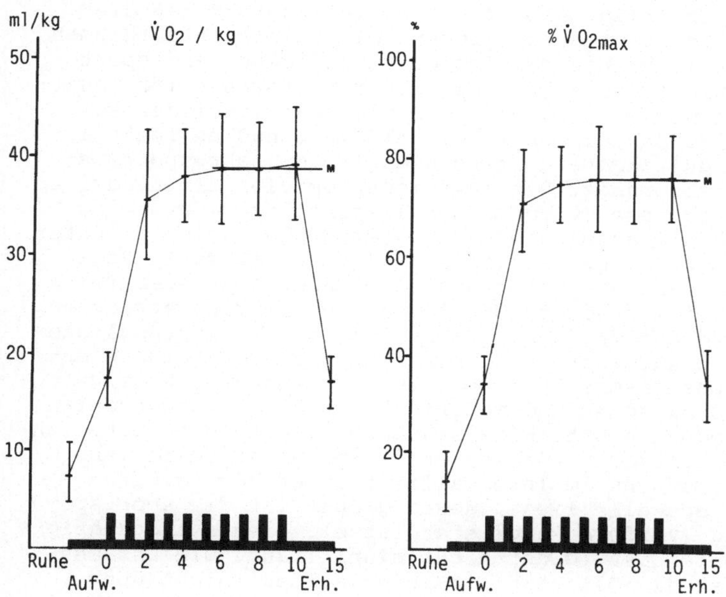

Abb. 2. Verhalten von körpergewichtsbezogener Sauerstoffaufnahme ($\dot{V}O_2$/kg) und auf die maximale Leistung bezogene Sauerstoffaufnahme (% $\dot{V}O_2$ max.)

Für das Durchhaltevermögen in einem Tennismatch ist es theoretisch von Bedeutung, daß sich die physiologisch-organischen Parameter bei intervallartiger Belastung auf ein Gleichgewicht einpendeln und unterhalb der anaeroben Schwelle bleiben. Andererseits sollte dabei eine möglichst hohe aerobe Energiegewinnung stattfinden. Da die Korrelationsmatrix keine Zusammenhänge zwischen den ergospirometrischen Parametern und sportmotorischen sowie sportartspezifischen Leistungen aufdecken konnte, wurde deshalb versucht, durch Unterteilung des Kollektivs hinsichtlich Gleichgewichtsbedingungen, Herzfrequenzverhalten in Relation zur anaeroben Schwelle sowie hoher prozentualer Sauerstoffaufnahme

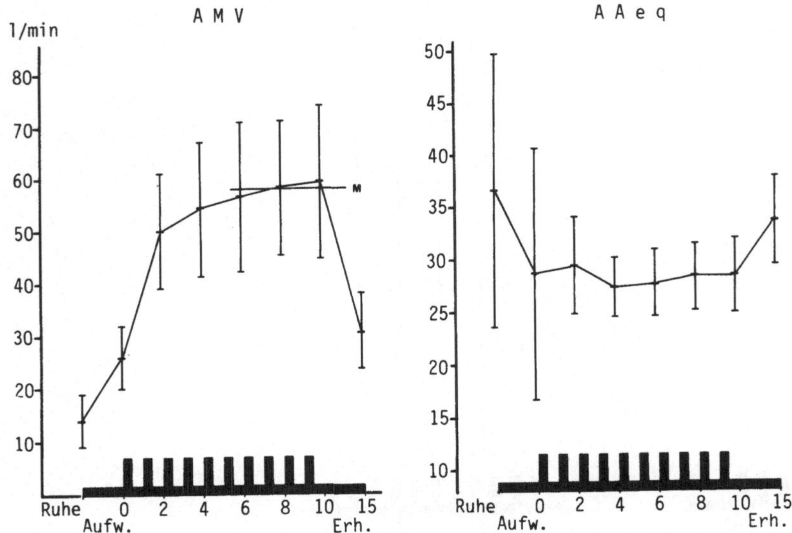

Abb. 3. Verhalten von Atemminutenvolumen und Atemäquivalent unter Intervallbelastung

weitere Aufschlüsse zu erzielen. Abb. 4 oberer Teil zeigt, daß die Gruppe, die im Intervalltest niedrige prozentuale Sauerstoffaufnahmen erreichte, sich hinsichtlich physiologischer, motorischer und sportspezifischer Leistung nicht von der Gruppe höherer prozentualer Sauerstoffaufnahme unterscheidet (1., 2. und 3. Säulenpaar). Bei der Aufschlüsselung der motorischen Leistungsfähigkeit in einzelne Tests ergibt sich jedoch ein signifikanter Unterschied in dem sehr sportspezifischen Test der Pendelsprünge. Hier erreichen Spieler mit niedriger O_2-Aufnahme bessere Ergebnisse (vordere Ranglistenplätze), was den anaeroben Charakter schnell aufeinanderfolgender Schlagserien andeutet. Die Überprüfung des Herzfrequenzverhaltens im Intervalltest in Relation zur Herzfrequenz an der anaeroben Schwelle (Abb. 4 unterer Teil) ergab, daß nur wenige Spieler höhere Herzfrequenzen im Test erreichen. Diese liegen überwiegend auf den hinteren Plätzen der Tennisrangliste und der sportmotorischen Ausdauertests. Hier kommt die organische Anpassung an die tennisspezifische Ausdauerform zum Ausdruck. Hinsichtlich der übrigen physiologischen und motorischen Leistung unterschieden sich die Gruppen jedoch nicht. Eine stärkere Selektion ergibt sich noch, wenn das Herzfrequenzverhalten weiter differenziert wird (Abb. 5). Je weiter die Herzfrequenz im Intervalltest unter der Herzfrequenz an der anaeroben Schwelle liegt, desto größer ist die sportspezifische Gesamtleistung (vordere Ranglistenplätze). Dieses trendmäßig recht eindeutige Verhalten ist leider nicht signifikant. Die Ursache dürfte darin liegen, daß die Belastung im Intervalltest nicht über alle Probanden einheitlich, sondern an der individuellen Maximalleistung orientiert war.

In Abb. 6 ist das Kollektiv unterteilt in solche Personen, die Gleichgewichte bei Herzfrequenz und Laktat in den letzen 4 min der 1ominütigen Intervallbelastung erreichen, bzw. solche Probanden, deren Werte weiter steigen. Dabei ergibt sich ein signifikantes Erreichen der Gleichgewichtsbedingung für die Herzfrequenz bei Spielern mit besseren physiologischen Ausgangsbedingungen (medizinische Rangliste). Trendmäßig gilt dies auch für die motorischen Voraussetzungen, jedoch nicht für die Tennisrangliste. In ähnlicher Weise erreichen auch phy-

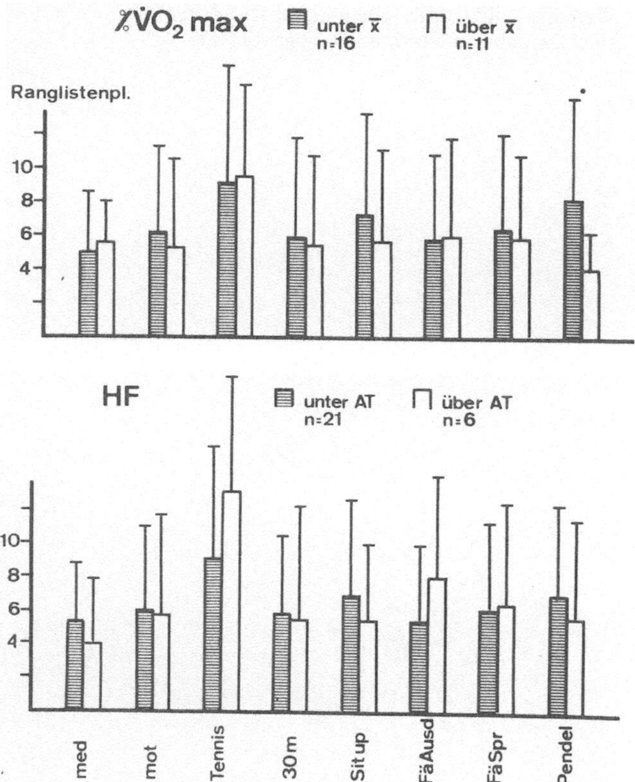

Abb. 4. Unterteilung des Gesamtkollektivs in Gruppen, die prozentual höhere (*offene Säulen*) und niedrigere (*schraffierte Säulen*) Sauerstoffaufnahmen erzielen in der oberen Hälfte der Abbildung. Unterteilung des Kollektivs in eine Gruppe, deren Herzfrequenz in einem Intervalltest unterhalb der Herzfrequenz an der anaeroben Schwelle (*schraffierte Säule*) bzw. oberhalb (*offene Säulen*) liegt (untere Hälfte der Abbildung). Unterscheidung der Untergruppen hinsichtlich der Ranglistenskalierung der physiologischen Meßdaten (MED), der motorischen Gesamtleistung als Ergebnis aller motorischen Tests (MOT) und der Tennisrangliste (Tennis). Aufschlüsselung der motorischen Tests in 30 m-Sprint, Sit-ups, Fächerausdauerlauf, Fächersprint, Pendelsprünge am Netz

siologisch und motorisch höher eingeschätzte Probanden eher ein Laktatgleichgewicht, jedoch nicht die Spieler, die in der Tennisrangliste vordere Plätze einnehmen. Hier scheint eher das Gegenteil der Fall zu sein, da die männliche und weibliche Nummer 1 sogar sehr hohe Laktatwerte erreicht haben; beide wurden allerdings aufgrund des guten Ergebnisses im Vortest mit hohen Wattleistungen belastet. Einerseits scheint die hohe anaerobe Kapazität sportspezifisch zu sein (hohe Sauerstoffschuld im Pendeltest), andererseits ist das Ergebnis in einem langdauernden Tennismatch davon abhängig, daß ein Gleichgewicht eingestellt wird (Spieler mit niedrigen Herzfrequenzen im Intervalltest auf vorderen Ranglistenplätzen).

Die Trennschärfe im vorliegenden Testverfahren wird wahrscheinlich dadurch überlagert, daß Probanden mit hoher anaerober Ausbelastung im Vortest auch intervallartig hoch belastet wurden. Es bietet sich deshalb bei der Durchführung eines Intervalltests zur sportartspezi-

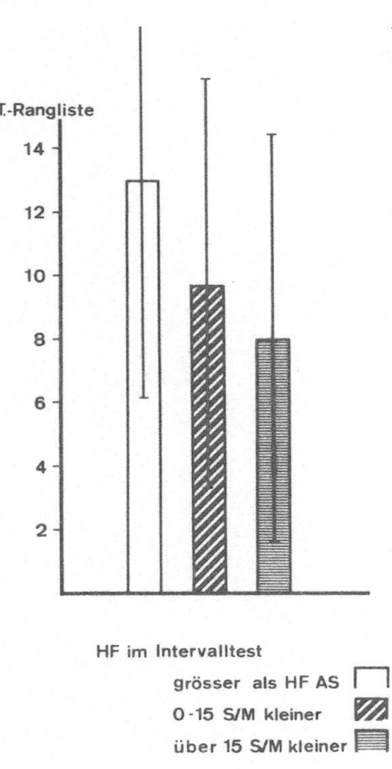

Abb. 5. Tennisranglistenplätze in Abhängigkeit zum Verhalten der Herzfrequenz im Intervalltest zur Herzfrequenz an der anaeroben Schwelle

fischen Selektion von Tennistalenten an, die Testbelastung zu standardisieren. Dabei sollte eine einheitliche Testbelastung für verschiedene Alters- und Geschlechtsgruppen eingeführt werden. Um die konstitutionellen Unterschiede von Geschlecht und Alter möglichst gering zu halten, muß die Fettmasse bzw. aktive Körpermasse als Grundlage genommen werden. Aus den Erfahrungen mit dem jetzigen Test bietet sich dabei eine Belastung von 4 W/kg LBM an.

Schlußfolgerungen

Eine intervallartige Belastung ist an das Tennisspiel besser angepaßt und deshalb sportartspezifischer. Die Ergebnisse des vorliegenden Tests und die Aussagen der Probanden belegen dies. Die sportartspezifische Anpassung an intervallartige Belastung läßt sich charakterisieren durch das Erreichen von Gleichgewichtsbedingungen bei den Parametern Herzfrequenz, Laktat (Sauerstoffaufnahme). Tennisspieler vorderer Ranglistenplätze zeichnen sich dadurch aus, daß die Herzfrequenz im Intervalltest sich wesentlich unterhalb der anaeroben Schwelle einpendelt. Der Bezug zur maximalen Sauerstoffaufnahme ist dagegen von untergeordneter Bedeutung; höhere anaerobe Kapazität scheint jedoch in die Fähigkeit einzugehen, rasche Schlagserien länger durchzuhalten. Eine weitere Verbesserung des Intervalltests zur Erhöhung der Trennschärfe ist notwendig. Sie erscheint dadurch möglich, daß die Testbelastungen nicht auf die individuelle maximale Leistungsfähigkeit bezogen wird, sondern unabhängig davon standardisiert wird. Um dabei konstitutionellen Unterschieden gerecht zu werden, bietet sich an, die Belastung auf die aktive Körpermasse zu beziehen. Wir schlagen eine

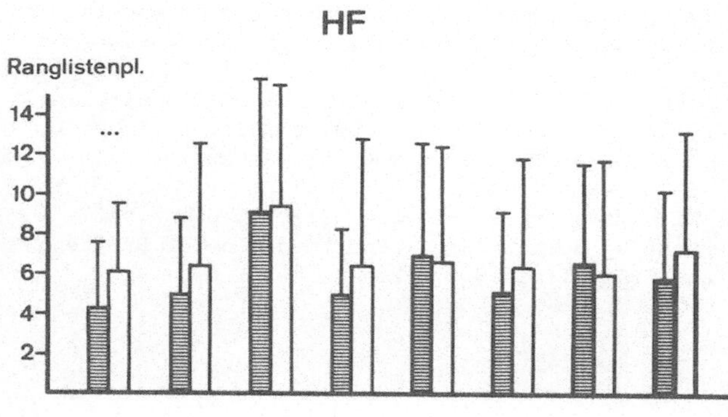

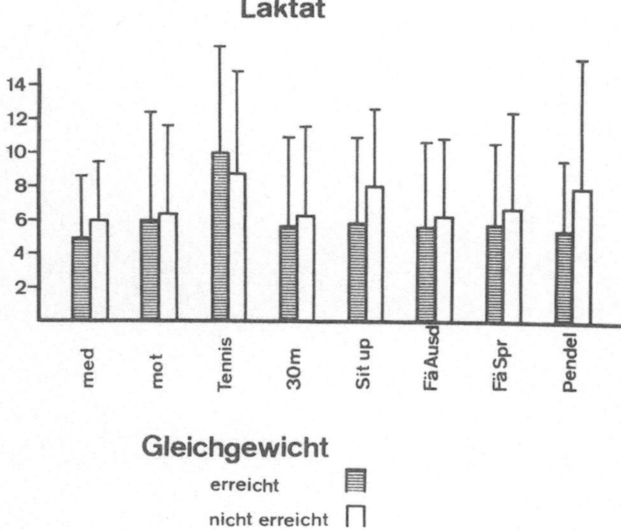

Abb. 6. Unterteilung des Gesamtkollektivs in Gruppen mit oder ohne Erreichen von Gleichgewichtsbedingungen bei HF und Laktat: Vergleich dieser Gruppen mit den Außenkriterien bei physiologischer und motorischer Leistungsfähigkeit sowie Tennisrangliste

Belastung mit 4 W/kg LBM vor. Weitere Verfeinerungen sind vielleicht möglich durch Änderungen der Meßzeitpunktintervalle.

Literatur

Brauer BM, Büttner K, Geisler H (1970) Herz-, Kreislauf- und Stoffwechseluntersuchungen an Tennisspielern unter Labor-, Trainings- und Wettkampfbedingungen. Theorie und Praxis der Körperkultur 19:1071

Keul J, Haralambie G (1977) Energiestoffwechsel und körperliche Leistung. In: Hollmann W (Hrsg) Zentrale Themen der Sportmedizin. Springer, Berlin Heidelberg New York, S 116, 118, 119

Keul J, Schwärzer N, Adolph P (1970) Herzfrequenz und arterieller Substratspiegel bei Tennisspielern während des Trainings. Dtsch Med Wochenschr 85:462

Kindermann W, Schnabel A, Schmitt WM, Flöthner K, Biro G, Lehmann M (1981) Verhalten von Herzfrequenz und Metabolismus bei Tennis und Squash. Dtsch Z Sportmed 32:229-238

Schmitt WM, Schnabel A, Leinen G, Kindermann W (1980) Kardiozirkulatorische Belastung beim Tennis und Squash. In: Kindermann W, Hort W (Hrsg) Sportmedizin für Breiten- und Leistungssport. Demeter, Gräfelfing, S 179-185

Schönholzer G (1971) Der Aussagewert sporttechnischer Tests und spiroergometrischer Untersuchungen für die Komponenten der Leistungsfähigkeit. Sportarzt Sportmed 22:53-56

Weber K, Franken R, Finken N, Hollmann W (1980) Untersuchungen auf dem Tennisplatz und im Labor an Tennisranglistenspielern im Kindes- und Jugendalter. In: Nowacki PE, Böhmer D (Hrsg) Sportmedizin - Aufgaben und Bedeutung für den Menschen in unserer Zeit. Thieme, Stuttgart, S 488-495

Weber K, Janz P, Hollmann W (1980) Die Ausdauerleistungsfähigkeit im Labor bei Turniertennisspielern. In: Kindermann W, Hort W (Hrsg) Sportmedizin für Breiten- und Leistungssport. Demeter-Verlag, Gräfelfing, S 279-285

Probleme der Talentförderung im Jugendtennis

Problems of Talent Promotion in Juvenile Tennis

H. Rieder

Summary

Using the description of the random sample in the longitudinal study "Achievement-diagnosis of young top level tennis players 1978-1982", a survey of the general criteria for tennisspecific analyses was made. In this survey it became obvious, that in addition to the typical characteristics for talent, such as capacity to learn quickly, general motor ability, and biological factors, also psychological characteristics play an important role. Based on this, in the area of talent the following four stages can be distinguished:

1. finding talent,
2. supporting talent,
3. selecting talent,
4. preserving talent.

Especially in the area of supporting or cultivating talented players some general problems were brought out:

a) too much training time and poor quality of training,
b) lack of proper health care and no or inadequate compensatory sports,
c) too much strain from too many tournaments and missing regenerative phases over several weeks.

As a general conclusion it can be said that specialization begins too early and that the development of general fitness is often neglected.

Längsschnittuntersuchung "Leistungsdiagnostik bei jugendlichen Kaderspielern" 1978-1982 von jährlich 45 C-Kader-Spielern/innen

Die Stichprobe wurde von Chefrainer des DTB, Herrn Schönborn, ausgewählt; die Untersuchungen erfolgten in 3tägigen Testveranstaltungen. Ergänzend wurden Elterninterviews erhoben, Fragebogendaten gesammelt und Trainerbeurteilungen ausgewertet. In 5 Jahren wurden insgesamt 109 Personen im Alter von 8-20 Jahren untersucht. Nur von 12 Personen konnten alle Daten über 5 Jahre, von weiteren 10 über 4 Jahre erhoben werden.

Zur Talentproblematik

Auch für die tennisspezifischen Analysen gelten die allgemeinen Überlegungen zur Talentproblematik und Talentförderung. Versteht man unter sportlichem Talent die über dem Durchschnitt liegende Bereitschaft, im sportlichem Bereich hohe Leistungen erbringen zu können, so sind eine Reihe von weiteren wichtigen Beschreibungsmerkmalen nötig, ehe das schnell gesprochene Wort "Talent" verwendet werden kann. Wird an das Talent das Anspruchsniveau eines Sportfachverbandes angelegt, dann kann bei der gegebenen Konstellation von Persönlichkeitsmerkmalen erwartet werden, daß dieses betreffende Individuum einmal in der Lage sein wird, hohe und höchste Leistungen in seiner Sportart zu erbringen. Bei solchen "größeren Talenten" ist die Anfangsleistung in der betreffenden Sportart erheblich höher als beim Durchschnitt. Der Lernfortschritt ist außerdem höher und tritt schneller auf, und die Lernmenge ist größer. Hinzu kommt eine robuste physische Konstitution, eine geringe Verletzungsanfälligkeit und sehr hohe Anstrengungsbereitschaft. Die Konstitution, die Größe, das Gewicht und das Last-Kraft-Verhältnis sollen sich im oberen Drittel der Norm bewegen. Eine allgemeine Bewegungsbegabung wird ebenso als wichtige Grundlage angesehen wie eine hohe körperliche Aktivität, der Bewegungsdrang und eine gewisse "Unersättlichkeit" im Betreiben von Sport und einer Sportart. Die biologischen Merkmale verbinden sich bereits mit den psychologischen, denen bisher - zu Unrecht - eine relativ geringe Aufmerksamkeit gewidmet wurde. Das hohe Interesse am Sport und damit verbunden eine Höchstmotivation über Jahre, die Lernbegierde und Lernfähigkeit kennzeichnen solche Personen, dazu Willens- und Ausdauerqualitäten besonderer Art, sog. vielversprechende Eigenschaften, die alle weiterzuentwickeln wären, wie etwa Konzentration und Antizipation, Wahrnehmung und Schnelligkeit und, damit verbunden, die Reaktionsfähigkeit.

Weitere Fragen betreffen den sportlichen Werdegang, die Aufwachsbedingungen, die Einstellung von Eltern und Schule, der gesamten Umwelt zum Sport und zum Talent, wobei vom diagnostischen Ist-Zustand prognostisch vorausgedacht wird und damit die Chancen der Entwicklung und Förderung schon in das Talent mit einberechnet werden. Es besteht kein Zweifel daran, daß der körperliche Zustand eher dem eines akzelerierten Schülers entspricht, daß bestimmte neurophysiologische und anatomische Strukturen und daß sowohl motorische als auch psychische Fähigkeiten optimal mitgegeben sind und auf ihre Entfaltung, Ausrichtung, Förderung warten. Im Sport werden für den Talentbereich die Stadien Talentförderung, Talentselektion und Talentbewahrung unterschieden.

Wieder allgemein: Die Talentfindung ist sehr oft zufällig. Die Talentförderung ist von der Entwicklung des Talents und von den zur Verfügung stehenden finanziellen Mitteln einerseits und von der pädagogischen Fähigkeit der Übungsleiter und Trainer andererseits abhängig. Die Talentselektion ist, wenn auch problematisch, aber trotzdem notwendig, die Schwachstelle des Förderungssystems, und die Talentbewahrung basiert fast ausschließlich auf Interessen des Vereins, des Verbandes, auf den gezeigten Leistungen und auf der Kader- und Poolzugehörigkeit von einem Dutzend Spieler/innen mit finanzieller Absicherung, die unter professionellen Bedingungen arbeiten.

Probleme der Förderung von Tennistalenten

An dieser Stelle sei auf einige wesentliche Probleme der Talentförderung verwiesen, die wahrscheinlich nur durch Vernunft und Vorschrift seitens des Verbandes zu lösen sind. Sie lauten, scheinbar ganz harmlos,

a) Trainingsquantum und Trainingsqualität,
b) Gesundheitsvorsorge und Ausgleichssport,
b) Termine, Terminkalender und längerfristige entwicklungsgemäße Planung.

Zu a). Das Trainingsquantum hat sich im Untersuchungszeitraum um etwa 30% erhöht. Nicht nur die Spielzeiten sind durch die Landesleistungszentren auch im Winter häufiger geworden, auch der Anteil des Konditionstrainings hat zugenommen. Trotz vieler guter Ansätze und trotz guter, von Tennistrainern erarbeiteten Programmen, ist deren Umsetzung in die Trainingspraxis nur bei wenigen gut betreuten Spielern gelungen. Die Qualität des Trainings stieg nicht im gleichen Maße. Dies beweisen die orthopädischen Befunde. So waren nur 25% der Kaderspieler 1982 ohne Befund an der Wirbelsäule - ein alarmierendes Ergebnis! Was heißt aber bessere Qualität des Trainings? Die Antwort: "In etwas weniger Zeit sinnvoller zu trainieren!" So sind an für Tennisspieler neuen Elementen die Ausgleichs- und Konditionsgymnastik einzubringen. Weitere Schwerpunkte bilden Ausdauerläufe bis 50 min, Schnelligkeit, Schlagkraft etc., um somit in kurzer Zeit in einer Teilfähigkeit (Schnelligkeit, Kraft, Ausdauer) eine höhere Ebene zu erreichen. Eine solchermaßen verbesserte Trainingsplanung und -durchführung ist nur durch einen vergrößerten Trainerstab und durch einen Ausbau des Stützpunkttrainings zu erreichen. Sie bedeutet auch die aufgeschlossene Anwendung und Umsetzung verbesserter sportwissenschaftlicher Erkenntnisse.

Zu b). Tennis weist beachtliche Einseitigkeiten, wie z.B. Elastizitätsbegrenzungen, Konzentration nur auf die Schlagarmseite und verminderte Streck- und Sprungkraft auf. Braucht der Tennisspieler diese Fähigkeiten und sind sie, wenn vorhanden, nicht überflüssig? Sie wären kein Ballast und würden die Bewegungs- und Aktionsbasis erheblich erweitern. Sie wären, entwicklungsbedingt gesehen, erst die Voraussetzung, um das volle Anlage- und Begabungspotential ausschöpfen zu können. - Ohne athletische Basis gibt es keine absolute Spitze. Auch im Tennis hat sich - wie im Fechten, Schießen, Bowling - dieser Grundsatz in 5 Jahren durchgesetzt. Aus diesem Grunde ist Ausgleichssport also kein Zeitverlust und geht nicht auf Kosten der Spielfähigkeit. Aber Fußball allein genügt nicht, auch wenn es, von der Beinarbeit her gesehen, dem Tennis verwandt ist. Überzeugender dürfte allerdings das Argument sein, daß zu große Einseitigkeit die Verletzungsanfälligkeit fördert und die eingesparte Zeit somit wieder verloren geht.

Zu c). Das Hauptübel sind die Termin- und Turnierpläne, die dazu verleiten, die Talente zu verheizen, da 15-30 Turniere 6 Wochen Schulausfall bedeuten. Es bleiben (bei den Besten) keine Regenerationspausen, also keine Pausen zur homöostatischen Regulierung einer Entwicklung, die durch ständige Belastung zweckgerichtet ist. Wir sollten mehr wieder auf die natürlichen Entwicklungskräfte vertrauen und den Spielern bzw. Spielerinnen durch rhythmische Abwechslung und Periodisierung eine 4wöchige vollständige Pause im Jahr ermöglichen. Diese Pause käme auch den psychischen Aufbaukräften zugute, denn auch 13jährige und 16jährige sind, obwohl europäische Spitze, noch halbe Kinder und keine Erwachsenen. Das Fazit kann nur lauten: Reduzierung der Termine und Planung über Jahre. Wie sollen sonst Schwächen ausgeglichen werden in der Schnelligkeit, Reaktion, Konzentration, Frustrationstoleranz, Wettkampfstabilität, aeroben Ausdauer, wenn nicht durch Schwerpunktsetzungen über Monate hinweg. Eine Aufbauarbeit ist bei so vielen Turnieren nicht mehr möglich. Der Wettkampf ist nicht das beste Training, wenn auch erfahrungsträchtig, das weiß man!

Zum Film: "Leistungsdiagnostik bei jugendlichen Tennisspielern" [1]

Einige Einführungsworte zu unserem Film "Leistungsdiagnostik bei jugendlichen Tennisspielern". Der Film und die Referate von Weiß et al. (S. 604) und Sommer u. Rompe (S. 620) sind eine Einheit und das Ergebnis einer Längsschnittstudie über 5 Jahre, in der die 50 besten Jugendtennisspieler des DTB untersucht wurden. Neben den internistischen und orthopädischen Aspekten wurden psychologische Tests angewandt sowie eine motorische Testbatterie entwickelt.

Wir zeigen einen Dokumentations- und Lehrfilm, der in kurzer Zeit auch die komprimierten Gesamtergebnisse zusammenfaßt. Im Vordergrund steht der Versuch, typische Szenen und motorische Leistungen aus dem Tennisspiel durch Testübungen zu repräsentieren und meßbar zu machen. Dadurch entstanden Orientierungswerte für die besten Tennisspieler von 8-18 Jahren, wie sie im Leistungstraining erreicht werden sollten. Der Film will gleichzeitig pädagogisch wirken und bei Übungsleitern, Trainern, Funktionären, Sportmedizinern und auch Eltern die Hauptprobleme verdeutlichen: umfassendes und ausgewogenes Training, Vorbeugung vor Verletzungen, Trainingssteuerung, Arbeit an konditionellen und gymnastischen Schwächen, Verbesserung des Betreuungssystems.

Resümee

Wenn auch viele Dinge nicht angesprochen wurden: die Betreuung durch Trainer, Verein und Verband, die Schule, die Rolle der Eltern, die Journalisten und das Geld, so läßt sich doch folgendes Resümee ziehen:

Der DTB hat eine Fülle beneidenswerter Talente. Über ihre Förderung, auch die der zweiten Garnitur, muß man sich noch mehr Gedanken als bisher machen. Ist die körperliche Grundausbildung intensiver und besser oder schlechter als in anderen Sportarten? Die reine Spezialisierung beginnt zu früh, für die Gesundheit und für die allgemeine Fitness wird in der Regel viel zu wenig getan. So sind Versuche zu unterstützen, wie in Nordrhein-Westfalen, den in Heidelberg entwickelten Talentsuchetest zu erproben und zu verbessern und den geplanten allgemeinen Konditionstest möglichst schnell zu standardisieren. Sie würden helfen, eher die besten Talente zu finden und zu fördern und mit unseren jetzigen Besten zu vergleichen, welche die Produkte der Insider-Tenniswelt sind: Kinderwagen am Netz, mit 3 Jahren Spiel an die Wand, mit 5 Jahren erste Spiele, konstante Anwesenheit im Verein, mit 8 Jahren in der Landesförderung mit 13 beginnende Profikarriere.

Vielleicht kann aber die internationale Spitze bei den Herren auch durch "Spätentdeckungen" erreicht werden, die aus vielen anderen Sportarten eine umfassende Konditions- und Koordinationsbasis mitbringen. Wenn überall in der Welt heute das Einstiegsalter nach unten tendiert, die Quantität des Trainings zunimmt und 15jährige Profis Aufsehen erregen, heißt dies nicht, daß dieser Weg die endgültig besten Leistungen produziert.

---

1 Ausleihe einschließlich des Begleitheftes (Rieder, Haas, 1983, 62 S.) durch: Institut für Sport und Sportwissenschaft der Universität Heidelberg, Im Neuenheimer Feld 710, 6900 Heidelberg

Literatur

Gabler H (1982) Tennis: Texte zur Theorie der Sportarten, Bd. 5. Hofmann, Schorndorf
Rieder H (1983) Ergebnisse einer Längsschnittuntersuchung an Tennistalenten und ihre Nutzanwendung in der Talentförderung. In: Bornemann R, Zein B (Hrsg) Tennis-Training. Pohl, Ahrensburg
Rieder H, Haas R (1983) Leistungsdiagnostik bei jugendlichen Kaderspielern/innen 1978-1982. Bericht über die 5jährige Längsschnittuntersuchung mit dem C-Kader des Deutschen Tennisbundes. Heidelberg
Schönborn R (1981) Die neue Tennis-Praxis. Falken, Niederhausen
Weber K (1982) Tennis-Fitness: Gesundheit, Training, Sportmedizin. BLV, München

B

Spezifische Orthopädisch-Traumatologische Fragestellungen

Specific Orthopedic-Traumatological Questions

Orthopädische Aspekte der Adaptation und Prävention bei jugendlichen Tennisspielern

Orthopedic Aspects of Adaption and Prevention in Juvenile Tennis Players

H. M. Sommer und G. Rompe

Summary

In a multidisciplinary longitudinal study clinical and radiological examinations were performed in a group of 50 juvenile top players of the national German Tennis Association. As adaptive reactions in the upper extremities we observed muscular hypertrophy, better muscular und ligamentous functional stability in hand and elbow joints and increased outer thickness combined with increased bone density in radius and ulna of the playing arm. In the trunk region including shoulder and pelvic girdle, muscular asymmetry was observed with a tendency of muscular shortening on the ipsilateral side. In the lower extremities, muscular imbalances led to problems from increased stress in the pelvic, knee and foot regions.

These results suggest that adaptive reactions following the present training procedures may be insufficient, since they lead to excessive stress in the lower extremities as well as in the trunk and upper extremities. In addition, muscular asymmetry and imbalance can lead to decreased performance.

Einleitung

Die Problematik des jugendlichen Leistungs- und Hochleistunssports stellt sich in zunehmendem Maße auch beim Tennis. Sie erklärt sich durch Forderung nach technischer Perfektion bereits im Alter von 12-14 Jahren, die sich bei technisch sehr schwierigen Sportarten nach der derzetig verbreiteten Lehrmeinung nur bis zu diesem Alter erreichen läßt. Die Anforderungen, die sich daraus an den wachsenden Haltungs- und Bewegungsapparat der Jugendlichen ergeben, müssen demgegenüber bei einem konsequenten, nahezu täglichen Training als erheblich betrachtet werden. Zwar steht es außer Frage, daß das jugendliche Binde- und Stützgewebe Anpassungsreaktionen zeigt, doch kann in keiner Weise davon ausgegangen werden, daß diese Anpassungsvorgänge ausschließlich als günstig zu werten sind. Deshalb erscheint es wesentlich, die orthopädischen Befunde, die in einer Längsschnittuntersuchung an 50 jugendlichen Spitzentennisspielern des DTB erhoben wurden, zusammenzufassen, zu beurteilen und entsprechende Konsequenzen abzuleiten.

Ergebnisse und Diskussion

Der schlagarmseitige Bereich des Schultergürtels und die schlagarmseitige obere Extremität weisen eindeutig Anpassungsreaktionen der Binde- und Stützgewebe auf. Es kommt zu einer Muskelhypertrophie (Abb. 1), Festigkeitserhöhung der Bindegewebe (Abb. 2) und zu einer Verdickung der verschiedenen Röhrenknochen (Abb. 3). Diese Anpassungsvorgänge werden mit zunehmendem Alter deutlicher und treten unabhängig vom Geschlecht stets schlagarmseitig auf. Die funktionelle Wertung dieser Anpassungsreaktionen zeigt neben der zweifelsohne günstigeren Belastung von breiteren Knochen eine im Vergleich zur Gegenseite deutlich bessere muskuläre und Kapselbandführung der Ellenbogen- und Handgelenke. Demgegenüber steht die schlagarmseitig verstärkte Aus-

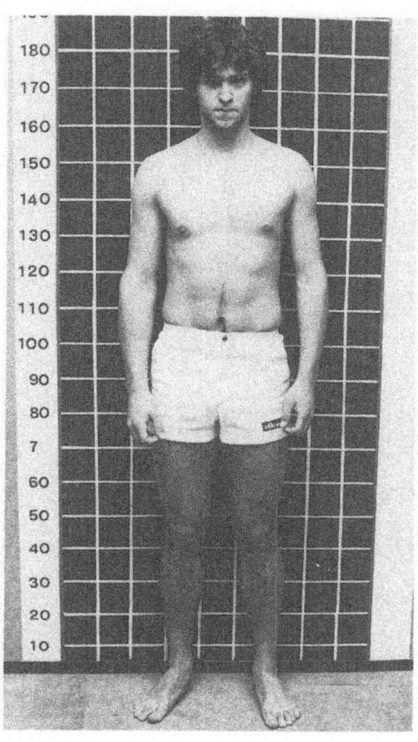

Abb. 1. Rechtshänder mit rechtsseitig verstärkter Armmuskulatur

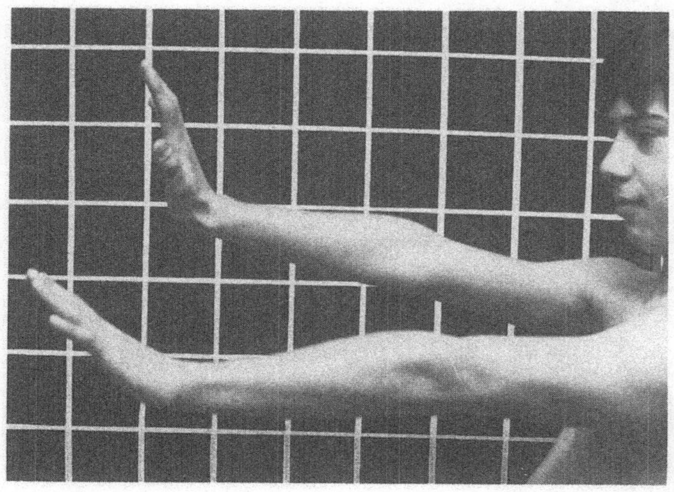

Abb. 2. Linkshänder mit u.a. relativer Bewegunseinschränkung des linken Handgelenks

bildung der schultergelenkstabilisierenden Muskulatur mit Verkürzungstendenz des M. pectoralis im Gegensatz zu einem relativ schwachen M. rhomboideus (Abb. 4). Dieses muskuläre Ungleichgewicht führt zu einer Bewegungseinschränkung dieses Gelenks und stellt somit einen Störfaktor in der Ausholbewegung beim Tennisspiel dar. Folgerichtig muß es zu Ausweichbewegungen in die Hyperextension und Supination sowohl im Ellenbogen- als auch im Handgelenk kommen. Ein extrem geschlagener Topspin kann deshalb im Falle einer unzureichenden Schultergelenksta-

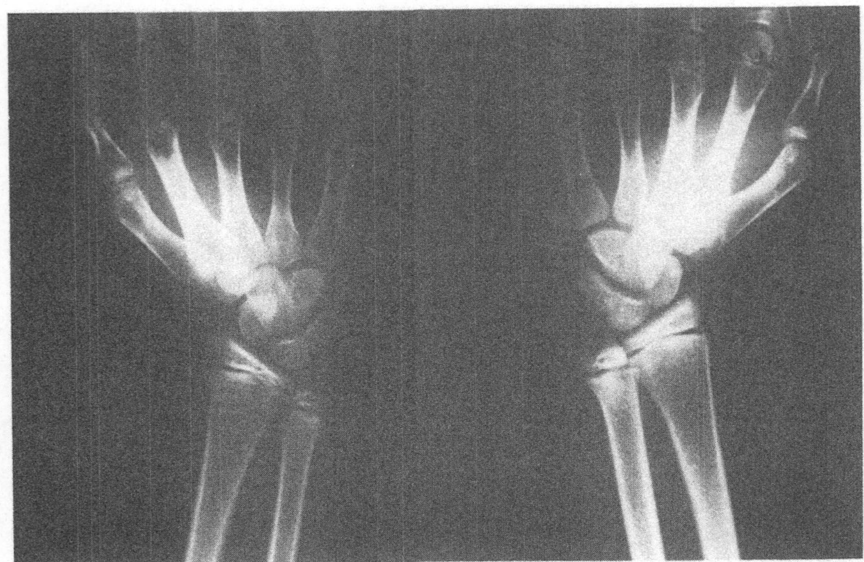

Abb. 3. Rechtshänder mit verstärktem Dickenwachstum von Radius, Ulna und Metacarpale v.a. II und III

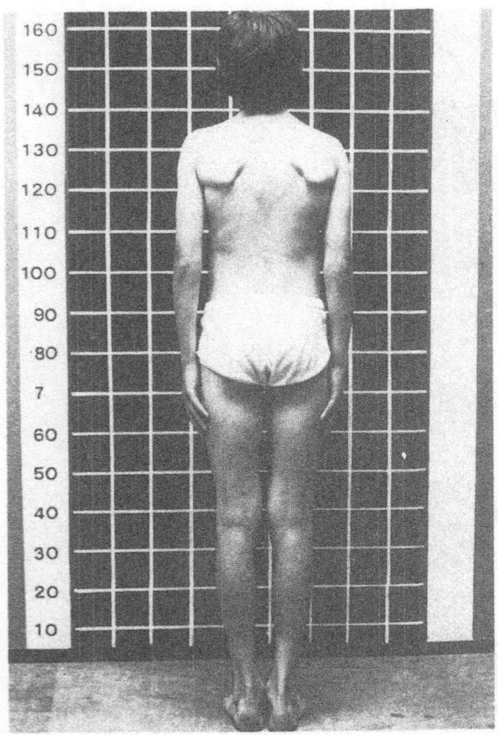

Abb. 4. Rückseite eines Rechtshänders mit unzureichender Schulterblattstabilisierung, rechtsseitig verstärkter Rückenmuskulatur, asymmetrische Trapeziusraute

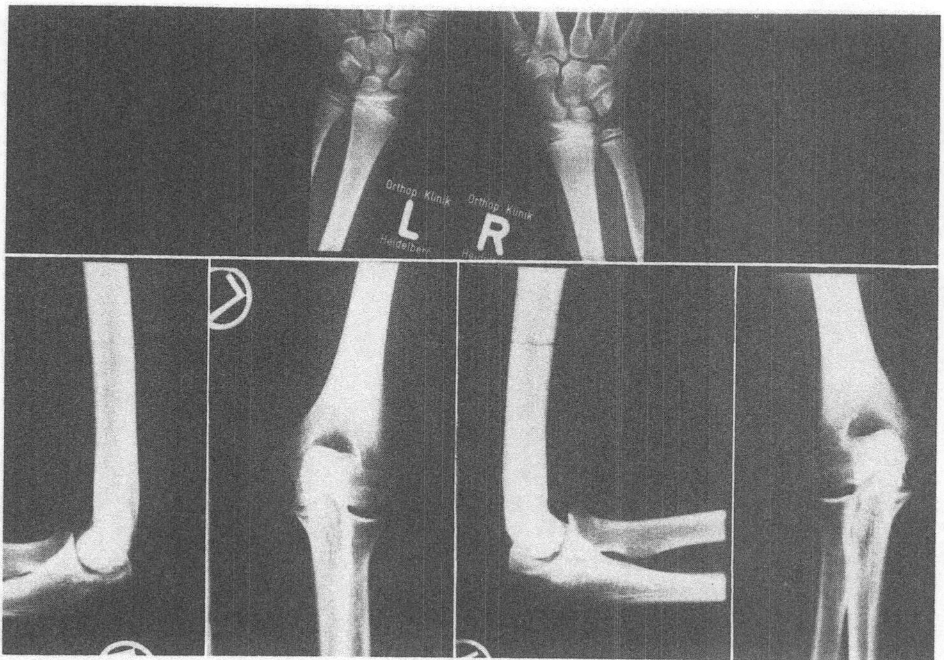

Abb. 5. Rechtshänder mit osteochondraler Nekrose im Bereich des rechten Capitulum humeri

bilisierung zusammen mit einer selten auftretenden schlagarmseitigen Überstreckbarkeit des Ellenbogengelenks als Anlaß für eine Osteochondrose im Bereich des Capitulum humeri gewertet werden (Abb. 5). Desgleichen lassen sich Überbelastungsreaktionen im Sinne einer Epicondylitis medialis und lateralis durch notwendige Ausweichbewegungen erklären, die allerdings bei der sonst guten muskulären Ellenbogengelenkführung sehr gut kompensiert werden können.

Die Wirbelsäulenhaltung und -form wird unabhängig vom Alter und vom Geschlecht geprägt von einer asymmetrisch ausgebildeten, schlagarmseitigen hypertrophierten Rückenmuskulatur (Abb. 4). Dabei können weniger die häufig anzutreffenden C-förmigen, großbogigen Seitausbiegungen (Abb. 6) als Ergebnis dieser einseitigen muskulären Ausbildung angeführt werden, als vielmehr die nahezu generell aber auch folgerichtig schlechte Beweglichkeit der Brust- und Lendenwirbelsäule. Besonders häufig konnte eine Verkürzung der Lendenwirbelsäulenstreckmuskulatur (Abb. 7 und 8) bei einer gleichzeitigen Schwäche der Bauchmuskulatur festgestellt werden. Diese Unbeweglichkeit gab jedoch nur selten Anlaß zu Überbelastungsreaktionen.

Trotz der Tatsache, daß Tennis im wesentlichen auch eine Laufsportart darstellt, müssen der Beckengürtel und die untere Extremität als eigentlicher Schwachpunkt des gesamten Haltungs- und Bewegungsapparats bezeichnet werden. Diese Schwäche läßt sich vor allem bei jüngeren Probanden feststellen, muß aber auch den älteren angekreidet werden. Die Situation des Beckengürtels läßt sich ebenso wie die der Wirbelsäule kennzeichnen durch eine relative Unbeweglichkeit. Als Ausgangspunkt muß insbesondere die Verkürzung des M. iliopsoas aber auch der Mm. adductores gewertet werden. Sowohl die Mm. glutei als auch die

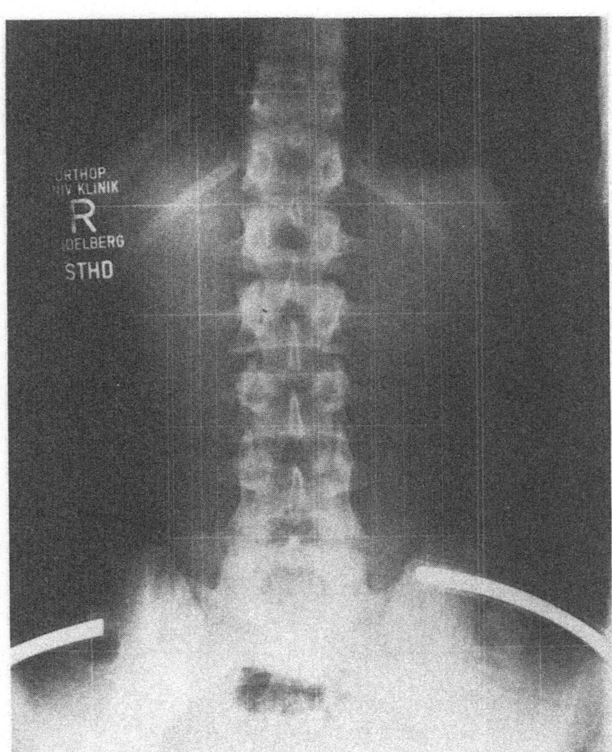

Abb. 6. C-förmige, rechtskonvexe Seitausbiegung

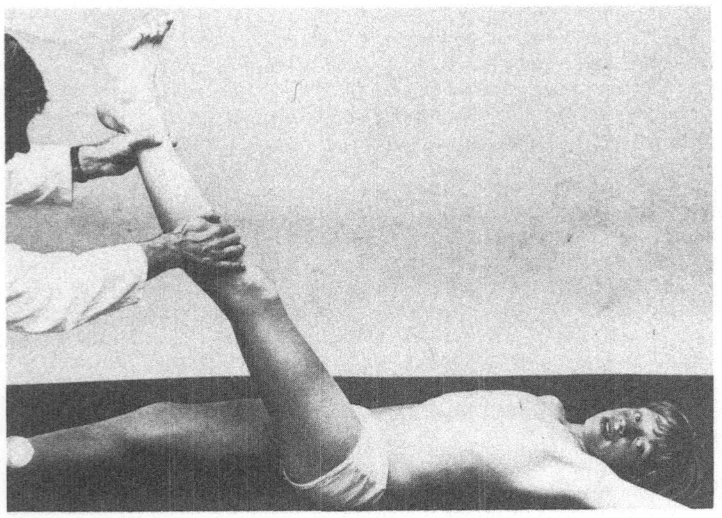

Abb. 7. Pseudolasègue mit Verkürzung des M. iliopsoas

Mm. ischiocrurales sind regelmäßig zu schwach ausgebildet. Eine Ventralabkippung des Beckens und eine ungünstige seitliche und Rotationsstabilisierung des Hüftgelenks sind die Folge. Zwangsläufig kommt es bei nahezu allen in der Streckungs-Beugungs-Phase des Kniegelenks zu einem Ausweichen des Gelenks in die Valgus- und Innenrotationsstellung

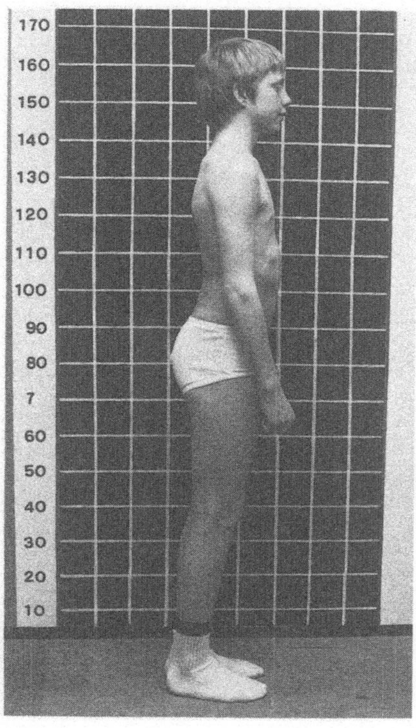

Abb. 8. Hyperlordose mit ventraler Abkippung des Beckens bei verkürztem M. iliopsoas, relativ schwacher Bauchmuskulatur und Gesäßmuskulatur

(Abb. 7). Die Überbelastungsbeschwerden und Verletzungen der unteren Extremitäten sind vorprogrammiert: Ansatztendinosen zeigen sich im Bereich des Trochanter major als Ergebnis einer ungünstigen Hebelsituation für die Glutealmuskulatur. Ansatztendinosen der Oberschenkeladduktorenmuskulatur müssen das Ergebnis der Verkürzungstendenz dieser Muskeln sein. Zerrungen der ischiocruralen Muskeln stellen das Ergebnis ihrer relativen Verkürzung infolge der unzureichenden Überstreckfähigkeit im Hüftgelenk durch einen verkürzten M. iliopsoas dar.

Im Kniegelenk treten als Folge eines "funktionellen" Genu valgum muskuläre Imbalanzen zwischen Vastus medialis und Vastus lateralis zugunsten des medialen Anteils auf und führen über die funktionelle Achsenfehlstellung zu einer Scherbelastung im Bereich des femoro-patellaren Gleitlagers (Abb. 9). Darüber hinaus wird eine ungünstige Kniegelenkbelastung auch durch die mangelhafte dorsalseitige Stabilisierung der Kniegelenke provoziert (Abb. 10). Die Folge sind retropatellare Belastungsschmerzen, Patellaspitzensyndrome, reaktive Entzündungen im Bereich des medialen ventralen Kapselbandapparats, z.B. in Form von Plicae synoviales, Kompressionsschmerzen im Bereich der ventralen Kniegelenkskompartimente, insbesondere lateralseitig.

Die ungünstige Valgusstellung des Kniegelenks während eines Streckungs-Beugungs-Vorgangs wird begünstigt durch eine regelmäßig schlechte seitliche Fußstabilisierung. Die Mm. peronei sind dabei zu schwach, um einen plantigraden Auftritt im Mittel- und Vorfußbereich zu garantieren. Folgerichtig kommt es zur gehäuften Sprunggelenksdistorsion im Sinne eines Supinationstraumas (Abb. 11). In der Standphase mit Flexion des Kniegelenks und Dorsalflexion des oberen Sprunggelenks ist darüber hinaus ein Abweichen und Absinken des Längsgewölbes als Ergebnis eines in dieser Fußstellung ungünstigen Wirkungsgrads des M.

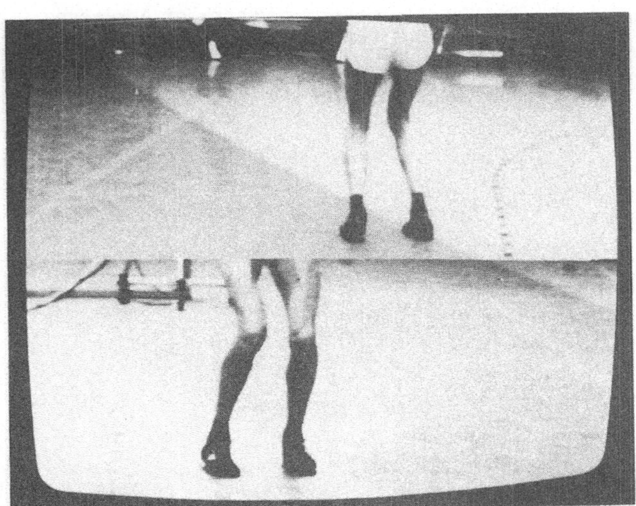

Abb. 9. Vorbereitungsphase zum Sprung

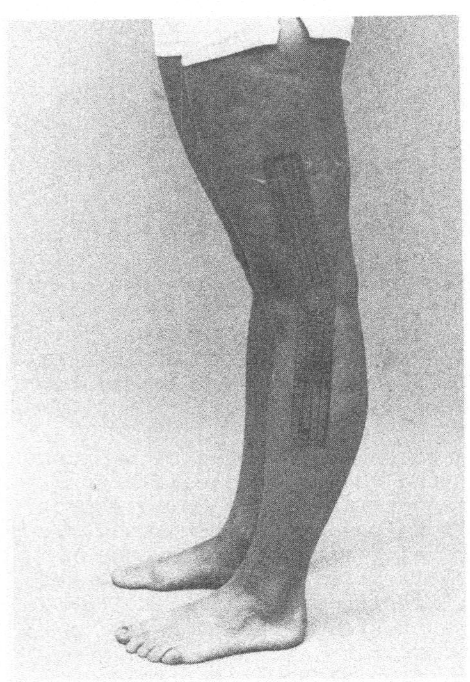

Abb. 10. Retrokurvation des Kniegelenks

tibialis posterior mit unzureichender medialseitiger Fußabstützung zu registrieren. Dabei stehen die Füße in der Regel leichtgradig außenrotiert entgegen einer Innenrotationskomponente im Knie- und Hüftgelenkbereich (Abb. 9). Das Ergebnis sind Überbelastungsreaktionen insbesondere der Achillessehne infolge alternierender Rückfußvalgus- und Varusstellung.

Ausweichbewegungen, wie sie im Bereich der oberen und unteren Extremität als Folge einer Muskelimbalanz mit damit einhergehenden einseitig bevorzugten Muskelverkürzungen vorkommen, führen nicht nur direkt, son-

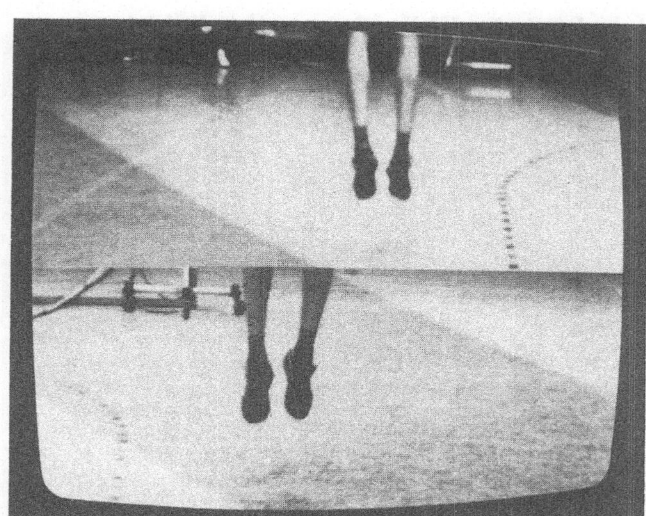

Abb. 11. Flugphase bei einem Strecksprung kurz vor der Landung

dern auch indirekt zu Überbelastungen: der zu fordernde, gestörte Bewegungsablauf führt zu einer frühzeitigen Ermüdung, hemmt schnelle Bewegungsabläufe. Zwangsläufig kommt es zu weiteren Ausweichbewegungen mit dem neuerlichen Risiko der Überbelastung. Trotz eines bisher umfangreichen, teilweise mehr als 20stündigen Trainings pro Woche lassen sich erhebliche diesbezügliche Mängel der untersuchten Tennisspieler nachweisen. Zwar erhielten die Gymnastik und das allgemeine Konditionstraining einen erheblichen Stellenwert, doch das Ergebnis muß als unzulänglich gewertet werden. Offensichtlich fanden insbesondere jene anatomisch vorgegebenen Schwachstellen im Bereich des Schultergürtels, Beckengürtels und der Füße nicht die notwendige gezielte Förderung.

Es muß deshalb gefordert werden, daß gerade im jugendlichen Alter auf die Ausbildung einer symmetrischen und vor allem gleichgewichtigen Muskulatur des gesamten Haltungs- und Bewegungsapparats geachtet wird. Entsprechende Trainingsprogramme dürfen dabei nicht durch ein Hanteltraining eingeleitet werden, sondern sollten vielmehr auf die differenzierte, muskuläre Belastung, wie sie z.B. in der Krankengymnastik üblich ist, zurückgreifen. Auf dieser Ebene ließe sich eine Koordinationsfähigkeit erreichen, die Ausweichbewegungen auf ein Minimum reduzieren hilft und dabei auch effektiver trainieren läßt. Dabei wäre zu erwarten, daß ohne zusätzliche Spielpraxis auch tennisspezifische Qualitäten gefördert werden, Überbelastungen auf ein Minimum reduziert werden und darüber hinaus die Perspektive für eine Leistungssteigerung bis in das Erwachsenenalter hinein optimiert wird. Demgegenüber ist voraussehbar, daß Schwächen, wie wir sie bereits im jugendlichen Alter feststellen können, zu einem Leistungsabfall, wenn nicht jetzt, so doch später, führen müssen.

Literatur

Krahl H, Sommer HM, Correll J (1981) Hochleistungssport im Wachstumsalter - Reaktionsformen am Haltungs- und Bewegungsapparat. In: Rieckert H (Hrsg) Sport an der Grenze menschlicher Leistungsfähigkeit. Springer, Berlin Heidelberg New York, S 99-103

Gefährdung und präventive Aspekte beim Skilauf aus orthopädisch-traumatologischer Sicht

Risk and Preventive Aspects of Skiing from an Orthopedic Standpoint

G. Neff

Summary

In addition to the acute risks of trauma caused by equipment, terrain and inappropriate physical reactions, possibilities of insidious development of sports injuries from preexisting constitutional disposition of the locomotor system are considered.

Der alpine Skisport zählt zu den ausgesprochen schwierigen Sportarten, was die Komplexität des Bewegungsablaufs und das neuromuskuläre Koordinationsvermögen betrifft [7].

Gelingt es dem Skiläufer nicht, die auf ihn bzw. sein Sportgerät einwirkenden Kräfte durch dosiertes Reagieren im Gleichgewicht zu halten, so ist ein Sturz unabwendbar.

Durch kontrolliertes Stürzen versucht der erfahrene Skiläufer, schwerwiegende Verletzungen zu vermeiden.

Unkontrollierte Stürze betreffen jedoch keineswegs nur ungeübte Skifahrer; sie resultieren aus einer unerwartet und plötzlich erfolgenden Krafteinwirkung - oft durch Dritte bedingt; deshalb steht die Unfallursache "von hinten umgefahren worden" mit an erster Stelle der Skiunfall- bzw. Haftpflichtstatistiken [10,12]!

Während typische Skisportverletzungen in der Eigenart dieses Sports, der Ausrüstung und in den äußeren Umständen des winterlichen Gebirges begründet sind - somit äußere, objektive Gefahren den Skiunfall beeinflussen -, ergeben sich atypische Verletzungen beim Skilauf nicht selten als Folge eines unkontrollierten Sturzes.

Typische Gefahren und atypische Verletzungen schließen sich allerdings nicht gegenseitig aus: Das "typische" Ausrutschen mit dem Ski auf einer Eisplatte kann im steilen Gelände zum atypischen haltlosen Abwärtsgleiten, bei entsprechender Exposition zum tödlichen Absturz führen, besonders wenn keine rutschsichere Skibekleidung getragen wird.

Mit der Verbesserung der Ausrüstung und der maschinellen Bearbeitung der Pisten konnte das Unfallrisiko durch objektive Gefahren gemindert werden. Dadurch hat sich aber eine Verlagerung, teilweise sogar eine Verstärkung der Gefährdung aus subjektiven, d.h. dem einzelnen Skiläufer innewohnenden Ursachen - wie z.B. Ermüdung oder Fehleinschätzung der Situation - ergeben.

Eine zeitgemäße Ausrüstung mit festem Kraftschluß der Funktionseinheit "Bein-Schuh-Bindung-Ski" erlaubt selbst einem mittelmäßigen Könner "eine scheinbar erstklassige Fahrweise" [15] und verleitet zu immer höheren Geschwindigkeiten mit größerem Verletzungsrisiko - entsprechend der offenbar unwiderstehlichen Vorbildwirkung der Rennidole und ihrer Vermarktung in der Werbung [10]; denn die tatsächliche Geschwindigkeit wird häufig unterschätzt, da sich das Auge mangels fixer Anhaltspunkte in der Weite der plattgewalzten hindernisfreien Abfahrtsstraße schlecht orientieren kann [8,12].

Fahrtechnik und -stil begünstigen u.U. Entstehung und langsam schleichendes Fortschreiten von Sportschäden; diese beruhen im allgemeinen auf anlagebedingten Prädispositionen, die mit dem Skilaufen realisiert werden.

So dürfte in der Vergangenheit der extreme Hüftknick mit maximaler Verwringung der Rumpfwirbelsäule beim sog. Arlbergstil Realisationsfaktor für schwere degenerative Wirbelsäulenveränderungen [9] einzelner Demonstratoren gewesen sein, zumal aus dieser Endstellung Korrekturen kaum noch möglich waren.

Deshalb ist die derzeitige "offene Fahrweise" aus orthopädischer Sicht zu begrüßen, da sie ein Agieren und Reagieren im physiologischen Bewegungsumfang erlaubt.

Auch durch Einbeziehung von Elementen aus dem Trickskilauf in die Lehrpläne wird der Skischüler besser auf kritische Situationen vorbereitet [12].

Dennoch ist die moderne Skitechnik nicht frei von Risiken: Im Gegensatz zum konditionsstarken Rennläufer verkrampft sich beim wenig Trainierten die Quadrizepsmuskulatur in der Rennhocke oder beim Jet-Schwung, was zur ungedämpften Übertragung unphysiologischer Belastungsspitzen auf das femoropatellare Gleitlager des Kniegelenks führt: Initiale Überlastungsschmerzen können in eine hartnäckige Chondropathia patellae übergehen, besonders bei anlagebedingten Formvarianten der Patella.

Der moderne Skischuh - ein wichtiger Teil der Ausrüstung - genügt trotz technischer Verbesserungen, wie die Normierung der Sohle als Voraussetzung für ein einwandfreies Funktionieren von Sicherheitsbindungen, noch keineswegs orthopädischen Ansprüchen - besonders hinsichtlich der auf Fahren, Gehen und Stehen entfallenden Zeiten, die sich durchschnittlich wie 1:8:20 verhalten -, ist er doch ausschließlich zum Fahren, nicht aber für das Stehen und noch weniger das Gehen konzipiert [7,12]!

Kinder sind nicht "kleine Erwachsene", wie man beim Vergleich der angebotenen Ausrüstung vermuten könnte. Dies zeigt z.B. der völlig andersartige Fahrstil, da die "eingebaute Vorlage" der üblichen Kinderschuhe die Stabilisierung des Beines durch Streckung, teilweise sogar Rekurvation im Kniegelenk behindert.

Unbedingt sollten Kinder und Jugendliche einen Sturzhelm tragen, um Schädelverletzungen vorzubeugen, obwohl diese Sicherheitsmaßnahme auch einen negativen Effekt haben kann: Die "Gewißheit", bestens geschützt zu sein, verleitet manchen Jugendlichen zu einer eher rasanten Fahrweise.

Die Perfektionierung der Sicherheitsbedingungen und die problemlose Messung des Schienbeinkopfdurchmessers erlauben heute eine nahezu absolut sichere Einstellung individueller Auslösewerte für das Öffnen der Bindung beim Sturz - auf den bahnbrechenden Untersuchungen von

Asang [2,3,4,5,6] beruhend. Leider wird dieser wichtige Beitrag zur Sicherheit nicht von allen Skiläufern in ausreichendem Maße wahrgenommen.

Positive Auswirkungen sind jedoch nachweisbar: Die Zahl der Verletzungen geht insgesamt zurück, wobei die stärkere Abnahme an der unteren Extremität mit einem mäßigen aber stetigen Ansteigen der Verletzungen an der oberen Extremität einhergeht: Der Sturz auf Arm und Hand bei Auslösung der Bindung führt auch heute zu den klassischen, bereits von Petitpierre beschriebenen Läsionen des Schultergelenks bzw. des Humerus [14].

Obwohl Sicherheits-Skistockgriffe im Handel sind, gehört der "Skidaumen" mit Zerreißung oder Ausriß des ulnaren Kapsel-Band-Apparats durch forcierte Radialabduktion im Grundgelenk nach wie vor zu den typischen Skisportverletzungen.

Häufig als Bagatelltrauma fehldiagnostiziert, ist die Instabilität vorprogrammiert; denn das unter der Aponeurose des M.adductor pollicis nach proximal umgeschlagene Ligament kann nur durch Naht bzw. Reposition und Retention des ausgerissenen knöchernen Fragments vollständig wiederhergestellt werden. Gehaltene Aufnahmen in 2 Ebenen sind im Zweifelsfall für die Therapie entscheidend und schließen gleichzeitig eine ebenfalls operationsbedürftige Zerreißung der Fibrocartilago palmaris des Daumengrundgelenks aus [11].

An der unteren Extremität werden einfache Frakturen und Bandverletzungen der Sprunggelenke sowie Achillessehnenrupturen heute eher selten beobachtet; bei Nichtauslösen der Bindung treten Dreh- und Biegefrakturen des Unterschenkels - typisch die sog. "Stiefelrandbrüche" [1] - und vermehrt Kniegelenkverletzungen auf.

Eine genaue Rekonstruktion des Unfallhergangs und eine subtile Untersuchungstechnik, ggf. die frühzeitige Operation mit anatomischer Wiederherstellung der verletzten Strukturen, können komplexe Instabilitäten und posttraumatische Arthrosen - z.B. auch nach osteochondralen Frakturen - vermeiden.

Verspätete rekonstruktive Ersatzplastiken, evtl. orthopädische Hilfsmittel - z.B. ein Lennox-Hill-Brace - dürften die weitere Ausübung des Skisports erheblich beeinträchtigen, wobei Ausnahmen die Regel bestätigen.

Aber auch vergleichsweise einfach erscheinende Schnittverletzungen durch Stahlkanten oder ausgedehnte Hämatome auf der Unterschenkelinnenseite durch Schlageinwirkung des gegenseitigen Skis sind unangenehme Begleiterscheinungen dieses Sports.

Typische "Pylon-tibial"-Frakturen des distalen Unterschenkels durch Stauchung und Berstung beim abrupten Stop aus hoher Geschwindigkeit mit axialer Belastung stellen erhebliche Anforderungen an den Operateur hinsichtlich einer optimalen Rekonstruktion zur - nicht immer möglichen - Wiedererlangung der vollen Gelenkfunktion.

Direkte Gewalteinwirkung auf die Wirbelsäule oder der Aufprall mit dem Gesäß verursachen Wirbelfrakturen und ungünstigenfalls Querschnittlähmungen; ein "Ausrutschen" im flachen Gelände kann weitaus schlimmere Folgen haben als ein spektakulärer Sturz im Steilhang, bei dem die kinetische Energie über eine längere Wegstrecke abgebaut wird.

Orthopädischerseits muß schließlich endoprothetisch versorgten Skisportbegeisterten und anderweitigen Dauerimplantatträgern - z.B. nach

Skolioseoperation - wegen der Gefahr eines Implantat- oder Knochenbruchs und der vorzeitigen Lockerung vom alpinen Skilauf mit ständig drohendem Sturz dringend abgeraten werden. Allenfalls Langlauf in geeignetem Gelände ist mit Vorbehalt zu empfehlen, da auch diese Variante des Skilaufs keineswegs in jeder Hinsicht als ungefährlich bezeichnet werden kann [13].

Trotz der sportarteigenen Risiken beim Skilauf ist die technik- und ausrüstungsbedingte Gefährdung während der letzten Jahre verringert worden; nicht in gleichem Maße - wie die immer noch hohen Unfallzahlen beweisen - haben sich aber Einstellung und Verhaltensweisen der Skiläufer den Erfordernissen angepaßt; allein eine von jedem einzelnen abhängige umsichtige und defensive Fahrweise unter Ausnutzung des technischen Sicherheitsangebots und unter Berücksichtigung der hier dargelegten Aspekte lassen die Zukunft in einem weniger unfallträchtigen Lichte erscheinen.

Literatur

1. Ahrer E, Bauer M (1969) Entstehung und Behandlung der tiefen Querbrüche des Unterschenkels. Monatschr Unfallheilkd 72:259-268
2. Asang E, Posch P, Engelbrecht R (1969) Experimentelle Untersuchungen über die Bruchfestigkeit des menschlichen Schienbeins. Monatschr Unfallheilkd 25:336-344
3. Asang E (1972) Verletzungsschutz beim Skisport. Sportarzt Sportmed 8:209-222
4. Asang E (1973) Funktelemetrische Messungen beim Skifahren. Med Sport 1:19-23
5. Asang E, Wittmann G (1973) Experimentelle und praktische Biomechanik des menschlichen Beines. Med Sport 8:245-255
6. Asang E (1978) Injury thresholds of the leg: Ten years of research on safety in skiing. In: Figueras JM (ed) Skiing safety, vol II. University Park Press, Baltimore
7. Bär H-W (1981) Alpiner Skilauf. In: Pförringer W, Rosemeyer B, Bär H-W (Hrsg) Sporttraumatologie. Perimed, Erlangen, S 273-281
8. Biener K (1982) Skisportunfälle - Epidemiologie und Prävention. In: Jäger M, Ulmrich E (Hrsg) Medizinische Probleme des Skisports, DSV-Schriftenreihe, Bd 13. DSV, München
9. Friedrich F (1969) Spätschäden am Bewegungsapparat durch Skilaufen. Mat Med Nordmark 21:651-660
10. Neff G, Nöth W (1977) Werbung und Sicherheit beim Skilauf. MMW 6:171-176
11. Neff G (1979) Der Skidaumen: Verletzungsmechanismus, Diagnostik, Behandlung und Prophylaxe. Orthop Praxis 15:934-938
12. Neff G (1979) Unfallgefährdung beim Skilauf. Therapiewoche 29:4181-4195
13. Neff G (1982) Probleme der Skisportfähigkeit bei Exo- und Endo-Prothesenträgern. In: Jäger M, Ulmrich E (Hrsg) Medizinische Probleme des Skisports, DSV-Schriftenreihe, Bd 13. DSV, München
14. Petitpierre M (1939) Die Wintersportverletzungen. Enke, Stuttgart
15. Ulmrich E (1978) Sicherheit im Skisport - ein komplexes Problem. In: Figueras JM (ed) Skiing safety, vol II. University Park Press, Baltimore

Reitverletzungen - Risiken eines Breitensports

Equestrian Injuries - Risks of a Leisure Sport

K. Hobeck und W. Küsswetter

Summary

During the last 20 years riding has become more and more popular with an increase in organized riders of about 560%. Parallel to this development an increase in equestrian injuries could be observed. This led us to an investigation of the specific sport-injuries in riding.

One hundred organized riders with different levels of riding experience (A,L,M,S,E) from the Würzburg vicinity were questioned by means of a questionnaire and a personal interview. Kind and site of injury, type of accident, cause of accident, place of accident, and pace or gait were asked.

These 100 organized riders sustained 275 single injuries: 90% were light, 9% were moderate, and 1% were heavy injuries. In heavy injuries fractures with a rate of 13.5% and in moderate injuries contusions with a rate of 27.6% were most frequently diagnosed. In 61% a fall from the horse and in 39% the horse itself was determined to be the cause of the accident. As far as the pace or gait is concerned, cross-country riding produced the most injuries, although horse training had a considerably high accident rate of 20%.

According to our investigations, prevention of riding injuries requires well-founded training and teaching for both horse and rider which take into account the risk of the sport. The experience of the rider should be appropriate for the horse and the training of horses should be improved.

Einleitung

Der Reitsport hat sich in Deutschland in den letzten Jahren aus einer elitären Sportart mit hohem Prestige bei eigenem Reitpferd eindeutig zu einer Breitensportart entwickelt. So hat sich laut Bericht der Deutschen Reiterlichen Vereinigung die Mitgliederzahl in den letzten 20 Jahren über 560% gesteigert, d.h. mit Stand von 1978 auf etwa 415.000 Mitglieder. Hinzuzurechnen sind etwa 1,5 Mill. unorganisierte Reiter [1,6,13].

Einen Großteil der Faszination dieses Sports läßt sich auf den pädagogischen Wert sowie den sporttherapeutischen Wert bei der Pferdebetreuung zurückführen [8]. Ferner hebt sich der Reitsport von allen anderen Sportarten deshalb ab, weil man es mit einem sog. lebenden Sportgerät zu tun hat.

Bei der enormen Zunahme der Mitgliederzahl des Reitsports steigt auch gleichzeitig die Kurve der Reitverletzungen steil mit an [3,6,13] (Abb. 1).

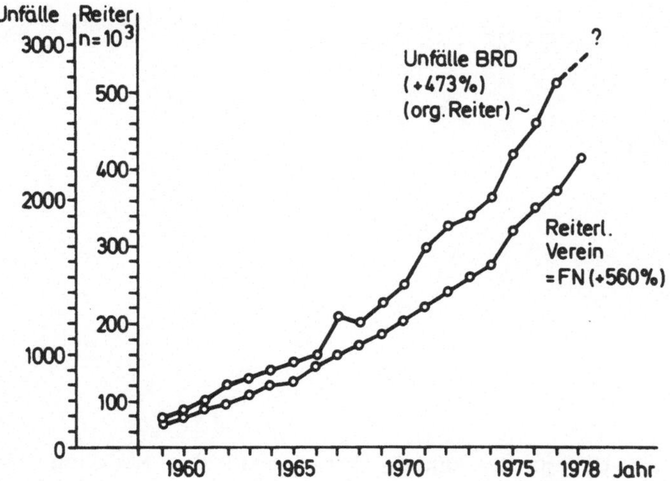

Abb. 1. Verlaufskurven der Mitgliederzahl der in der Reiterlichen Vereinigung (FN) Organisierten und der gemeldeten Sportunfälle (Nach Steinbrück [13])

Bei der Arbeitsgemeinschaft für Unfallversicherung steht der Reitsport an 10. Stelle mit etwa 0,6% der Verletzungen pro Mitgliederzahl. Hierin ist aber auch eine große Dunkelziffer enthalten, da nur die gemeldeten Sportunfälle in die Statistik eingingen. Die privaten Unfallversicherungsträger rechnen mit etwa 2000-3000 Unfallmeldungen pro Jahr und organisierten Reitern [3,6,13].

Trotz der geringen Unfallhäufigkeit im Vergleich zu anderen Sportarten wird in der einschlägigen Literatur immer wieder auf die Gefährlichkeit des Reitsports hingewiesen. Dies liegt daran, daß bei den tödlichen Sportverletzungen, die 2,5% aller Sportverletzungen ausmachen, 26% zu Lasten des Reitsports gehen. Darüber hinaus ist eine hohe Anzahl von Querschnittslähmungen und Schädel-Hirn-Traumen zu registrieren. Hier wird auf die Arbeiten von Kricke [11], Schröter u. Wassermann [12] sowie Steinbrück [13] verwiesen.

Dies veranlaßte uns, die hier dargestellte Fragebogenaktion durchzuführen, um das allgemeine Risiko für den Breitensport einordnen zu können, da die bisher vorliegenden Unfallstatistiken auf die gemeldeten Sportunfälle der Versicherung oder die Statistiken einzelner Sportambulanzen (Heidelberg oder Hamburg-Heidberg) zurückzuführen waren [13].

Methode und Probanden

Der Fragebogen wurde bei 8 Reitvereinen im Würzburger Landkreis 100 Reitern vorgelegt. Der erste Teil enthält Fragen zu den Reitgewohnheiten, im zweiten Teil wurden folgende Punkte herausgehoben:

- Art der Verletzung
- Lokalisation
- Unfallereignis
- Unfallursache bzw. Verschulden
- Ort des Unfalls
- Art der Betätigung
- Art der Behandlung
- Krankheitsdauer in Wochen und Vermeidbarkeit.

Bei den 100 erfaßten Probanden, die 10% der aktiven Reiter im Landkreis Würzburg darstellen, lag das Durchschnittsalter bei 26,5 Jahren. Die männlichen Aktiven lagen mit 31,6 Jahren deutlich über dem weiblichen Schnitt von 23,7 Jahren (Abb. 2). Das Verhältnis von männlichen zu weiblichen Reitern betrug 56:44. Auch war bei uns eindeutig der

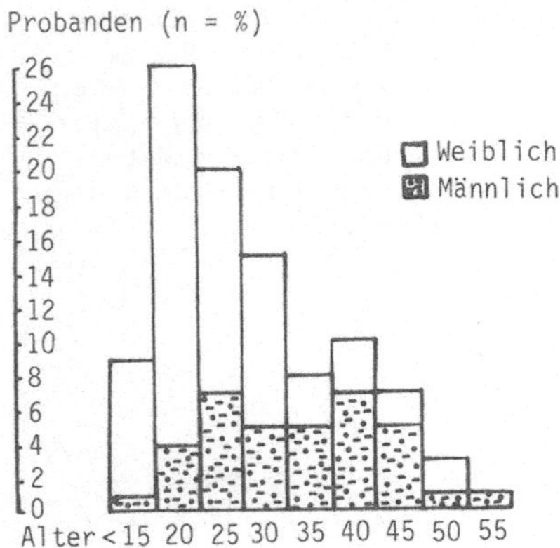

Abb. 2. Alters- und Geschlechtsverteilung der 100 befragten Reiter

Trend, daß bei Jugendlichen bis zu 14 Jahren der Anteil der Mädchen dreimal so hoch ist. Dies spiegelt sich auch in der Verletzungshäufigkeit wider.

Ergebnisse

Bei der Frage zu den Reitgewohnheiten wurden 92 reine Sportreiter gegenüber 8 Berufsreitern ermittelt. Der Reitbeginn lag bei den Männern bei 17,4 Jahren, also eine Reiterfahrung von etwa 13 Jahren, bei den Frauen bei 13,6 Jahren, also 9 Jahre Reiterfahrung.

Bei der Klassifizierung nach der Leistungsstärke ergaben sich überwiegend die Klassen A, L und E, wobei M (mittel) und S (schwer) in 19% vertreten waren.

Nach Disziplinen geordnet waren 79% Dressurreiter, 58% Springreiter und 16% Vielseitigkeitsreiter. Beim Pferdematerial handelte es sich bei 21% um reine Verleihpferde, 88% Privatpferde und 27% sog. Remonten, d.h. junge Pferde, die noch ausgebildet werden.

In den Fragebogen ging ferner noch die Anzahl der wöchentlichen Reitstunden sowie die Arbeitsstunden am Pferd wie Pferdepflege, Stallarbeit, Führung des Pferdes ein, da auch hier eine gewisse Gefahrenquelle vorhanden ist.

Als typisches Verletzungsmuster beim Reiten ergab sich, daß bei der Lokalisation der Reitsportverletzungen überwiegend die obere Körperhälfte mit etwa 60% betroffen war (Abb. 3).

Hier hebt sich schon deutlich der hohe Anteil der Kopfverletzungen von etwa 20% heraus.

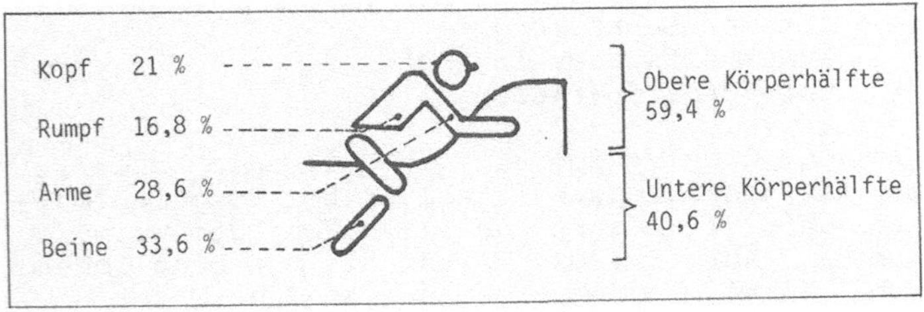

Abb. 3. Lokalisation der Reitsportverletzungen

Tabelle 1. Lokalisation der Reitsportverletzungen
Angaben zum Verletzungsort im einzelnen:

Lokalisation	n	%
Hirnschädel	36	
Gesichtsschädel	19	21
Hals	5	
Schulter	7	7,3
Schlüsselbein	4	
Schultergelenk	10	
Arm		
Oberarm	12	
Ellenbogengelenk	4	
Unterarm	15	
Handgelenk	4	21,3
Mittelhand	9	
Finger	17	
Bein	2	
Oberschenkel	24	
Knie	13	
Unterschenkel	17	
Sprunggelenk	14	30,1
Mittelfuß	4	
Zehen	12	
Wirbelsäule	2	
Hals-	2	
Brust-	6	7
Lenden-	9	
Rumpf		
Rücken	9	
Rippen	7	
Unterleib	5	
Nieren	1	9,8
Sitzbein	3	
Genitalbereich	3	
Kopf	60	21
Rumpf	48	16,8
Obere Extremität	82	28,6
Untere Extremität	96	33,6

Tabelle 2. Art der Verletzung bei 100 organisierten Reitern

Wunden	47	17,1%
Kontusionen	76	27,6%
Muskelzerrung, -riß	15	5,5%
Sehnen- und Bänderverletzungen	9	3,3%
Distorsionen	29	10,5%
Luxationen	8	2,9%
Fraktur	37	13,5%
Kniebinneverletzungen	9	2,9%
Innere Verletzungen	5	1,8%
Gehirnerschütterung, Trauma	34	12,4%
Schock	7	2,5%
Gesamt	275	100,0%

Tabelle 3. Trainingspause/Unfall

Grad der Verletzung	Trainingspause	Unfälle	
Gering	0	131	55,5%
leicht	1-2	59	24,9%
mittel	3-4	32	13,5%
schwer	5	15	6,3%

Nach Auswertung des Fragebogens stellte sich folgendes Verletzungsmuster auf 100 organisierte Reiter dar:

Es zeigte sich, daß doch vorwiegend leichtere Verletzungen zu verzeichnen waren, wie Wunden, Kontusionen, Muskelzerrungen, Risse, Sehnen- und Bänderverletzungen. Die schweren Verletzungen wie Frakturen sowie Schädel-Hirn-Traumen betrugen allerdings immer noch etwa 25% (Tabelle 2).

Um über die Schwierigkeiten der Verletzungen einen genauen Überblick zu bekommen, wurden die angegebenen Trainingspausen pro Unfall genauer aufgeschlüsselt. Hierbei standen die geringen und leichteren Verletzungen mit einer minimalen Trainingspause von 1-2 Wochen mit etwa 80% eindeutig im Vordergrund. Die schwerwiegenden Verletzungen mit Trainingspausen über 5 Wochen betrugen nur 6,3% (Tabelle 3).

Bei Betrachtung der Unfallursachen wurde in etwa 47,3% dem Pferd die Schuld zugesprochen (besonders Ungehorsam des Pferdes sowie Scheuen), in 28,7% Selbstverschulden durch den Reiter wie Unachtsamkeit oder falsche Einschätzung der Reitsituation, in 11,8% Zufallsereignissen, in 2,5% Fehlern der Reitschulung (Tabelle 4).

Tabelle 4. Unfallursache/Verschulden

Unfallursache/Verschulden		Anzahl	%
Zufall		28	11,8
Schuld des Pferdes		112	47,3
Ungehorsam	59		
Scheuen	23		
Sturz des Pferdes	18		
Junges/Korrekturpferd	12		
Fehler des Reiters		68	28,7
Unaufmerksamkeit	40		
Falsches Einschätzen von Situationen	20		
Überlastung	5		
Fehlen der Reitkappe	2		
Sonstige	1		
Äußere Umstände		23	9,7
Witterung, Bodenverhältnisse	14		
Verkehr	5		
Andere Reiter	4		
Fehler der Reitschule		6	2,5
Schlechte Pferde	1		
Überforderung des Schülers	5		
Gesamt		237	100

Die Frage nach der Vermeidbarkeit dieser Verletzungen wurde zu 48,1% mit nein, 35,0% mit ja und 16,9% mit vielleicht beantwortet. Unter Berücksichtigung des Unfallorts zeigte sich, daß in etwa 30% das Gelände als Unfallort angegeben wurde. An zweiter Stelle mit 25,3% der Reitplatz, gefolgt von Unfällen in der Halle mit 25,3%, Unfällen in Stall und Hof oder auf der Weide mit 19%. Bei anderen Autoren lag der Anteil der Unfälle im Gelände weitaus höher [6,10,13].

Die meisten Unfälle ereigneten sich beim Geländereiten, die etwa 1/4 betrugen, gefolgt vom Springreiten und Dressurreiten. Auffallend hoch war auch die Verletzungshäufigkeit mit 19% beim Arbeiten am Pferd sowie beim Turnierreiten. Beim Voltigieren sowie beim Longieren traten ebenfalls Verletzungen auf (Tabelle 5).

Tabelle 5. Unfallereignis

Unfallereignis		Anzahl	%
Sturz		135	57
auf den Boden	61		
und Mitstürzen des Pferdes	38		
mit Anprall an ein Hindernis	22		
und Treten des Pferdes auf den Reiter	10		
und Hängenbleiben im Steigbügel	4		
Verletzungen auf dem Pferd		37	15,6
durch Anprall gegen ein Hindernis	13		
durch das eigene Pferd	11		
durch andere Pferde	6		
durch ruckartiges Abbremsen des Pferdes	7		
beim Auf- und Absteigen	6		
Verletzungen durch das Pferd		59	24,9
Hufschlag	31		
Biß	14		
Treten auf den Fuß/ Kopfschlagen	14		
Gesamt		237	100

Prophylaxe der Verletzungen

Es hat sich gezeigt, daß trotz konsequenter Anwendung der einzelnen Sicherheitsvorkehrungen, wie Tragen einer Stahlkappe oder sturzsicherer Bügel, keine wesentliche Senkung der Unfallhäufigkeit erreicht werden konnte. Der zentrale Punkt der Prophylaxe ist die Schulung des Reiters sowie des Pferdematerials, da es sich immer wieder gezeigt hat, daß die Unfälle zu einem großen Prozentsatz auf Unaufmerksamkeit, mangelnde Konzentration und mangelnde Schulung des Risikobewußtseins zurückzuführen waren. Ferner sollte beim Reiten im Gelände nie alleine ausgeritten werden, und das eigene Leistungsvermögen, besonders beim Springen über - vor allem feste - Hindernisse, richtig eingeschätzt werden. Außerdem ist eine Kontrolle der Reiterhöfe zu diskutieren, da sich bei einer Untersuchung von Dittmer u. Wübbena in Niedersachsen gezeigt hat, daß schwerpunktmäßig die Unfallhäufigkeit noch größer sein kann [6].

Diskussion

Zusammenfassend läßt sich feststellen, daß - wie in der einschlägigen Literatur erwähnt - der Prozentsatz der tödlichen, schwerwiegenden Verletzungen wie Querschnittslähmung und Schädel-Hirn-Traumen beim Reitsport relativ hoch zu sein scheint [4,10,11,12,13]. Bei der Erarbeitung der Unfallstatistik, die von anderen Autoren wie Heipertz

[8], Steinbrück [13] abweicht, wurden durch direkte Befragung und sog. hautnahe, persönliche Erhebung eindeutig die sog. Bagatellverletzungen registriert - unter Vermeidung der sonst erheblichen Dunkelziffer. Erfreulicherweise fehlen bei unseren Untersuchungen die schwerwiegenden Verletzungen, so daß wir der Meinung sind, daß Reiten zwar nicht als risikolose Sportart angesehen werden kann, aber aufgrund unserer Erhebungen sehen wir keine Veranlassung zur Schwarzmalerei, so daß wieder vermehrt der sportpädagogische und sporttherapeutische Wert des Pferdes in den Vordergrund gestellt werden sollte.

Literatur

1. Bayerischer Reit- und Fahrverband e.V. (1982) Handbuch des Bayerischen Reitsports
2. Barber HM (1973) Horse-play survey of accidents with horses. Br Med J 265:532
3. Biener K, Henggeler J (1973) Reitsportunfälle. Sportarzt Sportmed 24:200-201 und 225-227
4. Blümel J, Pfeiffer G (1977) Unfälle durch den Umgang mit Pferden und ihre Auswirkungen auf den Gesichtsschädel. Unfallheilkunde 80:27-30
5. Dahmen G, Haesen D (1976) Der Reiterunfall aus orthopädischer Sicht. Zentralbl Chir 101:1266
6. Dittmer H, Wübbena J (1979) Eine Analyse von 758 Reiterunfällen. Langenbecks Arch Chir 349:403-408
7. Fischer K, Echterhoff M (1976) 508 Reitunfälle in Nordrhein-Westfalen 1972. Zentralbl Chir 101:1266
8. Heipertz W (1975) Therapeutisches Reiten bei Wirbelsäulenerkrankungen. Mitglieder-Information des Kuratoriums f. Therapeutisches Reiten e.V., Bd 2
9. Hipp E, Gumppenberg S von, Hackenbroch W, Kircher E (1977) Die Wirbelfraktur als Reitunfall. Fortschr Med 24:1567-1571
10. Krause D (1978) Über Verletzungen beim Reitsport. Mat Med Nordmark 25:403-410
11. Kricke E (1980) Der tödliche Reitunfall. Unfallheilkunde 83:606-608
12. Schröter J, Wassermann R (1976) Der Reitunfall aus neurochirurgischer Sicht. Unfallheilkunde 79:443-445
13. Steinbrück K (1980) Wirbelsäulenverletzungen beim Reiten. Unfallheilkunde 83:366-376